핵심 근골격계 물리치료 물리치료사의 수행 방식 중심

Musculoskeletal Essentials

Applying the Preferred Physical Therapist Practice Patterns℠

핵심 근골격계 물리치료

물리치료사의 수행 방식 중심

Musculoskeletal Essentials

Applying the Preferred Physical Therapist Practice Patterns℠

Editor

Marilyn Moffat, PT, DPT, PhD, FAPTA, CSCS
Professor, Physical Therapy Department
New York University
New York, New York

Associate Editors

Elaine Rosen, PT, DHSc, OCS, FAAOMPT
Associate Professor
Hunter College Schools of the Health Professions
New York, New York
Partner
Queens Physical Therapy Associates
Forest Hills, New York

Sandra Rusnak-Smith, PT, DHSc, OCS
Partner
Queens Physical Therapy Associates
Forest Hills, New York

영 문 출 판 사

■ 옮긴이 (가나다 순)

권기자 신구대학교 물리치료과 교수
김병선 청심 국제병원 재활센터 팀장
김재순 경북전문대학교 물리치료과 외래교수
남형천 경북전문대학교 물리치료과 교수
박찬호 부산순천향대학병원 물리치료실
이건철 경남정보대학교 물리치료과 교수
임경일 경북전문대학교 물리치료과 교수
정경심 카이저 재활병원 성인운동치료실
조현래 마산대학교 물리치료과 교수

Musculoskeletal Essentials

Applying the Preferred Physical Therapist Practice Patterns^{SM}
by Marilyn Moffat, Elaine Rosen, Sandra Rusnak-Smith

핵심 근골격계 물리치료

2012년 2월 22일 초판인쇄
2012년 2월 29일 초판발행

지은이 : Marilyn Moffat, Elaine Rosen, Sandra Rusnak-Smith
옮긴이 : 남 형 천 외
발행인 : 박 병 조
발행처 : 도서출판 영문출판사
등 록 : 1987년 12월 21일 제2-419호
주 소 : 서울시 강남구 삼성동 69-1
전 화 : (02) 514-5590, 776-5590
팩 스 : (02) 756-8943
E-mail : yeongmunsa@empal.com
정 가 : 30,000원
ISBN 978-89-7224-287-1 93510

※ 파본은 교환해 드립니다.

헌 사

이 중요한 책을 편찬하는 일을 수행하는 것은 많은 분들의 지지가 있었기에 가능하였고 그 분들에게 깊은 은혜를 지게 되었습니다. 그래서 다음의 분들, 나의 Moffat와 Salant 가족; 물리치료학과 동료들; APTA 임원; 뉴욕 대학교의 교수, 지지해준 임원, 그리고 학생들; 그리고 이 모든 노력을 가능하게 해준 나의 환자들과 고객들에게 이 책을 헌신합니다.

–MM

이 책은 나의 훌륭한 환자들과 이해해준 남편 Jed의 지치지 않는 지지가 없었다면 나오지 못했을 것입니다. 내가 성장하고 배울 수 있도록 한 나의 환자들, 가족, 그리고 대학 동료들에게 매우 감사드립니다.

–ER

나의 노력에 대해 항상 격려하고 이해해준 나의 남편 Peter, 딸 Rachel, 그리고 아들 Andrew에 대해 감사의 말을 전하고 싶습니다. 그리고 이 책이 출판되는 것을 가능하게 해준 나의 대학 동료들, 친구들, 가족, 그리고 환자들에게 감사를 드립니다.

–SRS

차 례

감사의 글

이 교정본은 네 권의 시리즈 책 중에 하나이며, 많은 사람들의 헌신과 노력, 그리고 관대함이 없었으면 불가능했을 것입니다. 아래에 명시된 뛰어난 물리치료사 분들의 지식을 공유하고자 하는 의지, 열정, 그리고 그들의 믿을 수 없는 인내심이 결실을 맺어 이 책이 발간되었기에 저는 다음 분들에게 큰 은혜를 받았습니다:

♦ 부 편집자:
- Elaine Rosen, PT, DHSc, OCS, FAAOMPT
- Sandra Rusnak-Smith, PT, DHSc, OCS

♦ 기여 저자:
- Suzanne R. Babyar, PT, PhD
- Marc Campolo, PT, PhD, SCS, ATC, CSCS
- S. Betty Chow, PT, MA, OCS
- Joshua A. Cleland, PT, DPT, PhD, OCS
- Susan Collura Schiliro, PT, DPT, CHT
- Marie Cokery, PT, MHS, FAAOMPT
- Karen A. Fritzsche, PT
- Matthew B. Garber, PT, DSc, OCS, FAAOMPT
- Tom Holland, PT, PhD
- Lorna King, MSc, PT, MTC
- Gary Krasilovsky, PT, PhD
- Bella J. May, PT, EdD, FAPTA
- Elaine Rosen, PT, DHSc, OCS, FAAOMPT
- Sandra Rusnak-Smith, PT, DHSc, OCS
- Roslyn Sofer, MA, PT, OCS
- Mary Ann Wilmarth, PT, DPT, MS, OCS, MTC, Cert. MDT

이 책을 만드는데 편집자와 출판사 직원분들의 뛰어난 기술이 필요했습니다. 대학 동료들과 관련된 분들과 함께 SLACK에서 일하는 것은 정말로 즐거웠으며, 저는 이 책을 검토해주고 지지를 보내준 모든 사람들에게 은혜를 입었습니다. 다음의 사람들에게 감사를 드립니다:

♦ Carrie Kotlar, 이 책을 처음 시작하게 도와주신 분이고 이 책을 쓰는 모든 과정을 흔들림 없이 지지해주셨습니다.

♦ John, Bond, 높은 자리에서 언제나 도움을 주셨습니다.

♦ Jennifer Cahill and Kimberly Shigo, 편집 업무를 맡았고 우리의 원고를 책으로 출판하는데 도움을 주셨습니다.

마지막으로, 내 인생에 많은 영향을 미치시고, 내가 최선을 다하도록 격려해 주시고, 지지하고 용기를 북돋아 주신 분들입니다. 나의 진심어린 감사를 전합니다:

♦ 나의 어머니, 무조건의 지지를 보내주심에 감사합니다.
♦ 나의 아버지와 나의 남편, 언제나 나의 옆에 있어 주었고, 두 분 모두 나의 본보기이며, 나의 인생을 살 수 있도록 도와주셨습니다.
♦ 나의 여동생과 처남, 의붓딸, 그리고 나의 손주들은 항상 인생에서 무엇이 중요한지 깨닫게 해주었습니다.
♦ 나의 모든 물리치료 동료들은 나의 인생의 일부분입니다.
♦ 미국 물리치료 협회(American physical therapy association) 임원진, 항상 나를 지지해주고 가끔은 지금의 Guide 프로젝트 형식의 요구에 맞추어 주었다.
♦ 뉴욕 대학교의 교직원, 나의 학생들, 그리고 나의 환자들은 내가 많은 것을 배울 수 있도록 도움을 주었고 하나의 목표를 깨닫는 수단에 대한 통찰력과 열정을 깨닫게 해주었다.

하나의 예를 만드는 것은 다른 사람에게 영향을 미치는 중요한 수단이 아니다; 이것은 단지 하나의 수단에 불과하다 — 알버트 아인슈타인

- MM

우리는 Greg Gao 선생님의 창의적인 삽화에 감사를 드립니다.

- ER과 SRS

저자에 대하여

미국과 국제적인 지도자로 알고 있는 *Marilyn Moffat, PT, DPT, PhD, FAPTA, CSCS*는 치료사이며, 선생님, 자문의원, 지도자이며 저자이다. 그녀는 Queens College에서 그녀의 학위를 받았으며, New York University에서 그녀의 물리치료사 면허와 박사학위를 받았다. 그녀는 New York University 물리치료학과에 정교수로 있으며, 그곳에서 그녀는 DPT 과정을 총괄하고 DPT 졸업 후 병리 운동학의 석사과정을 맡고 있다. 그녀는 40여년 이상 치료를 했으며 지금도 뉴욕지역에서 활동하고있다.

Dr. Moffat은 물리치료사의 초창기 박사학위의 필요성을 말하고 썼던 사람들 중 한사람이다. 그녀의 이 주제에 관한 첫 번째 발표는 1977년에 이루어졌다.

Dr. Moffat은 1997년 미국물리치료사협회(APTA)의 회장으로서 6년 임기를 완성했다. 그녀가 APTA에 6년간 재임하기 전에, 그녀는 뉴욕물리치료사협회에서 4년간 회장으로 재임했었다. APTA에서 그녀가 회장으로 재임하는 동안, 그녀는 협회의 Guide to Physical Therapist Practice의 발전에 중요한 역할을 했고, Guide 2판 프로젝트 저자였다. 그녀의 많은 출판물 중에 "American Physical Therapy Association's Book of Body Maintenanace and Repair"가 있다. 그녀의 연구에 대한 헌신의 한 부분으로, Dr Moffat은 물리치료사를 위한 재단 이사회의 구성원으로 있으며, 이전에 재정자문위원회의 구성원으로 있었고, 수년간 그들을 위한 주요한 모금활동을 했다.

그녀는 현재 세계물리치료사연합 경영위원회에 북미와 캐리비안 지역대표로서 있으며, 물리치료사의 세계적인 의미를 발전시키기 위한 WCPT의 강화위원회의 구성원으로 있다. 그녀는 전 세계의 물리치료사의 교육프로그램의 국제적 지침방안을 발전시키기 위해 노력하고 있다. 그녀는 그녀의 경력기간동안 800여회가 넘는 전문적인 발표들을 하였고, 그녀는 타이완, 태국, 미얀마, 베트남, 파나마 시티, 홍콩, 푸에르토리코에서 교육과 상담등을 진행했다.

그녀의 다양한 배경은 다수의 APTA와 뉴욕물리치료사협회 위원회와 그녀가 의장을 맡은 강화위원회들이 전형적인 예이다. 그녀는 협회 공식 발간물의 물리치료사 저자로서 일했었다. 그녀는 또한 미국물리치료협회를 구성하는 미국물리치료사협회, 미국작업치료사협회, 미국 언어치료사협회 이 세 가지 협회 연맹의 초기 발전에 있어 중요한 역할을 했다. 그녀는 국제 건강 기구의 공동 대표자 위원회 연합에 있었다.

Dr. Moffat은 APTA의 Catherine Worthingham Fellow이다. 그녀는 APTA Marilyn Moffat's leadership Award; WCPT's Mildred Elson Award of international Leadership; APTA's Lucy Blair Service Award; the Robert Gicus Private Practice Section APTA Award for contributions to private practice; Outstanding Service Awards from the New York Physical Theraphy, Association and from the APTA; the Ambassador Award from the National Strength and Conditioning Association; the Howard A. Rusk Humanitarian Award from the World Rehabilitation Fund; the United Cerebral Palsy Citation for Service; the Sawadi Skulkai Lecture Award from Mahidol University in Bangkok, Thailand; New York University's Founders Day Award; the Chartered Society of Physiotherapist's Alan Walker Memorial Lecture Award; the APTA Minority Affairs Diversity 2000 Award; and the Section of Health Policy's R. Charles Harker Policy Maker Award를 수상했다. 게다가, 뉴욕물리치료사협회는 이 지도자상에 그녀의 이름을 붙였다. 그녀는 협회의 가장 큰

상인 APTA's 2004 Mary McMillan Lecture를 수상했다. Dr. Moffat은 인명사전 Who's who in the East, Who's who in American Women, Who's who in America, Who's who in Education, Who's who in the World, Who's who in Medicine and Healthcare에 이름을 올렸다.

그녀는 또한 세계재활기금의 지도자 자격으로 있고, 경영위원회의 구성원이다. 게다가 그녀의 전문직 협회에서, 그녀를 Kappa Delta Pi and Pi Lambda Theta의 회원으로 선출했다.

Dr. Moffat은 장애인에 대한 강화 위원회의 뉴욕 시민 자문위원으로 일하고 있으며, 뉴욕시 경찰의 상담가로, Boards of Trustees of Children's Village와 Four O만 Foundation의 회원으로 있다. The Nassau County Fine Arts Museum, the Howrd A. rusk Rehabilitation Medicine Campaign Committee, Saint John's Church of Lattigntown, and the Nassau County American Red Cross에는 그녀의 자원 봉사 서비스를 받는 사람들이 있다.

*Elaine Rosen, PT, DHSc, OCS, FAAOMPT*은 1973년 Hunter College에서 물리치료 이학사를 받았고, 1977년 Long Island University에서 Science in Work Physioloy에서 석사를 했으며, 1998년 University of St. Augustine의 Health Science of Orthopaedic Physical Therapy 박사를 취득했다. Dr. Rosen은 뉴욕시 Hunter College Program in Physical Therapy의 교수로 있다. 그녀는 또한 뉴욕 Forest Hills의 Queens Physical Therapy Association의 파트너로 있으며 30년 이상 치료사로서 일해왔다.

Dr. Rosen은 1994년부터 1999년 까지 미국물리치료사협회의 정형물리치료부분의 지도자로 일했었다. 그녀는 APTA의 다른 주나 지역에서 많은 역할을 했다.

Dr. Rosen은 Blackwell에 의해 출시된 Musculoskeletal Examination을 저술해 1996년과 2002년 발간했다. 그녀는 또한 다른 전문서적이나 학술지의 다수의 글을 썼다. 그녀의 경력기간동안 많은 전문적인 발표를 했고, Puerto Rico와 Israel에서 강의를 했다. 그녀는 New York University와 Touro College의 초청교수를 역임했다.

Dr. Rosen은 2004년 4월 22일 *Distinguished Alumni Award, Hunter College, Schools of the Health Professions*를 수상했다. 그녀는 2003 James A.를 수상했다. Gould Award for Excellence in Teaching Orthopaedic Physical Therapy 는 APTA의 정형물리치료부분에서 주어졌다. 그녀는 Who's who in American Women과 Who's who in Medicine and Healthcare에 이름을 올렸다.

S*andra Rusnak-Smith, PT, DHSc, OCS*,는 1976년 Hunter College에서 물리치료사 면허를 받았고, 1994년 Art from New York University의 석사를 받았으며 2002년 Health Science in Orthopaedic Physical Therapy University of St. Augustine의 박사를 받았다. 그녀는 또한 뉴욕 Forest Hills의 Queens Physical Therapy Association의 파트너로 있으며 30년 이상 치료사로서 일해왔다.

Dr. Rusnak-Smith는 APTA의 많은 주와 지역에서 역할을 맡았으며 New York 지부로부터 Outstanding Service Award를 받았다.

Dr. Rusnak-Smith는 Thoracic Spine에 대해 다수의 글을 썼으며, Journal of Orthopaedic and Sports Physical Therapy를 펴냈다. 그녀의 경력동안 그녀는 많은 전문적 발표들을 했다.

공헌자들

Suzanne R. Babyar, PT, PhD
Assistant Professor
Physical Therapy Program
Hunter College Schools of the Health Professions
New York, New York

Marc Campolo, PT, PhD, SCS, ATC, CSCS
Chair, Department of Physical Therapy
and Sports Science
Seton Hall University
South Orange, New Jersey

S. Betty Chow, PT, MA, OCS
Staff Physical Therapist
Hospital for Special Surgery
New York, New York

Joshua A. Cleland, PT, DPT, PhD, OCS
Assistant Professor
Franklin Pierce College
Concord, New Hampshire
Physical Therapist
Rehabilitation Services of Concord Hospital
Concord, New Hampshire

Susan Collura Schiliro, PT, DPT, CHT
Owner, Susan Collura Schiliro, PT, DPT,
CHT, PC
Forest Hills, New York

Marie Corkery, PT, MHS, FAAOMPT
Associate Clinical Specialist
Department of Physical Therapy
Bouvé College of Health Sciences
Northeastern University
Boston, Massachusetts

Karen A. Fritzsche, PT
Clinical Supervisor of Education
Hospital for Special Surgery
New York, New York

Matthew B. Garber, PT, DSc, OCS,
FAAOMPT
Assistant Chief, Physical Therapy Service
Assistant Professor, US Army-Baylor
University Postprofessional
Doctoral Program in Orthopaedic Manual
Physical Therapy
Brooke Army Medical Center
Fort Sam Houston, Texas

Tom Holland, PT, PhD
Assistant Professor
Hunter College Schools of the Health Professions
New York, New York

Lorna King, MSc, PT, MTC
Staff Physical Therapist
Chelsea Community Hospital
Chelsea, Missouri

Gary Krasilovsky, PT, PhD
Associate Professor and Director
Physical Therapy Program
Hunter College Schools of the Health Professions
New York, New York

Bella J. May, PT, EdD, FAPTA
BJM Enterprises
Dublin, California

Marilyn Moffat, PT, DPT, PhD, FAPTA, CSCS
Professor, Physical Therapy Department
New York University
New York, New York

Elaine Rosen, PT, DHSc, OCS, FAAOMPT
Associate Professor
Hunter College Schools of the Health Professions
New York, New York
Partner
Queens Physical Therapy Associates
Forest Hills, New York

Sandra Rusnak-Smith, PT, DHSc, OCS
Partner
Queens Physical Therapy Associates
Forest Hills, New York

Roslyn Sofer, MA, PT, OCS
Assistant Professor
Touro College School of Health Sciences
Bay Shore, New York
Clinical Assistant Professor
Health Science Center at Brooklyn,
SUNY Downstate
Brooklyn, New York
Director, Community Physical Therapy
Rego Park, New York

Mary Ann Wilmarth, PT, DPT, MS, OCS, MTC, Cert. MDT
Director, Transitional DPT Program
Bouvé Institute
Department of Physical Therapy
Northeastern University
Boston, Massachusetts
Independent Study Course Editor
Orthopaedic Section, APTA, Inc

머리말

Musculoskeletal Essentials: Applying the Preferred Physical Therapist Practice Patterns (선택된 물리치료사의 치료패턴의 적용)은 물리치료사의 치료의 이해와 도전적인 임상적 사고, 우리 개업치료사들의 의사결정 증진을 위한 4권의 책의 시리즈 (Musculoskeletal Essentials, Neuromuscular Essentials, Cardiovascular Essentials, Integumentary Essentials) 중 하나이다. 이 책에는, 17으로 나뉘어진 기고가들이 쓴 장들은 Guide to Physical Therapist Practice를 통해 치료의 다음 단계로 가게한다. 각 장들은 Guide에 의한 치료패턴과 관련된 정보를 제공하며 물리치료사가 환자를 검사에서부터 퇴원시키기까지의 과정을 중요시한다. 이 책의 서문에는 각 장들에 담고있는 내용을 설명한다.

이 전체적인 시리즈를 편집한 우리들의 목표는 이 Essentials가 학생들과 치료사들에게 물리치료사의 치료에 다양한 참고내용을 제공하는데 있다.

Guide to Physical Therapist Practice의 서문의 하나로서, 아래 정보들은 이 책의 발간에 대한 간략한 개요를 보여준다.

실습지침서의 발달 DEVELOPMENT OF THE GUIDE

The Guide to Physical Therapist Practice는 내가 대표로 있는 미국 물리치료사협회의 회원들의 요구에 의해 발간되었다. Guide집필에 책임이 있는 집단의 필수적인, 최근 판 Guide의 세명의 편집자중 한사람으로서 나는 SLACK(법인)이 학생과 임상가들을 위한 다음 단계를 위한 Guide를 나에게 맡도록 제안해줘 기뻤다.

역사 HISTORY

Guide의 발간은 1992년 프로젝트에 임명된 내가 근무한 지도자들의 모임으로 시작되어 Guide to Physical Therapist Practice, Volume Ⅰ: A Description of Patient Management의 발간이 1995년 8월 완성되어 물리치료의 이슈가 되었다. Volume Ⅱ의 발간을 승인한 미국물리치료사 협회는 물리치료와 관련된 환자의 유형을 분류해 적용되는 치료의 유형을 분류했다.

1997년에 Volume Ⅰ과 Volume Ⅱ는 Part one and Part two of Guide가 되었고, Guide의 첫 번째 판은 1997년 11월에 발간되었다. 1998년에 미국물리치료사협회는 Part Three와 Four에 물리치료사들에 의해 사용되는 특화된 검사들과 측정법들의 목록을 작성하기 시작했다. 환자의 치료과정과 환자의 만족을 혼합하는 문서형태와 견본을 표준화했다.

CD-ROM 버전은 Part One과 Part Two를 포함할 뿐 아니라, 신빙성과 타당성을 지닌 치료에 쓰이는 다양한 검사와 측정법들을 포함해 발행되었다.

환자/내원객 관리의 5대 요소 FIVE ELEMENTS OF PATIENT/CLIENT MANAGEMENT

환자치료기술의 유형은 거사, 평가, 진단, 예후와 치료 다섯가지의 적절한 결과를 가져올 수 있는 필수적인요소들을 포함한다. 환자/고객의 치료과정은 역동적이고 물리치료사들이 이 과정에서 환자들을 진척시킬 수 있도록 해야하고, 이전의 요소들을 환자/고객관리하는 과정은 다섯가지 요소와 결과를 통해 장애유형(병리학/병태생리학, 손상, 기능적 제한)을 구체화하는 것 뿐만아니라 위험을 줄이거나 예방하는 모든 요소; 보건, 건강, 신체단련, 사회적 요소)들을 포함하고 환자를 만족시켜야한다. 이것은 물리치료사의 임상적 의사결정의 유형이다.

임상실습 안내서의 적용 APPLICATION OF THE GUIDE TO CLINICAL PRACTICE

Guide는 4개의 계통 — 근골격계, 신경근계, 심혈관계/호흡기계, 외피계 에 따라 치료패턴을 분류했다. 즉, Essentials 시리즈는 Guide가 중단한 곳을 지속하고, Guide를 의미있고 임상적인 치료패턴의 예시를 근거로 하게한다. 각 계통의 각 장들에는, 적절한 해부학, 생리학, 병태생리학, 영상, 약리학의 개요로 제시된다; 각 유형에 3~5가지의 사례들이 제시된다. 각 사례들은 처음에 과거력, 계통의 검토와 사례들에 선택된 검사와 측정치를 포함한 물리치료사의 검사를 상세히 알려준다. 즉 사례에 대한 평가, 진단, 예후와 치료계획이 나타내어진다. 먼저 사례에 적용된 특수한 치료들은 이용 가능한 논문에 근거를 둔 치료의 이론적 설명이며, 증명된 치료들이다. 치료로 예상되는 목표들이나 기대되는 결과들은 기능적인이고 측정가능한 용어들로 표현하였다. 결과적으로 재검, 퇴원과 정신적인 면들의 고찰이 설명되었다.

서 문
필수 물리치료 시리즈

많은 지도자들, 많은 교육자들 그리고 몇몇의 공상가들이 있으나, 세가지 특성을 모두 지닌 사람들은 매우 적다. 이 책 시리즈의 편집자 Dr Marilyn Moffat은 이 특성들을 가진 것으로 증명되었고, 다시 도움을 주고 있다 물리치료사 직업을 안내하는데 도움을 주고 있다. 게다가 모든 치료사들이 Guide to Physical Therapist Practice를 효과적으로 쓰고, 시행할 때 인식적인 분석이 새로운 단계로 다다를 수 있게 한다.

Dr. Moffat의 꿈은 미국물리치료사협회를 위한 전통적인 Guide를 발전시키는 것이었다. 그녀는 이것의 탄생과 발전을 육성했다. 2001년 두 번째판과 추가적인 치료패턴들의 진전은 치료사들에 소개되었다.

비록 Guide가 물리치료사에 의해 사용되는 전체적인 평가방법의 토대를 놓았지만, 많은 동료들이 전체적인 환자평가방법과 이것을 치료사에게 치료받는 개인들에게 적용하는 것 사이의 차이를 연관짓는데 어려움을 느낀다. Dr. Moffat의 vision은 이 사이의 차이를 알게 됐고 고도화된 전문적인 방법의 표준화로 환자들의 요구에 다시 다가가기를 시도했다.

당신이 편집자의 지도력을 가지며 전문적 지식과 각 장의 저자들의 임상적인 숙련을 조화시킬 때, 이 문서들의 질은 학생들이나 물리치료사들에게 벌써 경험적이고, 새로운 최고의 문서적 참고가 된다.

매우 어렵고, 복잡한 방법에 대한 치료사들의 이해력을 넓혀 줄 수 있는 헌신적인 방법을 맡은 몇몇의 사람들이 있다. Dr. Moffat은 물리치료사의 학문의 세계와 세계에서 건강을 관리하는 각 치료사들의 역할에 다시 기여했다.

— Darcy Umphred, PT, PhD, FAPTA
University of the Pacific
Stockton, California

서 문
필수 근육뼈대의

1995년 처음 출판된, 물리치료사 치료에 대한 안내는 우리 직종 안팎에 대해 기고한 일치 된 지표 문서이다. 이 물리치료사와 보조 물리치료사들에 대한 폭넓은 개요는 환자관리, 환자의 정보수집기구, 임상적 결과측정, 치료패턴, 치료의 표준, 직업상의 적절한 행위에 대한 지침, 장애에 대한 맥락과 증명된 치료 유형에 대한 모든 요소들이 포함되어 있다. 본질적으로, 이 문서에는 우리가 누군지와 건강을 돌보는 직종으로서 우리가 활동해야 하는 것에 대해 나타내어져 있다. 환자치료유형에 필수적인 다섯가지 요소-검사, 평가, 진단, 예후 그리고 치료적 중재-는 환자가 처음 방문해서부터 퇴원이나 치료가 끝나기까지의 물리치료사의 치료에 대한 틀을 제공한다.

1995년부터, 물리치료사 종사자들은 임상적인 관점에서 우선되어지는 치료유형들에 대한 "최선의 안내(Brings the Guide alive)" 출판에 대한 필요성을 가지고 있었다. 우선되어지는 치료유형들은 임상전문가들이 가장 많이 사용하고, 가장 적절한 치료중재라고 생각하는 것에 기반을 둔 무엇이 "최선의 치료"인가를 설명하는데 의미가 있다. 이것은 효험이 있고 효과적인 치료적 중재를 말하는 증명에 기반을 둔 기초들과 비교를 해야 한다. 치료패턴들은 미래의 임상적 지침을 위한 기초를 형성 할 수 있지만 철저한 검토를 이룬 적절한 비준이 받아야 한다. Dr.Marilyn Moffat의 시기적절한 물리치료의 필수 시리즈 책에 대한 제안은 가이드의 치료적 적용에 관한 물리치료 학문의 공간을 전문적으로 채울 뿐만 아니라 확인과정의 시작이다.

Dr. Moffa, Dr.Elaine Rosen, Dr, Sandra Rusnak-Smith는 필수 근육뼈대에 전문적인 임상가와 교육자들의 집단을 구성했다. 선택된 치료패턴들은 환자케이스에 대한 배경을 제공하는 적절한 해부학, 생리학, 병리생리학 정보로 설명되어진다. 환자케이스는 학생들 뿐만 아니라 경력있는 치료사들에게 정보를 제공하고 의식을 북돋을 다양한 임상적 각본을 제공할 것이다. 저자들은 최선의 임상적 결정을 실증하는 폭 넓은 환자 치료와 전문적인 교육적 경험을 끌어냈다. 이 책의 완성으로 독자들은 환자의 치료, 장애,정형외과적 질환을 가지고 있는 환자들에게 적용할 증명된 치료유형들에 대한 기술이 숙달될 것이다. Drs. Moffat, Rosen, Rusnak-Smith와 책을 쓰는데 기여한 저자들에게 감사하다. 그들의 노력들은 치료와 물리치료사들의 교육의 성장이 될 것이고 미국물리치료사협회의 비전 2020의 현실화에 도움을 줄 것이다.

— William Boissonnault, PT, DHSc, FAAOMPT
University of Wisconsin
Madison, Wisconsin

소 개

필수 근육뼈대의 이 장에서는 물리치료사의 치료의 실력을 다음 단계, 유사한 치료패턴으로 향상시킨다.

소개정보 INTRODUCTORY INFORMATION

각 케이스에서 적절한 해부학, 생리학, 병태생리학, 형상화 그리고 약리학의 개관은 기초지식자료의 수단으로써 제공되어진다.

물리치료사 검진 PHYSICAL THERAPIST EXAMINATION

각 유형은 안내 서식에 맞는 적절한 유형으로 3~5 환자사례 학습으로 상세히 나와있다. 즉, 환자사례는 세 부분의 검사(이력, 계통적 문진, 환자사례에 맞는 특정한 검사와 측정)로 나뉘는 물리치료사의 검사로 시작한다.

병력 HISTORY

병력은 환자가 가지고 있는 첫 번째 정보를 제공한다. 병력은 임상적으로 의사결정과정에 있어 중요한 첫 번째 단계이다. 물리치료사는 이 과정을 통해 임상적 검사의 나머지 부분으로 나아가는데 도움을 주는 추정을 하게 된다. 환자와의 면담과 다른 이용가능한 정보들의 개관은 치료목표와 실질적인 치료계획들을 결정하기 위해 행해지는 앞으로의 검사들에 초기자료를 제공한다.

시스템 재검사 SYSTEM REVIEW

환자의 병력에 대한 조사가 끝나면, 다음 검사항목은 네 가지 계통영역의 빠른 선별과 의사소통, 감정, 인지, 언어 그리고 학습방법의 선별로 이루어지는 계통적 문진이다. 심혈관계/호흡기계 문진은 혈압측정, 부종, 심박수, 호흡수 측정을 포함한다. 피부계 문진은 흉터가 있는지, 피부색, 피부의 보존성 측정을 포함한다. 근골격계 문진은 전체적은 가동범위, 근력, 대칭성, 키와 몸무게를 측정한다. 신근경계 문진은 전체적인 조화운동들(즉, 균형, 이동, 이행)의 측정으로 구성된다. 의사소통, 감정, 인지, 언어 그리고 학습방법의 선별은 환자의 욕구를 알리는 능력, 의식상태, 예상되는 감정적/습관적 반응들, 학습방법의 선호도와 지남력의 측정을 포함한다.

검사와 측정 TESTS AND MEASURES

환자를 위해 선택되어진 특정한 검사들과 측정들은 이력조사와 계통적 문진을 하는 동안 나온 자료들을 기초로 이루어진다. 검사의 이 마지막 두 부분은 환자에게 가장 적합한 검사와 측정을 선택하게 하는 병리학/병태생리학, 손상, 기능적 제한, 장애, 위험요소, 예방, 건강, 건강증진, 건강욕구등의 임상적 지표를 알기위해 시행한다.

평가, 진단 그리고 예후, 간호의 계획 EVALUATION, DIAGNOSIS, AND PROGNOSIS AND PLAN OF CARE

환자관리단계에서 다음은 평가단계이다. 검사를 통해 얻어진 모든 정보들은 환자를 진단, 예후, 그리고 치료계획을 결정하기위해 분석하고 합성되어진다. 평가가 완료되어지고 모든정보가 분석되어진 다음에, 환자를 위한 진단과 환자에게 맡는 치료패턴이 결정되어진다.

예후를 검토하고 앞으로 각 치료를 얼마나 받아야 하는지를 검토한 후, 예후가 결정된다. 환자에게 설정된 치료와 그 결과가 결정된다.

각 사례에서 환자가 치료를 위해 예상되는 방문하게 될 과정이 설정된다(각 패턴의 치료 항목에 따라 예상되는 방문 횟수). 검사하는 동안 발견된 다른 추가적인 손상여부에 따라 치료 받을 횟수가 늘거나 늘지 않을 수 있다. 치료기간이나 치료횟수를 결정짓는 많은 요인들이 있다. 이런 것들이 포함될 것이다: 물리치료사에 의해 설정된 프로그램에 대한 환자의 참여도, 사회활동의 양과 유형, 돌보는 사람의 전문성, 환자의 손상정도, 환자의 건강보험계획, 그리고 환자의 전체적인 건강상태. 각 환자들의 치료기간과 횟수는 개별적으로 결정되어진다.

중재 INTERVENTIONS

검사와 평가에서 모아진 모등정보들과 진단, 예후, 그리고 치료계획을 통해 환자들에게 맞는 특정한 치료가 선택된다. 가능하며, 고도의 과학적 연구를 통해 효과를 보였던 치료들이 활용된다.

재평가와 퇴원 REEXAMINATION AND DISCHARGE

재검사는 치료를 하는 동안 하게 되며, 그에 따라 치료설정이 변한다. 치료 종료는 예상되는 치료목표와 결과가 이루어질 때 일어나게 되어있다. 예상되는 목표와 기대했던 치료결과가 서로 합성되어 나타날 때 치료가 종결되게 된다.

심리학적 양상 PSYCHOLOGICAL ASPECTS

각 사례마다, 장기간의 치료프로그램을 따르는 환자에게 동기부여를 할 수 있도록 정신적인 측면들을 고려하는 것이 중요하다. 그 중 모든 치료패턴에서 고려사항들은:

- 행동들은 기대와 장려를 통해 다스려져야 한다.
- 사람들이 건강한 행동을 할 가능성은 세 가지 지각에 달려있다.
  - 건강이 위협받고 있다는 지각.
  - 그들이 행동변화가 건강의 위협을 감소시킨다는 기대치.
  - 그들이 행동의 변화에 만족하는 기대치.

이것은 물리치료사가 치료계획을 이행하지 않는 이유를 이해하는데 필요로 하고, 그에 따라 치료계획을 만들어 내는데 필요하다. 미래 불이행을 나타내는 지표 중 한 가지는 과거 잘 따르지 못한 이행이다. 이러한 특정한 사례에 따른 정신적인 고려사항들은 사례에서 더 자세히 알려질 것이다.

환자/고객 만족 PATIENT/CLIENT SATISFACTION

각 사례를 마치고, 물리치료사의 치료에 대한 환자의 만족도 안내의 뒷부분에 있는 환자 만족도 설문지를 사용함으로서 결정된다.

참고문헌 REFERENCES

1. 미국물리치료사협회. Guide to physical practice. 2nd ed. Phys Ther. 2001;81:9-744.

제 1 장 일차 예방/뼈대의 무기질 감소에 따른 위험요소(패턴 A)

Premary Prevention/Risk Reduction for Skeletal Demineralization (Pattern A)

해부학 ANATOMY

인간의 뼈대는 신체의 기초적인 기능(보호, 운동, 대사)을 제공하며 구조적 틀을 형성하는 206개의 뼈로 구성되었다. 머리뼈(두개골, skull)와 가슴안은 머리와 가슴 내부 구조물들을 감싸 보호한다. 뼈대에 부착된 근육의 수축은 관절의 움직임을 제고한다. 또한, 미세한 단위에서 뼈대계는 이온(칼슘, 인산염, 마그네슘)들의 저장소로서의 역할을 하고, 이 저장소들이 혈액항상성을 유지하기 위한 환경을 제공한다.[1] 뼈의 해부학과 생리학은 패턴 G: 손상된 관절 가동성과 근 수행력 그리고 골절에 관련된 운동능력의 범위에서 상세히 알려진다.

뼈의 구성 BONE COMPOSITION

뼈는 특수한 결합조직의 형체이다. 1/3은 유골로 알려진 유기체로 2/3은 무기물로 이루어진 세포의 망으로 구성된다. 이 세포의 기질은 90～95%가 콜라겐의 구성이다. 비석회화된 상태의 콜라겐이 석회화 되면 뼈가 된다. 세포의 기질에서 남은 부분들은 액체와 석회화된 콜라겐 층 사이에 굳어진 물질로 작용하는 프로테오글리칸의 젤리같은 세포기질들로 이루어 진다. 뼈의 무기물 구성요소는 주로 칼슘과 인산염으로 단백질 교원섬유들에 박혀있는 수산화 인회석 $Ca_{10}(PO_4)_6(OH)_2$으로 알려진 작은 결정체를 형성하는 특징이 있다. 뼈의 단단한 성질은 이 무기물들의 퇴적 때문이다. 또 다른 무기물 요소들은 탄소, 마그네슘, 칼륨, 나트륨이온 등을 포함한다. 물은 대부분 교원 섬유, 기질, 뼈 결정체 주위의 수막에 존재한다. 물의 나머지는 뼈 구조물들의 관에 존재한다.[1,2]

거시적 구조 (Macroscopic structure)

뼈는 치밀뼈와 해면뼈 두 종류로 나누어진다. 두 종류 모두 각각의 뼈에 존재하지만, 그 종류들의 양은 특정 뼈마다 다르다.[3] 치밀뼈라고도 불리는 농축뼈는 단단한 바깥막이며 뼈대의 80%를 형성한다.[3] 이것은 긴뼈몸통(장골체)과 머리뼈의 표면, 골반, 납작뼈(평편골) 등에 존재한다.[1] 섬유뼈로도 불리는 해면뼈는 치밀막과 얇은 해면층으로 뼈대의 20%를 구성한다. 이것은 긴뼈(장골, long bone)의 끝부분과 척추, 머리뼈의 안쪽, 골반과 다른 납작뼈 등에 존재한다.[1] 노뼈(요골)의 먼쪽(원위부), 척추, 넙다리뼈(대퇴골)의 몸쪽(근위부)과 같이 어떤 뼈들은 아주 많은 해면뼈의 비율을 가지고 있다. 뼈감소증이나 뼈엉성증(골다공증, osteoporosis) 때문에 뼈의 손실이 있을 경우, 이곳들이 그럴 것이다. 표면적은 뼈손실에 영향을 주는 한 요소이다. 반면 치밀뼈(피질골)은 해면뼈 양의 4배이고, 해면뼈의 표면적은 치밀뼈의 8배이다.[4]— 더 큰 표면적은 더 큰 대사회전율을 뜻한다.[3] 노뼈의 먼쪽, 척추, 넙다리뼈의 몸쪽과 같이 해면뼈가 높은 구성비율을 차지하면 더 대사가 활발하고 뼈 손실이 일어나기 쉬운 곳이 된다.

뼈막은 관절로 이어지는 면을 제외한 뼈의 부분을 싸고 있는 섬유막이다. 뼈막의 바깥층은 교원조직과 지방 세포들로 이루어지고 안쪽은 탄력 섬유들로 이루어져 있다. 뼈막에는 하버스관 안에 신경과 혈관들이 지나가며, 뼈의 성장과 회복에 관여하는 뼈모세포(골아세포, osteoblast)의 뼈형성층을 포함하고 있다. 뼈속막(골내막, endosteum)은 뼈속질공간에 있는 얇은 막이며, 뼈모세포와 뼈파괴세포(파골세포, osteoclast)를 모두 가지고 있다. 뼈속질공간에는 주로 지방세포로 이루어진 황색골수가 있다.[1,2]

미세적 구조 (Microcopic structure)

치밀뼈(피질골)의 기본적 단위는 얇은 막과 중심 경로로 이루어진 뼈단위이다. 이 구조에 있는 혈관과 신경은 뼈의 길이대로 세로축으로 자리하고 있다. 교원섬유는 혈관과 신경주위의 층과 층 사이에 동심원형으로 부착되어 있다. 이것이 얇은 막으로 알려져 있고, 혈관과 신경 주위에 있는 얇은 막으로 형성되어진 관이 하버스관이다. 뼈모세포처럼 뼈세포들은 뼈속질공간(골소강, lacunae)에서 발견되어진다. 이 뼈속질공간들은 소관으로 중심 하버스관과 연결되어진다. 각각의 뼈단위의 하버스관들은 볼프스관으로 서로 연결되어진다.[1,5]

해면뼈에서, 동심형태로 구성된 층판 대신에, 평행으로 자리잡고 있다.[5] 해면뼈에는 뼈단위가 없고, 얇은 불규칙한 격자구조의 섬유주로 이루어져 있다. 뼈속질공간과 뼈세포들은 섬유주에서도 발견되어진다. 영양분은 섬유주를 통해 직접 뼈막의 혈관들과 연결되어 공급된다.[1,6]

생리학 PHYSIOLOGY

이 패턴에 적절한 뼈 생리학은 뼈의 성장 또는 뼈의 조형, 뼈의 개조와 연관되어 있다. 세 가지 다른 종류의 뼈세포들은 뼈의 조형과 개조에 포함되어 있다; 뼈모세포, 뼈세포, 뼈파괴세포. 뼈모세포는 뼈되기와 석회화가 일어나는 세포외 기질을 위한 물질을 생산하기 때문에 뼈를 형성하는 세포로 알려져 있다.[4] 뼈모세포가 세포외기질에 의해 둘러싸여져 있고, 활동성이 떨어진 낮은 단계에 있을 때 뼈세포라 한다. 뼈세포의 정확한 기능은 알려져 있지 않지만 뼈의 재흡수와 형성을 위한 정보전달에 중요한 역할을 하는 것으로 생각된다.[3,4] 뼈의 형성에 반대로 뼈의 재흡수에는 뼈파괴세포의 기능이다.

뼈대의 성숙에 앞서, 뼈의 조형은 뼈대의 성장의 촉진이 떠오른다. 유아기와 청소년기 동안 신생뼈의 형성이 뼈파괴 보다 빠르다. 그 결과 뼈들은 더 강하고, 무거워지며, 밀도가 높아진다. 뼈의 형성은 30세 전후로 뼈의 질량이 가장 높아질 때까지 뼈의 재흡수보다 빠르게 이루어진다. 실제로 뼈의 질량은 20대 후로는 소량 증가할 뿐이다.[7] 뼈 재형성은 성숙된 성인 뼈대에서 일어난다. 이 과정은 뼈 재흡수(파괴)와 뼈 형성(재형성)의 균형적인 작용에 의해 이루어진다.[3]

게다가 뼈대의 온전함에 있어 재형성은 무기질의 항상성에 중요하다. 뼈는 칼슘, 마그네슘, 인산염, 나트륨의 저장소로서 작용하고 이 물질들의 혈중 수치를 조절한다. 이 무기질들의 조절은 복잡한 서로 상호의존적인 피드백 과정을 거친다. 신체의 여러 가지 화합물들은 뼈세포들의 활동을 조절할 수 있고, 창자와 콩팥은 무기질의 순환에 직접적인 영향을 준다. 이 화합물들 중 세 가지 중요한 호르몬들이 있다: 칼시토닌, 부갑상선 호르몬(PTH), 그리고 비타민D. 각각의 호르몬들은 칼슘혈장 수치에 영향을 준다. 정상적인 칼슘의 혈청수치는 9~11 mg/100 m 사이이고, 신경계의 조절을 받는다. 11 mg 이상의 고칼슘혈증의 상태에서 갑상선의 세포에서 칼시토닌이 분비된다.[1,2] 칼시토닌은 어린뼈에 칼슘염(수산화인회석)을 침착시키고 뼈파괴세포의 재흡수를 방해한다.[3] 9 mg 이하의 저칼슘혈증의 상태에서는 부갑상선에서 뼈파괴세포를 활성화시키고 혈중으로 칼슘을 내보내는 부갑상선호르몬을 분비한다. 부갑상선호르몬도 콩팥에서 칼슘의 재흡수에 의해 혈장칼슘수치를 증가시킨다. 호르몬으로 생각되는 비타민 D의 활동은 작은 창자에서 칼슘흡수를 하게 한다; 즉, 혈장칼슘수치를 올린다. 비타민 D가 활성화되기 위한 형태로 만들어지는 것은 처음에 자외선을 통해 피부에서 변환되며, 간과 콩팥을 통해 몸에서 만들어진다.[1,2]

글루코코티코이드, 에스트로겐, 프로게스테론과 같이 성장 호르몬들은 뼈대사에 영향을 주지만, 혈장의 칼슘 수치 피드백 과정에 의해 조절되지는 않는다. 이 호르몬들 중 글루코티코이드와 에스트로겐은 뼈 형성에 영향을 준다. 글루코티코이드는 뼈모세포의 활동을 감소시키고, 에스트로겐은 뼈파괴세포의 활동을 감소시킨다.[3]

병태생리학 PATHOPHYSIOLOGY

뼈엉성증은 미국의 국립보건원(NIH)에 따르면 "뼈엉성증 또는 감소된 뼈는 뼈 부피가 낮고 뼈조직이 구조적으로 퇴화되어 뼈가 깨지기 쉬우며 엉덩관절이나 척추, 손목에 골절이 되기 쉬운 특징을 가진 질병"이라고 정의했다.[8] WHO에 따른 뼈엉성증과 뼈감소증의 정의는 백인 여성의 골밀도(BMD)에 근거를 두고 있다. BMD는 미래의 골절에 대한 예측변수로서 사용되고 있다. BMD는 t점수(표준편차)로 젊은 성인여자의 BMD와 비교하여 표현되어진다. WHO의 수치에 따른 정의를 보면:

- ♦ 정상수치는 평균에서 1표준편차보다 사이 값이다.
- ♦ 뼈감소증은 1표준편차 이하이면서 2.5표준편차 보다는 이상이어야 한다.
- ♦ 뼈엉성증은 평균에서 2.5표준편차 보다 이하인 경우다.
- ♦ 심한 뼈엉성증은 2.5표준편차 보다 이하이면서 골절을 가지고 있는 경우다.[9]

정상의 젊은 여성들과 비교에 기초하기 때문에 이 뼈엉성증과 뼈감소증의 정의에는 한계가 있다. 이 정의는 남성과 뼈 부피가 최고가 되기 전인 젊은 사람들, 백인이 아닌 인종에 대해서는 알 수 없다. 게다가, BMD변수는 뼈의 기하학적 구조정보나 뼈의 질적상태, 언제 뼈부피가 최고가 되는지의 시간을 제공해주지 못하는 한계가 있다.[10]

30세 이후, 성별에 관계없이 뼈부피가 최고가 될 나이에 근접했을 때, 뼈의 재흡수는 서서히 뼈의 형성보다 많이 시작된다. 그 효과로 뼈부피는 뼈 부피의 감소로 나타난다. 이 뼈부피의 감소현상은 나이와 연관 있는 현상이다. 뼈엉성증은 뼈의 재흡수가 너무 빨리 일어나거나 뼈의 재형성이 너무 늦게 될 경우 나타나게 된다. 뼈가 자랄 나이대에 적절한 골부피가 형성되지 않을 경우 더 쉽게 나타난다.[8] 여성들에 있어 뼈손실은 폐경기 초기 몇 년 동안 빠르게 일어나고 이후 폐경기 동안 지속된다.[11]

뼈엉성증에서 뼈기질이 얇아지는 것은 뼈의 생리학을 담당하는 세포활동의 변화로 나타난다. 세포활동에 영향을 주는 요인들에는 호르몬과 노화가 있다. 폐경기 후 뼈엉성증처럼 Type Ⅰ에서 에스트로겐 수치의 감소는 뼈파괴세포의 활동을 증가시킨다. 뼈파괴세포는 해면뼈에서 기질의 두께와 석회화를 감소시킨다. 섬유주의 골이 감소하는 곳은 척추, 전완의 원위부, 족관절, 하악골, 상악골, 치아 등이다.[12] Type Ⅰ 뼈엉성증은 폐경기 이후 15~20년간 이어진다.[12] Type Ⅱ 또는 노화와 연관된 뼈엉성증은 30년간 70세 이상에서 뼈감소, 뼈엉성 수치에서의 뼈밀도 변화가 시작된다.[4] 이 변화는 남녀 모두에서 일어나지만, 여성의 경우가 보통 두 배 정도 많다.[12] 뼈의 점진적인 손실은 비타민D 합성의 저하(칼슘 흡수의 부족으로 이어짐)와 부갑상선 활동의 증진 때문이다(뼈파괴세포의 활동을 증진시킴).[2] 뼈손실은 해면뼈와 치밀뼈(피질골) 모두에서 일어난다.[12] 보통 Type Ⅱ 뼈엉성증과 연관된 골절부위는 엉덩관절, 골반, 위팔뼈(상완골, humerus)의 몸쪽(근위부), 정강뼈(경골, tibia)의 몸쪽이다.[12]

2차적인 뼈엉성증은 생식기능저하증, 복강질환, 염증성 창자병 또는 글루티코코이드 약물의 효과 같은 임상적 질환의 결과로 일어난다.[8,10]

NIH는 뼈엉성증을 노화와 성별에 의해 일어난다고 생각하지 않는다. 이전의 연구에서는 폐경기 여성들에게 초점이 맞춰졌지만, 남성을 대상으로 하는 연구도 증가하고 있다. 50대 이후 남성 8명 중 1명이 생에서 뼈엉성증과 연관된 골절을 경험해 봤다. 모든 엉덩관절 골절 환자 중 남자가 30%의 비중을 차지하며, 그들은 해마다 일 년에 1%씩 BMD가 감소한다.[13]

영상 IMAGING

BMD를 측정하는 모든 방법들은 방사선을 흡수하는 뼈의 능력이나 밀도를 알아내는 음파를 측정한다. 밀도는 1 cm^2의 사각형에 칼슘수산화인석의 g수로 측정되어 진다. 국제뼈엉성증기구에 따르면 영상기법은 BMD를 검사하는데 쓰인다. 다음 기법들은 미래 골절을 나타내는 주요하게 생각되는 것들이다.

- ♦ DXA or DEXA=이중 방사선 흡수계측기(Dual Energy X-ray Absorptiometry)는 척추, 엉덩이(hip), 손목에 골밀도 측정의 황금수준(gold standard)이다.
- ♦ pDXA=말초 이중 방사선 흡수계측기(Peripheral Dual Energy X-ray Absorptiometry)는 아래팔, 손가락 또는 발 뒤꿈치를 측정한다.
- ♦ SAX=단일 방사선 흡수 계측기(Single energy X-ray Absorptiometry)는 아래팔, 손가락 또는 발 뒤꿈치를 측정한다.
- ♦ QCT=정량적 컴퓨터 골밀도 측정기(Quantitative com-

puted tomography)는 일반적으로 척주뼈의 잔기둥 밀도 측정에 사용하지만, 높은 수준의 조사로 다른 부위의 뼈밀도 용적 측정에도 사용할 수 있다.

- pQCT=말초 정량적 컴퓨터 뼈밀도 측정기(Peripheral Quantitative computed tomography)는 손목의 측정에 가장 일반적으로 쓰인다.
- US densimetry=초음파 뼈 밀도 검사(Ultrasound densimetry)는 음파를 사용하여 발꿈치뼈, 정강뼈, 무릎뼈에 밀도를 측정한다.

추가적으로 BMD검사에 신지내사 측정에는 아마도 뼈엉성증(골다공증, osteoporosis)의 2차적 원인을 조사하는 것이 필요할 것이다. 이러한 검사 중 하나가 소변 N-텔로펩티드분석이다(NTX). 이것은 뼈파괴의 지표로 사용되고 현재 뼈손실의 정도를 나타내 준다(즉, 뼈 재흡수를 말해 준다). 비전형적인 임상형태로 뼈손실이 일어나는 이에게서, 뼈 조직검사는 뼈연화증이나 비만세포증처럼 다른 대사적 뼈 질환을 배제한다. 뼈 조직검사는 골손실의 병리학적 정보를 제공해준다.[15]

약리학 PHARMACOLOGY

약리대리점들은 뼈대의 탈광화 작용 위험이 있는 환자의 관리를 위한 국제 뼈엉성증 재단의 추천을 받고 있다.[14]

- Bis-(or di) phosphonate (antiresorptive meds)[14]
  - 예: Alendronate(Fosmax), Risedronate (Actonel)
  - 작용: 뼈파괴세포(파골세포, osteoclast)의 기능을 억제시켜 뼈 재흡수를 줄인다. BMD를 증가시키고 골절위험을 감소시켜 준다.
  - 복용: 구강용
  - 연구: bisphosphonate를 3~4년 사용 후에는
    - BMD가 엉덩관절에서 5%, 척추에서 7% 증가
    - 척추의 골절 위험이 48% 감소
    - 콩팥의 감소와 척추 변형의 진행이 감소
    - 엉덩관절과 손목관절의 골절이 50% 감소
  - 부작용: 메스꺼움, 복통, 소화불량, 식도염, 식도궤양이나 위궤양
- Calcitonin[14]
  - 예: Salmon calcitonin (Miacalcin)
  - 작용: 뼈파괴세포에 직접적으로 작용해 재흡수 억제
  - 복용: 비강 스프레이나 피하주사
  - 연구:
    - 척추 골절율 21~54% 감소
  - 부작용: 비염이나 코피
- Estrogen/ hormone therapy (ET/HT)[14]
  - ET 예: Climara, Estrace, Estraderm, Estratab, Ogen, Ortho-Est, Permarin, Vivelle
  - 작용: 재흡수 억제
  - 복용: 구강이나 패치
  - 연구:
    - 척추골절이나 고관절위험 34%감소
  - 부작용: 유방암 위험 증가
- PTH[14]
  - 예: Forteo
  - 작용: 동화작용물질
  - 복용: 피하 주사
  - 연구: 18개월 사용 후
    - 척추골절위험 65% 감소
    - 비척추골절위험 54% 감소
  - 부작용: 사람에게는 아직 알려지지 않았고, 실험토끼에서 뼈육종 발생이 증가
- Raloxiphene[14]
  - 예: Evista
  - 작용: 뼈 동화작용 물질; 뼈모세포(골아세포, osteoblast)의 파괴를 억제시킴
  - 복용: 구강용
  - 연구:
    - 2년 후 척추의 뼈질량 15~40% 증가
  - 부작용: 심부정맥혈전(DVT) 위험 증가와 일과성 열감 증가

또한, 다음의 약물들을 복용했거나 복용한다면 뼈엉성증을 유발한다.

- Aluminum[14]
  - 예: Aluminum-containing antacids
  - 사용 결과:
    - 정상적인 칼슘축적을 막기 위해 알류미늄을 뼈에 축적할 것이다.

- 치료와 연관: 위장관 장애, 과도한 염산 분비

♦ Anticonvulsants[14]
- 예: Phenytoin (Dilantin) and phenobarbital
- 사용 결과:
  - 뼈 손실을 일으킨다.
- 치료와 연관: 간질

♦ Glucocorticosteroids(corticosteroids, steroids)[14]
- 예: Cortisone, hydrocortisone, prednisone, prednisolone, methylprednisolone, dexametahsone
- 사용 결과:
  - 음식에서 칼슘흡수량을 줄이고 소변으로 빠져나가는 칼슘량이 증가.
  - 뼈모세포의 수와 수명, 기능을 억제.
  - 뼈 형성 억제, 뼈단위 종자를 감소, 낮은 미네랄 함유율, 잔기둥 두께 감소.
  - 일년 이상 클루티코티코이드를 장기 사용한 사람 중 50%는 뼈엉성증을 가지고 있고 골절 위험이 늘어난다.
- 치료와 연관: 류마티스 관절염(RA), 위장관계 이상, 호흡기능저하, 갑상선 기능저하, 다발성 뼈신생물

♦ Thyroxine[14]
- 예: Thyroid hormones
- 사용 결과:
  - 과도한 양은 뼈형성을 초과하는 뼈제거를 일으킴.
  - 뼈질량 감소.
- 치료와 연관: 갑상선기능저하

♦ Cytoxic drugs[14]
- 예: Methotrexate, Adriamycin
- 사용 결과:
  - 뼈형성세포에 독효과로 작용해 뼈손실의 원인
- 치료와 연관: 암이나 면역체계 이상.

♦ Immunosuppressants
- 예: Cyclosporine A
- 사용 결과:
  - 뼈손실을 일으킴.
  - 클루티코티코이드와 함께 사용 시 뼈손실을 더 증가시킴.
- 치료와 연관: 이식환자나 자가면역질환 환자

♦ Heparine[14]
- 예: Calcipaine, Liquamin
- 사용 결과:
  - 뼈 파괴율이 증가하고 뼈 형성을 손상시키는 것으로 알려짐.
- 치료와 연관: 응고 장애

♦ Cholestyramine and colestipol[14]
- 예: Questran
- 사용 결과:
  - 비타민 D 흡수 감소와 칼슘흡수를 저하시킴
- 치료와 연관: 고혈중 콜레스테롤수치

사례 연구 #1:

뼈감소증
Osteopenia

Mary Garcia 부인은 49세의 건강한 여성이며 폐경기 상태로, 이전 흡연 경력이 있으며(20년 동안 하루에 2갑씩), 운동을 하지 않았다. DEXA에서는 넙다리뼈목(대퇴경, femoral neck)에서는 -1.0표준편차, 요추에서는 -2.0표준편차의 t점수를 보였다.

물리치료사 검진 PHYSICAL THERAPIST EXAMINATION

병력 HISTORY

♦ 일반적인 인적사항: Garcia 부인은 49세의 영어를 주로 사용하는 히스패닉계여성이며, 모국어는 스패인어이다. 그녀는 오른손잡이이며, 학력은 대졸이다.

♦ 사회적 병력: Garcia 부인은 기혼 여성으로 26세의 아들과 24세의 딸을 두고 있다.

♦ 고용/일: 그녀는 초등학교 3학년을 가르치는 선생님이다.

♦ 생활 환경: 그는 엘리베이터가 있는 아파트 7층에 살고 있다.

♦ 일반적 건강 상태
- 일반적인 건강 인식: Garcia 부인은 본인이 건강하다고 했다.
- 신체적 기능: 그녀의 보고된 신체기능은 그녀의 연령대에 비슷하게 좋았다.

- 심리적 기능: 정상
- 역할 기능: 선생님, 아내, 엄마
- 사회적 기능: 그녀는 학생들에게 영어를 가르치는것에 몰두했으며, 교회를 다니며 활동했다. 그녀는 독서와 뜨개질을 즐겼다.

♦ 사회/건강 습관: Garcia 부인은 20년간 하루에 두 갑씩 흡연을 하였고, 10년 전에 금연을 했다.

♦ 가족력: 그녀의 엄마는 뼈엉성증이 있었으며, 척추골절을 당한 이력이 있다.

♦ 의학/외과적 병력: Garcia 부인은 47세부터 폐경기증상이 있었고, 다른 병력이나 수술력은 없다.

♦ 입원 경험: 그녀는 아이들을 낳을 때 입원한 적이 있다.

♦ 이전에 있던 의학적 문제나 기타 건강관련질환: 영향을 줄만한 것 없음, 낙상경험 없음.

♦ 현재 상태/주호소: Garcia 부인은 그녀의 엄마가 뼈엉성증(골다공증, osteoporosis)으로 생겼던 골절을 당하지 않고 싶어한다. 그녀는 둥근 등이 되지 않고 싶어한다.

♦ 기능적인 상태와 활동 수준: 그녀는 ADL와 IADL을 모두 독립적으로 수행한다. 그녀는 이전에 운동을 하지 않았다.

♦ 약물: Garcia 부인은 매일 1000 mg의 칼슘을 복용.

♦ 다른 임상적 검사: DEXA에서는 넙다리뼈목(대퇴경, femoral neck)에서는 -1.0표준편차, 허리뼈에서는 -2.0 표준편차의 t점수를 보였다.

신체계통 조명

SYSTEMS REVIEW

♦ 심혈관/폐
- 혈압(BP): 130/82 mmHg
- 부종: 없음
- 심박수(HR): 70 bpm
- 호흡수(RP): 13 bpm

♦ 피부계
- 흉터형성 상태: 없음
- 피부색: 정상범위(WNL)
- 피부상태: WNL

♦ 근육뼈대계
- 전체적인 관절가동범위: 제한적
- 전체적인 근력: 제한적
- 전체적인 대칭성: 대칭적
- 키: 5' 2" (1.57 m)
- 몸무게: 110 lbs (49.9 kg)

♦ 신경근육계
- 균형: 아주 약간 불안정
- 보행, 이동 그리고 변화: WNL

♦ 의사소통, 감정, 인지, 언어, 학습 유형: WNL
- 의사소통, 감정 그리고 인지: 의식명료하며 의사소통 가능
- 학습 유형: 시각 교육

검사와 측정 TESTS AND MEASURES

♦ 유산소 능력/지구력
- Rockport Walking test (1-mile walk as fast as possible): 평균에 비해 낮은 수준의 건강도를 보인다. (walked 1 mile in 19 minutes with a heart rate of 146) (Norms for ages 40 to 49: high=heart rate of 100 to 200 in 10 to 15 minutes, average=heart rate of 100 to 200 in 17.5 to 19.5 minutes, low=heart rate of 130 to 200 over 20 minutes)[19]

♦ 인체측정학적 특징
- Body mass index (BMI)= 705×(body weight [in pounds] divided by height^2[in inches]). Mrs. Garica의 BMI는 20.17 (WHO normal standard for women = 19.1 to 25.8)[20,21]
- Skin fold thickness subscapular and suprailiac: Percentage of body fat was 20.3~21% respectively (16 to 25% is ideal for women)

♦ 각성, 집중, 그리고 인식
- Outcome Expectations for Exercise(OEE)[22] 운동의 이점들의 인식을 가리킨다.

♦ 환경, 집과 작업의 장벽: 없음

♦ 인체공학과 신체기전
- 자가치료, 가정 관리, 직장, 공동체, 여가활동, 업무, 그리고 활동을 하는 동안의 신체기전의 분석은 머리 위로하는 움직임, 계속 서있는 활동을 어려워하고, 그리고 모든 움직임을 하는 동안 변화된 자세와 척추의 공감각(자세 인식)이 떨어졌다.

♦ 보행, 이동 그리고 균형
- One-Leffed Stance test는 30초 동안-3회(정상=5회)만을 한 다리로 서있는 자세를 유지할 수 있는 능력을 나타냈다.[23]

♦ 운동 기능
- 재주, 조화, 그리고 민첩성의 관찰은 정상범위 안에 활동을 드러낸다.

♦ 근 수행력
- 동력측정법은 우세손(오른손)의 18 kg의 악력을 나타냈다.[24,25]
- 도수근력측정(MMT)은 정상으로부터 다음의 편차를 나타냈다.
  - 가슴뼈 폄(신전)=3/5
  - 하복부=2/5
  - 어깨뼈(견갑골, scapular) 모음(내전, adduction) 오른쪽=3/5, 왼쪽=3/5
  - 어깨뼈 내림 오른쪽=3/5, 왼쪽=3/5
  - 상지 어깨관절(견관절) 폄 오른쪽, 왼쪽 = 4/5
  - 상지 어깨관절 벌림(외전, abduction) 오른쪽, 왼쪽=4/5
  - 상지 어깨관절 가쪽 돌림 오른쪽, 왼쪽=4/5
  - 하지 엉덩관절 벌림 오른쪽, 왼쪽=4/5
  - 하지 폄 오른쪽, 왼쪽=4+/5

♦ 자세
- 육안으로 관찰할 수 있는 측정과 그리드 사진으로 드러난 사항:
  - 머리 앞쪽 내밈
  - 중간 정도의 등뼈 뒤굽음 증진
  - 약간의 허리뼈 앞굽음 감소
  - 약간 어깨뼈 벌림
  - 오른쪽에 2° 정도의 젖힌무릎(전반슬, genu recurvatum)
  - 양쪽의 엄지발가락가쪽휨증(무지외반증, hallux valgus)
  - 양쪽의 편평족(pes planus)

♦ 관절가동범위
- 관절 능동과 수동 운동
  - 목뼈 가동범위
    - ▶ 굽힘 = 0～45°
    - ▶ 폄 = 0～50°
    - ▶ 돌림 = 오른쪽 0～48° 와 왼쪽 0～44°
    - ▶ 가쪽 굽힘 = 오른쪽 0～20°, 왼쪽 0～22°
  - 등뼈 가동범위(경사계)
    - ▶ 굽힘 = 0～44°
    - ▶ 폄 = 0°
  - 허리뼈 가동범위(경사계)
    - ▶ 굽힘 = 0～45°
    - ▶ 폄 = 0～15°
    - ▶ 가쪽 굽힘 = 오른쪽 0～20° 와 왼쪽 0～22°
  - Apley의 스크래치 검사를 통해 둘째 손가락 사이의 거리는 9인치의 우측 상지 굽힘과 11인치의 좌측 상지 굽힘을 보였다.
  - 어깨관절 ROM(각도계)
    - ▶ 굽힘 = 오른쪽 0～150°, 왼쪽 0～155°
    - ▶ 폄 = 오른쪽 0～40°, 왼쪽 0～35°
    - ▶ 벌림 = 오른쪽 0～145°, 왼쪽 0～150°
    - ▶ 가쪽돌림 = 오른쪽 0～70°, 왼쪽 0～65°
    - ▶ 안쪽돌림 = 오른쪽 0～70°, 왼쪽 0～68°
  - 엉덩관절 ROM(각도계)
    - ▶ 폄 = 0°
    - ▶ 굽힘, 벌림, 모음, 그리고 안쪽돌림, 가쪽돌림: 정상범위
- 근육 길이, 연부 조직 신장성
  - 토마스 검사 결과 양측 엉덩관절 굽힘근에서 최소한의 단축 = 오른쪽 4°, 왼쪽 5°
  - SLR 검사 = 오른쪽 0～60°, 왼쪽 0～68°
  - 엎드려 무릎 굽힘 검사: 단축된 오른쪽 넙다리곧은근(대퇴직근, rectus femoris) = 0～100°

♦ 자가치료와 가정 관리
- 인터뷰를 통하여 안전하게 자기 관리와 가정 관리 동작, 업무, 그리고 활동이 가능한 능력이 있음을 나타내었지만, 머리 위로 손을 올리는 활동과 앞으로 굽힘, 그리고 무거운 일들은 어려움이 있음이 나타났다.

♦ 직장, 지역사회 그리고 여가 통합 또는 재통합
- 인터뷰를 통하여 안전하게 직장, 사회, 그리고 레저 동작, 업무, 그리고 활동이 가능한 능력이 있음을 나타내었지만, 머리 위로 손을 올리는 활동과 앞으로 굽힘, 그리고 무거운 일들은 어려움이 있음이 나타났다.

평가 EVALUATION

Garcia 부인의 과거력과 위험인자들이 이전에 나타낸 것을 보면, 그녀는 폐경기 여성, 과거 흡연자, 과거에 운동을 하지않았고 뼈엉성증(골다공증, osteoporosis)의 가족력을 가지고 있는 것을 가르켰다. 그녀의 유산소능력은 정상이었다. 그녀는 균형능력이 떨어졌으며, 잘못된 자세를 가지고 있고 등뼈, 어깨뼈(견갑골) 그리고 상지 근육에서 움직임이 감소되었으며 그녀의 척추와 상하지 근육에서 가동범위가 감소되어 있다. 그녀는 머리 위로 하는 활동과 앞으로 숙이기, 그리고 ADL이나 IADL에서 무거운 물건을 드는 것을 어려워했다.

진단 DIAGNOSIS

Garcia 부인은 뼈엉성증을 일으킬 수 있는 무기질 감소 위험을 가지고 있는 환자이다. 그녀는 유산소 능력/지구력; 인체공학과 신체기전; 균형능력; 근 수행력; 자세; 움직임범위가 손상되었다. 그녀는 기능적으로 자가치료, 가정관리와 직장, 공동체, 여가활동, 업무활동에서 제한을 보인다. 이 결과들은 일관되게 패턴 A에 속한다: 일차 예방/뼈대의 무기질 감소에 따른 위험요소. 이 밝혀진 손상과 기능적 제한은 예후와 치료계획을 세우는데 도움이 될 것이다.

예후와 치료계획 PROGNOSIS AND PLAN OF CARE

평가가 끝난 후, 앞으로의 결과에 대하여 다음과 같이 상의하며 결정하였다.

- 자가치료, 가정관리, 직장, 공동체, 여가활동, 업무, 활동과 연관된 신체적 움직임, 임무, 활동을 수행하는 능력은 신체기전의 향상을 통해 향상.
- 유산소능력과 지구력이 증가.
- 균형능력이 향상.
- 일 단위당 에너지소모가 감소했다.
- 체력이 향상.
- 습관, 건강, 예방을 향상시키는 행동의 지식이 증진.
- 근 수행력이 향상.
- 신체적능력이 증진.
- 자세조절/척추고유감각이 증진.
- 위험요소(신체활동, 균형능력, 운동가동범위, 근 수행력 저하)가 감소.
- 이차적 손상위험(자세변형, 낙상위험 증가, 골절 등과 같은) 감소.
- 운동가동범위 증진.

이런 성취된 결과들에 따라, 환자에게 맞는 다음의 요소가 포함된 적절한 치료적 중재가 결정되어졌다. 협응, 의사소통 그리고 기록; 환자/고객 관련 교육; 치료적 운동; 자가치료와 가정 관리에서의 기능적인 훈련, 직장, 지역사회 그리고 여가 통합 또는 재통합에서의 기능적인 훈련.

진단과 예후에 기초해서, Garcia 부인은 8주간 6번의 방문치료가 필요할 것으로 예상된다. Garcia 부인은 좋은 사회적 여건을 가지고 있고, 동기부여도 있으며, 그녀의 집에서의 자가운동을 통해 따를 것이다. 그녀는 심각하게 손상된 것이 아니고 건강하다.

중재 INTERVENTIONS

선택된 중재에 대한 근거
RATIONALE FOR SELECTED INTERVENTIONS

치료적 운동 (Therapeutic exercise)

운동은 뼈엉성증이나 골감소증을 가지고 있는 개인에 맞게 물리치료사의 치료적 선택이다. 운동은 골 질량을 최대화시키는 운동일 뿐만 아니라, 다른 질환과 연관된 손상을 다룰 수 있다.

척추뒤굽음의 자세변화는 "가장 신체적으로 망가뜨리고 정신적으로 손상을 준 뼈엉성증의 영향이다". 점진적으로 진행된 척추뒤굽음 자세변화는 요통 유발, 낙상의 위험을 증가, 균형유지의 변화, 척추골절 가능성증가, 호흡기능의 변화를 유발할 것이다. 허리 폄근의 근력에 척추압박골절의 발생과 연관 있는 부정적 영향을 줄 것이다.[29]

사용하지 않는 것은 뼈 질량 감소를 가져온다. 일반적으로 앉아서 일하는 사람들은 운동하는 사람들보다 뼈 질량이 낮다. 운동은 40대 이후 점진적으로 일어나고, 폐경기 이후 빠르게 일어나는 BMD 감소를 예방하거나 느리게 해준다. 운동은 이끌어낸다: 1) 뼈형성활동을 증진, 2) 근육 질량과 근력증가, 3) 뼈형성을 유도할 수 있는 내성적 전기활동, 4) 혈청 오스테오칼신의 증가. 운동은 전체적인 뇌하

수체의 호르몬 분비를 증가시켜, 결과적으로 뼈형성을 증가시킨다.[30,31]

체중지지는 골 광물질화를 향상시키는데 필수적인 요소이다. 고강도로 뼈대에 자극을 주는 움직임(걷기, 달리기, 에어로빅, 댄스)들이 보통 추천되어진다. Wolff' s 법칙이 "뼈요소들은 기능적인 힘들의 방향에 그것들을 놓거나 대체한다 했고, 기능적인 힘들의 양에 따라 그들의 질량의 증감이 나타난다"고 명시했다.[32]

Huddleston은 테니스를 하는 사람의 우세손에서 조절을 하지 않는 비우세손 보다 높은 BMD를 나타내는 것을 알아냈다. 발견된 것으로 운동의 구획적 효과를 뒷받침하는 것이다.[33] 연구는 격렬한 신체움직임, 유산소 움직임, 근력 트레이닝에 따른 BMD를 분석했다. 높은 뼈 밀도는 활발한 사람들 특히 뼈대에 강한 저항을 주는 사람들에게서 발견됐다.[34-36]

Grove와 Londeree는 고강도운동과 저강도운동을 연구했고, 두 집단간의 약가의 BMD 차이를 발견했다. 두 집단 모두 운동을 하지 않은 집단보다는 더 나았다.[37]

Bassey와 Ramsdale는 1년 이상 집에서 일주일마다 운동을 한 집단과 매일 운동을 한 집단, 두 집단의 연구를 했었다. 실험적인 집단은 간간히 고강도 운동을 했고, 제어군은 낮은 강도의 운동을 했다. 실험집단은 간헐적으로 고 강도의 운동을 했고, 대조군은 낮은 강도로 운동을 했다. 6개월 동안, 실험군은 넙다리뼈의 밀도가 3.4% 증가했다. 6개월은 두 집단의 프로그램을 서로 바꿨다. 1년이 지난 후, 원래 대조군은 넙다리뼈의 밀도가 4.1%가 증가했고, 반면에 다른 군은 상대적으로 기준치에서 증가가 유지되었다.[38]

무거운 조끼의 사용은 통증 감소, 신체적 기능 증진, 1%의 뼈밀도 증진에 의미있는 것으로 밝혀졌다. 뼈엉성증이 있는 여성은 정상적인 여성보다 허리 폄근의 근력이 약했고, 무거운 조끼는 기능을 향상시켰다.[39] 무거운 조끼는 또한 폐경기 이후 여성에게 엉덩뼈의 손실을 예방해 주었다.[40]

Wolff의 메타분석-무작위대조연구는 대조를 통해 운동훈련프로그램이 폐경기 이전, 이후 여성 모두에게 1년에 1% 정도의 등뼈와 넙다리뼈의 뼈감소를 예방하거나 막을 수 있다는 것을 발견하였다. 뼈엉성증에 따른 운동훈련프로그램은 몇 종류의 운동이 포함된다: 지구력, 근력과 고강도의 운동.[41] Kemmler는 또한 14개월을 집과 치료실에서 일주일에 두 번 운동프로그램을 실행한 뼈감소증을 가진 여성에게서 등뼈의 골밀도 증진과 최대등척성근력의 증진을 보고했다. 그 운동프로그램은 지구력운동, 점프운동, 근력훈련, 스트레칭으로 구성되어졌다.[42]

뼈에 직접 자극을 주지 않는 운동 또한 골절위험 감소에 의미있는 가치가 있었다.[8] 뼈엉성증과 척추뒤굽음의 자세 변화가 있는 여성은 균형운동과 허리 폄근 강화운동을 통해 컴퓨터로 측정한 균형점수가 향상되었다.[29] Sinaki 등은 허리 폄근 강화운동과 자세 사이의 관계를 연구하였다. 그들은 허리 폄근 강화운동이 등뼈뒤굽음의 안좋은 자세를 바로 잡아주고, 척추압박골절의 위험을 감소시켜 준다고 결론지었다.[29]

게다가 운동은, 뼈엉성증과 관련된 부정적인 감정을 감소시키는 역할을 하는 환자의 교육으로 중요하다. 뼈엉성증을 진단 받은 후 더 커진 공포와 불안의 정도가 상당하기 때문에 그것은 상당히 중요하다.[26,27] Gold는 "뼈엉성증과 관련된 불안의 장기적인 관리는 적어도 세가지 요소(교육, 운동, 자율권)가 포함되어야 한다"고 제안했다.[28]

협응, 의사소통 그리고 기록
COORDINATION, COMMUNICATION, AND DOCUMENTATION

의사소통은 그녀의 운동프로그램의 지지를 불러일으키기 위해 Garcia 부인과 그녀의 가족 구성원들과 함께 했다. 환자 관리의 모든 요소들은 문서화된다. 영양사의 소개는 뼈밀도 강화를 위한 적절한 식단을 만들 수 있도록 해줄 것이다.

환자/고객 관련 교육
PATIENT/CLIENT-RELATED INSTRUCTION

환자는 뼈엉성증과 뼈감소증과 연관된 위험요소들을 지시받을 것이고, 운동의 중요성, 계속 금연을 하고 적절한 식단개선이 꾸준히 필요하다. Garcia 부인의 가족은 운동의 뼈엉성증이 집안 내력이 될 수 있고, 규칙적인 운동, 환자에게 보내는 지지가 필요하다는 것, 그녀의 치료가 끝날 때까지 상기시켜주는 방법과 환자의 물리치료프로그램에 참여하는 방법들의 중요성을 이해할 것이다.

Garcia 부인은 또한 스트레스관리의 필요성을 이해할 것이다. 특정한 강조는 스트레스의 증가로 BMD의 잠재적인 변화와 연관된 것들이 아래처럼 일어날 것이다:

- ♦ 스트레스는 부신을 분비.

- ♦ 아드레날린 생산이 증가.
- ♦ 신진대사 증가.
- ♦ 칼슘소모발생.
- ♦ 인과 칼륨 소모 증가.
- ♦ 비타민 B와 C 소모 증가.

Garcia 부인에게 제공될 식단개선과 연관잠재된 정보에는 다음의 사항들이 포함되어 있을 것이다:

- ♦ 부정적식품(설탕, 카페인, 알코올)을 제거
- ♦ 고칼슘 음식 섭취(유제품, 요구르트, 치즈, 콩류, 꽃양배추, 케일, 아몬드, 땅콩, 당근, 무화과, 조개류, 시금치, 순무)
- ♦ 칼슘보충제가 추천된다[14,46]:
  - 51~70세 여성: 1200 mg (최고 허용치 2500 mg/day 까지)
  - 70세 이상 여성: 1200 mg (최고 허용치 2500 mg/day 까지)

Supplement Form	% Elemental Calcium
Calcium carbonate	40%
Calcium phosphate/tribasic	39%
Calcium Phosphate/dibasic	30%
Calcium citrate	21%
Calcium lactate	13%
Calcum gluconate	9%

  - 효과적이 되려면, 칼슘보충제가 빠르게 분해되는게 중요하다. 알약이 장 전체를 통과해버리면, 그 효과는 손실될 것이다. 실험에서, 따뜻한 물이나 식초에 알약을 넣고 몇 분을 젓는다. 알약의 75%가 30분 안에 녹아버리면, 그것은 아마도 측정된 칼슘을 흡수하지 못할 것이다.[47]
  - 칼슘을 재료로 한 제산제: 콩팥을 통해 칼슘손실을 증가 시킬수 있는 제산제에 포함된 칼슘의 양보다 알루미늄의 양을 주의해야한다.[48]
  - 칼슘보충제의 대부분은 식사와 함께 섭취하거나 취침시간에 복용하는 것이가장 효율적이다.[47]
  - 한번에 500~600 mg 이상 섭취하지 않는 것을 권장하지만, 한번에 모든 양을 섭취하는 것이 안하는 것보다 낫다.[47]
  - 각 보충제를 액상형태로 마시는 것은 분해와 흡수를 증진시킨다.
  - 칼슘의 과도한 섭취는 콩팥 결석을 가져올 수 있는 문제를 일으킬 가능성이 있다.[49]
- ♦ 매일 칼슘보충제와 결합되거나 별도로 비타민 D 400~800 IU의 섭취.

치료적 운동 THERAPEUTIC EXERCISE

- ♦ 유산소 능력/지구력 상태
  - 유산소 능력/지구력 훈련의 한도[50-53]
    - ■ 방법
      - ▶ 유산소
      - ▶ 많은 근육들의 사용
      - ▶ 지속적이거나 장기적인 기간
      - ▶ 예시: 체중지지운동, 걷기, 트레드밀운동, climbing machine, elliptical trainer, 하이킹, 유산소 교실, 줄넘기
    - ■ 기간
      - ▶ 다른 한도들이 변하기 전에는 적어도 20~30분
      - ▶ 점진적으로 기간을 늘린다.
      - ▶ 최소한 40~50분 정도가 목표.
    - ■ 강도
      - ▶ 훈련강도의 결정: 예를 들어, 보통 60%, 70%, 또는 80%의 목표심박수(THR)를 정하는데 체력에 비해 너무 낮지 않게 한다.
      - ▶ 최대심박수 결정(MHR): 220에서 나이를 빼서 결정.
      - ▶ THR의 결정: THR=MHR에서 안정시 심박수를 뺀 후 훈련 강도(%)를 곱한 후 RHR을 더해서 결정.
      - ▶ 환자에게 휴식 때와 운동할 때의 맥박을 재는 것을 교육한다.
      - ▶ 적절한 인지된 노력을 결정: Borg Scale(10-point non-linear scale)
        - ○ 0=Noting at all
        - ○ 0.5=Very, very light/weak(just noticeable)
        - ○ 1= Very light/weak
        - ○ 2= Light/weak
        - ○ 3= Moderate
        - ○ 4= Somewhat heavy/strong

- ○ 5 = Heavy/strong
- ○ 6
- ○ 7 = Very heavy/strong
- ○ 8
- ○ 9
- ○ 10 = Extremely heavy/strong (almost maximal)
- ○ Maximal

▸ 젖산분비역치 결정: Talk test — 천천히 유산소 운동(트래드밀, 자전거, 줄넘기 등) 시작; 어렵다고 말할 때까지 대화를 계속하면서 강도를 올린다; 맥박 측정; 대화를 다시 할 때까지 천천히 강도를 낮춘다; 3회 반복하고 얻어진 젖산역치를 3으로 나눈다.[55]

■ 빈도

▸ 한 주에 3~5회 운동시간이 15분 보다 적게 시작한다.

▸ 점진적으로 일주일에 6회로 늘린다(이상적으로). 만약 걷기운동을 선택한다면, 45분 동안 3 miles 걷기, 1주에 5~6회 실시.

■ 지속

▸ 기대하는 체력수준에 도달할 때: 1주에 3~4회 실시.

♦ 균형, 협조성, 그리고 민첩성 훈련

- 한쪽이나 양쪽 눈을 감거나 뜨고 가능한 오래서있는 균형잡기, 그리고 발등굽힘(배측굴곡, dorsiflexion)과 발바닥굽힘(저측굴곡, plantar flexion)을 한 상태에서 한쪽이나 양쪽 눈을 감거나 뜨고 가능한 오래 서있는 균형잡기.
- 점점 더 부드러운 고무표면에서 서있는 균형잡기.
- 양쪽증진균형훈련기구(BOSU)에서 네발기기, 무릎서기, 또는 서있는 자세로 균형운동.
- 고무롤러에서 눕거나 서있는 자세에서 팔과 다리 움직임을 통합시키는 균형운동.
- 운동 볼: 균형훈련
- 반대쪽 다리에 발을 놓고 점차 어렵게 요가 "tree" 자세하기
- 높은 발걸음 행진
- Tandem walking: 진행하는 발의 뒤꿈치를 지지하는 발가락 앞에 놓으며 통로 걸어내려가기.
- 옆걸음치기: 통로를 내려간다.
- Carioca: 오른쪽으로 옆으로 걷기, 왼발을 교차시켜 오른발 뒤에 놓고, 오른쪽으로 옆으로 걸으며, 왼발을 교차시켜 오른발 앞에 놓기; 그다음 반대 방향 왼쪽으로 걷기, 오른발을 교차시켜 왼발 뒤쪽으로 놓고, 왼쪽으로 걸으며, 오른발을 교차시켜 왼발 앞에 놓으며 복도를 내려가기.

♦ 신체 기전과 자세 안정화: 머리가 앞으로 빠지고 둥글게 어깨가 굽은 자세, 등뼈 뒤굽음을 완화하고, 배근과 허리폄근 강화하기.

- 신체 기전 훈련
  - ■ 턱 당기고, 복부 당기고, 어깨뼈의 아래각 모으기.
  - ■ 특히 구부리기와 들어올리기의 앉은자세, 선자세, ADL, IADL에서의 지시사항.
  - ■ 컴퓨터를 사용하는 자세에 대한 지시사항.
- 자세조절훈련과 자세안정화운동: 모든 운동을 하는 동안 축을 이루는 머리를 폄, 약간의 어깨뼈 뒤로 당김, 배근의 수축
  - ■ 팔꿈치 뒤로 누르기: 앉거나 선 자세에서 벽을 대항하여 실시
  - ■ 팔꿈치 아래로 누르기: 아래팔(전완, forearm)을 위로 하고 바로누운자세
  - ■ 상지의 굽힘, 벌림, 안쪽돌림/가쪽돌림
  - ■ 복부 강화운동(등뼈의 굽힘을 피하고): 등장성운동, 스티로폼 롤러 위에서 팔과 다리의 움직임을 조화시키는 코어 안정화운동, 무릎을 반 굽힌 앉은 자세(척추를 바로 편 상태로 원심성 수축)
  - ■ 교각운동: 다리움직임을 더한다.
  - ■ 네발기기자세: 척추를 중심으로 해서 팔과 다리 움직임을 조화시킨다.
  - ■ 엎드린 자세(가능하면): 팔꿈치로 눌러 올라오기.
  - ■ 엎드린 자세: Plank position, 팔굽혀펴기의 수정된 자세
  - ■ 앉은 자세: 복부를 안으로 당기기, 턱 당기기; 팔 들기; 팔꿈치 뒤로 밀기; 가슴근 신장하기
  - ■ 운동 볼: 몸통 안정화를 위한 팔과 다리의 운동
  - ■ 선 자세: 자세, 팔을 아래로 당긴다.
  - ■ 걷는 동안의 자세 정렬: 책이나 베개를 머리 위에

두고 걷기

- 자세인식훈련
  - 집, 차, 직장 모든 곳에서 주의한다.
  - 적절한 자세의 시각적 주입을 위해 거울을 사용한다.

♦ 유연성 운동

- 스트레칭 운동은 몸을 푼 후 해야 하고, 깊은 숨을 쉬며 천천히 점진적인 스트레칭을 하고, 30~60초간 유지 한다.
- 목 관절가동운동
- 몸통 관절가동운동(과도한 굽힘은 피한다)
- 넙다리뒤근육 스트레칭: 바로누운자세, 앉은자세(몸통을 바로 세우고, 척추가 구부러지지 않게 엉덩관절에서 접는 동작)
- 엉덩관절 굽힘근 스트레칭
- 넙다리네갈래근(대퇴사두근, quadriceps)/넙다리곧은근 스트레칭
- 유연성을 위한 Apley' s 자세
- 벽에 붙어 가슴부위 앞쪽 스트레칭

♦ 이완

- 호흡운동
- 스트레칭과 운동하는 동안 호흡하기
- 이완 기술(예, Jacobson' s)
- 상호보완적운동의 접근(예, 요가이완기술)

♦ 근력, 힘, 그리고 지구력 훈련

- 상지와 몸통의 근력운동을 위한 매트에서 점진적인 저항운동을 시작(PRE)(arm press ups, flys, overheads, scapula adduction and depression)
- 저항이 없는 무게, 탄력밴드, 또는 기계(eg, overhead press, row, shrugs, flexion, abduction, elbow flexion and extension, press ups, flys, French curls, latissimus, scapula adduction)를 이용해서 상지의 근력 훈련 프로그램
- 저항이 없는 무게, 탄력밴드, 또는 기계(eg, squats, lunges, hip flexion, hip extension, hip abduction, hip adduction, hip external and internal rotation, heel rises)를 이용해서 하지 근련훈련 프로그램
- 사지로 진행시킨다.
- 복부와 허리 폄근의 코어 안정화(고무 롤러를 이용을 포함)
- 앉아서 팔굽혀 펴기
- Wall sides
- Plank(요가자세): 직선 밀어올린 자세(복부와 턱을 강하게 당김)
- Downward dog(요가자세)
- 무거운 조끼: 무게를 제거하여; 5분 동안 입을 수 있고 점진적으로 조끼를 입는 시간을 늘릴 수 있는 적절한 무게를 결정하고 무게를 더한다.

규칙적인 운동 프로그램은 반드시 환자에게 서서히 주입시켜야 한다. 이렇게 하려면 환자가 장기간에 걸쳐 할 수 있는 운동프로그램을 해내는데 도움이 될 만한 몇 가지 항목이 있다. 이런 사항들은 아마 환자와 관련된 지시사항의 일부를 포함할 것이고, 다음의 것들을 포함할 것이다:

♦ 가능하면 다양한 즐길 수 있는 활동과 번갈아 할 수 있는 활동을 만든다.
♦ 운동을 위한 현실적인 시간 틀을 만든다.
♦ 가능하면 가족들이 경험할수 있는 운동을 만든다.
♦ 주단위 스케쥴에 운동을 더한다.(직장까지 걸어가기, 엘리베이터 대신에 아파트의 계단을 이용하여 오르고 내리기, 집에 머무는 동안 무거운 조끼입고있기)
♦ 일하는 시간 동안 할 수 있는 활동을 찾는다(지장에서 계단 오르기).
♦ 일과 후 할 수 있는 활동 찾기.
♦ 주말에 선택가능한 재미있는 활동 찾기.
♦ 유연성 있게 한다.
♦ 계획한 운동 시간을 놓칠 경우, 다른 날이나 주중 시간에 대체한다.
♦ 가능하다면 오락을 사용한다.

- 근력운동을 하거나 외부에서 걷는 운동을 할 때 음악 듣기.
- 트래드밀 하는 동안 TV시청하기.
- 녹음한 책 듣기.

♦ 운동 계획이나 기록을 지킨다.

자가치료와 가정 관리에서의 기능적인 훈련
FUNCTIONAL TRAINING IN SELF-CARE AND HOME MANAGEMENT

♦ 자가치료와 가정 관리

- 자가치료와 가정 관리에 있어 모든 행동, 업무, 그리고 활동과 자세정렬을 재고.
- 슈퍼마켓에 걸어가고 양손에 무거운 물건을 들고 오거나, 지레팔을 감소시키기 위해 몸에 밀착시켜 짐을 옮기기.
- 집에서 할 수 있는 유산소운동기구와 근력운동기구 구입에 고려사항
  - 일회사용의 비용
  - 다른 가족들이 사용할 것인지 여부
  - 간편함

직장, 지역사회 그리고 여가 통합 또는 재통합에서의 기능적인 훈련
FUNCTIONAL TRAINING IN WORK, COMMUNITY, AND LEISURE INTEGRATION OR REINTEGRATION

- ♦ 직장
  - 직장에서의 모든 행동, 업무, 그리고 활동과 자세정렬을 재고.
  - 집에서부터 학교까지 걷기, 지하철, 또는 기차역 이용하기.
  - 엘리베이터 대신 계단이용.
  - 전화 사용 대신 걸어내려와 누군가에게 말하기.
  - 피트니스 센터가 있는 호텔에 머물기.
  - 여행할 때 탄력밴드나 줄넘기 가지고 가기.
- ♦ 여가
  - 동시에 활동적이고 재미있는 것 하기.
  - 신체활동을 포함한 가족 외출과 휴가 계획.

예상 목표와 기대 결과
ANTICIPATED GOALS AND EXPECTED OUTCOMES

- ♦ 병리학/병태생리학에 미치는 영향
  - 운동의 뼈형성 효과가 최대화
- ♦ 손상에 미치는 영향
  - 환자의 심박수는 줄어들고, 1마일을 걷는데 걸리는 시간은 감소하는 점에서 유산소능력 증가.
  - 젖산 역치의 증가
  - 다섯가지 실험에서 한 다리로 서있을 수 있을 정도의 균형능력 증진
  - 근육 길이가 기능적 제한이 있는 범위까지 신장되었다.
  - 근육 수행도가 정상적인 범위까지 증진했다.
  - 자세조절이 증진됐고, 환자는 앉고 서있는 활동에서 적절한 자세를 취할 수 있게 되었다.
  - 가동범위운동이 정상적인 범위까지 증가하였다.
  - 체중지지 정도가 향상되었다.
- ♦ 기능적인 제한에 미치는 영향
  - 자가치료, 가정 관리, 직장, 공동체, 여가생활에 연관된 신체적 행동, 업무, 그리고 활동의 수행하는 능력이 향상되었다.
  - 환자는 구부리고 드는 활동을 하는 동안 적절한 신체기전을 보여주었다.
  - 환자는 운동프로그램의 수행을 독립적으로 했다.
- ♦ 위험 감소/예방
  - 환자는 뼈대 무기질감소의 위험요소를 말로 표현할 수 있다.
  - 위험요소들은 감소되었다.
- ♦ 건강, 웰니스, 운동에 미치는 영향
  - 건강한 습관, 건강, 그리고 예방을 발전시키는 행동들이 획득되어졌다.
  - 체력이 향상되었다.
  - 건강상태가 향상되었다.
  - 신체기능이 향상되었다.
- ♦ 사회 자원에 대한 영향
  - 문서화는 환자를 관리하는 동안 이루어지고, *APTA의 물리치료 문서화 지침*을 따랐다.[56]
- ♦ 환자/고객 만족
  - 환자와 가족의 진단, 예후, 치료, 그리고 기대되는 목표와 예상한 결과에 대한 지식과 인식이 향상되었다.
  - 건강에 대한 행복감이 향상되었다.

재검사 REEXAMINATION

재평가는 치료를 하면서 이루어진다.

퇴원 DISCHARGE

Garcia 부인은 총 여섯 기간의 물리치료 후 그녀의 목표와 기대가 성취되어 물리치료를 종료했다. 이 기간은 그녀의 전체적인 치료를 할 수 있었다. 그녀가 가치고 있던 목표와 기대치를 얻었기 때문에 치료를 종료했다.

> ## 사례 연구 #2:
> ### 골감소증
> **Osteopenia**
>
> Joseph Smith씨는 50세의 건강한 남성이다. 그는 어릴 적부터 천식 약을 복용해 왔다. DEXA 검사 결과, 척추뼈에서 그의 뼈밀도는 -1.5SD로 나타났다.

물리치료사 검진 PHYSICAL THERAPIST EXAMINATION

병력 HISTORY

- 일반적인 인적사항: Smith씨는 50세 남성으로 주로 영어를 사용한다. 그의 우세손은 오른손이다. 그는 기술교육 학교를 졸업하였다.
- 사회적 병력: 그는 결혼하여 슬하에 세 명의 자녀가 있다. 두 아들은 각각 10살, 15살이고, 딸은 12살이다.
- 고용/일: Smith씨는 비행기 정비사이다. 그는 전일제로 일하며, 일주일에 5~6일 정도 근무하고, 하루에 6~8시간씩 일한다.
- 생활 환경: 그는 단층 집에 산다.
- 일반적인 건강 상태
  - 일반적인 건강 인식: Smith씨는 자신의 건강 상태가 좋다고 말하였다.
  - 신체적 기능: 그는 그의 나이에 맞는 정상적인 신체적 기능을 한다.
  - 심리적 기능: 정상
  - 역할 기능: 정비공, 남편, 아버지
  - 사회적 기능: 그는 리틀 리그 야구팀의 코치이고 로터리 클럽에서 활동하고 있다.
- 사회/건강 습관: Smith씨는 10년 동안 하루에 담배 한 갑을 피워왔다. 그는 사교적인 목적으로 술을 마신다(일주일에 술 1~5병 정도).
- 가족력: Smith씨의 아버지는 70대일 때 뇌졸중을 앓았다.
- 의학/외과적 병력: 그는 어릴 때부터 천식을 앓았고 꽃가루 알러지가 있다.
- 입원 경험: 그는 어릴 때 천식 발작으로 인하여 병원에 두 번 입원하였다.
- 이전에 있던 의학적 문제나 기타 건강관련질환: 그는 천식을 45년 동안 앓았고, 다양한 종류의 천식 약을 이용하여 치료 받았다.
- 현재 상태/주호소: Smith씨는 뼈감소증 진단을 받았다. 그는 그의 뼈의 건강상태에 대해 염려하고 있으며 이것을 개선하기 위한 운동 방법을 배우고 싶어 한다. 그는 또한 뼈감소증이 여자에게만 걸리는 질병으로 인식하고 있으며, 이러한 상태에 대해 자신의 부인과 건강 전문가들만이 알고 있음을 알렸다.
- 기능적인 상태와 활동 수준: 그는 모든 ADL과 IADL을 독립적으로 수행하며, 그의 직업과 관련된 모든 활동을 문제 없이 수행할 수 있다. 그는 정식으로 운동 프로그램을 실시한 적이 없다. 그는 때때로 그의 아이들과 야구를 즐겨 했다.
- 약물: Flovent(흡입), Medrol(경구 투여 항염 코르티코스테로이드 제재)와 Allegra(알러지) 투여의 병력이 있다.
- 다른 임상적 검사: 척추뼈에서의 DEXA 검사를 실시한 점수는 -1.5SD 였다.

신체계통 조명 SYSTEMS REVIEW

- 심혈관/폐
  - 혈압(BP): 120/76 mmHg
  - 부종: 없음
  - 심박수(HR): 72 bpm
  - 호흡수(RR): 14 bpm
- 피부계
  - 흉터형성 상태: 없음
  - 피부색: 정상범위
  - 피부 상태: 정상범위
- 근육뼈대계
  - 전체적인 관절가동범위: 제한됨(from lower quarter screen)
  - 전체적인 근력: 정상범위(from upper and lower quarter screens)
  - 전체적인 대칭성: 정상
  - 키: 180 cm
  - 몸무게: 77.1 kg

- ♦ 신경근육계
  - 균형: 관찰 상의 불안정성은 없음
  - 보행, 이동 그리고 변화: 정상범위
- ♦ 의사소통, 감정, 인지, 언어, 학습 유형
  - 의사소통, 감정 그리고 인지: 정상
  - 감정/행동학적인 반응: Smith씨는 뼈감소증 및 뼈엉성증이 여자들만 걸리는 질병으로 생각하고 있기 때문에 이 질병에 대해 이야기하는 것을 불쾌하게 생각함
  - 학습 유형: 시각적 학습자

검사와 측정 TESTS AND MEASURES

- ♦ 유산소 능력/지구력
  - Rockport walking 검사(1마일을 가능한 빠르게 걷기)결과 그의 건강 상태는 정상 범주에 속했다(1마일을 20분 이내로 걸었고, 심박동수는 135 bpm이었다).(나이가 50~59세인 사람의 기준: 건강상태 높음=심박동수 100~180에 10~14분에 주파, 평균의 건강 상태=심박동수 100~200에 17~21분에 주파, 건강상태 낮음=심박동수 140~200에 22분 이상으로 주파)[19]
- ♦ 인체측정학적 특성
  - BMI = 23.7(사례연구 #1 참조)[21]
- ♦ 각성, 주의, 그리고 인지
  - OEE[22]는 운동의 이점에 대한 인식을 알려주었다.
- ♦ 환경, 집과 작업의 장벽: 없음
- ♦ 인체 공학과 신체 기전
  - 자신 돌봄, 가정 관리, 일, 사회적 업무, 레저 활동, 업무, 그리고 다른 활동 시의 신체적 역학을 분석한 결과, 모든 활동에서 잘못된 자세를 많이 취하며, 특히 척추에 대한 고유수용감각이 떨어진다(즉, 자세적 인식이 떨어짐).
- ♦ 보행, 이동, 그리고 균형
  - 일을 하는 동작과 같은 자세에서는 균형을 유지할 수 있다(즉, 반 무릎 꿇는 자세와 무릎 꿇는 자세를 할 수 있다).
  - 한발 서기 검사를 30초 동안 다섯 번 실시하여 그의 한발 서기 능력을 평가하였다.[23]
- ♦ 운동 기능
  - 민첩성, 협응력, 그리고 기민함을 관찰한 결과 운동기능은 정상범위이다.
- ♦ 근 수행력
  - 도수근력검사 결과 모든 사지의 근력은 정상(5/5점)이다.
  - 도수근력검사 결과 복근의 상부와 하부는 정상(5/5점)이고, 허리 폄근육들은 4점/5점 이었다.
- ♦ 자세
  - 관찰적 사정과 격자 사진을 통한 자세 검사 결과
    - ■ 머리를 약간 앞으로 내민 상태
    - ■ 등뼈 뒤굽음이 약간 증가
    - ■ 허리뼈의 앞굽음이 약간 감소
    - ■ 어깨뼈가 양쪽 모두 약간 벌림
- ♦ 관절 가동 범위
  - 목뼈 ROM
    - ■ 굽힘 = 0~30°
    - ■ 폄 = 0~40°
    - ■ 돌림 = 오른쪽 0~45°, 왼쪽 0~45°
    - ■ 가쪽 굽힘 = 오른쪽 0~20°, 왼쪽 0~25°
  - 등뼈 ROM
    - ■ 굽힘 = 0~44°
    - ■ 폄 = 0~5°
  - 허리뼈 ROM
    - ■ 굽힘 = 0~30°
    - ■ 폄 = 0~10°
    - ■ 가쪽 굽힘 = 오른쪽 0~15°, 왼쪽 0~15°
  - 엉덩관절 ROM
    - ■ 폄 = 양측 모두 0°
    - ■ 굽힘 = 양측 모두 110°
    - ■ 가쪽돌림 = 오른쪽 0~35°, 왼쪽 0~40°
    - ■ 안쪽돌림 = 오른쪽 0~10°, 왼쪽 0~15°
  - Apley의 스크래치 검사 결과 우측 상지는 4인치의 굽힘, 좌측 상지는 6인치의 굽힘을 보였다.
    - ■ 어깨관절 ROM: 정상범위
    - ■ 토마스 검사 결과 양측 엉덩관절 굽힘근의 단축이 나타났다 = 오른쪽 8°, 왼쪽 5°
    - ■ SLR 검사 = 오른쪽 0~65°, 왼쪽 0~65°
    - ■ 엎드린 자세에서 무릎관절 굽힘: 넙다리곧은근의 단축 = 오른쪽 0~95°, 왼쪽 0~105°

- Ober 검사를 통해 양측의 넙다리근막장근(대퇴근막장근, tensor fascia lata)/엉덩정강근막띠(장경근막띠, iliotibial band)의 단축이 나타남

♦ 자기 관리 및 가정 관리
- 인터뷰 결과 자가치료 및 가정 관리에 어려움 없음

♦ 직장, 사회, 그리고 레져 통합 또는 재통합
- 직업적으로 필요한 신체 역학과 움직임 패턴을 관찰한 결과, 몸을 구부리거나 앉는 자세에서 올바르지 않은 역학적 자세를 취함이 나타남

평가 EVALUATION

Smith씨의 병력을 살펴보면 뼈의 탈무기질화를 유발하는 위험인자인 글루코코르티코이드 스테로이드 약물을 사용한 것을 알 수 있다. 그는 잘못된 인간공학적인 기구의 사용과 잘못된 신체 역학적 자세로 몸을 구부리거나 장시간 앉아 있었으며, 허리뼈 폄근의 잘못된 근육 수행, 잘못된 자세, 그리고 감소된 척추와 하지의 관절가동범위를 보였다. 이러한 신체적 문제들 뿐만 아니라, Smith씨는 남자로서 이러한 상태가 된 것에 대해 수치심을 느끼고 있다.

진단 DIAGNOSIS

Smith씨는 뼈대의 탈무기질화의 위험을 갖고 있는 고객이다. 그는 손상이 있다: 인간공학과 신체 역학; 근육 수행; 자세; 그리고 관절가동범위. 그는 기능적으로 직업, 사회, 그리고 레저 활동, 업무, 그리고 다른 활동에 제한을 받고 있다. 이러한 것들은 패턴 A에 소개된 것과 일치한다: 일차 예방/뼈대의 무기질 감소에 따른 위험요소. 확인된 손상과 기능적 제한은 예후와 관리 계획을 결정하는데 도움을 준다.

예후와 치료계획 PROGNOSIS AND PLAN OF CARE

평가가 끝난 후, 앞으로의 결과에 대하여 다음과 같이 상의하며 결정하였다.

♦ 신체 역학적 자세를 개선함으로써 자기 관리, 가정 관리, 직장, 사회, 그리고 레져 활동을 위해 필요한 신체적 동작, 업무, 활동들을 수행하는 능력을 개선

♦ 체력 증진

♦ 건강한 습관을 강화하는 행동, 안녕, 그리고 예방에 대한 지식의 증가

♦ 근육 수행의 증가

♦ 자세 조절/척추의 구유수용성 감각 개선

♦ 위험 인자(신체적 활동, ROM, 근육 수행 감소, 그리고 손상된 자세/신체 역학)의 감소

♦ 관절가동범위의 증가

이러한 결과들을 얻기 위해, 고객에게 알맞은 중재방안이 결정되었다. 중재방안은 다음을 포함한다: 협응, 의사소통, 그리고 기록; 환자/고객 관련 교육; 치료적 운동; 그리고 직장, 지역사회 그리고 여가 통합 또는 재통합에서의 기능적인 훈련.

진단과 예후를 기반으로, Smith씨는 4주 기간 동안 4번 내원하도록 하였다. Smith씨는 동기 부여가 잘 되어 가정에서의 운동 프로그램을 잘 따른다. 그는 심한 손상이 있지 않으며 건강한 상태이다.

중재 INTERVENTIONS

선택된 중재에 대한 근거
RATIONAL FOR SELECTED INTERVENTION

사례 연구 #1의 운동에 대한 이론적 설명을 참조하라.

협응, 의사소통 그리고 기록
COORDINATION, COMMUNICATION, AND DOCUMENTATION

의사소통은 Smith씨와 그의 가족 구성원 간에 있을 것이다. 이는 그의 운동 프로그램을 잘 수행할 수 있도록 도와준다. 그의 모든 관리 구성요소는 문서로 기록된다. Smith씨가 뼈감소증을 여자들만 앓는 질병으로 생각하는 것 때문에 전문가에게 이 상태를 점검받기를 권장한다. 또한, 영양 전문가를 방문하여 뼈밀도를 증진시키기 위한 적절한 식단을 구성해야 한다.

환자/고객 관련 교육
PATIENT/CLIENT-RELATED INSTRUCTION

고객은 뼈감소증과 뼈엉성증(골다공증, osteoporosis)과 관련된 위험 인자, 운동의 중요성, 그리고 적절한 식이조절

에 대해 배울 것이다. Smith씨는 자세와 신체 역학, 위험요소, 그리고 건강/체력 증진 프로그램에 대한 지침서를 받을 것이다. 지침서는 잠재적인 스트레스의 효과에 대해서도 언급(사례연구 #1 참고)할 것이며, 식단의 변화에 대해서도 알려줄 것이다(사례연구 #1에 언급). Smith씨에게 주어질 식단 조절과 관련된 추가적인 정보는 다음과 같을 것이다:

- ♦ 칼슘 보충제의 권장 섭취량[57,58]
  - ● 25~64세 남성: 1000 mg
  - ● 65세 이상 남성: 1500 mg

치료적 운동 THERAPEUTIC EXERCISE

- ♦ 유산소 능력/지구력 상태
  - ● 유산소 능력/지구력 상태를 위한 변수(사례연구 #1 참조)[50-53]
    - ■ 방법
      - ▸ 유산소적
      - ▸ 대근육 사용
      - ▸ 지속성 또는 장기간
      - ▸ 예: 체중 부하, 보행, 트레드밀, 등반 기계, 타원 훈련기, 하이킹, 유산소 교실, 줄넘기
    - ■ 시간
      - ▸ 다른 변수들이 바뀌기 전에 최소 20~30분
      - ▸ 시간의 점진적인 증가
      - ▸ 목표는 최소 40~50분
    - ■ 강도
      - ▸ 목표 심박동수의 결정 = (MHR - RHR) × % + RHR
      - ▸ THR의 60%-70%-80% 사용
      - ▸ 운동중과 휴식 시의 맥박 측정 교육
      - ▸ 감각할 수 있는 최고 노력
      - ▸ Borg 스케일[54](사례연구 #1 참조)
      - ▸ Talk test[55](사례연구 #1 참조)
    - ■ 빈도
      - ▸ 처음에 운동 시간이 15분을 넘지 않는다면, 일주일에 3~4회 실시
      - ▸ 일주일에 6회로 점진적으로 증가. 만약 보행 프로그램을 실시한다면, 3 mile/hour 속도로 45분 동안 실시하고, 일주일에 5~6일 실시
    - ■ 유지
      - ▸ 목표한 체력 수준에 도달할 때까지: 1주일에 3~4회
- ♦ 신체 역학 및 자세 안정화
  - ● 자세 조절 훈련 및 자세 안정화 활동
    - ■ 머리의 전방 전위와 둥근 어깨, 등뼈 뒤굽음 감소, 배근과 허리 폄근의 긴장도 증가(사례연구 #1 참고)
    - ■ 다양한 자세에서 복근의 등척성 수축(누운자세, 네발 기기 자세, 앉은 자세, 선 자세)
    - ■ 앉은 자세와 선 자세에서 목뼈의 뒤로 당김 운동
    - ■ 쪼그려 앉고, 상지에 케이블을 이용한 저항을 준 후 동시에 들기
    - ■ 기마자세에서 체중 이동
    - ■ 무릎 꿇은 자세에서 상지의 대각선 패턴 움직임
    - ■ 저항을 동반한 어깨뼈의 뒤당김 운동
    - ■ Body Blade 운동
- ♦ 유연성 운동
  - ● 워밍업 후 스트레칭 운동이 실시되어야 하며, 느리고 꾸준한 스트레칭이 깊은 호흡을 동반하여 30~60초 정도 유지하도록 실시한다.
  - ● 뒤넙다리근(슬괵근, hamstring) 스트레칭
  - ● 엉덩관절 굽힘근 스트레칭
  - ● 무릎관절 폄근(넙다리곧은근) 스트레칭
  - ● 엉덩정강근막띠 스트레칭
  - ● 가슴근육군 스트레칭
  - ● 목뼈 ROM(모든 범위)
  - ● 몸통 ROM(과도한 굽힘은 피함)
- ♦ 이완
  - ● 이완 운동: 명상
  - ● 호흡 운동
  - ● 스트레칭과 운동 시 호흡
  - ● 보조적 운동 접목(예, 요가 이완 기법)
- ♦ 근력, 파워, 그리고 지구력 훈련(사례연구 #1 참조)

규칙적인 운동 프로그램의 유지를 고객에게 반드시 주지시켜야 한다. 이렇게 하기 위해 중요한 것이 몇 가지 있는데, 예를 들면, 고객이 운동프로그램을 통하여 얻게 되는 것이 오래 사는데 도움이 된다는 것이다. 이러한 정보는 사례연구 #1에 설명되어 있다.

직장, 지역사회 그리고 여가 통합 또는 재통합에서의 기능적인 훈련
FUNCTIONAL TRAINING IN WORK, COMMUNITY, AND LEISURE INTEGRATION OR REINTEGRATION

- ♦ 직장
  - 직장을 위한 모든 동작, 업무, 그리고 활동들과 자세 정렬을 점검한다.
  - 집, 지하철, 또는 기차역에서 직장까지 걸어다닌다.
  - 엘리베이터 대신 계단을 이용한다.
  - 다른 사람에게 의견을 전달할 때 전화로 하기 보다는 직접 찾아가서 말로 한다.
  - 호텔에 머무를 때는 체력 단련실이 있는 호텔을 이용한다.
  - 여행을 갈 때는 탄력 밴드나 줄넘기를 가져간다.
- ♦ 여가
  - 활동적으로 레저활동에 참여하고, 동시에 레저 활동을 즐겨야 한다.
  - 가족과 함께 밖에 나가거나 신체적 활동을 포함하는 여행을 가는 것을 계획한다.

예상 목표와 기대 결과
ANTICIPATED GOALS AND EXPECTED OUTCOMES

- ♦ 병리학/병태생리학에 미치는 영향
  - 운동의 뼈생성학적 효과를 극대화시킨다.
- ♦ 손상에 미치는 영향
  - 유산소적 능력의 증대
  - 허리 폄근의 수핵능력의 정상으로의 증가
  - 자세 조절의 개선
  - ROM의 10~15% 증가
  - 체중지지 상태의 개선
- ♦ 기능적인 제한에 미치는 영향
  - 자기 관리, 가정 관리, 직장, 사회, 그리고 레저와 연관된 신체적 동작, 업무, 그리고 활동 수행 능력의 개선
  - 고객은 구부리거나 드는 동작을 할 때 적절한 신체역학을 구사할 수 있다.
  - 고객은 운동 프로그램을 독립적으로 수행할 수 있다.
- ♦ 위험 감소/예방
  - 고객은 뼈대의 탈무기질화의 위험 인자를 말로 설명할 수 있다.
  - 위험 인자가 감소되었다.
- ♦ 건강, 웰니스, 운동에 미치는 영향
  - 건강, 안녕, 그리고 예방을 증대시키기 위한 행동들이 습득되었다.
  - 체력이 개선되었다.
  - 건강 상태가 개선되었다.
  - 신체적 기능이 개선되었다.
- ♦ 사회 자원에 대한 영향
  - 고객 관리는 문서로 기록되었고 *APTA의 물리 치료 문서 분류 지침(Guidelines for Physical Therapy Documentation)*에 따라 기록하였다.[56]
- ♦ 환자/고객 만족
  - 환자와 가족은 진단, 예후, 중재방안, 그리고 목표와 결과가 개선됨에 대해 인지하였다.
  - 건강에 대한 인식이 개선되었다.

재검사 REEXAMINATION

상기에 실시된 검사가 모두 다시 실시되었다.

퇴원 DISCHARGE결

Smith씨는 총 4번의 물리치료 세션 후에 물리치료가 종결되었고 그의 목표가 획득되었다. 이러한 세션들은 그의 관리에 있어 충분했다. 그는 그의 목표를 달성하였기 때문에 치료를 종결하였다.

사례 연구 #3:
골감소증
Osteopenia

Amy Jones씨는 25세의 건강한 여성으로 마라톤 선수이다. DEXA 검사 결과 오른쪽과 왼쪽 넙다리뼈 목부분에서의 골밀도는 각각 -1.5와 -2.0 SD이었다.

물리치료사 검진 PHYSICAL THERAPIST EXAMINATION

병력 HISTORY

- 일반적인 인적사항: Amy는 25세의 백인 여성으로 모국어는 영어이다. 그녀는 오른손잡이이다.
- 사회적 병력: Amy는 대학원 학생이고 국제 비즈니스를 전공하고 있다.
- 고용/일: Amy는 전일제 학생이다.
- 생활 환경: Amy는 여름방학 동안 부모님과 함께 거주한다.
- 일반적인 건강 상태
  - 일반적인 건강 인식: Amy는 그녀의 건강 상태가 좋다고 생각한다.
  - 신체적 기능: Amy는 그녀의 신체적 기능이 그녀의 나이에 맞는 정상 기능을 한다고 생각한다.
  - 심리적 기능: 정상
  - 역할 기능: 딸, 학생
  - 사회적 기능: 학생
- 사회/건강 습관: Amy는 마라톤 선수이다. 그녀는 담배를 피워본 적이 없다. 그녀는 가끔 친구들과 맥주 한잔을 마시곤 한다.
- 가족력: 관련 없음
- 의학/외과적 병력: 없음
- 입원 경험: 없음
- 이전에 있던 의학적 문제나 기타 건강관련질환: Amy는 왼쪽 발목관절에 만성적인 염좌가 있고, 월경불순이 있다(정상적인 월경을 못한지 1년 되었음).
- 현재 상태/주호소: Amy는 2달 전에 하이킹 도중 작은 돌을 밟아서 생긴 왼쪽 발목 염좌 발생 이후 상태가 좋지 않다고 하였다. Amy는 왼쪽 발목과 발의 통증때문에 정형외과 의사를 찾아갔고, 다섯 번째 발허리뼈(중족골, metatarsal bone)에 피로골절을 진단받았다. 그녀에게 발생한 골절은 치유되었고 그녀의 치료 목표는 빠른 회복을 하여 다시 훈련에 참가하는 것이다. 그녀는 지난달에 뼈의 강도가 염려된다는 의사의 소견때문에 DEXA 검사를 실시하였다고 하였다.
- 기능적인 상태와 활동 수준: Amy는 1주일 전부터 목발과 발목-발 보조기의 사용을 중지하였다. 그녀는 모든 ADL과 IADL을 독립적으로 수행한다. 그녀는 전일제 대학원생이고 마라톤 선수이다. 그녀는 일주일에 5~7일 달리기 훈련을 한다. 달리는 거리는 달리기 훈련 스케쥴에 따라 매주 50~90마일까지 다양하다.
- 약물: 없음
- 다른 임상적 검사: 왼쪽 발/발목의 X-ray 검사 결과 다섯 번째 발허리뼈의 골절은 가골 형성이 잘 되었고 잘 회복되었다. DEXA 검사 결과 t점수는 오른쪽과 왼쪽의 넙다리목 각각 -1.5와 -2.0SD를 보였다.

신체계통 조명 SYSTEMS REVIEW

- 심혈관/폐
  - 혈압(BP): 105/66 mmHg
  - 부종: 없음
  - 심박수(HR): 65 bpm
  - 호흡수(RR): 10 bpm
- 피부계
  - 흉터형성 상태: 없음
  - 피부색: 정상범위
  - 피부 상태: 정상범위
- 근육뼈대계
  - 전체적인 관절가동범위: 발목에서 제한이 있음(발의 바깥쪽 면에서: from lower quarter screen)
  - 전체적인 근력: 발목에서 제한이 있음(발의 바깥쪽 면에서: from lower quarter screen)
  - 전체적인 대칭성: 비대칭적으로 서 있음
  - 키: 168 cm
  - 몸무게: 50.8 kg
- 신경근육계
  - 균형: 관찰 상의 불안정성은 없음, 하지만 체중 부하 시 균형이 흐트러짐
  - 보행, 이동 그리고 변화: 정상범위
- 의사소통, 감정, 인지, 언어, 학습 유형
  - 의사소통, 감정, 그리고 인지: 정상
  - 감정/행동학적인 반응: 뼈감소증/뼈엉성증의 위험요소에 대해 말하는 것을 꺼림
  - 학습 유형: 시각적 학습자

검사와 측정 TESTS AND MEASURES

- 유산소 능력/지구력

- 1마일 걷기 검사[59](1마일을 최대한 빨리 걷기; 정상범위는 성별과 심박동수에 의해 결정됨[60]); 심박동수는 110이고, 소요 시간은 17분 08초이며, 이는 높은 체력 상태를 의미

♦ 인체측정학적 특성
- BMI=18.1(표준 몸무게 이하)[21](사례 연구 #1 참조)

♦ 각성, 주의, 그리고 인지
- OEE[22]는 운동의 이점에 대한 인식을 알려주었다.

♦ 환경적, 가정, 그리고 직업적 장애물: 없음

♦ 인간공학과 신체의 역학
- 자신 돌봄, 가정 관리, 일, 사회적 업무, 레져 활동, 업무, 그리고 다른 활동 시의 신체적 역학은 정상이다.

♦ 보행, 이동, 그리고 균형
- 그녀는 정상적으로 체중지지를 한다.
- 한발 서기 검사[23]를 30초 동안 다섯 번 실시하여 그의 한발 서기 능력을 평가하였다. 오른쪽은 정상이지만, 왼쪽은 다섯 번의 시도에서 각각 10초 동안만 서 있었다.
- 보행 관찰 결과 입각기가 감소하였고, 왼쪽 하지의 발떼기가 감소한 것이 나타났다.

♦ 운동 기능
- 민첩성, 협응력, 그리고 기민함을 관찰한 결과 운동기능은 정상범위이다.

♦ 근 수행력
- 도수근력검사 결과 왼쪽 발목의 발바닥굽힘(저측굴곡, plantar flexion), 가쪽번짐(외번, eversion), 안쪽번짐(내번, inversion)은 4점/5점이고, 발등굽힘(배측굴곡, dorsiflexion)은 4+점/5점이며, 나머지 양측 하지는 정상(5점/5점)이다.
- 도수근력검사 결과 상부 배근, 하부 배근, 그리고 몸통 폄근은 모두 정상(5점/5점)이다.

♦ 자세
- 관찰 사장 결과, 변형은 발견되지 않았다.

♦ 관절가동범위
- 등뼈 ROM(경사계)
  - 굽힘 = 0~40°
  - 폄 = 0~20°
- 허리뼈 ROM
  - 굽힘 = 0~40°
  - 폄 = 0~30°
  - 가쪽 굽힘 = 오른쪽 0~30°, 왼쪽 0~30°
- 발목관절 ROM(각도계)
  - 발등굽힘 = 오른쪽 30°, 왼쪽 10°
  - 발바닥굽힘 = 오른쪽 60°, 왼쪽 30°
  - 가쪽번짐 = 오른쪽 30°, 왼쪽 10°
  - 안쪽번짐 = 오른쪽 40°, 왼쪽 40°

♦ 자가치료와 가정 관리
- 인터뷰 결과 자가치료 및 가정 관리에 어려움 없음

♦ 직장, 지역사회 그리고 여가 통합 또는 재통합
- 인터뷰 결과 직장, 사회, 그리고 레져 활동, 업무 등을 수행하는 것은 문제가 없다. 하지만 Amy는 그녀가 현재 갖고 있는 문제점이 지금 그녀가 마라톤을 뛰지 못하게 함을 인지하고 있다.

평가 EVALUATION

앞에서 밝혀진 Amy의 병력과 위험 요소들은 그녀가 일차적 또는 이차적 월경불순, 피로골절, 그리고 낮은 BMI을 갖고 있는 매우 신체적으로 활동적인 여성이며, 이러한 사실들은 그녀가 여성 마라톤 세 증후군(Female Athlete Triad syndrome)이라는 것을 암시한다(이 증후군은 식사장애, 월경불순, 뼈엉성증의 증상을 포함).[61] 게다가, 검사결과를 보면, 발목관절 염좌와 다섯 번째 발허리뼈 피로 골절로 인한 치유 조직들은 하중을 견딜만한 상태이다. 그러나, 장애는 존재한다. 그녀는 균형능력이 떨어지고, 왼쪽 하지의 ROM이 감소하였다. 이러한 장해들은 그녀가 다시 달리기를 하도록 하는데 방해가 된다.

진단 DIAGNOSIS

Amy는 앞으로 뼈대의 탈무기질화가 일어날 위험이 있는 고객이다. 그녀는 손상이 있다: 보행, 이동, 그리고 균형; 근 수행력; 관절가동범위. 그녀는 기능적으로 직장, 사회, 그리고 레져 활동, 업무와 활동에 제한이 있다. 이러한 결과는 패턴 A에 있는 내용과 일치한다: 일차 예방/뼈대의 무기질 감소에 따른 위험요소. 확인된 손상과 기능적 제한은 예후와 향후 관리 계획을 결정하는데 이용될 것이다.

예후와 치료계획 PROGNOSIS AND PLAN OF CARE

평가가 끝난 후, 앞으로의 결과에 대하여 다음과 같이 상의하며 결정하였다.

- 자신 돌봄, 가정 관리, 직장, 사회, 그리고 레저활동을 위한 신체적 동작, 업무, 그리고 활동을 수행하는데 필요한 능력의 증가
- 균형능력 증가
- 건강한 습관, 경강, 그리고 예방을 강화하는 행동에 대한 지식이 증가
- 근육 수행능력 증가
- 위험 요소(신체 활동, 균형, ROM, 근육 수행 능력의 감소)의 감소
- 이차적 손상의 위험(낙상, 골절의 위험성 증가) 감소
- ROM 증가

이 고객이 이러한 결과를 얻기 위한 적절한 치료 중재 방안이 결정되었다. 치료 중재방안에는 다음이 포함된다: 협응, 의사소통, 그리고 문서화; 환자/고객 관련 훈련지침; 운동치료; 그리고 직장, 사회, 레져 통합 또는 재통합에서의 기능 훈련.

진단과 예후를 근거로, Amy는 12주 동안 12번 방문할 것이다. 왼쪽 발목의 염좌와 다섯 번째 발허리뼈 골절과 연관된 치료를 받기 위해 추가적으로 방문해야 할 것이다. Amy는 동기부여가 잘 되어 가정 운동 프로그램을 잘 수행할 것이다. 그녀는 심각한 손상을 갖고 있지 않고 건강한 상태이지만, 골절과 관련된 추가적인 문제를 갖고 있다.

중재 INTERVENTIONS

선택된 중재에 대한 근거 RATIONAL FOR SELECTED INTERVENTION

사례 연구 #1의 운동에 대한 이론적 설명을 참조하라.

협응, 의사소통 그리고 기록 COORDINATION, COMMUNICATION, AND DOCUMENTATION

Amy와의 의사소통이 있을 것이다. 그녀의 모든 관리 구성요소는 문서로 기록된다. 영양 전문가를 방문하여 뼈밀도를 증진시키고 정상적인 BMI를 갖도록 하기 위한 적절한 식단을 구성해야 한다. 그녀의 월경불순에 대해 의사와 상의를 하여 월경불순의 원인과 현재의 치료방법에 대해 논의해야 한다.

환자/고객 관련 교육 PATIENT/CLIENT-RELATED INSTRUCTION

이 고객은 뼈감소증과 뼈엉성증의 위험요소들과 이로 인해 발생하는 결과들, 운동의 중요성, 적절한 훈련 일정의 필요성, 과도한 훈련을 자제해야 하는 이유, 적절한 식단 조절 등에 대해 지침을 받을 것이다.

게다가, Amy는 스트레스 관리의 필요성에 대해 이해해야 한다.[45,46] 뼈감소증을 개선하기 위한 식단 조절과 관련된 전보를 제공할 것이고(사례 연구 #1 참조), 그녀의 낮은 BMI와 부적절한 식습관을 개선하기 위해 영양사를 찾아가도록 권고할 것이다. 그리고 그녀의 월경불순과 관련된 의사를 찾아가도록 하는 것이 중요하다는 것을 이해할 것이다.

치료적 운동 THERAPEUTIC EXERCISE

- 유산소 능력/지구력 상태
  - 유산소 능력/지구력 상태를 위한 변수(사례연구 #1 참조)[51-54]
    - 방법, 기간, 강도, 그리고 빈도를 조절하여 그녀의 유산소 능력/지구력 상태 활동을 증가시켜 그녀가 다시 마라톤을 뛸 수 있도록 할 것이다.
- 균형, 협조성, 그리고 민첩성 훈련
  - 균형/고유수용성감각 보드
  - 균형 기계(예, Kinesthetic Ability Trainer[KAT])
  - Carioca
  - Box jump
- 유연성 운동
  - 워밍업 후 스트레칭 운동이 실시되어야 하며, 느리고 꾸준한 스트레칭이 깊은 호흡을 동반하여 30~60초 정도 유지하도록 실시한다.
  - 종아리근육 스트레칭
  - 왼쪽 발목관절, 목말밑관절(거골하관절, subtalar), 발허리발가락관절(종족지절관절, metatarsophalangeal), 그리고 발가락관절(지관절, phalangeal joint)의 모든 동작에서 PROM(수동), AAROM(능동보조), 그리고

AROM(능동) 실시
  - 발란스 보드
- ♦ 보행과 이동 훈련
  - 전방 트레드밀 걷기: 2.5에서 3.0 mph 속도로 시작하고 가능한 최대 속도까지 증가시켜 달리기
  - 후방 트레드밀 훈련: 1.7 mph 속도로 시작하고 가능한 최대 속도로 증가
  - 걷기/조깅 프로그램
- ♦ 이완
  - 호흡 운동
  - 스트레칭과 운동 시 호흡
  - 이완 기법(예, Jacobson's)
  - 보조적 운동 접목(예, 요가 이완 기법)
- ♦ 근력, 힘 그리고 지구력 훈련
  - 왼쪽 발목에 중량 부츠를 신고 점진적 저항운동을 실시
  - 양측 또는 단측 발가락굽힘, 발등굽힘 운동
  - 균형판
  - 탄성 밴드
  - 기마 자세
  - 플라이오메트릭 운동

직장, 지역사회 그리고 여가 통합 또는 재통합에서의 기능적인 훈련
FUNCTIONAL TRAINING IN WORK, COMMUNITY, AND LEISURE INTEGRATION OR REINTEGRATION

- ♦ 여가
  - 달리기를 위한 복습 훈련
  - 달리기에 적합한지 재검토

예상 목표와 기대 결과
ANTICIPATED GOALS AND EXPECTED OUTCOMES

- ♦ 병리학/병태생리학에 미치는 영향
  - 운동의 뼈생성학적 효과를 극대화 시킨다.
- ♦ 손상에 미치는 영향
  - 유산소적 능력의 증대, 그리고 고객은 하루에 4마일씩 일주일에 3회를 달리는 활동으로 복귀
  - 균형능력의 증진으로 고객은 한발 서기로 30초씩 5회 동안 서있을 수 있다.
  - 왼쪽 발목의 발바닥굽힘, 가쪽번짐, 안쪽번짐, 그리고 발등굽힘의 근육 수행 능력이 증진되어 MMT가 5점/5점으로 증가
  - 자세 조절이 개선
  - 왼쪽 발목의 ROM 증가; 발등굽힘 30°, 발바닥굽힘 60°, 그리고 가쪽번짐 30°
  - 체중 부하 상태 개선
- ♦ 기능적인 제한에 미치는 영향
  - 자기 관리, 가정 관리, 직장, 사회, 그리고 레저와 연관된 신체적 동작, 업무, 그리고 활동 수행 능력의 개선
  - 고객은 구부리거나 드는 동작을 할 때 적절한 신체역학을 구사할 수 있다.
  - 고객은 운동 프로그램을 독립적으로 수행할 수 있다.
- ♦ 위험 감소/예방
  - 고객은 뼈대의 탈무기질화의 위험 인자를 말로 설명할 수 있다.
  - 위험 인자가 감소되었다.
- ♦ 건강, 웰니스, 운동에 미치는 영향
  - 건강, 안녕, 그리고 예방을 증대시키기 위한 행동들이 습득되었다.
  - 체력이 개선되었다.
  - 건강 상태가 개선되었다.
  - 신체적 기능이 개선되었다.
- ♦ 사회 자원에 대한 영향
  - 고객 관리는 문서로 기록되었고 *APTA의 물리 치료 문서 분류 지침(Guidelines for Physical Therapy Documentation)*에 따라 기록하였다.[56]
- ♦ 환자/고객 만족
  - 환자와 가족은 진단, 예후, 중재방안, 그리고 목표와 결과가 개선됨에 대해 인지하였다.
  - 건강에 대한 인식이 개선되었다.

재검사 REEXAMINATION

관리가 모두 끝난 후 상기에 실시된 검사가 모두 다시 실시되었다.

퇴원 DISCHARGE

Amy는 총 12번의 물리치료 세션 후에 물리치료가 종결

되었고 그녀의 목표가 획득되었다. 이러한 세션들은 그녀의 관리에 있어 충분했다. 그녀는 목표를 달성하였기 때문에 치료를 종결하였다.

참고문헌 REFERENCES

1. Johnson LR, ed. *Essential Medical Physiology.* 3rd ed. New York, NY: Elsevier Academic Press; 2003.
2. Guyton AC, Hall JE. *Textbook of Medical Physiology.* 10th ed. Philadelphia, Pa: WB Saunders Co; 2000.
3. Lundon K. *Orthopedic Rehabilitation Science: Principles for Clinical Management of Bone.* Woburn, Mass: Butterworth-Heinemann; 2000.
4. Salter RB. *Textbook of Disorders and Injuries of the Musculoskeletal System.* 3rd ed. Baltimore, Md: Lippincott; 1999.
5. Baron RE. Anatomy and ultrastructure of bone. In: Favus MJ, ed. *Primer on the Metabolic Bone Diseases and Disorders of Mineral Metabolism.* 3rd ed. Philadelphia, Pa: Lippincott-Raven; 1996.
6. Tortora GJ, Anagonostakos NP. *Principles of Anatomy and Physiology.* 5th ed. New York, NY: Harper & Row; 1987.
7. Beck BR, Shoemaker MR. Osteoporosis: understanding key risk factors and therapeutic options. *The Physician and Sports Medicine.* 2000;28(2):67-81.
8. National Institutes of Health, National Resource Center. *Osteoporosis and Related Bone Disease.* Bethesda, Md: National Institutes of Health; 2003.
9. Kanis JA, Melton LJ, Christiansen C, et al. The diagnosis of osteoporosis. *J Bone Miner Res.* 1994;9(8):1137-1141.
10. Marcus R, Majumder S. The nature of osteoporosis. In: Marcus R, Feldman D, Kesley J, eds. *Osteoporosis.* Vol 2. 2nd ed. San Diego, Calif: Academic Press; 2001:3-16.
11. Meunier PJ, Delmas PD, Easstell R, et al. Diagnosis and management osteoporosis in postmenopausal women; clinical guidelines: International Committee for Osteoporosis Clinical Guidelines. *Clin Ther.* 1999;21(6):1025-1044.
12. Riggs L, Khosla S, Melton LJ. The Type I/Type II Model for Involuntional Osteoporosis: update and modification based on new observations. In: Marcus R, Feldman D, Kesley J, eds. *Osteoporosis.* Vol 2. 2nd ed. San Diego, Calif: Academic Press; 2001:49-57.
13. Amin S, Felson DT. Osteoporosis in men. *Rheum Dis Clin North Am.* 2001;27(1);19-48.
14. National Osteoporosis Foundation. *Physician's Guide to Prevention and Treatment of Osteoporosis.* Washington, DC: National Osteoporosis Foundation; 2003.
15. Chavassieux P, Arlot M, Meunier PJ. In: Marcus R, Feldman D, Kesley J, eds. *Osteoporosis.* Vol 2. 2nd ed. San Diego, Calif: Academic Press; 2001:501-508.
16. Lindsay R, Cosman F. In: Marcus R, Feldman D, Kesley J, eds. *Osteoporosis.* Vol 2. 2nd ed. San Diego, Calif: Academic Press; 2001:577-595.
17. Lane NE. An update on glucocorticoid-induced osteoporosis. *Rheum Dis Clin North Am.* 2001;27(1):235-254.
18. Leong GM, Center JR, Henderson NK, Eisman JA. In: Marcus R, Feldman D, Kesley J, eds. *Osteoporosis.* Vol 2. 2nd ed. San Diego, Calif: Academic Press; 2001:169-185.
19. Heywood VH. *Advanced Fitness Assessment & Exercise Prescription.* 3rd ed. Champaign, Ill: Human Kinetics; 1998.
20. World Health Organization. *Preventing and Managing the Global Epidemic of Obesity: Report of the World Health Organization Consultation of Obesity.* Geneva, Switzerland: WHO; 1997.
21. USDA Center for Nutrition Policy and Promotion. Body Mass Index and Health. *Nutrition Insights.* 2000;March.
22. Resnick B, Zimmerman S, Orwig D, Furstenberg AL, Magaziner J. Model testing for reliability and validity of the Outcome Expectations for Exercise Scale. *Nurs Res.* 2001;50(5):293-299.
23. Giogetti MM, Harris BA, Jette A. Reliability of clinical balance outcome measures in the elderly. *Physiother Res Int.* 1998;3(4):274-283.
24. Mathiowetz V, Kashman N, Volland G, Weber K, Dowe M, Rogers S. Grip and pinch strength: normative data for adults. *Arch Phys Med Rehabil.* 1985;66:69-74.
25. Crosby CA, Wehbe MA, Mawwr B. Hand strength: normative values. *J Hand Surg.* 1994;19A:665-670.
26. Gold DT, Bates CW, Lyles KW, et al. Treatment of osteoporosis: the psychological impact of a medical education program on older patients. *J Am Geriatr Soc.* 1989;37:417.
27. Lydick E, Zimmerman SI, Yawn B, et al. Development and validation of a discriminative quality of life questionnaire for osteoporosis (the OPTQoL). *J Bone Miner Res.* 1997;12:456.
28. Gold DT. The nonskeletal consequences of osteoporotic fractures: psychological and social outcomes. *Rheum Dis Clin North Am.* 2001;27(1):255-262.
29. Sinaki M, Wollan PC, Scott RW, et al. Can strong back extensors prevent vertebral fractures in women with osteoporosis? *Mayo Clin Proc.* 1996;71:951-956.
30. Snow-Harter C, Bouxsein ML, Lewis BT, et al. Effects of resistance and endurance exercise on bone mineral status of young women: a randomized exercise intervention trail. *J Bone Miner Res.* 1992;7(7):761-769.
31. Margulies JY, Simkin A, Leichter I, et al. Effect of intense physical activity on the bone mineral content in the lower limbs of young adults. *J Bone Joint Surg.* 1986;68(7):1090-1093.
32. Wolff J. *Gesetz der transformation der knochen.* Berlin, Germany: Springer-Verlag; 1892.
33. Huddleston AL, Rockwell D, Kulund DN, et al. Bone mass in lifetime tennis athletes. *JAMA.* 1980;244(10):1107-1109.
34. Leichter I, Simkin A, Margulies JY, et al. Gain in mass density of bone following strenuous physical activity. *J Orthop Res.* 1989;7(1):86-90.
35. Friedlander AL, Genant HK, Sadowsky S, et al. A two-year program of aerobics and weight-training enhances BMD of young women. *J Bone Miner Res.* 1995;10(4):574-585.
36. Pruitt LA, Jackson RD, Bartels RL, et al. Weight-training effects on bone mineral density in early postmenopausal women. *J Bone Miner Res.* 1992;7(2):179-185.
37. Grove KA, Londeree BR. Bone density in postmenopausal women: high impact vs low impact exercise. *Med Sci Sports Exerc.* 1992;24(11):1190-1194.
38. Bassey EJ, Ramsdale SJ. Increase in femoral bone density in young women following high impact exercise. *J Bone Miner Res.* 1992;7:761-769.
39. Shaw JM, Snow CM. Weighted vest exercise improves

indices of fall risk in older women. *J Gerontol Biol Sci Med.* 1998;53(1):M53-M58.
40. Snow CM, Shaw JM, Winters KM, Witzke KA. Long-term exercise using weighted vests prevents hip bone loss in post-menopausal women. *J Gerontol Biol Sci Med.* 2000;55(9): M489-M491.
41. Wolff I, van Croonenborg J, Kemper HCG, et al. The effect of exercise training programs on bone mass: a meta-analysis of published controlled trials in pre- and postmenopausal women. *Osteoporos Int.* 1999;9:1-12.
42. Kemmler W, Engelke K, Weineck J, et al. The Erlangen fitness osteoporosis prevention study: a controlled exercise trial in early postmenopausal women with low bone density-first-year results. *Arch Phys Med Rehabil.* 2003;84:673-682.
43. Sinaki M, Itoi E, Rodgers JW, et al. Correlation of back extensor strength with thoracic kyphosis and lumbar lordosis in estrogen-deficient women. *Am J Phys Med Rehabil.* 1996;75(5):370-374.
44. Chrousos G P, Loriaux DL, Gold PW. The concept of stress and its historical development. In: Mechanisms of Physical and Emotional Stress. *Adv Exp Med Biol.* 1988;245:3-7.
45. Michelson D, Stratakis C, Hill L, Galliven E, et al. Bone mineral density in women with depression. *N Engl J Med.* 1996;335:1176-1181.
46. Institute of Medicine. *Dietary Reference Intakes for Calcium, Phosphorous, Magnesium, Vitamin D, and Fluoride.* Washington, DC: National Academy Press; 1999.
47. Osteoporosis Report. *Quarterly Membership Report.* Washington, DC: National Osteoporosis Foundation; Spring 1999.
48. Spencer H, Kramer L. Antacid-induced calcium loss. *Arch Intern Med.* 1983;143(4):657-659.
49. McArdle WD, Katch FI, Katch VL. *Sports and Exercise Nutrition.* Philadelphia, Pa: Lippincott Williams & Wilkins; 1999.
50. Popock NA, Eisman JA, Yeates MG, et al. Physical fitness is a major determinant of femoral neck and lumbar spine bone density. *J Clin Invest.* 1986;78(3):618-621.
51. Kelley GA. Aerobic exercise and bone density at the hip in postmenopausal women: a meta-analysis. *Prev Med.* 1998;27(6):798-807.
52. Todd JA, Robinson RJ. Osteoporosis and exercise. *Postgrad Med J.* 2003;79:320-323.
53. Dilsen G, Berker C, Oral A. The role of physical exercise in prevention and management of osteoporosis. *Clin Rheumatol.* 1989;8(Suppl 2):S70-S75.
54. Borg G. *Borg's Perceived Exertion and Pain Scales.* Champaign, Ill: Human Kinetics; 1998.
55. Dehart-Beverley MM, Foster C, Porcari JP, et al. Relationship between the talk test and ventilatory threshold. *Clinical Exercise Physiology.* 2000;2:343-38.
56. American Physical Therapy Association. Guide to physical therapist practice. 2nd ed. *Phys Ther.* 2001;81:9-744.
57. Optimal calcium intake: NIH consensus panel. *JAMA* 1994;272:1942-1948.
58. http://static.highbeam.com/g/geriatrics/august011994/nihincreasedailycalciumrequirementstolowerosteopor/. Accessed May 25, 2004.
59. Cureton KJ, Sloniger MA, O'Bannon JP, Black DM, McCormack WP. A generalized equation for prediction of $V\text{–}O_2$ peak from 1-mile run/walk performance. *Med Sci Sports Exerc.* 1995;27(3):445-451.
60. http://www.hooah4health.com/toolbox/targetingfitness/charts/chartsOneMileWalk.htm. Accessed August 5, 2004.
61. Otis CL, Drinkwater B, Johnson M, Loucks A, Wilmore J. American College of Sports Medicine Position Stand. The female athlete triad. *Med Sci Sports Exerc.* 1997;29:i-ix.

제 2 장 자세의 손상 (패턴 B)

Impaired Posture (Pattern B)

해부학 ANATOMY

자세의 관찰 OVERVIEW OF POSTURE

자세(posture)란 "순간의 신체 모든 관절들의 위치가 종합적으로 이루는 상태"[1] 또는 "몸의 한 분절의 무게 중심이 바로 아래에 위치한 분절 위에 수직으로 놓여지는 상태"[2]로 정의되어지고 있다. "표준"[1] 또는 "이상적"[3] 자세는 치우침 없이 몸에 스트레스(stress) 또는 긴장(strain)이 최소로 유지될 수 있는 근육과 뼈대의 조화로운 상태이며, 뼈대의 정렬을 평가할 때 비교를 위한 기준으로 사용되어질 수 있다.[1,3] "표준"자세를 유지하기 위해서는 정상적인 근 긴장도가 필요하고, 직립 자세는 중력에 대항하여 공동적으로 일을 하는 자세근에 의해 유지되며 이는 운동조절계에 의해 조절된다. 운동조절 과정에 대한 자세한 설명은 이 과의 범위를 넘어서는 것으로, 패턴 C에서 더욱 자세하게 다루도록 하겠다.

자세는 정적 또는 동적으로 설명될 수 있다. 정적 자세는 신체가 특정한 위치에서 유지되는 상태를 말하고, 동적 자세는 몸이 움직이는 상태를 말한다. 우리는 하루 동안 환경에 대처하고 안정 상태를 유지하기 위해 우리 몸의 위치를 끊임없이 조절한다.[4] 자세는 대부분 선 위치나 앉은 위치에서 평가되어진다. 또한 자세는 그 사람이 자주 취하는 위치 또는 동작에서 평가 해야 한다고 제시되어 왔다.[5]

대부분 임상가들은 객관적인 척도를 사용하지 않고 자세를 평가한다.[6] 측연선(plumb line)은 자세 평가를 객관화하기 위해 사용되어 지는 방법 중 하나이다.[7] Hickey 등[8]은 측연선 측정 기술을 목뼈가동범위와 비교하였을 때 높은 평가자내 신뢰도와 평가자간 신뢰도를 보였다고 하였다. 측연선은 균등한 체중 분배와 관절의 안정성을 허용하기 위해, 해부학적 랜드마크를 통과함으로써 신체 중심선(mid line)에 상응하는 기준선을 확립한다. 측면에서 볼 때, 측연선은 해부학적 랜드마크와 표면 랜드마크를 이상적으로 통과한다. 해부학적 랜드마크는 바깥귀길(외이도, external auditory meatus)와 치아돌기(치돌기, dens), 엉치뼈곶(천골갑각, sacral promontary)과 엉덩관절(고관절, hip joint)축의 약간 뒤쪽, 무릎관절(슬관절, knee joint)축의 약간 앞쪽과 가쪽복사뼈(외과, lateral malleolus), 발꿈치입방관절(종입방관절,calcaneoocu-boid joint)을 포함한다.[1] 표면 랜드마크는 귓불(이수, ear lobe), 어깨관절(견관절, shoulder joint), 가슴 옆면의 중간부분, 무릎 관절 중앙선의 약간 앞쪽과 가쪽 복사뼈를 포함한다.[1] 측연선을 후면에서 보면 몸의 중앙선을 통과한다. 임상적 관찰에 의해 편위정도가 평가되며 경미함(slightly), 중등도(moderate), 심함(marked)으로 기록된다(그림 2-1).[1] 정상적인 측연선에 대한 편위는 계속적인 불균형과 근육뼈대계의 긴장을 야기한다.[9] 자세의 결함(postural fault)을 빨리 인식할수록 물리치료중재를 통한 예후가 더 좋아질 수 있다. 그러한 자세의 결함이 교정되지 않고 오래도록 지속된다면, 여러 가지 구조적인 적응 및 보상이 일어 날 수 있다.

자세적 결함을 정량화 하기 위해 사용될 수 있는 부수적

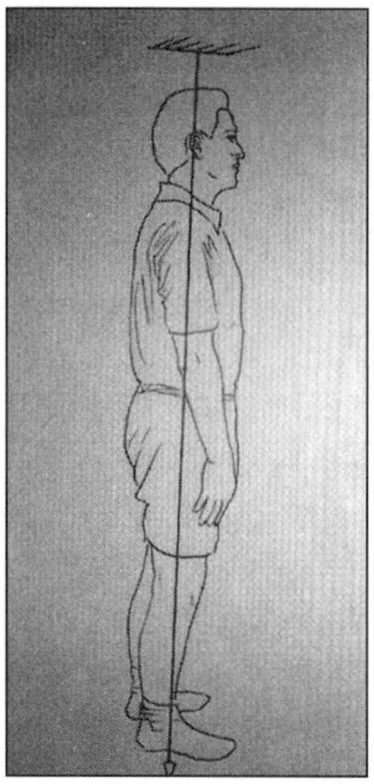

그림 2-1. 정상 자세 정렬을 위한 측연선. Artwork by Greg Gao, MD, PT.

인 장치는 가격이 비싸고 사용방법이 어렵다. 대부분의 경우 제한적인 자세의 편위만을 평가할 수 있다. 자세의 편위를 평가하는 장치로는 경사계(inclinometer),[10] 사진 촬영(photography), 선자세 방사선 촬영(standing radiography), 힘판(force plates), 삼차원 컴퓨터 분석(three-dimensional computer analysis)등이 있다.[6]

자세 평가를 할 때에는 포괄적인 접근법이 필요하다. 임상가는 환자가 적절한 노출을 할 수 있는 부위에 대해서는 모든 관점에서 관찰을 해야 한다. 그림자가 잘못된 착시를 만들지 않도록 적절한 조명을 사용해야 하고, 바닥이나 벽에 있는 선은 검사자가 자세정렬을 인식하는데 영향을 미치지 않도록 해야 한다. 임상가는 환자의 몸의 형태를 관찰해야 한다. 근육의 위축이나 비대가 있는지 기록하고, 근육과 관절 또는 뼈의 윤곽에 대한 변화를 기록한다. 또한 흉터조직이 있는지 기록한다. 물리치료사가 대칭 정도를 파악하기 위해 좌 · 우를 비교하지만, 사람의 몸은 완벽하게 대칭적이지 않다는 사실을 명심해야 한다. 좌 · 우의 위치와 각도의 편차가 검사 소견을 바꿀 수 있기 때문에 검사할 때는 환자의 손을 정확한 위치에 배치시켜야 한다. 선 자세에서 후면을 볼 때 다음의 구조들을 관찰해야 한다.

- 양발 위에서의 체중의 분배
- 발, 뒤꿈치, 아치의 정렬, 가쪽 복사뼈(외과, lateral malleolus)의 높이, 발꿈치힘줄(아킬레스건, achilles tendon)의 위치
- 종아리뼈머리(비골두, fibula head)의 높이
- 다리 오금(슬와, popliteal fossae)의 높이
- 볼기 주름(둔부 주름, gluteal fold), 궁둥뼈 결절(좌골결절, ischial tuberiosity), 위뒤엉덩뼈가시(후상장골극, PSIS)의 정렬
- 큰돌기(대전자, greater trochanter)와 엉덩뼈능선(장골릉, iliac crest)
- 다리길이(필요 시 측정)
- 정중선에 대해 가쪽으로 이동되어 있는지를 검사
- 척추와 갈비뼈(늑골, rib)의 정렬[측만증과 볼록한 부위(convexity)를 기록], 갈비뼈의 각도[돌출(protrusion)을 기록], 갈비뼈 사이 공간
- 어깨뼈(견갑골, scapulae)의 위치[익상(winging) 또는 거상]
- 몸통으로부터 상지의 거리
- 어깨 높이의 비교
- 머리의 정렬(정중선에서 기울어져 있거나 회전되었는지를 기록)

선 자세에서 측면을 볼 때 다음의 구조들을 관찰해야 한다.

- 발의 앞 뒤 면에서의 체중 분배
- 발의 정렬
- 무릎관절의 정렬(과다폄 또는 과다굽힘을 기록)
- 엉덩관절의 위치
- 각 척추 영역별 굽이(만곡, curvature)의 정렬[허리뼈앞굽음(요추전만, lumbar lordosis)이 정상적인지, 편평한지 또는 과도한지; 등뼈뒤굽음(흉추후만, thoracic kyphosis)이 정상적인지, 편평한지, 증가되어 있는지 또는 도와거험프(과부의 혹, Dowager' s hump)가 있는지; 목뼈앞굽음(경추전만, cervical lordosis)이 정상적인지 편평한지 또는 앞으로 나와있는지를 기록한다]
- 가슴우리(흉곽, thoracic cage)의 전-후 직경
- 어깨의 정렬[정상인지 둥근어깨(normal or rounded)인지를 검사]

선 자세에서 전면을 볼 때, 다음의 구조들을 관찰해야 한다.

- 발가락, 발, 아치의 정렬, 가쪽 복사뼈의 높이
- 정강뼈(경골, tibia)의 정렬〔'O' 자다리(바깥굽이무릎, bowing)을 기록〕
- 종아리뼈 머리(비골두, fibula head)의 높이
- 무릎관절의 정렬〔바깥굽이무릎(내반슬, genu varum) 또는 안굽이무릎(외반슬, genu valgum)〕
- 무릎뼈(슬개골, patella)의 위치
- 큰돌기(대전자, greater trochanter), 위앞엉덩뼈가시(전상장골극, ASIS), 엉덩뼈능선(장골릉, iliac crest)의 높이
- 가슴우리(흉곽, thoracic cage)의 배열과 대칭도
- 복장뼈(흉골, sternum)의 위치
- 갈비뼈의 대칭도(돌출을 기록)
- 몸통에서부터 상지의 거리
- 팔꿉관절의 운반각(carrying angle)
- 어깨의 위치
- 빗장뼈(쇄골, clavicle)와 복장빗장관절(흉쇄관절, sternoclavicular joint), 봉우리빗장관절(견쇄관절, acromioclavicular joint)의 정렬
- 머리의 정렬〔정중선에서 기울어져 있거나 돌림(회전, rotation)되었는지를 기록〕

나쁜 자세는 나쁜 습관, 근육 불균형, 적응적 연부조직의 단축과 통증에서 기인한다. 인대의 긴장 또는 이완, 뼈의 이상, 근육의 긴장 또는 신장을 포함한 해부학적 요인들이 자세를 바꿀 수 있다.[11] 정상적인 자세를 유지할 수 있는 능력은 노화와 함께 점차 약화된다. 흔한 자세 변형은 다음과 같다.

- 거북이목 자세(forward head posture)는 머리와 목이 과도하게 앞쪽에 위치한 것을 말한다.
- 척추뒤굽음증(후만증, kyphosis)은 척추의 뒤쪽굽이(만곡, curvature)가 증가되어 있는 상태를 말하며 그 결과 척추분절이 과도하게 굽힘된다.
- 도와거험프(과부의 혹, Dowager's hump)는 등뼈몸통(흉추체, thoracic vertebral body)이 퇴행성 변화와 골다공증에 대한 이차적인 변형으로 척추뼈몸통(추체,vertebral body) 앞쪽에 쐐기화(wedging)가 일어난 상태이다.
- 척추앞굽음증은 척추의 앞쪽 굽이가 증가되어 있는 상태를 말하며 그결과 척추의 과다폄(과신전, hyperextension) 증상이 나타난다.
- 척추옆굽음증(측만증, scoliosis)은 척추의 가쪽 굽이가 "C", 또는 "S"자 모양의 커브를 이룬다.
- 척추굽음증(sway back)은 허리엉치각(요천추각, lumbosacral angle)에서 척추의 과다폄 상태를 말한다.
- 편평등(flat back)은 허리뼈앞굽음의 감소와 골반의 뒤쪽 돌림(후방회전, posterior rotation)된 상태이다.
- 바깥굽이엉덩관절(외반고, coxa valga)은 넙다리뼈목(대퇴골경, femoral neck)과 넙다리뼈몸통(대퇴골체, shaft of fermur) 사이의 안쪽 각도가 증가된 상태이다.
- 안굽이엉덩관절(내반고, coxa vara)은 넙다리뼈목과 넙다리뼈몸통 사이의 안쪽 각도가 감소된 상태이다.
- 안굽이무릎은 충돌무릎(x각, knock knee)이라고도 하며 안쪽 넙다리뼈와 정강이뼈가 이루는 각(tibiofemoral angle)이 185°를 넘은 상태로 안쪽관절융기(내측과, medial londyle)에 장력(tensile force)을 증가시킨다.
- 바깥굽이무릎은 활모양다리(o각, bow leg)라고도 하며 안쪽 넙다리뼈와 정강이뼈가 이루는 각(내측 경대퇴골각, tibiofemoral angle)이 175° 또는 그 이하가 되는 상태로 정강뼈(경골, tibia)의 가쪽관절융기에 장력을 유발한다.[12]
- 젖힌무릎(전반슬, genu recurvatum)은 무릎의 과다폄된 상태를 말한다.
- 안굽이앞발(전족내반, forefoot varus) 목말밑관절(거골하관절, subtalar joint)이 중립위치에 놓였을 때 뒷발(후족부, hind foot)에 대한 앞발(전족부, fore foot)의 안쪽 굽힘(내반, varus) 편위를 말한다.
- 바깥굽이뒷발(후족외반, hind foot valgus)은 목말밑관절이 중립위치에 높였을 때 발꿈치뼈(종골, calcaneus)의 바깥쪽편위를 말하며 종종 정강뼈의 바깥쪽과 관련이 있다.
- 엄지발가락가쪽휨증(무지외반증,hallux valgus)은 첫 번째 발허리뼈머리(중족골두, metatarsal head)가 신체의 중심에 대해 안쪽으로 편위되어 있는 상태로 발의 중심에 대해서는 바깥쪽으로 편위되어 있다.
- 편평족(pes planus)은 뒷발(후족부, hind foot)의 과도하게 바깥쪽으로 구부러진 상태(과도한 외반, excessive valgus)이다. 바깥쪽으로 구부러진 발은 다리에 안쪽 돌림힘(내측회전력, internal rotation force)이 작용하며, 이러한 비정상적인 힘은 무릎힘줄(슬개골건, patella

tendon)이 과도한 각을 형성하게 하는 등 무릎관절의 구조적 편위를 일으킨다. 발꿈치뼈의 편위는 발의 아치가 낮아지게 하며 기능적 다리길이의 불균형을 만들어 바닥쪽인대(족저인대, plantar ligament)와 발바닥널힘줄에 걸리는 장력을 증가시킨다. 그러한 구조들에 지속적인 부하는 미세 균열(microtears)과 통증 및 염증을 일으키며, 이를 발바닥널힘줄염(족저근막염, plantar fasciitis)이라고 한다(패턴 E 참고: 손상된 관절움직임, 운동기능, 근육동작, 국부적인 염증과 관련된 운동범위).

자세의 연구와 관련된 모든 관절의 특수한 해부학적 내용들은 이 과의 범위를 벗어나는 것이다. 그러나 발의 해부학에 대해서는 이 장에서 다루게 될 것이다. 목뼈(경추, cervical), 등뼈(흉추, thoric), 허리뼈(요추, lumbar)와 골반의 해부학은 패턴 F에서 논의되어질 것이다. 패턴 F: 손상된 관절 가동성, 운동기능, 근육수행, 관절운동범위 그리고 척수질병과 관련되는 반사통합성. 어깨, 엉덩관절(고관절, hip joint), 무릎관절, 손허리뼈손가락관절(중수지절관절, metacarpophalangeal)과 기저(basal) 관절의 해부학은 패턴 H에서 논의되어질 것이다. 패턴 H: 손상된 관절 가동성, 운동 기능, 근 수행력 그리고 관절 형성에 관련된 운동의 범위.

발 THE FOOT

발은 기능적으로 세부분으로 나눌 수 있다: 뒷발, 중발, 앞발. 뒷발(후족부, hind foot)은 목말뼈(거골, talus)와 발꿈치뼈(종골, calcaneus)로 구성된다. 발꿈치뼈는 발의 뼈 중에서 가장 크며 목말뼈의 아래에 위치한다. 또한 근육, 힘줄(건, tendon), 발바닥널힘줄이 부착한다. 목말뼈는 머리, 몸, 목으로 이루어져 있으며 목말뼈머리(거골두, talus head)와 목말뼈목(거골경, talus neck)은 발꿈치뼈의 앞안쪽에 위치한 목말받침돌기(재거돌기, subtentaculcum)에 의해 지지된다. 목말뼈의 상면은 쐐기모양의 활차(trochlea)로 이루어진다. 목말뼈머리는 발배뼈(주상골, navicular), 목말받침돌기와 관절을 이룬다. 목말뼈몸통(거골체, talus body)은 정강뼈의 하연과 가쪽 복사뼈와 관절을 이룬다.[13,14]

뒷발의 관절들은 아래 정강 종아리 관절(하위경비관절, inferior tibiofibular joint), 발목관절(족관절, talocrural joint), 목말밑관절로 이루어진다. 아래 정강 종아리 관절은 인대 결합(syndesmosis)으로 이루어진 관절로 움직임을 거의 허용하지 않는다. 발목관절은 목말뼈몸통이 정강뼈의말단과 가쪽복사뼈(외과, lateral malleolus) 사이에서 이루는 활막성의 차축관절(synovial hinge joint)이다. 가쪽복사뼈는 안쪽복사뼈(내과, medial malleolus)에 비해 뒤쪽에 위치하며 목말뼈의 가쪽면을 따라 아래로 길게 뻗어있다. 발목관절은 발등굽힘과 발바닥굽힘을 허용한다. 발등굽힘 동안 가쪽복사뼈는 가쪽으로 움직이며 목말뼈의 넓은 전면은 뒤쪽으로 움직인다. 이 관절의 주된 기능은 안정성을 유지하는 것이다.[13,14]

목말밑관절은 목말뼈와 발꿈치뼈 사이에 위치한 활막관절로 미끄러짐(활주, gliding)과 안쪽번짐(내번, inversion)/가쪽번짐(외번, eversion)을 허용한다. 목말뼈는 발배뼈와 관절을 이루고 발꿈치뼈는 입방뼈(cuboid)와 관절을 이룬다. 목말뼈와 발꿈치뼈 사이의 뒤쪽관절은 상면(목말뼈)이 오목하고, 하면(발꿈치뼈)이 볼록하며 앞안쪽 관절은 상면(목말뼈)이 볼록하고, 하면(발꿈치뼈)이 오목하다.[15] 목말뼈가 고정되었을 때 주된 동작은 발꿈치뼈의 벌림(valgus, 바깥쪽 굽힘)과 모음(valrus, 내전)이다. 그러한 관절들의 결합된 움직임은 안쪽번짐과 가쪽번짐을 만든다. 안쪽번짐은 발꿈치뼈의 모음, 발배뼈의 두부 돌림(cranial rotation), 목말뼈의 미끄러짐으로 일어난다. 가쪽번짐은 반대의 움직임으로 이루어진다.[16]

중발(중족부, mid foot)은 발배뼈, 입방뼈, 쐐기뼈(설상골, cuneiform)로 이루어진다. 발배뼈는 가장 안쪽에 있으며 목말뼈머리와 쐐기뼈 사이에 위치한다. 어떤 사람은 입방뼈와 관절을 이루기도 한다. 발배뼈는 종아취를 지지한다. 입방뼈는 발꿈치뼈와 4,5번째 발허리뼈(중족골, metatarsal bone) 사이에 위치하며 가쪽 쐐기뼈, 발배뼈와 관절을 이룬다. 3개의 쐐기뼈는 쐐기 모양으로 발배뼈, 1–3번째 발허리뼈 기저면과 관절을 이룬다. 안쪽 쐐기뼈가 가장 크다. 중발의 관절은 목말 발꿈치발배관절(거종주관절, talocalcaneonavicular joint), 쐐기사이관절(설상골간관절, inter-cuneiform joint), 쐐기입방관절(설입방관절, cuneo-cuboid joint), 발꿈치입방관절(종입방관절, calcaneo-cuboid joint)로 이루어진다. 목말발꿈치발배관절(거종주관절, talocalcaneo-navicular joint)은 구상 활막관절(ball and socket synovial joint)로 미끄러짐과 돌림을 허용한다. 쐐기입방관절은 섬유(fibrous)로 되어 있고, 약간의 미끄러짐과 돌림을 허용한다. 쐐기사이관절과 쐐기입방관절은 평면 활막 관절로 미세한 미끄러짐과 돌림을 허용한다. 발꿈치입방관절은 안장(saddle)형태로 미끄러짐과 결합된 돌림을 허용한다.[11,13]

앞발(전족부, fore foot)은 5번째 발허리뼈과 14개의 마디뼈(지절, phalanges)로 구성된다. 첫 번째 발허리뼈는 가장 크며 체중부하가 가장 많이 되는 부위다. 각 발허리뼈의 머리는 첫마디뼈(근위지절, proximal phalanges)와 관절을 이루며 기저부는 발목뼈(족근골, tarsal bone)와 관절을 이룬다. 앞발의 관절은 발목발허리관절(족근중족골관절, intermetatarsal joint), 발허리뼈사이관절(중족간관절, intermetatarsal joint), 발허리발가락관절(중족지절관절, metatarsophalangeal joint), 발가락뼈사이관절(지절간관절, interphalangeal joint)로 이루어진다. 발목발허리관절과 발허리뼈사이관절은 평면 활막 관절로 굽힘, 폄, 벌림, 모음을 허용한다. 발가락뼈사이관절은 활막성의 차축관절(synovial hinge joint)로 굽힘과 폄을 허용한다.[13,14]

생리학 PHYSIOLOGY

나쁜 자세의 원인에는 나쁜 습관, 반복적인 움직임, 근육 불균형, 뼈의 비정상성, 연부조직의 제한, 피로, 통증 등이 있다. 비정상적 자세는 근육과 관련된 구조가 자세조절을 유지하는데 어려움을 갖게 되었을 때 발생한다. 관절과 관절 주위 조직에 가해지는 과도한 스트레스는 조직에 과신장 및 손상을 야기할 수 있다.[17] Hickey와 Hukins[7]은 과신장된 인대의 길이가 이완상태의 4%를 초과하면, 비가역적인 손상을 일으킬 수 있다고 하였다. 반복된 미세 균열에 의해 탄력성이 소실되고 관절 가동범위가 감소하게 된다. Twomey와 Taylor[4]에 의하면 피로를 유발하는 정적 기립자세를 오래 취하게 되면 허리뼈앞굽음(요추전만, lumbar lordosis)과 허리뼈폄(요추신전, lumbar extension)을 증가시키고 연부조직의 느린 크리프(creep)를 일으킨다. 이러한 크리프는 지속적인 부하를 받는 구조의 진행적인 변성이라고 정의될 수 있다.

정상적 자세로부터의 편위는 근육의 길이를 변화시킬 수 있다. 근육의 길이는 몸통과 사지의 위치에 따라 짧아지거나 길어질 수 있다. 근육의 길이가 짧아지는 자세가 지속되

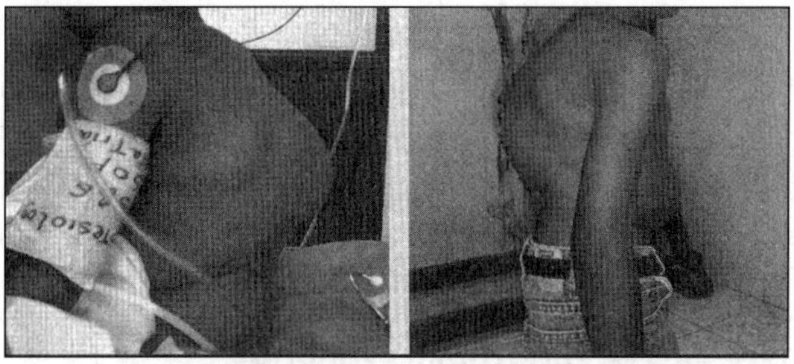

그림 2-2. 쇼이에르만 병. (출처: Dr. Andrew Moulton)

면 근육원섬유마디(근절, sarcomere)의 수가 감소한다. 또한 근육이 지속적으로 긴장되며 탄력성이 소실된다. 길이가 늘어나는 자세는 근육원섬유마디의 수가 증가하며 길이-장력의 관계(length-tention relationship)를 변화시킨다.[5,18]

자세적 편위(postural deviation)는 근육의 불균형에 따라 이차적으로 발생한다. 긴장된 근육은 그들이 부착된 구조물을 잡아당기는 성질을 가지게 되며 맞버팀근(길항근, antagonist muscle)은 늘어나고 약해지게 된다. 이러한 불균형은 조직에 대한 긴장(strain)을 증가시키고 효율성을 감소시킨다.

연골의 변성과 지속적인 영양학적 변화는 관절의 체중부하에 따른 스트레스로 인해 이차적으로 발생할 수 있다. 그러한 변화는 순환의 장애와 노폐물의 축적을 증가시켜 피로와 통증을 야기한다. 결국 관절의 퇴행성 변화와 염증을 유발한다.[19]

노화에 따라 근육의 탄력성이 저하되면 근육과 관절의 가동성, 근력, 가동범위가 감소하게 된다. 노화에 따른 근력저하는 비사용(disuse)과 감소된 운동량으로 인해 이차적으로 발생하게 된다.[4] 또한 근육 부피가 감소함에 따라 위축이 발생되고 근육의 수행능력이 감소하게 된다.[5] 그러한 요인들은 자세 정렬에 악영향을 끼치며 척추 굽이(만곡, curvature)을 변화시킨다.

병태생리학 PATHOPHYSIOLOGY

나쁜 자세는 정상적인 해부학적 관계를 변화시킬 수 있다. 운동사슬(kinemetic chain)에 속한 여러 관절들이 절충하여 보행 양상의 변화를 야기한다. 발의 생역학적 변화는 운동 역학 사슬의 형태를 바꾸게 되고, 이는 발목, 무릎, 엉

덩관절(고관절, hip joint), 엉치엉덩관절(천장관절, sacroiliac joint), 어깨 관절과 허리뼈(요추, lumbar), 등뼈(흉추, thoracic), 목뼈(경추, cervical)의 기능장애를 야기한다. 각각의 관절은 주변의 대응되는 부분에 직접적인 영향을 미친다.

자세 증후군 POSTURAL SYNDROME

정상적 해부학적 위치에서의 편위는 연부조직, 인대, 근막, 근육, 힘줄(건, tendon)에 대한 스트레스를 증가시키고 이는 근육뼈대계 통증과 움직임 손상을 야기할 수 있다.[5] 그러한 구조들에 대한 지속적인 스트레스는 미세균열(micro tear)을 야기하고, 근육의 과사용은 통증과 염증을 일으킬 수 있다. 이 일련의 사건들이 주변 조직의 부종, 탄력성 소실, 가동범위의 감소 및 통증을 일으킨다. 반복적인 스트레스는 관절면을 침식시키고 뼈돌기(골극, osteophyte)를 형성한다. 그 결과 근육의 허혈을 일으키고, 콜라겐(collagen)의 특성을 변화시키며, 척추사이원반(추간판, intervetebral disc)의 퇴행과 탈출(herniation)을 야기한다.

쇼이에르만 병 SCHIUERMANN'S DISEASE

자세의 손상은 쇼이에르만 병(Scheuermann' s disease)과 같은 질환에서 야기될 수도 있다(그림 2-2). 쇼이에르만 병[청소년의 척추뒤굽음증(척추후만증, kyphosis), 척추몸통의 뼈끝염(추체골단염, vertebral epiphysitis), 뼈연골염(골연골염, vertebral osteochondritis)]은 원인이 잘 알려져 있지 않은 질환이다. Scheuermann은 척추고리뼈끝(척추환골단, vertebral ring apophysis)의 무혈성 괴사로 인해 척추뒤굽음증이 나타난다고 믿었다.[20] 이 질환은 상염색체 우성으로 유전되는 유전적 요소를 갖고 있다.[21] 발병기전에 대한 다른 가설은 내분비계의 비정상, 성장 호르몬의 증가,[21] 유전적 비정상, 비타민 결핍, 청소년 골다공증,[22,23] 영양실조, 역학적 요인 등이[22,24] 있다. Muller와 Gschwend는 터너증후군(Turner' s syndrome)과 쇼이에르만 병(scheuermann' s disease) 사이의 연관관계를 발견하였다.[20] 쇼이에르만 병과 관련된 연구들은 이 질환을 가진 환자들애 있어서 척추 성장판과 뼈끝판(골단판,epiphyseal plate)에 있는 연골의 결함, 척추몸통 앞쪽의 수직 성장의 감소, 척추몸통 뼈끝판에서 콜라겐과 플리테오글리칸(단백질)의 비율이 비정상적이라는 것을 입증하였다.[23]

뼈끝판에서 연골 기질(matrix)이 비정상적일 때 수직 성장에 방해를 받는다고 알려져 왔다.[24] Schmorl은 척추사이원반의 높이가 줄어들면서 성장판을 통해 척추사이원반이 탈출되는 것이 척추뒤굽음증(후만증, kyphosis)의 원인이라고 하였다.[20,24]

이 질환이 척추몸통의 퇴화로 인해 시상면에서 등뼈 또는 등허리뼈(흉요추, thoraco lumbar)의 구조적 척추뒤굽음증을 야기하는 것은 분명하다.[25] 척추뒤굽음증은 고르지 못한 척추 뼈끝판과 함께 3개 또는 그 이상의 등뼈 전면에서 5° 이상의 쐐기화(wedging)가 일어남에 따라 발생하게 된다.[21,25-27] 따라서 5° 이상의 쐐기화된 척추가 하나라도 있으면 쇼이에르만병이라 진단할 수 있다.[25] 이 질환에서는 쉬모를 결절(Schmorl' s node)이 관찰되며, 척추사이원반의 높이가 감소하는 것을 흔히 볼 수 있다. 또한 수술 환자에게서 넓은 척추뼈고리(척추궁, vertebral arch)와 두꺼운 가로돌기(횡돌기, transverse process)가 발견되었고, 가시돌기(극돌기, spinous process)는 짧아진 상태로 아래로 기울어져 있었다고 알려져 있다.[28] 이 질환은 척수의 압박이 지속적인 신경학적 증상과 함께 나타날 수 있다.

영상 IMAGING

자세 증후군 POSTURAL SYNDROME

단순 엑스선 사진(palin film)은 뼈정렬의 변화와 척추와 관절의 비정상을 야기하는 퇴행적 변화를 가진 환자들을 대상으로 자세적 편위가 존재하는지의 유무를 결정하기 위해 사용되어 왔다. 앞뒤쪽(A/P), 측면(lateral), 사선(oblique) 방향으로 촬영한 영상이 유용하게 사용된다.

쇼이에르만 병 SCHIUERMANN'S DISEASE

쇼이에르만병(Scheuermann' s disease)의 진단은 선 자세에서 측면에서 촬영한 방사선 영상을 통해 콥 각도를 측정하는 방법(cobb method)으로 뒤굽음의 정도를 측정하여 확인할 수 있다. 방사선 소견상 나타날 수 있는 쇼이에르만 병(Scheuermann' s disease)의 특징은 척추의 쐐기화, 불규칙한 척추 뼈끝판의 쉬모를 결절(Schmorl' s node)과 척추 높이의 감소이다.[22,26] 다른 흔한 방사선 소견은 척추사이원반의 공간이 협소해지고, 5° 또는 그 이상으로 쐐기화된 척추가 3개 또는 그 이상 존재하거나, 정상적인 등뼈 뒤굽음증이 45° 이상으로 증가하는 것 등이 있다.[20]

자기공명영상(MRI)은 연부조직과 뼈정렬, 척추사이원반의 돌출(protrusion)과 퇴화, 인대와 힘줄의 균열(tearing)을 확인할 때 사용한다. 쇼이에르만병을 진단 받은 환자는 자기공명영상에서 척추몸통의 척추사이원반이 돌출되어 나타난다.

뼈밀도는 탈광화작용(demineralization)에 대한 정보를 제공한다. 부가적인 설명은 패턴 A를 참고하기 바란다. 패턴 A: 일차 예방/뼈대의 무기질 감소에 따른 위험요소.

약리학 PHARMACOLOGY

자세적 기능장애를 가진 환자를 관리하는데 사용되는 약물(pharmacological agents)은 다음과 같다: 관절과 연부조직의 염증을 감소시키기 위한 항염증제(패턴 E 참고: 손상된 관절가동성, 운동 기능, 근 수행력, 국소적인 염증과 관련된 운동범위), 통증 감소를 위한 진통제(패턴 D 참고: 결합조직의 기능장애와 관련된 손상된 관절 가동성, 운동 기능, 근육수행능력, 관절가동범위), 뼈의 탈광화작용(demineralization)을 나타내는 환자에게 미네랄 성분의 재형성을 촉진하기 위한 약(패턴 A: 일차 예방/뼈대의 무기질 감소에 따른 위험요소).

사례 연구 #1:
자세적 기능장애
Postural Dysfunction

Thomas Schoenberg씨는 46세 남자 치과의사로 점진적인 자세의 악화를 호소하였다.

물리치료사 검진 PHYSICAL THERAPIST EXAMINATION

병력 HISTORY

- ♦ 일반적인 인적사항: Schoenberg씨는 영어를 사용하는 46세 백인 남성으로 오른손 잡이이다.
- ♦ 사회적 병력: Schoenberg씨는 결혼을 하였고, 2명의 딸(21세, 19세)과 1명의 아들(17세)을 두고 있다.
- ♦ 고용/일: 일반 치과의사이다.
- ♦ 생활 환경: 교외에 개인소유의 콜로니얼 스타일(colonial style:식민지 시대의 미국의 건축 양식)의 집에서 그의 가족과 함께 살고 있다.
- ♦ 일반적인 건강 상태
  - 일반적인 건강 인식: 그는 그의 건강상태가 좋다고 보고하였다.
  - 신체적 기능: 그는 그의 기능이 그의 나이에 비해 좋은 편이라고 보고하였다.
  - 심리적 기능: 정상
  - 역할 기능: 치과의사, 남편, 아버지
  - 사회적 기능: 그의 취미는 컴퓨터와 독서이다.
- ♦ 사회/건강 습관: 그는 5년 동안 하루에 담배 한 갑을 피웠으나 25세부터 금연을 하고 있다.
- ♦ 가족력: 그의 어머니는 골다공증을 앓고 있다.
- ♦ 의학/외과적 병력: 그는 고콜레스테롤혈증(hypercholesterolemia)을 갖고 있다.
- ♦ 입원 경험: 그는 5세에 편도적출술(tonsillectomy)을 위해 입원한 적이 있다.
- ♦ 이전에 있던 의학적 문제나 기타 건강관련질환: 결과나 상태에 관련한 질환이 없음(noncontributory)
- ♦ 현재 상태/주호소: Schoenberg씨는 자세가 나빠지는 것이 불만이다. 그는 목과 어깨의 통증과 때때로 팔까지 내려오는 방사통을 호소하였다.
- ♦ 기능적인 상태와 활동 수준: 그는 일상생활능력(ADL)과 수단적 일상생활능력(IADL) 모두 독립적으로 수행 가능하며 걷는 것을 좋아한다고 보고하였다. 그는 수 년째 본인이 고안한 운동 프로그램을 수행하고 있다.
- ♦ 약물: 그는 콜레스테롤을 조절하기 위해 콜레스테롤 저하제(Lipitor)를 복용하고 있다.
- ♦ 다른 임상적 검사: 방사선 검사에서 목뼈의 디스크 공간이 약간 좁아진 것과 약간의 뼈돌기(골극, osteophyte)가 형성된 것으로 나타났다.

신체계통 조명 SYSTEMS REVIEW

- ♦ 심혈관/폐
  - 혈압(BP): 130/80 mmHg

- 부종: 없음
- 심박수(HR): 85 bpm
- 호흡수(RR): 15 bpm

♦ 피부계
- 흉터형성 상태: 없음
- 피부색: 정상
- 피부 상태: 정상

♦ 근골격계
- 전체적인 관절가동범위: 상부 사분위 검사(upper quarter exam)를 통해 측정한 결과 목뼈(경추, cervical)와 등뼈(흉추, thoracic), 어깨관절의 양쪽에서 가동범위의 제한이 나타났다.
- 전체적인 근력: 상부 사분위 검사를 통해 측정한 결과 목뼈 굽힘근(굴곡근, flexor)과 폄근(신전근, extensor), 어깨 굽힘근과 벌림근(외전근, abductor,어깨뼈, 모음근(내전근, adductor)과 내림근(하제근, depressor); 그리고 등뼈 폄근에서 근력 감소가 나타났다.
- 전체적인 대칭성: 머리가 과도하게 앞쪽으로 이동되어 있음
- 키: 5' 8" (1.727 m)
- 몸무게: 180 lbs(81.684 kg)

♦ 신경근육계
- 균형: 정상
- 보행, 이동 그리고 변화: 정상

♦ 의사소통, 감정, 인지, 언어, 학습 유형
- 의사소통, 감정, 그리고 인지: 정상
- 학습 유형: 시각형 학습자

검사와 측정 TESTS AND MEASURES

♦ 인체측정학적 특징
- BMI = 705 × [몸무게(단위: pound)를 키(단위: inches)로 나눈다.]
- Schoenberg씨의 BMI = 27.4
- BMI가 25와 30 사이로 나오면 과체중이라고 본다.[29]

♦ 인체 공학과 신체 기전
- 자가치료, 가정 관리, 직업, 지역사회, 여가 생활과 관련된 직무, 자세가 바뀌는 모든 활동 동안의 신체 기전(body mechanics)을 분석한다.
- Schoenberg씨는 앉아서 환자를 치료하는 동안 앞으로 숙인 자세를 취할 때가 많다.
- 그는 특히 인터넷을 하는 동안 컴퓨터 책상에 폭삭 주저앉는 일이 많다.
- 그는 그가 가장 좋아하는 Recliner의 신작을 읽을 때 구부정한 자세를 취하는 경향이 있다.

♦ 관절 통합성과 가동성
- 관절 통합성과 가동성의 평가는 뼈운동학(osteokinematic)과 관절 운동학(arthrokinematic)의 분석뿐만 아니라, 관절의 구조적 안전성 또한 평가한다.
- 구조적 안전성(structural integrity) 검사는 인대의 안정성, 압박, 견인 검사, 충돌 검사, 관절 내 운동(joint play) 등을 평가하기 위해 고안된 특수 검사들을 포함한다.[30-33]
- 목뼈(경추, cervical)
  - ■ 굽힘: 수동적인 생리적 척추사이 가동성 검사(passive physiological intervertebral mobility testing)에서 단단한 끝느낌(firm end feel)과 인대성 끝느낌(ligamentous end feel)과 함께 중등도의 제한이 나타났다.
  - ■ 폄: 뒤쪽/앞쪽 미끄러짐은 단단한 끝느낌과 함께 경도의 제한이 나타났다.
  - ■ 가쪽굽이(측굴, side bending): 척추몸통 사이에서 가쪽 미끄러짐은 딱딱한 끝느낌(hard end feel)과 함께 양방향 모두 중등도의 제한이 나타났다. 또한 수동적인 생리적 척추사이 가동성 검사에서 양측 모두 중등도의 제한이 나타났다.
  - ■ 돌림: 돌림에 대한 수동적인 생리적 척추사이 가동성 검사에서 양측모두 단단한 끝느낌과 함께 경도의 제한이 나타났다.
  - ■ 목뼈의 견인(distraction)에서 경도의 제한이 나타났다.
- 등뼈
  - ■ 굽힘: 수동적인 생리적 척추사이 가동성 검사에서 제한이 없는 것으로 나타났고, 단단한 그리고 인대성 끝느낌이 나타났다.
  - ■ 폄: 가시돌기(극돌기, spinous process)에서 뒤쪽/앞쪽 미끄러짐(sliding)은 등뼈 전체에서 중등도의 제한이 나타났으며, 단단한 끝느낌이 나타났다.

- 가쪽 굽이(측굴, side bending): 수동적인 생리적 추간 가동성 검사에서 제한이 없는 것으로 나타났다.
- 돌림: 수동적인 생리적 추간 가동성 검사에서 양쪽 모두 경도의 제한이 나타났고, 가시돌기에서 가쪽 미끄러짐은 단단한 끝느낌과 함께 경도의 제한이 나타났다.

- 어깨 관절 복합체(shoulder complex)
  - 위팔어깨관절
    - 굽힘: 견인에서 경도의 제한이 나타났고, 앞쪽/뒤쪽 미끄러짐에서 중등도의 제한이 나타났다.
    - 폄: 뒤쪽/앞쪽 미끄러짐 동작에서 제한이 없는 것으로 나타났다.
    - 벌림: 가쪽 견인에서 경도의 제한이 나타났고 아래쪽 미끄러짐에서 경도의 제한이 나타났다.
    - 가쪽돌림(외측회전, external rotation): 뒤쪽/앞쪽 미끄러짐에서 경도의 제한이 나타났다.
    - 안쪽 돌림(내측회전, internal rotation): 앞쪽/뒤쪽 미끄러짐에서 제한이 없는 것으로 나타났다.
  - 어깨가슴관절(견흉관절, scapulothoracic joint)
    - 견인에서 경도의 제한이 나타났다.
    - 위돌림(상방회전, upward rotation)에서 경도의 제한이 나타났다.
    - 뒤당김(후인, retration)에서 중등도의 제한이 나타났다.
  - 봉우리빗장관절(견쇄관절, AC joint)
    - 앞쪽 미끄러짐에서 제한이 없는 것으로 나타났다.
    - 뒤쪽 미끄러짐에서 경도의 제한이 나타났다.
  - 복장빗장관절(흉쇄관절, SC joint)
    - 위쪽 미끄러짐에서 제한이 없는 것으로 나타났다.
    - 아래쪽 미끄러짐에서 경도의 제한이 나타났다.
    - 앞쪽 미끄러짐에서 제한이 없는 것으로 나타났다.
    - 뒤쪽 미끄러짐에서 경도의 제한이 나타났다.

♦ 운동 기능

- 기민성(dexterity), 협조(coordination), 민첩성(agility)에서 제한이 없는 것으로 나타났다.

♦ 근 수행력

- 역량계(dynamometry)로 측정한 결과 오른쪽 쥐는힘(악력, grip strength)이 140 lbs(환자와 동연령대의 평균값은 116.8 lbs이다), 왼쪽 쥐는힘은 125 lbs로 나타났다(정상평균:112.8).[34]
- 근력측정(MMT검사)결과 평균에 대한 환자의 편위는 다음과 같다.
  - 목뼈 폄(경추신전, cervical extension) =3/5
  - 목뼈 굽힘(경추굴곡, cervical flexion) =3+/5
  - 등뼈 폄(흉추신전, thoracic extension) =3/5
  - 어깨뼈 모음(견갑골 내전, scapula adduction)=오른쪽:3/5, 왼쪽:3/5
  - 어깨뼈 내림(견갑골 하제, scapula depression)=오른쪽: 3/5, 왼쪽: 3/5
  - 어깨 굽힘=오른쪽:4/5, 왼쪽:4/5
  - 어깨 벌림=오른쪽:4/5, 왼쪽: 4/5
- 근육 장력(촉진)
  - 근육 경련
    - 위등세모근(상부승모근, upper trapezius) R>L
    - 양쪽 중간등세모근(중부승모근, middle trapezius)
    - 양쪽 목갈비근(사각근, splenius)
    - 양쪽 목빗근(흉쇄유돌근, SCM)
    - 뒤통수밑근(후두하근, suboccipital muscles) R>L
    - 마름근(능형근, romboids) R>L

♦ 통증

- 숫자 통증 등급척도(Numeric pain rating scale)([NPS]0= 통증 없음, 10=통증이 가장 심함)
  - 목뼈에서 NPS 4점, 등뼈 중 특히 어깨뼈 사이에서 3점, 허리뼈에서 3점이 나왔다.
  - Dowine 등은[35] 비록 NPS에서 점수가 약간 더 좋게 나왔지만, 시각 통증 등급 척도(visual analog scale, VAS), 단순 서술 척도(simple descriptive scale,SDS)의 점수와 높은 일치도를 나타내었다고 설명하였다.
  - Jensen[36]은 NPS가 통증 평가에 있어 가장 실용적인 도구라고 하였다.

- 경부 기능장애 지수(Neck disability index)[37]
  - Schoenberg씨는 경부 기능장애 지수에서 50점 만점 중 16점으로 32%의 점수를 나타내었다.
  - 이것은 경도에서 중등도의 기능장애를 의미한다.
  - 경부 기능장애 지수는 안정적인 심리측정학적 특성을 나타낸다.
  - 이것은 목의 기능장애를 가진 환자에게 통증을 평가하는 객관적인 도구이다.
  - 이것은 시각통증등급척도(visual analogue scale)와 높은 상관관계를 나타내었고(0.60), 맥길통증설문지(MaGill Pain Questionnaire)와도 높은 상관관계를 나타내었다(0.69–0.70).[38]

♦ 자세
- 모든 관점에서 관찰적 평가를 했고, 격자무늬가 표시된 사진(grid photograph)과 측연선을 사용했다.
  - 가쪽면: 심각한 거북이목 자세, 흉추뒤굽음증(흉추후만증, thoracic kyphosis), 어깨의 내밈(전인된 어깨, protracted shoulder), 위팔의 안쪽돌림(내회전, internal rotation)이 관찰되었다.
  - 뒷면: 왼쪽팔이음뼈(왼쪽 견갑대, shoulder gridle)가 올라가있었고 어깨뼈 벌림(견갑골 외전, scapula abbduction)이 관찰되었다.
  - 앞면: 심각한 거북이 목 자세, 왼쪽 어깨가 올라갔고, 어깨의 내밈, 위팔의 안쪽돌림이 관찰되었다.

♦ 관절가동범위
- 기능적 운동범위: 양쪽 팔을 올릴 때 끝범위에서 제한이 나타났고 천장을 쳐다보는 동작, 어깨 너머로 쳐다보는 동작에서 제한이 나타났다.
- 관절의 능동적 움직임과 수동적 움직임
  - 목뼈의 가동범위는 목뼈가동범위 측정기를 사용하여 측정하였다.
    - ▸ 목뼈가동범위 측정기를 사용한 측정 방법은 높은 평가자내 신뢰도(ICC =0.93)[39]와, 중등도의 평가자간 신뢰도(intertester reliability, ICCs=0.83, 0.775)를 나타내었다.[8,39]
    - ▸ Hickey는 목뼈가동범위 측정기와 측연선 방법 모두 중등도의 평가자간 신뢰도를 보였다고 하였다.[8]
    - ▸ 목뼈가동범위 측정기를 사용한 측정 방법의 타당도는 방사선 측정방법과 비교하였을 때, 피어슨 상관계수가 매우 높게 나타났다고 하였다(굽힘 r=0.97, p<0.001, 폄 r=0.98, p<0.001).[40]
    - ▸ 굽힘=60°
    - ▸ 폄=40°
    - ▸ 가쪽굽힘(측굴, lateral flexion)=양측 모두 20°
    - ▸ 돌림: 오른쪽=50°, 왼쪽=45°
  - 등뼈: 경사측정법(inclinometry)
    - ▸ 굽힘=60°
    - ▸ 폄=0°
    - ▸ 가쪽굽힘=양측 모두 15°
    - ▸ 돌림=30°
  - 어깨: 각도측정법(goniometry)
    - ▸ 능동 굽힘= 오른쪽: 0~160°, 왼쪽: 0~157°
    - ▸ 능동 벌림= 오른쪽: 0~160°, 왼쪽: 0~155°
    - ▸ 능동 가쪽돌림(외회전, external rotation) = 오른쪽: 0~60°, 왼쪽: 0~60°
- 근육의 긴장도
  - 양쪽 큰가슴근(대흉근, pectoralis major)이 긴장되어 있었다.

♦ 반사 통합성
- 심부 건반사(DTRs) 또는 근각 반사(myotatic reflexes): 오른쪽 위팔노근(상완요골근, right brachioradialis) 반사 =1+
- 다른 반사에서는 모두 정상으로 나타났다.

♦ 감각 통합성
- 환자는 가쪽 아래팔(전완, forearm)에서 바늘 통각검사(pinprick test)를 실시한 결과, 왼쪽에 비해 오른쪽에서 감각이 많이 감소된 것으로 나타났다.

♦ 자가치료와 가정 관리
- 자가치료, 가정 관리와 관련된 동작, 직무, 활동과 관련한 상담에서 약간의 불편함이 있지만 정상적으로 할 수 있다고 하였다.

♦ 직장, 지역사회 그리고 여가 통합 또는 재통합
- 직업, 지역사회, 여가 형태, 직무, 활동과 관련한 상담에서 스스로 할 수는 있으나, 무거운 물체를 들거나 앞으로 뻗는 동작에서 통증을 경험했다고 하였다.

평가 EVALUATION

Schoenberg씨의 병력과 위험 요인에 대해 앞에서 나타내었다. 그는 46세로 과거 흡연한 경험이 있으며, 과체중으로 활발한 운동을 하지 않았고 고콜레스테롤증(hypercholesterolemia)이 있으며 골다공증에 대한 가족력이 있다. 그는 비정상적 자세 정렬을 가지고 있었다. 또한 목뼈, 등뼈, 어깨뼈, 팔의 근력이 저하되었으며 척추와 팔에서 가동범위의 제한이 나타났다. 그는 일상생활 중 머리 위에서 하는 동작, 앞으로 뻗는 동작, 무거운 짐을 드는 동작에서 어려움을 나타내었다. 또한 그는 일을 하는 동안 등뼈에서 통증을 경험하였으며 오른쪽 팔까지 내려오는 방사통을 느끼기도 하였다.

진단 DIAGNOSIS

Dr. Schoengerg는 통증과 함께 나쁜 자세를 가진 환자이다. 게다가 그는 인체공학(ergonomic)과 신체 기전(body mechanics), 관절 통합과 운동성, 근육의 수행능력과 가동범위의 손상이 나타났다. 그는 기능적으로 자가치료, 가정 관리, 직업, 지역사회, 여가 행태, 직무, 활동에 제한을 나타내었다. 그러한 소견들은 패턴 B에 나오는 자세의 손상 내용과 일치한다. 발견된 손상과 기능적 제한점을 토대로 치료계획과 예후를 결정하게 될 것이다.

예후와 치료계획 PROGNOSIS AND PLAN OF CARE

평가가 끝난 후, 앞으로의 결과에 대하여 다음과 같이 상의하며 결정하였다.

- 자가치료, 가정 관리, 직업, 지역사회 및 여가생활과 관련한 신체적 동작과 직무, 활동 수행 능력의 개선
- 체력(fitness)의 개선
- 건강습관, 웰니스(wellness, 육체적, 정신적, 사회적으로 완전하게 양호한 상태), 예방에 관한 지식의 증가
- 근력 증가
- 근육의 수행능력 증가
- 근육 경련(spasm) 감소
- 운동 능력 개선
- 신체 기능 개선
- 자세 조절 개선
- 위험 요인의 감소
- 이차적 손상 예방
- 운동범위의 증가
- 스트레스(stress)의 감소

그러한 결과를 달성하기 위해 환자에 대한 적절한 중재(intervention)를 결정해야 한다. 그것은 협조, 의사소통, 문서(자료), 환자/고객과 관련된 지시사항, 치료적 운동, 자가치료(self-care), 가정 관리(home management)와 관련한 기능적 훈련, 직업, 지역사회 및 여가 생활의 통합 또는 재통합을 위한 기능적 훈련, 도수 치료 기법, 전기치료 방법, 물리적 도구와 역학적 방법들을 포함한다.

진단과 예후에 기초하여 Schoenberg씨의 치료는 12~14주 정도 소요될 것으로 보여진다. Schoenberg씨는 사회적 지지(socila support)가 좋은 편이고, 적극적이며, 그의 자가 운동 프로그램을 계속해왔다. 그의 상태는 심각하지 않으며 건강한 편이다.

중재 INTERVENTIONS

선택된 중재에 대한 근거 RATIONALE FOR SELECTED INTERVENTIONS

Visser와 Straker[41]는 26명의 치과보조사와 28명의 치위생사를 대상으로 조사한 결과 두 그룹 모두 직업과 관련하여 등, 목, 어깨 부위에서 통증을 경험하였다고 보고하였다. 그들은 일을 하는 내내 불편함이 증가하였다고 하였다. 그들의 전형적인 작업 자세는 환자 머리의 오른편에서 11시 방향으로 자세를 취하게 된다. 환자의 구강에 손을 대기 위해서는 몸통을 구부려야 하고 왼쪽으로 돌림(회전, rotation)과 동시에 오른쪽으로 기울이는 동작을 취해야 한다. 또한 구강을 눈으로 보기 위해서는 약간의 가쪽굽이(측굴, side bending) 또는 돌림과 함께 최대한 목뼈(경추, cervical)를 구부려야 한다. 그러한 비정상적인 자세로 일을 하는 동안 척추에 스트레스(stress)를 가져오게 되고, 등과 어깨의 근육들이 계속적으로 근수축을 해야한다. Finsen[42] 등은 치과업무에 내재하는 근육뼈대계 질환과 관련한 위험 요인을 결정하기 위해 설문지를 사용하였다. 그들을 치과 종사자들이 일을 하기 위해 필요한 작업 자세를 유지하기 위

해 목과 어깨의 근육들에 정적 과부하가 걸린다는 사실을 발견하였다. 그들은 작업적 자세의 변동과 정적 근활동의 감소가 이들의 근육뼈대계 문제를 감소시킬 수 있을 것이라고 하였다. Valachi와 Valachi[43]는 가동성과 중심근력(core strength)이 치과의사들의 근육뼈대계의 균형을 유지하는데 중요한 역할을 한다고 하였다. McKenzie[17]는 신경지배를 받는 구조들이 자유신경종말을 자극할 정도의 역학적 변성을 일으키는 즉시 통증이 나타나기 시작한다고 하였다. 장시간의 신장(stretch)으로 인한 역학적 변성은 인대와 뼈끝 관절주머니(apophyseal joint capsule), 섬유륜(annulus fibrosus)에 스트레스(stress)와 함께 지속적인 통증을 가져온다. McKenzie 접근법과 관련한 정보는 패턴 F를 참고하기 바란다. 패턴 F: 손상된 관절 가동성, 운동 기능, 근 수행력, 관절운동범위 그리고 척수질병과 관련되는 반사통합성.

장시간 반복된 동작을 수행하는 사람은 근육, 결합조직, 인대와 힘줄(건, tendon)이 짧아질 수 있다. 머리와 목의 경우 짧아진 위치를 보상하기 위해서 인접한 구조들에서 신체 적응(adaptation)이 일어난다. 치과의사가 작업하는 내내 거북이목(FHP) 자세로 앉아 있을 경우, 목뼈(경추,cervical) 뒷면의 근육들이 짧아지고 앞쪽 근육들이 약해지게 된다. 등뼈(흉추, thoracic) 또한 뒤굽힘(후만, kyphosis)이 증가하게 된다. 큰가슴근(대흉근, pectoralis major)을 포함한 가슴 전면의 근육은 짧아지게 되고, 이는 결국, 팔이음뼈(견갑대, shouder gridle)를 안쪽으로 잡아 당길 것이다. 이렇게 근육이 짧아지게 되면 연부조직 또한 가동성이 제한되기 때문에 가동성을 증가시키기 위한 신장운동이 필요하며, 수축-이완 기법을 사용할 수도 있다.[44,45]

치료적 운동 (Therapeutic exercise)

운동은 비정상적 자세를 가진 사람에게 중요한 물리 치료 중재 중 하나이다. 운동은 자세를 조절하기 위한 근육의 능력을 최대화 시켜줄 뿐 아니라 비정상적 자세로 인한 다른 손상들도 다루게 된다. 운동은 근육의 유연성(flexibility)을 개선시켜주고 관절의 운동범위(ROM)를 증가시켜주며, 자세 정렬을 개선시켜 통증을 감소시킨다. 이러한 움직임(movement)은 재형성 과정에 영향을 미칠 것이다.[17] 운동은 근력, 힘, 지구력을 증가시켜준다. 중심근력(core strength)이 좋아짐에 따라 자세적 안정성이 확보되어 우리 몸의 위치와 움직임에 대해 더 잘 인식할 수 있게 된다.[46,47]

머리, 목, 어깨의 부적절한 자세는 목뼈 통증과 근막동통증후군을 일으키는 요인으로 인식되어 왔다.[6,9,48] 앉은 자세의 변화는 머리와 목의 위치에 영향을 미친다. Black[49] 등은 3차원 컴퓨터 자세 분석기(Metrecom)를 사용하여 30명의 건강한 성인의 앉은 자세의 각도를 측정한 결과 앉은 자세가 다르면, 위목뼈와 아래목뼈의 위치에도 차이가 나타났다고 하였다. 그들은 허리뼈 굽힘(요추굴곡, lumbar flexion) 동안 허리뼈는 폄 방향으로 목뼈는 굽힘 방향으로 움직여, 목뼈와 허리뼈가 각기 반대 방향으로 움직임이 나타나는 것을 발견하였다. 거북이목 자세는 아랫목뼈(하부경추, lower cervical)가 굽힘되고 위목뼈(상부경추, upper cervical)는 폄 상태가 되는 자세이다.[9] 이것은 뒤쪽의 목뼈 근육과 인대, 뼈끝관절(apophyseal joint)에 긴장(strain)을 증가시킨다.[50] 과부하 상태로 오랫동안 자세를 유지하면 연부조직이 과신장(overstretching)됨에 따라 이차적으로 목통증이 발생한다.[17] Valachi와 Valachi[43]는 치과 종사자들의 근육뼈대계 질환을 예방하는데 있어 근무 시 사용하게 되는 인체공학적 장비를 적절하게 조절하는 것이 중요하다고 하였다. 많은 자세적 편위가 근육의 불균형으로 인해 이차적으로 발생한다.[51] 긴장된 근육은 근육이 부착된 구조를 잡아당김으로써 반대편의 맞버팀근(길항근, antagonist)은 약해지게 된다. 이러한 근육의 불균형은 조직의 긴장을 증가시키고, 효율성 및 운동범위(ROM)를 감소시키게 된다. Swank 등[52]은 43명의 대상자(55~83세)에게 신장(stretching) 프로그램의 한 방법으로 자기 체중을 이용하는 방법에 대해 연구 하였다. 보통의 강도로 운동 프로그램을 시행하였을 때 관절의 운동범위(ROM)와 유연성(flexibility)에 유의한 영향을 미쳤다고 하였다. McCarthy 등[44]은 증상이 없는 40명의 대상자에게 목뼈의 수축-이완 신장 운동을 이용하여 단일맹검연구(single blind trial design study)를 실시한 결과, 운동을 지속적으로 한 대상자에게서 목뼈 운동범위(ROM)가 증가하였다고 하였다. 그들은 운동을 지속하지 않았을 때는 7일 후에 실험 전의 상태로 되돌아갔다고 하였다.

근전도 연구에서는 거북이목 환자에 있어 등세모근(승모근, trapezius)의 장력(tension)이 증가하였음을 나타내었고,[50,53,54] 반대로 목뼈의 중립위치나 축상폄(axial extension) 상태에서는 근육 활동이 감소하였음을 나타내었다.[53]

목뼈와 팔이음뼈(견갑대, shoulder gridle)에 부착되는 근육은 어깨 자세에 의해 영향을 받는다. Carlson 등[55]은 신장방법을 통한 이완훈련 후에 등세모근의 근전도 활동과, 근육 장력이 감소하였다고 하였다.

어깨뼈(견갑골, scapula)의 비정상적 위치 또한 근육의 장력(tension)뿐 아니라 근력과 어깨 안정성에도 영향을 미치게 된다. 어깨뼈 근육은 관절와(glenoid)의 위치에 따라 영향을 받으며, 그에 따라 위팔어깨관절(관절와 상완관절, glenohumeral joint)의 효율적인 움직임을 만들게 된다. 어깨위팔리듬(견갑상완리듬, scapulohumeral rhythm)이 바뀌면 어깨뼈 근육이 약해지거나 쉽게 피로하게 된다.[56,57] Wang 등은[58] 증상은 없지만 어깨가 앞쪽으로 돌출된 환자 20명을 대상으로 연구를 시행하였다. 대상자들에게 큰가슴근(대흉근, pectoralis major)의 신장 운동과 어깨뼈 뒤당김근(후인근, retractor muscle), 올림근(거상근, elevator muscle), 어깨관절 벌림근(외전근, abductor muscle), 가쪽돌림근(외회전근, external rotator muscle)의 저항 운동을 수행하게 한 결과 근력, 자세, 어깨뼈 안정성, 어깨위팔리듬이 개선되었다고 하였다. 닫힌 사슬 운동(closed-kinematic-chain)은 어깨뼈 발화패턴(firing pattern)을 재훈련하는데 가장 생리학적인 방법이라고 보고되어 왔다. 이 방법은 압축력(compressive force)과 관절의 협조(congruity)를 증가시킬 뿐 아니라 전단력(shear)을 감소시키고, 고유수용기들을 자극하여 동적 안정성을 개선시킨다.[59,60]

거북이목 자세로 인해 근육이 짧아진 위치로 있게 되면 근육원섬유마디(근절, sarcomere)의 수가 감소하고, 결과적으로 근육이 뻣뻣해지고 탄력성이 소실된다. 반대쪽에서는 늘어난 상태로 유지되어 근육원섬유마디의 수가 늘어남에 따라 길이장력 관계가 바뀌게 된다.[5,18] 관절에 과부하가 걸리면서 이차적으로 연골의 변성과 영양상태가 변하게 된다. 이에 따라 순환이 어려워지고 노폐물의 축적을 증가시키게 된다. 결과적으로 관절에 퇴행성 변화를 가져오게 되며 염증이 발생하여 통증과 피로를 유발하게 된다.[19] Ylinen 등[61]은 180명의 여성 사무직 근로자를 대상으로 만성 목통증은 등척성 근력과 동적 지구력을 감소시킨다는 연구 결과를 입증하였다. 만성 또는 빈번히 목 통증을 가진 사람들은 목과 어깨 근육들의 고유수용성 운동과 동적 저항 운동을 통해 개선될 수 있을 것이다.[62]

나쁜 자세는 이차적으로 주변 연부 조직의 지속적인 부하를 유발한다. 정적인 자세를 장시간 유지하게 되면(1분도 안되는 시간에도 손상이 가능함),[19] 조직의 역학적 변성에 따라 이차적으로 통증을 일으키게 된다. 조직은 과다폄된 상태로 시간이 경과되면 약간의 손상을 받게되고 탄력성이 감소하게 된다. 자세적 통증은 움직임 보다는 자세 와 관련이 있다. 통증은 일반적으로 나쁜 자세로 인해 유발되며 자세를 바꾸었을 때 완화되어질 수 있다. 간헐적인 통증은 지속적인 부하를 제거하면 완화될 수 있다. 컴퓨터나 차에서 너무 오랫동안 앉아 있거나 선자세로 오래 일을 하게 되면 자세에서 기인한 통증을 유발하게 된다. Evans 등[63]은 만성 목통증 환자 191명을 대상으로 무작위 임상 실험을 한 결과 운동과 척추 도수 치료가 환자들에게 유용한 치료가 될 것이라고 하였다.

근력강화운동은 늘어나고 약한 근육에 대해 직접적으로 행해야 한다. 신장은 짧아진 구조를 늘리기 위해 사용된다. 가동술(mobilization)은 움직임이 제한된 관절주머니에 직접적으로 시행한다. 자세가 장기적으로 개선되기 위해서는 모든 주변조직의 균형과 외부적인 스트레스를 완화 시켜야 한다. 연부조직과 뼈조직을 다루는 포괄적인 접근법은 길이와 근력의 균형을 개선시켜 줄 것이고, 결과적으로 관련된 관절들의 기능적 운동범위 또는 전 운동범위까지도 회복시켜 줄 수 있을 것이다.[51]

도수치료기술(Manual therapy techniques)

도수적 기법은 조직의 신장성과 관절의 가동성을 증가시키고, 통증을 조절할 뿐 아니라 경련을 감소시키고 연부조직의 부종을 감소시키기 위해 능숙한 손(skilled hand)을 사용하는 것을 말한다. 통증이 있고 뻣뻣한 척추와 사지의 관절에 도수치료를 적용하였을 때, 운동범위와 통증, 기능이 개선되었다.[30-33,45,63,64]

근육의 긴장은 근육의 길이를 단축시키고 연부조직의 가동성을 제한하기 때문에 연부조직 마사지와 근막 이완술이 필요하다.[65]

연부조직이 오랜시간 짧아져 있으면 결국 관절의 가동성을 제한한다. 가동술(mobilization)은 제한된 동작에 대해 직접적으로 시행하며 목뼈나 등뼈 또는 어깨이음뼈에 적용되어질 수 있다.

게다가 등급(Grade) Ⅰ과 Ⅱ에 해당하는 진동기법(ocillation techinque)[30]은 통증 감소의 목적으로 가동성이 제한된 관절에 적용되어질 수 있다.[32,64] Wyke[66]는 인대와 관절 주머니에 있는 1형과 2형 관절 수용기에 대한 자극을 통해 통증을 감소시킬 수 있다고 하였다.

그러한 치료법의 하나로 척추의 도수 교정술(spinal manipulation)을 받은 환자는 소염제나 진통제의 사용이 줄어들게 되었으며,[67] 도수치료(manual therapy)를 받은 환자는 빠른 시간안에 운동 수행능력(physical performance)이 크게 개선되었다고 하였다.[68,69] 그러나 36개의 무작위 통제 연구들(randomized controlled studies)을 검토한 결과 도수교정술(manipulation)의 효율성에 대해 입증하지 못하였다.[68] 연구의 저자들은 도수교정술은 특정 유형의 환자들에게만 효율적이라고 하였다.[70] Bronfort 등[71]은 만성 목통증 환자에게 척추의 도수교정술과 운동을 병행하는 것이 척추의 도수교정술만 하는 것보다 더욱 효율적이라고 하였다.

전기 치료 (Electrotherapeutic modalities)

이 환자의 경우 경피신경전기자극(transcutaneous electrical nerve stimulation)을 통해 효과를 볼 수 있다. 경피신경전기자극치료의 가장 큰 생리적, 치료적 효과는 통증의 감소이다. 이러한 효과는 신경호르몬, 신경생리, 인지계통(cognitive system)을 통해 말초와 중추 신경을 자극하고 조절함으로써 이루어진다.[72] 경피신경전기자극치료를 적절히 적용하여 환자를 치료한다면 환자의 통증감소를 촉진할 수 있을 것이다.

또한 이러한 환자를 치료하는데 전기근육자극요법(eletrical muscle stimualtion)의 사용이 증가하고 있다. 전기근육자극요법은 반복적인 근 수축을 통한 펌핑효과(pumping effect)에 의해 연부조직의 부종을 감소시키는데 사용될 수 있다. 근 경련(spasm)은 근육의 강직효과(tetanizing effect: 근육의 피로를 유발)에 의해 감소되어 질 수 있다. 이러한 효과는 항문거근(levator ani muscle)에 대해서만 입증되었다. 일부 연구는 전기근육자극요법이 반복적인 근수축에 의해 근육 내의 혈류량이 증가되었다고 하였다.[72]

물리적 요인과 기계 종류 (Physical agents and mechanical modalities)

이 환자에게 초음파는 온열효과와 함께 염증반응과 통증을 감소시키며 조직 치유를 증가 시키기 위한 부가적인 치료로서 시행될 수 있다. 고압의 순환주기에 의해 진동이 시작되고 난 후, 음파(sound wave)가 관련 조직을 통과할 때 온열 효과가 나타날 수 있다. 동시에 역학적 효과가 세포막을 파괴하는 공동현상(cavitation)에 대해 이차적으로 발생하여, 피부투과성을 증가시키고 염증반응과 그에 따른 통증을 감소시킨다.[72]

온습포(hot pack)는 조직의 치유(tissue healing)를 증진시키고, 관절의 뻣뻣함(stiffness)을 감소시켜 결과적으로 통증의 감소와 함께 조직을 이완시킨다.[72]

목뼈(경추,cervical)사이에 간헐적으로 역학적 견인을 시행한 결과 목뼈(경추,cervical)사이의 공간을 넓히는 효과가 있었다. Colachis와 Strohmd[73]의 연구에서는 환자가 바로 누운상태에서 24° 로 목이 굽힌된 자세에서 시행한다. 견인력은 처음에는 대략 10 lbs로 약하게 시작하고 점차적으로 증가시킨다. 턱관절(악관절, temporomandibular joint)에 과도한 스트레스(stress)이 가해지지 않도록 하기 위해 후두 스트랩(occipital halter)을 사용하는 것이 바람직하다.[74] 이 환자의 방사통(redicular complaint)을 해결하기 위해 도수치료와 견인을 병행한다면 좋은 효과를 볼 수 있다.

협응, 의사소통 그리고 기록 COORDINATION, COMMUNICATION, AND DOCUMENTATION

Schoenberg씨의 운동프로그램을 도와주기 위해서 그와 그의 가족들과의 의사소통이 필요하다. 환자의 관리와 연관된 모든 요소들이 기록될 것이다. 체중조절을 위해 식단을 영양사에게 위탁하는 것은 적절한 식습관과 체중 감소를 가능하게 할 것이다. 관리계획은 환자와 상의하면서 발전시켜 나갈 것이다.

환자/고객 관련 교육 PATIENT/CLIENT-RELATED INSTRUCTION

그의 현재 상태, 손상, 기능적 제한점과 관련한 교육이 이뤄질 것이다. 환자는 적절한 신체 기전, 자세, 중심부 안정화(core stabilization)에 대해 교육을 받게 될 것이다. 나쁜 자세가 유산소 능력과 기능적 활동에 가져올 수 있는 영향과 과체중을 포함한 위험 요인들이 논의되어지고, 영양 위탁이 이뤄질 것이다. 작업, 컴퓨터 사용과 관련한 인체공학(ergonomic)과 작업 및 여가활동과 관련한 신체 기전(body mechanic)에 대한 교육이 이뤄질 것이다. 환자들은 올바르게 앉는 자세에 대해 교육을 받는 것이 매우 중요하다. 치과의사는 다양한 각도와 함께 의자 높이를 조절해서 사용해야 한다. 쉬는 시간에 운동을 하는 것(exercise break)은 작업과 관련한 손상을 감소하는데 필수적이다.[19] 예방교육은 보습교육(continuing education) 뿐 아니라 초보자 교육에서도 포함되어야 한다.[41]

치료적 운동 THERAPEUTIC EXERCISE

- ♦ 유산소 능력/지구력 상태
  - 환자가 비록 유산소 능력에 대해 평가를 받지 않아도 일부 유산소 훈련에 참가할 수 있다.
- ♦ 신체 기전과 자세 안정
  - 신체 기전 훈련
    - 작업과 여가 활동을 하는 동안 올바르게 앉는 자세에 대한 교육
    - 치과 도구를 사용하는 동안 신체 기전의 적절한 사용에 대한 교육
    - 올바르게 물건을 들고 나르는 방법에 대한 교육
    - 올바르게 숙이는 자세에 대한 교육
  - 자세조절 훈련
    - 머리, 목뼈와 등뼈, 어깨의 적절한 정렬 상태
    - 축성폄 자세(axial extension)는 목뼈 앞굽이(전만, lordosis) 중 가장 오목한 지점에서 등뼈 뒤굽이(후만, kyphosis) 중 가장 볼록한 지점까지의 거리가 2인치 이상 되지 않도록 유지하는 자세이다.
    - 어깨뼈 뒤당김(후인, retraction)과 내림(하제, depressor)
    - 닭 날개 자세(손은 머리 뒤로 하고, 어깨는 수평으로 벌린 상태를 말함)
    - 코너 신장법(corner stretch)
    - 일어나 앉기, 서기, 걷기
    - 작업 동안 기능적 활동을 위한 자세 전환
    - 운전을 포함한 여가 생활에서의 기능적 활동을 위한 자세 전환
  - 자세 안정화 활동[76]
    - 근수축을 유도하기 위해 눈을 가쪽으로 움직인다.
    - 근수축을 유도하기 위해 혀를 최대한 치아 뒤로 움직인다.
    - 바로 누운 자세에서 앉기, 서기까지 계속 축성폄 자세(axial extension position)를 유지한다.
    - 양팔을 들어올린 상태로 축성폄자세를 유지한다.
    - 팔을 올린 상태로 팔에 무게를 부하한 채 축성폄자세를 유지한다. 8~12회를 수행하며, 가벼운 무게로 시작하여 점차 증가시킨다.
    - 글루트세트(glut sets:상체를 뒤로 숙인 채 팔꿈치를 지탱한 상태에서 볼기(엉덩이, buttock)를 꽉 조이는 운동
    - 교각 운동(bridging)
    - 편측 교각 운동(unilateral bridging)
    - 교각 운동 상태로 양쪽 엉덩관절(고관절, hip joint)을 교대로 굽힘시킨다.
    - 교각 운동 상태로 양쪽 무릎관절을 교대로 폄시킨다.
    - 기저면을 줄인다.
    - 공을 사용하여 바로 누운자세에서 운동을 수행한다.
    - 엎드린 자세에서의 글루트 세트(prone glut sets)
    - 엎드린 자세에서 한팔을 들거나 양팔 들기 운동을 하고 난 후 진전되면, 네발 기기 자세에서 시행하고, 마지막으로 공 위에서 실시한다.
    - 엎드린 자세에서 한쪽 다리를 들고 진전되면, 네발 기기 자세에서 시행한다.
    - 공위에 양쪽 다리를 올린다.
    - 반대쪽 팔과 다리를 교대로 들어올린다.
    - 폼롤러(foam roller)와 흔들판(wobble board), 또는 스펀지, 고무 쿠션과 같은 불안정한면을 이용하여 앉은 자세, 양 발 또는 한 발로 선 자세 훈련을 한다.
    - 평균대(balance beam) 사용
    - 기저면 밖으로 무게중심을 이동시키는 훈련을 한다.
  - 자세 인식(awareness) 훈련
    - 올바른 자세정렬에 대한 시각적 입력을 제공하기 위해 거울을 사용한다.
    - 집, 차, 사무실 모든 장소에서의 자세정렬에 대해 기록한다.
- ♦ 유연성 운동
  - 신장 운동(stretching exercise)은 준비 운동 후에 실시 되어야 하고, 심호흡과 함께 느리고 꾸준하게 수

행하며, 30~60초 동안 유지한다.
- 모든 방향에서 목뼈의 가동 범위 운동을 실시한다.
- 모든 방향에서 어깨의 가동 범위 운동을 실시한다.
- 대각선을 포함한 모든 방향에서 어깨뼈의 가동 범위 운동을 실시한다.
- 앞가슴벽(전흉벽, anterior chest wall stretching)의 신장운동을 실시한다.
- 등뼈의 폄운동을 실시한다.

♦ 근력, 힘 그리고 지구력 훈련
- 머리와 벽 사이에 공을 위치시키고 모든 방향으로 목뼈의 등척성 운동을 실시한다.[77]
- 어깨 굽힘, 벌림(외전, abduction), 안쪽돌림(내회전, internal rotation)과 바깥회전(외회전, external rotation)에 대해 웨이트 훈련(weight training)을 실시한다. 8~12회를 수행하며, 가벼운 무게로 시작하여 점차 증가시킨다. 훈련 동안에는 올바른 자세를 유지해야 한다.
- 앉은 상태에서 푸시업을 실시한다(seated push up).
- 벽에 손을 댄채 푸시업을 실시한다(wall push up).
- 흔들판(wobble board) 위에서 팔로 시계방향과 시계반대 방향으로 원을 그린다.
- 팔을 앞, 뒤, 옆에서 더 탄탄한 상태로 만든다.
- 다양한 무게의 공을 사용한 플라이오메트릭(plyometrics)훈련을 실시한다.

환자에게 규칙적인 운동을 지속하는 것이 중요하다는 것을 각인시켜야 한다. 환자가 장기적으로 운동 프로그램을 수행하는데 도움이 되는 몇 가지 요소가 있다. 그러한 조언들은 환자 교육에 포함되어 있으며, 다음의 내용들이 포함된다.

♦ 대체할만한 활동과 즐길 수 있을 만한 다양한 활동을 구축한다.
♦ 운동에 대해 실시간적인 틀을 구축한다.
♦ 가족들이 체험할 수 있는 운동을 구성한다.
♦ 일상에서 운동을 생활화 한다(가능한 걸어서 출근하고, 사무실에서 엘리베이터를 이용하는 대신 몇 층계 정도는 걸어서 다니며, 집에서는 무거운 조끼를 착용한다).
♦ 작업 시간 동안 할 수 있는 활동을 찾는다(사무실에 있는 동안 계단을 오른다).
♦ 퇴근 후 할 수 있는 활동을 찾는다.
♦ 주말 동안 재미있게 할 수 있는 활동을 찾는다.
♦ 유연성(flexibility)을 유지한다.
♦ 만약 계획된 시간에 운동을 하지 못했다면, 그날 또는 그 주 안에 보충한다.
♦ 오락물(entertainment)의 사용
- 웨이트 훈련 또는 밖에서 걷는 동안 음악을 듣는다.
- 트레드밀 훈련을 하는 동안에 TV를 시청한다.
- 테이프에 녹음된 책(book on the tape)을 사용한다.

자가치료와 가정 관리에서의 기능적인 훈련
FUNCTIONAL TRAINING IN SELF-CARE AND HOME MANAGEMENT

♦ 자가치료와 가정 관리
- 자가치료와 가정 관리를 하는 동안 모든 동작, 직무와 활동, 자세 정렬을 검토한다.

직장, 지역사회 그리고 여가 통합 또는 재통합에서의 기능적인 훈련
FUNCTIONAL TRAINING IN WORK, COMMUNITY, AND LEISURE INTEGRATION OR REINTEGRATION

♦ 직업
- 높은 바퀴달린 의자(rolling stool)에 앉는 것 등을 포함한 작업 환경에 대한 모의실험을 실시한다.
- 움직임을 인식하고 신체 기전(body mechanics)을 개선 시키기 위해 수정해야 될 동작들과 치과에서 이루어지는 직무에 대한 모의실험을 실시한다.
- 모의실험한 직무에 대해 훈련을 실시한다.
- 드릴, 캐비트론(스케일링 장비) 및 다른 도구를 사용하는 작업 훈련과 방사선 촬영을 하는 동안의 적절한 자세에 대한 훈련을 실시한다.

♦ 지역사회
- 유대교 회당의 운영기금을 위한 복권판매와 바자회를 조직한 자원봉사자로서 작업에 필요한 직무에 대해 모의실험을 실시한다.

♦ 여가
- 올바른 목뼈 자세에 중점을 두는 적절한 독서 자세에 대한 모의실험과 교육을 실시한다.
- 컴퓨터를 사용할 때 자세에 대한 인식훈련을 실시한다.

- ♦ 손상의 예방 또는 감소
  - ● 작업과 관련한 안전예방책에 대한 인식훈련을 실시한다.

도수치료기술 MANUAL THERAPY TECHNIQUES

- ♦ 마사지
  - ● 결합조직 마사지/근막이완
    - ■ 앞가슴벽(전흉벽, anterior chest wall), 어깨 앞쪽, 목뼈와 등뼈의 뒤에 있는 근육에 시행한다.
- ♦ 가동술(mobilization)/도수교정술(manipulation)
  - ● 연부조직
    - ■ 목뼈와 등뼈의 척추옆근(부척추근, paraspinal muscle)
    - ■ 뒤통수밑근(후두하근, suboccipital muscle)
    - ■ 위등세모근(상부승모근, upper trapezius), 목갈비근(사각근, scaleni), 목빗근(흉쇄유돌근, SCM)
    - ■ 마름근(능형근, romboid muscle), 중간등세모근(중부승모근, middle trapezius)
  - ● 척추와 말초 관절[30-33]
    - ■ 척추몸통(추체, vertebral body) 사이의 공간을 증가시키고, 척추몸통 사이의 가동성을 개선시키기 위해 도수적 목뼈 견인을 실시한다.
    - ■ 목뼈의 축성폄자세(axial extension)를 개선시키기 위해 수동적인 척추몸통 사이 가동술(passive accessory intervertebral mobility; PAIVM)을 실시한다.
    - ■ 뒤굽음(후만, kyphosis)을 감소시키고, 가동성을 증가시키기 위해 가시돌기(극돌기, spinous process)와 양쪽 가로돌기(횡돌기, transverse process)에 대한 뒤/앞쪽 미끄러짐(활주, sliding)을 실시한다.
    - ■ 굽힘과 벌림의 운동범위와 관절 공간을 증가시키기 위해 위팔어깨관절(관절와상완관절, glenohumeral joint)에 대한 가쪽 견인과 세로(longitudinal) 견인을 실시한다.
    - ■ 앞쪽 관절주머니의 길이를 증가시키고 벌림(외전, abduction) 범위를 증가시키기 위해 위팔어깨관절(관절와상완관절, glenohumeral joint)에 대한 뒤/앞쪽 미끄러짐 실시한다.
    - ■ 가동성을 증가시키기 위해 어깨뼈(견갑골, scapula) 견인, 내림(하제, depression), 모음(내전, adduction)을 실시한다.

전기 치료 ELECTROTHERAPEUTIC MODALITIES

- ♦ 통증과 근육 경련(spasm)을 감소시키기 위해 전기근육자극치료(EMS) 또는 경피신경전기자극치료(TENS)를 실시한다.

물리적 요인과 기계 종류 PHYSICAL AGENTS AND MECHANICAL MODALITIES

- ♦ 초음파
  - ● 통증을 감소시키고 조직관류(tissue perfusion)와 산화(oxygenation)를 증가시키기 위해 초음파를 적용한다.
- ♦ 열치료
  - ● 목뼈와 등뼈 근육의 신장성(extensibility)을 증가시키고, 경련을 감소시키기 위해 온습포를 적용한다.
- ♦ 견인 장치
  - ● 신경뿌리(근, root)가 지나는 구멍과 척추몸통 사이 관절의 공간을 확장시키기 위해 간헐적/지속적 견인을 적용한다.

예상 목표와 기대 결과 ANTICIPATED GOALS AND EXPECTED OUTCOMES

- ♦ 병리/병태생리에 미치는 영향
  - ● 관절 제한(joint restriction)이 10~15% 감소됨
  - ● 근육 경련(spasm)이 사라짐
  - ● 신경 압박이 감소됨
  - ● 조직에 도달하는 영양분이 증가됨
  - ● 통증이 10점 만점 중 4점에서 1-2점으로 감소됨
  - ● 어깨, 어깨뼈, 목뼈와 등뼈의 연부조직 제한이 감소됨
  - ● 조직 관류와 산화가 증가됨
  - ● 조직 제한이 정상적으로 돌아옴
- ♦ 손상에 미치는 영향
  - ● 어깨, 어깨뼈, 목뼈와 등뼈의 관절 가동성이 10~15% 정도 개선됨
  - ● 가슴근(흉근, pectoralis muscle)의 근 길이가 10%까지 늘어남
  - ● 목뼈의 폄과 굽힘, 등뼈의 폄, 어깨뼈의 모음(내전,

adduction)과 내림(하제, depression) 그리고 어깨 굽힘과 벌림(외전, abduction)에 있어 근력, 힘, 지구력을 포함하는 근육 수행 능력이 증가됨
- 작업(치과 업무와 환자관리)과 여가(독서와 컴퓨터) 행태 및 직무와 활동을 하는 동안 자세 정렬과 조절, 자세에 대한 인식이 개선됨
- 작업과 독서를 하는 동안 자세가 적절히 유지됨
- 움직임의 질이 개선
- 이완(relaxation)이 증가
- 목뼈와 등뼈, 어깨이음뼈(견갑대, shoulder girdle)의 운동범위가 정상범위까지 개선됨

♦ 기능적인 제한에 미치는 영향
- 자가치료와 가정 관리, 작업(치과 업무, 환자관리)과 지역사회 또는 여가생활(독서, 컴퓨터)과 관련한 신체동작, 직무와 활동 및 장비와 장치를 사용하거나 그렇지 않은 일상생활동작(ADL)과 수단적 일상생활능력(IADL)이 개선됨
- 작업(치과)과 여가(컴퓨터)를 위한 동작, 직무, 활동과 자세에 대한 허용능력이 개선됨

♦ 위험 감소/예방
- 의사소통이 위험요인을 감소시키고 합병증을 예방하는데 도움이 됨
- 위험요인이 감소됨
- 현재 상태의 재발 위험이 감소됨
- 이차적 손상의 위험이 감소됨
- 안전성이 개선됨
- 증상을 스스로 관리하는 능력이 개선됨

♦ 건강, 웰니스, 운동에 미치는 영향
- 건강한 영양, 신체적 활동을 증진시키는 행동 양상과 웰니스(wellness)가 개선됨. BMI가 26.8로 개선됨
- 체력(fitness)이 개선됨
- 건강 상태(health status)가 개선됨
- 신체 기능이 개선됨

♦ 사회 자원에 대한 영향
- 환자에 대한 기록은 모든 환경과 환자 관리 전반에 걸쳐 이루어지며 *ATPA's guidelines for physical therapy documentation*에 따른다.[78]
- 물리치료 서비스의 이용을 최적화한다.

♦ 환자/고객 만족
- 관리는 환자, 가족, 다른 전문가와 협조하여 이루어짐.
- 진단, 예후, 중재 및 기대 목표와 예상 결과에 대한 환자와 가족의 인식 및 지식이 증가됨
- 사례발표(case conference)를 통해 다분야에 걸친 협력이 이루어짐
- 환자 만족이 이루어짐
- 행복감이 개선됨

재검사 REEXAMINATION

재검사는 관리기간 내내 시행된다.

퇴원 DISCHARGE

Schoenberg씨는 총 14회(session)의 물리치료를 받고 그의 목표와 기대를 달성하고 난 후 퇴원하였다. 그는 그의 목표와 예상 결과를 이루었다.

사례 연구 #2:

회내된 발
Pronated feet

Hui Sing(Emily) Chen 부인은 하지, 특히 무릎과 발, 허리에 통증을 호소하는 51세 여성이다.

물리치료사 검진 PHYSICAL THERAPIST EXAMINATION

병력 HISTORY

♦ 일반적인 인적사항: Chen 부인은 중국어를 사용하는 51세 아시아 여성이다. 영어 이해력은 좋으나 구사력은 기초 수준 정도이며, 오른손 잡이이다.

♦ 사회적 병력: Chen 부인은 미망인으로 장성한 네 명의 아이들이 있다. 3명의 아들(25세, 23세, 20세)과 한 명의 딸(27세)이 있고, 두 명의 손자가 있다.

♦ 고용/일: 그녀는 전업주부이며, 이전 고객들이 요청한 부분에 한해서만 재봉일을 하고 있다.

♦ 생활 환경: 그녀는 엘리베이터가 없는 저층의 아파트에

서 혼자 살고 있다.

- 일반적인 건강 상태
  - 일반적인 건강 인식: 그녀는 그녀의 건강상태가 보통이라고 대답하였다.
  - 신체적 기능: 그녀는 계단 오르기를 포함하여 돌아다니는 일이 점점 더 어려워지기 시작했다고 보고하였다.
  - 심리적 기능: 정상
  - 역할 기능: 재봉사, 어머니, 할머니
  - 사회적 기능: 그녀는 바느질을 즐기고 가족들을 위해 음식을 만들어 줄 때 만족감을 느낀다.
- 사회/건강 습관: 그녀는 비흡연자이다.
- 가족력: 그의 아버지는 뼈관절염과 척추옆굽음증(척추측만증, spinal scoliosis), 고혈압을 앓았다.
- 의학/외과적 병력: 고혈압, 갑상선 기능저하증, 뼈관절염
- 입원 경험: 그녀는 네 아이를 출산하기 위해 병원에 입원한 적이 있다.
- 이전에 있던 의학적 문제나 기타 건강관련질환: 결과나 상태에 관련한 질환이 없음(noncontributory).
- 현재 상태/주호소: Chen 부인은 수 개월 동안 양발의 통증을 호소하였고, 최근 무릎의 통증이 증가하고 있다고 하였다. 그녀는 계단을 오르는 것이 더 어려워지고 있다고 하였다. 허리에 쑤시는 느낌이 들고, 서 있거나 걸을 때 통증을 느끼는 시간이 더 길어진다고 하였다.
- 기능적인 상태와 활동 수준: 그녀는 일상생활능력(ADL)과 수단적 일상생활능력(IADL) 모두 독립적으로 수행 가능하며, 걷는 것을 좋아하지만 증상의 악화로 많이 걷지는 못한다.
- 약물: lopressor, synthroid, celebrex, actonel.
- 다른 임상적 검사: 엉덩관절(고관절, hip joint)과 척추의 뼈밀도가 정상으로 나타났다.

신체계통 조명 SYSTEMS REVIEW

- 심혈관/폐
  - 혈압(BP): 140/85 mmHg
  - 부종: 오른쪽 무릎에 약간의 부종이 있고, 그 외에는 정상이다.
  - 심박수(HR): 80 bpm
  - 호흡수(RR): 14 bpm
- 피부계
  - 흉터형성 상태: 없음
  - 피부색: 정상
  - 피부 상태: 정상
- 근골격계
  - 전체적인 관절가동범위: 상부와 하부의 사분위 검사(upper and lower quarter exam)를 통해 측정한 결과 목뼈와 등뼈, 허리와 어깨, 엉덩관절, 무릎과 발목 양쪽에서 가동범위의 제한이 나타났다.
  - 전체적인 근력: 상부와 하부의 사분위 검사를 통해 측정한 결과, 목뼈와 등뼈의 폄근과 복근,어깨 굽힘근과 벌림근(외전근, abductor),엉덩관절 폄근과 무릎관절폄근, 발목관절의 등쪽 굽힘근(배측굴곡근, dorsi flexor)와 안쪽번짐근(내반근, invertor)의 근력의 감소되었다.
  - 전체적인 대칭성: 경도의 척추옆굽음증으로 약간 비대칭적이다.
  - 키: 5' 1" (1.549 m)
  - 몸무게: 140 lbs (63.504 kg)
- 신경근육계
  - 균형: 동요(pertubation)에 대해 쉽게 균형을 잃는다.
  - 보행, 이동 그리고 변화: 정상
- 의사소통, 감정, 인지, 언어, 학습 유형
  - 의사소통, 감정, 그리고 인지: 정상
  - 학습 유형: 청각형 학습자

검사와 측정 TESTS AND MEASURES

- 인체측정학적 특징
  - BMI = 705 × [몸무게(단위: pound)를 키(단위: inchs)의 제곱으로 나눈다.]
  - Chen 부인의 BMI = 26.52
  - BMI가 25와 30 사이로 나오면 과체중이라고 본다.[29]
  - 둘레: 오른쪽 무릎이 부종으로 인해서 둘레가 1/2 inch 증가하였고, 근위축으로 인해 무릎뼈 3 inch 위 지점의 둘레가 1/4 inch 감소하였다.
- 뇌신경과 말초신경 통합성
  - 감각: 사지 모두 정상
- 인체 공학과 신체 기전
  - 자가치료, 가정 관리, 직업, 지역사회, 여가 형태, 직무, 활동동안의 신체 기전을 분석한 결과 주로 앉으

로 숙이는 동작이 많고 바지나 치마의 단을 잴 때, 무릎을 꿇고 일한다.
- 그녀는 종종 한자리에 오랫동안 앉아 있는다.

♦ 보행, 이동 그리고 균형
- 넛지(Nudge)/푸시(push) 검사에서 뒤쪽 동요(perturvation)에 대해 중등도의 균형 능력을 나타내었다.[79]

♦ 관절 통합성과 가동성
- 관절 통합성과 가동성의 평가는 뼈운동학(osteokinmatic)과 관절 운동학(arthrokinematic)의 분석뿐만 아니라 관절의 구조적 안정성(structural integrity) 또한 평가한다.
- 구조적 안정성(structural integrity) 검사는 인대의 안정성, 압박, 견인 검사, 충돌 검사, 관절 내 운동(joint play)등을 평가하기 위해 고안된 특수 검사들을 포함한다.[30-33]
- 목뼈(경추, cervical)
  - 굽힘: 수동적인 생리적 척추사이 가동성 검사(passive physiological ntervertebral mobility testing)에서 단단한 끝느낌(firm end feel), 인대성 끝느낌(ligamentous end feel)과 함께 경미한(minimally) 제한이 나타났다.
  - 폄: 뒤쪽/앞쪽 미끄러짐은 딱딱한 끝느낌과 함께 중등도의 제한이 나타났다.
  - 가쪽굽이: 수동적인 생리적 척추사이 가동성 검사에서 척추몸통(추체,vertebral body) 사이에서 가쪽 미끄러짐은 딱딱한 끝느낌과 함께, 양방향 모두 경미한 제한을 나타냈다.
  - 돌림: 돌림에 대한 수동적인 생리적 척추사이 가동성 검사에서 양측모두 단단한 끝느낌과 함께 경미한 제한이 나타났다.
  - 목뼈의 견인(distraction)에서 경도의 제한이 나타났다.
- 등뼈
  - 굽힘: 수동적인 생리적 척추사이 가동성 검사에서 제한이 없는 것으로 나타났고, 단단한 그리고 인대성 끝느낌이 나타났다.
  - 폄: 가시돌기(극돌기, spinous process)에서 뒤/앞쪽 미끄러짐은 등뼈 전체에서 단단한 끝느낌과 함께, 중등도의 제한이 나타났다.
  - 돌림: 수동적인 생리적 척추사이 가동성 검사를 한 결과, 가시돌기의 가쪽 미끄러짐에서 단단한 끝느낌과 함께, 양쪽 모두 경미한 제한이 나타났다.
  - 가쪽굽이: 왼쪽에서는 중등도의 제한이 나타났고 오른쪽에서는 경미한 제한이 나타났다.
- 허리뼈(요추 , lumbar)
  - 굽힘: 수동적인 생리적 척추사이 가동성 검사에서 경도의 제한이 나타났다.
  - 폄: 가시돌기(극돌기, spinous process)에 대한 뒤쪽/앞쪽 미끄러짐에서 경도의 제한이 나타났다.
  - 가쪽굽이: 엎드린 자세에서 수동적 벌림(외전, abduction) 오른쪽보다 왼쪽에서 제한이 더 많이 나타났다.
  - 돌림: 엎드린 자세에서 엉덩뼈능선을 들어올렸을 때, 양쪽 모두 경미한 제한이 나타났다.
- 어깨관절 복합체(shoulder complex)
  - 위팔어깨관절(관절와상완관절, glenohumeral joint)
    - ▶ 굽힘: 견인에서 양쪽 모두 경미한 제한이 나타났고, 앞/뒤쪽 미끄러짐에서도 양쪽 모두 경미한 제한이 나타났다.
    - ▶ 폄: 뒤쪽/앞쪽 미끄러짐에서 제한이 없는 것으로 나타났다.
    - ▶ 벌림: 가쪽 견인에서 양쪽 모두 경미한 제한이 나타났고, 아래쪽 미끄러짐에서 양쪽 모두 경미한 제한이 나타났다.
    - ▶ 가쪽돌림(외측회전, external rotation): 뒤/앞쪽 미끄러짐에서 양쪽 모두 경미한 제한이 나타났다.
    - ▶ 안쪽돌림(내측회전, internal rotation): 앞쪽/뒤쪽 미끄러짐에서 제한이 없는 것으로 나타났다.
  - 봉우리빗장관절(견쇄관절, AC joint)
    - ▶ 앞쪽 미끄러짐: 제한이 없는 것으로 나타났다.
    - ▶ 뒤쪽 미끄러짐: 경미한 제한이 나타났다.
  - 복장빗장관절(흉쇄관절, SC joint)
    - ▶ 위쪽 미끄러짐: 제한이 없는 것으로 나타났다.
    - ▶ 아래쪽 미끄러짐: 양쪽 모두 경미한 제한이 나타났다.
    - ▶ 앞쪽 미끄러짐: 제한이 없는 것으로 나타났다.
    - ▶ 뒤쪽 미끄러짐: 양쪽 모두 경미한 제한이 나타났다.

- 어깨가슴관절(견흉관절, scapulothoracic joint)
  - 견인: 양쪽 모두 경미한 제한이 나타났다.
  - 위쪽돌림(상방회전, upward rotation): 양쪽 모두 경미한 제한이 나타났다.
  - 뒤당김(후인, retraction): 양쪽 모두 경미한 제한이 나타났다.
- 엉덩관절(고관절, hip joint)
  - 세로 견인(longituidinal distraction): 경미한 제한이 나타났고, 오른쪽이 더 제한이 많은 것으로 나타났다.
  - 가쪽 견인: 경미한 제한이 나타났고, 오른쪽이 더 제한이 많은 것으로 나타났다.
  - 넙다리뼈(대퇴골, femur)의 앞/뒤쪽 미끄러짐: 중등도의 제한이 나타났고, 오른쪽이 더 제한이 많은 것으로 나타났다.
- 무릎관절(슬관절, knee joint)
  - 견인: 경미한 제한이 나타났고, 오른쪽이 더 제한이 많은 것으로 나타났다.
  - 정강뼈(경골, tibia)의 앞쪽/뒤쪽 미끄러짐: 경미한 제한이 나타났고, 오른쪽이 더 제한이 많은 것으로 나타났다.
  - 정강뼈의 뒤쪽/앞쪽 미끄러짐: 중등도의 제한이 나타났고, 오른쪽이 더 제한이 많은 것으로 나타났다.
  - 종아리뼈머리(비골두, fibular head)의 뒤/앞쪽 미끄러짐: 경미한 제한이 나타났고, 오른쪽이 더 제한이 많은 것으로 나타났다.
  - 정강뼈의 안쪽 미끄러짐: 경도의 과운동성이 나타났고 오른쪽이 더 많은 것으로 나타났다.
  - 정강뼈의 가쪽 미끄러짐: 중등도의 제한이 나타났고, 오른쪽이 더 제한이 많은 것으로 나타났다.
- 발목 관절(ankle joint)
  - 견인: 오른쪽은 중등도의 제한이 나타났고, 왼쪽은 경미한 제한이 나타났다.
  - 목말뼈(거골, talus)에 대한 정강뼈의 앞쪽 미끄러짐: 오른쪽은 중등도의 제한이 나타났고, 왼쪽은 경미한 제한이 나타났다.
  - 발꿈치뼈(종골, calcaneus)의 흔들림(rock): 양쪽 모두 중등도의 제한이 나타났고, 안쪽번짐(내번, inversion) 동작에서 오른쪽이 더 제한이 많은 것으로 나타났다.
  - 목말뼈(거골, talus)에 대한 발배뼈(주상골, navicular)의 위쪽 미끄러짐: 오른쪽은 심각한 제한을 보였고, 왼쪽은 중등도의 제한이 나타났다.
- 엄지발가락
  - 견인: 첫 번째 발허리발가락관절(중족족지관절, MTP joint)에서 양쪽 모두 중등도의 제한이 나타났다.

♦ 운동 기능
- 기민성(dexterity), 협조(coordination), 민첩성(agility)에서 제한이 없는 것으로 나타났다.

♦ 근 수행력
- 역량계(dynamometry)로 측정한 결과 오른쪽 쥐는힘(악력, grip strength)이 45 lbs(환자와 동연령대의 평균: 42.6 lbs), 왼쪽 쥐는힘은 40 lbs(환자와 동연령대의 평균: 37.6 lbs)로 나타났다.[34]
- MMT검사결과 평균에 대한 환자의 편위는 다음과 같다.
  - 목뼈 폄=3/5
  - 등뼈 폄=3/5
  - 어깨뼈 내림= 오른쪽: 3/5, 왼쪽: 3/5
  - 어깨 굽힘= 오른쪽: 4/5, 왼쪽: 4/5
  - 어깨 벌림= 오른쪽: 4/5, 왼쪽: 4/5
  - 엉덩관절 굽힘=오른쪽: 3/5, 왼쪽: 4/5
  - 엉덩관절 폄=오른쪽: 3/5, 왼쪽: 4/5
  - 무릎관절 폄=오른쪽: 3+/5, 왼쪽: 4/5
  - 양쪽 무릎관절 굽힘= 4+
  - 발목 안쪽번짐=오른쪽: 3/5, 왼쪽: 4/5
  - 양쪽 엄지발가락 벌림(외전, abduction)=3
- 근육 장력(촉진)
  - 근육 경련(spasm)
    - 위등세모근(상승모근, upper trapezius) L>R
    - 허리뼈 척추옆근(부척추근, paraspinal muscle) L>R
    - 오른쪽 볼기(둔부, buttock)

♦ 통증
- 숫자 통증 등급척도(Numeric pain rating scale)([NPS] 0= 통증 없음, 10=통증이 가장 심함)
- 양쪽 무릎과 발목에서 10점 중 6-7점으로 나타났고,

허리에서는 3점으로 나타났다.

- 그녀는 ODQ(Oswestry Low Back Pain Disability Questionnaire)에서 50점 중 35점으로 나타났고, 이것은 중등도의 기능장애를 나타낸다.[80]

♦ 자세

- 모든 관점에서 관찰적 평가를 했고, 격자무늬가 표시된 사진(grid photograph)과 측연선을 사용했다.
  - 가쪽면: 머리가 앞으로 나와 있고, 등뼈 뒤굽음증(흉추 후만증, thoracic kyphosis), 상부 등뼈의 굽이(만곡, curvature)가 증가하고 앞굽이(전만, lordosis)는 감소한 것으로 나타났다. 엉덩관절과 무릎관절이 약간 구부러져 있었으며, 오른쪽이 더 많이 구부러져 있었고, 오른쪽 발에서 3등급, 왼쪽 발에서는 1등급의 평발로 나타났다.
  - 뒷면: 경도의 척추옆굽음증(척추측만증, spinal scoliosis)이 나타났고, 오른쪽 어깨가 약간 올림되었다. 엉덩뼈능선(장골릉, iliac crest)이 내려가 있었고 안굽이무릎(외반슬, genu valgum)이 나타났으며 오른쪽이 더 심하게 나타났다.
  - 앞면: 경도의 척추옆굽음증이 나타났고, 오른쪽 어깨가 약간 올림되었다. 엉덩뼈능선이 내려가 있었고 안굽이무릎이 나타났으며 오른쪽이 더 심하게 나타났다. 또한 양발에서 엄지발가락가쪽휨증(무지외반증, hallux valgus)이 나타났다.

♦ 관절가동범위

- 기능적 운동범위
  - 양쪽 상지를 올릴 때(거상, elevation) 끝범위에서 제한이 나타났다.
  - 천장을 쳐다보는 동작에서 제한이 나타났다.
  - 어깨 너머로 쳐다보는 동작에서 제한이 나타났다.
  - 허리를 구부리고 펴거나 가쪽으로 구부리는 동작에서 제한이 나타났다.
  - 오른쪽 엉덩관절에서 가쪽돌림(외회전, external rotation)과 안쪽돌림(내회전, internal rotation)의 운동범위가 감소하였다.
  - 양쪽 무릎관절의 굽힘 범위가 감소하였다.
  - 오른쪽 무릎관절의 폄 범위가 감소하였다.
  - 오른쪽 발목관절의 발등굽힘(배측굴곡, dorsi flexion) 범위가 감소하였다.
  - 오른쪽 발목의 안쪽번짐(내번, inversion) 범위가 감소하였다.
  - 엄지발가락의 벌림(외전, abduction) 범위가 감소하였다.
- 관절의 능동적 움직임과 수동적 움직임
  - 목뼈의 가동범위는 목뼈가동범위측정기를 사용하여 측정하였다. 목뼈가동범위측정기를 사용한 측정 방법은 높은 평가자내 신뢰도(ICC=0.93)[39]와 중등도의 평가자간 신뢰도(ICCs=0.83, 0.775)[8,39]를 나타내었다.
  - Hickey는 목뼈가동범위측정기와 측연선 방법 모두 중등도의 평가자간 신뢰도를 보였다고 하였다.[8]
  - 목뼈가동범위측정기를 사용한 측정 방법의 타당도는 방사선 측정방법과 비교하였을 때, 피어슨 상관계수가 매우 높게 나타났다고 하였다(굽힘) $r=0.97$, $p<0.001$, 폄 $r=0.98$, $p<0.001$).[40]
    - ▸ 목뼈(경추, cervical): 목뼈가동범위측정기
      - ○ 굽힘=45°
      - ○ 폄=20°
      - ○ 가쪽 굽힘(외측굴곡, lateral flexion)=양측에서 15°
      - ○ 돌림=오른쪽: 35°, 왼쪽: 38°
    - ▸ 등뼈(흉추, thoracic):경사측정법(inclinometry)
      - ○ 굽힘=30°
      - ○ 폄=0°
      - ○ 가쪽 굽힘(외측굴곡, lateral flexion)=양측에서 10°
      - ○ 돌림=25°
    - ▸ 허리뼈: 경사측정법(inclinometry)
      - ○ 굽힘=25°
      - ○ 폄=10°
      - ○ 가쪽 굽힘(외측굴곡, lateral flexion)=10°
      - ○ 돌림=3°
    - ▸ 어깨: 각도측정법(goniometry)
      - ○ 굽힘=오른쪽:0~150°, 왼쪽:0~153°
      - ○ 벌림(외전, abduction)= 오른쪽:0~150°, 왼쪽: 0~153°
      - ○ 가쪽돌림(외회전, external rotation)=오른쪽: 0~50°, 왼쪽: 0~55°

- ▶ 엉덩관절 = 각도측정법(goniometry)
  - ○ 굽힘= 제한 없음
  - ○ 폄:=오른쪽: 0°, 왼쪽: 0~5°
  - ○ 벌림=오른쪽: 0~20°, 왼쪽: 0~25°
  - ○ 모음(내전, adduction)= 제한 없음
  - ○ 안쪽돌림= 양쪽에서 0~10°
  - ○ 가쪽돌림(외회전, external rotation)= 제한 없음
- ▶ 무릎관절: 각도측정법(goniometry)
  - ○ 굽힘= 양쪽: 0~120°
  - ○ 폄= 오른쪽: 7°, 왼쪽: 5°
- ▶ 발목관절: 각도측정법(goniometry)
  - ○ 발등굽힘(배측굴곡, dorsi flexion)=오른쪽: 0~5°, 왼쪽: 0~10°
  - ○ 발바닥굽힘(저측굴곡, plantar flexion)=제한 없음
  - ○ 안쪽번짐(내번, inversion)= 오른쪽: 0~15°, 왼쪽: 0~25°
  - ○ 가쪽번짐(외번, eversion)=제한 없음
- ● 근육의 길이
  - ■ 양쪽 큰가슴근(대흉근, pectoralis major)이 긴장되어 있다.
  - ■ 목뼈폄근(경추신전근, cervical extensor)이 긴장되어 있다.
  - ■ 목갈비근(사각근, scalene)이 긴장되어 있다.
  - ■ 허리뼈폄근(요추신전근, lumbar extensor)이 긴장되어 있다.
  - ■ 양쪽 엉덩관절 굽힘근(고관절굴곡근, hip flexor)이 긴장되어 있다.
  - ■ 양쪽 엉덩관절 가쪽돌림근(고관절 외회전근, hip external rotator)이 긴장되어 있다.
  - ■ 양쪽 넙다리두갈래근(대퇴이두근, biceps femoris)이 긴장되어 있다.
  - ■ 양쪽 발목 가쪽벌림근(외반근, evertor)이 긴장되어 있다.
  - ■ 양쪽 발꿈치힘줄(종골건, heel cord)이 긴장되어 있다.
  - ■ 양쪽 발가락 굽힘근과 아치가 긴장되어 있다.

♦ 반사 통합성

- ● 심부 건반사(DTRs) 또는 근각반사: 대칭적으로 항진되어 있는 상태로 나타났다(1+)×4.

♦ 자가치료와 가정 관리

- ● 자가치료와 가정 관리와 관련한 동작, 직무, 활동과 관련한 상담에서 약간의 불편함이 있으며, 계단 오를 때와 무릎꿇는 자세, 쭈그려앉기(squatting)뿐 아니라, 걷거나 오래 서 있는 동안 통증을 느낀다고 하였다.

♦ 직장, 지역사회 그리고 여가 통합 또는 재통합

- ● 직업, 지역사회 및 여가 행태, 직무, 활동과 관련한 상담에서 짧은 시간동안 스스로 할 수는 있으나, 불편하다고 하였고 계단 오를 때와 무릎꿇는 자세, 쭈그려앉기(squatting)뿐 아니라, 걷거나 오래 서 있는 동안 통증을 느낀다고 하였다.

평가 EVALUATION

Chen 부인의 병력과 위험 요인에 대해 앞에서 나타내었다. 그녀는 51세의 아시아 여성으로 재봉사이며, 비흡연자이고, 따로 하는 운동이 없다. 고혈압과 갑상선 기능저하증, 뼈관절염을 앓고 있으며, 뼈관절염과 고혈압, 척추옆굽음증은 가족력이 있다. 그녀는 나쁜 자세 정렬과 신체 기전을 가지고 있었다. 또한 목뼈, 등뼈, 허리뼈와 하지의 근력이 저하되었으며 척추와 상지, 하지에서 운동범위의 제한이 나타났다. 그녀는 일상생활 중 머리 위에서 하는 동작, 앞으로 뻗는 동작, 무릎 꿇는 동작, 쭈그려 앉는 동작, 계단 오르기에서 어려움을 나타내었다. 또한 그녀는 무릎과 발목에서 10점 중 6-7점 정도의 통증을 호소하였고, 허리에서는 3점 정도의 통증을 호소하였다.

진단 DIAGNOSIS

Chen 부인은 다리, 골반, 허리, 등뼈, 목뼈 전반에 걸친 자세적 기능장애에 기인하여 무릎과 허리에 통증을 느끼고 발의 잘못된 자세정렬을 가진 환자이다. 그녀는 인체공학과 신체 기전, 보행과 운동능력 및 균형, 관절 통합과 가동성, 근육의 수행능력과 자세뿐만 아니라 운동범위의 손상이 나타났다. 그녀는 기능적으로 자가치료, 가정 관리, 직업, 지역사회와 여가 행태, 직무, 활동에 제한을 나타내었다. 그러한 소견들은 패턴 B에 나오는 자세의 손상 내용과 일치한다. 발견된 손상과 기능적 제한점을 토대로 치료계

획과 예후를 결정하게 될 것이다.

예후와 치료계획 PROGNOSIS AND PLAN OF CARE

평가가 끝난 후, 앞으로의 결과에 대하여 다음과 같이 상의하에 결정하였다.

- 신체 기전의 개선과 함께 자가치료, 가정 관리, 직업, 지역사회 및 여가생활과 관련한 신체적 동작과 직무, 활동 능력의 개선
- 균형의 개선
- 관절 통합성과 가동성의 개선
- 관절의 부종, 염증 및 제한범위의 감소
- 건강습관, 웰니스, 예방에 관한 지식의 증가
- 근육 길이의 증가
- 근육의 수행능력 증가
- 근육 경련(spasm) 감소
- 근력의 증가
- 통증의 감소
- 신체적 능력 개선
- 신체 기능의 개선
- 자세 조절의 개선
- 위험 요인의 감소
- 이차적 손상 예방
- 운동범위의 증가
- 스트레스(stress)의 감소

그러한 결과를 달성하기 위해 환자에 대한 적절한 중재를 결정해야 한다. 그것은 협응, 의사소통 그리고 기록; 환자/고객 관련 교육; 치료적 운동; 자가치료와 가정 관리에서의 기능적인 훈련; 직장, 지역사회 그리고 여가 통합 또는 재통합; 도수치료기술; 보조기구와 장비의 적절한 처방, 적용 그리고 제작뿐만 아니라, 전기 치료; 물리적 요인과 기계 종류들을 포함한다.

진단과 예후에 기초하여 Chen 부인의 치료는 16~18주 정도 소요될 것으로 보여진다. 그녀는 사회적 지지(social support)가 좋은 편이고, 적극적이며, 자가 운동 프로그램을 계속해왔다. 그녀는 상태는 심각하지 않으며, 건강한 편이다.

중재 INTERVENTIONS

선택된 중재에 대한 근거 RATIONALE FOR SELECTED INTERVENTIONS

나쁜 자세는 정상적인 해부학적 관계가 변화하여 발생한다. 운동사슬(kinematic chain)에 속한 여러 관절들이 서로 절충하여 보행 양상을 수정하게 된다. 발의 생역학(biomechanics)이 바뀌면 발목, 무릎, 엉덩관절, 엉치엉덩관절(천장관절, SI joint), 어깨 관절과 허리뼈, 등뼈, 목뼈의 기능장애를 야기한다. 각 관절은 주변의 대응되는 부분에 직접적으로 영향을 미친다. 예를 들어, 목말밑관절(거골하관절, subtalar joint)이 엎침(회내, pronation)되었다면, 다리에 안쪽돌림힘(내측회전력, internal rotation force)이 작용하여 무릎과 엉덩관절이 안쪽돌림(내회전, internal rotation)될 것이다. 발이 엎침되면 아치가 낮아지고 양쪽 다리의 기능적인 길이가 틀려지게 된다. 골반경사나 척추옆굽음증이 발달하면, 결국 어깨이음뼈(견갑대, shoulder girdle)나 목뼈, 등뼈의 자세까지 바꾸게 된다.

닫힌 운동 사슬 역학(CKC mechanics)은 다리에 체중이 부하되었을 때 일어난다. 이 상태에서 발꿈치뼈(종골, calcaneus)는 안쪽번짐(내번, inversion) 또는 가쪽번짐(외반, eversion)을 할 수 있지만, 발은 발등굽힘(배측굴곡, dorsi flexion)이나 발바닥굽힘(저측굴곡, plantar flexion) 또는 벌림(외전, abduction)과 모음(내전, adduction)을 할 수 없게 된다. 안쪽번짐과 가쪽번짐은 독립적으로 움직이는 것이 아니라 몸쪽 목말관절(근위거골관절, proximal talar joint)에서 다리의 움직임과 함께 결합된 동작으로 나타난다. 체중 부하시 목말뼈(거골, talus)는 발꿈치뼈(종골, calcaneus)의 반대 방향으로 움직인다. 목말밑관절(거골하관절, subtalar joint)이 닫힌 사슬로 뒤침(회외, supination)을 하는 동안 목말뼈는 안쪽번짐이 일어난다. 체중부하 동안 발꿈치뼈는 모음 또는 발바닥굽힘을 할 수 없으며 목말뼈에서만 벌림과 발등굽힘이 일어난다. 목말뼈가 벌림을 하여 발꿈치뼈와 종아리뼈를 가쪽으로 이동시키면, 하지는 가쪽돌림되고 무릎은 상대적으로 폄 상태가 된다. 닫힌 사슬로 목말밑관절이 엎침되는 것은 발꿈치뼈가 가쪽번짐되고, 발꿈치뼈에 대해 상대적으로 목말뼈가 발바닥굽힘 및 모음된 것을 말하며, 이 동작은 결국 하지를 안쪽돌림 상태로 만들고 무릎을 상대적으로 굽힘 상태로 만든다. 체중부

하가 되지 않은 상태에서 목말밑관절과 다리의 움직임은 서로 독립적으로 일어난다.[12]

발목발허리관절(족근중족골관절, TMT joint)의 엎침과 뒤침은 가로발목뼈관절(횡족근관절, transversi tarsal joint)이 역회전을 못할 때나 뒷발(후족부, hind foot)의 위치에 대해 보상작용이 필요할 때 일어난다. 앞발(전족부, fore foot)이 두 번째 줄에 있는 가상의 축을 중심으로 안쪽번짐, 돌림을 하였을 때 발목발허리관절의 뒤침이라고 말한다. 이러한 발목발허리관절의 뒤침은 뒷발이 체중부하 상태에서 엎침하였을 때, 가로발목뼈관절이 앞발의 역회전을 허용하기 위해 뒤침을 할 때 일어난다. 가로발목뼈관절의 뒤침(회외,supination) 범위가 엎침 힘에 대응하기에 충분하지 않다면, 앞발 안쪽은 바닥을 누르고, 가쪽은 바닥에서 들릴 것이다. 발이 지면에 계속적으로 닿아있도록 하기 위해서는 1,2번 째 줄은 발등굽힘을 하고 4,5번째 줄은 발바닥굽힘을 할 것이다. 이 동작은 안쪽번짐과 관련되어 있다.[12]

발목발허리관절의 엎침 비틀림은 뒷발과 가로발목뼈관절이 모두 뒤침되었을 때 일어난다. 뒷발이 뒤침되었을 때, 앞발의 안쪽이 들리고 가쪽은 바닥을 누르게 될 것이다. 앞발의 엎침 비틀림은 1,2번째 줄이 가쪽번짐과 발바닥굽힘을 하고 4, 5번째 줄이 발등굽힘을 하는 것을 말한다.[12]

치료적 운동 (Therapeutic exercise)

운동은 비정상적 자세를 가진 사람에게 중요한 물리 치료 중재 중 하나이다. 운동은 자세를 조정하기 위한 근육의 능력을 최대화시켜줄 뿐 아니라, 비정상적 자세로 인한 다른 손상들도 다루게 된다. 많은 자세적 편위는 이차적으로 근육의 불균형을 초래한다.[51] 치료적 운동에 대한 부가적인 설명은 사례 연구 #1을 참고하기 바란다.

도수치료기술 (Manual therapy techniques)

Bang과 Deyle,[64] 그의 다른 제자들은[30,65] 통증이 있고 뻣뻣한 척추와 사지의 관절에 도수치료를 적용하였을 때 운동범위와 통증, 기능을 개선할 수 있다고 하였다.[30-33] 도수적 기법은 조직의 신장성과 관절의 가동성을 증가시키고, 통증을 조절할 뿐 아니라 경련을 감소시키고 연부조직의 부종을 감소시키기 위해 능숙한 손(skilled hand)을 사용하는 것을 말한다. 도수치료기법에 대한 부가적인 설명은 사례 연구 #1을 참고하기 바란다.

전기 치료 (Electrotherapeutic modalities)

전기치료 방법은 통증, 근육 경련을 감소시키고 연부조직을 이완시키는 효과가 있다고 알려져 왔다. 전기치료 방법에 대한 부가적인 설명은 사례 연구 #1을 참고하기 바란다.

물리적 요인과 기계 종류 (Physical agents and mechanical modalities)

열치료는 조직관류(tissue effusion)와 산화작용(oxygenation)을 증진시키기 위한 습열 치료[72]와 통증, 관절 부종과 염증을 감소시키기 위한 냉치료를 포함한다.[72] 물리적 방법과 역학적 방법에 대한 부가적인 설명은 사례 연구 #1을 참고하기 바란다.

협응, 의사소통 그리고 기록 COORDINATION, COMMUNICATION, AND DOCUMENTATION

Chen 부인의 운동프로그램을 도와주기 위해서 그녀와 그의 가족들과의 의사소통이 필요하다. 환자의 관리와 연관된 모든 요소들이 기록될 것이다. 체중조절을 위해 식이요법은 위탁을 하는 것도 적절하다고 할 수있다. 관리계획은 환자와 상의하면서 발전시켜 나갈 것이다.

환자/고객 관련 교육 PATIENT/CLIENT-RELATED INSTRUCTION

그의 현재 상태, 손상, 기능적 제한점과 관련한 교육이 이뤄질 것이다. 환자는 적절한 신체 기전, 올바른 자세, 유연성, 가동성, 운동범위, 근력강화, 중심부 안정화와 균형 활동에 대해 교육을 받게 될 것이다. 나쁜 자세가 유산소 능력과 기능적 활동에 가져올 수 있는 영향과 과체중을 포함한 위험 요인들이 논의 되어질 것이다. 영양 위탁이 이뤄질 것이다. 재봉사의 작업과 관련한 인체공학적 교육이 제공될 것이다.

치료적 운동 THERAPEUTIC EXERCISE

- ♦ 유산소 능력/지구력 상태
  - 환자가 비록 유산소 능력에 대해 평가 받지 않아도 일부 유산소 훈련에 참가할 수 있다[예, 리컴번트 자전거(recumbent cycle); 누워서 타는 자전거].
- ♦ 균형, 협조성, 그리고 민첩성 훈련

- 거울 앞에서 공 위에 앉아 있기
- 공위에 앉아서 엉덩이 튕기기
- 안정된 면위에 한발로 서서 동요(perturbation) 훈련
- 고무 쿠션 위에 한발로 서기
- 고무 쿠션 위에 양발로 서기
- 옆으로 미끄러지기(side gliding, 선 자세에서 발을 옆으로 미끄러지듯이 벌림)
- 브레이딩(braiding: 선 자세에서 다리 엇갈리기)
- 폼 롤러(foam roller)위에 서기
- 평균대 훈련
- 장애물 훈련

♦ 신체 기전과 자세 안정화

- 신체 기전 훈련
  - 작업과 여가 활동을 하는 동안 올바르게 앉는 자세에 대한 교육
  - 재단을 하는 동안 신체 기전의 적절한 사용에 대한 교육
  - 물건을 들거나 나를 때 올바른 자세에 대한 교육
  - 올바르게 숙이는 자세에 대한 교육
- 자세조절 훈련
  - 머리, 목뼈(경추, cervical)와 등뼈(흉추, thoracic), 허리뼈(요추, lumbar)의 적절한 정렬 상태
  - 축성폄 자세(axial extension)는 목뼈 앞굽음(전만, lordosis)의 가장 오목한 지점에서 등뼈뒤굽음(후만, kyphosis)의 가장 볼록한 지점까지의 거리가 2인치 이상 되지 않도록 유지하는 자세이다.[75]
  - 어깨뼈(견갑골, scapula) 뒤당김(후인, retraction)과 내림(하제, depression)
  - 닭 날개 자세(손은 머리 뒤로 하고, 어깨는 수평으로 벌린 상태를 말함)
  - 자세 전환 동안 적절한 자세적 위치에 대한 훈련
    - ▸ 일어나 앉기, 서기, 걷기
    - ▸ 앉은 자세에서 무릎 꿇기 자세
    - ▸ 반 무릎 꿇기 자세(half kneeling)에서 서기
    - ▸ 작업동안 기능적 활동을 위해서 실시함
    - ▸ 여가 생활동안 기능적 활동을 위해서 실시함
- 자세 안정화 활동[76]
  - 바로 누운자세에서 앉기, 서기까지 계속 축성폄자세(axial extension position)를 유지한다.
  - 양팔을 들어올린 상태로 축성폄자세를 유지한다.
  - 팔을 올린 상태로 팔에 무게를 부하한 채 축성폄자세를 유지한다. 8~12회를 수행하며, 가벼운 무게로 시작하여 점차 증가시킨다.
  - 글루트 세트(glut sets)
  - 교각 운동(bridging)
  - 편측 교각 운동(unilateral bridging)
  - 교각 운동 상태로 양쪽 엉덩관절을 교대로 굽힘시킨다.
  - 교각운동 상태로 양쪽 무릎관절을 교대로 폄시킨다.
  - 엎드린 자세에서의 글루트 세트(prone glut sets)
  - 공을 사용하여 바로 누운 자세에서 운동을 수행한다.
    - ▸ 공 위에 바로 누운 자세로 팔을 들어 올린다.
    - ▸ 공 위에 바로 누운 자세로 무릎을 폄시킨다.
  - 반대쪽 팔과 다리를 교대로 움직인다.
  - 엎드린 자세에서 한팔을 들거나 양팔 들기 운동을 하고 난 후, 진전되면 네발 기기 자세에서 시행하고 마지막으로 공위에서 실시한다.
  - 엎드린 자세에서 한쪽 다리를 들고 진전되면 네발 기기 자세에서 시행한다.
  - 공위에서 양쪽 다리를 들어올린다.
  - 반대쪽 팔과 다리를 교대로 들어올린다.
  - 엎드린 자세에서 공을 사용하여 훈련한다.
  - 폼롤러(foam roller)와 흔들판(wobble board), 또는 스펀지, 고무 쿠션과 같은 불안정한면을 이용하여 앉은 자세, 양 발 또는 한 발로 선 자세 훈련을 한다.
  - 기저면을 줄인다.
  - 평균대(balance beam) 사용
  - 기저면 밖으로 무게중심을 이동시키는 훈련을 한다.
- 자세 인식(awareness) 훈련
  - 올바른 자세정렬에 대한 시각적 입력을 제공하기 위해 거울을 사용한다.
  - 집, 차, 사무실 모든 장소에서의 자세정렬에 대해 기록한다.

♦ 유연성 운동

- 신장 운동(stretching exercise)은 준비 운동 후에 실시 되어야 하고, 심호흡과 함께 느리고 꾸준하게 수행하며, 30~60초 동안 유지한다.

- 모든 방향에서 목뼈의 가동 범위 운동을 실시한다.
- 어깨의 굽힘, 벌림(외전, abduction), 가쪽돌림(외회전, external rotation)에 대한 가동 범위 운동을 실시한다.
- 등뼈의 폄, 돌림, 가쪽굽이(측굴, lateral flexion)에 대한 가동 범위 운동을 실시한다.
- 모든 방향에서 허리뼈의 가동 범위 운동을 실시한다.
- 엉덩관절(고관절, hip joint)의 폄, 벌림(외전, abduction), 안쪽돌림(내회전, internal rotation)에 대한 가동 범위 운동 실시한다.
- 모든 방향에서 무릎관절의 가동 범위 운동 실시
- 발목의 운동범위 운동: 뒷발(후족부, hind foot)의 가쪽번짐(외번, eversion), 발등굽힘(배측굴곡, dorsi flexion), 안쪽번짐(내번, inversion)
- 목뼈 굽힘, 가쪽굽이 신장
- 앞가슴벽(전흉벽, anterior chest wall)과 어깨 신장
- 넙다리두갈래근(대퇴이두근, biceps femoris)의 신장
- 넙다리네갈래근(대퇴사두근, quadriceps)의 신장
- 엉덩관절 굽힘근(고관절 굴곡근, hip flexor)의 신장
- 발꿈치힘줄(종골건, heelcord)의 신장
- 코너신장법(corner stretch)

◆ 근력, 힘 그리고 지구력 훈련
- 어깨 굽힘, 벌림, 안쪽돌림과 가쪽돌림에 대해 웨이트 훈련(weight training)을 실시한다. 8~12회를 수행하며, 가벼운 무게로 시작하여 점차 증가시킨다. 훈련 동안에는 올바른 자세를 유지해야 한다.
- 엉덩관절과 무릎관절의 굽힘과 폄, 발목 관절의 안쪽번짐에 대해 웨이트 훈련을 실시한다. 8~12회를 수행하며, 가벼운 무게로 시작하여 점차 증가시킨다.
- 앉은 자세에서 푸시업을 실시한다(seated push up).
- 벽에 손을 댄 채 푸시업을 실시하고(wall push up), 푸시업 플러스(push up plus)운동을 실시한다.[81]
- 스툴(stool)을 앞쪽과 뒤쪽으로 굴린다.
- 다양한 무게의 공을 사용한 플라이오메트릭(plyometrics)훈련을 실시한다.

환자에게 규칙적인 운동을 지속하는 것이 중요하다는 것을 각인시켜야 한다. 환자가 장기적으로 운동 프로그램을 수행하는데 도움이 되는 몇 가지 요소가 있다. 그러한 조언들은 사례 연구 #1을 참고 하기 바란다.

자가치료와 가정 관리에서의 기능적인 훈련 FUNCTIONAL TRAINING IN SELF-CARE AND HOME MANAGEMENT

◆ 자가치료와 가정 관리
- 자가치료와 가정 관리를 하는 동안 모든 동작, 직무와 활동, 자세 정렬을 검토한다.

직장, 지역사회 그리고 여가 통합 또는 재통합에서의 기능적인 훈련 FUNCTIONAL TRAINING IN WORK, COMMUNITY, AND LEISURE INTEGRATION OR REINTEGRATION

◆ 직업
- 재봉틀에 앉는 것을 포함한 작업 환경에 대한 모의실험을 실시한다.
- 움직임을 인식하고 신체 기전을 개선시키기 위해 수정해야 될 동작들과 옷단처리, 단추 꿰매기를 포함한 작업 활동에 대한 모의실험을 실시한다.
- 모의실험한 직무에 대해 훈련을 실시한다.

◆ 지역사회
- 교회 활동에 필요한 직무에 대해 모의실험을 실시한다.

◆ 여가
- 독서, 바느질, TV시청동안 올바른 자세에 대한 모의실험과 교육을 실시한다.

◆ 손상의 예방 또는 감소
- 작업과 관련한 안전 예방책에 대한 인식훈련을 실시한다.

도수치료기술 MANUAL THERAPY TECHNIQUES

◆ 마사지
- 결합조직 마시지/근막이완[65]
  - 발바닥널힘줄(족저근막, plantar aponeurosis), 넙다리두갈래근(대퇴이두근, biceps femoris), 척추옆근(부척추근, paraspinalis muscle)에 실시한다.

◆ 가동술/도수교정술
- 연부조직
  - 앞가슴벽(전흉벽, anterior chest wall)
  - 어깨의 앞쪽 관절주머니

- 목뼈, 등뼈, 허리뼈의 척추옆근
- 뒤통수밑근(후두하근, suboccipital muscle)
- 등세모근위부분(상부승모근, upper trapezius), 목갈비근(사각근, scalenius), 목빗근(흉쇄유돌근, SCM)
- 엉덩관절 굽힘근
- 넙다리네갈래근(대퇴사두근, quadriceps)
- 장딴지근(비복근, gastrocnemius)과 가자미근(soleus)
- 양쪽 무릎의 가쪽면
- 발바닥널힘줄(족저근막, plantar aponeurosis)

● 척추와 말초 관절[30-33]

- 척추몸통(추체, vertebral body) 사이의 공간을 증가시키고 척추몸통 사이 가동성을 개선시키기 위해 목뼈(경추, cervical), 등뼈(흉추, thoracic), 허리뼈(요추, lumbar)에 도수적 견인을 실시
- 굽힘과 벌림의 운동범위와 관절 공간을 증가시키기 위해 위팔어깨관절(관절와상완관절, glenohumeral joint)의 가쪽 견인과 세로 견인을 실시한다.
- 무릎관절의 관절 공간과 운동범위를 증가시키기 위해 정강뼈(경골, tibia)에 견인을 실시한다.
- 관절 공간과 발등굽힘(배측굴곡, dorsi flexion) 및 안쪽번짐(내번, inversion)의 가동범위를 증가시키기 위해 발목관절(거퇴관절, talocrural joint)에 견인을 실시한다.
- 가동범위의 끝범위가 해부학적 한계지점에 다다를 때까지 이완 자세에서 3,4등급의 가동술(mobilization)을 실시하여 생리학적 운동범위를 증가시킨다.
  - ▶ 가쪽돌림(외회전, external rotation)의 가동범위와 앞쪽 관절주머니의 길이를 증가시키기 위해 위팔어깨관절(관절와상완관절, glenohumeral joint)에 뒤쪽/앞쪽 미끄러짐(활주, sliding)을 실시한다.
  - ▶ 목뼈의 축성폄자세(axial extension)를 개선시키기 위해 수동적 척추몸통 사이 가동술을 실시한다.
  - ▶ 등뼈 폄과 허리뼈 굽힘 및 폄의 가동범위를 증가시키기 위해 수동적 척추몸통 사이 가동술을 실시한다.
  - ▶ 등뼈 뒤굽음(흉추후만, thoracic kyphosis)을 감소시키고 가동성을 증가시키기 위해 양쪽 가로돌기(횡돌기, transverse process)와 가시돌기(극돌기, spinous process)에 뒤/앞쪽 미끄러짐을 실시한다.
  - ▶ 허리뼈 앞굽음(요추 전만, lumbar lordosis)을 감소시키고 가동성을 증가시키기 위해 양쪽 가로돌기(횡돌기, transverse process)와 가시돌기(극돌기, spinous process)에 뒤/앞쪽 미끄러짐을 실시한다.
  - ▶ 관절주머니의 길이와 벌림(외전, abduction) 및 안쪽돌림(내회전, internal rotation)의 가동범위를 증가시키기 위해 넙다리뼈(대퇴골, femur)에 가쪽 견인을 실시한다.
  - ▶ 엉덩관절 폄의 가동범위를 증가시키기 위해 넙다리뼈의 앞쪽 미끄러짐을 실시한다.
  - ▶ 무릎관절의 굽힘의 가동범위를 증가시키기 위해 정강뼈의 뒤쪽 미끄러짐을 실시한다.
  - ▶ 무릎관절의 폄의 가동범위를 증가시키기 위해 정강뼈의 앞쪽 미끄러짐을 실시한다.
  - ▶ 발목의 발등굽힘의 가동범위를 증가시키기 위해 목말뼈의 뒤쪽 미끄러짐을 실시한다.
  - ▶ 발꿈치뼈의 안쪽번짐을 증가시키기 위해 발꿈치뼈의 가동운동을 실시한다.

보조기구와 장비의 적절한 처방, 적용 그리고 제작
PRESCRIPTION, APPLICATION, AND AS APPROPRIATE, FABRICATION OF DEVICES AND EQUIPMENT

♦ 교정 장치

- ● 환자는 발전문의(podiatrist)에게 적절한 발 교정 장치에 대한 평가와 제작을 위탁한다.

전기 치료 ELECTROTHERAPEUTIC MODALITIES

♦ 통증과 근육 경련을 감소시키기 위해 전기근육자극치료(EMS) 또는 경피신경전기자극(TENS) 치료를 적용한다.

물리적 요인과 기계 종류
PHYSICAL AGENTS AND MECHANICAL MODALITIES

♦ 초음파

- 조직에 영양공급을 증가시키고, 조직관류(tissue perfusion)와 산화(oxygenation)를 증가시키기 위해 초음파를 적용한다.

♦ 열치료

- 목뼈와 등뼈 근육의 신장성(extensibility)을 증가시키고 경련을 감소시키기 위해 온습포(hot pack)를 적용한다.

♦ 견인 장치

- 신경뿌리(근, root)가 지나는 구멍과 척추몸통 사이 관절의 공간을 확장시키기 위해 간헐적/지속적 견인을 적용한다.

예상 목표와 기대 결과
ANTICIPATED GOALS AND EXPECTED OUTCOMES

♦ 병리학/병태생리학에 미치는 영향

- 오른쪽 무릎의 부종이 1/4로 감소됨
- 관절 제한이 10~15%까지 감소됨
- 근육 경련(spasm)이 사라짐
- 신경 압박이 감소됨
- 조직에 도달하는 영양분이 증가됨
- 무릎과 발목의 통증이 10점 중 6-7점에서 4-5점으로 감소, 허리의 통증이 10점 중 3점에서 1점으로 감소됨. 허리의 기능장애점수가 50점 중 35점에서 25점으로 감소됨
- 목뼈, 등뼈, 허리뼈와 어깨, 엉덩관절, 무릎, 발목의 연부조직 제한이 감소됨
- 조직 관류와 산화가 증가됨
- 조직 제한이 정상적으로 돌아옴

♦ 손상에 미치는 영향

- 뒤쪽 동요를 이용한 넛지(Nudge)/푸시(Push) 검사에서 균형이 보통(fair)에서 좋음(good)으로 개선됨
- 어깨, 엉덩관절, 무릎, 발목, 발과 목뼈, 등뼈, 허리뼈의 관절 가동성이 10~15% 정도 개선됨
- 관절 안정성이 개선됨
- 큰가슴근(대흉근, pectoralis major), 목뼈 폄근(경추신전근,cervical extensor), 목갈비근(사각근, scalenius), 허리뼈폄근(요추신전근, lumbar extensor), 엉덩관절굽힘근(고관절 굴곡근, hip flexor)과 가쪽돌림근(외회전근, external rotator), 넙다리두갈래근(대퇴이두근, biceps femoris), 발목 가쪽번짐근(외번근, evertor), 발꿈치힘줄(종골건, heel cord)과 발가락 굽힘근의 근 길이가 10%까지 늘어남
- 근력, 힘, 지구력을 포함하는 근육 수행 능력이 증가됨. 목뼈 폄, 등뼈 폄, 어깨뼈 내림에서 5점 중 4점으로, 어깨 굽힘과 벌림에서 5점 중 4+점으로 증가, 오른쪽 엉덩관절 굽힘과 폄에서 5점 중 4점으로, 왼쪽 엉덩관절 굽힘과 폄에서 5점 중 4+점으로, 오른쪽 무릎관절 폄에서 5점 중 4점으로 왼쪽 무릎관절 폄에서 5점 중 4+점으로, 오른쪽 발목의 안쪽번짐에서 5점 중 4점으로, 왼쪽 발목의 안쪽번짐에서 5점중 4+점으로 엄지발가락의 벌림에서 5점 중 4점으로 증가됨
- 발의 적절한 정렬과 체중부하가 개선됨
- 가정 관리와 작업(재봉사), 여가생활과 관련된 동작, 직무와 활동을 하는 동안 자세 정렬과 조절, 자세에 대한 인식이 개선되고, 작업과 독서를 하는 동안 적절한 자세가 유지됨
- 움직임의 질이 개선됨
- 이완이 증가됨
- 목뼈〔폄, 돌림과 가쪽 굽이(측굴,side bending)〕와 등뼈(폄), 허리뼈(굽힘, 폄, 가쪽굽이와 돌림), 어깨(굽힘, 벌림)와 엉덩관절(폄, 벌림, 안쪽돌림), 무릎관절(굽힘, 폄), 발목관절(발등굽힘과 안쪽번짐)과 발, 발가락의 운동범위가 정상 범위까지 개선됨

♦ 기능적인 제한에 미치는 영향

- 자가치료, 가정 관리, 직업(재봉사)과 관련된 신체 동작, 직무와 활동능력이 개선됨
- 작업(재봉틀에 앉아있는)동안 요구되는 동작, 직무, 활동과 자세에 대한 허용 능력이 개선됨

♦ 위험 감소/예방

- 의사소통이 위험요인을 감소시키고 합병증을 예방하는데 도움이 되었음
- 위험요인이 감소됨
- 현재 상태의 재발 위험이 감소됨
- 이차적 손상의 위험이 감소됨
- 안전성이 개선됨
- 증상을 스스로 관리하는 능력이 개선됨

♦ 건강, 웰니스, 운동에 미치는 영향

- 건강한 영양, 신체적 활동을 증진시키는 행동 양상과

웰니스(wellnes)가 개선됨
- 체력(fitness)이 개선됨
- 건강 상태(health status)가 개선됨
- 신체 기능이 개선됨

♦ 사회 자원에 대한 영향
- 환자에 대한 기록은 모든 환경과 환자 관리 전반에 걸쳐 이루어지며 *ATPA's guidelines for physical therapy documentation*에 따른다.[78]

♦ 환자/고객 만족
- 진단, 예후, 중재와 기대 목표와 예상 결과에 대한 환자와 가족의 인식 및 지식이 증가됨
- 환자 만족이 이루어짐
- 행복감이 개선됨
- 스트레스가 감소됨

재검사 REEXAMINATION

재검사는 관리기간 내내 시행된다.

퇴원 DISCHARGE

Chen 부인은 총 18 회(session)의 물리치료를 받고 그녀의 목표와 기대를 달성하고 난 후 퇴원하였다. 그녀의 목표와 예상 결과를 이루었다.

사례 연구 #3:

쇼이에르만 병
Scheuermann's disease

Joe Brown씨는 흉추 후만을 가진 20세 남성으로 쇼이에르만 병 진단을 받았다.

물리치료사 검진 PHYSICAL THERAPIST EXAMINATION

병력 HISTORY

♦ 일반적인 인적사항: Brown씨는 20세의 흑인 미국 남성으로, 영어를 사용한다. 오른손잡이이며 전문대학에 재학중이다.

♦ 사회적 병력: 미혼이다.

♦ 고용/일: 그는 시골에 있는 대학에 3학년으로 재학중이다.

♦ 생활 환경: 그는 학교 밖에서 친구들과 살고 있다.

♦ 일반적인 건강 상태
- 일반적인 건강 인식: 그는 그의 건강상태가 좋다고 보고하였다.
- 신체적 기능: 그는 그의 연령에 대비해 신체 기능이 정상이라고 생각한다.
- 심리적 기능: 정상
- 역할 기능: 학생
- 사회적 기능: 그는 학교에서 동호회 활동을 하고 비접촉 스포츠(non contact sports: 선수들끼리 신체적 접촉이 없는 운동)를 한다. 그는 테니스를 즐겨 한다.

♦ 사회/건강 습관: 그는 비흡연자이고 주말에 맥주를 즐겨 마신다.

♦ 가족력: 그의 어머니는 고혈압이 있다.

♦ 의학/외과적 병력: 그는 15세에 쇼이에르만 병(scheuermann's disease) 진단을 받았고, 콥스각(cobb's angle)을 측정한 결과 68°의 뒤굽음증(후만증, kyphosis)을 갖고 있었다. 그는 진단을 받고난 후 18개월 동안 교정장치를 종일 착용하였고, 그후 6개월 동안 단시간 착용을 한 결과, 현재는 50°로 각도가 감소하였다.[24]

♦ 입원 경험: 없다.

♦ 이전에 있던 의학적 문제나 기타 건강관련질환: 결과나 상태에 관련한 질환이 없음(noncontributory).

♦ 현재 상태/주호소: 그는 그의 외형적인 모습에 대해 걱정을 하며 교정 장치를 착용하지 않는 지금, 자세와 여러 활동을 수행하는 능력에 대해 걱정하고 있다.

♦ 기능적인 상태와 활동 수준: 그는 일상생활능력(ADL)과 수단적 일상생활능력(IADL) 모두 독립적으로 수행이 가능하다. 그는 체육 수업 때 운동을 하고 있으며, 규칙적으로 걷고, 테니스를 한다.

♦ 약물: 그는 처방전 없이 구입할 수 있는 비타민을 복용하고 있다.

♦ 다른 임상적 검사: 단순 엑스 선 사진(plain film)상으로 척추몸통(추체, vertebral body)의 쐐기화(wedging), 불규칙한 척추몸통 뼈끝판, 쉬모를 결절(Schmorl's node), 척추몸통 높이의 감소[22,26]와 함께 50°의 척추 뒤굽음(후만, kyphosis)이 있는 것으로 나타났다.[20] 척추몸통 사이

척추사이원반(추간판, intervertebral disc) 공간이 줄어들었고, 3개의 쐐기 모양 척추가 기록되었다.[24] 그의 MRI에서는 등뼈(흉추, thoracic) 4번에서 7번까지 척추사이원반이 돌출된 것으로 나타났으며, 뼈밀도는 정상이었다.

신체계통 조명 SYSTEMS REVIEW

- ♦ 심혈관/폐
  - 혈압(BP): 118/76 mmHg
  - 부종: 없음
  - 심박수(HR): 70 bpm
  - 호흡수(RR): 10 bpm
- ♦ 피부계
  - 흉터형성 상태: 없음
  - 피부색: 정상
  - 피부 상태: 정상
- ♦ 근골격계
  - 전체적인 관절가동범위: 목뼈, 등뼈, 허리뼈, 양쪽 어깨와 양쪽 다리 올림, 양쪽 엉덩관절 폄에서 제한이 나타났다.
  - 전체적인 근력: 어깨뼈 뒤당김근(견갑골 후인근, scapula retractor), 목뼈, 등뼈, 허리뼈의 폄근, 엉덩관절 폄근에서 근력이 감소되었다.
  - 전체적인 대칭성
    - 고개가 약간 앞으로 나와 있다.
    - 중등도의 등뼈 뒤굽음(흉추후만, thoracic kyphosis)
    - 척추 옆굽음증 (척추측만증, spinal scoliosis)
    - 골반 앞쪽 경사
    - 중등도의 허리뼈 앞굽음(요추 전만, lumbar lordosis)[82]
  - 키: 6' 3" (1.905 m)
  - 몸무게: 180 lbs (81.648 kg)
- ♦ 신경근육계
  - 균형: 정상
  - 보행, 이동 그리고 변화: 정상
- ♦ 의사소통, 감정, 인지, 언어, 학습 유형
  - 의사소통, 감정, 그리고 인지: 정상
  - 학습 유형: 청각형 학습자

검사와 측정 TESTS AND MEASURES

- ♦ 인체측정학적 특징
  - BMI = 705 × 〔몸무게(단위: pound)를 키(단위: inchs)의 제곱으로 나눈다.〕
  - BMI = 22.56
  - BMI가 18.5와 24.9 사이로 나오면 정상이라고 본다.[29]
- ♦ 뇌신경과 말초신경의 통합성
  - 감각: 사지 모두 정상
- ♦ 인체 공학과 신체 기전
  - 자가치료, 가정 관리, 직업, 지역사회, 여가 행태, 직무, 활동동안의 신체 기전을 분석한 결과 모든 활동 동안 자세가 다르게 나타났다.
  - 그는 수업시간에 필기하는 동안 앞으로 주저 앉는 자세를 취하고, 도서관에서 많은 시간을 보낸다.
  - 그는 테니스를 하는 동안 구부정한 자세를 취하는 경향이 있다.
- ♦ 관절 통합성과 가동성
  - 관절 통합성과 가동성의 평가는 뼈운동학(osteokinematic)과 관절 운동학(arthrokinematic)의 분석뿐만 아니라, 관절의 구조적 안전성(structural integrity) 또한 평가한다.
  - 구조적 안전성(structural integrity) 검사는 인대의 안정성, 압박, 견인검사, 충돌 검사, 관절 내 운동(joint play)등을 평가하기 위해 고안된 특수 검사들을 포함한다.[30–33]
  - 목뼈
    - 굽힘: 수동적인 생리적 척추사이 가동성 검사(passive physiological ntervertebral mobility testing)에서 단단한 끝느낌(firm end feel)과 인대성 끝느낌(igamentous end feel)과 함께 경도의 제한이 나타났다.
    - 폄: 수동적인 생리적 척추사이 가동성 검사시 단단한 끝느낌, 인대성 끝느낌과 함께 경도의 제한이 나타났다.
  - 허리뼈(요추, lumbar)
    - 굽힘: 수동적인 생리적 척추사이 가동성 검사에서 허리뼈 전체에서 중등도의 제한이 나타났다.
    - 폄: 가시돌기(극돌기, spinous process)에 대한 뒤

쪽/앞쪽 압박을 통해 수동적인 생리적 척추 사이 가동성 검사를 시한 결과 제한이 없는 것으로 나타났다.

- 어깨관절 복합체(shoulder complex)
  - 위팔어깨관절(관절와 상완관절, glenohumeral joint)
    - 굽힘: 견인에서 양쪽 모두 경미한 제한이 나타났고, 앞쪽/뒤쪽 미끄러짐에서도 양쪽 모두 경미한 제한이 나타났다.
    - 폄: 뒤쪽/앞쪽 미끄러짐에서 제한이 없는 것으로 나타났다.
    - 벌림(외전, abduction): 가쪽 견인에서 양쪽 모두 경미한 제한이 나타났고, 아래쪽 미끄러짐에서 양쪽 모두 경미한 제한이 나타났다.
    - 가쪽돌림(외측회전, external rotation): 뒤/앞쪽 미끄러짐에서 양쪽모두 경미한 제한이 나타났다.
    - 안쪽돌림(내측회전, internal rotation): 앞/뒤쪽 미끄러짐에서 제한이 없는 것으로 나타났다.
  - 봉우리 빗장관절(견쇄 관절, AC joint)
    - 앞쪽 미끄러짐: 제한이 없는 것으로 나타났다.
    - 뒤쪽 미끄러짐: 양쪽에서 경미한 제한이 나타났다.
  - 복장 빗장관절(흉쇄 관절, SC joint)
    - 견인: 양쪽에서 경미한 제한이 나타났다.
    - 위쪽 미끄러짐: 제한이 없는 것으로 나타났다.
    - 아래쪽 미끄러짐: 양쪽 모두 경미한 제한이 나타났다.
    - 앞쪽 미끄러짐: 제한이 없는 것으로 나타났다.
    - 뒤쪽 미끄러짐: 양쪽 모두 경미한 제한이 나타났다.
  - 어깨가슴관절(견흉관절, scapulothoracic joint)
    - 견인: 양쪽 모두 경미한 제한이 나타났다.
    - 위돌림(상방회전, upward rotation): 양쪽 모두 경미한 제한이 나타났다.
    - 뒤당김(후인, retraction): 양쪽 모두 중등도의 제한이 나타났다.
- 엉덩관절(고관절, hip joint)
  - 세로 견인(longituidinal distraction)과 가쪽 견인: 양쪽 모두 경미한 제한이 나타났다.
  - 넙다리뼈(대퇴골, femur)의 앞쪽 미끄러짐: 양쪽 모두 중등도의 제한이 나타났다.

♦ 운동 기능
- 기민성(dexterity), 협조(coordination), 민첩성(agility)에서 제한이 없는 것으로 나타났다.

♦ 근 수행력
- 역량계(dynamometry)로 측정한 결과 오른쪽 쥐는힘(악력, grip strength)이 135 lbs(환자와 동연령대의 평균: 121 lbs), 왼쪽 쥐는힘은 125 lbs(환자와 동연령대의 평균: 104.5 lbs)으로 나타났다.[34]
- MMT 검사결과는 다음과 같다.
  - 목뼈 폄=4/5
  - 등뼈 폄=3/5
  - 복근=3/5
  - 허리뼈 폄=4/5
  - 어깨뼈(견갑골, scapula) 모음(내전, adduction): 오른쪽=3/5, 왼쪽=3/5
  - 어깨뼈 내림(하제, depression): 오른쪽=3/5, 왼쪽=3/5
  - 어깨 굽힘: 오른쪽=4/5, 왼쪽=4/5
  - 엉덩관절 폄=4/5
- 근육 장력(촉진)
  - 근육 경련(spasm)
    - 등뼈 뒤굽음에 따른 척추옆근(부척추근, paraspinalis muscle)에 경련이 있음
    - 마름근(능형근, romboid muscle)과 중간등세모근(중부 승모근, middle trapezius)

♦ 통증
- 숫자 통증 등급척도(Numeric pain rating scale) ([NPS] 0= 통증 없음, 10=통증이 가장 심함) 등뼈의 뒤굽음 꼭대기(첨부, apex)에서 10점 중 4점으로 나타났고, 허리뼈에서 10점 중 2점으로 나타났다.
- Dowine 등[35]은 NPS에서 좀더 높은 점수가 나타나기는 하였지만, VAS, NPS, SDS와 높은 일치도를 보였다고 하였다.
- Jensen[36]은 NPS가 가장 실용적인 도구라고 하였다.

♦ 자세
- 모든 관점에서 관찰적 평가를 했고, 격자무늬가 표시된 사진(grid photograph)을 사용하였다.
  - 가쪽면: 머리가 앞으로 나와 있고, 등뼈 뒤굽음증

(흉추후만증, thoracic kyphosis), 어깨의 내밈(전인, protraction), 위팔의 안쪽돌림(내회전, internal rotation), 골반의 앞쪽 경사, 허리뼈의 앞굽음(요추전만, lumbar lordosis)의 증가되어 있었다.
    - 뒷면: 척추옆굽음증(척추측만증, spinal scoliosis) 위팔의 안쪽돌림(내회전, internal rotation), 어깨의 내밈(전인, protraction)
    - 앞면: 척추옆굽음증(척추측만증, spinal scoliosis)과 위팔의 안쪽돌림(내회전, internal rotation)

- ♦ 관절가동범위
  - 기능적 운동범위: 양쪽 상지를 올리거나 벌릴 때 끝범위에서 제한이 나타났고, 몸통을 피는 힘과 똑바로 선 자세를 유지하는 능력이 감소하였다.
  - 관절의 능동적 움직임과 수동적 움직임
    - 어깨: 각도측정법(goniometry)
      - ▶ 굽힘= 오른쪽: 0~150°, 왼쪽: 0~155°
      - ▶ 벌림= 오른쪽: 0~150°, 왼쪽: 0~155°
      - ▶ 가쪽돌림(외측회전, external rotation)= 오른쪽: 0~50°, 왼쪽: 0~50°
    - 엉덩관절: 각도특정법(goniometry)
      - ▶ 하지 직거상 검사(SLR)= 오른쪽: 0~50°, 왼쪽: 0~52°
    - 목뼈의 가동범위는 목뼈가동범위 측정기를 사용하여 측정하였다. 목뼈가동범위 측정기를 사용한 측정 방법은 높은 평가자내 신뢰도(ICC=0.83, 0.775)[8,39]를 나타내었다.
    - Hickey는 목뼈가동범위 측정기와 측연선 방법 모두 중등도의 평가자간 신뢰도를 보였다고 하였다.[8]
    - 목뼈가동범위 측정기를 사용한 측정 방법의 타당도는 방사선 측정방법과 비교하였을 때, 피어슨 상관계수가 매우 높게 나타났다고 하였다(굽힘 r=0.97, p<0.001, 폄 r=0.98, p<0.001).[40]
      - ▶ 굽힘=80°
      - ▶ 폄=70°
      - ▶ 가쪽굽이(측굴, lateral flexion)=양측에서 25°
      - ▶ 돌림(회전, rotation)=오른쪽: 70°, 왼쪽: 70°
    - 등뼈: 경사측정법(inclinometry)
      - ▶ 굽힘=50°
      - ▶ 폄=0°
      - ▶ 가쪽 굽이=양측에서 15°
      - ▶ 돌림=30°
    - 허리뼈: 경사측정법(inclinometry)
      - ▶ 굽힘=45°
      - ▶ 폄=10°
      - ▶ 가쪽 굽이=양측에서 10°
      - ▶ 돌림=제한 없음
  - 근육의 길이
    - 큰가슴근(대흉근, pectoralis major)이 긴장되어 있다.
    - 양쪽 수평으로 벌릴 때 긴장되어 있다.
    - 양쪽 엉덩관절 굽힘근(고관절 굴곡근, hip flexor)이 긴장되어 있다.
    - 양쪽 넙다리두갈래근(대퇴이두근, biceps femoris)이 긴장되어 있다.
- ♦ 반사 통합성
  - 심부건 반사(DTRs) 또는 근각반사(myotatic reflexes): 대칭적으로 항진되어 있는 상태로 나타났다.
- ♦ 자가치료와 가정 관리
  - 자가치료와 가정 관리 동작, 직무, 활동과 관련한 상담에서 스스로 할 수 있으나, 약간의 불편함이 있다고 하였다.
- ♦ 직장, 지역사회 그리고 여가 통합 또는 재통합
  - 직업, 지역사회 및 여가 행태, 직무, 활동과 관련한 상담에서 스스로 할 수는 있으나, 오래 서 있으면 통증을 느낀다고 하였다.

평가 EVALUATION

Brown씨의 병력과 위험 요인에 대해 앞에서 나타내었다. 그는 20세 남자 학생이고, 운동을 하고 있으며 쇼이에르만 병(scheuermann's disease) 진단을 받았으며, 고혈압에 대한 가족력이 있다. 그는 등뼈 뒤굽음증을 갖고 있으며 등뼈, 허리뼈, 어깨뼈(견갑골, scapula)와 상지의 근력이 저하되었다. 척추와 어깨, 다리를 올릴 때 운동범위가 감소되어 나타났다. 그는 일상생활 중 특히, 테니스나 힘든 일을 할 때 머리위에서 하는 동작, 오래 구부린 자세, 등뼈가 펴된 자세에서 어려움을 호소하였다. 또한 그는 등뼈 뒤굽음의 꼭대기(apex) 부분과 허리에서 통증을 호소하였다.

진단 DIAGNOSIS

Brown씨는 쇼이에르만 병(scheuermann's disease)을 진단받았으며, 등뼈와 허리뼈에 통증을 호소하는 환자이다. 그는 인체공학과 신체 기전, 보행과 운동능력 및 균형, 관절 통합과 가동성, 근육의 수행능력과 자세뿐만 아니라 운동범위의 손상이 나타났다. 그는 기능적으로 자가치료, 가정 관리, 직업, 지역사회와 여가행태, 직무, 활동에 경미한 제한을 나타내었다. 그러한 소견들은 패턴 B에 나오는 자세의 손상 내용과 일치한다. 발견된 손상과 기능적 제한점을 토대로 치료계획과 예후를 결정하게 될 것이다.

예후와 치료계획 PROGNOSIS AND PLAN OF CARE

평가가 끝난 후, 앞으로의 결과에 대하여 다음과 같이 상의하에 결정하였다.

- 신체 기전의 개선과 함께 자가치료, 가정 관리, 직업, 지역사회 및 여가행태, 직무, 활동능력의 개선
- 건강습관, 웰니스, 예방에 관한 지식의 증가
- 근육 길이의 증가
- 근육의 수행능력 증가
- 근육 경련(spasm) 감소
- 신체적 능력 개선
- 신체 기능의 개선
- 자세 조절의 개선
- 위험 요인의 감소
- 이차적 손상 예방
- 운동범위의 증가
- 스트레스(stress)의 감소

그러한 결과를 달성하기 위해 환자에 대한 적절한 중재(intervention)을 결정해야 한다. 그것은 협응, 의사소통 그리고 기록; 환자/고객 관련 교육; 치료적 운동; 자가치료와 가정 관리에서의 기능적인 훈련; 직장, 지역사회 그리고 여가 통합 또는 재통합; 도수치료기술; 보조기구와 장비의 적절한 처방, 적용 그리고 제작; 전기 치료; 물리적 요인과 기계 종류 등을 포함한다.

진단과 예후에 기초하여 Brown씨의 치료는은 12~14주 정도 소요될 것으로 보여진다. 그는 사회적 지지가 좋은 편이고, 적극적이며, 자가 운동 프로그램을 계속해왔다. 그의 상태는 심각하지 않으며 건강한 편이다.

중재 INTERVENTIONS

선택된 중재에 대한 근거 RATIONALE FOR SELECTED INTERVENTIONS

치료적 운동 (Therapeutic exercise)

운동은 쇼이에르만 병(scheuermann's disease)을 위한 물리치료 중재 중 중요한 요소이다. 운동은 자세를 조절하기 위한 근육의 능력을 최대화 시켜줄 뿐 아니라, 비정상적 자세로 인한 다른 손상들도 다루게 된다. 쇼이에르만 병을 진단 받은 환자는 뒤굽음증(후만, kyphosis)이 있는 부분에 통증을 호소하며, 침범된 부위 위와 아래로 병이 진행하면서, 통증과 함께 뻣뻣해진다. 허리뼈(요추, lumbar)의 과도한 앞굽음증(과다전만증, hyperlordosis)과 거북이목 자세가 나타나며,[24] 대략 환자의 1/3이 경도에서 중등도의 옆굽음증(측만증, scoliosis)을 나타낸다. 또한 환자는 어깨의 수평 모음근 (내전근, adductor), 엉덩관절 굽힘근(고관절 굴곡근, hip flexor), 무릎 굽힘근이 긴장되며, 등뼈(흉추, thoracic) 폄근(신전근, extensor)과 허리뼈 폄근, 엉덩관절 폄근에 약증이 생긴다. 뒤굽음증은 치료하지 않으면 계속 진행된다. Travaglini와 Conte는 대상자 43명 중 80%가 25년간 뒤굽음증이 증가하였다고 하였다.[24] 자세적 인식과 안정화, 신체 기전과 올바른 인체 공학적 적응에 대한 치료는 앞으로 환자의 기능을 최대화 할 수 있도록 해 줄 것이다. 치료적 운동에 대한 부가적인 설명은 사례 연구 #1을 참고하기 바란다.[20,82,83]

도수치료기술 MANUAL THERAPY TECHNIQUES

도수적 기법은 조직의 신장성과 관절의 가동성을 증가시키고, 통증을 조절할 뿐 아니라 경련을 감소시키고 연부조직의 부종을 감소 시키기 위해 능숙한 손(skilled hand)을 사용하는 것을 말한다. 통증이 있고 뻣뻣한 척추와 사지의 관절에 도수치료를 적용하였을 때 운동범위와 통증, 기능을 개선할 수 있다고 하였다.[30-33,65] 그러나 쇼이에르만병

을 진단 받은 환자에 있어 등뼈 가동술이 타당한지에 대한 연구는 거의 없는 실정이다. 그러나 등뼈 통증에 도수치료가 통증을 감소하였다는 연구가 있었다.[84] 쇼이에르만병은 일차적인 침범 부위의 위 · 아래와, 몸쪽 사지에서 보상적인 변화를 나타낸다. 그러한 관절과 연부조직 제한의 치료에 대한 내용이 다뤄져야 할 것이다. 또한, 이차적인 근육경련에 대한 연부조직 기술과 근막이완술에 대한 내용이 다뤄져야 할 것이다.[65] 도수치료기법에 대한 부가적인 설명은 사례 연구 #1을 참고하기 바란다.

협응, 의사소통 그리고 기록
COORDINATION, COMMUNICATION, AND DOCUMENTATION

Brown씨의 운동프로그램을 도와주기 위해서 그와 의사소통이 이뤄질 것이다. 환자의 관리와 연관된 모든 요소들이 기록될 것이다. 관리계획은 환자와 상의하면서 발전시켜 나갈 것이다.

환자/고객 관련 교육
PATIENT/CLIENT-RELATED INSTRUCTION

그의 현재 상태, 손상, 기능적 제한점과 관련한 교육이 이뤄질 것이다. 환자는 올바른 신장운동과 근력강화, 신체기전, 올바른 자세, 중심부 안정화에 대해 교육을 받게 될 것이다. 나쁜 자세가 유산소 능력과 기능적 활동에 가져올 수 있는 영향과 증상의 증가와 함께 병의 진행 가능성에 대해서 논의 되어질 것이다. 학교 생활과 컴퓨터 사용과 관련한 인체공학적 교육이 제공될 것이다. 그의 직업, 지역사회, 여가생활과 관련된 동작, 직무, 활동과 관련한 신체 기전이 논의되어질 것이다.

치료적 운동 THERAPEUTIC EXERCISE

- ♦ 유산소 능력/지구력 상태
  - 환자가 비록 유산소 능력에 대해 평가 받지 않아도 일부 유산소 훈련에 참가할 수 있다.
- ♦ 신체 기전과 자세 안정화
  - 신체 기전 훈련
    - ■ 작업과 여가 활동을 하는 동안 올바르게 앉는 자세
    - ■ 물건을 들거나 나를 때 올바른 자세에 대한 교육
    - ■ 올바르게 숙이는 자세에 대한 교육
  - 자세조절 훈련
    - ■ 머리, 목뼈와 등뼈, 허리뼈와 어깨의 적절한 정렬 상태
    - ■ 축성폄자세(axial extension)는 목뼈앞굽음(경추전만, cervical lordosis)의 가장 오목한 지점에서 등뼈뒤굽음(흉추 후만, thoracic kyphosis)의 가장 볼록한 지점까지의 거리가 2인치 이상 되지 않도록 유지하는 자세이다.[75]
    - ■ 어깨뼈 뒤당김(견갑골후인, scapula retraction)과 내림(하제, depression)
    - ■ 닭 날개 자세(손은 머리 뒤로 하고, 어깨는 수평으로 벌린 상태를 말함)
    - ■ 코너 신장법(corner stretch)
    - ■ 자세 전환 동안 적절한 자세적 위치에 대한 훈련
      - ▸ 일어나 앉기, 서기, 걷기
      - ▸ 작업동안 기능적 활동을 위해서 실시함
      - ▸ 운전 등의 여가 생활동안 기능적 활동을 위해서 실시함
  - 자세 안정화 활동[76]
    - ■ 바로 누운 자세에서 앉기, 서기까지 계속 축성폄자세를 유지한다.
    - ■ 양팔을 들어올린 상태로 축성폄자세를 유지한다.
    - ■ 팔을 올린 상태로 팔에 무게를 부하한 채 축성폄자세를 유지한다. 8~12회를 수행하며, 가벼운 무게로 시작하여 점차 증가시킨다.
    - ■ 글루트 세트(glut sets)
    - ■ 교각 운동(bridging)
    - ■ 편측 교각 운동(unilateral bridging)
    - ■ 교각 운동 상태로 양쪽 엉덩관절을 교대로 굽힘시킨다.
    - ■ 교각 운동 상태로 양쪽 무릎관절을 교대로 폄시킨다.
    - ■ 팔과 다리를 올린 상태 무게를 부하한 채 공 위에 앉아 올바른 자세를 유지한다. 8~12회를 수행하며, 가벼운 무게로 시작하여 점차 증가시킨다.
    - ■ 등뼈 폄자세에 중점을 두어 네발기기자세와 엎드린 자세에서 공을 이용하여 운동을 한다.
    - ■ 공 위에서 네발기기 자세로 푸시업(push up)을 하고 점차 다리를 뒤로 펴서 밀리터리 푸시업 자세(military push up position: 일반적으로 많이 하는

푸시업 자세)를 취한다.

- 벽에 손을 댄채 푸시업을 실시한다(wall push-up).
- 필라테스 펌 운동
- 플랭크(plank: 요가동작):일직선의 푸시업(push up) 자세
- 팔을 들어올린 상태로 매트 위에서 골반 안정화 운동을 실시한다.
- 다리를 들어올린 상태로 매트 위에서 골반 안정화 운동을 실시한다.
- 반대쪽 팔과 다리를 교대로 들면서 매트 위에서 골반 안정화 운동을 실시한다.
- 폼롤러(foam roller)와 흔들판(wobble board), 또는 스펀지, 고무 쿠션과 같은 불안정한면을 이용하여 앉은 자세, 양 발 또는 한 발로 선 자세 훈련을 한다.
- 기저면을 줄인다.
- 평균대(balance beam) 사용
- 기저면 밖으로 무게중심을 이동시키는 훈련을 한다.

● 자세 인식(awareness) 훈련
- 올바른 자세정렬에 대한 시각적 입력을 제공하기 위해 거울을 사용한다.
- 집, 차, 사무실 모든 장소에서의 자세정렬에 대해 기록한다.

◆ 유연성 운동

● 신장 운동(stretching exercise)은 준비 운동 후에 실시 되어야 하고, 심호흡과 함께 느리고 꾸준하게 수행하며, 30~60초 동안 유지한다.

● 목뼈 폄(경추신전,cervical extension)

● 등뼈 폄(흉추신전,thoracic extension)

● 허리뼈 굽힘(요추굴곡,lumbar flexion)

● 앞가슴벽(전흉벽, anterior chest wall)과 상지의 신장

● 넙다리두갈래근(대퇴이두근, biceps femoris) 신장

● 엉덩관절 굽힘근 신장

● 발꿈치힘줄(종골건, heel cord) 신장

◆ 근력, 힘 그리고 지구력 훈련

● 어깨 굽힘, 벌림(외전, abduction), 안쪽돌림(내회전, internal rotation)과 가쪽돌림(외회전, external rotation)에 대해 웨이트 훈련(weight training)을 실시한다. 8~12회를 수행하며, 가벼운 무게로 시작하여 점차 증가시킨다. 훈련 동안에는 올바른 자세를 유지해야 한다.

● 앉은 자세에서 푸시업을 실시한다(seated push up).

● 벽에 손을 댄 채 푸쉬업을 실시하고(wall push up)과 팔꿈치 움직임보다는 어깨뼈 내밈(견갑골 전인, scapula protraction)에 의한 푸쉬업플러스(push up plus)운동을 실시한다.[81]

● 흔들판(wobble board) 위에서 팔로 시계방향과 시계반대 방향으로 원을 그린다.

● 상지를 앞, 뒤, 옆에서 더 탄탄한 상태로 만든다.

● 다양한 무게의 공을 사용한 플라이오메트릭(plyometrics)훈련

환자에게 규칙적인 운동을 지속하는 것이 중요하다는 것을 각인시켜야 한다. 환자가 장기적으로 운동 프로그램을 수행하는데 도움이 되는 몇 가지 요소가 있다. 그러한 조언들은 환자 교육의 일부에 포함되어 있으며, 다음의 내용들이 포함된다.

◆ 대체할만한 활동과 즐길 수 있을 만한 다양한 활동을 구축한다.

◆ 운동에 대해 실시간적인 틀을 구축한다.

◆ 가족들이 체험 할 수 있는 운동을 구성한다.

◆ 일상에서 운동을 생활화 한다(가능한 걸어서 등교하고, 기숙사에서 엘리베이터를 이용하는 대신 몇 층계 정도는 걸어서 다니며, 집에서는 무거운 조끼를 착용한다).

◆ 학교에 있는 시간 동안 할 수 있는 활동을 찾는다(쉬는 시간에 계단을 오른다).

◆ 방과 후 할 수 있는 활동을 찾는다.

◆ 주말 동안 재미있게 할 수 있는 활동을 찾는다.

◆ 계획된 운동 시간을 놓쳤다면 그날 또는, 그 주 안에 보충한다.

◆ 오락물(entertainment)의 사용

● 웨이트 훈련 또는 밖에서 걷는 동안 음악을 듣는다.

● 트레드밀 훈련을 하는 동안에 TV를 시청한다.

● 테잎에 녹음된 책(book on the tape)을 이용한다.

자가치료와 가정 관리에서의 기능적인 훈련
FUNCTIONAL TRAINING IN SELF-CARE AND HOME MANAGEMENT

- 자가치료와 가정 관리
  - 자가치료와 가정 관리를 하는 동안 모든 동작, 직무와 활동, 자세 정렬을 검토한다.

직장, 지역사회 그리고 여가 통합 또는 재통합에서의 기능적인 훈련
FUNCTIONAL TRAINING IN WORK, COMMUNITY, AND LEISURE INTEGRATION OR REINTEGRATION

- 직업
  - 강의실에서 책상에 앉아 있는 것을 포함한 학교 생활과 관련한 교육과 지도 및 모의실험을 실시한다.
  - 인체공학적 기능을 최대화 하기 위해 적절한 컴퓨터 모니터와 키보드의 위치에 대한 교육을 실시한다.
  - 모의실험한 직무에 대해 훈련을 실시한다.
- 지역사회
  - 소외계층의 아이들에 대한 가정 교사로서 필요한 자세에 대해 훈련을 실시한다.
- 여가
  - 독서를 하는 동안 올바른 자세에 대한 모의실험과 교육을 실시한다.
  - 테니스를 하는 동안에 자세에 대한 인식훈련을 실시한다.
  - 모의실험 한 테니스 동작에 대해 훈련을 실시한다.
- 손상의 예방 또는 감소
  - 학교, 여가생활과 필요한 동작, 직무, 활동들과 관련한 안전 예방책에 대한 인식 훈련을 실시한다.

도수치료기술 **MANUAL THERAPY TECHNIQUES**

- 마사지
  - 결합조직 마시지/근막이완
    - 앞가슴벽(전흉벽, anterior chest wall), 어깨 앞쪽, 목뼈와 등뼈 뒤쪽에 실시한다.
- 가동술/도수교정술
  - 연부조직
    - 목뼈, 등뼈, 허리뼈의 척추옆근(부척추근, paraspinalis muscle)
    - 뒤통수밑근(후두하근, suboccipital muscle)
    - 마름근(능형근, romboid muscle)과 등세모근 중각부분(중부 승모근, middle trapezius)
  - 척추와 말초 관절[30-33]
    - 척추몸통(추체, vertebral body) 사이의 공간을 증가시키고 척추몸통 사이 가동성을 개선시키기 위해 목뼈에 도수적 견인을 실시한다.
    - 목뼈의 축성폄자세(axial extension)를 개선시키기 위해 수동적 척추몸통 사이 가동술(passive accessory intervertebral mobilization)을 실시한다.
    - 허리뼈 앞굽음(요추전만, lumbar lordosis)을 감소시키고 가동성을 증가시키기 위해 양쪽 가로돌기(횡돌기, transverse process)와 가시돌기(극돌기, spinous process)에 뒤쪽/앞쪽 미끄러짐(활주, sliding)을 실시한다.
    - 굽힘과 벌림(외전, abduction)의 운동범위와 관절 공간을 증가시키기 위해 위팔어깨관절(관절와상완관절, glenohumeral joint)의 가쪽 견인과 세로(longitudinal) 견인을 실시한다.
    - 가쪽돌림(외회전, external rotation) 가동범위와 앞쪽 관절주머니의 길이를 증가시키기 위해 위팔어깨관절에 뒤쪽/앞쪽 미끄러짐을 실시한다.
    - 엉덩관절폄 범위와 관절 공간을 증가시키기 위해 넙다리뼈(대퇴골, femur)의 가쪽 견인과 세로(longitudinal) 미끄러짐을 실시한다.

예상 목표와 기대 결과
ANTICIPATED GOALS AND EXPECTED OUTCOMES

- 병리학/병태생리학에 미치는 영향
  - 어깨와 엉덩관절, 목뼈, 등뼈, 허리뼈의 관절 제한이 10~15%까지 감소됨
  - 근육 경련(spasm)이 사라짐
  - 등뼈의 통증이 10점 중 4점에서 2점으로 감소, 허리의 통증이 10점 중 2점에서 1점으로 감소됨
- 손상에 미치는 영향
  - 통증의 감소로 인해 목뼈, 등뼈와 허리뼈의 관절 가동성이 10~15% 정도 개선됨
  - 양쪽 가슴근과 엉덩관절 굽힘근과 무릎관절 굽힘근이 유연성이 10%까지 증가됨

- 근력, 힘, 지구력을 포함하는 근육 수행 능력이 증가됨. 목뼈 폄에서 5점 중 4점으로, 복근에서 5점 중 4점으로, 어깨뼈 모음(견갑골내전, scapula adduction)과 내림(하제, depression)에서 5점 중 4점으로 증가하였다. 또한 어깨 굽힘에서 5점 중 4+점으로 엉덩관절 폄에서 5점 중 4+점으로 증가함
- 학교 생활과 컴퓨터 사용을 하는 동안 자세 정렬과 조절, 자세에 대한 인식 이 개선됨
- 움직임의 질이 개선됨
- 이완이 증가됨
- 가동범위가 개선됨
  - 어깨관절의 모든 움직임이 10° 정도 증가됨
  - 하지 직거상 검사에서 60°로 증가됨
  - 목뼈, 등뼈, 허리뼈의 가동범위가 10% 정도 증가됨

♦ 기능적인 제한에 미치는 영향
- 자가치료, 가정 관리, 직업(학생), 지역사회, 여가 생활(테니스와 컴퓨터)과 관련하여 통증 없이 가능한 동작, 직무와 활동능력이 개선됨
- 학교와 여가생활동안 요구되는 동작, 직무, 활동과 자세에 대한 허용 능력이 개선됨

♦ 위험 감소/예방
- 의사소통이 위험요인을 감소시키고 합병증을 예방하는데 도움이 됨
- 현재 상태가 악화될 위험이 감소됨
- 이차적 손상의 위험이 감소됨
- 안전성이 개선됨
- 증상을 스스로 관리하는 능력이 개선됨

♦ 건강, 웰니스, 운동에 미치는 영향
- 건강한 영양, 신체적 활동을 증진시키는 행동 양상과 웰니스(wellnes)가 개선됨
- 체력(fitness)이 개선됨
- 신체 기능이 개선됨

♦ 사회 자원에 대한 영향
- 환자에 대한 기록은 모든 환경과 환자 관리 전반에 걸쳐 이루어지며 *ATPA's guidelines for physical therapy documentation*에 따른다.[78]
- 물리치료 서비스의 이용을 최적화

♦ 환자/고객 만족
- 환자 관리에 있어 환자, 가족, 다른 전문가들과의 협조가 이루어짐
- 환자가 관리에 있어 의사소통과 협조에 대한 수용 폭이 넓어짐
- 사례발표(case conference)를 통해 다분야에 걸친 협력이 이루어짐
- 진단, 예후, 중재와 기대 목표와 예상 결과에 대한 환자와 가족의 인식 및 지식이 증가됨
- 환자가 이용가능하고 수용가능한 서비스라고 인식
- 환자 만족이 이루어짐
- 행복감이 개선됨
- 스트레스가 감소

재검사 REEXAMINATION

재검사는 관리기간 내내 시행된다.

퇴원 DISCHARGE

Brown씨는 총 12회(session)의 물리치료를 받고 그의 목표와 기대를 달성하고 난 후 퇴원하였다. 그는 그의 목표와 예상 결과를 이루었다.

참고문헌 REFERENCES

1. Kendall FP, McCreary EK, Provance PG. *Muscles Testing and Function.* 4th ed. Baltimore, Md: Williams & Wilkins; 1993.
2. Watson AWS, Macdonncha C. A reliable technique for the assessment of posture: assessment criteria for aspects of posture. *J Sports Med Phys Fitness.* 2000;40:260-270.
3. Posture Committee of the American Academy of Orthopedic Surgeons. Posture and its relationship to orthopedic disabilities: a report of the Posture Committee of the American Academy of Orthopedic Surgeons. Evanston, Ill: American Academy of Orthopedic Surgeons; 1947:1.
4. Twomey LT, Taylor JR. *Physical Therapy of the Low Back.* 2nd ed. New York, NY: Churchill Livingstone; 1994.
5. Hall CM, Thein Brody L. *Therapeutic Exercise Moving Toward Function.* Philadelphia, Pa: Lippincott Williams & Wilkins; 1999.
6. Braun BL, Amundson LR. Quantitative assessment of head and shoulder posture. *Arch Phys Med Rehabil.* 1989;70:322-329.
7. Hickey ER, Hukins. Relationship between the structure and function of the annulus fibrosus and the function and failure of the intervertebral disc. *Spine.* 1980;5(2):106.
8. Hickey ER, Rondeau MJ, Corrente JR, Abysalh J, Seymour CJ. Reliability of the cervical range of motion (CROM)

device and plumb-line techniques in measuring resting head posture (RHP). *Journal of Manual and Manipulative Therapy.* 2000;8(1):10-17.

9. Griegel-Morris P, Larson K, Mueller-Klaus K, Oatis CA. Incidence of common postural abnormalities in the cervical, shoulder, and thoracic regions and their association with pain in two age groups of healthy subjects. *Phys Ther.* 1992;72(6):425-431.
10. Crowell R, Cummings G, Walker JR, Tillman L. Intratester and intertester reliability and validity of measures of innominate bone inclination. *J Orthop Sports Phys Ther.* 1994;20(2):88-97.
11. Magee DJ. *Orthopaedic Physical Assessment.* 4th ed. Philadelphia, Pa: WB Saunders; 2002.
12. Levangie PK, Norkin CC. *Joint Structure and Function.* 4th ed. Philadelphia, Pa: FA Davis Co; 2005.
13. Moore KL, Dalley AF. *Clinically Oriented Anatomy.* 4th ed. Philadelphia, Pa: Lippincott Williams & Wilkins; 1999.
14. Donatelli R. *The Biomechanics of the Foot and Ankle.* Philadelphia, Pa: FA Davis Co; 1990.
15. Hertling D, Kessler RM. *Management of Common Musculoskeletal Disorders.* 3rd ed. Philadelphia, Pa: Lippincott; 1996.
16. DiGiovanna EL, Schiowitz S. *An Osteopathic Approach to Diagnosis and Treatment.* Philadelphia, Pa: JB Lippincott Co; 1991.
17. McKenzie RA. *The Cervical and Thoracic Spine.* Waikanae, New Zealand: Spinal Publications; 1990.
18. Williams PE, Goldspink G. Longitudinal growth of striated muscle fibers. *J Cell Sci.* 1971;9:751-767.
19. James CPA, Harburn KL, Kramer JF. Cumulative trauma disorders in the upper extremities: reliability of the postural and repetitive risk factors index. *Arch Phys Med Rehabil.* 1997;78(8):860-866.
20. Ali RM, Green DW, Patel TC. Scheuermann's kyphosis. *Curr Opin Pediatr.* 1999;11(Feb):70-75.
21. Goodman CC, Glanzman A. Genetic and developmental disorders. In: Goodman CC, Fuller KS, Boissonnault WG, eds. *Pathology Implications for the Physical Therapist.* Philadelphia, Pa: Saunders; 2003:829-870.
22. Bradford DS, Moe JH. Scheuermann's juvenile kyphosis. *Clinical Orthopaedics.* 1975;(110):45-53.
23. Wenge D, Frick S. Scheuermann's kyphosis. *Spine.* 1999;24(24):2630-2639.
24. Lowe T. Current concepts review Scheuermann's disease. *J Bone Joint Surg.* 1990;72-A(6):940-945.
25. Weinstein S, Buckwalter J. *Turek's Orthopedic Principles and Their Application.* 5th ed. Philadelphia, Pa: JB Lippincott Co; 1994.
26. Sorensen KH. *Scheuermann's Juvenile Kyphosis. Clinical Appearances, Radiography, Aetiology, and Prognosis.* Copenhagen: Munksgaard; 1964.
27. Flynn TW. *The Thoracic Spine and Rib Cage.* Boston, Mass: Butterworth-Heinemann; 1996.
28. Sturm PF, Dobson JC, Armstrong GW. The surgical management of scheuermann's disease. *Spine.* 1993;18(6):685-691.
29. USDA Center for Nutrition Policy and Promotion. Body mass index and health. *Nutrition Insight.* 2000;March.
30. Maitland GD. *Peripheral Manipulation.* 3rd ed. London, England: Butterworth-Heinemann; 1991.
31. Maitland GD, Hengeveld E, Banke K, English K. *Maitland's Vertebral Manipulation.* 6th ed. Oxford, England: Butterworth-Heinemann; 2001.
32. Kaltenborn F. *The Spine: Basic Evaluation and Mobilization Techniques.* Minneapolis, Minn: Olaf Norlis Bokhandel; 1993.
33. Kaltenborn F. *Manual Mobilization of the Joints.* 5th ed. Minneapolis, Minn: Olaf Norlis Bokhandel; 1999.
34. Mathiowetz B, Kashman N, Volland G, et al. Grip and pinch strength, normative data for adults. *Arch Phys Med Rehabil.* 1995;66:71-72.
35. Downie W, Leatham PA, Rhind VM, et al. Studies with pain rating scales. *Ann Rheum Dis.* 1978;37:378-38.
36. Jensen MP, Karoly P, Braver S. The measurement of clinical pain intensity: a comparison of six methods. *Pain.* 1986;27(1):117-126.
37. Hains F, Waalen J, Mior S. Psychometric properties of the neck disability index. *J Manipulative Physiol Ther.* 1998;21(2):75-80.
38. Vernon H, Mior S. The neck disability index: a study of reliability and validity. *J Manipulative Physiol Ther.* 1991;14(7):409-415.
39. Garrett TR, Youdas JW, Madson TJ. Reliability of measuring forward head posture in a clinical setting. *J Orthop Sports Phys Ther.* 1993;17(3):155-160.
40. Tousignant M, de Bellefeuille L, O'Donoughue S, Grahovac S. Criterion validity of the cervical range of motion (CROM) goniometer for cervical flexion and extension. *Spine.* 2000;25(3):324-330.
41. Visser J, Straker L. An investigation of discomfort experienced by dental therapists and assistants at work. *Aust Dent J.* 1994;39(1):39-44.
42. Finsen L, Christensen H, Bakke M. Musculoskeletal disorders among dentists and variation in dental work. *Appl Ergon.* 1998; 29(2):119-125.
43. Valachi B, Valachi K. Preventing musculoskeletal disorders in clinical dentistry: strategies to address the mechanisms leading to musculoskeletal disorders. Second in a two-part series. *J Am Dent Assoc.* 2003;134(12):1604-1612, 1641-1644.
44. McCarthy P, Olsen J, Smeby I. Effects of contract-relax stretching procedures on active range of motion of the cervical spine in the transverse plane. *Clin Biomech.* 1997;12(2):136-138.
45. Nicholson GG. The effects of passive joint mobilization on pain and hypomobility associated with adhesive capsulitis. *J Orthop Sports Phys Ther.* 1985;6:238-246.
46. Akuthota V, Nadler S. Core strengthening. *Arch Phys Med Rehabil.* 2004;85(3 Suppl 1):S86-S92.
47. Stanton R, Reaburn P. The effect of short-term swiss ball training on core stability and running economy. *J Strength Cond Res.* 2004;18(3):522-528.
48. Harrison AL, Barry-Greb T, Wojtowicz G. Clinical measurement of head and shoulder posture. *J Orthop Phys Sports Ther.* 1996;23(6):353-361.
49. Black KM, McClure P, Polansky M. The Influence of different sitting positions on cervical and lumbar posture. *Spine.* 1996;21(1):65-70.
50. Wright EF, Domenech MA, et al. Usefulness of posture training for patients with temporomandibular disorders. *J Am Dent Assoc.* 2000;131:202-210.

51. Sahrmann SA. *Diagnosis and Treatment of Movement Impairment Syndromes.* St. Louis, Mo: Mosby; 2002.
52. Swank AM, Funk DC, Durham MP, Roberts S. Adding weights to stretching exercise increases passive range of motion for healthy elderly. *J Strength Cond Res.* 2003;17(2):374-378.
53. Enwemeka CS, Bonet IM, Ingle JA, Prudhithumrong S, Ogbahon FE, Gbenedio NA. Postural corrections in persons with neck pain, II. Integrated electromyography of the upper trapezius in three simulated neck positions. *J Orthop Sports Phys Ther.* 1986;8(5):240.
54. Schuldt K, Ekholm J, Harms-Ringdahl K, Nemeth G, Arborelius UP. Effects of changes in sitting work posture on static neck and shoulder muscle activity. *Ergonomics.* 1986;29:1525-1537.
55. Carlson C, Collins F, Nitz A, Sturgis E, Rogers J. Muscle stretching as an alternative relaxation training procedure. *J Behav Ther Exp Psychiatry.* 1990;21(1):29-38.
56. Voight ML, Thomson BC. The role of the scapula in the rehabilitation of shoulder injuries. *Journal of Athletic Training.* 2000;35(3):364-372.
57. Chen S, Simonian PT, Wickiewicz TL, Otis JC, Warren RF. Radiograftic evaluation of glenohumeral kinematics: a muscle fatigue model. *J Shoulder Elbow Surg.* 1999;8(1):49-52.
58. Wang C, McClure P, Pratt N, Nobilini R. Stretching and strengthening exercises: their effect on three-dimensional scapula kinematics. *Arch Phys Med Rehabil.* 1999;80(8):923-929.
59. Kibler WB. The role of the scapula in athletic shoulder function. *Am J Sports Med.* 1998;26(2):325-337.
60. Lephart SM, Henry TJ. The physiological basis for open and closed kinetic chain rehabilitation for the upper extremity. *Journal of Sport Rehabilitation.* 1996;5:71-87.
61. Ylinen J, Takala EP, Nykänen M, et al. Active neck muscle training in the treatment of chronic neck pain in women. *JAMA.* 2003;289:2509-2516.
62. Sarig-Bahat H. Evidence for exercise therapy in mechanical neck disorders. *Man Ther.* 2003;8(1):10-20.
63. Evans R, Bronfort G, Nelson B, Goldsmith C. Two-year follow-up of a randomized clinical trial of spinal manipulation, two types of exercise for patients with chronic neck pain. *Spine.* 2002;27(21):2383-2389.
64. Bang MD, Deyle GD. Comparison of supervised exercise with and without manual physical therapy for patients with shoulder impingement. *J Orthop Sports Phys Ther.* 2000;30:126-137.
65. Cantu RI, Grodin AJ. *Myofascial Manipulation, Theory and Clinical Application.* 2nd ed. Gaithersburg, Md: Aspen Publishers; 2001.
66. Wyke B. Articular neurology: a review. *Physiotherapy.* 1972;58:94-99.
67. Andersson GB, Lucente T, Davis AM, et al. A comparison of osteopathic spinal manipulation with standard care for patients with low back pain. *N Engl J Med.* 1999;341(19):1426-1431.
68. Koes BW, Bouter LM, van Mameren H, et al. Randomised clinical trial of manipulative therapy and physiotherapy for persistent back and neck complaints: results of a one year follow up. *BMJ.* 1992;304(6827):601-605.
69. Hoving JL, Koes BW, de Vet HC, et al. Manual therapy, physical therapy, or continued care by a general practitioner for patients with neck pain. A randomized, controlled study. *Ann Intern Med.* 2002;136(10):713-722.
70. Koes BW, Assendelft WJJ, van der Heijden GJMG, Bouter LM. Spinal manipulation for low back pain an undated systematic review of randomized clinical trials. *Spine.* 1996;21(24):2860-2873.
71. Bronfort G, Evans R, Nelson B, Aker P, Goldsmith C, Vernon H. A randomized clinical trial of exercise and spinal manipulation for patients with chronic neck pain. *Spine.* 2001;26(7):788-799.
72. Belánger AY. *Evidence-Based Guide to Therapeutic Physical Agents.* Philadelphia, Pa: Lippincott Williams & Wilkins; 2002.
73. Colachis SC, Strohm BR. Cervical traction relationship of time to varied tractive force with constant angle of pull. *Arch Phys Med Rehabil.* 1965;46:815-819.
74. Camerson MH. *Physical Agents in Rehabilitation from Research to Practice.* St. Louis, Mo: Elsevier Science; 2003.
75. Rocabado M. Course notes: temporomandibular joint assessment and treatment, 1982.
76. Morgan D. Concepts in functional training and postural stabilization for the low-back injured. *Topics in Acute Care and Trauma Rehabilitation.* 1988;April:8-17.
77. Axen K, Haas F, Schicchi J, Merrick J. Progressive resistance neck exercises using a compressible ball coupled with an air pressure gauge. *J Orthop Sports Phys Ther.* 1992;16(6):275-279.
78. American Physical Therapy Association. Guide to physical therapist practice. 2nd ed. *Phys Ther.* 2001;81:9-744.
79. Umphred DA. *Neurological Rehabilitation.* 3rd ed. St. Louis, Mo: Mosby-Yearbook Inc; 1995.
80. Tibbles AC, Waalen JK, Hains F. Response set bias, internal consistency and construct validity of the oswetry low back pain disability questionnaire. *J Can Chiropr Assoc.* 1998;42(3):141-149.
81. Moseley JB Jr, Jobe FW, Pink M, et al. EMG analysis of the scapular muscles during a shoulder rehabilitation program. *Am J Sports Med.* 1992;20(2):128-134.
82. Tribus CB. Scheuermann's kyphosis in adolescents and adults: diagnosis and management. *J Am Acad Orthop Surg.* 1998;6(1):36-43.
83. Soo CL, Noble FC, Esses SI. Scheuermann kyphosis: long-term follow-up. *Spine J.* 2003;2:49-56.
84. Schiller L. Effectiveness of spinal manipulative therapy in the treatment of mechanical thoracic spine pain: a pilot randomized clinical trial. *J Manipulative Physiol Ther.* 2001:24(6):394-401.

BIBLIOGRAPHY

Aufdermaur M. Juvenile kyphosis (Scheuermann's disease): radiography, histology, and pathogenesis. *Clin Orthop.* 1981;154(Jan-Feb):166-174.

Bickley LS. *Bate's Guide to Physical Examination and History Taking.* 8th ed. Philadelphia, Pa: Lippincott Williams & Wilkins; 2003.

Brooks VB. The Neural Basis of Motor Control. New York, NY: Oxford University Press; 1986.

Evcik D, Aksoy O. Correlation of tempomandibular joint pathologies, neck pain and postural differences. Journal of Physiological Therapeutic Science. 2000;12(2):97-100.

Goodman CC, Snyder TEK. Differential Diagnosis in Physical Therapy. Philadelphia, Pa: WB Saunders Co; 2000.

Hanten WP, Olson SL, Russell JL, et al. Total head excursion and resting head posture: normal and patient comparisons. Arch Phys Med Rehabil. 200;81(1):62-66.

McArdle WD, Katch FI, Katch VL. *Exercise Physiology.* 4th ed. Baltimore, Md: Williams & Wilkins; 1996.

McPoil TG, Hunt GC. Evaluation and management of foot and ankle disorders: present problems and future directions. *J Orthop Sports Phys Ther.* 1995;21(6):381-388.

Nordin M, Frankel VH. *Basic Biomechanics of the Musculoskeletal System.* 3rd ed. Philadelphia, Pa: Lippincott Williams & Wilkins; 2001.

Raine S, Twomey LT. Head and shoulder posture variations in 160 asymptomatic women and men. Arch Phys Med Rehabil. 1997;78(11):1215-1223.

Robison R. The new back school prescription: stabilization training part I. Occupational Medicine. 1992;7(1):17-31.

Sahrmann S. Does postural assessment contribute to patient care? J Orthop Sports Phys Ther. 2002;32(8):376-379.

Saidoff DC, McDonough AL. Critical Pathways in Therapeutic Intervention Extremities and Spine. St. Louis, Mo: Mosby, Inc; 2002.

Salter RB. *Textbook of Disorders and Injuries of the Musculoskeletal System.* 3rd ed. Baltimore, Md: Williams & Wilkins; 1999.

Scoles PV, Latimer BM, DiGiovanni BF, et al. Vertebral alterations in Scheuermann's kyphosis. *Spine.* 1991;16(5):509-515.

Voss D, Ionta MK, Myers BJ. *Proprioceptive Neuromuscular Facilitation: Patterns and Techniques.* 3rd ed. Philadelphia, Pa: Lippincott Williams & Wilkins; 1985.

Wadsworth CT, Krishnan R, Sear M, Harrold J, Nielsen DH. Intrarater reliability of manual muscle testing and hand-held dynametric muscle testing. Phys Ther. 1987;67:1342-1347.

Wilford CH, Kisner C, Glenn TM, et al. The interaction of wearing multifocal lenses with head posture and pain. J Orthop Sports Phys Ther. 1996;23(3):194-199.

제 3 장 근수행장애 (패턴 C)

Impaired Muscle Performance (Pattern C)

해부학 ANATOMY

뼈대근의 전체적 구조 GROSS STRUCTURE OF SKELETAL MUSCLE

뼈대근(골격근, skeletal muscle)은 직격 0.01~0.10 마이크로미터의 개개의 근섬유로 구성되어있다. 길이는 2~12cm 혹은 그 이상으로 매우 다양하다. 한 개의 근섬유가 뼈대근의 전체의 길이에 걸쳐져 있기도 한다. 모든 뼈대근에는 구분되어 둘러싸여져 있는 4층의 근막이 존재한다. 이러한 근막층은 근육의 전체적 길이를 둘러싸고 있는 구조물과 근육을 구분해주는 근육바깥막(근상막, epiysium), 근섬유의 개개 다발(fascicles라 불리는)을 분리해주는 근육다발막(근외막, perimysium), 인접한 섬유들로부터 개개의 근섬유를 구분해 주는 근육섬유막(근내막, endomysium), 근섬유내초아래에서 각각의 근섬유로 둘러싸여 있고 근섬유는 근육원심섬유마디(sarcolemma)로 구성되어 있다.[1]

미세한 근육 구조 MICROSCOPIC STRUCTURE OF MUSCLE

뼈대근은 대부분 물과 20%의 단백질로 구성되어져 있으며, 약 5%의 칼륨 나트륨 칼슘을 포함한 여러가지 미네랄로 구성되어져 있다. 단백질에는 액틴, 미오신, 트로포닌, 트로포미오신 등이 있다.

근섬유에는 어떠한 수준의 신체적 활동 간에도 원활한 혈액공급을 하기 위해 많은 혈관이 분포한다.[2] 뼈대근 구성요소에 관한 구성은 그림 3-2의 그림에서 처럼 전체 근육 → 근육섬유다발(muscle fascicles) → 근육 섬유(muscle fiber) → 근육원섬유(myofibrils) → 근육원섬유마디(sarcomere) → 액틴, 미오신, 트로포미오신, 트로포닌 복합체 그리고 다른 수축성 단백질로 이루어진다. 각 근육들은 근육섬유다발의 덩어리, 다발을 포함하며 개개의 근육섬유다발은 많은 근육 섬유를 포함하고 있다. 근육 섬유는 뼈대근의 구조적 단위이다. 하나의 근육 섬유는 수 천개의 근육원섬유를 지니고 있다. 근육원섬유는 근육의 장축에 평행하게 위치된 근육 섬유의 기능적 단위이다. 근육원섬유는 boxcar가 달린 긴 열차의 모형을 띠며, 이 boxcar는 근육원섬유의 수축성단위로 근육원섬유마디를 나타낸다. 각각의 근육원섬유마디는 액틴의 한 가닥(thin filament)과 미오신 단백질(thick filament)로 구성되어 수축기전을 일으키는 근 필라멘트(myofilament)를 포함하고 있다(그림 3-3).

근형질세망(sacroplasmic reticulum)체계가 근육원섬유마디를 둘러싸고 있다. 근형질세망은 근수축의 화학적 흥분시 요구되는 이온을 방출, 이동시켜준다. 15 mm 길이 한 개의 근육원섬유에는 6,000의 근육원섬유마디가 끝에서 끝까지 부착되어 있다. 평균 근육 섬유가 포함하고 있는 근육원섬유마디의 수는 4,500이며 전제 160억 개의 미오신과 640억 개의 액틴필라멘트가 포함되어 있다. 근육 섬유의 전체 근육원섬유마디의 수는 근육 섬유 길이에 비례한다.

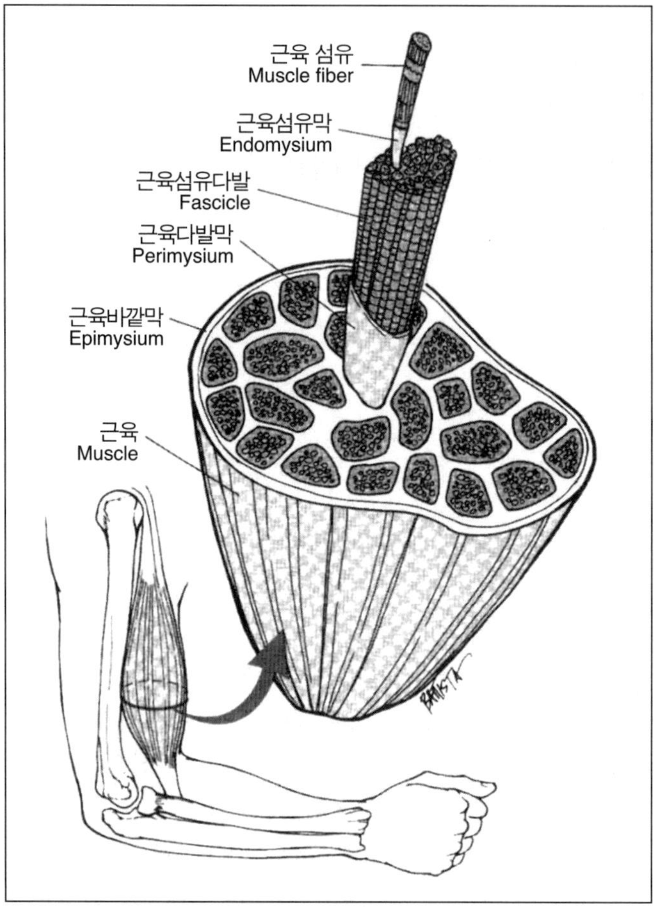

그림 3-1. 근육 안의 계속되는 결체조직막. 출처: Oatis CA. *Kinesiology: The Mechanics and Pathomechanics of Human Movement*. Philadelphia, Pa: Lippincott Williams & Wilkins; 2004:47.

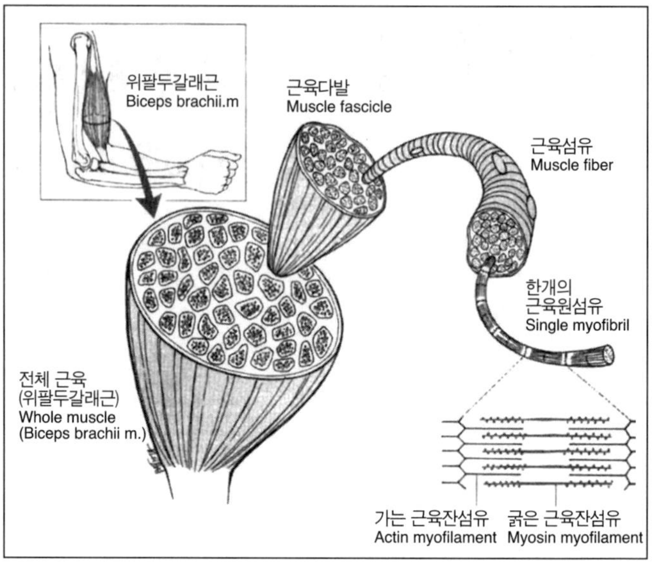

그림 3-2. 육안적 근육 구조부터 현미경의 근육 구조. 출처: Oatis CA. *Kinesiology: The Mechanics and Pathomechanics of Human Movement*. Philadelphia, Pa: Lippincott Williams & Wilkins; 2004:46.

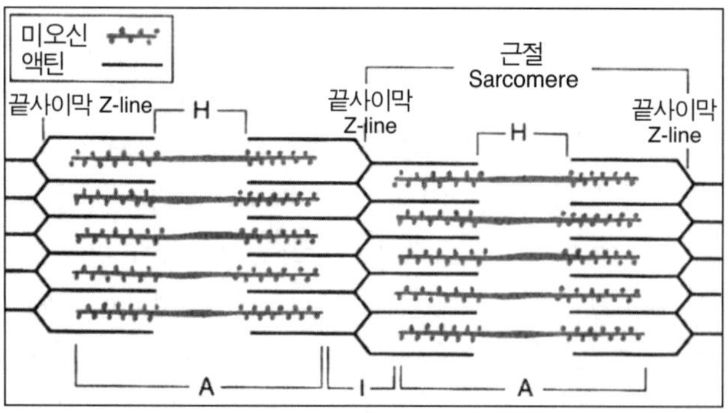

그림 3-3. 두 개의 연속된 근절이 보여주는 액틴과 미오신의 구조는 끝사이막(Z-line)과 같은 A, H 그리고 I band를 보여준다. 출처: Oatis CA. *Kinesiology: The Mechanics and Pathomechanics of Human Movement*. Philadelphia, Pa: Lippincott Williams & Wilkins; 2004:46.

미세하게 근육 섬유에는 밝은 선과 어두운 선(band)이 나타나 있으며 뼈대근의 줄무늬 모양을 나타낸다(그림 3-3). 밝은 부분은 I-band로 알려져 있으며 액틴필라멘트가 밀집되어 있으며 어두운 곳은 A-band로 액틴과 미오신 필라멘트가 겹쳐져 있는 부분이다. Z-line은 I-band를 이등분하며 액틴필라멘트를 고정해주고, 근육원섬유마디에 구조적으로 고정역할을 하는 결합조직으로 형성되어 있다. A-band의 중앙에 위치한 H-zone은 액틴필라-멘트에 의해 겹쳐져 있지 않은 미오신 필라멘트만의 공간이다. M-band는 H-zone을 이등분으로 나누며, 근육원섬유마디의 중앙부분을 나타내며 미오신 필라멘트의 배열을 지지해 주는 단백질 구조로 구성되어 있다. 근 수축 동안 I-band와 H-zone은 그 길이가 감소되는 반면 A-band의 길이는 유지된다.

근방추 THE MUSCLE SPINDLE

근방추는 근육 섬유에 평행하게 근접해 있고 들신경, 날신경 분포를 지닌 다양한 구성요소들이 이루어진 길고 가느다란 구조물이다(그림 3-4a, 3-4b). 근방추는 뼈대근의 정적, 동적 길이 변화와 신장성에 대한 감각수용체로 기능한다. 이러한 복잡한 감각수용체의 기능은 특히 사지의 근육과 갈비사이근(늑간근, intercostal m.), 목 주위의 근육

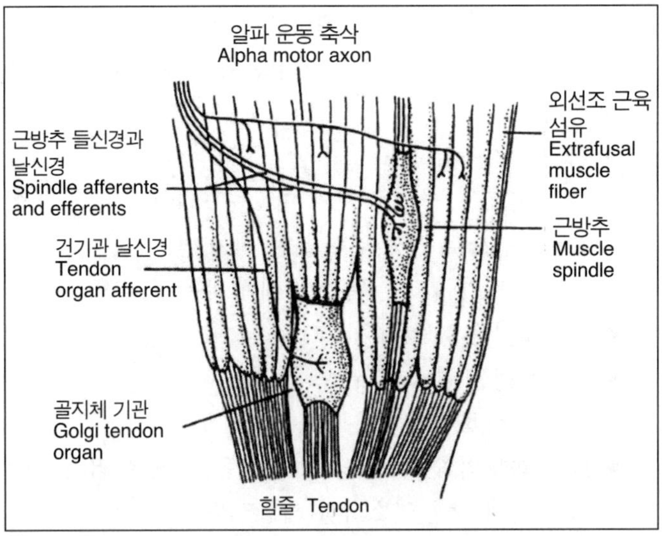

그림 3-4a. 근육 안에 있는 근방추. 출처: Soderberg GL. *Kinesology: Application to Pathological Movement*. 2nd ed. Baltmore, Md: Lippincott Williams & Wilkins; 1997:62.

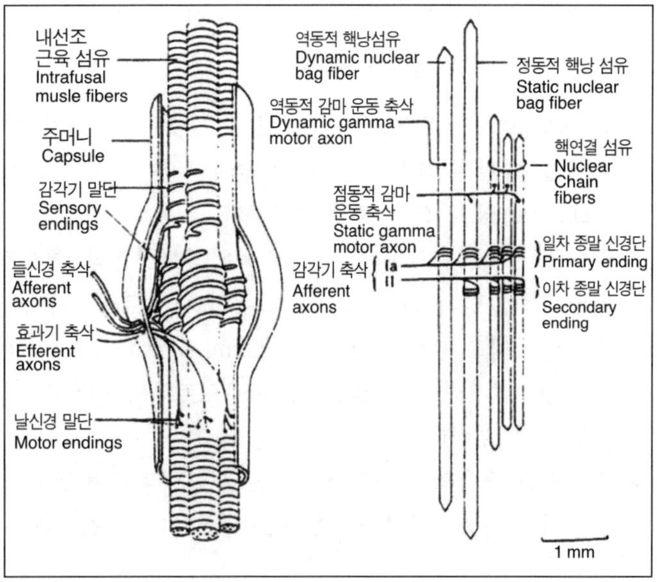

그림 3-4b. 근육 섬유 안쪽에 들신경과 날신경의 지배. 출처: Soderberg GL. *Kinesology: Application to Pathological Movement*. 2nd ed. Baltmore, Md: Lippincott Williams & Wilkins; 1997:63.

들에서 관찰된다.

근방추 기관의 해부학적 구조 (Anatomical structure of the spindle apparatus)

♦ 근방추체 내선조근육 섬유(intrafusal muscle fiber)는 일반적으로 그 길이가 2~4 mm이다. 방추상의 모양으로 가운데는 굵고 넓으며 가장자리는 가늘고 뾰족한 모양을 띤다. 이러한 섬유들은 두 가지 섬유로 구성된다.

- 핵가방섬유(nuclear bag fiber)는 두껍고 길며, 2열에서 4열로 발생한다.
- 핵연결섬유(nuclear chain fiber)는 단일 열로 발생되며 중앙에서 일렬로 정열되어 있다.

♦ 들신경 연접(afferent innervation)

- 근방추체의 종말 신경단(annulospiral ending)은 핵가방섬유와 핵연결섬유의 중앙부분을 둘러싸고 있으며 일차신경종말과 연관된다. 또한 빠른 전도율을 지닌 Type Ⅰa 구심성 신경에 의해 연접되어 있으며 이러한 수용기들이 위치한 뼈대근의 α-motor neuron에 직접 시냅스를 형성하고 있다.
- 이차신경종말(secondary ending)은 주로 핵연결섬유의 끝 부위에 위치해 있다. 이차 신경종말은 Type Ⅱ 구심성 신경에 연접되는데 이는 느린 전도율이 특징이며 inter-neuron을 경유하여 뼈대근의 α-motor neuron에 시냅스를 형성한다.[3,5]

♦ 날신경 연접(efferent innervation)은 γ-원심성 신경을 통하여 nuclear bag & chain fiber의 중심지역의 수축성 요소까지 발생된다. γ-원심성 신경은 외체추로(extrapyramidal system)의 구성요소로 이루어진다.[3,5]

γ-원심성 신경(intrafusal muscle — 근방추체내선조섬유의 수축성 섬유에 연접하는)은 핵가방섬유와 핵연결섬유의 중앙부위에 수축을 야기시킨다. 이 수축은 spindle의 중앙부분을 스트레칭 시켜 일차구심성(annuospiral)과 이차신경종말(secondary ending)의 감극을 유발시킨다. 방추체 내선조근육 섬유는 그 길이나 전체 외선조 근육에 변화를 가져오지는 않으나 종말신경단(annulospiral ending)의 민감도에 영향을 미친다.

근방추: 기능적 관련 (Muscle spindle: Functional implications)

γ-motor system은 일차신경연접(annulospiral ending)의 길이나 속력의 감도를 조절하며, 근방추(muscle spindle)의 이차연접의(secondary ending) 길이변화를 조절한다. 방추기관(spindle apparntus)의 발생률을 높이기 위하여 근방추속근육 섬유(intrafusal muscle fiber)의 수축이나 또는 외선조근육 섬유의 신장이 필요하다. 방추기관의 발생률을

낮추기 위해서는 방추속의 내선조의 이완이든지 외선조의 신장 중 하나가 발생되어야 한다.

- 근육의 빠른 이완(Quick stretch)는 1,2차 신경종판의 자극을 증가시키며 이는 이미 늘어난 뼈대근(골격근, skeletal muscle)의 수축을 유도한다.
- 내선조근육 섬유의 수축은 급냉(γ-원심성섬유의 변화를 자극), 핵가방과 연결 섬유에 길이변화(스트레칭)를 가할 때 근방추체의 종말신경단(annulospiral ending)과 이차종말신경단(secondary ending)으로부터 변화가 발생된 결과로 나타난다.
- 수동적인 근육의 이완은 일시적으로 근방추체의 종말신경단과 이차종말신경단의 활동을 감소시킬 수 있다.[3]

근방추 외섬유
EXTRAFUSAL MUSCLE FIBER TYPES

인간의 체간과 사지의 근육들은 느린연축(slow twith)과 빠른 연축(fast twitch)의 근육 섬유들의 조합으로 구성되어 있다. 근육 섬유의 유형은 신진대사 작용과 힘 생산방식에 따라 결정된다. 운동단위(MU)로의 모든 근육 섬유들은 같은 섬유유형 또는 같은 조직화학적 성질을 지니고 있다. 신경유형(nerve type)또한 근육 섬유 유형과 매우 밀접한 관계를 지니고 있는데 예를 들면, 빠른 전도의 신경은 빠른 연축근에 연접된다.[2,4,5]

- Type Ⅰ: 호기성 대사작용을 하며 ATP(아데노신 3인산)을 생산
  - 느린 연축, 산화력(SO)있는 섬유: 산소로 지방을 산화시킴
  - 신경축삭과 느린 전도(신경 전도율이 늦음)
  - 피로저항도가 높다. 많은 미토콘드리아와 산소함유량이 풍부한 마이오글로빈으로 인해 붉게 묘사됨.
  - 반복된 수축으로 인해 젖산(Latic-acid)축적이 발생되지 않는다.
  - 낮은 부하의 지속적인 일(지구력)
  - 연축속도는 73 ms(twitch contraction time)
  - 최대장력(tension)은 힘의 8 g
  - 지속되는 수축에 낮은 역치를 보이며, 낮은 폭의 활동전위(action-potential), 느린 전도 속도
  - 가장 작은 운동단위를 지님(smallest MUs)
- Type Ⅱa: 호기성 신진대사작용, ATP를 생산
  - 중간속도의 연축, 산화와 함께 해당작용을 하는 섬유(FOG): 에너지 생산에 있어 산화와 해당작용을 이용한다.
  - 빠른 신경축삭 전도
  - 피로저항도, 중간 정도의 미토콘드리아와 많은 마이오글로빈으로 인해 약간 붉은 색을 띰
  - 중간 정도의 부하, 운동선수에게 매우 효과적
  - 연축시간은 41 ms
  - 최대장력은 힘의 29 g
- Type Ⅱb: 비호기성 대사 작용
  - 빠른 속도의 연축, 해당 작용 섬유, 빠른 에너지 생산을 위하여 당을 연소시킴(해당작용)
  - 빠른 신경축삭 전도
  - 쉽게 피로, 미토콘드리아와 마이오글로빈의 수가 적어 하얀색을 띰.
  - 반복된 수축 시 젖산의 축적이 발생됨
  - 강한 부하로 순간적인 일(phasic work)
  - 연축시간은 35 ms
  - 최대장력은 힘의 75 g
  - 큰 폭의 활동전위(action-potential), 빠른 전도 속도
  - 가장 큰 운동단위를 지님(largest MUs)

뼈대근의 신경분포
INNERVATION OF SKELETAL MUSCLE

운동단위(motor unit-MU)는 근수축의 기능적 단위이다. 운동단위는 척수의 전각세포(anterior horn cell)와 신경축삭, 그리고 전각세포에 의해 연결된 모든 근육섬유로 구성된다. 각 운동단위는 앞에서 묘사한 각 유형의 근육 섬유로 이루어져 있다. 근육 섬유 유형에 대한 명칭은 전각세포(AHC)에 의해 연결된 특정 근육 섬유의 자극 비율에 의해 명명되어진다. 신경분포 비율은 운동단위의 평균크기와 비례되며 한 개의 운동뉴런(motor neuron, AHC and axon)에 의해 신경에 분포되어지는 근 섬유 수에 비례한다. 이 비율은 각각의 특정 운동단위(MU)의 기능에 의존되어 매우 다양하게 나타난다.

- 외안구 근육(extra ocular muscle) — 1개의 운동뉴런; 5개 근육 섬유
- 내재 근육(intrinsic hand muscle) — 1개의 운동뉴런; 100개 근육 섬유

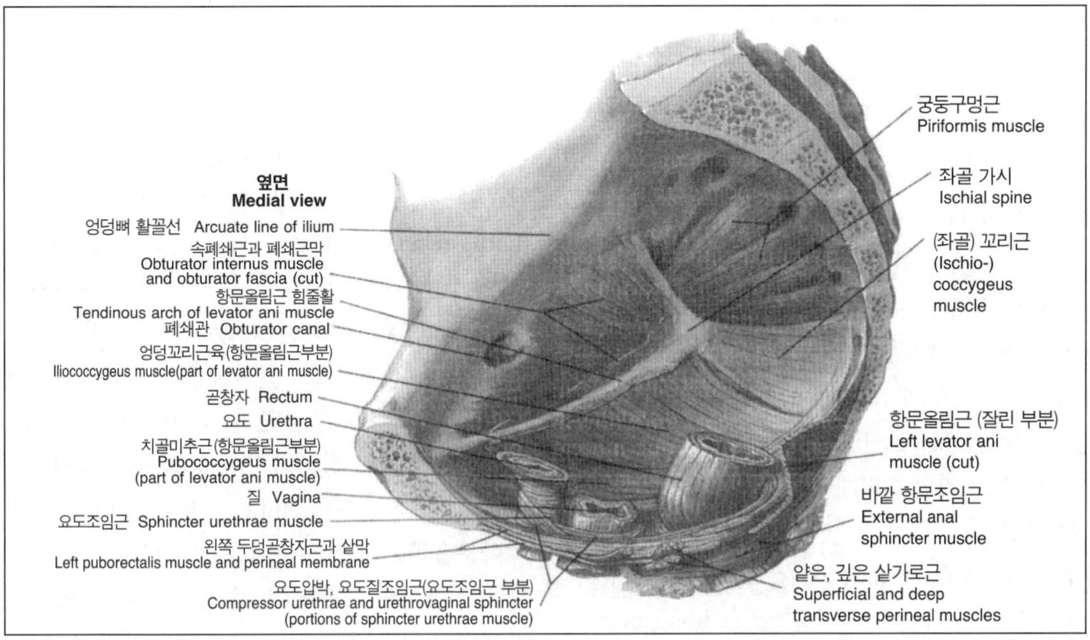

그림 3-5a. Levator ani와 coccygeus muscle로 구성된 여성의 골반부 가로막(옆면). 출처: Netter FH. *Atlas of Human Anatomy*. 2nd ed. Summit, NJ: Ciba-Geigy Corp; 1989:Plate 333.

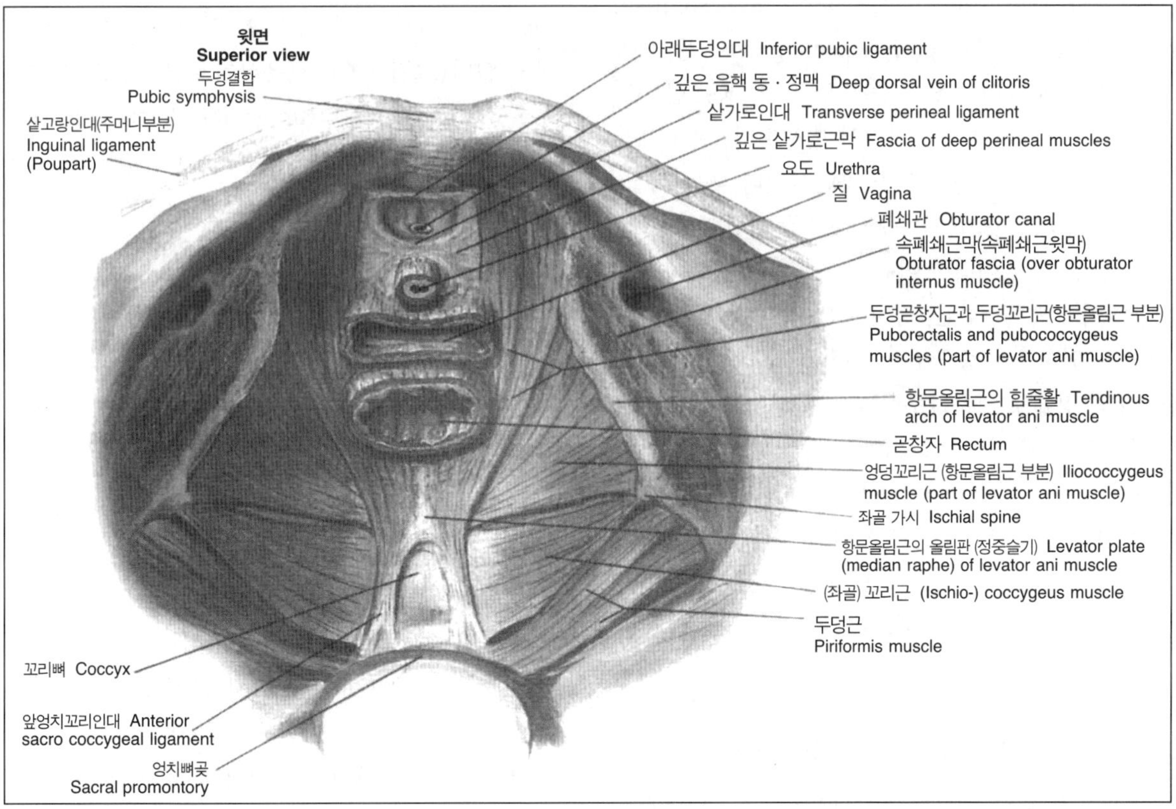

그림 3-5b. 항문올림근과 꼬리근으로 구성된 여성의 골반부 가로막(윗면). 출처: Netter FH. *Atlas of Human Anatomy*. 2nd ed. Summit, NJ: Ciba-Geigy Corp; 1989:Plate 333.

- 앞정강근(anterior tibialis muscle) — 1개의 운동뉴런; 600개 근육 섬유
- 장딴지근(비복근, gastrocnemius muscle) — 1개의 운동뉴런; 2,000개 근육 섬유

개개의 운동단위(MU)의 면적은 보통 0.03~3.4 mm^3 다양한 크기로 공간을 덮고 있다. 이공간은 운동단위들이 무리를 이루어 포개진 부분으로 뼈대근(골격근, skeletal muscle)의 한 부분을 구성한다. 손의 내인성 근육(intrinsic hand muscle)에서는 34~93개 범위내의 운동단위들이, 위팔두갈래근(상완이두근, biceps brachii)는 129개의 운동단위들이 장딴지근에는 거의 600개의 운동단위들이 존재할 것으로 예상된다.[7]

신경근접합부(neuromuscular junction)은 운동축삭(motor neuron axon)에서 근육 섬유까지의 활동전위(action-potential)가 전달되는 지점이다. 아세틸콜린(Ach)은 활동전위(action-potential)의 전달을 자극하는 신경전달 물질이고 아세틸콜린 에스테라아제는 아세틸콜린을 중화시켜 근 수축을 막는 물질이다. 간혹 이 신경근접합부에 영향을 받아 장애/질환이 생기기도 한다. 보툴리눅스 독증(Botulism poisoning) 혹은 중증근무력증(myasthenia gravis) 등이 대표적인 질환이다. 보톨리눅스 독증은 덜 익힌 통조림음식에서 보톨리눅스 포자가 재생성되면서 발생된다. 보톨리눅스 독은 아세틸콜린의 수용지점을 차단시킨다. 꿀, 화밀, 당밀 또한 보톨리눅스 포자(배아-spores)를 되생성시켜 감염되기 쉬운 음식이다. 이러한 이유 때문에 의료협회에서는 1년 이하의 영아에게 꿀, 화밀, 당밀 등의 음식을 먹이지 않도록 권고하고 있다.[8] 중증근무력증(myasthenia gravis)은 신경근접합부의 장애로 하루하루 지나면서 진행적인 피로에 약화되는 특징의 질환이다. 중증근무력증에서 아세틸콜린(Ach) 수용기의 수는 감소되어 있으며 얼마 남지 않은 수용기들 조차 차단되게 된다. 이 결과 지나친 근약화가 발생한다. 안검하수증(ptosis — 눈꺼플을 오래 들고 있기 힘듬)은 중증근무력증과 연관되어 나타날 수 있는 한 증상이다.

골반저 근육의 해부학 ANATOMY OF THE PELVIC FLOOR MUSCLES

골반저(pelvic floor)는 일차적으로 넓고 깊은 근육인 항문올림근(levator ani m.)로 구성되어지며(그림 3-5a,b), 이는 근육 부착 부위에 따라 양쪽에 각각 세 분지로 나뉘어 진다; 엉덩꼬리근(장골미추근, iliococcygeu m.),

두덩꼬리근(치골미추근, pubococcygeous m.), 좌골꼬리근(좌골미추근, ischiococcygeus m.)[9-11] 거기에 더하여 항문올림근의 치골직장근(puborectalis m.)이 치골지골절(pubic ramus)에서 곧은근(직장, rectum)까지 부착되어 있다.[10] 항문올림근의 후상부는 미골근(coccygeous m.)으로 미골(coccyx)과 천골(sacrum)의 5번째에서 좌골가시(ischial spine)와 천극인대(sacrospinous lig.)에 부착되어 있다.[9,11] 두 항문올림근과 두 미골근이 골반격막(pelvic diaphragm)을 구성한다.[11] 이러한 근육들의 수축은 골반저를 위로 올려 요도(urethra) 주위에 압박감을 제공한다.

항문올림근의 상부층에는 성별에 따라 다른 크기와 위치에 놓인 5쌍의 근육들이 있다. 상부층에 있는 근육은 구해면체근(bulbospongious), 얄은샅가로근(천회음횡근, superficial transverse perineal), 좌골해면체근(ischiocavenosus)를 비롯하여 조금 깊게 요도괄약근(sphincter urethrae) 깊은샅가로근(심회음횡근, deep transverse perineal m.)이 있다. 바깥항문조임근(외항문괄약근, external anal sphincter) 또한 이 층의 깊이에서 항문(anus)을 둘러싸고 있다(그림 3-6). 깊은샅가로근과 요도괄약근(그림 3-7, 3-8)은 비뇨생식막(urogenital diaphragm)과 관계가 있다. 골반격막과 비뇨생식막은 쉽게 신장될 수 있어 임신 중에 손상받기 쉽다. 골반저 근육들에 대하여서는 연구하는 사람마다 조금씩 이견이 있을 수 있다.

Moore[11]는 골반격막이 주된 골반저이며 비뇨생식막은 하위 골반저라고 주장하기도 한다.

생리학 PHYSIOLOGY

근수축은 5~10 msec 동안 지속되는 능동적 과정이다. 전기자극의 이동(depolarization wave)이 전각세포(AHC)를 지나 신경근접합부로 전해지면 아세틸콜린의 방출을 야기시킨다. 아세틸콜린은 수용지점에서 근막투과성을 높여 이온이 T-tube system을 거쳐 근세포안으로 이동할 수 있게끔 작용하며 활동전위(action-potential)가 발생한다. 이 활동전위는 근형질세망(sacroplasmic reticulum)에 칼슘이온을 방출하도록 신호한다. 트로포닌과 트로포미오신으로 묶인 칼슘은 액틴과 미오신의 상호작용을 막는 트로포닌이

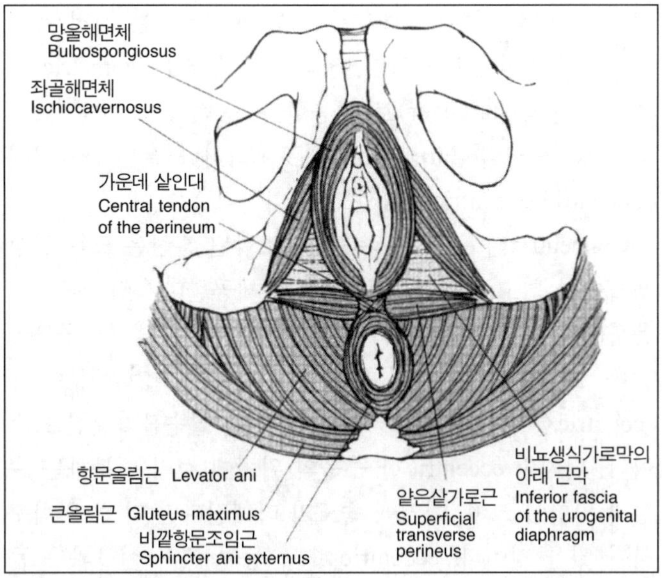

그림 3-6. 여성요도부 얕은 부위에 있는 있는 근육. 출처: Oatis CA. *Kinesiology: The Mechanics and Pathomechanics of Human Movement*. Philadelphia, Pa: Lippincott Williams & Wilkins; 2004:635.

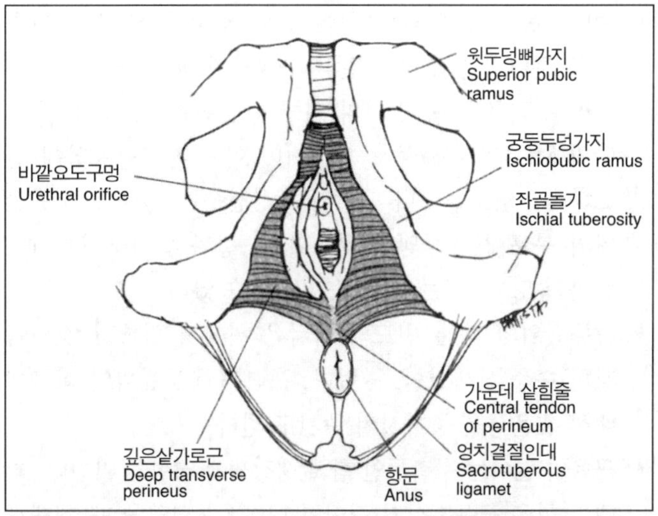

그림 3-7. 여성요도부 심부에 있는 있는 근육. 출처: Oatis CA. *Kinesiology: The Mechanics and Pathomechanics of Human Movement*. Philadelphia, Pa: Lippincott Williams & Wilkins; 2004:636.

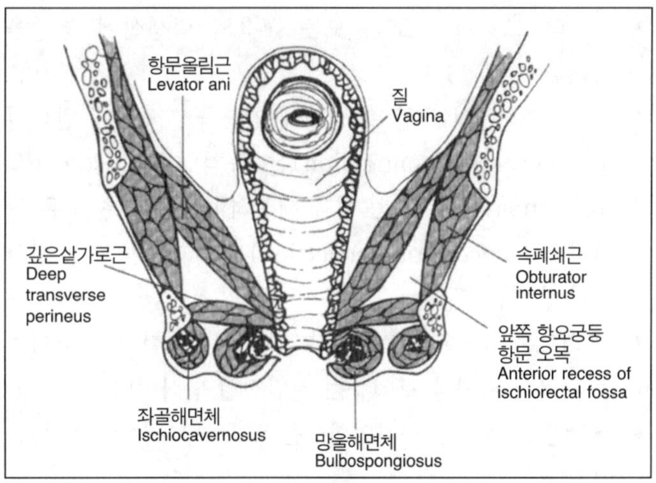

그림 3-8. 골반부와 요도부의 관상면에서 보이는 근육(회음부에서 절단). 출처: Oatis CA. *Kinesiology: The Mechanics and Pathomechanics of Human Movement*. Philadelphia, Pa: Lippincott Williams & Wilkins; 2004:636.

제거되면서 액틴이 자유롭게 미오신과 결합되어 에너지소모에 사용되는 ATP가 분열되면서 근력이 생산된다. 수축동안에는 각 섬유의 길이가 40%까지 줄어 든다 근육이 수축할 때 A-band의 너비는 그대로 유지되며, I-band는 좁아지고 H-zone과 A-band는 사라진다.[2,3]

근력생산에 영향을 미치는 인자
FACTORS INFLUENCING MUSCLE FORCE PRODUCTION

개개의 운동단위(MU)가 흥분하게 되면 그 즉시 최대값에 도달하는 힘이 생산된다. 근력생산방법은 근육내에 많은 액틴과 미오신이 십자형교(cross bridge)를 매우 급격히 형성함에 따른 반응이며 뒤이어 칼슘이온이 근형질세망으로 흡수되면서 cross-bridge에 점진적인 감소가 나타난다. 기능적 힘은 등장성 수축(isometric twitch)이라 불리는 초과시간에 대한 근육의 개별적 활동 반응값을 측정한 것을 말한다(Extrafusal fiber의 구조와 기능에 대해 참고하면서 각 근육 유형의 수축시간과 근력생산에 대해 비교하여 보자).

종종 연속된 근육의 활동전위(action-potential)이 발생되기도 한다. 처음의 활동전위 이온은 수축할 때처럼 발생된다. 처음 활동전위가 발생된 후 사라지고 모든 칼슘이 방출되기 전에 두 번째 활동전위가 전달된다면, 근형질세망으로부터 더 많은 칼슘이온이 방출된다. 그리고 액틴 미오신의 십자형교(cross-bridge) 순환이 계속해서 뒤따른다. 그 결과 근육분절로부터의 힘의 값이 다시 발생하게 된다. 더 높은 빈도의 자극이 발생되면 결국 부드럽고 강하고 지속적인 힘의 발생이 일어난다.[3] 에너지 발생과 관련된 추가적 사항들은 다음과 같다.

- 준비운동과 운동의 유형은 근육 섬유에 영향을 미친다.[12] 훈련의 특수성은 일의 수행력 향상에 매우 중요한 원리로 적용된다. 장기의 지구력 훈련은 Type-Ⅰ 운동단위(MU)의 비율을 증가시키며 이는 지구력향상에 필요하다.[2] 역도선수나 단거리 육상선수는 Type Ⅱ 운동단위의 분포량이 상당히 많으며 그 결과로 지구력보다는 힘과 속도에 더 큰 힘을 증가시킬 수 있다.[5]
- 운동단위의 빠른 빈도의 자극은 위에서 말했던 것처럼 강한 수축을 생산할 수 있다. 훈련은 운동단위의 회복에 대한 효율성을 증가시켜 주기도 한다.
- 근육의 길이는 수축동안 힘 발생정도에 영향을 미친다. 최대의 힘은 근육휴식기 길이의 110%가 되었을 때 최대로 발생한다.[5]
- 근육길이의 짧아지는 속도는 얼마나 빨리 수축된 힘이 발생될 수 있는지에 영향을 미친다. 근 수축의 속도가 느릴수록 더 큰 힘이 발생될 수 있다.
- 근육의 크기와 구조는 모든 근육의 힘생산에 영향을 미친다.
- 근 수축의 유형 또한 힘 발생에 영향을 미치는데 편심성수축(eccentric contraction)은 등척성수축(isometric contraction)보다 더 큰 힘을 생산하며 등척성 수축은 동심성수축(concentric contraction)보다 더 큰 힘을 생산한다.[13]
- 근 피로는 반복된 수축으로부터 발생된다. 힘 발생의 감소는 피로의 확인을 보여주는 일반적인 방식이다.
- 건강정도, 나이, 동기의식수준 모두 힘 생산에 영향을 미친다.

근 수축 유형 TYPES OF MUSCLE CONTRACTION

힘의 생산은 근 수축을 통해 이루어진다. 근 수축에는 기본적으로 두가지 유형이 있다; 역동적, 정적. 역동적 수축에는 concentric(짧아지며)과 eccentric(길어지는) 수축이 있다. Concentric수축 동안에는 근육원섬유마디(sarcomeres)가 짧아지고 겹쳐지면서 액틴 미오신복합체의 결합이 이루어지고 반면에 eccentric 수축동안은 액틴 미오신의 결합이 깨진다.[13]

정적인 수축은 힘의 발생은 이루어지지만, 관절움직임의 변화라든지 혹은 액틴 미오신 복합체의 길이변화가 발생되지 않을 때를 말한다. 대부분 기능적 활동에는 정적/동적 근수축의 조합이 필요하다. 정적 근수축 혹은 isometric 수축은 고정자(stabilizer)로 작용한다. 동적 근육 수축은 상호관계의 움직임을(reciprocal) 포함하거나 같은 근육군의 concentric-eccentric한 활동을 의미한다.

Concentric과 eccentric 수축의 조합된 훈련은 모든 일상생활에서 최고로 기능적인 효과를 제공한다. 왜냐하면 많은 활동들이 사지를 움직이는 동안 낮춰진 자세 즉, 구부리거나, 쪼그려 앉는 자세 등에서 많이 수행되기 때문이다. eccentric한 훈련은 치료적 운동 훈련에 필수불가결한 요소이다. 하지만 eccentric한 근육의 위치에 걸리는 부하는 손상의 위험이 크며, 여기에 속도가 더해진다면 더 큰 위험부담이 있을 것이다. eccentric 수축 동안 근육 섬유와 모든 결합 조직막들은 늘어나야 한다. 빠른 속도의 eccentric시 사고를 예방하기 위해서 충분한 준비운동이 요구된다. 게다가 개개인 스스로 처음에는 낮은 속도로의 훈련을 통해 점진적으로 높은 강도의 eccentric한 일을 수행해야 한다.[13]

근 완화 MUSCLE RELAXATION

근육의 자극 전도는 단지 5~10 msec 정도 지속된다. 세포 속 칼슘의 집중도가 급격히 감소되는데 이는 아마 칼슘 펌프력이 칼슘을 근형질세망에 있는 저장 위치로 돌려보내기 때문일 것이다. 완화는 칼슘집중도가 "resting"수위에 이를 때 발생된다. 근형질세망으로의 칼슘의 복귀는 액틴과 미오신의 상호작용을 억제하기 위해 트로포닌을 자유롭게 한다.[2]

운동단위의 회복 유형/방법 MOTOR UNIT RECRUITMENT PATTERNS

운동단위(MU)회복 절차는 근수축의 속도와 유형에 따라 달라지며 운동단위(MU)의 전각세포(AHC) 크기 원리에 기초한다.[7,14] 낮은 힘을 생산할 수 있는 환경에서 큰 힘을 생산할 수 있는 환경으로 가면서 운동단위들(MUs)은 회복되어 간다.

- 첫째 ; Type Ⅰ은 가장 작은 크기로 낮은 활동역치를 지닌다. 그들의 자극비육은 초당 8~10회이다. 이 운동단위들(MUs)은 낮은 강도의 힘을 생산하지만, 지속적 수축능력을 지니고 있다.

- 둘째 ; Type Ⅱa는 중간 정도의 크기로 중간 정도의 활동역치를 지닌다. 이 운동단위(MUs)들은 빠르고 강하게 수축하며 활동되고, 단기간에 자극되며 초당 16~50회로 불규칙하게 작용한다.
- 셋째 ; Type Ⅱb는 가장 큰 운동단위(MU)이고 가장 높은 활동역치를 지닌다. 자극빈도는 Type Ⅱa와 비슷하다. 이 운동단위(MUs)들은 가장 큰 힘을 생산하지만, 쉽게 피로 받는다. 근 활동이 지속되면, 몇몇의 Type Ⅱ 운동단위(MU)들은 피로에 의해 이차적으로 낙오된다(Drop out). 이들은 회복된 또 다른 Type Ⅱ 운동단위(MU)로 대체된다. 이 낙오와 대체의 과정은 모든 근 섬유에 피로가 쌓일 때 까지 혹은 수행이 완료 될 때 까지 계속된다.[7,14]

정상적인 운동단위(MU)의 회복은 운동단위 유형이나 회복절차, 각각의 운동단위가 자극되는 빈도에 관계한다. 저 강도의 힘이 산출되면 운동단위가 자극되는 주파는 아마 5 Hz에서 시작되어 7 Hz에 이르게 될 것이다.[7] 약간의 더 큰 힘이 요구된다면 자극 주파는 최대 50 Hz까지 오르게 된다. 힘 생산 요구량이 많아진다면 같은 유형의 운동단위(MUs)들이 추가적으로 낮은 주파에서 회복되기 시작하며 이 운동단위들의 자극 주파 또한 증가하기 시작한다.[14] 운동단위의 수와 방출되는 비율이 증가함에 따라 더 큰 힘이 요구될 것이다. 마침내 결국 추가적인 운동단위의 유형들이 또 다시 회복되고 이 순환이 계속 이어진다.

고강도의 수축에서부터 산출된 힘의 양이 감소될 때, 최후의 활성화가 최초의 활성화를 약화시키는 순서의 운동단위의 방출의 감소가 발생한다. 위의 예를 기초하여 Type Ⅱb 운동단위들은 마지막에 회복하게 되고 근 수축의 강도가 낮아지면서 최초의 수축은 멈추게 된다. 그러므로 한 가지 알아둬야 할 것은 작은 강도의 ADL에서 가장 먼저 회복되는 운동단위은 Type Ⅰ의 운동단위이고 최소의 노력이 요구된다. 이때 Type Ⅱ(a,b)의 활동은 발생하지 않는다. 약간의 컨디션의 저하, 움직임의 저하 등의 경험을 지닌 환자는 Type Ⅱ(a,b) 둘다 에 더 큰 약화가 생길 수도 있다. 왜냐하면 이 두 형태의 운동단위들이 사용되지 않았기 때문이다.

훈련프로그램은 Type Ⅱb의 강화를 목표로 선택적으로 하여야 ADL의 재교육에 대한 훈련보다 움직임 저하로 생긴 약화에 보다 효과적으로 적용할 수 있다. Type Ⅱ 운동단위들의 선택적 훈련을 위해서는 ADL에서 부딪치는 그런 움직임 보다는 강한 힘 생산과 빠른 수축이 요구되는 그러한 훈련이 환자에게 더욱 필요하다. 빠른 움직임들은 Phasic한 운동단위들 Type Ⅱ(a,b)에 대해 자극하여 반응을 야기 시킨다. 선택적으로 Type Ⅱ 운동단위을 훈련시키는 방법 중 하나는 고속의 저항 운동을 환자에게 적용시키는 것이다. 그리하여 환자는 목표된 근육들에 적지 않는 저항력이 제공될 것이다. 하지만 Type Ⅰ 운동단위(MU)을 타켓으로 하여 느리고 일정한 저항력의 훈련을 할 때 보다 짧은 횟수의 반복에 쉽게 피로해 질 수 있다.[2]

피로의 기전 MECHANISMS OF FATIGUE

피로는 개개인마다 다르게 나타난다. 피로를 정의하는 방법은 지속되고 반복적인 활동 동안 나타나는 힘 생산력의 저하이다.[15,16] 등속성(isokinetic)상태에서 피로는 생산될 수 있는 최고 토크 값이 50% 이하로 떨어질 때를 말한다. 피로 또는 컨디션의 저하나 훈련의 반복된 수행이 불가능 하거나 훈련을 지속해나가기 힘들어하는 환자들에게서 관찰될 수 도 있다. 근 피로와 관련될 수 있는 해부학적 주요 세 가지 위치가 있는데 (1) 근육, (2) 말초신경과 신경근접합부, (3) 중추신경계가 그 곳이다.[17]

근육 (Muscle)

근육은 피로와 관련된 가장 일반적인 곳이지만 그 병인은 정확히 알려져 있지 않았다 여러 증상들이 있는데;

- 60분 이상의 장기간의 운동동안 글리코겐의 감소는 근육에 피로가 생길 수 있는 주요 원인이다. 고강도의 낮은 시간(10~20초)동안 훈련은 힘 생산량의 감소와 이차적으로 근육내에 저장되어 빠른 시간내에 에너지로 전환시켜주는 크레아틴 인산의 감소와 연관된다.[18]
- 근육 섬유의 활동전위(action-potential)가 정확히 관찰되지 않을 수도 있다.
- 칼슘의 결핍으로 인해 근육 내의 수축체계가 제대로 발현되지 않을 수도 있다.
- 젖산이 축적되어 pH의 농도를 낮추고 단백질의 기능을 저하시킨다.

신경근접합부 (Neuromuscular junction)

신경근접합부는 실험상의 결과를 제외하고는 거의 피로와 드문 위치이다. 실험상으로 피로가 발생 하였을 때의 자극 주파는 정상 운동단위(MU)의 방출시 나타나는 주파를 초과하여 나타났다. 정상 신경근 시스템은 신경근 전달이 끝나는 바로 아래인 운동단위가 활성화되는 주파수에서 작동한다. 이 연구에서는 피로가 주관적으로 뚜렷하게 나타날 때 신경근 접합부에 전기적 자극이 최고조로 나타날 것이며 정상 운동단위의 회복은 아세틸콜린에 이미 저장된 것이 있기에 충분할 것이라고 보여지고 있다. 즉, 감소된 아세틸콜린은 중증근무력증(myasthenia gravis)에서 보여지는 것처럼 피로를 야기시킬 수 있다.[7] 즉, post-synaptic membrane의 민감도에 변화가 생겼거나 신경근접합부의 발생되는 문제로 인해 야기될 수도 있다는 말이 된다.[2] 하지만 정확한 매카니즘은 아직 밝혀진바 없다.

심리학적 피로 또는 중추피로 Psychological failure or central fatigue

훈련이 잘되고 동기도 강한 환자들은 전기적 자극들로 인해 산출되는 같은 양의 힘을 발휘할 수 있다. 그러므로 중추피로는 심리학적(정신적)으로 발생되지 않는다. 하지만 피로는 노력이나 동기부여가 감소될 때 이차적으로 발현될 수도 있다.[19,20]

병태생리학 PATHOPHYSIOLOGY

이 책(Guide to Physical Therapist Practice-Pattern C)에 실려진 병리학들은 매우 다양하다. 이 단락에서는 대표적인 케이스 사례연구가 실려져 있다. 첫 번째 연구사례는 근육의 일차성 이상질환으로 나타나는 Duchenne형 근이영양증(Duchenne Muscular Dystrophy, DMD)과 관련된 한 아이와 연관된 내용이다. 두 번째 연구사례는 근 약화와 관련되었고, 골반 저 근육(PFM)의 지지능력이 감소한 한 중년여성에 대한 내용이다. 마지막 연구사례는 오랜기간 내분비 장애를 앓고 있는 Type2의 당뇨(Diabetes mellitis-DM)병 환자에 대한 내용이다.

뒤시엔느형 근육퇴행 위축 DUCHENNE MUSCULAR DYSTROPHY

근 이영양증은 점진적인 약화, 자발적인 근육 섬유의 퇴화와 연관된 질환이다. 발병시기, 임상적양상, 약화진행과정 등에 있어서 근 이영양증이란 질환에 대해 사전에 정확히 판명하기엔 부족하다. 듀첸형 근이영양증은 가장 일반적인 X염색체와 관련된 열성의 치명적인 질환이고,[22] 환자중 1/3에서 유전자의 자발적 변형이 발생되어 병이 진행되기도 한다. 듀첸형 근이영양증은 X염색체의 특정한 유전자(Xp21)에 결핍이 생겨 단백질 생산장애를 초래하게 되어 근육세포들이 파괴되고 세포의 침투성이 증가하는 질환이다. 근육의 생성을 칼슘이 저지하고 단백질 분해효소가 활동하면서 오히려 세포파괴의 결과가 나타난다.[22]

크레아틴인산효소(creatine phosphokinase)는 근육효소로서 근막이 불안정하거나 근육 밖으로 크레아틴인산효소가 빠져나갈 때 그 수치가 급격히 상승한다. 혈중 크레아틴인산의 값이 정상수치(정상 남자 235 미만)보다 50~100배 증가될 때 위의 진단이 내려진다.[23,24]

운동단위들(MUs)은 근육 섬유의 소실로 인해 그 크기가 점점 작아지고 정상보다 기능적으로 전류 전도적(eletrically)으로 기능이 저하된다. 이는 운동단위(MU)의 위상기간을 짧게하고, 진폭을 낮춰놓는다.[7] 힘 생산 능력 또한 저하되고 대부분의 일상생활(ADL)에서보다 많은 운동단위들의 회복이 요구되어진다. 운동단위의 과사용은 과로로 인한 약화가 발생될 수 있는 근원이기도 하다. 과로로 인한 근 약화는 근력의 감소와 관계되고, 이는 휴식만으로 회복되지 않는다. 과로로 인해 가장 약해지기 쉬운 근육들은 사전에 운동단위들 안에서 그 근육의 힘 생산력이 현저히 감소되는 일련의 과정을 통해 영향을 받는다. 이는 운동단위들은 만성적으로 과로화 되며 운동단위들이 조기에 소멸될 수 있는 위험의 결과를 초래하기도 한다. 이 과정에서 더 나아가면 휴식을 통해서도 회복되지 않는 약화로 이어지게 된다.[25] 듀첸형 근이영양증(DMD)과 관련된 다른 공통증상들이 있는데 심근증(cardiomyopathy), 평균 지성 지수의 감퇴 등이 그것이다. 듀첸형 근이영양증은 3,500~5,000명 중 1명 꼴로 발병되고 있다.[26]

복압성 요실금 STRESS URINARY INCONTINENCE

복압성 요실금(Stress Urinary Incontinence-SUI)은 무거운 짐 옮기기, 기침, 재채기, 웃는 등[27,28]의 복내압을 상승시키는 활동[27] 동안 실금을 하는 요실금의 4카테고리중 하나이다. 진성의 복압성 요실금(SUI)은 방광내 압력이 초과하여 무의식중에 요도괄약근의 소변소실이 발생되는 것으로 요역학검사(urodynamic test)를 통하여 검증될 수 있다.[29]

복압성 요실금(SUI)은 절박성요실금(urge incontinence)과 연관되며, 혼합성요실금(mixed incontinence)과는 구분되어진다. 절박성 요실금이란 소변이 조금만 차도 방광이 제멋대로 수축하여 소변이 새는 특징을 보인다.[27,28] 복압성 요실금을 경험하고 있는 사람이라면 산부인과나 비뇨기과를 통해 진료를 받을 수 있다. 의료인이라면 복압성 요실금이라는 진단을 내리기 앞서 방광암이나 요로감염, 당뇨와 같은 문제가 될 만한 원인들을 배제해서는 안된다.[27,30] 일반적으로 기침이나 재채기를 하며 복내압의 증가가 일어나기 전에 골반 저 근육(PFM)은 요도내압을 증가시키기 위해 빠르고 강한 수축을 하게 된다.[31] Kegel[32]이 연구한 결과 분만과정은 골반저 근육들 혹은 그 주위 신경에 과도한 스트레치를 가하여 근육 섬유의 찢어짐이나 골반 저 근육의 기능을 저하시키기도 한다고 한다.[27] 노화(나이듦) 또한 골반저 근육들의 긴장도와 근력약화를 유발시키기도 한다.[27]

근육 섬유들이 손상을 받았거나 근육의 긴장도나 근력이 불충분 하게 되면 방광내압(복부내압이 증가되는 이유로)이 결정적 순간을 초과할 때 골반저 근육들과 요도괄약근이 충분히 요도를 막지 못해 실금하게 된다.[29,30] 또 다른 복압성 요실금의 원인으로는 음부신경(pudendal n.)의 손상(출산 시 외과적 수술로 자주 발생), 방광이나 요도를 지탱해주는 구조물〔다수 임신, 혹은 방광 또는 요도의 탈수(prolapse)〕 등의 손상이 있다.[27,28] 위질환과 관련된 인자로는 변비, 비만, 흡연 등이 있고, 어떤 약물들은 개인에 따라 복압성 요실금에 걸리기 쉽게 하기도 한다.[27,28]

복압성 요실금의 발병율
(Incidence of stress urinary incontinence)

남성과 여성사이의 복압성 요실금(SUI)을 발병율을 정의하는 것은 상당히 어려운 일이다. 복압성 요실금으로 고생하는 사람들은 대게 의료진에게 상담받지 않기 때문이다. 1996년에 Agency for health Care Policy and Research에 의해 산정된 기록을 따르면 여자에게서는 10~30%, 남성에게서는 1.5~5%가 복압성 요실금의 발병율을 보인다고 한다.[33] 현재 복압성 요실금으로 인해 도움을 찾는 사람은 성인의 20~50%로 보고되고 있다.[34,35] 비록 남여 모두가 복압성 요실금을 경험하긴 하지만, 보고된 90% 이상이 여성이다. NAFC(National Association for Continence)에 의해 조사된 보고에 의하면, 18세 이상의 여성 1/4에서 요실금을 경험한 적이 있다고 한다.[28] 연령이 높아질수록 요실금의 위험이 증가한다. 여성은 앉아서 하는 개인 생활보다 스포츠와 같은 활동에 더 시간을 투자해야 한다.[36]

당뇨 DIABETES MELLITUS

당뇨는 췌장에서 인슐린의 생산이 비정상적으로 발생하거나, 신체조직에 의해 인슐린이 비정상적으로 사용되는 특징의 질환이다. 인슐린은 췌장에서 분비되는 호르몬으로 포도당과 지방 대사를 도우며, 우리 몸의 아미노산을 운반하여 준다.[37,38] 뼈대근(골격근, skeletal muscle)은 우리 몸으로부터 포도당을 처분하기 위해 인슐린을 필요로 한다.[39] 현존하는 당뇨에는 3가지 유형이 있는데, 각각 병인론과 임상증상이 다르다.

- Type1, 인슐린 의존형 당뇨로 알려져 있으며 췌장의 랑게르한스섬에서 인슐린의 생산이 감소하여 발생되며 가장 최초로 밝혀진 당뇨유형이다. 이 세포들(인슐린)은 자가 면역 반응 혹은 바이러스성으로 파괴된다.[37,38] Type1 당뇨는 인구의 10% 미만에서 발생하며, 평균연령 20세 미만인 사람에게도 갑작스레 발병될 수 있다.[38] 왜냐하면 내성 인슐린이 외적인슐린이 필요한 환자의 신진대사요구량을 충족시키지 못하기 때문이다. 다이어트에 주의 깊은 관심과 체중, 규칙적 유산소운동들이 Type1 당뇨의 합병증인 심혈관 질환, 신경학적 질환을 예방하는데 도움이 될 것이다.[40]
- Type2, 보통 인슐린 비의존형 당뇨 또는 성인성(adult-onset)당뇨로 불리며, 인슐린의 순환에 대하여 신체에 조직들이 부적절한 반응을 나타날 때 시작된다. 부적절한 반응들이라 함은 보통 비만을 말하지만, Type2 당뇨의 정확한 발병원인은 아직 정확하게 밝혀지진 않았다. 인슐린저항력은 근육으로 운반되는 포도당의 활동을 저해시키거나 이차적으로 자유지방산에 의해 그 기능이 억제된다.[41] 게다가 Type2 당뇨 환자들은 인슐린결핍증상이 나타날 수도 있다. Type2 당뇨의 발병 시기는 점진적이어서 보통 환자 나이가 40세 이상이 되어야 처음 진단된다.[38] 미국당뇨협회(American Diabetes Association)[42]는 미국인 당뇨 환자 중 90~95%가 Type2 당뇨라고 보

고 하였다. Type 2 당뇨를 조절하기 위해서 인슐린 생산을 자극하거나 조직에서 인슐린 사용을 촉진하는 다양한 의약품들이 처방되기도 한다. 필요하다면 외인성 인슐린 또한 처방받을 수 있다. 의학영양치료(MNT)[43]를 통한 혈당수치의 조절과 규칙적인 유산소운동만[44]이 Type2 당뇨와 연관된 많은 합병증들을 예방해 줄 수 있는 것으로 연구 되었다. 환자교육과 환자 스스로 관리하는 방법이야 말로 혈당순환 조절을 성공하기 위한 가장 필수적인 요소이다.[45]

- 임신성당뇨는 인신동안 발병되다가 출산 후 점진적으로 그 증상이 진정된다. 미국의 약 40%의 임신여성들이 이 질환을 경험하기도 한다.[46] 임신성 당뇨의 정확한 원인은 알려진바 없으나 태반으로부터 나오는 호르몬이 모성조직들에 대하여 인슐린 저항력을 나타내는 것으로 알려져 있다. 출산여성의 혈당이 상승할 때 인슐린 결핍을 당면하게 되어 충분한 인슐린이 분비되지 않는다. 혈당은 태반을 통과하기 때문에 이를 감소시키기 위해 태아는 인슐린을 분비해야 하거나 지방으로 저장해야 한다.[37] 질환에 대한 관리는 다이어트나 체중조절, 운동 그리고 필요하다면 인슐린을 주사해야 한다. 대부분의 산모는 출산 이후 바로 정상 혈당 수위로 되돌아 갈 수 있다.[37] 출산 후에도 혈당량이 정상 수치로 되지 않는 몇몇의 산모는 Type1 혹은 Type2의 당뇨를 의심해 볼수도 있다. 임신성 당뇨의 일부의 산모는 후의 삶에 있어 Type2의 당뇨로 발전될 가능성이 있다.[46,47] 출산경험의 여성은 인슐린 저항력이 극히 높아지기 때문이다.[47]
- 드문 경우이긴 하지만 췌장의 다른 세포(beta cells), 췌장장애, 인슐린 활동에 영향을 받는 내분비 장애 등과 같은 유전적 문제를 통해 단요가 발생 될 수도 있다.[47]

임상적 특징 및 증상 (Clinical signs and symptoms)

다음, 다갈증(Type1,2), 다뇨(Type1,2), 다식(Type1)이 당뇨의 일반적 증상들이다. 이는 포도당의 과도한 순환으로 발생되며 혈액과 그 뒤를 이어 소변의 고 삼투압성을 야기 시킨다. 포도당이 물을 흡수하여 결국 포도당이 소진되며(다뇨) 과도한 갈증을 자극하여 탈수의 증상을 나타내기도 한다. 과도한 배고픔 증은(다식) Type1 당뇨환자에게서 발현되는데 인슐린의 결핍으로 인해 우리 몸의 연료로 사용되는 지방과 단백질을 분해하는 포도당의 결핍이 생기기 때문이다. 이러한 환자들은 케톤이 분비되면서 지방분해산물이 배출되고 이로 인해 소변배출과 지방이 분해되면서 체중감량을 경험하기도 한다. 또한 환자들은 신진대사의 불균형이 초래되며(DKA) 당뇨병성 케토산증을 경험할 수도 있고 급기야 혼수상태에 빠질 수도 있다. Type1,2 당뇨병 환자들은 또한 피로, 근약화, 시야의 흐릿함, 어지러움증 등을 호소하기도 한다.[37,38] 혈액과 소변내 당 수치는 초기 진단이래로 계속 비정상적 수치를 나타낸다. 게다가 Type1 당뇨환자들에게는 혈중 인슐린 항체가 있을 수 있고 유전적 요소로 특이한 염색체상의 백혈구 한원이 있을 수도 있다.[37,38,47] Type 2 환자들은 개인적으로 하지의 통증과 마비(당뇨병성 신경병증과 연관된), 상처 회복의 지연 등이 있을 수 있다. 또한 당뇨의 조기 증상으로 고지혈증을 경험할 수도 있다.[38] 습관적 저혈당을 나타나는 환자의 경우를 제외하고 식전 당 수치는 거의 정상에 가까운 110 mg/dL, 당화혈색소(HbA1c)는 7% 이하로 유지하는 것이 당뇨관리의 최선의 방법이다.[48,49] 여기서 당화혈색소는 2~3 이전의 혈당증이 있었음을 암시해주는 지표로 사용된다. 이러한 관리는 당뇨 합병증에 대한 위험을 줄여주고 발병 시기를 지연시켜 줄 수도 있다. 저혈당환자들에게서는 운동중에 특히, 운동 직후 교감신경과 관련된 다음의 증상들이 나타날 수도 있다: 〔발한, 입모(piloerectim), 빈맥, 창백감, 불안정, 배고픔, 약화, 신경질, 불안정〕.[38,50,51]

게다가 뇌로의 혈당이 감소하면 두통, 경련, 시야흐릿함, 구음장애, 구순마비, 혼동스러움, 혼수상태 등의 결과가 나타날 수도 있다.[38] Glucose tablets, 설탕, 쥬스, 비다이어트식 소다음료 등을 통한 당의 섭취가 혈당조절에 도움을 줄 것이다. Type1 당뇨환자가 무의식중에 저혈당화 된다면, 갑작스레 혈당을 조절하기 위해 글루카곤 호르몬 주입을 필요로 할 수도 있다.[51]

고혈당은 저혈당에서 보이는 것과 같이 갈증. 빈뇨, 소변내 다당 배출 들의 증상을 보인다. 당뇨병성 케토산증의 증상으로는 acetone breath, 약화와 빈맥, 탈수증 그리고 쿠스마엘호흡(Kussmaul's breathing) 등이 나타날 수 있다. 고혈당성 고삼투압성 비케톤 증후군(HHNS)의 증상으로는 갈증, 다뇨, 소변 팽창감의 소실, 심한 탈수증, 발작, 무기력, 혼동, 혼수상태 등의 의식변화도 나타날 수 있다.[37] 당뇨병성 케토산증(DKA)와 고혈당성 고삼투압성 비케톤 증후군(HHNS)은 연령이 높아짐에 따라 악화되기 쉽다. 이 두 질환의 경우 인슐린의 투여와 순환회복(분비액의 회복) 그리고 전해질의 균형이 절대적으로 필요하다.[38,52]

약리학 PHARMACOLOGY

근이영양증의 약리학 PHARMACOLOGY FOR MUSCULAR DYSTROPHY

근이영양증 환자의 약물주입은 이차적 건강상태에 기초하여야 한다. 코티코스테로이드제를 매일(0.75 mg/kg)주입하여 듀첸형 근이영양증(DMD)과 관련된 근 약화의 진행을 효과적으로 예방할 수 있다.[53,54] 약물주입으로 질환의 경과를 뒤바꿀 수는 없지만, 근약화의 진행을 늦출 수 있으므로 더 오랜 시간 환자의 기능을 연장시킬 수 잇다.

당뇨의 약리학 PHARMACOLOGY FOR DIABETES MELLITUS

Type1,2 당뇨병 환자를 관리하는 약물 요법은 매우 다양하다. 각 경우에 있어서 의사들은 환자의 대사요구량에 맞춰 적정 투여량을 주의 깊게 조절해야 한다. 종종 환자들은 한 가지 이상의 약물치료를 받을 수도 있다. MNT와 운동은 혈당 조절에 최선의 도움이 될 수 있으며 의사들은 이러한 사항을 고려하여 약물처방 시기를 고려해야 한다. Type 1 당뇨환자들은 외인성 인슐린을 필요로 할 수도 있다. 투약정도는 환자의 연령, 의료상태, 질환의 기간, 혈당량의 안정성 등을 고려해야 한다.[38] 투여량 스케줄은 혈당조절이 조금 안정적인 환자는 하루에 1회에서부터, 불안정한 환자는 1일 4회에 걸쳐 조절하면 된다.

투여방법으로는 근육 외부로부터 주사요법과 인슐린 펌프를 사용하는 방법이 있다.[38,40,49,55] 인슐린 투여는 필요한 대사시간에 맞춰 등급별로 투여한다(분류하여 투여한다): 빠른 반응, 짧은 반응, 중간반응, 장기 반응.

빠른 반응약물투여는 30분 이내에 투여하여 30분~2시간 사이에 약물 효과를 최대로 낼 수 있고, 4시간 정도 지속된다. 이 약물 투여방법은 인슐린 펌프(하룻동안의 인슐린 투여량을 측정하는)를 착용하여 투여한다.

짧은 반응 약물투여는 (레귤러, 세미렌텐) 30분에서 3시간 이내 투여하며 최대 약물효과는 2~8시간 사이에 나타나고 16시간동안 지속된다. 중간반응 약물투여(NPH, lente, Osophane Insuline Suspension, 레귤러 인슐린)는 3~4시간 이내에 투여하고 최대 약물효과는 4~12시간 사이에 나타나며 24~48시간 지속된다.

장기반응 약물투여는(울트라 렌테, Ultralente) 4~6시간 이내에 투여하고 18~24시간동안 최대효과를 내며 36시간 지속된다.[37,38,49,55] Type2, 당뇨질환 환자에게는 혈당조절을 위해 인슐린 주사나 펌프를 사용하기도 하지만, 주로 경구용 약물을 사용한다. 보통 사용하여 조절하고자 하는 신체부위에 따라 4가지 유형의 경구용 약물을 적용한다. Sulfo-nylurens(셀포닐우레아)는 췌장의 링게르한스섬 세포를 자극하여 더 많은 인슐린 분비를 촉진한다. 또한 인체의 인슐린 수용기들을 자극하여 반응을 유도하기로 한다. Metformin(글르코페이지)는 간장(hepatic)과 말초조직에 반응하여 인슐린의 민감도를 자극하여 인슐린 순환의 증가를 향상시킨다. Thinzolidinediones(피오글리타존, 로시글리타존) 또한 세포조직에 반응하여 인슐린 저항을 감소시킨다. Acarbose(아카보스)는 장(소화기간)에 반응하여 당의 소화를 지연시켜준다. Type2 당뇨환자에게 약물투여는 보통 1가지 이상씩 적용된다.[37,38,49]

낮은 용량의 아스피린과 콜레스테롤 감소 약물 또한 당뇨질환의 환자에게 적용되는 방법 중 일부이다.[38,56] 이러한 약물주입은 stroke의 위험이나 심장발작 PVD와 관련된 합병증의 위험을 줄여준다.[56]

근 수행력 측정 MUSCLE PERFORMANCE MEASURE

개요 (OVERVIEW)

근 수행 측정은 수축, 이완, 기능의 측정으로 세분 지을 수 있다. 근 수축의 측정은 근육의 수축능력을 포함하여 근육의 힘 생산과 강도를 측정하는 것의 특징을 지닌다. MMT 동안 근육의 수측을 촉진하는 방법 또한 근육이 수축하고 있음을 확인하는 법이다. EMG는 근수측 능력을 보다 정교하게 나타낼 수 있지만, 힘의 축적 양을 보여주지 못한다. 이러한 근육의 힘 생산량은 MMT라는 일반적 수치(표 3-1)로 등급화 할 수 있거나 hand-held 또는 isokinate(등속성) 측정 장비를 이용하여 등척성 수축을 측정하여 양적으로 보여줄 수 있다.

최대 힘 생산속도(긴장/속도)는 관절 움직임 속도의 다양성을 concentric 또는 ecentric 수축을 통하여 힘의 양 산출할 수 있는 등속성 측정장비(isokinate)를 통해 측정할 수 있다. 근육의 이완성(extensibiling)은 수축성과 근육길이 측정을 통하여 실험할 수 있고, 다른 근육이 스트레칭되는 동안에는 붙어있는 다리근육에 안정성이 필요하다. 관절위치가 다른 각도측정법은 근육의 이완된 정도를 양으로 나타내어 준다. 근육이완성 측정은 이 책의 다른 파트(패턴 D)에서 자세히 설명될 것이다.

신체의 근육강도와 길이의 균형은 기능적 움직임 유형(형태)에 영향을 나타낸다. 불균형이 나타날 때 움직임 장애 또는 근골격의 통증[58]이 초래되며 패턴 B에서 보여진 자세의 장애처럼 근육길이와 강도의 주의 깊게 평가는 최선의 중재요소와 치료적 계획에 대해 치료사가 정확히 결정지을 수 있도록 도와줄 수 있다.[59]

전문화된 기능 테스트(트렌델렌버그 테스트)는 환자 개인의 근육과 근육근의 분리된 수축과 스트레칭되는 확실한 진단을 위하여 특수한, 고유의 기능을 평가하기 위해 사용된다. 그 외 다른 경우 환자가 근기능 수행에 약화가 있었다면 (Gower' sign)과 같은 병적인 증상이 나타날 수 있다.

근력 평가 EVALUATION OF MUSCLE STRENGTH

Wrigh & Lonett는 1900년대 초기 유행하던 소아마비 환자들의 변화를 측정하기위해 MMT를 발전시켰다. 그들은 근육 또는 근육군이 특정한 움직임의 각도에 따라 필요에 따라 평가자에게 근수저항을 가하여 사지를 움직일 수 있는 정도의 측정시스템을 기초로 하였다. 5정의 순서로 점수화 되었으며 각점수마다 특징을 정의하였다(표 3-1 참조)(5=normal, 4=good, 3=fair, 2=poor, 1=trace, 0=zero). 오늘날엔 총 12점의 순서화된 수치를 통상적으로 사용하고 있다. 이 점수식의 방식은 크게 대상자가 중력에 대항하여 사지의 분절된 움직임을 간단히 수행할 수 있는 (fair-3~5, 2 이상)정도다. 중력을 최소화하여 (p+2+~zero) 수행할 수 있는 정도로 기초한다.[57] 저항이 제공될 때, 움직임 각도의 표준점에서 수축을 유지할 수 있는 형태로 나타내거나, 움직임이 일어나는 각 동안 일정한 속도로 움직임의 저항을 나타내는 형태로 적용된다.[60] MMT의 신뢰와 타당성은 저항력을 일치하게 판단하는 평가지능 능력, 요구되는 근수축을 유지하는 피평가자(환자)의 능력, 환자가 힘을 억제하게 생성할 수 있는지에 따라 다르게 나타날 수 있다. 신회성은 저항 없이 측정할 때 더 정확하다(F~2 이하). 저항이 필요한 강도를 등급화 할 때는 검사자 내 신뢰도가 검사자간 신뢰보다 훨씬 유리하다.[61,62]

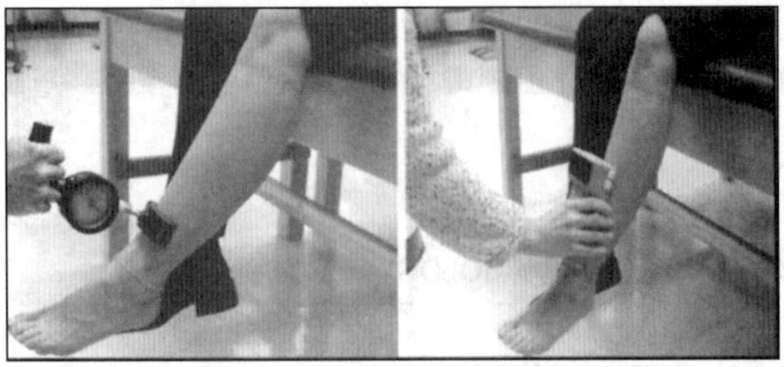

그림 3-9. 두 개의 다른 악력계로 무릎의 폄을 검사.

Hand-Held 측정도구는 근육의 힘 생성능력 측정에 보다 객관적인 자료를 제공해준다. 이 측정도구는 (그림 3-9) 급성재활단계의 뇌성마비(CP),[65] 척수성 위축,[66] 뇌졸중(stroke),[67] 척수손상 환자들[68]처럼 신경학적 손상을 받는 환자들[63,64]에게 매우 효과적이고 유용하게 사용되어지고 있다.[69] 각 근육의 근장력 만곡은 근육의 등척성 저항력을 적용하여 그 기초로 하고 있다.[70] 최대의 긴장도가 발생되는 움직임 각도의 지점과 환자에게 질문했을 때, 평가자에 의한 측정 장비를 가지고 제공되는 저항력이 일치하는 지점에 환자의 신체일부를 위치해야 한다. 신체분절에 직각이 되도록 평가자가 저항력을 유지할수록, 그리고 저항력이 적용되는 지점과 움직임의 각 지점이 같을수록 신뢰도는 증가한다. 검사자 내 신뢰도, 검사자간 신뢰도는 측정도구를 이용하여 상지를 측정할 시에는 좋지만,[69] 하지 측정은 그다지 좋지 않다. 신장질환이나 급성재활시기의 환자들을 평가하는데 있어서 무릎 폄(신전) 강도 측정을 하려면 한 명 이상의 평가자가 측정해야 정확히 평가될 수가 있다. 최근 연구에 의하면 hand-held 측정도구를 이용한 하지의 중력 측정은 신경근장애를 지닌 환자 측정시 보다 실험-재실험 신뢰도와 검사자간의 신뢰도 보다 효과적이다.

Hand grip 측정도구는 쥐는 힘 측정을 평가하기 위해 사용되어져 오고 있다.[73-75] 악력계(dynamometry)의 잘된 원인은 평가자의 악력계의 정확한 적용능력과 환자의 저항도에 일치, 환자의 불충분한 안정성, 등척성 수축과 저항에 대항하여 유지하는 환자의 불충분한 능력, 기록된 결과나 해석상의 장비의 문제, 평가/비평가자간의 동기나 피로

표 3-1 도수근력 검진표

등급			등급 특성
0	Zero	0	명령에 따른 근육의 수축을 촉지할 수 있다.
1	Trace	T	관절의 움직임은 업으나 근육의 움직임은 촉지된다.
2-	Poor minus	P-	검사하려는 손이나 발을 중력이 제거된 자세로 하며 근육의 수축이 촉지되고 관절의 특정각도의 부분적인 움직임을 제거할 수 있다.
2	Poor	P	검사하려는 손이나 발을 중력이 제거된 자세로 한다. 근육의 수축이 촉지되고 관절의 특정각도로 동작을 할 수 있다. 그러나 저항을 이기지는 못한다.
2+	Poor plus	P+	검사하려는 손이나 발을 중력이 제거된 자세로 한다. 근육의 수축이 촉지되고 관절의 특정각도로 동작을 할 수 있다. 약간의 저항에 대하여 움직일 수 있다.
3-	Fair minus	F-	검사하려는 손이나 발을 중력에 대항하도록 한다. 관절의 특정각도의 부분적인 움직임을 할 수 있다.
3	Fair	F	검사하려는 손이나 발을 중력에 대항하도록 한다. 관절의 특정각도로 움직일 수 있으며, 그러나 저항을 이기지는 못한다.
3+	Fair plus	F+	검사하려는 손이나 발을 중력에 대항하도록 한다. 관절의 특정각도로 움직일 수 있으며, 가벼운 저항을 이긴다.
4-	Good minus	G-	손이나 발이 중력을 이기며, 특정각도로 움직일 수 있다. 가벼운 저항과 중등도 저항 사이를 이겨낸다.
4	Good	G	손이나 발이 중력을 이기며, 특정각도로 움직일 수 있다. 중등도 저항을 이겨낸다.
4+	Good plus	G+	손이나 발이 중력을 이기며, 특정각도로 움직일 수 있다. 중등도 보다 무거운 저항을 이겨낸다.
5	Normal	N	손이나 발이 저항을 이긴다. 특정각도로 움직일 수 있다. 강한 저항을 이겨낸다.

Kendall FP, McCreary EK, Procance PG. Muscles: Testing and Function. Philadelphia, Pa: Williams & Wilkins; 1993:189.

발생 정도를 고려하지 않은데 있다.[70]

등속성 측정장비 신체분절 움직임의 각도의 특정지점에 0°/sec으로 고정되어 환자가 같은 양의 힘을 산출한다면, hand-held 측정 장비와 비슷한 값을 산출할 수 있을 것이다.[76] 전형적으로 치료사들은 등속성 측정장비를 특정속도 비율의 특정움직임이 나타나는 각 동안에 등척성(concentric하고 eccentric한 근육의 힘을 산출하는 방식으로)평가와 훈련의 용도로 사용한다. 일반적으로 관절의 상호적인 움직임 시 느리고(30초/sec) 빠른 (120°/sec)속도가 기본적으로 제공된다. 잘 훈련된 운동선수에게 속도는 180°/sec이상으로 적용되기도 한다.[76] 실험-재실험 신뢰도는 넙다리두갈래근의 30, 90, 120, 180°/sec 수축동안 나타내어진다. 등척성 측정장비로부터 산출되는 자료, 데이터는 최대 토크값과 긴장도 증가의 시간비율, 속도분포분석, 피로 등이 있다. 반복적인 등속성 측정의 잘못된 원인은 장비의 축과 관절축의 정렬, 불안성 부적절한 환자의 자세와 안정성 환자의 동기수준, 통증, 피로역치도 등이 고려되지 않은 것에 있다. 보통 큰근육이나 근육군이 등속성 측정 장비(isokinetic dynamanety)를 통해 측정, 평가된다(그림 3-10). 위장비를 통한 훈련 프로그램은 환자의 필요수준, 손상의 종류, 특징, 기능적 격리감의 요구량에 따라 다양해질 수 있다.

근전도 검사 ELECTROMYOGRNPHY

환자가 좀 더 정교한 진단적 평가를 요구하는 경우라면

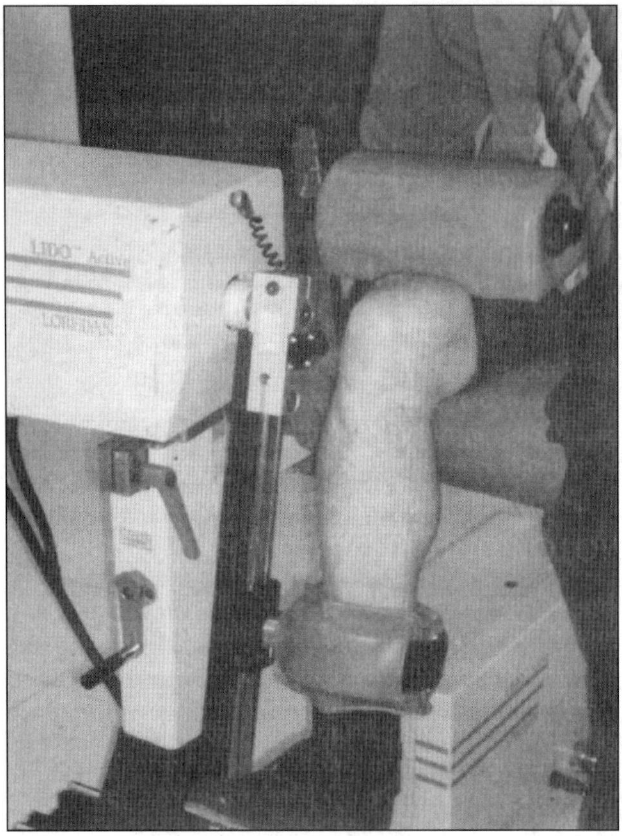

그림 3-10. 무릎의 폄에 대한 운동역학적 검사. 무릎의 축의 정열에 주의하여야 한다.

EMG를 이용한 바늘전극을 이용한다. 근복(muscle belly)에 삽입 했을 때 이 전극은 자발적 수축동안 하나 또는 그 이상의 운동단위(MU)를 자극할 것이고, 근육이 휴식기 동안 비정상적으로 전기적 변화가 발생될 것이다. 강도의 노력 시(최대 산출량의 35%, 혹은 그 이상) EMG 기록상 운동단위의 활동을 나타내는 완벽한(완전한) 충동(간섭) 형태가 나타날 것이며,[77] 신경병에는 심각한 신경손상이거나 남아있는 운동단위의 수가 얼마 안되는 환자에게서는 강한 노력 시 불안정한 충동, 간섭 형태가 나타나거나 단일 unit에만 충돌, 간섭형태가 나타날 수 있다. 운동단위의 크기나 모양 전기적 배열(confynration)등인 EMG 진단을 통해 평가될 수 있다. 정상 운동단위들은 특정한 진폭과 위상범위를 지니고 있다. 정상 운동단위들보다 긴 위상기간 폭은 단상을 나타내는 운동단위들은 신경학적 손상의 피해를 입었음을 보여준다. 정상 운동단위들보다 짧은 위생기간과 낮은 폭을 나타내는 운동단위들은 근육질환을 나타낸다. 신경병 혹은 근육병성의 환자들에게서 휴식기에는 근막의 불안

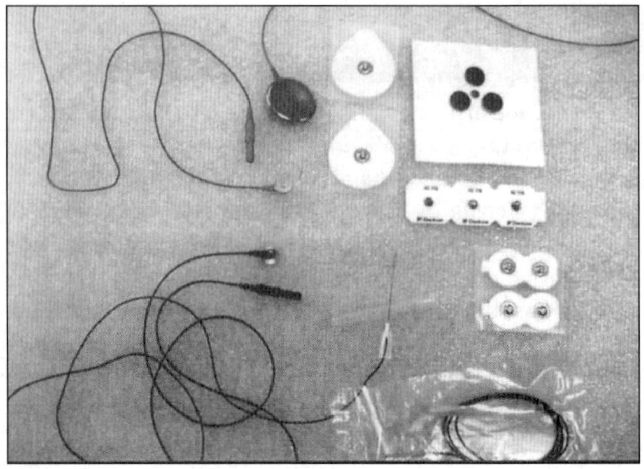

그림 3-11. 근전도 검사와 운동역학의 전기진단을 위한 바늘식 도자와 표면 접착식 도자.

정성으로 인해 연축세동의 가능성과 양성파형이 발생될 수도 있다. 휴식기에 보이는 무차별적 파형의 형태는 바늘전극이 삽입되면서 큰활동이 증가되는 것을 나타내며 이는 병리상태를 나타내기도 한다.[78] 잘못 측정되는 원인들을 보면 전극의 부적절한 위치, 파형의 잘못된 해석, 인접 근육 또는 같은 근육 내 다른 운동단위들의 용적 전도 등을 고려해야 한다.

표면전극 혹은 가는 전선을 이용한 운동 역학적 EMG는 운동 분석 혹은 바이오 피드백에 사용되기도 한다(그림 3-11). 표면전극은 청결에 유의해야 하고 평가되려는 근육의 피부는 건조해야 한다. 근육으로부터 출력되는 전기신호의 임피던스(전압과 전류의 비율)가 낮으면 근활동 내용이 기록된다.[79,80] 운동역학적 EMG는 근수축의 타이밍과 기능적 수행동안 근수축 강도와 연관된 연구에 주로 사용된다. 역학적 EMG 사용상의 문제적으로는 자기전극의 부적절한 위치, 전극이나 전선으로부터 발생될 수 있는 이물질의 제거, 부적절한 전극과 피부 사이의 접촉, 인접근육들로부터의 용적전도 등을 고려해야 한다.[79,80]

사례 연구 #1:

근이영양증
Muscular dystrophy

7살 난 Jimmy Rowe는 뒤시엔느형 근육퇴행위축을 앓고 있다.

물리치료사 검진 PHYSICAL THERAPIST EXAMINATION

병력 HISTORY

- 일반적인 인적사항: Jimmy는 7살 난 백인으로 영어를 구사하며 오른쪽 잡이의 소년이다. 그는 지역 초등학교에 재학중이며 현재 2학년이다.
- 사회적 병력: 그는 부모와 형과 어린 여동생과 함께 살고 있다. 부모는 Jimmy의 신체적 감정적 요구에 대해 매우 보조적이고 걱정스러워 하고 있다.
- 성장 및 발달: 그의 출생 전 병력은 특별한 사항이 없다. 그의 운동발달은 초기에는 정상 범위내에 있었지만, 점차 지연되었다. 하지만 6개월에 앉았고 10개월에 기는 동작을 하였으며, 14개월 째에 걷기 시작하였다.
- 생활 환경: 목장형태의 집에서 살고 있으며 문 입구에 두개의 계단이 있다.
- 일반적인 건강 상태
  - 일반적인 건강 인식: DMD의 암시적 증상을 제외하곤 부모로부터 특별히 건강상태에 대해 관계된 보고가 없었다.
  - 신체적 기능: 신체적으로 덜 활동하며 그의 동년배나 형의 같은 나이 때에 비해 걸음걸이가 서툴렀다.
  - 심리적 기능: 담임선생님은 학급에서 다소 소극적이었다고 말하고 있다. 그가 가지고 있는 현재의 문제에 대해 크게 걱정하고 있지 않았다. 하지만 그와 동년배의 비슷하게 미래에 대한 생각을 표현하기는 했다.[81]
  - 역할 기능: 2학년으로 재학 중인 학생
  - 사회적 기능: 학교에서 다소 원만한 관계를 형성해오고 있으며 그러한 친구들이 휴식동안이든 다른 활동간에 계속적으로 동참하게끔 도와주고 있다.(예를 들면, 탁구)
- 가족력: 두 부모는 건강히 살아오고 있다. 그의 형제들은 신경근장애에 대한 특별한 증상이 없었다. 어머니의 유전자 검사 결과 X염색체의 팔 부위가 짧아져 있으며 Xp21부분에 결핍이 있었다.[82,83]
- 의학/외과적 병력: 특별한 의료 외과적 병력은 없었다.
- 현재 상태/주호소: 놀이를 하는 동안 허약하였고 참을성(인내력)이 감소되어 있었다. 그의 부모는 Jimmy가 앉은 자세에서 일어나거나, 계단을 오르거나, 물건을 머리위로 들거나 친구들과 함께 놀거나 하는 일상생활에서 어려움이 많아지고 있다고 예기하였다. 그의 부모는 Jimmy의 신체적 기능수준이 가능한 한 오래 유지되었으면 하고 염려하고 있다.
- 기능적인 상태와 활동 수준: 일상생활에서는 독립적이다. 신체적 활동에 있어서 동년배 친구들보다 자주 넘어지고 신체적으로 많은 활동이 필요한 경우엔 참여하지 않으려 하고 있다. 걷거나 계단을 오르거나 바닥에서 일어나려 하거나 뛰려고 할 때, 매우 어색한 모습을 보인다.
- 약물: Jimmy는 DMD와 관련된 근 약화의 진행을 감소시키는데 도움이 되기 위해 코티코스테로이드제[53](프레드니손제 0.75 mg/kg)를 매일 복용하고 있다.[54]
- 다른 임상적 검사
  - 전기 진단적 검사: 사지의 근위부, 원위부 근육들의 운동단위에 위상기간이 짧았고 진폭이 낮았다. 운동과 감각전도에 관한 검사는 정상 범위내에 있었다.; 초기 노력 시 완전한 간섭반응이 나타났다 이를 고려해볼 때 근육병증과 일치한다.
  - 실험실 검사: 최초 정밀검사 때 혈중 CK수가 10,000로 나타났으며 상기 질환과 일치한다.[23,24]
  - 대퇴골와 상완골의 방사선 평가: 장골의 쇠약과 골절의 위험도가 높은 정도의 골다공증이 관찰된다. 요추와 흉추의 방사선 검사에서 척추 측만증은 나타나지 않았다.
  - 심전도 검사: R파와 Q파에 비정상적 파형이 관찰된다.
  - 근생검과 근육 섬유의 미시적인 검사: 섬유증과 호염기성 섬유, 그리고 파열된 섬유가 증가되어 나타난다.[25]

신체계통 조명 SYSTEMS REVIEW

- 심혈관/폐
  - 혈압(BP): 111/70 mmHg
  - 부종: 없음
  - 심박수(HR): 74 bpm
  - 호흡수(RR): 14 bpm
- 피부계
  - 흉터형성 상태: 없음

- 피부색: 정상
- 피부 상태: 정상

♦ 근육뼈대계
- 전체적인 관절가동범위: 양쪽 엉덩관절 폄근, 모음근, 발목관절 발등굽힘근을 제외하곤 정상범위
- 전체적인 근력: 몸통, 목, 사지 전체에 근력 감소가 보이며, 먼쪽 굴곡근보다 몸쪽 폄근에 근약화가 심함
- 전체적인 대칭성: 왼쪽 장딴지근육(calf muscle)의 과비대를 보이나 오른쪽은 정상범위
  - 병이 진행됨에 따라 근육 섬유가 결합조직 및 지방으로 대체되면서 다양한 근육군에 가성비대가 나타난다.
- 키: 4.2" (1.27 m) (7세 아동 평균키의 75%)[84]
- 몸무게: 55 lbs(24.948 kg)(7세 아동 평균체중의 55%)[85]

♦ 신경근육계
- 보행동안 균형의 장애를 보임
- 보행은 넓은 보폭을 지니며 정상속도보다 느림
- 이동에 다소 어려움이 보임

♦ 의사소통, 감정, 인지, 언어, 학습 유형 정상범위
- 의사소통, 감정, 그리고 인지: 정신은 말짱하며 의사소통 가능함
- 학습 유형: 정보의 반복학습을 필요로 하는 시각학습자

검사와 측정 TESTS AND MEASURES

♦ 유산소 능력/지구력
- 인내심이 다소 약화 되어 있으며 이차적으로 근 피로가 발생

♦ 인체측정학적 특징
- BMI는 15.53으로 동년배 소년들에 비해 37% 수준[86]
  - DMD 아이들에게서 중요하게 고려해야 할 주요 두 가지 항목이 있다. ; 프레드니손(Prednisone–부신피질호르몬제)과 신체적 활동의 감소는 비만의 가능성을 높이게 될 것이다.[87,88]
  - 비만은 또한 근육의 기능적 근력 저하를 유발 시킬 수도 있다.
- 비복근(Calf muscle)에 가성비대가 관찰 된다.

♦ 보조장비 및 적용장비:

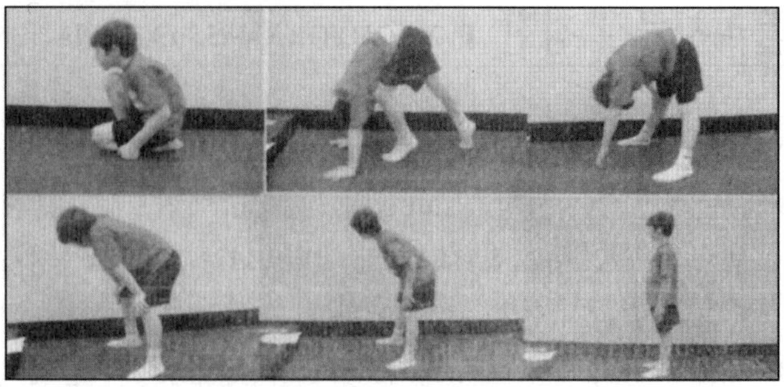

그림 3-12. Gower's 방법.

- 집에서 폐활량계를 사용
- 필요하다면 일상생활동작(ADL) 상의 적절한 보조장비를 사용하도록 안내할 것이다.

♦ 환경, 집과 작업의 장벽
- 집 입구 앞에 두개의 계단이 있다.
- 계단을 오르다 힘들 때 사용한 난간이 있다.
- 현재는 학교를 보행으로 이동하며, 필요시 엘리베이터를 사용 할 수 있다.
- 학교 내에서 휠체어 이동이 용이하다.
- 일상생활(ADL) 혹은 수단적 일상생활(IADL) 동안 힘들고 피곤하기 때문에 무게가 나가는 사물을 사용하기 꺼려한다.

♦ 보행, 이동 그리고 균형
- 그는 넓은 기저면으로 이동하며 보행 시, 바닥으로부터 왼쪽 발뒤꿈치가 들려져 있다.
- 그의 발은 이동 동안 내내 내반첨족(equinovarus)의 형태를 띤다.
- 그의 오른쪽 손은 늘 오른쪽 골반을 지지하며 체간을 세우려 한다.
- 느린 걸음걸이로 약 200피트 정도 걷는다.
- 보행 시, 계단을 오를 때, 바닥에서 일어설 때(Gower's maneuver), 뛰려고 할 때 지지하기 위해 주로 손을 많이 사용한다(그림 3-12).
  - Gower's maneuver은 근위부 근육의 약화 특히, 하지의 폄근의 약화 시 아이들에게서 보여진다.
  - 앉은 자세에서 일어나려 할 때 나타나며 주로 엉덩이부터 먼저 들어올린다. 그 다음 손을 이용하여 무릎을 펴며 일어난다.
  - 다음으로 손을 대퇴부에 얹어 힘을 지지한 뒤 완전히 설 때까지 상체를 들어올린다.

- 그는 거상(elevaton)시키는 움직임에 어려움을 느낀다.
- 머리 위로 손을 뻗는 동작이 힘들며 균형 장애로 인해서 있기 매우 힘들어한다.

♦ 근 수행력
- MMT 결과는 표 3-2에 명시 되었다.

♦ 자세
- 시각적 평가와 격자(grid) 사진활영을 통해 평가하였다.
  - 기저면이 넓었으며, 요추 전만이 증가되어 있었다. 서있는 동안 오른쪽 손은 오른쪽 골반에 얹어져 있었다.
  - 양쪽 견갑골에 익상견갑이 나타났으며 오른쪽이 조금 더 진행되었다.

♦ 관절가동범위
- 아래 항목을 제외한 양측 상지와 하지의 관절가동범위는 정상범위 내에 있었다.
  - 발목관절(ankle)
    - ▸ 무릎을 폅시킨 상태에서 발목의 발바닥굽힘 범위는(plantaflexion) 10～40° 이었다
    - ▸ 거퇴관절(talocrural)에서 정상적 자세를 취할 수 없었다.
    - ▸ 무릎을 구부린 상태에서 수동적 발등굽힘 범위는(dorsiflexion) 0～10° 정도였으며 발바닥굽힘 범위는 10～40° 이었다
  - 근육 길이(muscle length)
    - ▸ 엉덩정강근막띠(장경인대, iliotibial band): 양측 Ober test시 양성으로 평가; 양측 엉덩관절 벌림이 0～20° 정도
    - ▸ 엉덩허리근(장요근, iliopsoas): 양측 Thomas test시 양성으로 평가; 양측 엉덩관절 굽힘 구축 15° 정도; 양측 엉덩관절 굽힘범위는 15～115° 정도로 엉덩관절의 정상적 정렬이 힘들어 보임
- 테이프를 이용한 측정에서 흉추9번 수준에서 늑골의 확장이 1.25인치 정도 나타났다.

♦ 자가치료와 가정 관리
- 집에서 기본적으로 스스로 수행할 수 있는 행동, 과제, 신체적 활동들에 대하여 안전하게 실행하였으나, 시간이 드는 ADL 즉, 옷입고, 먹기, 샤워하기 등에서는 다소 인내력이 감소된 양상을 보였다.
- 깊은 의자에서 변기로 옮겨 앉을 때 다소 어려움을 보였다.

♦ 환기와 호흡/가스 교환
- 폐 기능 검사 시 폐의 기능적 제한이 나타났다.
- 다음에 열거된 항목들이 질환의 심각성을 보여 주었다.
  - 활력징후(vital sign)가 감소되어 있다.
  - 흡입능력이 감소되어 있다.
  - 호기량이 감소되어 있다.
  - 전체적인 폐기능이 저하 되어있다.
  - 주기적인 호흡량이 감소 되어있다.
  - 호흡시 폐 잔류량이 증가 되어 있었다.
  - 자발적인 최대 호흡량이 심각하게 감소 되어있다.
  - 폐 내부는 청결한 상태이다.
  - 횡격막 호흡은 양호 하였으나 이차적인 호흡근의 사용은 불충분 하였다.
  - 심호흡과 강한 호기력이 저하 되었다.

♦ 직장, 지역사회 그리고 여가 통합 또는 재통합
- 학교생활, 사회, 여가생활, 과제수행에 있어서 안전하게 할 수 있는 능력에 대해 인터뷰 해본 결과 규칙적으로 학교 수업에 참가하고 있으며, 2층에 위치한 교실까지 필요시엔 엘리베이터를 이용하였다. 하지만 친구들와의 놀이 활동에 참여 하는데는 다소 어려움이 있어보였다.
- 차에서 타고 내리는 이동에 약간의 어려움이 있었다.

평가 EVALUATION

Jimmy의 관찰 및 병력으로 보았을 때 뒤시엔느형 근육퇴행(DMD) 위축과 일치하는 소견을 보인다. 그는 부양받을 가족구성원이 있으며 집이나 학교에서 여전히 신체적인 도움을 필요로 하고 있다. 그는 하지의 운동범위의 제한과 관련하여 목, 체간, 사지의 모든 근육들에 운동 수행상의 변형이 생겼다. 항 중력에 대항하여 하는 활동들 즉, 바닥에서 일어나거나, 의자에서 일어나거나, 계단을 오르거나, 머리위로 뻗는 동작들에 상당히 어려움을 받고 있다. 그는 ADL 또는 IADL 수행과정에서 무게가 있는 물건을 쥐는 동작을 할 수 없었다. 오랜 기간 활동을 수행하는 동안, 특히 보행동안 힘들어하는 모습이 영역했다. 호흡기능 또한 호흡근육들과 이차적인 중요한 관계가 있으며 이로 인해

연령이 높아지면서 폐렴으로 발전 될 수 있는 위험이 극도로 높아진 상태이다.

진단 DIAGNOSIS

Jimmy는 7살 난 뒤시엔느형 근육퇴행(DMD)의 소년이다. 그는 호기성 능력; 인내력, 신체적 특징; 보행과 이동; 근육수행; 자세; 관절가동범위; 호흡/가스교환 기능 상의 장애를 지니고 있다. 그는 집, 학교, 사회, 여가생활, 과제수행, 신체적 활동에 있어서 스스로 하기에 기능적으로 제한을 받고 있다. 게다가 그는 구축의 진행; 근 약화; ADL 수행; 편측의 사용하지 않음; 낙상; 호흡상기능 저하 등의 위험에 놓여 있다. 이러한 증상들은 패턴 C:근수행장애에서 열거한 내용과 일치한다. 이렇게 증명된 장애는 치료계획과 예후에서 구체적으로 다루게 될 것이다.

예후와 치료계획 PROGNOSIS AND PLAN OF CARE

평가된 방향에 따라 다음과 같은 결과가 설정되었다.

- ADL수행능력은 최소한 유지 되어야 한다.
- 보행동안의 인내력은 최소한 유지 될 것이고 넘어지거나 낙상의 빈도는 줄이거나 제거해야 할 것이다.
- 가족과 부모와 학교와 의료진과의 사이에서 의사소통은 극대화시켜야 한다.
- 사용하지 않음으로 인해생기는 근력저하는 감소되어야 하고, 과 사용으로 인한 약화는 방지해야 한다.
- 뒤시엔느형 근육퇴행(DMD)과 관련된 위험요소들은 가족과 부모와 학교에서 알고 있어야 한다.
- 폐활량계의 활용을 통해 호흡능력의 향상을 도모 할 수 있다.
- 근 구축은 감소되어야 할 것이다.
- 자세배농법(체액배담법)은 가족구성원으로 하여금 실시되어야 할 것이다.
- 손상의 위험이나 이차적인 합병증의 위험도 줄여나가야 할 것이다.
- 긴장과 이완을 조절하는 방법을 매일처럼 함께 연습해야 할 것이다.

위 결과들을 성취하기 위해서는 환자를 위한 중재요소들이 결정되어야 한다. 중재요소들은 다음과 같다.

표 3-2 Duchene 근이영양증 도수근력검사 결과

근육	오른쪽	왼쪽
어깨 굽힘	2+	3-
어깨 벌림	3+	3+
어깨 안쪽돌림	3	3+
어깨 가쪽돌림	3+	3+
어깨뼈 모음	2	2+
앞톱니근	2-	2
위쪽 등세모근	4	4
아래쪽 등세모근	2-	2-
팔꿉 굽힘근	3+	4-
팔꿉 폄근	3	3+
뒤침	3+	3+
엎침	3+	3+
손목 굽힘근	4	4
손목 폄근	4	4
손가락 굽힘근	4	4
손가락 폄근	4-	3+
내재근	4	4
목 굽힘근	2+	2+
목 폄근	4-	4-
몸통 굽힘근	2	2
몸통 빗근	2	2
몸통 폄근	3+	3+
엉덩관절 굽힘근	3-	3
엉덩관절 폄근	2+	2+
엉덩관절 벌림	2+	2+
엉덩관절 모음	3-	3-
엉덩관절 안쪽돌림	3+	3+
엉덩관절 가쪽돌림	3+	3+
무릎관절 폄근	3+	3+
무릎관절 굽힘근	4-	4-
발목 발등굽힘	4-	4-
발목 발바닥굽힘	4	5
발목 안쪽번짐	4-	4-
발목 가쪽번짐	4-	4-
발가락 굽힘	4-	4-
발가락 폄	3+	3+

협응, 의사소통, 그리고 기록; 환자/고객 관련 교육; 치료적 훈련; 자가치료와 가정 관리에서의 기능적인 훈련; 학교, 사회, 학교, 지역사회 그리고 여가 통합 또는 재통합

에서의 기능적인 훈련; 보조기구와 장비의 적절한 처방, 적용 그리고 제작; 기도 청결 기술.

진단과 예후에 기초하여 Jimmy는 첫 달 동안은 주 2회 치료를 받게 될 것이고, 그 이후에 가정 치료가 두 달에 한 번 치료사에 의해 모니터링 될 것이다. 2~6개월 동안 18회의 방문을 받게 될 것이다.

Jimmy는 좋은 사회적 지원을 받고 있기에, 가정 훈련 프로그램을 통하여 흥미를 느끼고 잘 따라올 수 있다.

중재 INTERVENTIONS

선택된 중재에 대한 근거 RATIONAL FOR SELECTED INTERVENTION

치료적 운동 (Therapeutic exercise)

근육퇴행은 운동기능의 점진적인 쇠퇴를 보이며 굴곡근보다 신전근에 더 큰 손상을 받는다. 운동기능이 점차적으로 쇠퇴하면서 근육의 불균형이 초래된다. 근력 소실을 보상하기 위해서 자세의 보상작용이 나타나고, 그로 인한 근육의 구축이 발생되며 나아가 기형(deformity-변형)으로의 가능성도 배제 할 수 없다.[25,90] 스트레칭과 근육의 유연성의 증가는 이러한 변화를 줄이는데 효과적이며 변형을 진행을 느리게 하거나 예방시킬 수 있다. 연부조직의 구축을 예방하는 것이야말로 이러한 환자들에게 무엇보다 중요한 사항이다.

근력은 살아있는 근육 섬유들을 잃어가면서 점차적으로 감소한다. 근력에 대한 장애는 많은 ADL과 같은 측면에서 기능적 제한을 불러일으키며 특히 보행능력의 상실을 야기시킬 수 있다.[92] 이러한 쇠퇴는 어떤 근육들에게는 사용하지 않게 되어 약화[93]를 또 어떤 근육들에게는 과 사용하여 발생되는 약화를 불러일으키게 된다. 일차적인 약화로 보상받게 되는 근육들은 사용하지 않음으로 약화될 수 있다. 적절한 운동프로그램을 처방받아 환자와 가족이 함께할 수 있는 더 낳은 교육 프로그램이야 말로 미사용으로 인한 근약화의 발생을 줄일 수 있도록 도와준다. 또한 MMT상의 3등급이하로 평가된 근육들은 과 사용으로 인한 약화가 생길 수 있다. 우성 쪽의 자주 사용하는 근육들이 그 예가 된다. 지속적인 과 사용으로부터 이러한 근육들을 보호하기 위해선 최선의 관리가 이루어 져야 한다. ADL상이나 운동중에 가급적이면 이러한 근육들을 사용하지 않게 하여 피로역치에 도달 하지 않도록 해야 한다.

호흡기능은 뼈대근(골격근, skeletal muscle)의 기능과 생활력에 밀접한 관계가 있다. 뒤시엔느형 근육퇴행이 비록 횡격막에 특별한 영향을 미치진 않지만, 호기와 흡기 시 사용되는 부가적인 근육들에 영향을 미칠 수 있다. 호흡기능의 장애는 흉곽의 움직임을 저해 시킨다. 호흡운동은 호흡력과 호흡기능의 향상을 도울 수 있는 변수가 되며,[94] 또한 흉곽의 움직임과 폐조직의 탄성력을 증진시켜줌으로 호흡기능을 유지할 수 있도록 도와준다.

독립적인 보행의 지속적 유지는 환자나 가족 구성원, 건강관리 체계에 있어서 일차적인 목표가 된다. 임상적 증거들이 보행을 유지하는 것은 많은 긍정적인 특징을 가진다고 뒷받침 해주고 있다.[25] 관절가동범위(ROM)는 가능한 한 매일 양쪽 하지를 통해 체중을 실고 서 있거나, 걷는다면 쉽게 유지된다고 한다. 또한 보행은 하지근육의 근력을 유지하는데 효과적이다. 보행동안 척추의 요추전만을 증가시키면서 체간이 신전상태에 있는다면, 척추측만증의 진전은 쉽게 조절 될 수 있을 것이다. 본질적으로 척추는 신전된 상태에 있을 때 더 안정적이다. 한번 보행능력이 소실되면 척추측만증은 급격히 진전될 수 있으며 양쪽하지에 빠른 굴곡구축이 진행될 것이다.[25] 근력은 신체활동 수준의 저하로 인해 감소되며 동시에 체중의 증가가 일어나기도 한다. 보행능력의 소실로 인한 휠체어 생활과 자세는 척추측만증을 더욱 급격하게 증진시키는 결과를 불러일으킨다.[95,96]

장경인대, 장요근, 비복근은 기능상의 최적의 길이를 유지하기 위해 조기에 충분한 스트레칭을 필요로 한다. 관절가동범위의 소실은 보행능력의 조기 상실을 불러일으킬 수도 있다.[25]

일부 근육에서 비사용으로 발생되는 약화는 말 그대로 사용량의 몹시 저하되기 때문에 생긴다. 뒤시엔느형 근육퇴행(DMD)아이의 경우에 있어서 덜 손상(침범)된 쪽의 근육은 모든 일상생활에 있어서 기능적 활동이 저하됨에 따라 더욱 약화될 수 있다. 비사용으로 인해 약화가 진행중인 근육들은 낮은 강도의 훈련에만 반응할 수 있을 것이다.

협응, 의사소통 그리고 기록 COORDINATION, COMMUNICATION, AND DOCUMENTATION

친밀감은 가족들과 함께 가정훈련 프로그램을 통해 획득할 수 있을 것이다. 학교사람들과의 친밀감은 개별화된 교육상의 계획(IEP)의 적절한 수행을 위해 필요하다. 근이영양증 클리닉 직원과 가정의학/소아과의사의 협력과 협조 또한 필요하다.

환자/고객 관련 교육 PATIENT/CLIENT-RELATED INSTRUCTION

환자와 가족구성원들은 뒤시엔느형 근육퇴행(DMD)의 위험요소와 관련하여 기능적 능력 유지, 관절범위운동 수행과정, 가정프로그램 수행 등의 중요성에 대한 교육을 받게 될 것이다. Jimmy의 가족들은 운동의 중요성, 아동의 감성적 후원의 중요성, 기능적, 신체적 변화에 대한 모니터링 방법, 다양한 물리치료 방법 등에 대해 이해하게 될 것이다. 가족구성원들은 스트레칭 방법에 대해 교육이 되었고, 추가적으로 그들이 할 만한 물리치료에 관한 정보를 요구 하였다.

치료적 운동 THERAPEUTIC EXERCISE

- 신체 기전과 자세 안정화
  - 앉기 뻗기, 구부리고 들어올리기, 서기, 이동하기 등과 같은 ADL동안 자세의 정열방법 교육
  - 적절한 저항을 이용한 어깨뼈와 골반 패턴의 PNF 테크닉을 적용
  - 가벼운 무게를 이용하여 상지 PNF 패턴을 적용 (1 lb의 무게로 시작하여 점진적으로 증가)
  - 실질 혹은 가상의 던지는 훈련, 치료적 공을 주고 받는 훈련, 가벼운 저항력의 치료용 밴드를 이용한 훈련 등의 훈련을 다양하게 적용
- 유연성 운동
  - 준비운동 후에 깊은 호흡을 30초에서 60초 정도 유지하게끔 유도하며 천천히 안정적으로 스트레칭을 적용.
  - 근육들에 대해 매일 스트레칭하는 것은 매우 중요하며, 결합조직의 점성과 탄성의 성질을 이용하여 정적으로 장기간 스트레칭 한다.[90]
    - 효과적으로 근위부의 안정성을 제공하기 위해선 아래 제시된 자세로의 치료적 기술이 필요하다.
      - 넙다리근막긴장근(장경인대, TFL) and 엉덩정강띠(ITB)
        - 침대에 옆으로 누워 맨바닥의 다리를 굴곡시켜 안정성을 제공하고, 맨위의 다리를 내전시킴으로 스트레칭한다. 고관절을 약간 굴곡시킨 상태에서 시행하며 후에(고관절의 신전이 증가하면) 고관절을 신전시킨 상태에서 시행한다.
      - 장딴지근(비복근, gastronemius)/가자미근(soleus)
        - 선 자세에서 한쪽 발을 뒤쪽에 위치하고 뒤쪽 발의 발꿈치를 바닥에 놓고, 이 다리의 무릎이 곧게 유지되게끔 유도하는 동안 앞쪽 발을 힘껏 앞으로 내밀며 유지한 채로 천천히 숫자를 세고 휴식한다.
        - 그리고 앞쪽 발을 살짝 구부리고 자세 유지한 채로 천천히 숫자를 세고 휴식한다.
        - 각 발을 최소한 3차례씩 반복하고 허리가 스트레칭되는 동안 중립이 자세로 유지한다.
      - 엉덩관절 굽힘근(고관절 굴곡근, hip flexors)
        - 넙다리곧은근(대퇴직근, rectus femoris); 허리의 중립자세를 유지한 채로 엎드려 누워 무릎을 굴곡시켜 유지한 채로 천천히 숫자를 세고 휴식한다. 각 하지를 최소한 3회씩 반복한다.
        - 엉덩허리근(장요근, iliopsoas); 토마스 테스트를 사용하여 스트레칭한다. 바로 누운 양쪽 하지를 가슴쪽 까지 끌어당긴 다음, 한쪽 다리를 내려놓아 신전을 시키는 동안 반대쪽 다리는 굴곡된 자세로 유지하여 골반의 강화를 도모한다. 자세를 유지한 채로 숫자를 세고 두 다리를 다시 끌어당긴다. 반대쪽 다리에 반복하여 시행한다.
  - 똑바로 누운 상태에서 무릎관절의 굽힘과 외전 무릎관절의 폄에 대해 관절범위 운동을 시행.
- 보행과 이동 훈련
  - 뒷꿈치-발가락(heel toe)이동을 증진시키기 위한 보행

훈련과 장기간 체중지지를 위한 기립자세 유지
- 내반첨족(equinovarus)의 보상작용을 줄이기 위해 기저면을 좁게 할만한 장소에 비중을 둔다.

♦ 이완
- 수상(aquatic) 이완기법
- 과 사용한 근육들에 대한 근육이완을 위해 따뜻하게 데워진 욕조에서 시행
- 호흡전략을 통한 Jacobson 완화 기법을 사용
- 심호흡과 근육 이완을 강조한 부드러운 요가 스트레칭
- 전체적 이완을 위해 시각화와 이미지와 기법을 적용

♦ 근력, 힘 그리고 지구력 훈련
- 이 훈련동안 환자는 피로해져서는 안되므로 5번 내 · 외로의 반복을 요구한다.
- 근육에 대한 훈련을 해야 하지만, 과사용으로 인한 피로가 증가할 수 있는 위험의 운동은 피한다.
- 이 질환에 의해 약화된 근육의 강화를 위해 능동보조, 능동, 저항운동을 최소한의 반복을 통해 강조한다.
  - 엉덩관절 폄근
    - ▸ 옆으로 누운 자세에서 시작하여 엎드려 누운 자세로 진행된다.
    - ▸ 허리의 중립을 유지하도록 주의시킨다.
  - 무릎관절 폄근
    - ▸ 옆으로 누운 자세에서 위의 다리를 파우더 보드(powder board)위에 지지시켜 매우 낮은 무게로 훈련
    - ▸ 점진적으로 앉은 자세에서 시행
  - 엉덩관절 가쪽돌림
    - ▸ 바로 누운 자세에서 시작하여 점진적으로 옆으로 누운 자세에서 시행
    - ▸ 위의 다리를 중력에 대하여 들어 올리게 하면 트렌델렌버그 보행의 조짐을 감소시킬 수도 있다.
  - 몸통과 목 굽힘근
    - ▸ 바로누운 자세에서 골반경사(pelvic tilting) 운동으로 시작한다.
    - ▸ 점진적으로 팔을 양옆으로 하여 웅크린 자세로 시행
  - 어깨뼈 안정근(Stabilizer)
    - ▸ 엎드려 누운 자세에서 간단한 견갑골 내전을 등척성으로 유지하여 천천히 숫자 5까지 세며 시작한다.
    - ▸ 점진적으로 양쪽 GH jt.의 신전을 유지하면서 견갑골을 외전/하강 시키며 시행.
  - 탁구와 같은 실제 또는 가상의 스포츠 활동처럼 선 자세(닫힌사슬)에서 능동적 훈련을 하며 자세의 적절한 정열을 강조시킨다.
  - 공간 내 전방이동(Marching), 옆으로 걷기, 원 혹은 8의 모양을 그리며 걷기 등과 같이 그룹화 하여 다양하게 적용
- 수중 프로그램(Aquatic program)
  - 물의 부력을 이용하여 약한 근육은 능동보조 운동을, 3등급(Fair) 이상의 근육은 강화 훈련을 시행한다.
  - 지나친 스트레스와 훈련간의 안전사고를 예방한다.
  - 이러한 환자들에게는 최고의 훈련이 될 수 있다.
- 호흡근 훈련(Ventilatory muscle exercise)
  - 생명징후(Vital sign)와 흉곽의 움직임을 증가시키기 위해 폐활량계(incentive spirometer)를 이용한 훈련을 강조 한다.
  - 가로막 호흡을 교육한다.
  - 환자에게 호기근의 강화와 참을성(인내력)을 증가시켜 주기 위해 흡기력 저항훈련을 시행한다.
  - 컵 속의 물을 빨대로 불어 거품을 만들거나, 바람개비를 불어 돌리는 등의 간단한 치료적 예시를 제공하며 2~4초 동안 유지하게끔 한다.

자가치료와 가정 관리에서의 기능적인 훈련 FUNCTIONAL TRAINING IN SELF-CARE AND HOME MANAGEMENT

♦ 자가치료와 가정 관리
- 가정 평가는 현재 그리고 앞으로의 필요/요구사항을 측정하기위해 필요 할 것이다.
  - 목욕하기
  - 옷 입기
  - 치장하기
- 보조 장비 및 장치의 사용과 훈련

■ 장거리 이동시 휠체어 사용방법
■ 일상생활(ADL) 및 도구적 일상생활(IADL)동안 필요한 보조 장비 및 장치의 사용과 훈련. 예를 들면, 표준적인 등가방보다, 바퀴가 달린 가방이 휴대하거나, 학교 내에서 이용하기 훨씬 수월할 것이다.
■ 일상생활(ADL) 및 도구적 일상생활(IADL)동안 보호적 지지적 차원의 보호 장비 및 보조도구.

학교, 지역사회 그리고 여가 통합 또는 재통합에서의 기능적인 훈련
FUNCTIONAL TRAINING IN SCHOOL, COMMUNITY AND LEISURE INTEGRATION OR REINTEGRATION

♦ 학교 사회 그리고 여가생활
  - 장거리 이동시 휠체어 운전 훈련 및 안정장치 사용 훈련

♦ 사고예방 및 감소
  - 일상생활(ADL)과 이동시 안전사고 예방과 의식 교육
  - 낙상예방 방법

보조기구와 장비의 적절한 처방, 적용 그리고 제작
PRESCRIPTION, APPLICATION, AND AS APPROPRIATE, FABRICATION OF DEVICES AND EQUIPMENT

♦ 적합성 도구(adaptive davices)
  - 학교 가방용 바퀴달린 가방
  - 부하를 최소화하기 위해 추가적 교재를 가정 내 구비

♦ 보조적 장비(assistive devices)
  - 긴 손잡이의 연결봉(reachers)
  - 휠체어
    ■ 처방 필요: 가벼운 중량, 좌석과 등받이가 단단한 접이 식 휠체어; 제거가능하고, 조절 가능한 팔 높이 위치의 탁상; 눌러서 잠기는 연장(extension)된 브레이크; 움직이며(swinging) 분리되는 발걸이와 각도 조절이 가능한 발받침
    ■ 장기간 사용으로 인한 뒤넙다리근(슬괵근, hamstring)의 구축 방지를 위해 나중에 필요하다면 높여진 발걸이를 추가적으로 주문해 가져 올수 있다.
    ■ 앞으로의 상황에 대처하여 저측 굴곡의 구축의 진행을 관리할 수 있는 단하지 보조기(AFO)

♦ 지지적 장비(supportive device)
  - Incentive spirometer

기도 청결 기술
AIRWAY CLEARANCE TECHNIQUES

♦ 배농법
  - 객담배출 자세와 기침유발 방법에 대한 환자와 가족 구성원의 교육이 매우 중요하다. 이 질환의 마지막 단계에서 호흡능력을 절충시키고, 폐렴과 같은 호흡 관련 질환의 사전 예방적 차원으로 이 방법을 습득하여 아이가 호흡곤란으로 받게 될 분노나 스트레스를 감소시켜 줘야 한다.

예상 목표와 기대 결과
ANTICIPATED GOALS AND EXPECTED OUTCOMES

♦ 손상에 미치는 영향
  - 6~8주 즈음에 활력징후(vital capacity)의 10%정도의 증가가 일어 날 것이다.
  - 산소 수용력(aerobic capacity)이 증가되거나 유지된다.
  - 4주 후에는 기도청결정도가 높아지고, 호기량과 기침용적의 증가가 발생된다.
  - 참을성(인내력)이 향상되어 눈에 띄는 HR(심박수-Heart rate)없이 약 200피트(feet)되는 학교의 복도를 걸어 다닐 수 있을 것이다.
  - 운동단위당 에너지 소비율은 감소 된다.
  - 8주 즈음에는 보행과 이동이 안정적이고 기저면은 점차적으로 정상범위로 좁아 진다.
  - 증가된 요추전만은 감소될 것이다.
  - 흉곽에 1인치 정도의 움직임이 증가 된다.
  - 8~12주 즈음에 근 수행능력, 특히 참을성(인내력)이 증가되거나 유지 되며 최근에 내려간 MMT등급은 안정화 된다.
  - 피로가 발생하지 않고 근 파워가 향상 될 것이다.
  - 12주 이상 되면 자세조절력이 향상되고 정적, 동적인 기립균형(Standing balance)감은 안정화 될 것이다.
  - 근 안정(이완)(relaxation)은 향상될 것이다.
  - 호흡근의 기능이 향상 된다.
  - 4주 이내에 관절가동범위는 향상되며 구축은 감소된다. 그리하여 수동적 관절가동범위(PROM)는 발목

의 발등굽힘(배측굴곡, dorsiflexion)에서 10° 정도, 엉덩관절 움직임에서 5° 정도 향상된다.
- 호흡(공기의 유통/가스교환)(ventilation and repiration/gas change)은 향상되며 3개월 후 정기적 진찰을 통한 폐 기능 검사에서 총 폐활량과 활력징후(vital capacity)의 향상을 보일 것이다.
- 호흡(Work of breathing)하는 일의 양은 감소한다.

♦ 기능적인 제한에 미치는 영향
- 신체적활동, 과업, 일상생활 및 도구적 일상생활에서의 자가 치료(self care)활동, 학교활동, 보조 장비나 도구를 이용/또는 하지 않는 놀이의 독립적인 수행능력이 향상되거나 유지 된다.
- 에너지 보존 방법을 독립적으로 일상생활에 적용한다.(Incorporated)
- 기능적 독립성이 유지된다.
- 과업수행에 지도가 필요했던 수준이 높게 향상된다.
- 학교 생활과 놀이에서 활동과 과제, 자세, 움직임에 대한 참을성이 향상된다.

♦ 위험 감소/예방
- 친밀감이 향상되고 위험요소는 감소되며 합병증이 예방된다.
- 낙상의 빈번도가 낮아짐
- 위험인자들은 감소되거나 예방된다.
- 이차적인 합병증에 대한 위험이 감소된다.
- 증상에 대한 자기관리 능력이 향상된다.
- 안전성이 향상된다.

♦ 건강, 웰니스, 운동에 미치는 영향
- 영향 상태 건강함과 신체적 활동이 증진되며 건강관리 능력을 획득한다.
- 건강한 상태가 유지된다.
- 신체적 기능이 향상된다.
- 이상적 체중을 유지하기 위한 적당한 영향상태로 달성된다.

♦ 사회 자원에 대한 영향
- 환자관리와 관련된 모든 사항들을 APTA's Guidlines for Physical Therapy Documentation을 따라 문서화 한다.[97]
- 개별화된 교육 계획〔Individualized Educational Plan(IEP)〕과 의무적인 보고, 기록들을 획득, 갖추게 된다.
- 물리치료 서비스가 완벽하게 활용 되었다.

♦ 환자/고객 만족
- 환자에 대한 접근과 이용성, 공헌도가 적합하였다.
- 치료가 보호자, 가족 그 외 다른 전문과들과 조화를 이루었다.
- 이분야(異分野) 제휴의(다른 분야의) 협력이 환자회의를 통해 이루어졌다.
- 재활 팀의 유용성(utilization)과 학교직원들의 편익에 대한 이해도가 향상 되었다.
- 환자와 가족은 질환의 진행과정과 진단, 예후, 중재요소, 예상목표치, 예상결과 등에 대해 사실적으로 이해하고 의식하도 받아들였다.
- 환자 만족도가 향상되었다.
- 필요하거나 요구하면 다른 전문의에게 진료를 지원해 주었다.
- 안녕에 대한 관념과 제어능력이 향상되었다.

재검사 REEXAMINATION

재검사는 치료과정상의 에피소드를 통해 수행되었다.

퇴원 DISCHARGE

Jimmy는 외래로 18번의 물리치료를 더 시행한 후 기대하는 만큼의 목표를 이루고 퇴원하였다. 이 치료시간은 치료과정 전체의 에피소드가 담겨 있었다. 기대했던 목표만큼 향상이 있었기에 퇴원하도록 하였다.

사례 연구 #2:

복압성 요실금
Stress urinary incontinence

41세의 김 여사는 4개월 동안 기침과 재채기시 발생되는 실금의 병력이 있다.

물리치료사 검진 PHYSICAL THERAPIST EXAMINATION

병력 HISTORY

- 일반적인 인적사항: 김 여사는 41세의 영어를 구사하는 아시아계 여성이다. 오른손잡이이며 대학을 졸업하였다.
- 사회적 병력: 남편과 1살, 3살, 5살 난 세 자녀와 함께 살고 있다.
- 고용/일: 고등학교 수학선생님
- 생활 환경: 엘리베이터가 없는 아파트 2층에 살고 있으며 건물 입구까지에는 9개의 계단이 있고, 2층까지는 15개의 계단이 있다.
- 일반적인 건강 상태
  - 일반적인 건강 인식: 요실금을 제외하곤 건강하게 지내왔다고 한다. 임신이나 분만 상의 문제는 없다고 하나, 마지막 아이의 출산 시 체중은 8파운드였다고 한다.
  - 신체적 기능: 주 5일 근무하며 가능할 때 체육관을 가려고 했다고 한다.
  - 심리적 기능: 요실금이 사회활동을 하는 도중 발생되면 무척 당혹스럽고 창피했다고 한다.
  - 역할 기능: 엄마, 아내, 선생님
  - 사회적 기능: 가족과 함께 시간을 보내고 그러는 것이 유쾌하다고 한다.
- 사회/건강 습관: 흡연은 꺼려하고 술은 특별한 일이 있을 때만 마신다고 한다.
- 가족력: 김 여사의 말을 따르면, 그녀의 어머니와 언니도 요실금을 경험했다고 한다.
- 의학/외과적 병력: 김 여사는 폐경기 이전이다. 이 시기의 임신을 인정하지 않는다. 그녀는 세 자녀를 정상 질 출산하였고, 다른 아이보다 체중이 컸던 마지막 아이 출산 시 회음측절제술(Episiotomy; 최음측 절개술 — 질 출구가 작은 임부의 분만을 용이하게 질 측부를 절개)을 시행하였던 경험이 있다. 1990년에는 충수돌기 절재술을(appendectomy) 시행했던 경험이 있다. 고혈압의 징후를 늘 신경써 왔었지만, 약물처방은 하지 않고 있었다.
- 입원 경험: 아이들 출산 때와 충수돌기염 때 입원한 경험이 있다.
- 이전에 있던 의학적 문제나 기타 건강관련질환: 없음
- 현재 상태/주호소: 김 여사는 셋째 아이 출산 후 몇 달 전쯤부터 재채기나 기침 시 이따금 요실금을 경험했으나 분만 후 3개월 이후엔 가라앉았다고 했다. 지난 4개월 동안 증상이 재발되었고, 점진적으로 누출되는 소변의 양과 빈도가 증가하고 있다고 했다. 그녀는 이러한 원인이 체중이 18 lb나가는 막내와 30 lb인 둘째 아이의 체중변화와 더불어 안아주는 힘의 양에 변화가 생겼기 때문이라고 간주하고 있다. 그녀는 통증이나 부부관계의 문제는 없다고 주장하고 있다.
- 기능적인 상태와 활동 수준: 일상생활과 도구적 일상생활에서 모두 독립적인 활동이 가능 하였다. 체육관을 찾아 런닝머신(treadmill)과 웨이트 운동을 하지만, 체육관을 찾는 시간은 1주일에 2번 정도이다. 운동 시작 전에 소변을 보기 때문에 운동 중에는 실금을 하지 않는다고 하였다.
- 약물: 복용중인 약물 없음
- 다른 임상적 검사
  - 비뇨기과 의사는 방광염의 증상을 배제하였고, 소변 배출에 관한 모든 검사는 정상 범위내에 있다고 진술하였다. 소변검사(urinanalysis), 소변속도 측정검사(uroflowmetry), 방광근 신경기능 검사(cystometry ; 방광내압과 용적을 증대시켜 그 반응을 측정 하는 검사)와 복압검사와 같은 특별한 검사들을 통하여 긴장성활동과 기침동안 발생되는 실금과 관련되어 정확한 방광기능을 측정하였다.[27,28,101] 요실금 패드를 특정기간 동안 사용 새 것(마른 요실금 패드)비교하여 복압성 요실금 동안 발생되는 실금의 양을 수치화할 수 있었다. 48시간 동안의 패드 테스트[101]와 복압테스트를 통하여 방광의 부피를 측정하고, 비슷한 방법의 복압을(기침과 같은 행동) 적용하여 복압성 요실금의 정도를 정량화하는데 사용할 수 있다.[102] 이 시기에 김 여사는 스케쥴상의 문제로 패드테스트와 복압테스트를 시행하진 못하였다.
  - 부인과 의사는 자궁이 약간 전경(anteverted)되었고 질압기(perineometer)기록상 골반저 근육의(PFM) 약과가 발생되었다고 언급하였다. 질압기는 골반저 근육의 힘을 측정하는 형식의 도구로 질에 풍선달린 카테터(보통 질에 3.5 cm 정도 삽입)를 삽입하여 골

반저 근육이 강하게 수축하는 동안 발생되는 압력의 양(in cm H_2O)을 변화기를 통해 기록한다.

신체계통 조명 SYSTEMS REVIEW

- ◆ 심혈관/폐
  - 혈압(BP): 125/85 mmhg
  - 부종: 없음
  - 심박수(HR): 70 bpm
  - 호흡수(RR): 13 bpm
- ◆ 피부계
  - 흉터형성 상태: 없음
  - 피부색: 정상범위
  - 피부 상태: 정상범위
- ◆ 근육뼈대계
  - 전체적인 관절가동범위: 상지, 하지, 척추 모두 정상범위
  - 전체적인 근력: 상지와 하지의 주요 근육군의 근력 모두 정상범위
  - 전체적인 대칭성: 기립상태에서의 자세는 대칭적으로 관찰되며, 흉추의 후만이(kyphosis) 평평하다.
  - 키: 5' 1" (1.55 m)
  - 몸무게: 100 lb(45.36 kg)
- ◆ 신경근육계
  - 균형: 정상범위
  - 보행, 이동 그리고 변화: 모두 정상범위
- ◆ 의사소통, 감정, 인지, 언어, 학습 유형: 정상범위
  - 의사소통, 감정, 그리고 인지: 정상적인 인지와 필요시 의사소통이 가능
  - 학습 유형: 능동적인 학습자세

검사와 측정 TESTS AND MEASURES

- ◆ 유산소 능력/지구력
  - WFL 동안 런닝머신에서 3.5 mph로 이동하는 동안 근 조절의 유지가 힘들었다.
- ◆ 인체측정학적 특징
  - BMI: 18.9로 정상범위[103]
- ◆ 뇌신경과 말초신경의 통합성
  - 뇌신경, 상/하지 운동/감각 검사: 정상범위
- ◆ 인간공학과 신체 기전
  - 기립 자세 분석과 직업적으로 요구되는 신체상의 분석에서 적절한 신체 매카니즘을 사용중인 것으로 나타났다.
  - 아이들을 들어올리거나 옮기는 과정의 신체 매카니즘 분석에서 적절한 매카니즘으로 수행하는 것으로 보이긴 하나 아이들을 왼쪽 골반으로 지지하면서 체간의 오른쪽으로 가쪽굽힘(lateral bending)을 야기시켰다.
- ◆ 보행, 이동 그리고 균형
  - 불안정한 바닥에서 골반저 근육의 수축을 유지하는 것이 어려웠다.
- ◆ 근 수행력
  - 스톱와치(stopwatch)를 이용한 배출 차단 테스트
    - ■ 김 여사가 골반저 근육(PFM)을 수축하여 소변의 흐름을 막는데 걸린 시간은 2초이다.
    - ■ 골반저 근육(PFM)의 수축력은 소변의 실금과 관련 있으므로, 소변 배출을 차단하는데 지연된 시간은 골반저 근육(PFM)의 문제를 보여주고 있다고 하겠다.
    - ■ 소변 배출 차단 테스트(urine stream interruption test)는 요속측정기를(uroflowmeter)를 사용하여 골반저 근육(PFM)의 수축력을 숫자로 측정하며 충분한 반복성을 나타내 주기에 유효한 검사이다.
    - ■ 소변 배출의 방해는 요도의 원위부 입구에서 소변이 정체하여 역류하면, 요도나 방광내에 박테리아의 소견의 위험을 나타낼 수 있다.
    - ■ 환자는 테스트 후에 소변을 완벽히 배출 하여야만 한다.
    - ■ 이 테스트가 질환의 진행을 모니터링 하는데 기준선이 되는 자료를 제공한다.[107] 하지만, 모니터링은 한달에 한번을 기초로 하여 요로 감염 발생의 위험을 최소화해야 한다.[107]
  - 질 외부 촉진 〔자세한 정보에 근거한 동의를 얻은 후 표준 예방책(standard precaution: 손씻기, 가운, 글러브, 눈보호장치, 마스크가 기본)을 사용〕
    - ■ 치료사는 자세한 근거에 의한 진행과정 상의 환자의 동의를 받아야 한다. 세부적인 동의 사항으로 검사의 필요성, 검사 진행절차, 언제든지 실험을 멈출 수 있는 환자의 권리 등을 부각 시킨다.[27]
    - ■ 의학법상의 이유로 질 촉진동안에는 3명의 사람만

이 참여할 수 있다.[27]

- 골반저 근육(PFM)의 강도를 측정을 위해 질 촉진을 동안 치료사는 무균 가운과 라텍스제 장갑을 착용해야만 한다.
- 5초 이상 수축을 유지할 수 없는 결과에 대해 근 약화의 증거를 찾을 수 있다.
- 골반저가 단단하게 된 모습을 관찰하며 질을 촉진하고 골반저근육의 수축이 유지되고 있는지 확인하기 위해 안으로 이동한다.[31,32,108,109]
- 그녀의 골반저근육의 수축은 골반저를 들어올리기에 충분하였지만, 그 유지 시간은 단 5초였다.
- BØ와 Finckenhagen[110]은 6점으로 등급화된 Modified Oxford Scale을 이용한 질 촉진실험을 통해 골반저 근육 강도 측정의 타당성과 평가자간 신뢰도의 공동 작용을 설명하였다.(0=수축없음, 1=씰룩거리는 정도의 수축, 2=약한수축, 3=보통 정도의 수축, 4=적당한 수축, 5=강한수축) 계측기준은 마이크로팁(microtip)이 부착된 질 삽입용 풍선 카테터의 압력 변환기로부터 질 수축력을 측정한 값으로 하였다. 압력수치 값은 위의 등급의 타당성에 의심해 볼 수도 있는 6카테고리와 그게 다르지 않았다.(?) 두 평가자에게는 충분한 평가자간 신뢰도(spearman rho=0.7)가 있었지만, 그들의 평가는 조직학적으로 차이가 있었다.[110] Isherwood와 Rane[111]도 비슷한 실험을 하였는데 한 검사자가 질의 촉진(강도는 6점 등급의 Oxford scale을 사용)과 회음부 계측검사(보통 사용하는 12등급의 일반적 점수를 사용)를 동시에 시행 하였다. 질의 촉진과 회음부 계측검사 사이에서 골반저근육(PFM)의 세기를 측정하는데 좋은 결과 값이 측정되었다.[111] 골반저 근육의 수축에 있어서 질 촉진 검사는 필수적인 요소이기 때문에 치료사는 환자가 움직임을 정확하게 수행하는지, 근육 수축의 유무가 있는지를 확인해야 한다. 질 촉진을 매개로 하여 근력의 정도를 점수로 등급화 하는 것은 자연과학의 방법으로는 비합리적이며, 한 환자를 한명의 치료사가 담당 하는 것 또한 그렇다.[110]

- 도수근력측정(MMT)값은 다음과 같이 나타났다.
  - 복근: Good=4
  - 척추기립근(Back extensor): Normal=5
  - 상지와 하지 근력: 정상 범위 내

♦ 통증
- 요로 혹은 골반 통증
  - 두 부위 간의 연관된 통증은 없음
  - 요통 혹은 천장관절(Sacroiliac jt.)통증은 없었음

♦ 자세
- 시각적 평가 다음과 같이 나타났다.
  - 흉추의 후만이 약간 평평하게 보임
  - 심난할 때(distracted;심리적문제가 있을 때) 김 여사는 요추의 전만이 두드러지게 증가된 자세를 취했다.

♦ 관절가동범위
- 척추와 사지: 아래사항을 제외하곤 모두 정상범위 내에 있음
  - 양쪽 고관절 외전: 0~35°
  - 하지 직거상(Straight leg raise): 0~60°
- 유연성(근육 길이)
  - 양측 엉덩관절 모음근의 단단함(tightness)
  - 양측 뒤넙다리근(슬괵근, hamstring)의 단단함

♦ 반사 통합성
  - 정상범위 내

♦ 자가치료와 가정 관리
- 자가치료와 가정 내 행동 관리, 과업수행, 활동의 안전한 수행능력에 대해 인터뷰 한 결과 그녀는 이러한 활동들을 하고 싶었으나, 바쁜 나날로 인한 피로로 그러하지 못하였다.
- 실금율 또는 배설 일기(voiding diary)[102]를 통하여 주관적인 복압성 요실금의 심각성을 평가하도록 하였을 때 기침과 재채기 시, 시종일관 실금을 보였다.

♦ 감각 통합성
- 앉은 자리의 감각은 정상적으로 나타났다.
- 체간과 하지의 감각은 모두 정상범위 내에 있었다.

♦ 직장, 지역사회 그리고 여가 통합 또는 재통합
- 일의 수행, 사회생활, 여가생활, 과제수행 활동 등의 안전한 수행력에 대해 인터뷰 해본 결과 그녀는 이러한 활동들을 하고 싶었으나, 바쁜 나날로 인한 피로로 그러하지 못하였다.
- 사회활동 수치[102,112]를 통한 복압성 요실금의 심각성

을 주관적으로 평가해 본 결과, 큰 문제는 나타나 보이지 않았다.

평가 EVALUATION

김 여사는 4개월간 복압성 요실금의 병력이 있었고, 이는 지금도 점차 악화되고 있는 상태이다. 골반저 근육의 약화가 보였고, 5초 이상의 유지가 어려운 상태이다. 복근의 약화와 하지의 근위부 근육들의 유연성이 저하되어 있다. 신체적 매카니즘상 아이들을 안아주거나 옮기는 동안 골반의 외측 굽힘(lateral shift) 동작이 증가되었다. 감각 검사와 하지 근육 검사상 정상범위 내에 있었으므로 신경학적 증상은 배제하였다.

진단 DIAGNOSIS

김 여사는 복압성 요실금을 앓고 있으며 이는 점차 악화되고 있다. 인체 공학과 신체 기전; 근 수행력; 자세; 움직임 범위 등의 항목에서 어려움을 겪고 있었다. 그는 자가치료와 가정 관리; 직장, 사회, 여가활동의 과제 수행상 기능적인 제한이 있었다. 이러한 소견은 패턴 C: 근수행장애와 밀접한 관계가 있다. 확인된 장애(결함)들은 예후와 치료계획을 통해 주소화 할 것이다.

예후와 치료계획 PROGNOSIS AND PLAN OF CARE

평가된 방향에 따라 다음과 같은 결과가 설정되었다.

- ♦ 과도한 요추전만이 발생되지 않도록 기립 자세를 호전시켜야 한다.
- ♦ 하지 근위부 근육의 유연성을 증가시켜야 한다.
- ♦ 기침과 재채기 시 발생되는 복압성 실금의 빈도를 감소시켜야 한다.
- ♦ 아이들을 안고 옮기는 방법을 개선시켜야 한다.
- ♦ 전체적인 건강을 향상시켜야 한다.
- ♦ 골반저 근육들의 힘과 참을성(인내력) 등의 수행력을 향상시켜야 한다.
- ♦ 복근의 힘을 강화시켜야 한다.
- ♦ 기침이나 재채기로 인해 발생되는 복압성 요실금의 양을 감소시켜야 한다.
- ♦ 복압성 요실금 관리를 위한 예방프로그램을 시작

위 결과들을 성취하기 위해서는 환자를 위한 중재요소들이 결정되어야 한다. 중재요소들은 다음과 같다.

협응, 의사소통, 그리고 기록; 환자/고객 관련 교육; 치료적 훈련; 자가치료와 가정 관리에서의 기능적인 훈련; 학교, 지역사회 그리고 여가 통합 또는 재통합에서의 기능적인 훈련; 전기 치료.

위의 예후와 진단에 기초하여 김 여사는 8주 동안 9~12회 사이의 치료적 내원이 필요하다. 김 여사는 좋은 사회적 지지하에, 개인적으로 건강하고 강한 동기의식을 지녔으며, 가정 훈련 프로그램에 잘 동참할 것이다.

중재 INTERVENTIONS

NAFC(National Association for Continence)는 중재요소를 행동적, 약물학적, 외과적으로 카테고리를 분류하였다.[113] 행동적 중재요소에는 환자교육, 골반저 근육들의 운동처방, 지적된 소변 흡입량의 변화, 골반저 근육의 수축력을 향상시키기 위한 생체자기제어(biofeedback)의 사용 혹은 전기적 자극 등이 있다.[27,28] 물리치료사는 환자교육, 운동처방, 그리고 생체자기제어(biofeedback) 또는 전기적 자극의 적용에 있어서 매우 중요한 역할을 지닌다.

약물학적 중재요소로 소변배출량을 늘릴 수 있는 약물을 (예를 들면 diuretics-디유레티스) 적용해야 한다. 그 이유는 복압성 요실금 조절에 사용한 약물이 없었기 때문이다.

외과적 중재요소는 앞에서 지적 한 것처럼 방광과 요도의 재정립이 필요 할 때, 골반저에 지지 장치나 Tension free Tape(가늘고 긴 테이프를 삽입해 요도 주변 인대를 강화하는 방법)이 이식 되었을 때를 포함한다.

또 다른 방법으로는 요도주위에 콜라겐을 이식시키는 방법과, radio frequency bladder neck suspension을 이용하여 골반저의 조직들을 수축시켜 요도와 방광경부를 더 좋은 위치로 끌어올려주는 방법이 있다.[27,28]

선택된 중재에 대한 근거 RATIONAL FOR SELECTED INTERVENTION

치료적 운동 (Therapeutic exercise)

김 여사의 일차적 목표는 골반저근육의 힘, 강도, 참을성(인내력)을 유지하는 것이다. 또한 그녀의 나이에서 발생 될 수 있는 문제점들의 진행을 예방하고자 희망 하고 있다. 복압성 요실금(SUI)의 치료에 있어서 가장 최우선은 골반저근육(PFM)의 훈련에 있는데 이는 효과적일 뿐만 아니라, 특별한 부작용이 없기 때문이다.[31]

Kegel[32]은 골반저근육(PFM)훈련은 요실금에 있어서 84%의 치료적 효과를 보인다고 진술 하였다.[108,31] Bo는 충분한 골반저근육의 훈련은 복근, 대둔근, 모음근의 사용에도 매우 중요하다고 서술하였다. 골반저근육의 정확한 수축은 회음부 안으로 움직임이 발생 될 때를 일컫는다.[31] 약간의 복근의 수축은 골반저근육의 수축과 함께 동반되어 일어날 수는 있지만, 단독으로 수축되진 않는다.[114] 골반저근육의 훈련은 점진적으로 근육에 과부하를 걸고, 근 섬유의 재생성을 자극하기 위해 정상적인 일상생활에서 필요한 강도보다 더 높게 수축되며 이뤄져야 한다.[31] 골반저근육의 수축 강도와 유지시간의 증가는 일상적 수축간격의 시간을 감소시키고 각각의 운동기간에 반복적 수행횟수를 증가시켜 근육에 점진적 부하를 걸어 훈련의 효과를 극대화 시킬 수 있다. 훈련의 전문성과 적절한 진행과정을 수반하기 위해 필요한 기간은 평균 3~6개월로 이 기간 동안 치료사의 정기적인 모니터링이 필요로 하다.[31]

Kegel의 다양한 운동방법을 전개하기에는 시간이 많이 소요된다. NAFC(National Association for Continence)네서 요구(추천)하는 두 가지 운동전개 방법은 장기 수축 유지법과 빠른 수축법이다. 장기 수축 유지방법은 느린 연축(slow twith) 근육의 동원력을 향상시키고 이어서 빠른 연축(fast twitch) 근육 섬유를 동원한다. 빠른 수축방법은 빠른 연축 근육 섬유의 동원을 필요로 한다.[27,31,115,116] 이러한 훈련은 갑작스런 기침이나 재채기 시에도 골반저근육의 긴장감을 늦추지 않도록 도와준다.[27,31,117]

연구자들은 매일매일의 골반저근육 훈련은 복압성 요실금 여성 사이에서 큰 치료효과를 나타내고 있다고 보고하였다.[32,102,117] Bo[102]는 복압성 요실금 여성들은 골반저 근육의 훈련을 통하여 근력강화와 요실금 질환 회복향상에 매우 긍정적인 효과를 볼 수 있다고 진술 하였다. Talseth와 Vinsnes[118]은 6개월간 매일 골반저근육의 훈련의 시행과, 매주 45분간의 그룹치료를 한 복압성 요실금 질환의 여성은 어떤 훈련도 하지 않은 대조그룹과 비교하여 삶의 질과 신체적 활동에 큰 향상이 있었다고 보고하였다.

Fonda와 연구 관계자들[119]은 그들의 연구에 참여한 60세 이상의 남녀에게서 골반저근육의 훈련, 방광훈련(방뇨를 주기적으로 하여 정상화 시키는), 환자교육, 보조수단의 절제 등과 같은 조심스러운 관리를 통하여 증상의 개선과 삶의 질이 향상되었다고 보고하였다.

Janssen과 연구 관계자들[120]은 그룹치료를 받은 복압성, 절박성(urge), 혼합성 요실금의 여성들은 개인적인 골반저근육 훈련을 받은 코호트 집단과 대등한 효과를 가졌다고 보고 하였다.

Cammu, VanNylen 그리고 Amy[121]는 성공적인 골반저근육의 훈련을 받은 복압성 요실금 여성들 중 66%에서 최소 향후 10년간 계속 증상이 호전되는 결과를 갖았다고 보고하였다.

Morkved, Bo, Schei와 연구 관계자들[122]은 다수의 임신 여성을 대상으로 골반저근육 훈련의 효과를 연구하기 위해 복압성 요실금을 앓고 있는 임신 8주의 여성들을 비교그룹과 치료그룹으로 무차별적으로 선정하였다. 치료그룹의 여성들은 그룹을 이루어 12주간 매일 직접적으로 골반저근육의 수축을 훈련하여 강화시켰다. 반대로 제어 그룹은 일상적인 치료를 적용하였다. 치료그룹의 여성 중에서 일부만이 임신이 진행되는 동안, 산 후 3개월 동안 요실금이 그대로 유지되었다.

Morkved와 Bo[123]의 또 다른 연구에서 골반저근육 훈련을 적용한 산 후 1년된 여성그룹과 이와 매치되어 산 후 즉시 8주간 골반저근육 훈련을 한 그룹의 비교에서 참가자들 중 산 후 1년 된 여성의 일부만이 요실금 소견이 남아 있었고, 그 외 대부분의 여성에게서는 골반저근육의 강화가 관찰되었다.

Wells[124]는 골반저근육 훈련 효과에 대한 22가지의 연구에서 대부분의 연구가 복압성 요실금 증상 완화에 효과적이 었음을 보여주었고 몇몇의 연구는 치료적 효과비율을 보여주었다고 보고 하였다.

가장 최근에 Hay-smith와 연구 관계자들[125]은 복압성 요실금의 여성의 골반저 근육훈련과 관계된 43개의 연구에서 골반저근육의 훈련이 어떤 치료를 받지 않는 것 보다 효과적이다 라고 결론 내렸다.

이러한 보고는 전기적 자극, Vaginal cone 훈련, 바이오피드백 등의 효과를 향상 시킬 수 있는 훈련 프로토콜을 추

가적으로 적용했는지 여부를 측정할 수 없다.[125]

층화(stratified) 단순 맹검 무작위 추출 실험에서 Bo, Talseth 와 Holme는 근육의 전기적 자극주입과 vaginal corn(저항운동의 형태)을 사용한 골반저 근육 훈련이 더 효과적이었다고 보고하고 있다.[117]

골반저 근육 훈련의 부가물(보조도구)로서 vaginal corn 혹은 vaginal ball의 무게를 증가시켜(20~100 g) 사용하기도 한다. Vaginal corn과 ball을 질속에 삽입하여 일정기간 동안 보통 15분 간격으로,[126-128] 하루에 2번[129] 내지는 가능한 횟수만큼, 골반저 근육의 지속된 수축을 이용하여 corn과 ball을 움켜 쥐고 있을 수 있다.

무게감 있는 corn은 바이오피드백의 방법으로 훈련이 되어진다. 왜냐하면 환자는 일상생활동안 미끄러지거나 빠지지 않도록 corn을 질속에 위치하도록 수축유지 해야만 하기 때문이다. 더 무거운 corn을 삽입하게 되면 점진적 저항 훈련의 형태로 골반저에 더 큰 수축력을 도모할 수 있다.[128] 여러 연구에서 vaginal corn 훈련은 일반여성 혹은 요실금 여성에게 있어 골반저 근육의 수축력을 더욱 향상시키고 요실금 증상을 감소 시킨다고 보여 주고 있다.[130]

Herbison 과 연구 관계자들[130]은 무게감 있는 vaginal corn에 관한 15가지 연구에서 corn을 이용하여 훈련한 환자는 아무런 치료를 하지 않은 요실금 환자보다 더 치료적 효과가 좋았다고 나타내고 있다. vaginal corn을 이용한 훈련의 효과는 골반저 근육 훈련, 전기적 자극을 통한 효과와 비슷하지만 이러한 방법(corn을 이용한 훈련 방법)을 활용하기 위해선 더 고안된 연구가 필요하겠다.[130]

Vaginal corn을 이용한 훈련의 부작용으로는 질염(vaginitis), 출혈, 불편감 등이 있을 수 있다.[117] Vaginal corn은 혹 일부 여성들에겐 동기유발을 통한 훈련으로 적용시킬 수도 있을 것이다.[117]

Arvonen과 연구 관계자들[126]은 vaginal ball(직경 28 mm의 50~60 g의 ball, 직경 32 mm의 80~100 g의 ball)을 이용한, 또 이용하지 않은 두 그룹의 복압성 요실금 여성들을 대상으로 연구를 하였다. 두 그룹은 일정기간/ 일정빈도로 최대 혹은 최대에 가까운 수축을 하며 비슷한 프로토콜을 적용하였으며 실험군은 훈련동안 vaginal ball을 이용하였다. 훈련 4개월 후 두 그룹에서 근력의 강화와 요실금 양의 감소가 나타났다. 실금증상의 향상은 표준방광 부피를 적용하여 패트 스트레스 테스트(pad stress test)를 통해 나타내었고, 골반저 근육 훈련의 수축을 한 그룹보다 vaginal ball을 이용한 그룹에서 더 낳은 효과를 보였다. 이 연구에서 vaginal ball의 사용으로 인한 부작용은 없었다. 어느 근육이든지 간에 적절한 자세의 정렬은 긴장도 증가를 불러 일으킬 것이다. 김 여사가 충분히 적당한 자세의 정렬을 보인다 하지만, 복근의 약화와 과도한 요추의 전만을 보이고 있다. 복근의 힘과 인내력을 향상시킬 만한 훈련 프로그램은 그녀의 전체적 재활프로그램에 동반될 것이다.

골반주위의 근육들(모음근, 뒤넙다리근, 넙다리곧은근, 엉덩허리근)에 대한 스트레칭 또한 그녀의 기립상태의 변화를 위해 필요로 한다. 허리 안정성 운동과 저항 운동 또한 퇴원 전 프로그램에 추가할 것이다. 근력 증가 프로그램은 적절한 신체 역학적 특징에 맞도록 들고 옮기는 활동이 수반될 것이며, 그녀의 아이들을 들고 안아주는 훈련도 접목될 것이다.

적절한 신체 역학의 사용은 들어올리는 활동 동안 골반저 부위의 복압을 줄여줄 것이며 그녀의 증상을 호전시킬 것이다.[131] 자가치료전략, 가정 훈련 프로그램, 예방운동 등이 환자에게 지시되어 이루어질 것이다.[132]

향상된 건강상태는 신체의 근 에너지 근 긴장, 근 혈기를 유지 시켜 준다. 게다가 유산소 운동은 골반을 움직여 관절의 온전한 관절위치의 유지, 골 강도 유지에 효과적인 영향을 미친다. 이러한 양상이 그녀의 연령 대에 있어서 중요한 요소가 될 수 있다.

전기 치료 (Electrotherapeutic modalities)

바이오피드백 (Biofeed back)

바이오피드백은 골반저 근육의 수축력에 대한 환자의 의식과 근육 섬유의 동원력을 향상시키는 방법이다. Kegel은 질압기에 압력장치를 이용한 실험을 통해 바이오피드백을 처음 사용하였다.

즉, 공기 가든(Pneumatic) vaginal chamber(공기주머니) 주위를 골반저근육의 수축을 야기시킴으로써 압박력을 가하는 과정에서 시각적 피드백을 주었다.[32,108]

Pages와 연구 관계자들[133]은 복압성 요실금 환자에게 4주간의 강도 높은 물리적 치료를 적용한 그룹과 4주간 바이오피드백을 적용한 그룹을 비교하였다. 바이오피드백은 질속에 삽입된 압력센서를 통하여 최소 40 cm H_2O의 압력이 되면 청각적 피드백을 주는 방법으로 하였다. 이 두 그룹의 참가자들은 2달의 기간동안 관찰되지 아니하고 실험 기간의 종료 까지 집에서 훈련하도록 하였다. 제어 그룹을 적용하지 않았지만, 참가자들은 무작위로 그룹에 착출 되었다. 두 그룹모두 골반저 근육수축의 질적 향상과 야간의 방뇨 빈도의 감소의 결과가 나타났다. 그리고 물리치료그룹에서는 주간 동안의 방뇨빈도의 감소도 나타났다. 바이오피드백 그룹의 참가자들에게서 골반저근육의 더 높은 수축력이 나타났고 더 나은 결과 값이 나타났다.[133]

Morkved, Bo, Fjortoft[101]는 층화 단순맹검법, 무작위 추출실험을 통해 요역학적으로 복압성 요실금으로 진단된 여성에게 바이오피드백을 제공하여 또 바이오피드백 없이 개개인에게 강한 골반저근육의 훈련을 시켜 6개월 동안 효과를 측정하였다. 질 내압 시험은 가정 내 바이오피드백으로 사용되었다. 두 치료계획 모두 효과적이었다. 바이오피드백과 골반저 근육훈련을 더한 것은 골반저근육의 단독적 훈련대상 집단과 비교해 보았을 때, 수행상의 큰 변화는 없었다. 작가는 결국 바이오피드백은 일부 참가자들에 있어서 훈련동안 좋은 동기 의식적 도구로서 사용될 뿐이라고 논하였다.[101]

표면근전도(sEMG)검사 또한 골반저 근육훈련에 있어서 바이오피드백으로 사용될 수 있다. Aukee 등[134]은 매일 20분 동안 1주에 5일, 12주 동안 표면근전도(sEMG) 바이오피드백을 갖고, 혹은 제외하고 골반저 근육훈련을 30명의 환자들을 대상으로 실행 하였다. 두 그룹모두 훈련 후에 골반저근육의 힘의 향상과 소변실금양의 감소가 나타났다. 그룹간의 차이는 누운 자세에서 표면근전도(sEMG) 바이오피드백을 받은 여성에게 발생된 골반저근육의 힘의 양이 훨씬 높았다. 훈련 후 기립자세에서 발생된 힘의 값은 두 그룹 모두 같게 나타났다.[134]

Weatherall[135]은 5실험에 대하여 매타분석을 하였으며 골반저 근육의 훈련과 동방된 바이오피드백과 골반저 근육의 단독적 훈련을 비교한 혼합자료에서 승산비(odds-ratio) 분석한 결과, 바이오피드백과 골반저 근육훈련을 합친 자료와 골반저 근육(PFM)훈련만의 자료에서 나타난 승산비는 2.1(95%, CI=0.99~4.4)로 나타나 골반저 훈련에 바이오피드백이 부가된 조건이 더 효과적이라고 나타났다.[135] 한 프로토콜로서 기능적전기자극(FES-24초 동안)은 복압성요실금 여성의 제어그룹에 바이오피드백으로 적용되었으며(3단계로 32초 동안 적용), 단독적으로 수행된 골반저 근육훈련[136,137]과 비교되었다.[137] 두 실험둔은 6주 이상의 실험결과 호전된 양상을 띄었다. 특히 FES-바이오피드백 그룹은 골반저 근육훈련의 단독적으로 시행한 그룹과 비교하였을 때 질내압(mmHg)의 눈에 띄는 향상이 나타났다. 삶의 질 향상 면에서 골반저 근육의 단독 시행그룹보다 FES-바이오피드백을 적용한 그룹에서 더 높은 향상을 보였다.[136]

전기적 근 자극 (Electrical muscle stimulation)

골반저 근육의 세기와 인내력이 향상된다면 복압성 요실금의 증상은 감소 또는 치유 될 것이다. 손상측 근육들의 전기적 자극 또는 바이오피드백을 통해 훈련결과는 더욱 증대 될 수 있다. 각각의 중재요소들은 김 여사에게 적용될 것이고, 능동적 근 수축을 최대로 증가시키고, 장기간 근수축 유지능력을 향상시켜줄 전기적 치료기(electro agent)를 적용할 것이다.[131]

골반저 근육의 전기적 근 자극은 근육의 수축력을 증가시켜주는 효과를 나타내었다.[117,138] 14명의 여성을 대상으로 한 이중맹검법 통제실험에서 Blowman과 연구 관계자들[138]은 신경근 자극을 받은 그룹 내 7명의 여성은 복압성 요길금에 대한 외과적 교정이(surgery) 필요치 않았지만 신경근 자극을 거짓으로 받은 그룹 내 6명중 4명의 여성은 외과적 교정이 필요 했다고 보고하고 있다.

재분극을 통한 장기 회복파형을 고려하여 이중파형(bi-phasic)(80 msec, 10 Hz, 4주간 하루에 60분 적용)이 이 실험에서 사용되었다.[138]

Sand와 연구 관계자들[139]은 요역학적 검사를 통한 진성의 복압성 요실금 진단을 받은 52명의 여성의 질경부에 신경근 전기자극을 가했을 때, 나타나는 효과에 대하여 다기관 위약 조절실험(Placebo-controlled trial)으로 연구 하였다. 실험 그룹에게는 2개의 출력채널이 있고 질 안으로 삽입 가능한 전극이 달린 전기자극기가 사용되었고, 자극기간은 0.3 msec로 전류범위는 0~100 mA였다. 위약조절 실험그룹(placebo)은 같은 전극이 달린 전기자극을 사용하여 1 mA의 전류만을 적용하였다. 두 그룹 모두 12주간 매일 두 번씩 전기자극기를 사용했고, 효율주기(duty cycle)과 적용시간은 계획된 스케줄에 따라 점차 증가시켜 적용 하였다. 2주 후의 두 그룹간의 증상에 대한 특이한 차이는 없었다. 12주 후에 증상의 완화, 요실량의 저하, 질 압력기로

(perineometer) 측정된 골반저 근육의 강도에 눈에 띄는 변화가 실험군에서만 나타났고, 위약조절그룹(제어그룹)에서는 특별한 변화가 관찰되지 않았다.[139]

전기자극을 동반하여 골반저 근육훈련을 수행하는 환자들 그룹에 다양한 프로토콜이 대조되었다.[117,138] 그 결과 두 치료적 전략에 있어서 골반저 근육의 수축력 향상과 복압성 요실금 증상의 완화가 발생하였다. 전기적 자극을 통한훈련과 골반저 근육훈련에서 각각 비슷한 효과가 나타났으나, 두 훈련이 동반된 치료과정에서 더 우수한 치료효과가 나타났다.[140]

Bo, Talseth, Holme는 골반저 근육훈련(8~12번의 강한 수축을 하루에 3번 매주하여)이 전기적 자극(매일 20분씩)이나 vaginal cone(최대 인내력 범위에서 cone의 무게를 증가시켜)을 이용한 훈련보다 복압성 요실금환자의 객관적 증상에 보다 효과적이었다고 보고 하였다. 전기적 자극에서 나타날 수 있는 부작용으로는 불편함, 민감함, 출형 등이 있다.[117]

협응, 의사소통 그리고 기록 COORDINATION, COMMUNICATION, AND DOCUMENTATION

김 여사는 그녀의 담당 부인과 의사와의 문진을 통하여 그녀의 문제점에 대한 결정에 있어 남편이 관여 하지 않기를 원했다. 환자의 관리에 대한 항목들은 후에 문서로 기록할 것이다.

환자/고객 관련 교육 PATIENT/CLIENT-RELATED INSTRUCTION

김 여사는 질환의 문제점과 장기 후유증에 대하여 충분한 이해가 필요했고, 이를 수용하기 위해 행동의 변화가 요구 되었다. 물리치료사는 골반저의 정상적 해부학에 대하겨 김 여사에게 교육할 것이고, 요실금을 예방하기 위한 충분한 긴장도의 필요성에 대해 설명할 것이다. 게다가 하지 근위부 근육들에 대한 유연성 운동방법도 교육할 것이다. 복압성 요실금을 다루기 위해서 잦은 방뇨, 재채기, 기침 이전에 골반저 근육의 수축 등 장 · 단기적 치료계획이 수립될 것이다.

요로감염, 방광염, 신경손상 등 복압성 요실금에 대해 설명되지 않았던 증상들에 대한 교육이 이뤄질 것이며, 이는 자기 신체에 대한 관심을 갖기 위해서 꼭 행해져야 한다.

"You can do something dbout Incontinence: A Physical Therapist perspecyive"[107]란 책자를 통해 다시 한번 질환에 대해 재검토 할 수 있게 하며 NAFC(National Association for Continence) 웹사이트에 대한 정보를 제공해 줄 것이다.[113]

치료적 운동 THERAPEUTIC EXERCISE

- 유산소 능력/지구력 상태
  - 방법
    - 실내용 고정된 자전거와 트레드밀을 이용한 유산소 훈련. 김 여사는 이러한 운동을 더 좋아함.
  - 기간
    - 최초 20분
    - 점진적으로 30분에서 45분으로 시간을 증가시킴.
  - 강도
    - 보통 강도: 최대 심박수의 60~70%까지 오르도록
    - 점진적으로 인내하는 범위까지
    - 골반저 근육의 수축을 유지하면서 점진적으로 속도를 증가시킴
  - 빈도
    - 최초 주 3회로 시작하여 체육관에서의 훈련을 일상생활화 시킴.
- 균형, 협조성, 그리고 민첩성 훈련
  - 균형 및 고유수용감각
  - 균형대(Balance board)
  - 직렬 보행(곧은 보행)
  - 빠른 속도의 균형감각의 변화
- 신체 기전과 자세 안정화
  - 신체 역학적 훈련
    - 그녀의 자녀들과 비슷한 무게를 들고 옮김으로 훈련에 적용한다.
    - 무게를 들어 올리기 전에 골반저 근육의 수축과 신체역학적 매카니즘을 고려한다.
  - 자세 조절 훈련과 자세 안정성 훈련: 모든 훈련 동안 머리의 곧은 폄, 약간의 어깨뼈의 들임(후인, retraction), 복근의 수축
    - 자세에 대한 인식 훈련(postural awareness training)과 자세의 안정성 훈련은 복근과 골반저 근육

의 강화로 확대될 것이다.
- 롤과 치료용 공을 이용한 자세의 안정성 훈련
- 운동과정 및 일상생활 동작 동안 다리이음대(골반대, pelvic girdle)의 움직임을 조절하기 위한 척추의 안정성과 배근육의 수축 그리고 허리 폄근의 적절한 위치(예, 네발 자세 훈련; 트레드밀 보행훈련; 팔, 다리와 몸통의 조화를 위한 훈련)
  - ▸ 네발기기 자세에서 한쪽 팔과 다른쪽 다리를 교대로 들어올려 배근육과 허리 폄근의 적절한 수축을 유지하고 점진적으로 반복 횟수를 증가.
  - ▸ 적절한 배근육과 허리 폄근의 수축을 유지하여 앉았다 일어나는 훈련, 점진적으로 큰 무게를 유지.
  - ▸ 허리뼈의 중립을 유지하며 (앉아서 혹은 선 자세에서)다양한 방향으로의 뻗는 훈련
  - ▸ 허리뼈의 중립을 유지하며 시간과 속도를 증가시키며 트레드밀 보행훈련.

♦ 유연성 운동[132]
- 충분한 준비운동 후에 스트레칭 훈련이 시행되어야 한다. 천천히 그리고 안정된 스트레칭이 심호흡과 함께 동반되어야 한다. 30초에서 60초로 유지하는 시간을 증가.
- 엉덩허리근과 뒤넙다리근, 모음근과 넙다리곧은근의 신장 훈련
  - PNF 하지 대각선 패턴의 수축-이완/ 유지-이완 이용하여 이 근육들에 대하여 정적인 스트레칭 효과를 유도한다.
- 적절한 장시간 스트레칭을 수행하기 위해 자세와 수축력과 안정성을 제공하는 근육들에 초점화하여 엉덩관절 굽힘근, 모음근, 뒤넙다리근의 유연성 운동을 훈련.
- 요가의 스트레칭이나 준비/마무리 운동과 같은 유산소 훈련을 통한 유연성 증진 훈련
- 필요하다면 손상된 근육에 움직임(mobilization)을 제공

♦ 근력, 힘 그리고 지구력 훈련
- 골반저 근육의(케겔) 훈련
  - 골반저 근육의 능동적 수축을 6~8초간 유지하고 10초 동안 완전히 이완시킨 후 10회 반복, 하루에 3회 수행.[117]
  - 점진적으로 유지시간과 반복 횟수를 증가시킨다.[117,124]
  - 다양한 기능적 위치와 자세에서 훈련한다.
  - 최초에 바로 누운 자세에서의 수행이 필요할 수도 있다.
  - 후에 앉은자세, 선 자세, 보행 자세에서 수축의 유지를 수행한다.
  - 물건을 들거나 옮기는 동안 수축을 유지하여 연습.
  - 골반저 근육의 빠른 수축을 3~4회 수행한 후 6초간 휴식, 10회 반복하며 최소한 하루에 3세트 수행.
  - 수축유지와 이완의 빠르고 반복적인 수행[115,117,122]
  - 골반저 근육훈련을 통해 특별한 진척이 보이지 않는다면 vaginal cone이나 vaginal 공을 이용한다.
- 점진적인 저항 운동(PREs)
  - 배근육
    - ▸ 양팔을 옆에 내려두고 바로 누운 자세에서 시작한다. 턱을 당기고 어깨가 바닥에 완벽히 닿을 때까지 체간을 오그리면서 굽히며 수축을 5초간 유지한다. 천천히 낮은 등(Lower back)을 바닥에 놓으며 30회 반복한다.
    - ▸ 30회의 반복을 휴식 없이 완벽하게 수행 할 수 있다면, 훈련의 저항을 증진시킨다.
    - ▸ 가슴 위로 양 팔을 엇갈리게 올려놓거나, 목 뒤로 유지하여 지레 팔을 증가시켜 배근육의 더 큰 수축을 요하도록 유도한다.
    - ▸ 몸통을 빗각으로(대각선으로) 오그리면서 굽히며 다양한 형태로 운동을 시행한다.
    - ▸ 바로 누운 자세에서 한쪽 하지의 엉덩관절과 무릎관절을 90° 굽힘하여 발뒤꿈치로 반대쪽 자리를 미끌어 올리고 내려 배근육과 골반저 근육의 정적인 강도를 증가시킨다.

자가치료와 가정 관리에서의 기능적인 훈련 FUNCTIONAL TRAINING IN SELF-CARE AND HOME MANAGEMENT

♦ 자가치료와 가정 관리
- 자가치료와 가정 관리를 위한 활동, 과업, 신체활동과 자세상의 정열, 골반저 근육의 수축 등의 재 검토.

- 손상의 예방과 감소
  - 자가치료와 가정 관리 동안 손상예방 교육
  - 아이들을 안아주고 들어올리는 과정에서의 손상(injury) 예방 및 감소
  - 자가치료 및 가정 관리 동안 안전의식 훈련

직장, 지역사회 그리고 여가 통합 또는 재통합에서의 기능적인 훈련 FUNCTIONAL TRAINING IN WORK, COMMUNITY, AND LEISURE INTEGRATION OR REINTEGRATION

- ♦ 직장
  - 직장생활 간 활동, 과업, 신체활동과 자세상의 정열, 골반저 근육의 수축 등의 재 검토.
  - 직업 활동 동안 손상의 예방과 감소
  - 가정에서 일어나는 들고 옮기는 신체 기전과 활동 동안의 안전의식
  - 일상생활 동안 보행, 계단 오르내리기 활동 양의 증진
- ♦ 여가
  - 복압성 요실금에 크게 관여 하지 않으며 유익한 활동
  - 신체적 활동을 포함한 가족외출과 여행의 계획

전기 치료 ELECTROTHERAPEUTIC MODALITIES

- ♦ 골반저 근육의 신경근전기자극
  - 환자의 상태와 목적에 맞는 다양한 매개변수(parameters)
  - Bo, Talseth, Holme[117]
    - 질 삽입용 전극에 주파수 50 Hz의 이상파 간헐적 전류(biphasic intermittent current)를 자극 간격 0.2 mmsec로 하여 적용
    - 120 mA 범위 내 환자 선택적 전류 강도
    - 0.5~10 sec 내에서 on시 수축력 유지, 0~30초 간 off시 이완의 다양한 순환효율 적용
    - 하루에 30분 적용[117]
  - 환자가 경각할 수 있는 골반저 근육수축의 질적 바이오피드백
    - 근 수축한계(threshold)를 세팅 후 시각적, 청각적 바이오피드백을 적용
    - 골반저 근육수축을 통한 sEMG바이오피드백 또는 환자의 선호에 따라 고안된 질 압력센서를 통한 바이오피드백
    - 매일 30분씩 적용할 것을 추천

예상 목표와 기대 결과 ANTICIPATED GOALS AND EXPECTED OUTCOMES

- ♦ 병리/병태생리에 미치는 영향
  - 증가된 산소요구량의 병리학적 반응이 향상될 것이다.
  - 조직관류 및 산화반응의 증가
- ♦ 손상에 미치는 영향
  - 8주간의 유산소 체력관리 후 혈압이 120/80 mmHg, 휴식기 심박수는 67로 전체적인 산소수용력의 증가
  - 6주 내에 인내력이 향상되어 체육관에서의 45분정도 신체적 활동을 할 수 있을 것이다.
  - 일의 단위당 에너지 소비율이 감소할 것이다.
  - 재채기나 기침이 발생될 때 또는 이전에 골반저 근육의 능동적 강한 수축유지 능력이 증가됨으로 인해 근 수행능력이 향상 될 것이다.(환자에게 적합한 전기적 자극이나 바이오피드백을 선택하여 재채기나 기침 시 골반저 근육의 수축력이 증가되고, 실금의 양은 감소될 것이다.
  - 8주 내에 골반저 근육의 수축유지 능력과 인내력이 증가됨으로 인해 근 수행능력이 향상 될 것이고, 질 압기로 측정된 값이 기본값 보다 15% 정도 상승 될 것으로 보인다.
  - 4주 내에 배근육의 수행능력이 5/5(good)으로 향상 될 것이다.
  - 8주 내에 집이나 직장에서의 행동이나 과업수행, 활동에 있어서 자세의 정렬,조절,인식에 대한 부분이 향상될것이도 아이들을 안아줄때 발생되던 복압성 요실금증상이 사라질 것이다.
  - 6주 내에 긴장완화가 증가되어 일상적 생활에 대한 부담감이 줄어 들 것이다.
  - 자세 정렬에 대한 감각의식 정도가 향상 될 것이다.
- ♦ 기능적인 제한에 미치는 영향
  - 정확한 자세로 아이들을 들고 유지 하는 능력이 향상된다.
  - 자가관리, 가정 관리, 일, 사회, 여가생활 등에서의 신

체적 활동, 과업수행 활동 등의 수행능력이 향상된다.
- 일과 여가생활 간 필요한 자세유지, 행동, 과업수행 활동 등이 향상된다.

♦ 위험 감소/예방
- 대화를 통해 위험요소의 감소와 합병증의 예방에 도움이 될 수 있다.
- 위험 인자들이 감소된다.
- 이차적 합병증에 대한 위험 요소가 감소된다.
- 안정성이 증가된다.
- 증상에 대한 자기 관리 능력이 증진 될 것이다.

♦ 건강, 웰니스, 운동에 미치는 영향
- 건강한 영양상태와 건강한 신체, 신체적 활동 등이 조장될 것이다.
- 결단력(의지)은 그녀의 건강을 향상 시켜 줄 것이다.
- 건강상태가 호전된다.
- 신체적 기능과 능력이 향상된다.

♦ 사회 자원에 대한 영향
- 환자관리와 관련된 모든 사항들을 APTA's Guidlines for Physical Therapy Documentation을 따라 문서화 한다.

♦ 환자/고객 만족
- 환자에 대한 접근과 이용성, 공헌도가 적합하였다.
- 스트레스 요인에 대한 자각을 높아지고 스트레스 반응은 감소된다.
- 치료사의 능숙함이 환자에게 적합하였다.
- 부인과 의사와의 치료적 조화가 환자에게 적합하였다.
- 환자와 가족의 질환에 대한 진행과정과 진단, 예후, 중재요소, 예상목표치, 예상결과 등에 대한 인식과 지식이 향상되었다.
- 환자상태에 대한 개인적 환경적인 요인들에 관한 환자의 이해도가 증가되었다.
- 안녕에 대한 관념과 제어능력이 향상 되었다.
- 복압성 요실금에 대한 문제를 해소함으로 인해 스트레스의 수위가 감소되었다.

재검사 REEXAMINATION

재평가는 치료과정상의 에피소드를 통해 수행 되었다.

퇴원 DISCHARGE

김 여사는 12번의 물리치료를 8주간 걸쳐 그녀가 목표하고 기대했던 회복을 하여 퇴원하였다. 이 치료횟수와 기간은 치료과정 전체에 에피소드가 담겨 있었다. 기대했던 목표만큼 향상이 있었기에 퇴원토록 하였다.

심리적인 면 PSYCHOLOGICAL ASPECTS

어느 근력강화나 인내력 강화 프로그램이든 과정은 매우 천천히 진행 된다. 김 여사는 물리치료사에게 제안한 방법의 프로그램과 가정내 프로그램을 계속 수행하기 위해 여러 번의 격려가 필요로 했다. 치료적 비율을 고여 하였을 때 가장 성공적인 훈련계획은 1~6개월간이라고 보고된바 있다. 그녀는 집에서 할 훈련에 대하여 안내해 줄 오디오카세트를 지급받을 것이고, 장기훈련 수행에 있어서 의욕을 지속적으로 유지시키기 위해 물리치료사와 매달 정기적으로 시간을 갖게 될 것이다.[141] 복압성 요실금이 가역되어 장기간 겉으로만 건강한 것처럼 보일 수 있는 점에 대해서도 강조 하였다. 게다가 중재방안들을 처음 처방받은 이후로 발생되는 실금 사례를 경과기록을 통해 유지 해야 한다. 이러한 자료들로 하여금 동기부여가 되어 그녀는 계속 증상에 대해 향상될 것이며 실금의 횟수는 점차적으로 감소될 수 있을 것이다.

사례 연구 #3:

당뇨
Diabetes mellitus

Joseph Ruth 부인은 52세의 폐경기 여성으로 15년간 Type 2 당뇨를 앓고 있으며 두 하지의 전 · 외측면과 발가락 쪽으로 무딘 감각을 호소하고 있다.

물리치료사 검진 PHYSICAL THERAPIST EXAMINATION

병력 HISTORY

- 일반적인 인적사항: Ruth 부인은 52세의 영어권 여성이다. 오른손잡이이며 고졸의 학력을 지니고 있다.
- 사회적 병력: 남편과 10대의 두 딸과 함께 살고 있다.
- 성장 및 발달: 슈퍼마켓 계산대에서 근무하고 있다.
- 생활 환경: 자가주택에 살며 건물 입구에 5개의 계단이 있고, 다음 층까지는 12개의 계단이 있다.
- 일반적인 건강 상태
  - 일반적인 건강 인식: 지난 15년간 당 조절을 하고 있으며 지난 3년 전 부터 몸의 불편감과 하지의 무감각이 있었다고 호고 하였다.
  - 신체적 기능: 주 5회 근무하고, 일주일에 한 번 무료 급식소에서 자원봉사를 하며 주당 2~3회 1~2마일 정도 걷는다.
  - 심리적 기능: 컨디션 변화에 "늘 걱정이다"라고 한다. 우울감이나 근심걱정은 없다고 하였다.
  - 역할 기능: 엄마, 아내, 자원봉사자, 계산대 직원
  - 사회적 기능: 스포츠를 좋아하고, 딸들의 학교생활을 돌보고, 매주 자원봉사자로 일하며, 다소 능동적인 사회생활을 유지하고 있다.
- 사회/건강 습관: 흡연은 하지 않으며 특별한 때에 술을 마시긴 한다.
- 가족력: 그녀의 모친이 당뇨질환으로 인해 실명했으며 손과 발에 말초신경병증을 앓으셨다고 한다.
- 의학/외과적 병력: 폐경된 지는 1년이 지났다. 15년 전 당뇨진단을 받았고 12년 동안 약물주입을 하지 않으며 관리하였다. 14년 전 둘째 딸을 낳을 적에 제왕 절개한 경험이 있다.
- 입원 경험: 두 딸을 낳으며 병원에 입원한 경험이 있다.
- 이전에 있던 의학적 문제나 기타 건강관련질환: 중등도의 과체중, 최근에 다이어트를 통해 10파운드를 감량시켰다고 한다.
- 현재 상태/주호소: 양쪽하지의 전외측면을(anterolateral) 따라 막연하게 무딘 증상이 있다고 하였고, 양쪽 발바닥에 따끔거리는 증상이 있다고 하였다.
- 기능적인 상태와 활동 수준: 일상생활과 도구적 일상생활에서 독립적으로 수행한다. 일주일에 2,3번 1~2마일 정도 걷는다고 한다.
- 약물: 매일 두 번씩 Regular형 인슐린을 투약하며 스스로 혈당 체크를 하고 있다.
- 다른 임상적 검사
  - 최근 혈액 검사에서 적당한 당 수치 값이 나왔다; 헤모글로빈 A1C-6%; 혈당수치-100 mg/dL
  - 최근 소변검사에서 소변내 당의 검출이 없었다; 혈뇨 없음; 당뇨 없음
  - 골 밀도는 51세 나이에 정상범위 내에 있었다.

신체계통 조명 SYSTEMS REVIEW

- 심혈관/폐
  - 혈압(BP): 130/85 mmHg
  - 부종: 없음, 하지만 하루에 6시간 이상 걸을 때 양쪽 발에 약간의 부종이 발생된다고 한다.
  - 심박수(HR): 74 bpm
  - 호흡수(RR): 13 bpm
- 피부계
  - 흉터형성 상태: 없음
  - 피부색: 정상범위
  - 피부 상태
    - 상지: 정상범위
    - 하지: 오른쪽 엄지발가락 안쪽 면과 발톱근처의 홍반과 부종을 제외한 부위는 정상범위
    - 손톱, 발톱뿌리 살의(nail beds) 특이한 소견 없이 온전함
- 근육뼈대계
  - 전체적인 관절가동범위: 상지, 하지, 척추 모두 정상범위
  - 전체적인 근력: 상지의 주요 근육군의 전체적인 강도와 고관절 굴곡근의 강도는 정상범위, 하지의 전체적인 근력저하가 보임.
  - 전체적인 대칭성
    - 서있는 동안 자세는 대칭적으로 보이나 어깨에 약간의 전인(protraction)과 약간의 머리가 전방에 위치(forward head posture)
    - 확연한 근육의 과비대나 위축은 보이지 않으며 전체적인 대칭을 보임.
  - 키: 5' 7" (1.702 m)

- 몸무게: 180 lbs(81.648 kg)

♦ 신경근육계
- 균형: 불안정한 모습은 관찰되지 않음
- 보행, 이동 그리고 변화: 정상범위, 가끔 피곤하면 헛 딛는 경우가 있다고 함.

♦ 의사소통, 감정, 인지, 언어, 학습 유형
- 의사소통, 감정, 그리고 인지: 정상적인 인지와 필요 시 의사소통이 가능
- 학습 유형 능동적인 학습자세

검사와 측정 TESTS AND MEASURES

♦ 유산소 능력/지구력
- 12분 동안 뛰면서/말하는 테스트를(run/talk test) 통해 체크된 건강상태는 fair로 나타났다(12분 동안 0.95마일을 걸었다).[142]

♦ 인체측정학적 특징
- BMI: 28.2로 과체중을 보임[103]
- 허리둘레: 30 inch

♦ 순환(circulation)
- 양쪽 발의 맥박 검사 시 혈관의 문제가 관찰됨: DPP (dorsal pedis pulse) & PTP(posterior tibia pulse) 족배 맥박과 후경골 맥박 모두 약간의 감소가 보임 (1+)
- 하지의 순환/재순환(filling) 시간 확인
  - 바로 누운 자세에서, 무릎관절을 곧게 뻗은 다음 양쪽 하지를 45° 정도 수동적으로 상승시킨다.
  - 상승 후 1분 정도의 시간에서 발톱 뿌리살과 피부가 창백(blanching)하고 푸르스름(bluish)하게 변화되는 것이 관찰 되었다.
  - 동맥혈의 순환이 정상이라면 매우 희미하게 창백(blanching)해지거나 피부색이 유지된다.
  - 푸르스름(bluish)하거나 통증이 발생된다면 순환의 저하 또는 허혈(ischemia)이 있음을 보여준다.
  - 책상 가장자리에 앉아서 다리를 흔들흔들 하도록 해본다.
    - 발톱 뿌리 살과 피부색을 확인하여 얼마나 빨리 원래 색으로 변하는지 관찰한다.
    - 지연된 재순환(refilling)은 혈관 장애를 암시한다.
  - Ruth 부인은 양쪽 하지에 순환장애 증상은 없다.
- 누운 상태에서 양쪽 발톱 살에 압박을 가하였더니 모세혈관의 재순환에 약간의 지연을 보였다.

♦ 뇌신경과 말초신경의 통합성
- 뇌신경: 정상범위
  - 상지 감각: 정상범위
  - 하지
    - 감각 검사: 가벼운 촉진(light touch)에 대한 감각이 종아리의 앞바깥면(superficial peroneal)과 양발바닥(medial & lateral plantar nerve)을 따라 감소되었다.
    - 통증(pin prick): 정상범위
    - 첫 번째 발허리관절(중족관절, metatarsal joint)와 양쪽 복사뼈(malleoi)의 진동감각(vibration): 정상범위
    - 발목과 발가락 관절의 고유수용감각(proprioception): 정상범위

♦ 인체 공학과 신체 기전
- 그녀의 직업상 관련되어 기립자세를 요구하였더니 양호한 신체 매카니즘을 나타내었다.

♦ 보행, 이동 그리고 균형
- Berg's 균형척도(Berg balance scale): 56점 만점에서 52점으로 약간의 낙상의 위험이 있다.
- 5분 이상의 빠른 걸음을 걷는 동안 엄지발가락 틈새(toe clearance)가 약간 상승되는 경향을 빼곤 보행패턴은 정상범위
- 균형감을 잃지 않고 1분간 한쪽 다리로 서 있을 수 있다.
- 일렬로 서 있기(tandem standing)에서 1분 이상 유지할 수 있었다(Resnick과 연구관계자들은 당뇨병성 신경장애의 여성들은 30초 이상 일렬로 서있을시 낙상의 위험이 매우 높아진다고 보고한 결과가 있다).
- 낙상이나 어지러움 현기증 또는 가벼운 두통의 증상은 없었다고 한다.

♦ 피부계
- 양쪽 내측에서 첫 번째 발허리관절과 외측에서 다섯 번째 발허리관절에 굳은살이 있었다.
- 오른쪽 엄지발가락의 내측에 홍반(redness)이 있었다.

♦ 운동 기능

- 정교함과 조화로움(dexterity and coordination): 정상 범위
- 신경전달속도(nerve conduction velocity)(표 3-3): 양쪽 하지의 얕은종아리신경(천비골신경, superficial peroneal nerve)과 깊은종아리신경(심비골신경, deep peroneal nerve), 두렁신경(복재신경, saphenous nerve)과 장딴지신경(비복신경, sural nerve), 정강신경(tibia nerve)의 비정상 감각 신경 활동전위(SNAP)와 운동 전달 속도(MCV)를 보여주고 있다.
- 근전도 실험(표 3-4) 양쪽 하지의 여러 근육들의 부분적 탈신경화를 보여주고 있으며, 양쪽 하지에 말초 신경병증(polyneuropathy)이 관찰되며 상지의 기능은 손상 받지 않았다.

♦ 근 수행력
- 악력기를 이용한 쥐기(grip) 강도는 오른쪽이 64 lbs, 왼쪽이 60 lbs로 측정되며; 50~54세의 여성에게 보여지는 표준 쥐기 강도값과 표준편차는 오른쪽=65.8(±11.6), 왼쪽=57.3(±10.7 lbs)이다.
- 도수근력평가 MMT
  - 상지와 체간은 정상범위
  - 양측의 넙다리네갈래근과 발목 발바닥굽힘근은 (Rt) 4+/5(Lt), 양측의 긴종아리근(장비골근, peroneus longus), 앞정강근(전경골근, tibialis anterior), 뒤정강근, 발가락폄근, 엄지굽힘근, 엄지벌림근은 (Rt)4/5(Lt)으로 측정되었다.
- 무릎관절의 굽힘과 폄, 발목관절의 발바닥굽힘근과 발등굽힘근에 대하여 등속성 검사를 시행: 느린 속도에서는 정상범위에 있었으나 빠른 속도에서는 Poor~Fair의 힘이 측정되었다.
- 트렌델렌버그 신호(Trendelenbug test): 양측성으로 음성
- 톰슨 테스트(Thompson test): 양측성으로 음성

♦ 통증
- 힘차게 걷는 동안에도 통증이 없었음.
- 하루 일과 후에(day-after) 대한 통증반응 없음

♦ 자세
- 시진을 통해 다음과 같이 관찰되었다.
  - 약간의 흉추 후만
  - 견갑골의 전인(protraction)
  - FHP(forward head posture): 머리가 전방에 위치

♦ 관절가동범위
- 척주: 정상범위
- 양측의 발목의 긴장도(무릎관절 굽힘된 상태에서 발목의 발등굽힘이 0~5)를 제외하곤 정상범위

표 3-3 Case Study # 3: Type 2 당뇨환자의 말초신경 검사와 신경전도 속도 값과 운동전도 속도 As Appropriate

말초신경	SNAP 반응속도	SNAP 폭	MCV
양측 정중신경	정상	정상	정상
양측 자신경	정상	정상	정상
양측 얕은종아리신경	경계 원위부 지연	낮은 진폭 반응	체크안함
양측 깊은종아리신경	체크 안함	체크안함	경계부위에서 발목 반응의 지연 무릎에서 발목까지 느린 전도속도
양측 장딴지신경	경계 원위부 지연	낮은 진폭 반응	체크안함
양측 두덩신경	체크 안함	정상	체크안함
양측 정강신경	장기지연	낮은 진폭 반응	발목 반응의 장기지연 무릎에서 발목까지 느린 전도속도

MCV = motor conduction velocity, N/A= not tested, SNAP = sensory nerve action potential, WNL = within normal limits

표 3-4 Case Study #3: Type2. 당뇨환자의 근전도 결과 나타나는 능동적 수축과 휴식동안 전기적 반응, 의지적 노력동안 관찰되는 운동단위 유형

근육	삽입시 활동	휴식시	간섭패턴	Motor unit type on 의지적 노력
왼쪽 어깨세모근	정상	잠잠함	강한 수축시 달성	정상 MUs
왼쪽 첫 번째 등쪽뼈사이근	정상	잠잠함	강한 수축시 달성	정상 MUs
양측 넙다리곧은근	증가	세동 가능성 양성파형	강한 수축시 미달성	정상 MUs과 장기지속 단일파 MUs
양측 긴종아리근	증가	세동 가능성 양성파형	강한 수축시 달성	정상 MUs과 장기지속 단일파 MUs
양측 안쪽장딴지근	증가	세동 가능성 양성파형	강한 수축시 달성	정상 MUs과 장기지속 단일파 MUs
양측 뒤정강근	증가	세동 가능성 양성파형	강한 수축시 달성	정상 MUs과 장기지속 단일파 MUs
양측 엄지모음근	증가	세동 가능성 양성파형	강한 수축시 미달성	정상 MUs과 단지속 단일파 MUs 큰지속 MUs
양측 앞정강근	증가	많은 세동 가능성 양성파형	강한 수축시 미달성	약간의 정상적 MUs 많은 장기시족 단일파 MUs
양측 짧은 발가락폄근	증가	세동 가능성 양성파형	강한 수축시 단일 단위 간섭	약간의 정상적 MUs 많은 장기시족 단일파 MUs

- 유연성(flexibility)(muscle length)
  - 다음의 근육군들에 대하여 양측성으로 굳어있다(tightness), 엉덩관절 굽힘근(허리엉덩근, 넙다리곧은근), 엉덩관절 모음근, 뒤넙다리근(양측성으로 SLR 0~55), 발목 발바닥굽힘근(양측성으로 무릎관절을 자연스레 뻗은상태에서 발등굽힘 시)

♦ 반사 통합성
- DTR, 넙다리네갈래근, 무릎굽힘근, 모음근, 발바닥굽힘근에 양측성 평가 결과 1+로나타났다.

♦ 자가치료와 가정 관리
- 자가치료 및 가정 관리에 관한 인터뷰에서 어려움 없이 수행이 가능하다고 하였다.
- 바쁜 날에는 피로를 호소하였다.

♦ 감각 통합성
- 양쪽 엉치, 무릎, 발목, 발가락의 고유수용감각: 정상범위
- 양쪽 하지의 진동감각: 정상범위

♦ 직장, 지역사회 그리고 여가 통합 또는 재통합
- 안전한 일 관리, 사회활동, 문화생활, 과업수행 활동능력 등에 있어서 모두 가능하다고 하였다.
- 일이 바쁜 날은 피로감을 호소하였다.

평가 EVALUATION

Ruth 부인은 Type2. 당뇨의 오랜 병력을 지녔으며 지난 3년 전부터 Regular형 인슐린을 매일 2번씩 주입하였다. 그녀도 모르는 사이에 얕은종아리신경 분포지역을 따라 양쪽 하지의 전외측면에 둔한감이 발생되었다고 호소하였고 내 · 외측 발바닥신경(plantar nerve)의 분포지역과 일치하는 양쪽 발바닥을 따라 따끔거리는"tingling"느낌을 호소하

였다. 감각검사를 통해 보았을 때 양측으로 깊은종아리신경, 두렁신경, 장딴지신경의 분비를 따라 가벼운 촉진에 대한 감각은 저하 되었으나, 통증감각은 온전하였다.

하지의 진동감이나 고유수용성감각에 대하여도 정상이었다. 대퇴사두근과 발목 그리고 엄지발가락 근육에 양측으로 근력저하가 나타났다. 이러한 약화는 피곤한 상태에서 빠른 보행 시 약간 높아진 계단보행(stepping gait)와 엄지발가락 틈새가 벌어지는 모습을 자아냈다. 하지의 반사능력은 존재하였으나 양측으로 약간의 감소를 보였다. 피부는 양측 발의 내측에서 엄지발가락쪽으로, 외측에서 5번째 발가락쪽으로의 굳은 살과 오른쪽 엄지발가락의 홍반을 제외한 다른 부위에서는 정상이었다.

진단 DIAGNOSIS

Ruth 부인은 Type2 당뇨로 양측 대퇴신경(복재신경, 피신경을 동반)과 비복신경, 천비골신경, 경골신경의 내외측 족적신경분지에 말초신경병증을 동반하고 있다.

위 증상은 감각신경과 운동신경 전반에 걸쳐 나타나고 있다. 원위부의 대칭성 말초신경병증은 당뇨병성 신경병증의 가장 일반적 증상이다.[146] Ruth 부인은 다음 사항들에 대한 결함이 있었다; 신체측정상의 특징; 말초신경의 온전성; 보행, 이동 그리고 균형감; 피부 온전성; 운동기능상; 근 수행력; 자세; 관절가동범위.

그녀는 자가관리와 가정운영 그리고 직업, 사회, 문화활동, 과업수행 활동상의 제한이 있다. 또한 Syndrome X(비만, 고혈압, 고지혈증, 당뇨)[56]와 관련된 합병증의 위험이 있다. 이렇게 관찰된 점은 패턴 C; 근수행장애, 패턴 G; 손상된 관절 유동성과 근육 성능 그리고 골절에 관련된 운동능력의 범위와 관련된다. 결함이 확인된 항목들은 예후와 치료계획에서 주소화 할 것이다.

예후와 치료계획 PROGNOSIS AND PLAN OF CARE

평가된 방향에 따라 다음과 같은 결과가 설정되었다.

- 혈압을 낮춘다.
- 심혈관 건강상태의 향상
- 하지 근육군의 유연성 향상
- 자가 피부 관리 능력이 향상된다.
- 위험요소들을 감소시킨다.
- 넙다리네갈래근, 발목, 엄지발가락 주위의 근력을 증진시킨다.
- 스트레스를 감소시킨다.
- 체중감량을 증진시킨다.

위 결과들을 성취하기 위해서는 환자를 위한 중재요소들이 결정되어야 한다. 중재요소들은 다음과 같다.

협응, 의사소통, 그리고 기록; 환자/고객 관련 교육; 치료적 훈련; 자가치료와 가정 관리에서의 기능적인 훈련; 학교, 지역사회 그리고 여가 통합 또는 재통합에서의 기능적인 훈련; 도수치료기술.

위의 예후와 진단에 기초하여 Ruth 부인은 9~14회 사이의 치료가 필요하다.[21] Ruth 부인은 좋은 사회적 지지하에, 개인적으로 건강하고 강한 동기의식을 지녔으며, 가정 훈련 프로그램에 잘 동참할 것이다. 심각한 손상을 받지 않았기에 전반적인 건강을 되찾을 것이다.

중재 INTERVENTIONS

선택된 중재에 대한 근거 RATIONAL FOR SELECTED INTERVENTION

당뇨질환 환자의 광범위한 관리수행을 위해서는 환자와 일차의료 의사 혹은 내분비 의사를 필두로 한 팀 단위의 접근이 필요하다. 일반적으로 환자의 특별한 관리를 위해선 적절한 의료행위와 식이요법 그리고 적절한 운동처방을 통합하여 적용되어야 한다. 의사, 영양사, 물리/작업 치료사, 그리고 족병치료사(podiatrist)가 환자의 현재 문제점을 파악, 관리하고 있으므로 발생될 문제를 예방 할 수 있다. 더욱이 Ruth 부인은 그녀의 생활방식의 확실한 변화를 위해 확고한 의지를 다짐 하여야 할 것이다.[56,147]

치료적 운동 THERAPEUTIC EXERCISE

운동은 근 수행력의 장애 가 있는 개개인에 맞게 치료사가 선택해야 할 중재방안 요소이다. Ruth 부인에게 있어서 신경병증으로 인해 손상 받은 근력과 근강도의 회복은 저항운동이나 등속성 운동, 유산소운동, 체중부하 운동들로 하여금 그녀의 신체적 요구량에 맞춰져 동반되어야 할 것이다. 그러므로 스트레스를 감소시키고, 각 환자에게 적합한 수위의 운동방법에 대한 처방을 수립해야 한다. 운동은 Type1,2 당뇨환자에게 각각 다르게 처방 될 것이다. 나이, 증상의 기간, 당 조절 수위, 연관된 병적증상의(co-morbidity)발현, 환자의 동기 수준 등이 운동처방 시 고려되어야 한다.

American Diabetes Association은 당뇨질환의 환자상태에 대한 유익한 신체적 활동과 운동에 대한 자료를 제공하고 있다.[44] 여기에 각 당뇨질환의 Type별로 운동으로 인한 위험과 이익, 유익한 운동과 위험한 운동법들이 항목별로 요약정리 되어 있다. 독자(환자)는 각 항목들을 접하면서 위로와 격려를 받게 될 것이다. 처음엔 일반적인 개념들이 열거될 것이고, 그다음엔 각 당뇨 유형별로 특별하게 참고해야 할 항목들이 나열된다. 운동권장 시간은 30분으로 최대심박의 60~70%이하로 유지하고,[56] 약한 강도에서 중간강도로 격렬함을 지각할 정도로 시행한다. 주 3회 정도 권장하지만 5~7일 정도가 더욱 효과적일 수 있다. 손상된 근육들을 강화시키기 위해선 저항운동이 필요하다, 하지만 Type2 당뇨의 폐경기 여성에게 근육 섬유로부터 당의 증가된 섬멸이 있다는 이점이 있다.[149] 게다가 유산소 운동과 저항운동이 접목되면 피하지방조직과 내장지방 조직의 감소를 도울 수 있다. 이러한 감소는 이 환자에게서 인슐린 민감도향상과 관계될 수 있다.[149] Type1, 2의 당뇨질환에 있어서 규칙적인 훈련은 위험요소보다 이점이 훨씬 크고 많다. 장시간 훈련(주 3~4회, 30~60분간, 50~80% VO2max)은 Type2환자의 인슐린의존도(민감도)와 세포내 탄수화물 대사 작용에 도움이 될 수 있다.[38,44,49,56] 규칙적인 운동을 통하여 약간의 혈청지질수치를 향상시킬 수 있다. 인슐린 저항력의 감소는 고혈압(HTN)의 감소에 영향을 미친다. 게다가 규칙적인 운동을 통한 체중감량은 당뇨환자에게 가장 흔한 비만과 관련된 위험요소를 줄일 수 있다. 지방질 수위, 체중, 혈압의 조절은 당뇨환자의 심혈관과 관계된 질환을 예방할 수 있다.[44] 새로운 운동프로그램의 착수는 운동간 환자를 위험에 방치시킬 수 있기 때문에 의학적 검사를 통해 이 질환과 관련된 큰 혈관, 미세혈관 질환에 주안점을 두어 시행해야 한다.[44,49] 관상동맥질환(coronary artery disease)나 말초혈관질환(PVD)와 같은 심혈관 질환은 운동의 압박에 반응하여 환자의 가능성을 변화시킬 수 있다. 게다가, 자율신경계병증은 운동반응에 중요한 영향을 미치게 된다. 환자가 인내력 범위의 운동을 할 수 있다면, 주의깊게 관찰하여 낮은 수위에서 중등수위의 운동으로 천천히 진행시키고, 운동 시작전에 warm-up과 cool-down을 동반하게끔 하여야 한다.[38,44,49] Type1. 당뇨질환환자에게 생활방식의 규칙적인 부분으로 운동이 적용되어있다면 특별한 과제를 제공해줘도 좋다. 그러기 위해서는 반드시 혈당조절이 원만하게 이뤄져야 한다. 자가모니터링, 꾸준한 인슐린의 조절, 음식으로부터의 에너지 섭취 등은 Type1. 당뇨환자들에서 합병증 없이 좋은 신체적 컨디션을 갖도록 도와줄 것이다.[44,49]

운동 사전 대책(Exercise precaution)

망막증(retinopathy), 신장병(nephropathy), 신경병증(neuropathy)의 출현은 운동을 적용시켜야 할 때 심사숙고해야 할 사항들이다. American Diabetes Association's Clinical Practice Recommenentation에 따르면, 당뇨병성 망막증이 증식되는 환자나 증식은 없으나 당뇨병성 망막증이 중증도에서 심각하게 발생한 환자는 망막박리(retinal detachment)나 유리질 출혈(vitreous hemorrhage)을 유발시킬수도 있기 때문에 운동 활동을 피해야 한다. 이러한 환자들에 있어 비호기성운동, 발살바 방법(Valsalva maneuver), 반복된 충돌성 움직임, 지나치게 무리한 운동은 가급적 피해야 한다. 낮은 강도의 유산소 운동, 수영, 고정된 자전거 타기, 걷기 등이 심혈관 질환에 대한 훈련으로 적용되어야 한다. 시각적 상태의 잦은 평가 또한 요구된다.[44,49] 단백뇨를 야기시키는 신장 기능 이상(renal dysfunction)은 저 강도, 중등강도의 훈련을 제한해야 하는 사유가 될 수 있다. 당뇨병성 자율신경병증은 규칙적인 혈압과 심박, 기립 시 장애(orthostasis), 위장에 관한 비뇨생식기의 문제를 야기시킬 수 있다.[150] 또한 운동전과 후의 혈압 반응 상태, 체온 조절력이 정상적으로 이뤄지지 않는다.[44,151] 적당한 수화작용(수분의 섭취)(hydration)을 하고 극한 온도 시 야외활동은 가급적 피한다.[44] 당뇨병성 자율신경병증(DAN)에서 미세혈관의 차단은 피부의 혈류 흐름을 저하시키고, 땀 배출을 통한 체온조절을 방해하기도 한다.

충분한 피부검사를 통하여 피부의 괴사와 균열을 예방해야 한다.[154] 당뇨병성 자율신경병증(diabetic autonomic neuropathy)는 Type2. 환자에게 있어서 뇌혈관질환의 위험요소가 되기도 한다.[152] 심장성 허혈이나 경색은(급성통증이 없는) 당뇨나 심혈관 질환의 환자에게서 전형적으로 호발되고 있다.[153] 이러한 환자들은 운동방법이 처방되기 전에 운동한계성과 관련하여 심혈관질환에 대한 탈륨을 이용한 섬광조형술등과 같은 정밀 검사가 필요하다.[154] 심장 자율신경병증의 촬영장비(검사장비)는 세 가지에 대한 ECG검사를 한다. ① 심호흡 시 심박반응(beat to beat HR vibration, R-R vibration), ② 기립 시 심박반응, ③ 발살바 반응시[150] 심박반응(Valsalva maneuver).

당뇨병성 자율신경병증이 의심될 때 이 촬영(스크리밍)은 증상을 진단함에 있어 중요한 기초 척도가 될 것이다. 혈당조절과 모니터링(MNT), 운동을 통한 당뇨병성 자율신경병증의 예방이 최선의 방법이다.[151]

당뇨병성 자율신경병증이나 심장성 자율신경병증(CAN)으로 진단되면, 위의 언급된 적절한 관찰과 철저한 감독, 관리, 운동 방법 등에 대해 고려해야 할 것이다.[150] 그러한 노력이 지각된 정도는 훈련강도의 척도로서 심박수(MHR)로 나타내야 한다. 말초신경병증은 촉진이나 압박감에 대해 둔감한 환자의 발에 증상을 더욱 진행시키게 된다. 더욱이 당뇨병성 환자에게 하지의 신경병성 관절증(Charcot jt.-샤코관절; 감각자극을 받아들일 수 없어 관절에 해로운 영향을 입힘)이 이차적으로 발생되어 체중부하와 같은 운동에 제한을 가져올 수 있다. American Diabetes Association[155]은 발에 10 g(5.07)의 모노필라멘트를 감지할 수 없을 정도로 감각이 소실된다면, 그 지점을 절단하여 체중부하 훈련을 할 수 있도록 요구 하고 있다. 이 정도 수준의 감각지각쇠퇴(hypoaesthesia)는 보호감각(protective sensation)의 소실을 의미한다. 이런 환자들에 있어서 장시간의 보행훈련처럼 체중이 부하되는 운동은 피해야한다. 보행훈련을 대체하여 상지훈련, 좌식훈련, 수영, 자전거타기 등이 적용될 수 있겠지만, 환자는 그들의 피부를 부단히 관찰해야만 한다.[155] 빈약한 말초혈관의 순환부족은 당뇨병의 일반적 합병증이다. 건강한 발과 손을 유지하기 위해선 피부보호와 상처예방이 최선의 방법이다.[44] 이 주제는 패턴 J; 절단과 관련된 운동기능, 근 수행력, 관절 가동범위, 보행, 이동과 균형의 손상에서 자세히 논의되고 있다.

안전한 운동의 결과(Exercise safely Issues)

혈당수치가 100 mg/dL이하로 떨어지거나 혹은 250 mg/dL 이상으로 올라갈 때 운동은 피라거나 늦춰져야 한다. 당뇨병성 케토산증(DKA)질환을 겪고 있는 환자들은 고혈당증(hyperglycemia)이 내려갈 때 까지 운동을 지연시켜야 한다.[38,44] Type1 당뇨환자의 자율신경병증에서 운동 후의 혈당수치는 240 mg/dL이하로 제한을 두어야 하며 운동은 인슐린관리를 통하여 다시 회복될 때까지 늦춰야 한다. 인슐린을 사용한 환자들은 인슐린 최대 반응 시간 동안은 운동을 피해야 한다. 더불어 늦은 저녁 시간에 운동을 갑자기 시작해서는 안되겠지만, 환자의 일상생활에서 점진적으로 시행된다면 허락될 만하다. 1~2시간 전에 수분 섭취나 과일, 탄수화물, 주스의 섭취는 운동 중, 운동 후의 혈당수치를 규칙적으로 해줄 것이다.[38,44] 물리치료사는 과일주스, 꿀, 물, 그리고 소화되기 쉬운 탄수화물과 단백질의 함유량이 풍부한 음식을 제공하여 환자들이 운동을 하는 동안에도 저혈당을 유지할 수 있도록 도와야 한다.[38]

도수치료기술(Manual therapy techniques)

하지의 유연성을 증진시키고 관절가동범위의 결함요소를 제거하는 것은 하지구조의 부하되는 스트레스 양을 감소시킬 수 있을 것이다. 하지 근육군의 강도는 인내력을 향상시킬 것이고 심혈관 건강상태를 증진시킬 것이다. PNF는 우수한 도수치료로서 각 환자에게 개별적으로 적용가능하며 손상의 위험 없이 효과적이고 안전하게 치료적으로 접목시킬 수 있는 기술이다.

협응, 의사소통 그리고 기록 COORDINATION, COMMUNICATION, AND DOCUMENTATION

가족과의 의사소통을 통하여 가족들은 식이조절에 대해 적극적 지원을 해줄 것이고, 좀더 강도 높고 횟수가 잦은 운동에 대해 건강에 대한 일차적 책임을 지닌 의사와의 의사소통을 통하여 운동과 모니터링의 조화를 모색하게 될 것이다. 또한 족부치료사와 영양사와의 규칙적인 상담을 통하여 관리 받게 될 것이다. 만성질환 환자에게 있어서 우울감과 걱정 근심은 늘 상 찾아오기에 전문적인 심리학적 지지 또한 제공해야 할 것이다.[40] 환자 관리의 모든 요소는 기록되어야 한다.

환자/고객 관련 교육 PATIENT/CLIENT-RELATED INSTRUCTION

환자는 모니터링, 운동, Type2 당뇨질환의 혈당조절을 위한 적절한 약물처방 등 다양한 면에서 교육을 받게 될 것이다.[40] 운동과 모니터링을 통해 비만예방을 검토할 것이다.[40,56] 비만의 예방과 치료는 혈당조절에 특별한 효과가 있다. 게다가 주의 깊은 영양관리, 혈당수위조절약물, 혈청지질 순환의 조절, 그리고 고혈압은 Syndrome X와 관련되어 필수적으로 예방해야 할 합병증이다.[38,56] Syndrome X는 허혈성 심장질환의 형태로 "미세 혈관병리, 격렬한 신체활동으로 인한 병리, 확실한 관상동맥경화증의 질환이 없는 병리"와 같은 특색을 이룬다. Syndrome X는 관상동맥질환(CAD)과 관련되어 다양한 질환을 야기시킬 수 있다; 비만, 이상 지질혈증(dyslipidemia), 고혈압(수축기압이 상승 된), 고인슐린혈증(hyperinsulinemia)

세포의(근육과 지방을 포함한) 인슐린 저항력이 우세하게 되는 상태가 되면 이 때 Type2 당뇨환자에게서 관찰된다. Ruth 부인은 비만은 아니지만, 체질량지수(BMI)가 과체중의 범위내에 있었다. 그녀는 최근에 다이어트를 통해 10 lb의 체중을 감량 했다고 덧붙였다. 그녀의 혈압은 135/80 mmHg로 고혈압 이전의 상태임을 나타내고 있다. 당뇨질환 환자의 기본적인 식생활 계획과 운동 전, 중, 후의 적절한 음식 섭취의 전략적 관리에 대한 모니터링을 해야 한다. 게다가 고혈압, 고지혈증, 신경병증과 같은 비만관련 합병증을 관리하기 위한 모니터링 또한 중요하다. Fronz와 연구관계자들[43]은 당뇨의 관리와 예방에 관해 전체적으로 고려해야 할 사항들을 증거에 기초하여(evi-dence-basedon) 공급/배포하였다.[43] 일반적 지침사항들이 여기에 진술되었으며, 이를 통해 독자들은 유익한 정보를 획득하여 치료에 격려를 얻을 수 있다. Fronz와 연구관계자들은 "영양과 관련한 중재요소의 목적은 개인적인 삶의 방식과 행동변화를 자극하기 위한 것으로 향상된 신진대사의 조절을 야기할 것이다"라고 진술 하였다. 그들은 또한 모니터링은 혈당조절, 지질량 조절, 체중조절은 고혈압에 초점화하여 고려해야 한다고 주장하였다.[43] 모니터링은 개인이 희망하고 기대하는 개인적/문화적 기호 성향과 생활방식에 대한 변화를 고려해야 한다.

영양사는 모니터링과 관련한 최고의 수단과 방법을 제공한다. 개별화된 영양분의 섭취와 균형있는 에너지 소리를 통하여 체중을 유지해야 한다. 권장하는 에너지 섭취의 지표는 전체 생활 에너지의 60~70% 정도의 탄수화물이나 불포화지방산으로 부터의 섭취, 단백질로부터 20%, 포화지방산으로부터 10% 섭취해야 한다고 한다. 섬유와 칼슘 또한 충분히 섭취되어야 한다. 자당(sucrose)와 과당(fructose)의 섭취 또한 필요하지만, 탄수화물 내에 함유된 양으로 충분하다. 나트륨의 고혈압에 대한 예방과 취급상의 주의에 맞게 모니터링 해가며 섭취해야 한다. 영양사는 개인의 건강상태에 기초하여 체중감량과, 신체운동 요구량에 알맞게끔 영양분 함유량을 균형 있게 조절하여야 한다.[43,49] 규칙적인 체중의 추적검사(follow up)를 통해 체중 감소와 유지의 동기의식을 유지하도록 도와줄 수 있다. 중재요소의 자기관리와 정신적 도움(필요하다면)은 당 조절 관리에 효과적인 부가된 사항이 될 수 있다. '훈련에 관한 자문은 단순한 훈련지시방법보다 훈련의 장기적 진행에 있어서 Type2. 당뇨질환 환자를 대상으로 한 이전의 사전 조사에서 효과적이다' 라는 보고가 있다.[157]

족부치료사의 도움을 통하여 Ruth 부인은 발 관리법과 감염이나 외피 균열 등의 위험증상 관리방법을 교육받게 된다. 또한 유산소 훈련동안 적합한 양말, 신발의 선택방법에 대한 교육을 받게 될 것이다.[144,146,155] Ruth 부인은 발목과 발가락에 느껴지는 진동감(vibration)과 고유수용성감각은 정상적으로 나타나고 있다. 이러한 감각상태 마저 감소된다면, 이차적으로 신경병증으로 인한 낙상의 위험은 크게 증가될 수 있다.[144] 그녀는 관절 감각변화의 영향에 대하여 이해할 필요가 있고, Charcot 관절병증의 발생은 그녀의 상태를 더욱 악화시킬 수도 있다.[143,158]

위의 사항과 더불어 아래의 정보와 지침이 Ruth 부인에게 주어질 것이다.

- 근력강도를 증가, 유연성 향상, 인내력 향상, 체중감량을 위한 가정 훈련의 점진적인 계획 수립
- 운동전에 혈당조절을 어떻게 하는지 모니터링 하여 예방책을 강구
- 영양공급 혹은 약물관리는 그녀의 신체 요구량과 운동전 요구량에 맞춰 조절 될 것이다.[44,49]
- 체중감량을 위한 스포츠 그룹, 요가나 다른 이완방법, 스트레스 관리 등의 사회 일체화 수단을 접목.
- 올바른 발 관리의 지식과 피부와 관절 감각 상태를 모니터하여 수치화.(아래 기능적 훈련을 참조)
- Syndrome X[56,156,159]의 예방적 차원에서 규칙적인 유산소 운동과 체중 감량, 이상적인 체중의 유지에 대한 유익을 이해하고 강화

- American Diabetes Association에서 규칙적인 훈련이 필요한 환자에게 제공 할만한 훈련방법[44]
  - 운동 2시간 전 물의 섭취를 시작으로 운동 동안 물을 계속 섭취하여 수분 균형의 유지
  - 극한의 온도에서 하는 운동은 피하라
  - 신경병증이 있는 경우 운동 전, 후에 피부상태를 모니터링하라.
  - 중량운동(weight training)동안 가벼운 중량을 여러 번 반복하며 운동해라; 젊은 환자의 경우 좀더 무거운 중량을 이용하여 강한 운동을 시도해도 좋지만, 혈당수치의 한계를 적용하여 늘 모니터링 해야 한다.
  - 조기 관찰 하에(supervision) 운동프로그램을 시작하고, 약식의(비공식적) 가정 프로그램을 통해 유지하고 규칙적으로 시행하라.
  - 혈당조절을 위해(특히 Type1.당뇨환자에게 중요하다) 운동 전, 중, 후에 지속적으로 탄수화물을 섭취하라.

치료적 운동 THERAPEUTIC EXERCISE

- 유산소 능력/지구력 상태
  - 방법
    - 고정된 자전거와 트레드밀을 이용한 유산소 컨디셔닝 훈련
  - 기간
    - 처음엔 20분, 점진적으로 30~45분으로 증가
  - 강도
    - 중등도: 최대 심박 수의 60%까지 끌어 올리는 정도 (0.60×[220-나이]=100 beat per minute)[2]
  - 빈도
    - 초기엔 1주에 3번 보행프로그램과 병행하여 시행.
- 균형, 협조성, 그리고 민첩성 훈련
  - 균형과 협조능력을 위해 댄스-스탭, 브레이딩(braiding), 평균대 위에서 훈련, 바닥위에서 옷 벗기(strip) 등의 체중이동 연습을 한다.
  - 균형판을 이용하여 점진적으로 난이도 높은 훈련을 시행.
- 신체 기전과 자세 안정화
  - 신체인식 재훈련과 자세 안정성 훈련
    - 전신거울의 피드백을 통해 기립자세의 정렬을 지시한다.
    - 요추의 중립위치를 유지하고 다양한 무게와 크기의 물건을 들고 옮기는 훈련.
    - 사지의 움직임동안 자세의 안정성을 동반하여 네발기기자세, 무릎서기 자세, 앉은 자세, 선 자세에서의 훈련
- 유연성 운동
  - 반드시 준비 운동 후에 스트레칭 운동이 시행되어야 한다. 심호흡과 함께 느리고 안정된 자세로 30~60초간 스트레칭된 자세를 유지하며 시행
  - 발꿈치 힘줄(heel cord) 스트레칭
    - PNF원리의 하지패턴을 이용한 수축-이완, 유지-이완의 방법을 혼합하여 적용
    - 체중부하를 이용한 육상선수(runner's) 스트레칭 방법
    - 무릎을 편 상태로 앉아 수건을 이용한 스트레칭
  - 엉덩관절 굽힘근, 모음근, 발바닥굽힘근
    - 자세와 수축된 근육의 안정성을 고려하여 장기간(1~2분) 정도 스트레칭
    - 요가 스트레칭
    - 유산소운동을 위한 준비운동과 마무리 운동(cool-down)
- 근력, 힘 그리고 지구력 훈련
  - 치료과정을 통하여 환자의 동기유발을 유지하기 위해 다양한 프로그램을 적용
  - 신체의 움직임에 가벼운 저항을 적용: 맨손(free weight), 치료용 밴드 튜브, 도수 저항
  - 점진적 저항 운동(PRE-각 훈련 항목 당 10의 반복을 1~3회 실시)을 다음의 근육들에 수행
    - 넙다리네갈래근(대퇴사두근): SLR을 통해 들어올릴 수 있는 최대 무게로 10번 반복(10 RM)하며 실시, 등장성 무릎관절 펴고 앉은 자세에서(90°까지 구부리고 최대로 펴서 concentric-eccentric), 대퇴부를 지지하고 바로 누운 자세에서 종말 무릎관절 폄(30° 정도 굽힘하여 최대로 펴고, concentric-ecentric) 지시된 시간에 따라 발목 cuff 중량(모래주머니)을 점진적으로 증가.
    - 엉덩관절 굽힘근: 엉덩관절의 굽힘을 최대무게로

10번 반복한 강도의 90%로 시작(앉은 자세) 90° 구부린 자세에서 시작하여 120° 굴곡까지 점진적으로 모래 주머니의 무게를 이용하여 지시된 시간 동안 적용

- 닫힌사슬 운동(closed chain exercise)
  - 앉고 서는 훈련을 치료용 공을 이용하여 적용
  - 댄스 스탭(갑작스럽고 충돌, 삐그덕거리는 움직임은 피하여)
  - 선 자세에서 발꿈치와 엄지발가락을 들어 올리기
  - 약간 웅크리는(squat) 것처럼 하지의 ecentric한 훈련
  - kinetron
- 저항성 탄성 밴드 또는 튜브
  - 발목 발등굽힘, 발바닥굽힘, 안쪽번짐, 가쪽번짐에 참을 수 있을 정도로 점진적으로 시행(밴드와 튜브를 적용한 저항운동 전후의 환자의 피부색을 관찰)
- 도수 저항 훈련
  - 기능적 자세에서 PNF 방법을 이용한 하지 근육와 골반과 사지의 패턴을 적용

자가치료와 가정 관리에서의 기능적인 훈련 FUNCTIONAL TRAINING IN SELF-CARE AND HOME MANAGEMENT

♦ 자가치료와 가정 관리
- 목욕하기(bathing)
  - 탕 속에 손을 먼저 넣어 물의 온도를 채크
  - 양말이나 신발을 신어 건조한 피부를 유지
- 몸 단장 하기(grooming)
  - 상처예방을 위해 족부치료사로 하여금 손발톱을 다듬을 수 있다.
  - 아침저녁으로 발의 피부상태를 검사하고 압력이 가해지는 부분, 물집이나 괴사의 발생여부 등을 정확히 검사한다.
- 가정 활동(home activity)
  - 적절한 자세의 정렬을 유지하며 진공청소기나 빗자루를 이용하여 연습하고, 이부자리를 정돈하고, 다른 가사활동을 한다.
- 손상의 예방과 감소
  - 자가치료 및 가정 관리동안 손상예방 교육
  - 기구와 장비를 사용하는 동안 손상예방 교육
  - 자가치료 및 가정 관리동안 안전의식 훈련

직장, 지역사회 그리고 여가 통합 또는 재통합에서의 기능적인 훈련 FUNCTIONAL TRAINING IN WORK, COMMUNITY, AND LEISURE INTEGRATION OR REINTEGRATION

♦ 직장
- 직장에서 기구와 장비를 사용에 대한 손상예방 교육
- 근무 간, 들거나 옮기는 신체 매카니즘을 통한 안전의식 훈련
- 하루 동안 보행과 계단 오르내리기의 양을 증가.
- 직업상 오래 서있는 동안 통증이나 약화가 발생될 시 즉시 발을 검사
- 잘 맞고 안정되고 보조적인 의복의 착용
- 하루 일과동안 잦은 간격으로 앉아서 휴식을 취함.

♦ 여가
- 그 시간의 일을 행하고 즐거움을 찾아라.
- 신체적 활동을 포함한 가족외출과 여행의 계획

도수치료기술 MANUAL THERAPY TECHNIQUES

♦ 필요하다면 연부조직의 움직임을 가하여 엉덩관절 굽힘근이나 모음근 뒤넙다리근이나 발바닥굽힘근을 신장시킨다.
- 근육움직임을 증진시키기 위해 MFL(myofascial release)를 적용

예상 목표와 기대 결과 ANTICIPATED GOALS AND EXPECTED OUTCOMES

♦ 병리/병태생리에 미치는 영향
- 조직으로의 영양공급이 증진될 것이다.
- 운동으로 인한 골원성(osteogenic) 효과가 증진될 것이다.
- 증가된 산소요구량에 대한 신체적 반응들이 향상될 것이다.
- 조직관류와 산화반응이 증진될 것이다.

♦ 손상에 미치는 영향
- 6~8주 후에 산소 수용력이 증가되어 12분간 walk/run테스트 시 1.12마일로 향상된다(건강한 상태의

범주로 하였을 때).
- 8주 이내 인내력이 향상되어 하루 일과를 마치거나 장기간 운동 후에 쉽게 피로하지 않음
- 운동 단위당 에너지 소비율이 감소된다.
- 6주간의 프로그램을 성취한 뒤 보행과 이동능력이 향상되고, BBS(Berg balance scale) 점수는 56/56으로 측정된다.
- 보행능력이 향상되어 빠른 보행 시 벌어지는 엄지발가락의 모습은 사라지고, 걸려서 넘어지지 않으며, 효과적으로 보행이 가능하다.
- 근수축력과 강도가 증가되고 신체분절상 움직임의 양과 질이 향상될 것이다. 근력이 향상되어 그녀의 쥐기(grip) 강도는 오른쪽이 65 lbs 왼쪽이 61로 측정되며 하지의 MMT 점수가 5/5로 측정되며, 등속성 검사 동안 넙다리네갈래근과 뒤넙다리근에 10%의 근력 증가가 발생된다.
- 4주 이내 집과 근무 동안 그리고 여가생활동안 행동, 과제수행 활동에 있어서 자세의 인식과 정렬 조절력이 향상되어 흉추의 후만이나 머리의 전방 전위 등의 자세결함 없이 안정한 기립자세를 5분 정도 유지할 수 있다.
- 긴장 완화력이 증가되어 하루 일상생활에서도 긴장 완화를 독립적으로 수행할 수 있다.
- 관절가동범위와 연부조직 제한과 관련된 증상이 정상화되어 안전사고에 예방할 수 있으며 고관절 굴곡근, 모음근, 그리고 뒤넙다리근의 유연성이 6개월 후 정상범위에 있을 것이다.
- 감각인식력이 향상되어 그녀의 발바닥에 느껴진 따끔거리는 증상은 6개월간의 치료 후에 다소 감소된다.

♦ 기능적인 제한에 미치는 영향
- 자가치료, 가정 관리, 일, 사회, 여가와 관련된 존속력, 활용력, 신체적 활동 수행력, 과업 활동능력이 향상된다.
- 일상생활과 도구적 일상생활에서 기능적인 독립성이 향상된다.
- 과제수행동안 필요했던 관찰의 수위가 낮아졌으며 가정 훈련프로그램을 독립적으로 수행한다.
- 일과 여가생활동안 필요로 했던 자세 유지력, 행동, 과제수행력 등이 향상 된다.

♦ 위험 감소/예방
- 당뇨병 질환과 관련된 위험 인자들이 감소된다.
- 대화를 통해 신경병증이나 당뇨병의 후유증에 대한 위험요소의 감소와 예방을 향상 시킬 수 있다.
- 당뇨와 관련된 급성, 만성 질환이 줄어든다.
- 이차적 합병증(심혈관 질환, 피부질환)에 대한 위험요소가 감소된다.
- 환자와 가족, 치료에 참여한 특정다수들의 안정성이 증진된다.
- 증상에 대한 자기 관리 능력이 증진된다.

♦ 건강, 웰니스, 운동에 미치는 영향
- 건강한 영양 상태와 건강한 신체, 신체적 활동 등이 조장 될 것이다.
- 결단력(의지)은 그녀의 건강을 향상시켜 줄 것이다.
- 건강상태가 호전된다.
- 신체적 기능과 능력이 향상된다.

♦ 사회 자원에 대한 영향
- 환자건강과 환자, 가족, 특정다수, 간병인에 의한 건강관리 이행방법에 대한 의사결정력이 향상된다.
- 환자관리와 관련된 모든 사항들을 *APTA's Guidlines for Physical Therapy Documentation*을 따라 문서화한다.[97]
- 물리치료서비스의 활용은 최대한으로 이용된다.
- 물리치료서비스의 활용은 건강관리의 사용법에 효율적으로 반영될 것이다.

♦ 환자/고객 만족
- 환자에 대한 접근과 이용성, 공헌도가 적합하였다.
- 의사소통 수단의 이용도와 인식이 증대되었다.
- 스트레스 요인의 인식이 향상되었고 반응은 감소되었다.
- 치료는 일차의료인과 족부치료사, 영양사, 치료사, 가족 구성원의 조화로 이뤄졌다.
- 치료사의 능숙함이 환자에게 적합하였다.
- 치료적 조화가 환자에게 적합하였다.
- 안녕에 대한 관념과 제어능력이 향상 되었다.
- 환자와 가족, 특정 다수와 간병인의 질환에 대한 진행과정과 진단, 예후, 중재요소, 예상목표치, 예상결과 등에 대한 인식과 지식이 향상되었다.
- 환자상태에 대한 개인적 환경적인 요인들에 관한 환자

의 이해도가 증가되었다.

- 안녕에 대한 관념과 제어능력이 향상되었다.

재검사 REEXAMINATION

재검사는 치료과정상의 에피소드를 통해 수행되었다.

퇴원 DISCHARGE

Ruth 부인은 12번의 물리치료를 8주간 걸쳐 그녀가 목표하고 기대했던 회복을 하여 퇴원하였다. 이 치료횟수와 기간은 치료과정 전체에 에피소드가 담겨 있었다. 기대했던 목표만큼 향상이 있었기에 퇴원토록 하였다.

심리적인 면 PSYCHOLOGICAL ASPECTS

당뇨병성질환의 영향과 그녀의 삶에 도입된 새로운 관리 프로그램에 대한 그녀의 인식을 모니터링 하기 위하여 Ruth 부인은 Diabetes Quality of Life Scale(DQoLS)[160]와 Diabetes Impact Measurement Scale(DIMS)[161]을 첫 번째 방문과 퇴원 시 2달간의 간격을 두고 작성할 것이다. DQoLS은 당뇨병의 후유증과 사회적 직업적 문제, 치료의 만족도와 그 효과에 대하여 측정하게 된다.[162] DIMS는 안녕(wellbeing), 사회적 역할 이행, 의욕, 특정 그리고 불특정 증상들에 대하여 측정하게 된다.[161] Ruth 부인과 치료사간의 기록에서 점수상의 부정적인 변화는 나타나지 않았다.

참고문헌 REFERENCES

1. Oatis CA. *Kinesiology: The Mechanics and Pathomechanics of Human Movement.* Philadelphia, Pa: Lippincott Williams & Wilkins; 2004.
2. McArdle WD, Katch FI, Katch VL, eds. *Exercise Physiology.* 4th ed. Baltimore, Md: Williams & Wilkins; 1996.
3. Lieber R. *Skeletal Muscle Structure, Function, and Plasticity.* 2nd ed. Baltimore, Md: Lippincott Williams & Wilkins; 2002.
4. Iyer MB, Mitz AR, Winstein C. Motor 1: lower centers. In: Cohen H, ed. *Neuroscience for Rehabilitation.* 2nd ed. Philadelphia, Pa: Lippincott Williams & Wilkins; 1999:209-242.
5. Guyton AC. Basic neuroscience. *Anatomy and Physiology.* 5th ed. Philadelphia, Pa: WB Saunders; 1991.
6. Lundy-Ekman L. *Neuroscience. Fundamentals for Rehabilitation.* Philadelphia, Pa: WB Saunders; 1998.
7. Kimura J. *Electrodiagnosis in Diseases of Nerve and Muscle: Principles and Practice.* 3rd ed. New York, NY: Oxford Press; 2001.
8. Tanzi MG, Gabay MP. Association between honey consumption and infant botulism. *Pharmacotherapy.* 2002;22(11):1479-1483.
9. Williams PL, Warwick R. *Gray's Anatomy.* 36th ed. Philadelphia, Pa: WB Saunders; 1980.
10. Netter FH. *Atlas of Human Anatomy.* Summit, NJ: Ciba-Geigy Corp; 1989.
11. Moore K. *Clinically Oriented Anatomy.* 3rd ed. Baltimore, Md: Williams & Wilkins; 1992.
12. Hall C, Brody LT. *Therapeutic Exercise Moving Toward Function.* Philadelphia, Pa: Lippincott Williams & Wilkins; 1999.
13. Albert M. *Eccentric Muscle Training in Sports and Orthopaedics.* New York, NY: Churchill Livingstone; 1991.
14. Erim Z, De Luca CJ, Mimeo K, Aoki T. Rank-ordered regulation of motor units. *Muscle Nerve.* 1996;19:563-573.
15. Klass M, Guissard N, Duchateau J. Limiting mechanisms of force production after repetitive dynamic contractions in human triceps surae. *J Appl Physiol.* 2003;96:1516-1521.
16. MacIntosh BR, Rassier DE. What is fatigue? *Can J Appl Physiol.* 2002;27(1):42-55.
17. Rothwell JC. *Control of Human Voluntary Movement.* Rockville, Md: Aspen; 1987.
18. Sahlin K, Tonkonogi M, Sunderland K. Energy supply and muscle fatigue in humans. *Acta Physiol Scand.* 1998;162:261-266.
19. Merton, PA. Voluntary strength and fatigue. *J Physiol.* 1954;123:553-564.
20. Adam A, DeLuca CJ. Recruitment order of motor units in human vastus lateralis muscle is maintained during fatiguing contractions. *J Neurophysiol.* 2003;90:2919-2927.
21. American Physical Therapy Association. Guide to physical therapist practice. 2nd ed. *Phys Ther.* 2001;81:9-744.
22. Tsao CY, Mendell JR. The childhood muscular dystrophies: making order out of chaos. *Semin Neurol.* 1999;19(1):9-23.
23. Beers MH, Berkow R, eds. Muscular disorders. *The Merck Manual of Diagnosis and Therapy.* 17th ed. Whitehouse Station, NJ. Available at http://www.merck.com. Accessed June 17, 2004.
24. Beers MH, Berkow R, eds. Normal laboratory values. *The Merck Manual of Diagnosis and Therapy.* 17th ed. Whitehouse Station, NJ. Available at http://www.merck.com. Accessed June 17, 2004.
25. Brooke M. *A Clinician's View of Neuromuscular Diseases.* 2nd ed. Baltimore, Md: Williams & Wilkins; 1986.
26. National Center on Birth Defects and Developmental Disabilities. Duchenne/Becker Muscular Dystrophy. Available at: http://www.cdc.gov/ncbddd/duchenne/default.htm. Accessed June 17, 2004.
27. Boissonnault WG, Goodman CC. The renal and urologic systems. In: Goodman CC, Boissonnault WG, Fuller KS, eds. *Pathology: Implications for the Physical Therapist.* 2nd ed. Philadelphia, Pa: Saunders; 2003:722-728.
28. National Association for Continence. Media Backgrounder:

Stress Urinary Incontinence: Tackling the Last Medical Taboo. Available at: http://www.nafc.org/site2/you/stress/SUIfacts.htm. Accessed November 14, 2003.
29. Abrams P, Blaivas JG, Stanton SL, et al. The standardisation of terminology of the lower urinary tract function. *Scand J Urol Nephrol Suppl.* 1988;114:5-19.
30. Sand PK. In focus: urinary incontinence in post-menopausal women. *Quality Care.* 2003;21(3):1-2.
31. Bø K. Pelvic floor muscle exercises for the treatment of stress urinary incontinence: an exercise physiology perspective. *Int Urogynecol J Pelvic Floor Dysfunct.* 1995;6:282-291.
32. Kegel AH. Progressive resistance exercise in the functional restoration of the perineal muscles. *Am J Obstet Gynecol.* 1948;56:238-248.
33. Fantl JA, Newman DK, Colling J, et al. *Urinary Continence in Adults: Acute and Chronic Management. Clinical Practice Guideline Update.* Rockville, Md: Agency for Health Care Policy and Research; Publication No. 96-0682, March 1996.
34. Weinberger MW. Conservative treatment of urinary incontinence. *Clin Obstet Gynecol.* 1995;38:175-188.
35. Burgio KL, Matthews KA, Engel BT. Prevalence, incidence and correlates of urinary incontinence in healthy, middle-aged women. *J Urol.* 1991;146:1255-1259.
36. Nygaard IE, Thompson FL, Svengalis SL, et al. Urinary incontinence in elite nulliparous athletes. *Obstet Gynecol.* 1994;84:183-187.
37. Hansen M. *Pathophysiology: Foundations of Disease and Clinical Intervention.* Philadelphia, Pa: WB Saunders; 1998.
38. Goodman CC, Kelly Snyder TE. The endocrine and metabolic systems. In: Goodman CC, Boissonnault WG, Fuller KS, eds. *Pathology: Implications for the Physical Therapist.* 2nd ed. Philadelphia, Pa: Saunders; 2003.
39. DeFronzo RA. The triumvirate: beta-cell, muscle, liver. *Diabetes.* 1988;37:667-687.
40. American Diabetes Association. Standards of medical care for patients with diabetes mellitus. *Diabetes Care.* 2003;26(Suppl 1):S33-S50.
41. Shulman GI. Cellular mechanisms of insulin resistance in humans. *Am J Cardiol.* 1999;84(Suppl 1):3-10.
42. American Diabetes Association. What is type 2 diabetes? Available at: http:/www.diabetes.org/type2/type2.jsp. Accessed August 28, 2003.
43. Franz MJ, Bantle JP, Beebe CA, et al. Evidence-based nutrition principles and recommendations for the treatment and prevention of diabetes and related complications. *Diabetes Care.* 2002;25(1):148-198.
44. American Diabetes Association. Physical activity/exercise and diabetes mellitus. *Diabetes Care.* 2003;26(Suppl 1):S73-S77.
45. Mensing C, Boucher J, Cypress M, et al. National standards for diabetes self-management education. *Diabetes Care.* 2003;26(Suppl 1):S149-S156.
46. American Diabetes Association. Gestational diabetes: what it is, and how to treat it. Available at: http://www.diabetes.org/main/info/affected/women/gestation_diab.jsp. Accessed August 28, 2003.
47. The Expert Committee on the Diagnosis and Classification of Diabetes Mellitus. Report of the Expert Committee on the Diagnosis and Classification of Diabetes Mellitus. *Diabetes Care.* 2003;26(Suppl 1):S5-S20.
48. American Diabetes Association. Implications of the diabetes-control and complications trial. *Diabetes Care.* 2003;26(Suppl 1):S25-S27.
49. Diabetes Medical Guidelines Task Force. The American Association of Clinical Endocrinologists medical guidelines for the management of diabetes mellitus: the AACE system of intensive diabetes self-management: 2002 update. *Endocr Pract.* 2002;8(Suppl 1):41-82.
50. American Diabetes Association. Hypoglycemia and employment/licensure. *Diabetes Care.* 2003;26(Suppl 1):S141.
extremity muscle and gait performance among renal transplant patients. *Arch Phys Med Rehabil.* 1995;76:547-551.
73. Bohannon RW. Hand-grip dynamometry provides a valid indication of upper extremity strength impairment in home care patients. *J Hand Ther.* 1998;11:158-160.
74. Bohannon RW. Dynamometer measurements of hand-grip strength predict multiple outcomes. *Percept Mot Skills.* 1001;93:323-328.
75. Roberson LD, Mullinax CM, Brodowicz GR, et al. The relationship between two power-grip testing devices and their utility in physical capacity evaluations. *J Hand Ther.* 1993;6:194-201.
76. Kues JM, Rothstein JM, Lamb RL. Obtaining reliable measurement of knee extensor torque produced during maximal voluntary contractions: an experimental investigation. *Phys Ther.* 1992;72:492-504.
77. Basmajian MV. *Muscles Alive: Their Function Revealed by Electromyography.* 4th ed. Baltimore, Md: Williams & Wilkins; 1978.
78. Adams RD, Victor M. *Principles of Neurology.* 3rd ed. New York, NY: McGraw Hill Book Co; 1985.
79. Soderberg G, ed. *Selected Topics in Surface Electromyography for Use in the Occupational Setting: Expert Perspectives.* Public Health Service: US Department of Health and Human Services; 1992.
80. Cram JR, Kasman GS. *Introduction to Surface Electromyography.* Gaithersburg, Md: Aspen Publication; 1998.
81. Nereo NE, Hinton VJ. Three wishes and psychological functioning in boys with Duchenne muscular dystrophy. *J Dev Behav Pediatr.* 2003;24(2):96-103.
82. Shim JY, Kim TS. Relationship between utrophin and regenerating muscle fibers in Duchenne muscular dystrophy. *Yonsei Med J.* 2003;44(1):15-23.
83. Baxter PS, Maltby EL, Quarrell O. Xp21 muscular dystrophy due to X chromosome inversion. *Neurology.* 1997;49(1):260.
84. Centers for Disease Control, National Center for Health Statistics. CDC Growth Charts: United States: Stature-for-age percentiles. Available at: http://www.cdc.gov/nchs/about/major/nhanes/growthchart. Accessed May 30, 2000.
85. Centers for Disease Control, National Center for Health Statistics. CDC Growth Charts: United States: Weight-for-age percentiles. Available at: http://www.cdc.gov/nchs/about/major/nhanes/growthchart. Accessed May 30, 2000.
86. Centers for Disease Control, National Center for Health Statistics. CDC Growth Charts: United States: Body mass index-for-age percentiles. Available at: http://www.cdc.gov/nccdphp/dnpa/bmi/bmi-for-age. Accessed May 30, 2000.
87. Zanardi MC, Tagliabue A, Orcesi S, et al. Body composition and energy expenditure in Duchenne muscular dystrophy. *Eur J Clin Nutr.* 2003;57:273-278.
88. Merlini L, Cicognana A, Malaspina E, et al. Early prednisone

treatment in Duchenne muscular dystrophy. *Muscle Nerve.* 2003;27:222-227.

89. Haas A, Pineda H, Haas F, Axen K. *Pulmonary Therapy and Rehabilitation.* Baltimore, Md: Williams & Wilkins; 1979.
90. Kisner C, Colby, L. *Therapeutic Exercise.* 4th ed. Philadelphia, Pa: FA Davis Co; 2002.
91. Harris SE, Cherry DB. Childhood progressive muscular dystrophy and the role of physical therapy. *Phys Ther.* 1974;54(1):4-12.
92. Bakker JP, De Groot IJ, Beelen A, Lankhorst GJ. Predictive factors of cessation of ambulation in patients with Duchenne muscular dystrophy. *Am J Phys Med Rehabil.* 2002;81:906-912.
93. McDonald CM. Physical activity, health impairments, and disability in neuromuscular disease. *Am J Phys Med Rehabil.* 2002;81(11 Suppl):S108-S120.
94. Wanke T, Toifl K, Merkle M, Formanek D, Lahrmann H, Zwick H. Inspiratory muscle training in patients with Duchenne muscular dystrophy. *Chest.* 1994;105:475-482.
95. Lord JP, Behrman B, Varzos N, et al. Scoliosis associated with Duchenne muscular dystrophy. *Arch Phys Med Rehabil.* 1990;71:13-17.
96. Wilkins KE, Gibson DA. The patterns of spinal deformity in Duchenne muscular dystrophy. *J Bone Joint Surg.* 1976;58A:24-32.
97. American Physical Therapy Association. Guidelines for physical therapy documentation. *Guide to Physical Therapist Practice.* 2nd ed. Alexandria, Va: American Physical Therapy Association; 2001:703-705.
98. McDonald DG, Kinali M, Gallagher AC, et al. Fracture prevalence in Duchenne muscular dystrophy. *Dev Med Child Neurol.* 2002;44:695-698.
99. Muscular Dystrophy Association. Facts about Duchenne and Becker muscular dystrophies (DMD and BMD). In what other ways do DBD and BMD affect the body? April, 2000. Available at: www.mdausa.org/publications/fa-dmdbmd-other.html. Accessed November 15, 2003.
100. Winkler G, Zifko U, Nader A, Frank W, et al. Dose-dependent effects of inspiratory muscle training in neuromuscular disorders. *Muscle Nerve.* 2000;23:1257-1260.
101. Mørkved S, Bø K, Fjortoft T. Effect of adding biofeedback to pelvic floor muscle training to treat urodynamic stress incontinence. *Obstet Gynecol.* 2002;100:730-739.
102. Bø K. Pelvic floor muscle strength and response to pelvic floor muscle training for stress urinary incontinence. *Neurourol Urodyn.* 2003;22:654-658.
103. Centers for Disease Control, National Center for Chronic Disease Prevention and Health Promotion. BMI for Adults: What does this all mean? 2003. Available at: http://www.cdc.gov/nccdphp/dnpa/bmi/bmi-means.htm. Accessed June 14, 2004.
104. Jeyaseelan SM, Oldham JA. Electrical stimulation as a treatment for stress incontinence. *British Journal of Nursing.* 2000;9:1001-1007.
105. Sampselle CM. Using a stopwatch to assess pelvic muscle strength in the urine stream interruption test. *Nurse Pract.* 1993;18(1):14-16, 18-20.
106. Sampselle CM, DeLancey JOL. The urine stream interruption test and pelvic muscle function. *Nurs Res.* 1992;41(2):73-77.
107. American Physical Therapy Association. *You Can Do Something About Incontinence: A Physical Therapist's Perspective.* Alexandria, Va: American Physical Therapy Association; 1998.
108. Kegel AH. Stress incontinence of urine in women: physiological treatment. *Journal of the International College of Surgeons.* 1956;25:487-499.
109. Bø K, Hagen RH, Kvarstein B, et al. Pelvic floor muscle exercise for the treatment of female stress urinary incontinence. III. Effects of two different degrees of pelvic muscle exercise. *Neurourol Urodyn.* 1990;9:489-502.
110. Bø K, Finckenhagen HB. Vaginal palpation of pelvic floor muscle strength: intertest reproducibility and comparison between palpation and vaginal squeeze pressure. *Acta Obstet Gynecol Scand.* 2001;80: 883-887.
111. Isherwood PJ, Rane A. Comparative assessment of pelvic floor strength using a perineometer and digital examination. *Br J Obstet Gynecol.* 2000;107:1007-1011.
112. Bø K. Reproducibility of instruments designed to measure subjective evaluation of female stress urinary incontinence. *Scand J Urol Nephrol.* 1994;28:97-100.
113. National Association for Continence. Available at: http://www.nafc.org. Accessed October 10, 2003.
114. Sapsford RR, Hodges PW, Richardson CA, et al. Co-activation of the abdominal and pelvic floor muscles during voluntary exercises. *Neurourol Urodyn.* 2001;20:31-42.
115. Wallace K, Frahm J. Pelvic muscle exercise. *Quality Care.* 2003;21(3):11.
116. Berghmans LCM, Bernards ATM, Hendriks HJM, et al. Guidelines for the physiotherapeutic management of genuine stress incontinence. *Physical Therapy Reviews.* 1998;3:133-147.
117. Bø K, Talseth T, Holme I. Single blind, randomised controlled trial of pelvic floor exercises, electrical stimulation, vaginal cones, and no treatment in management of genuine stress incontinence in women. *BMJ.* 1999;318:487-493.
118. Bø K, Talseth T, Vinsnes A. Randomized controlled trial on the effect of pelvic floor muscle training on quality of life and sexual problems in genuine stress incontinent women. *Acta Obstet Gynecol Scand.* 2000;79:598-603.
119. Fonda D, Woodward M, D'Astoli M, Chin WF. Sustained improvement of subjective quality of life in older community-dwelling people after treatment for urinary incontinence. *Age Ageing.* 1995;24:283-286.
120. Janssen CCM, Lagro-Janssen ALM, Felling AJA. The effects of physiotherapy for female urinary incontinence: individual compared with group treatment. *BJU Int.* 2001;87:201-206.
121. Cammu H, Van Nylen M, Amy JJ. A 10-year follow-up after Kegel pelvic floor muscle exercises for genuine stress incontinence. *BJU Int.* 2000;85:655-658.
122. Mørkved S, Bø K, Schei B, et al. Pelvic floor muscle training during pregnancy to prevent urinary incontinence: a single-blind randomized controlled trial. *Obstet Gynecol.* 2003;101:313-319.
123. Mørkved S, Bø K. Effect of postpartum pelvic floor muscle training in prevention and treatment of urinary incontinence: a one-year follow up. *BJOG.* 2000;107:1022-1028.
124. Wells TJ. Pelvic (floor) muscle exercises. *J Am Geriatr Soc.* 1990;38:333-337.
125. Hay-Smith EJC, Bø K, Berghmans LCM, et al. Pelvic floor

muscle training for urinary incontinence in women (Cochrane Methodology Review). In: *The Cochrane Library. Issue 4.* Chichester, UK: John Wiley & Sons, Ltd; 2003.

126. Arvonen T, Fianu-Jonasson A, Tyni-Lenné R. Effectiveness of two conservative modes of physical therapy in women with urinary stress incontinence. *Neurourol Urodyn.* 2001;20:591-599.
127. Johnson ST. From incontinence to confidence. *American Journal of Nursing.* 2000;100:69-76.
128. Fischer W, Linde A. Pelvic floor findings in urinary incontinence: results of conditioning using vaginal cones. *Acta Obstet Gynecol Scand.* 1997;76:455-460.
129. Oláh KS, Bridges N, Denning J, et al. The conservative management of patients with symptoms of stress incontinence: a randomized, prospective study comparing weighted vaginal cones and interferential therapy. *Am J Obstet Gynecol.* 1990;162:87-92.
130. Herbison P, Plevnik S, Mantle J. Weighted vaginal cones for urinary incontinence (Cochrane Methodology Review). In: *The Cochrane Library. Issue 4.* Chichester, UK: John Wiley & Sons, Ltd; 2003.
131. McIntosh LJ, Frahm JD, Mallett VT, Richardson DA. Pelvic floor rehabilitation in the treatment of incontinence. *J Reprod Med.* 1993;38:662-666.
132. Boissonnault WG, Goodman CC. The female genital/reproductive system. In: Goodman CC, Boissonnault WG, Fuller KS, eds. *Pathology: Implications for the Physical Therapist.* 2nd ed. Philadelphia, Pa: Saunders; 2003:757-761.
133. Pages I-H, Jahr S, Schaufele MK, et al. Comparative analysis of biofeedback and physical therapy for treatment of urinary stress incontinence in women. *Am J Phys Med Rehabil.* 2001;80:494-502.
134. Aukee P, Immonen P, Penttinen J, et al. Increase in pelvic floor muscle activity after 12 weeks' training: a randomized prospective pilot study. *Urology.* 2002;60:1020-1024.
135. Weatherall M. Biofeedback or pelvic floor muscle exercises for female genuine stress incontinence: a meta-analysis of trials identified in a systematic review. *BJU Int.* 1999;83:1015-1016.
136. Sung MS, Hong JY, Choi YH, et al. FES-biofeedback versus intensive pelvic floor muscle exercise for the prevention and treatment of genuine stress incontinence. *J Korean Med Sci.* 2000;15:303-308.
137. Sung MS, Choi YH, Back SH, et al. The effect of pelvic floor muscle exercise on genuine stress incontinence among Korean women: focusing on its effects on the quality of life. *Yonsei Med J.* 2000;41:237-251.
138. Blowman C, Pickles C, Emery S, et al. Prospective double blind controlled trial of intensive physiotherapy with and without stimulation of the pelvic floor in treatment of genuine stress incontinence. *Physiotherapy.* 1991;77:661-664.
139. Sand PK, Richardson DA, Staskin DR, et al. Pelvic floor electrical stimulation in the treatment of genuine stress incontinence: a multicenter, placebo-controlled trial. *Am J Obstet Gynecol.* 1995;173:72-79.
140. Goode PS, Burgio KL, Locher JL, et al. Effect of behavioral training with or without pelvic floor electrical stimulation on stress incontinence in women: a randomized control trial. *JAMA.* 2003;290:345-352.
141. Alewijnse D, Metsemakers JFM, Mesters IEPE, et al. Effectiveness of pelvic floor muscle exercise therapy supplemented with a health education program to promote long-term adherence among women with urinary incontinence. *Neurourol Urodyn.* 2003;22:284-295.
142. Resnick HE, Vinik AI, Schwartz AV, et al. Independent effects of peripheral nerve dysfunction on lower-extremity physical function in old age. *Diabetes Care.* 2000;23:1642-1647.
143. Cooper KH. *The Aerobics Program for Total Well-Being.* New York, NY: M. Evans and Co, Inc; 1982:139-141.
144. Mathiowetz B, Kashman N, Volland G, et al. Grip and pinch strength: normative values for adults. *Arch Phys Med Rehabil.* 1995;66:71-72.
145. Salsich GB, Mueller MJ, Sahrmann SA. Passive ankle stiffness in subjects with diabetes and peripheral neuropathy versus an age-matched comparison group. *Phys Ther.* 2000;80:352-362.
146. Vinik AI. Management of neuropathy and foot problems in diabetic patients. *Clin Cornerstone.* 2003;5(2):38-55.
147. Steed L, Cooke D, Newman S. A systematic review of psychosocial outcomes following education, self-management and psychological interventions in diabetes mellitus. *Patient Education and Counseling.* 2003;51:5-15.
148. Hamdy O, Goodyear LJ, Horton ES. Diet and exercise in type 2 diabetes mellitus. *Endocrinol Metab Clin North Am.* 2001;30:883-907.
149. Cuff DJ, Meneilly GS, Martin A, et al. Effective exercise modality to reduce insulin resistance in women with type 2 diabetes. *Diabetes Care.* 2003;26:2977-2982.
150. Vinik AI, Maser RE, Mitchell BD, et al. Diabetic autonomic neuropathy. *Diabetes Care.* 2003;26:1553-1579.
151. Albright AL. Exercise precautions and recommendations for patients with autonomic neuropathy. *Diabetes Spectrum.* 1998;11:231-237.
152. Cohen JA, Estacio RO, Lundgren RA, et al. Diabetic autonomic neuropathy is associated with an increased incidence of strokes. *Auton Neurosci.* 2003;108:73-78.
153. Murray DP, O'Brien T, Mulrooney R, et al. Autonomic dysfunction and silent myocardial ischaemia on exercise testing in diabetes mellitus. *Diabet Med.* 1990;7:580-584.
154. Zola B, Kahn JK, Juni J, et al. Abnormal cardiac function in diabetics with autonomic neuropathy in the absence of ischemic heart disease. *J Clin Endocrinol Metab.* 1986;63:208-214.
155. American Diabetes Association. Preventive foot care in people with diabetes. *Diabetes Care.* 2003;26(Suppl 1):S78-S79.
156. Goodman CC. The cardiovascular system. In: Goodman CC, Boissonnault WG, Fuller KS, eds. *Pathology: Implications for the Physical Therapist.* 2nd ed. Philadelphia, Pa: Saunders; 2003:392.
157. Kirk AF, Higgins LA, Hughes AR, et al. A randomized, controlled trial to study the effect of exercise consultation on the promotion of physical activity in people with type 2 diabetes: a pilot study. *Diabet Med.* 2001;18:877-882.
158. Sinacore DR. Severe sensory neuropathy need not precede Charcot arthropathies of the foot or ankle: implications for the rehabilitation specialist. *Physiotherapy Theory and Practice.* 2001;17:39-50.
159. Toobert DJ, Glasgow RE, Strycker LA, et al. Biologic and quality-of-life outcomes from the Mediterranean Lifestyle Program: a randomized clinical trial. *Diabetes Care.* 2003;26:228-2293.

160. Jacobson AM, De Groot M, Samson JA. The evaluation of two measures of quality of life in patients with type I and type II diabetes. *Diabetes Care.* 1994;17:267-274.
161. Hammond GS, Aoki TT. Measurement of health status in diabetic patients. Diabetes impact measurement scales. *Diabetes Care.* 1999;15:469-477.
162. Garratt AM, Schmidt L, Fitzpatrick R. Patient-assessed health outcome measures for diabetes: a structured review. *Diabet Med.* 2002;19:1-11.

제 4 장

결합조직의 기능장애와 관련된 손상된 관절 가동성, 운동 기능, 근 수행력, 관절가동범위 (패턴 D)

Impaired Joint Mobility, Motor Function, Muscle Performance, and Range of Motion Associated with Connective Tissue Dysfunction (Pattern D)

해부학 ANATOMY

결합조직은 결합조직은 embryonic mesenchyme로부터 기원하며, 세포외 간질 안에 분포된 세포들로 구성되어 있다. 결합조직은 고도로 특성화 되어있고 세포외 간질의 구성에 따라 구별이 되고 분류되어진다. 결합조직은 피부, 피하지방, 인대, 힘줄, 근막, 연골, 뼈[1]와 같은 조직을 포함하고 혈액 또한 역시 결합조직으로 간주된다.

이름에서도 의미하듯이, 결합조직은 신체의 부분들과 다른 조직들을 지지하고 연결하는 기능을 한다. 이것은 기계적인 뼈대를 제공한다. 예를 들면, 신경과 혈관을 지지하고, 공간을 채우고, 지방 저장공간을 제공하고, 조직을 보수하고, 감염에 대항해서 보호하고, 혈액세포를 생산한다.

결합조직의 구성 COMPOSITION OF CONNECTIVE TISSUE

결합조직의 세포외 간질은 섬유성 성분과 섬유사이성분 또는 기질로 구성되어 있다. 섬유성 성분에 있는 섬유의 두 가지 주된 타입은 콜라겐과 엘라스틴이다.[2] 기질은 프로테오글리칸(proteoglycans)과 물을 포함하는 글리코프로테인(glycoprotein)으로 구성되어 있고, 단단한 것으로부터 겔이나 물같은 것까지 밀도에 있어서 다양하다. 결합조직의 세포 성분은 림프구와 대식세포와 같은 순환하는 세포, (인대와 힘줄에서 발견되는)섬유모세포와 같은 내재하는 세포, (연골에서 발견되는) 연골모세포, (뼈에서 발견되는) 조골세포, (힘줄에서 발견되는) 힘줄세포 등을 포함한다.

섬유 (Fibers)

가장 중요한 두가지 섬유성 성분은 불용성 단백질인 콜라겐과 엘라스틴이다.[2] 콜라겐은 장력하중에 저항하고 장력하에 최소한의 늘어짐을 허락하는 특성이 있다. 지금까지 콜라겐의 19개의 다른 타입이 발견되었다. 이 모든 타입의 일반적 구조는 트로포콜라겐(교원섬유의 기본 단위) 분자로 알려진 3개의 폴리펩티드 사슬로 만들어진 삼중 나선 구조이다.[2] 이들 분자는 서로 결합하여 교대로 수만은 결합을 형성하여 섬유소 형태를 만들고 결국은 섬유를 형성한다(그림 4-1). 교원섬유는 장력이 적용되어 지거나 가볍게 늘어지는 상황이 주어지면서 교원질이 늘려 질 때, 물결모양 형태가 곧게 펴지는 것로 알려져 있다. 섬유소-형태를 하는 교원질이 가장 일반적이고, 뼈, 힘줄, 인대, 관절낭, 추간판의 섬유륜에서 타입 I 교원질이 발견된다. 타입 II 교원질은 관절연골과 추간판의 수핵에서 발견된다.[2] 외부 장력에 저항하는 섬유소-형태를 하는 교원질의 능력은 신체에 장력에 대항하는 힘을 제공하고, 관절가동범위를 제한하고, 힘을 전달한다. 세포외 간질에 있는 탄성섬유는 폐와 혈관과 같은 조직의 형태를 변형시키고 이전의 형태인 안정된 상태로 되돌아가도록 한다. 황색인대와 같은 인대는 대부분 엘라스틴으로 구성되어 있어서 장력에 대항하는 힘보다 더 유연하도록 되어 있다.

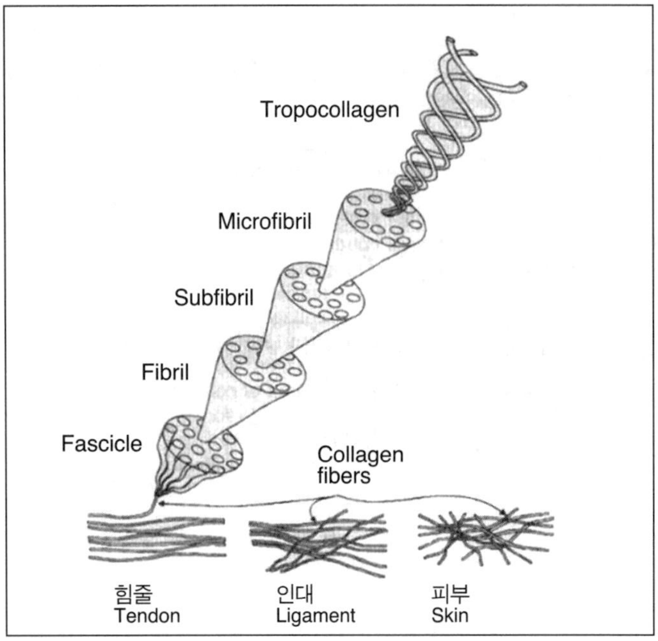

그림 4-1. 교원섬유의 구성은 교원섬유를 블록처럼 쌓아놓은 것처럼 트로포콜라겐 결정을 모아 놓은 것으로 보인다. 결합조직 내의 섬유구성은 조직의 기능과 관련이 되어 있다. 힘줄섬유는 평행하게 되어 있으며 피부섬유는 불규칙하게 구성되어 있다. 평행하게 구성되어 있는 힘줄섬유가 장력부하에 견디어 낼 수 있는 능력이 더 많다. 출처: Kisner C, Colby LA. *Therapeutic Exercise: Foundations and Techniques*. 4th ed. Philadelphia, Pa: FA Davis Co; 2002.

세포기질, 세포간 물질 (Ground substance)

PGs는 수분을 공급하고, 안정화시키고 세포외 간질에 공간을 체우는 기능을 한다.[2] PGs는 글리코사미노글리칸(GAG) 사슬에 붙어있는 단백질 심으로 되어 있다. PGs를 결집시키는 것으로 알려진 PG 단위는 연결 단백질을 매개로하여 히알루론산에 결합된다. GAG 사슬은 음이온으로 되어서 물을 끌어 들이고 기질을 수화하는데 도운을 준다. 교원질 섬유는 기질을 딱딱하게 하는 PGs의 팽창에 저항한다. 이 결집한 PG는 압력에 저항하는 능력을 가진 고분자량구조를 형성한다. PG의 이러한 타입은 관절연골의 세포기질에서 발견된다. 그래서 추간판의 수핵과 같은 높은 압력을 받는 조직은 더 큰 비중의 PGs를 가지고 있다.[2] 글리코프로테인이라고 알려진 다른 성분의 세포기질은 기질을 안정화하고 세포와 기질을 연결하는데 절대 필요한 구성요소이다.[2] 세포 기질의 생산과 생존력은 근육의 적당한 등장성 수축과 같은 운동에 달려 있다.[4]

육안적 구조: 결합조직의 타입 (Macroscopic Structure: Types of connective tissue)

결합조직은 고유결합조직과 특수결합조직으로 나눌 수 있다. 고유 결합 조직은 치밀 결합조직과 소성결합조직으로 나눌 수 있다. 치밀 결합 조직은 주로 교원질로 구성되어 있으며. 힘줄, 인대, 관절낭, 널힘줄, 근막 등으로 이루어져 있다. 소성 결합 조직은 섬유, 세포, 세포기질이 더 느슨하게 배열되어 있다. 피부 밑, 근육과 기관 사이등에서 발견된다.[1] 특수 결합 조직은 관절을 형성하는 뼈 사이에 있는 히알린연골; 추간판, 무릎의 반월판, 턱관절(측두하악관절, temporomandibular joint)에 있는 연골판에 있는 섬유연골; 귀바퀴와 후두에 있는 탄력연골 등을 포함한다. 지방조직은 지방세포에 의해 침윤된 소성 결합 조직의 특수한 형태이다.[3] 뼈 또한 결합조직의 특수한 형태이다. 뼈의 질병은 패턴 A: 일차 예방/뼈대의 무기질 감소에 따른 위험요소에서 다루어진다.

힘줄과 인대는 섬유아세포와 대략 70%의 물로 구성된 세포외 기질로 구성되어 있다.[5] 다양한 방향의 힘에 저항해야하는 필요성때문에 인대에서는 여러 가지의 배열을 갖는다. 힘줄에서는 한 방향의 힘에 저항하고 뼈에 연속적으로 전달되는 힘 때문에 교원질은 평행한 배열을 갖는다(그림 4-1). 힘줄과 인대는 헐거운 소공모양의 결합조직으로 둘러 싸여져 있다. 힘줄에서 이것은 paratenon으로 불리어진다. 손목관절과 같은 높은 힘을 받는 부분은 paratenon 밑에 중앙의 활액층이 있다. 힘줄의 미끄러짐을 촉진 시키는 것이 활액이라는 것은 많이 알려지지 않았다. 힘줄과 인대가 뼈에 붙는 부분에서 힘줄과 인대의 구조에 딱딱해지고 더 뼈와 같이 되는 점진적인 변성이 있다. 외력은 넓은 지역에 전달 되어지고 결과적으로 더 강한 부착을 초래한다.[5]

모든 결합조직 처럼 근막은 몸 구석구석까지 연결되어 있다. 근막은 이 섬유들이 뚜렷한 유기적 구조 없이 치밀 결합 조직의 얇은 층으로 이루어져 있다. 얇은 막은 아니지만 포장하는 물질과 같은 표면에 있는 막이나 피부하 조직은 예외이다.[1] 두 가지 주된 facial system이 있다: 흉강과 복강을 구분하는 내부막; 그리고 investing 막은 표면의 막보다 깊고 심층막으로 알려져 있다.[1] 근외막에 섞여 있는 경우와 근육의 부착을 제공하는 경우에서 심층막은 근육을 싸고 있다. 심층막은 근육이 부착되는 뼈의 골막과 연관되어진다. 포낭(bursae)은 활액막과 구분된 닫혀진 결합조직

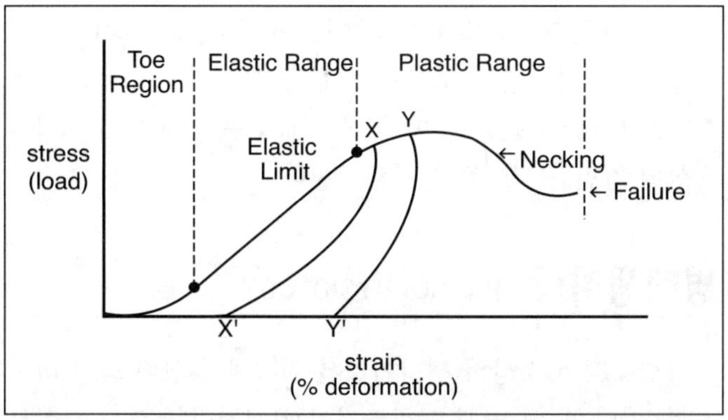

그림 4-2. 부하가 적용되면 구부러져 있는 교원섬유는 직선화된다(끝부분, toe region) 추가적인 부하가 적용되면 탄성범위 내에서 회복 가능한 변형이 일어난다. 탄성한계에 이르면 교원섬유는 손상이 생기나 조직에는 가소성이 있다. 부하를 제거하면 열이 발생하고 새로운 길이가 생긴다. 부하지점에서 길이(x)는 부하가 제거될 때 새로운 길이를 만든다(x'). 방출된 열은 이 두 지점 사이의 곡선 아래에 있는 영역으로 표시된다(hysteresis loop). (y-y' 곡선은 열이 더 많이 방출되는 부가적인 부하로 생기는 길이를 나타낸다.) 네킹(necking)은 조직의 상당한 약증이 있는 부위이며, 조그마한 힘으로도 변형이 쉽게 일어나는 부위이다. 보다 작은 부하 아래에서도 전반적인 파손이 빠르게 일어난다. 출처: Kisner C, Colby LA. *Therapeutic Exercise: Foundations and Techniques*. 4th ed. Philadelphia, Pa: FA Davis Co; 2002.

주머니이다. 이들은 대체적으로 평편하지만 감염이나 손상을 받으면 부풀어 오른다.[1]

결합조직은 몇가지 기계적인 특성과 물리적인 특성이 있는데, 늘려진 후에 정상적인 길이로 되돌아가려는 탄성과 영구히 변화하거나 변형되는 가소성을 가진다. 지속적인 기계적 스트레스가 교원질에 가해지면, 초기 반응은 교원질에 주름이 펴지게 된다. 로드나 스트레스는 조직의 생리학적 한계안에 머무른다(끄트머리 지역-toe region)(그림 4-2). 도수 연부조직 가동기술(도수치료기술)은 일반적으로 교원질의 영구적인 변형 이전단계(plastic range: 가소성 범위)인 이 범위안에서 수행되어진다. 적용된 스트래스가 증가된다면 교원질이 서서히 나빠지면서 결국에는 12%에서 15% 스트레인에서 완전하게 끊어지게 된다.[4] 점탄성이란 결합조직에 가해지는 loading의 정도에 따라서 발생하는 점진적으로 변형되고 다시 회복되는 성질이라고 나타낸다. 낮은 속도의 비율로 신장되는 것에 비하여 높은 속도의 비율로 신장되어질 때 조직의 저항이 증가한다. 높은 속도의 도수치료테크닉이 적용되면, 조직을 늘리도록 더 큰 부하를 요하는 더 큰 조직 저항이 생긴다. 그러나 이러한 테크닉은 조직손상을 최소화 하기 위하여 일반적으로 작은 진폭으로 수행되어진다.[4] 결합조직은 지속적으로 일정한 부하가 적용되었을 때 장시간 변형되는 성질을 가지고 있다. 이것을 크립(creep)이라 한다. 스트레스 이완(stress relaxation)은 물질이 지속적인 변형의 여향을 받았을 때 장신간 물질 내부에 스트레스의 감소를 말한다(그림 4-3). 스트레스 이완과 크립의 개념은 구축을 감소시키거나 조직을 늘리기에 사용되어지는 부목이나 고정보조기의 적용에 사용되어진다.[6] 결합조직은 그들에게 적용된 약간의 기계적 에너지를 저장하는 능력을 가지고 있고, 원래의 상태로 돌아가려는 움직임에 그 에너지를 사용된다. 결합조직이 자신의 원래의 상태로 돌아감으로써 조직이 부하를 받고 부하가 없어졌을 때 에너지의 손실은 발생한다. 이 에너지 손실은 이력현상(hysteresis)으로 알려져 있다. 결합조직에 37°에서 40°까지 열을 가하는것은 크립과 스트레스 이완 비율을 즐가시킨다. 이것은 신장 테크닉의 효과를 촉진시키기 위해서 임상에서 사용되어 진다. 그러나 임상가들은 열이 가해진 결합조직이 열을 받지 않은 조직 보다 더 낮은 부하에서 찢어진다는 것을 반드시 인지 해야 한다. 55°에서 65°까지의 온도 에너지는 비가역적인 수축을 만들어낸

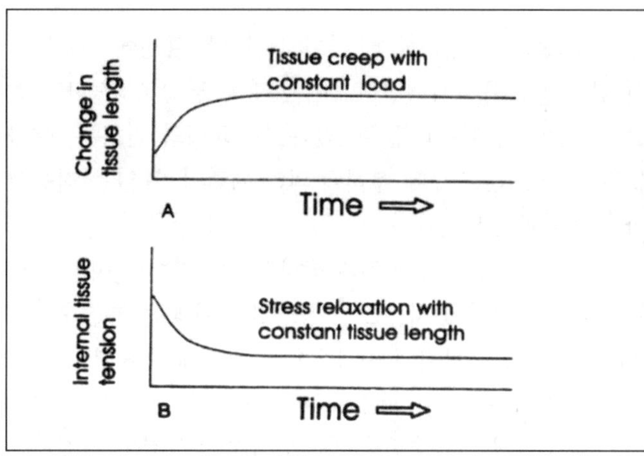

그림 4-3. 점탄성 효과에 대한 지속된 신장력에 대한 조직반응, A) 느린 효과. 일정시간 이상의 계속된 부하를 가하면 그 결과로 평형에 이를 때 까지 조직의 길이는 늘어난다. B) 긴장-이완효과. 일정한 길이에 부하를 가하면 조직은 균형에 이를 때까지 내부적 긴장이 줄어드는 결과를 나타낸다. 출처: Kisner C, Colby LA. *Therapeutic Exercise: Foundations and Techniques*. 4th ed. Philadelphia, Pa: FA Davis Co; 2002.

다. 이것은 임상에서, 예를 들면, 안정성을 증진시키기 위해 관절경으로 어깨 관절낭에 열을 가할 때 사용되어진다.

턱관절의 해부학
ANATOMY OF THE TEMPOROMANDIBULAR JOINT

관자엽(측두엽, emporal lobe)과 아래턱뼈(하악관절)에 의해 형성된 턱관절(측두하악관절, temporomandibular joint)은 입을 열고 닫고, 턱을 양 옆으로 움직이도록 한다. 턱관절은 두 구획을 구성하는 활액관절이다. 상위 부분은 변형된 경첩관절로 하위 부분은 활주하는 요소(arthrodial)로 구분되어진다.

관절구성요소는 아래턱뼈(하악골)의 과, 측두골(관자뼈)의 관절 융기, 아래턱뼈의 구(관절와), 그리고 섬유연골의 관절 판으로 이루어져 있다. 자기 자신을 복구하는 능력과 퇴행성 경향이 덜하다는 이점 때문에 섬유연골은 관절면을 나눈다. 측부인대를 형성하는 관절주머니는 높은 신경지배와 혈관이 형성되어 있고 관절을 둘러 싸고 있다. 두 개의 외부의 인대가 있는데 아래턱과 머리뼈(두개골)을 연결하도록 도와주는 stylomandibular and sphenomandibular 인대가 있다.[7,8]

생리학 PHYSIOLOGY

결합조직은 합성과 분해 사이의 정교한 균형에의해 정상적 상태하에 유지되어진다.[2] 이 균형은 결합조직의 병, 손상, 고정에 의해 무너질 수 있다. 이 균형의 변화는, 예를 들면 증가 또는 감소된 부하에 의해 예견할 수 있는 적응성 반응의 결과를 낳는다.[9]

힘줄과 인대는 치유과정과 대사활동에 영향을 미치는 혈관분포에 제한이 있다.[5] 또한 통증을 수용하는 통증수용기(nocicepters)와 관절의 고유수용성 감각에 중요한 역할을 하는 기계적 수용기(mechanoreceptors)을 부용하는 다양하고 특성화된 신경말단을 가지고 있다.[5] 무릎의 관절낭은 기계적 수용기에 신경지배를 받는데 이 수용기는 관절낭이 팽창하면 넙다리네갈래근(대퇴사두근)을 억제한다는 증거가 있다.[10] 무릎에 전십자인대의 기계적 수용기는 주위 근육들의 반사궁을 통하여 무릎을 안정화하는데 역할을 한다.[11] Capsuloligamentous 구조는 무릎 관절의 기계적인 안정자로작용하고 감각입력에 역할을 할 수 있다. 유사하게 어깨관절[12,13]과 발목관절[14]에 capsuloligamentous 손상을 가진 환자들에서 고유수용성 감각의 결손이 관찰되어진다. 이러한 결손들은 이들 구조에 있는 기계적 수용기의 손상에 기인한 것으로 생각되어진다.

병태생리학 PATHOPHYSIOLOGY

결합조직의 정상적 생리기전은 질병과 손상에 의해 바뀌질 수 있다. 노화 역시 결합조직의 기계적인 특성에 감쇠를 가져온다.[5]

관절주머니(관절낭)은 관절의 과운동성에 의한 길어짐 또는 관절구축에 의한 짧아짐에 의한 비정상적인 상태에 반응한다. 관절주머니 수축은 capsular patterns으로 알려진 제한의 전형적인 패턴을 야기할 수 있다. 관절낭의 한 부분 또는 인대의 제한같은 부가적 요소가 제한하는 움직임에 책임이 있다면 제한은 전형적인 패턴을 따르지 않을 수도 있다.[15] 수동적 움직임을 평가할 때 평가자는 끝느낌(end-feel)의 질을 평가함으로써 저항의 원인이 무엇인가를 이해할 수 있다.[4]

힘줄 손상은 근본적인 병리학에 기초를 두고 기술되어진다. Tendinosis는 염증증상없이 퇴행성 변화를 가진 건으로 기술한다. Paratenonitis는 paratenon으로 알려진 건의 바깥층의 염증이다. 본래의 tendinitis는 염증수선반응을 포함하고 이전에 믿어 왔던만큼 흔한 것이 아니다.[16]

인대 염좌는 인대의 손상정도에 따라 I, II, 또는 III등급으로 나누어 진다. I등급 염좌는 적은 수의 섬유가 찢어진 것, II등급 염좌는 인대의 반정도가 찢어진 것, III등급 염좌는 인대의 모든 섬유가 찢어진 것으로 분류할 수 있다.[16] 활액막은 더 많은 삼출액이 나오고, 더 두꺼워지고, 관절 연골에 유착을 형성함에 의해 비정상적인 조건에 반응한다.[17]

Bursae는 감염, 외상, 만성 자극 또는 gout와 같은 병리학적 상태에 의해 염증이 생기게 된다.

관절 연골의 변성은 관절면의 섬유화 또는 분열에 의해 따라오는 연골의 물거짐 또는 연골연화(chondrimalacia)와 함께 시작한다. 이러한 과정이 계속된다면 연골은 결국 침식되고, 기초적인 뼈가 두꺼워지고 딱딱해지고 상아질처럼 되고 또는 연마될 것이다.[17]

결합조직병변의 물리적 평가는 촉지, 끝느낌의 평가, 선태적 조직 장력 검사, joint play 평가, 저항 등장성 검사,

특수검사를 기초로 이루어 진다. 저항 등장성 검사는 일차적으로 수축성 조직을 평가한다. 근육과 힘줄 또는 뼈에 붙어있는 부분에 증상이 악화될 수도 있다. 비수축성 조직에 약간의 압력을 가하는 것은 이 방법과 같이 발생할 수도 있다(bursa 또는 관절연골).[16]

고정의 영향 EFFECTS OF IMMOBILIZATION

조직에 물리적인 스트레스가 정상범위 이하로 가해지면 그와 버금가는 스트레스에 조직의 내성이 떨어지고 그 물질의 특성이 변화하는 결과를 가져온다.[9] 결합조직에 대한 고정의 영향의 연구들은 현재까지는 동물에서 수행되어졌다. 힘줄과 인대의 고정은 단단함이 떨어지고 뼈에 붙는 부분이 약해지는 결과를 야기시킨다고 하였다.[18-20] 근육사이에 있는 결합조직에서 교원질의 조직과 내용물의 변화는 고정된 골격근에서 발견되어진다. 관절의 고정은 관절강내에서 섬유지방 결합조직의 발달을 야기하고 연골 표면의 유착, 활액 fold 사이의 유착, PG 내용물의 소실, ROM의 감소, 위축, 관절연골의 연화를 야기시킨다.[18,20,22] 사용하지 않아서 생긴 골다공증(osteoporosis)은 고정된 사지에서 발견되어져 왔다.[18,23] 이들 변화의 전체적인 영향은 관절이 견딜수 있는 능력을 감소시킨다. 물리치료사에 대한 임상적 중요성의 하나는 이들의 많은 변화 등이 재움직임 프로그램을 통하여 향상되어져 왔다는 사실이다.[18,20] 고정된 토끼의 비복근에 나타나는 근건 접합부의 감소된 혈액순환은 역시 재운직임에 의해 역전되어진다.[24] 갯과의 동물에서의 연구 결과는 오랜기간동안의 고정이 관절 연골의 생물역학적 특성이 오랜시간 또는 영구적으로 변화되는 결과를 초래할 수 있다고 지적한다.[22,25,26] 고정 전의 외상은 고정하는 동안 치밀결합조직의 단축의 시기를 빠르게 한다. 국소적 염증과 관련된 손상된 관절 가동성, 운동기능, 근육의 성능, ROM의 토론을 패턴 E(손상된 관절움직임, 운동기능, 근육동작, 국부적인 염증과 관련된 운동범위)부류에 넣는다. 흉터가 생성되는 것은 외상의 국소적인 반응이다. 이 매카니즘의 토론은 Integumentary Practice Patterns에서 하게 된다. 고정하는 동안 결합조직이 약해지는 것은 이어지는 재활하는 동안 고도한 신장력에 의한 손상을 방지하기 위해 고려되어지는 중요한 요소이다. 단축된 결합조직은 교원질의 특성을 바꾸거나 끊어주어서 또는 생리학적 한계 내에서 교원질에 스트레스를 주어서 기능을 회복시킴으로써 치료될 수 있다. 생리학적 한계 내에서 교원질에 스트레스를 주는 것은 재형성의 생물학적 과정을 촉진시킨다. 재형성 과정은 조직의 움직임을 제한하는 짧게 무작위로 배열된 교원질을 흡수하고 똑바르게 배열된 새로운 섬유의 재배열하는 것을 말한다.[27] 인대와 힘줄 같은 필수적인 구조물이 손상되었을 때 과도한 신장은 조직을 약하게 만들고 원하지 않는 외상성 염증반응을 일으킬 수도 있다. 이러한 상태에서 추천되는 치료방법은 재건술이다. 듀피트랜구축에서 palmar fascia 또는 초기 화상흉터 처럼 구축의 원인인 과도한 유착이 있는 경우에 흉터 조직의 약화 또는 파괴가 추천되어질 수 있다.[27] 고정되어 있는 동안 치밀 결합조직에 안전한 부하의 적용은 수많은 고정의 역효과를 예방하기 위해 주장되어져 왔다. 안전한 부하는 환자에게 등장성 운동 또는 관절 ROM 운동을 수행하도록 하여 성취될 수 있다.[6,28]

과사용의 영향 EFFECTS OF OVERUSE

유지되는 범위를 넘어선 물리적 스트레스 수준은 스트레스에 대한 조직의 내성을 증가시키는 결과를 낳는다. 힘줄과 인대는 어떤 범위내에서 과도한 스트레스에 적응하는 능력을 가지고 있다. 그러나 지나치게 높은 수준의 스트레스는 조직의 손상을 가져온다.[9,29] 연골에 과도한 부하가 걸리면 불변의 변형을 가져올 수도 있다. 과도하게 사용하여 힘줄과 인대의 조직손상이 되면 섬유아세포의 과도한증식, 교원질의 비대, 섬유증(fibrosis)의 결과를 가져온다.[30] 과사용으로 인한 만성의 힘줄통증을 가진 환자의 조직 검사결과는 교원질의 연속성의 소실, 기질과 섬유아세포의 증가, 혈관의 양보(감소)를 보였다. 염증 세포의 결핍은 만성적 과사용으로 인한 힘줄 손상이 염증을 일으키는 과정보다 퇴화의 과정을 포함한다고 생각되어졌었다.[31] 임상적 의미는 이러한 손상을 받은 환자의 물리치료관리가 항염증성 대책보다는 부하를 감소하고 근력강화에 초점을 두어야 한다는 것이다.[32]

호르몬의 영향 EFFECTS OF HORMONS

호르몬은 치밀 결합 조직의 특성에 영향을 미칠 수 있다. 예를 들면, 임신한 동안에 생사된 호르몬 relaxin은 골반주위의 인대들이 늘어나도록 한다. 연구는 여성 운동선수에게 ACL 손상의 높은 유병율에서 에스트로겐의 역할을 조사하도록 하고 있다.

질병의 영향 EFFECTS OF DISEASE

당뇨병 (Diabetes mellitus)

DM의 많은 합병증은 결합조직에 상처치유가 잘 되지 않고 골 형성이 지연되어진다. 근 골격의 합병증은 듀피트렌 구축, 유착낭염, 손의 관절구축을 포함한다. 유착낭염이 있는 DM환자는 전형적인 capsular pattern에 대항하는 것으로 상당히 광범위한 긴장을 가지고 있다. 주로 사용하는 어깨가 영향을 받았을 때 바깥돌림과 안쪽돌림은 대부분 제한되고, 반대쪽 어깨는 바깥돌림과 과도하게 피는 동작이 대부분 제한된다. 이 상태의 병의 원인은 분명하지 않다. DM이 있는 상지 관절 가동 범위의 분석에서 특히 어깨와 손가락에서 DM이 조절되었을 때보다 덜 유연하다는 것을 발견했다.[34] 토끼에게 DM을 유발시킨 후에 교원질의 생산이 감소한다는 것을 발견하였다.[35] DM은 인간의 발목에서 관절연골의 융합에 영향을 준다고 설명되어진다.[36]

결합조직 질병 (Connective tissue diseases)

결합조직에서 세포외 기질의 합성과 퇴화의 정상적 균형에 변화가 질병의 과정의 원인이 된다.[2]

엘러스단로스 증후군은 교원질의 가교 결합의 결함을 특징으로 하는 유전적 결합조직 질환의 그룹을 말한다.[37] 이 질병을 가진 환자는 결합조직의 약화로 인한 관절의 과움직임, 아탈구, 탈구 등으로 고통 받는다.[38] 치밀 결합 조직에 영향을 미치는 다른 질병에는 류마티스 관절염, 쇼그렌 증후군(Sjögrens syndrome), 건선 관절염, reactive arthritis, 라이터 증후군(Reiters syndrome), 다근염(polymyositis), 피부근염(dermatomyositis), 전신성 홍반성 낭창(systemic lupus erythematosis), 섬유근육통, 복합부위통증증후군로 알려져 있는 반사성 교감신경 이영양증, 턱관절 장애 등이 있다. 위에 열거된 상태들은 부가된 실습 패턴에 분류되어 질 수 있다.[39]

복합부위통증증후군의 병리생리학 PATHOPHYSIOLOGY OF COMPLEX REGIONAL PAIN SYNDROME

이전에 RSD로 알려진 복합부위통증증후군은 일반적으로 초기의 유해성 사건 후에 진전되는 질병이다. 복합부위통증증후군은 보통 사지의 원위부에서 발생하나 신체의 다른 부위에서도 발생된다고 보고되어졌다. 통증연구를 위한 국제적 협회의 의해 채택되어진 이러한 상태에 대한 우선으로 사용하는 용어는 복합부위통증증후군이다. 이 용어는 RSD와 작열통의 진단적 기준의 혼동을 피하기 위하여 개발 하였다. 복합부위통증증후군은 최초의 갑작스런 손상에 따라 형태 I과 II로 나누어 진다. 형태 I(RSD)는 연부조직 손상의 결과로 형태 II(작열통)는 신경손상의 결과로 생겨난다.[40,41] 임상적인 현상과 증후와 증상에 대한 다른 이유일거라는 상황의 배제하에서 진단은 이루어진다.[42,43] 교감신경차단과 3단계 bone scan은 진단을 확증하기에 더 이상 요구되지 않는다.[40]

임상적인 기준은 다음을 포함한다: 크기가 일정하지 않는 통증; 변화된 피부색과 온도(혈관운동성); 부종; 그부위에 비정상적인 발한작용(발한운동성); 그 부위에 피부질감, 체모, 손발톱의 변화(영양에 관한); 감소된 관절가동범위; 그리고 위약 등을 포함한다.[43] 온도기록법은 온도의 비대칭을 측정하기 위해 사용될 수 있다.[44] 총 발한운동성 축삭 반사 검사법은 복합부위통증증후군에서 발한 운동성 반응을 평가한다.[40] 그러나 이 검사는 진단을 위해 더 이상 필요하지 않다. 복합부위통증증후군의 정확한 병리생리학은 알려져 있지 않다. 말초, 중추, 자율신경계에서 질병이 진행함에 따라 심리적이고 사용하지 않는 원인에 의한 복합적인 이상에 기인한다고 생각되어진다.[40] 어떤 환자에게 "regional myofascial dysfunction"이 질병 과정에서 역할을 할 수도 있고 활동적인 근막 발통점이 그 부위에서 발견될 수도 있다.[40,45] 복합부위통증증후군은 3단계를 통하여 진행된다고 기술된다. 3번째 단계는 감소된 통증, 그리고 때때로 피부와 피하조직의 뚜렷한 영양성 변화를 포함하는 비가역적 변화, 근육이 위축, 위약, 관절강직, 골다공증이 특징적이다. 그러나 모든 환자가 이런 단계를 통하여 진행되지는 않을 것이다. 또한 각 단계에 모든 징후와 증상이 나타날 수도 있다.[40,41,46] 갑작스런 사고 뒤에 오는 증상과 징후는 예상보다 더 크게 나타난다. 복합부위통증증후군은 신체의 근접한 다른 부위에 퍼져 나타날 수 있다. 같은 부위 또는 다른 부위에 재발할 수 있다.

턱관절 기능장애의 병리생리학
PATHOPHYSIOLOGY OF TEMPOROMANDIBULAR JOINT DYSFUNCTION

턱관절과 그 주위의 구조는 적용된 힘의 범위안에서 최적으로 기능한다.[47-49] 턱관절은 무게를 견디는 관절이라고 생각되어진다. 공식적으로 발표된 연구가 많지 않음에도 불구하고, 정상 하중이 0~40 mm의 정상 입벌림 내에서 2-27N이 된다고 인식되고 있다.[49,50] 상악과 하악의 치아가 맞물릴 때 10 N에서 매우 빠르게는 50 N을 넘어서는 힘을 만들어 낼 수 있다(conjule).[51]

씹는 동안, 하악은 좌우로 움직인다. 움직이는 과라고 하는 동측의 과는 균형을 잡는 과라고 하는 반대측 과가 앞쪽, 아래쪽, 중앙방향으로 움직이는 동안 회전한다.[49] 긴장변형(tensile strain)은 턱관절에서 발생하는 것으로 알려져 있다.[51] 최대로 입을 다물고 악물었을 때 균형을 잡는 면,[49] 즉, 측부 결합조직 구조물과 근 수축을 동반한 과 머리부분의 관절 융기에서,[52] 하악에 부하를 가한 한달 뒤 흰쥐의 과 머리부분에 압박과 긴장부하가 발생함이 증명되었다.[50,53] 이상기능으로 나타난 골성 부하는 입을 악무는 동안 특징적으로 뒤틀림 힘이 이차적으로 발생한다.[49,54]

턱관절의 신경과 수축성 요소에 과도한 부하는 통증성 입력에 영향을 미친다. 수입성 Aδ와 C 섬유에 의해 옮겨진 정보는 기능적인 반응에 영향을 주고 적응 또는 비적응 반응을 허락한다.[55]

턱관절에서 기능장애는 직접적인 외상에 의해서 결여된 폐색(defective occulusion),[50,56-59] 근육의 불균형, 좋지않는 자세 또는 근긴장에 의해서 V(삼차신경)은 recently하게 턱관절의 병리학적 기전과 연관되어져 있다.[49]

관절 디스크가 부하를 받을 때 압박, 장력 뒤틀림의 힘을 받는다.[50,52,53,60] 잘못적응된 시간적 공간적 힘은 아래와 같은 디스크 병리 상태를 야기시킬 수도 있다.[60-64] 디스크의 크기와 모양에 대한 기형적 변화; 디스크, 과(condyle), 융기 사이의 기능이상의 위치적 관계,[62,64-66] 적응된 조직학적 변화.[49,56,63,64]

섬유성근육통에 대한 병리생리학
PATHOPHYSIOLOGY OF FIBROMYALGIA

섬유근육통이란 지속적으로 눌려진 지점에 패턴으로 발생하는 증후군이다. 이러한 패턴을 발생은 많은 자료에 의해 증명되어 왔다.[67-69] American college of Rheumatology는 1990년에 multi-center-trial을 주최하였다. 실험의 목적은 임상의학자가 섬유근육통의 행동양식의 진단을 할수 있도록 기준을 세우는 것이었다. 이 연구의 데이터는 조절된 265명과 FS의 진단을 받은 293명으로부터 얻어졌다. 연구자는 FS진단을 받은 환자가 종종 피로, 수면장애, 뻣뻣함, 지각이상, 두통, 민감성 장 신드롬, 게이노우드병과 같은 증상, 우울증, 심리불안 등을 가지고 있다고 하였다. 이 실험 결과에 의해 American college of Rheumatology는 섬유근육통에 대한 분류를 위한 기준을 만들어 표 4-1로 기술하였다.

섬유근육통의 병인론은 질병이 원래 1904년에 처음 기술 되었음에도 불구하고 결정되어지지 않은 상태이다. Goldenberg는 많은 요인이 질병을 촉진한다고 보고했다. 몇몇 요인은 인플루엔자와 같은 바이러스성일 수도 있고, 물질적 심리적 또는 약에 의한 것일 수도 있는 질병과 외상을 모두 포함한다 대다수의 환자는 이들 증상에 대해 단일 원인성 요인이라고 인정할 수 없었다.[67] 물리적 또는 정서정인 스트레스는 종종 스트레스와 연관된 질병으로 간주되어 지는 섬유근육통을 이끄는 요인이다. 증상의 강도와 스트레스의 심각성을 환자가 얼마만큼 인지하고 있는 가와 관련이 있다.[73]

시상하부-뇌하수체-부신의 축(axis)과 교감 신계계는 스트레스에 대한 신체의 반응과 관련이 있다.[74] 자율신경계의 불균형은 병인론의 발병에 1차적인 요인이라고 알려져 있다.[67]

섬유성근육통의 진단을 받은 환자는 보통 전체에 걸쳐서 아프다(hurting all over)라고 불평한다. 그리고 통증의 한 특정한 부위를 결정할 수 없다. 이들 환자는 종종 통증을 이겨내고 견디는 능력이 감소되었다고 생각한다. 중간 정도에서 심각한 강도의 만성적인 통증은 종종 타는 듯한 느낌, 방사통, 갉아먹는 듯한 느낌으로 표현한다. 이러한 전형적인 패턴이 있다. 이 진단은 실험적으로 방사선학적 검사로 확증 될 수 없다. 그러나 다른 진단의 rule out의 과정은 신중하다. 섬유성근육통과 관련있는 감별진단은 표 4-2에 나와 있다.

표 4-1 섬유근육통 분류를 위한 기준

1. **광범위한 통증은 자연스럽게 만성화된다.**

정의: 통증은 다음 모든 곳에 광범위하게 있다. 몸 왼쪽 전체, 몸 오른쪽 전체, 허리 위쪽, 허리 아래쪽, 더욱이 축성골격통증은 반드시 있다(목 부위, 또는 앞가슴 또는 등부위). 정의에 있어 어깨와 엉덩이 통증은 각각의 통증으로 여기며 요통은 하지의 통증으로 간주한다.

2. **18곳의 통증에 민감한 부위를 디지털 촉지했을 때 11곳 이상에서 통증이 있다.**

정의: 디지털 촉지 시 통증에 민감한 다음 18곳 중에서 적어도 11곳 이상에서 통증이 있어야 한다.

- 뒷통수: 양쪽 뒷통수 아래 근육 부착점
- 뒷목 아래 부위: 양쪽, C5-7의 가로돌기 사이의 앞면
- 등세모근: 양쪽, 위쪽 경계면 가운데 지점
- 가시위근: 양쪽, 어깨뼈 안쪽 경계 부위에 있는 시작점
- 두번째 갈비뼈: 양쪽, costochondral 접합부, 정확하게 위쪽면 접합부의 바깥쪽
- 가쪽 위관절융기: 양쪽, 가쪽 위관절융기 2 cm 아래
- 볼기: 양쪽, 볼기 1/4의 바깥 위쪽 근육의 앞쪽 접힘 부위
- 큰볼기: 양쪽, 돌출된 부위의 뒷쪽면
- 무릎: 양쪽, 무릎 관절선 안쪽의 지방 뭉치 부위

분류의 목적은 섬유근육통 환자에게 특징을 납득시키기 위해서이다. 광범위한 통증은 3개월 정도 지속된다. 임상적 장애로 인해 생기는 2차적 섬유근육통은 포함하지 않는다.

* 디지털 촉지는 거의 4 kg의 힘을 가지고 수행하는 것이다. 민감부의 양성반응은 통증이 나타난다. 민감부위가 통증을 의미하는 것은 아니다.

영상 IMAGING

영상기술은 결합조직을 평가하는데 사용될 수 있다. 평판 방사선 사진, 관절 조영술, 방사선핵 scanning, 컴퓨터 단층촬영(전산화 단층 촬영), MRI, 그리고 초음파 영상 등이 이에 속한다.

평판 방사선 사진은 보통 뼈의 손상과 질병을 평가하는데 초기의 진단적인 방법이다. 뼈는 상대적으로 하얗게 나타나고(방사선 불투과성), 연부조직은 상대적으로 어둡게 나타난다(방사선 투과성).

관절 조영술은 공기 포함 유무에 따른 방사선 불투과성의 물질의 주사를 필요로 한다. 이것은 관절 연골, 섬유성 연골의 반월판, 피낭, 인대, 힘줄, 점액낭, 그리고 활액막의 이상을 검사하기 위해 사용되어진다. 현재는 MRI가 이 기술을 대신한다(예를 들면, 턱관절 병리학).

가도리니움(gadolinium)을 이용한 관절조영술은 관절 사이의 병리상태를 평가하기 위하여 MRI와 함께 사용되어질 수 있다.

직접적 MR 관절조영술로 알려진 이 기술은 특별하게 부분적으로 회전근개(rotator cuff)의 밑부분이 찢어졌을 때 검사하는데 도움을 줄 수 있다. 어깨 관절의 capsule과 labrum의 이상, 팔꿈치 부분적 또는 전체적 측부인대의 두꺼운 부분의 찢어짐, 손목에서의 삼각 섬유연골 복합체(TFCC)와 인대의 찢어짐, 엉덩관절에서의 labrum의 손상, 무릎관절에서 빈발하는 여분의 반월판 파열, 발목관절 인대 손상, 관절면에서의 골연골의 손상, 그리고 관절내에서 움직이는 물체 등을 검사하는데 도움을 줄 수 있다.[75]

간접적 MR 관절조영술은 정맥주사를 이용하여 대조물질로 가도리니움을 사용한다. 상처 조직과 같은 혈관으로 이루어진 조직을 시각화하는데 도움을 줄 수 있다. 수술후 spine에서 상처 조직과 빈발하는 디스크 탈출을 구분하기 위해 도움을 주는데 사용될 수 있다.[76]

Radionuclide scanning은 혈액관류양상과 신진대사 활동과 같은 뼈에 있는 생리학적 변화를 검사하는 뼈를 보는 기술이다. 이 절차는 뼈에 의해 흡수되어지는 방사성 동위원소의 추적자인 테크네튬 99 m 인산복합체의 주사를 필요로 한다. 추적자(트레이서)의 흡수가 증가되면 감염, 종양, 골절, 활액낭염의 진단을 할 수가 있다. 뼈와 관절의 이상을 검사함에 있어서 민감하지만 아주 분명하지는 않다.[76]

3단계 뼈 읽기(bone-scan)는 정형외과적 손상을 검사하

표 4-2 섬유근육통의 감별진단과 관련된 상태

감별 병명	진단적 현상
류마티스성관절염	활액막염, 혈청검사, 적혈구침강속도의 상승
S.L.E	피부염, 장막염(신장, 중추신경제, 기타)
류마티스성 다발성근통	적혈구 침강속도의 상승, 콜티코스테로이드에 반응
근염	근효소의 증가, 근육의 약화
갑상선 기능 저하증	비정상적 갑상선 기능검사
신경병	임상진단과 신병의 근전도 결과
병과 관련된 상태	**섬유근육통과의 연관성**
우울증	25~60%의 경우에 나타난다.
과민성 장현상	50~80%의 경우에 나타난다.
편두통	50%의 경우에 나타난다.
만성피로증후군	만성피로증후군의 70%가 섬유근육통의 기준과 일치한다.
근막통증	섬유근육통이 국소화되었을 경우

섬유근육통은 이들 상태와 같이 공존한다.

출처: Fibromyalgia, Goldenberg DI. Rheumatology, Klippel JH, Dieppe PA, eds. 1994, with permission from Elsevier.

는데 유용하고, 부가적인 진단정보를 제공할 수 있다. 초기 혈액 순화를 평가하고, 흡수되었을 때 연부조직의 혈액 순환 영상을 평가하고, 뼈의 활동도를 평가하는 주사하고 2-4시간후에 평가한다. 지연된 단계에서 특히, SRPS에서 뼈의 변화를 평가하는데 사용되어져 왔다. 그러나 진단을 내리는데 있어 이 방법의 유용성은 의문의 여지가 있다.[40]

CT는 컴퓨터로 뚜렷하게 된 영상을 또는 조직의 조각편을 만들어내기 위해 이온화된 방사선 물질을 사용한다. 연부조직의 해상도가 좋은 상을 제공하고, 뼈구조의 훌륭한 해상도를 제공한다.[17]

MRIss 이온화되지 않은 고주파 방사선물질과 강한 자기장을 사용한다. 이것은 CT Scan 보다 연부조직 구별에 양질의 cross-sectional 영상을 제공한다. 일반적으로 대부분 사용되어지는 MRI 기술은 T1과 T2무게 이미지를 사용하는 spin echosequence이다. 지방과 같은 조직은 T1무게 이미지와 함께 밝은 신호 명암으로 나타나고 외피성의 뼈와 섬유성 조직은 어두운 신호 명암을 가진다. T2무게 영상에서 부종, 활액, 낭에서의 액체는 높은 명암 신호를 갖고 있다. 정상적인 힘줄과 인대는 양쪽 무게에서 어두운 신호 명암을 가지고 있다. T1영상은 해부학적 세부적인 것을 보기 위해 사용되어지고, T2영상은 연부조직의 병이 상태를 설명하는데 사용된다. gradient echo techniques는 더 좋은 연부조직의 명암대조를 제공하고 관절 연골의 평가에 유용하다. MRI는 동맥류 클립과 심박동기를 착용한 환자에게 금기증이다. 임상에서 강 자성체의 금속이식이 이미지를 임의적으로 만들어내기 때문이다.[76]

진단적 목적을 위한 초음파 영상은 연부조직 덩어리를 평가하는데 사용되어 질 수 있다. 이것은 활액염증, 힘줄 활액막염, 삼출, 힘줄의 찢어짐, 많은 결합 조직과 류마티즘과 관련된 질병에서 발생할 수 있는 염증 등을 검증하는데 사용될 수 있다.

약리학 PHARMACOLOGY

아래의 약리학적 물질은 신체의 결합조직에 영향을 주는 질병이 있는 환자의 관리에 이용된다. 목록에 있는 약품의 일반 명칭 뒤에 상품명이 적혀 있다. 이 정보는 Paget과 협회,[77] Mense and Simons[45]으로부터 주로 얻어졌다. 결합조직의 질병, 작용기전, 그리고 일반적인 부작용과 관련해 사용되어진 약의 전형적인 목록이다.

- ♦ 진통제(Analgesics)
  - 예: Acetaminophen(paracetamol) (Tylenol)
  - 작용: 진통효과는 아스피린과 비슷하다고 알려져 있다. 그러나 항 염증효과는 없거나 거의 없다.
  - 부작용: 만성복용과 대량복용은 신장과 간에 손상을 줄 수 있으며, 골수 생산에 영향을 주고 술과 같이 섭취해서는 안된다.
- ♦ Tramadol hydrochloride(Ultram)
  - 작용: 전체적이고 종합적으로 진통 작용을 한다.
  - 부작용: 어질어질하고, 졸림, 구토, 변비 등이 나타나는 합성진통마취제(opioid) 부작용과 비슷하다.
- ♦ 비스테로이드계 항염증성 약제(Nonsteroidal antiinflammatory drugs: NSAIDs)
  - 예: Acetylsalicylic acid(aspirin)
    - ■ 작용: prostaglandin의 합성을 억제한다. 그러나 CNS와 백혈구에 직접적으로 영향을 미칠 수 있다.
    - ■ 부작용: 소화불량, 위궤양, 그리고 출혈
  - 예: Ibuprofen(Advil, Motrin, Nuprin), indomethacin (Indocin), naproxen(Naprosyn, Aleve)
    - ■ 작용: 프로스타그란딘(prostaglandin) 합성을 억제한다.
    - ■ 부작용: 위장 출혈과 소화 불량
  - 예: celecoxib(Celebrex)
    - ■ 작용: COX-2의 선택적 억제를 통하여 프로스타그란딘의 합성을 억제한다. 그래서 오래된 NSAIDs보다 GI부작용을 덜 가지고 있다.
    - ■ 부작용: 소화불량, 위장 과민성
  - 다른 NSAIDs는 diclofenac, diflunisal, ketoprofen, ketorolac, oxaprozin, piroxicam등을 포함한다.
- ♦ 합성진통마취진통제(Opioid analgesics)
  - 예: Codeine, hydrocodone, meperidine(Demerol), morphine, and propoxyphene hydrochloride (Darvon)
    - ■ 작용: 척수와 뇌에 있는 Opioid 수용기와 결합하여 제법 심각한 통증을 조절하기 위해 사용됨.
    - ■ 부작용: 구토, 변비, 만성통증에 신체가 중독되는 위험성이 있다.
- ♦ 항 경련약(Anticonvulsants)
  - 예: 가바팬틴(Neurontin)
    - ■ 작용: 작용하는 정확한 메카니즘은 알려지지 않았다. 신경병 통증 증후군을 치료하는데 사용됨.
    - ■ 부작용: 졸림과 어지럼증.
- ♦ 다른 약제
  - 예: Amitriptyline(Elavil)
    - ■ 작용: 신경병 통증을 치료하는데 사용되는 삼환식의 우울증 치료제로서 다양한 신경전달물질, 특히 세로토닌의 재흡수를 막는 것으로 생각된다.
    - ■ 부작용: 입이 마르고, 졸리는 것과 같은 항콜린작용성과 중추신경계에 영향.
- ♦ 코티코스테로이드(Corticosteroids)
  - 예: 특히 glucocorticoids(hydrocortisone, cortisone, prednisone)
    - ■ 작용: 강력한 항 염증성 약제, 교원질 합성을 억제하고, 통증을 조절하는 능력 때문에 교원질의 질병 치료에 이용된다.
    - ■ 부작용: 피부하 조직을 얇게 함, 반상출혈, 상처 치유를 지연시킴. 고혈압, 체중증가, 쿠싱증후군(cushing's syndrome), 당에 대한 내성이 떨어짐. 골다공증, 골 괴사 등의 부작용.
    - ■ 방아쇠 수지를 제외하고는 건병증을 치료하기 위해 코티코스테로이드 주사의 사용을 지지하는 증거가 부족하고, 코티존의 관절내 주사는 류마티즘 상황과 관련하여 염증을 치료하는데 사용될 수 있다.

아래의 약리학적 약제들은 복합부위통증증후군 환자를 관리하는데 이용된다.

- ♦ 칼슘 채널 차단제(Calcium Channel blockers)
  - 예: Nifedipine
  - 작용: 근장(sarcoplasmic reticulum)에서의 칼슘 분비를 억제하여 심장과 평활근의 수축을 억제하는 것으로 알려짐. 말초 순환을 증진시켜 RSD에 도움을 줄 수 있다.
  - 부작용: 위장에 영향, 두통.
- ♦ Alpha adrenergic bloker
  - 예: phenoxybenzamine
  - 작용: 카테콜아민 순환작용을 막는다.
  - 부작용: 기립성 저혈압, 반사빈맥(심장급속증), 그리고 어지럼증.

- ♦ 클로니딘(Clonidine)
  - 작용: 이질통(allodynia)의 제거를 위해 피부에 발라서 사용. CNS에서 Alpha II, adrenergic 수용기를 자극함으로써 말초 교감 신경계의 작용을 감소시키는 것으로 생각됨.
  - 부작용: 클로니딘의 과민성의 증가, 진정, 입 마름, 변비, 두통, 어지럼증.

다음 나오는 약리학적 약제는 결합조직과 류마타스성관절염이 있는 환자관리에 이용된다. NASIDs와 코티코스테로이드에 더하여, 질병을 조절하는 항-류마티즘 약제(DMARDs)는 류마티스성 상태를 치료하기 위해 사용된다. 이들 약제는 서서히 작용하고, 부작용을 막기 위해 수시로 환자를 모니터링하는 것은 필요하다. 다음 약제들은 질병 진행속도를 낮추어주고 완화시켜 주는 것으로 생각된다.

- ♦ Methotrexate는 염증과정을 조절하는데 효과가 있다.
- ♦ Sulfasalazine은 항 염증성과 면역 조절 효과 모두를 가지고 있다.
- ♦ Leflunomide는 면역억제와 항 염증성 효과를 모두 가지고 있다.
- ♦ 말라리아 예방약(Antimalarial drugs)(hydroxychloroquine)은 항원 출현과 면역반응을 억제할 수도 있다.
- ♦ D-Penicillamine은 염증성의 활액염을 감소시키는 것으로 보여진다.
- ♦ Gold salts(입과 주사로 가능)은 질병의 진행을 막을 수 있다. 오늘날 부작용과 다른 DMARDs의 높은 효력 때문에 거의 사용되어지지 않는다.
- ♦ Minocycline는 항생작용, 면역조절, 항염증의 효과를 가지고 있다.
- ♦ 현재의 T와 B 임파구, 대식세포, 섬유 아세포의 연구에 기초한 생물제제 약제와 면역 치료는 치료적 중재를 위한 가능성이 있는 분야이다.[77]

약물치료는 의사에 의해 직접 사용되어져야 하고, FS를 가진 환자를 위하여 가치있게 될 수 있다. 통증 조절을 위해 NSAIDs를 사용하는 연구에서 FS 치료에 위약을 사용하는 것보다 특징적으로 더 좋아지지 않았다는 것이 드러났다. 그러나 CNS에 작용하는 약물과 같이 투여 되었을 때 CNS약물의 효력을 강화하는 시너지 효과를 보인다. 대부분의 효과적 약물의 개입은 수면 장애를 향상키키는 효과로 보인다. 특히 amytriptyline(Elavil)은 수면장애를 관리하기 위하여(취침시간에 25 mg에서 50 mg) 주어진다. amytripthline은 위약과 naproxen과 비교하여 질 때 통증, 수면, 피로, 환자와 의사의 전체적인 평가, 도수 통증지점 점수(manual tender point score)에서 현저한 향상을 보였다고 문헌에 보고되어 있다.

> **사례 연구 #1:**
>
> **복합부위통증증후근**
> **Complex regional pain syndrome**
>
> Mary Murphy 부인은 오른 발목과 발에 복합부위통증증후군 타입 I을 가지고 있는 이전에선 활동적이고 건강한 45세의 여성이다.

물리치료사 검진 PHYSICAL THERAPIST EXAMINATION

병력 HISTORY

- ♦ 일반적인 인적사항: Murphy 부인은 45세의 백인 여성이다. 기본언어는 영어이고 오른쪽을 주로 사용한다.
- ♦ 사회적 병력: 기혼자이고 15살의 딸과 두 고양이를 가지고 있다.
- ♦ 고용/일: 작은 상점에서 경리사원이었다.
- ♦ 일반적인 건강 상태
  - 일반적인 건강 인식: 사고 발생 이전에는 건강한 상태였다고 진술하였다.
  - 신체적 기능: 손상전과 비교하여 현저한 제한을 가지고 있다.
  - 심리적 기능: 현재 상태 때문에 걱정하고 있고 민감했다.
  - 역할 기능: 아내, 엄마, 근로자
  - 사회적 기능: 딸의 야구 게임에 참석하는 것을 좋아했다.
- ♦ 사회/건강 습관: 비흡연자이다.
- ♦ 가족력: 그녀의 아버지는 CAD를 가지고 있고, 어머니는 RA를 가지고 있다.
- ♦ 의학/외과적 병력: 진단에 도움이 안됨.

- 입원 경험: 15년전 딸의 출산과 30년전 맹장 수술 때문에 병원에 있었다.
- 이전에 있던 의학적 문제나 기타 건강관련질환: 없음
- 현재 상태/주호소: 농구를 하면서 발생한 오른쪽 앞목말종아리인대(전거비인대, anterior talofibular ligament) 염좌가 두 달이 되었다. 응급실에서 치료를 받았고 Motrin과 Tylenol, 얼음과 하지 거상의 사용설명서를 가지고 체중 주는 경험을 위해 목발을 가지고 집으로 퇴원했다. 발목을 얼음 붕대로 감았고 1주일 동안 계속 집에 있었다. 응급실에서 찍은 방사선 사진은 골절이 나오지 않았다. 손상후 계속 통증과 부종이 있었고 몹시 괴로운 수준까지 증가 되었다. MRI상에서도 이상이 없었다. 1주전에 요추 교감신경차단술을 받았고 통증은 줄어 들었다. 그녀는 복합부위통증증후군 타입 I으로 진단 받았고 정형외과의사에 의해 물리치료에 의뢰되었다. 고통 때문에 오른쪽 발에 체중을 주지 못했고 약이 큰 도움을 주지 못한다고 진술했다. 그녀의 주된 불만은 발에 체중을 주지 못하는것과 쪼그려 앉는 것, 계단을 오르내리기가 어려운 것이다.
- 기능적인 상태와 활동 수준: 어제부터 스니커즈 신발을 신을 수 있었고 끈을 묶을 수 있었다. 그녀는 운전하는 것을 이제 다시 시작하였다.
- 약물: Motrin 400 mg 하루 세 번, Ultran 100 mg 하루 세 번
- 다른 임상적 검사: 평판 방사선 영상은 골절에 음성이었고, MRI도 정상이었다. 첫 번째 교감신경차단술은 통증을 감소시켰다. 그리고 다음주 두 번째 교감신경차단술을 할 예정이다.

신체계통 조명 SYSTEMS REVIEW

- 심혈관/폐
  - 혈압(BP): 120/70 mmHg
  - 부종: 오른 발과 발목에 중증도 부종
  - 심박수(HR): 78 bpm
  - 호흡수(RR): 18 bpm
- 피부계
  - 흉터형성 상태: 발견되지 않음.
  - 피부색: 오른 발과 발목에 자주색/청색으로 변색
  - 피부 상태: 양호
- 근육뼈대계
  - 전체적인 관절가동범위:
    - 양 상지와 왼쪽 하지: WNL
    - 오른쪽 엉덩관절과 무릎: WNL
    - 오른쪽 발목의 발등굽힘(배측굴곡), 안쪽번짐, 가쪽번짐, 엄지발가락의 발허리발가락관절(중족지절관절)의 굽힘과 신전에 현저한 제한이 관찰됨
    - 발등굽힘(저측굴곡)에 약간의 제한이 관찰됨.
  - 전체적인 근력:
    - 양쪽 상지와 왼쪽 하지: WNL
    - 오른쪽 하지 엉덩관절, 무릎, 발목, 발가락에서 위약이 보임.
  - 전체적인 대칭성: 두려움과 회피때문에 약간의 비대칭.
  - 키: 5피트 4인치(160 cm)
  - 몸무게: 150파운드(68.04 kg)
- 신경근육계
  - 균형:
    - 오른쪽 하지에 체중을 주면 통증 때문에 오른쪽 서기 균형을 평가하기가 불가능함.
    - 왼쪽 하지의 한쪽 서기 균형은 Good.
  - 보행, 이동 그리고 변화
    - 한쪽 목발을 사용하여 독립적으로 보행
    - 오른쪽 다리에 체중부하와 push off 감소로 심한 절름발이 보행
  - 이동과 층계오르기는 독립적으로 수행
    - 오른 발과 발목을 사용함에 있어서 약간의 두려움과 기피 양상을 나타냄.
- 의사소통, 감정, 인지, 언어, 학습 유형
  - 의사소통, 감정, 그리고 인지: 정상인지 상태이며 필요에 따라 의사소통 가능
  - 정서: 통증이나 기능 부족에 대한 의견을 나눌 때 감정적이 된다.
  - 학습 유형: 시각적 학습자.

검사와 측정 TESTS AND MEASURES

- 유산소 능력/지구력
  - 신체질량지수(BMI) = 705 × (몸무게(파운드)/키(인치)
  - Murphy 부인의 신체질량지수는 25.7 (WHO 여성 정상표준은 19.1에서 25.8)[88,89]

- 오른쪽 발과 발목에 중증도의 연부조직 부종이 관찰되고 다리 위로 4인치 정도 퍼져 있다.
- 용적측정은 오른쪽과 왼쪽의 발과 발목사이에 10% 차이가 나타난다(하지 복합부위통증증후군 환자에서 용적변화를 믿을 만한 방법으로 평가).[90]

♦ 보조장비 및 적용장비
- 한쪽 목발 사용, 일상생활동작을 위해 가구를 지지한다.

♦ 순환
- DP와 PT 동맥 맥박은 오른쪽에 감소되었다.
- 왼쪽은 정상이다.

♦ 뇌신경과 말초신경의 통합성
- 이질통(allodynia)이 오른쪽 발과 발목의 등쪽과 측면을 따라 인지되었다.
- 통각과민증이 오른발의 내측면을 따라 나타났다.
- 모든 사지에서 가벼운 촉각은 완전하였다.
- SLR 검사는 양쪽 모두 음성으로 나타났다.

♦ 환경, 집과 작업의 장벽
- 목발의 사용으로 가정과 작업 환경을 평가할수 있다.

♦ 인체 공학과 신체 기전
- 오른발과 발목을 보호하고 두려움/회피 행동을 보이고, 오른쪽에 감소된 체중지지때문에 활동하는 동안 변화된 신체 역학.

♦ 보행, 이동 그리고 균형
- 수평면에서는 독립적으로 이동하고 한쪽 목발만 사용하여 계단을 오른다.
- 오른다리에 심한 체중지지 감소와 발가락으로 절름발이 보행(antalgic gait)을 함.
- 감소된 걷기속도: 6분 동안의 걷기검사를 수행하기가 불가능. 1분에 35.5 m
- 한쪽다리로 선자세: 오른쪽 다리로 선자세를 독립적으로 유지하기가 불가능했고 통증이 있었다. 목발을 사용하여 좋은 균형 유지한다.

♦ 피부계의 통합성
- 오른발과 발목의 피부는 차갑고, 검푸르고, 얼룩덜룩했다.
- 오른발 원위부 등쪽에 거친 체모가 많이 나 있었다.
- 발톱의 변화는 없었다.
- 오른쪽 발의 다한증
- 오른 다리의 의존적 자세로 발목과 혈관운동의 불안정성.

♦ 관절의 통합성과 가동성[91]
- 왼발과 발목의 관절 운동(joint play)는 전부 정상.
- 오른쪽의 관절 운동은 다음과 같다.
  - 발목관절(거퇴관절, talocrural joint): 신연(distraction), 앞쪽과 뒤쪽 미끄러짐이 최소로 제한되어 있다.
  - 목말밑관절(거골하관절, subtalar joint): 신연(distraction), 내측 미끄러짐과 외측 미끄러짐이 최소로 제한되어 있다.
  - 목말발배관절과(talonavicular)과 발꿈치입방관절(종입방관절 calcaneocuboid): 최소로 제한됨.
  - 발목발허리관절(족근중족관절, TMT joint): 최소로 제한됨
  - 발허리뼈사이관절(종족간관절, intermetatarsal joint): 전부 정상
  - 첫번째 발허리발가락관절(1st MTP joint): 신연(distraction), A/P, P/A 미끄러짐 다소 제한됨
  - 모든 발가락뼈사이관절과 2ed-5th 발허리발가락관절: 정상.

♦ 운동 기능
- 양손 사용, 조화, 민첩성
  - 양 상지와 외쪽 하지에서 정상범위 내에 있다.
  - 오른쪽 하지에서 떨어져 있다.

♦ 근 수행력[92]
- 도수근력검사는 정상과 비교하면 다음과 같다.
  - 오른쪽 엉덩관절 벌림근과 폄근 = 4/5
  - 오른쪽 무릎관절 폄근 = 4/5
  - 체중을 주지 않은 상태에서 오른쪽 발목관절 발등굽힘(저측굴곡)=3+/5, 발등굽힘(배측굴곡)=4/5, 안쪽번짐=4/5, 가쪽번짐=3+/5
  - 오른쪽 엄지 발가락 폄근=4/5, 굽힘=4/5

♦ 통증
- 다음의 통증 측정은 상지의 복합부위통증증후군 I의 침대결에서의 평가에 관련되어지게 보여져왔다.[16]
  - 10 cm VAS
    - ▶ VAS: 현재 통증=6 cm
    - ▶ VAS: 노력하고 매우 힘든 일을 한 후 통증(10

발목 펌프스를 신고) = 8 cm
- ▶ VAS: 지난 주에 가장 작은 통증 = 5 cm
- ▶ VAS: 지난 주에 가장 심한 통증 = 9 cm

- McGill 통증 질문사항[93](지금 현재 순간이 아닌 지난 주 내내 경험된 통증을 기술한 목록): 20 통증기술 그룹에서 16단어를 선택함.

♦ 자세
- 관찰상의 측정
  - ■ 왼발에 최소한으로 증가된 엎침(회내, pronation)으로 서 있고, 오른쪽 엉덩관절과 무릎관절을 구부린 상태로 오른쪽 다리에 최소한의 체중지지를 하고 서 있다.

♦ 관절가동범위
- 감소된 ROM과 통증으로 완전하게 쪼그려 앉는 자세가 불가능함.
- 관절의 능동 및 수동 움직임.
  - ■ 엉덩관절은 양쪽 모두 WNL
  - ■ 오른쪽 무릎관절은 양쪽 모두 WNL
  - ■ 족관절
    - ▶ 족관절 발등굽힘(배측굴곡): 오른쪽= 0–5° 왼쪽= 0–17°
    - ▶ 족관절 발등굽힘(저측굴곡): 오른쪽= 0–4° 왼쪽= 0–50°
    - ▶ 가쪽번짐: 오른쪽= 0–10° 왼쪽= 0–20°
    - ▶ 안쪽번짐: 오른쪽= 0–15° 왼쪽= 0–30°
  - ■ 발가락
    - ▶ 첫 번째 발허리발가락 폄: 오른쪽=0–45°, 왼쪽=0–80°
    - ▶ 첫 번째 발허리발가락 굽힘: 오른쪽=0–15°, 왼쪽=0–35°
    - ▶ 다른 모든 발가락: WNL
- 근육의 길이(muscle length)
  - ■ 장딴지근(비복근, gastrocnemius)〔무릎관절 편 상태에서 발목관절 발등굽힘〕: 오른쪽=5°, 왼쪽=10°
  - ■ 뒤넙다리근(슬괵근, hamstrings)(엉덩관절 90° 굽힘상태에서 무릎관절의 각): 오른쪽=40, 왼쪽=20°
  - ■ Thomas 검사: WNL
- 연부조직 신장성(soft tissue extensibility)
  - ■ 감소된 연부조직 신장성
  - ■ 증가된 톤과 오른쪽 발꿈치힘줄(아킬레스힘줄), 장딴지근, 가자미근 복합체에서 압통점(trigger point).

♦ 반사 통합성
- 무릎뼈와 발꿈치힘줄 심부건 반사: 양쪽 모두 2+

♦ 자가치료와 가정 관리
- 자기 관리와 가정관리에 대한 활동, 과제, 활약 등을 안전하게 수행할 수 있는 것에 관하여 인터뷰 한 결과, 모든 활동을 독립적으로 하였으나 앉은 자세에는 1시간의 한계가 있었고, 쪼그려 앉는 능력에 한계가 있었다.
- 건강 상태 질문사항 SF-36: 건강상태와 신체기능을 평가하기 위해 사용된다;[94] 복합부위통증증후군 환자의 측정의 결과를 평가하기 위해 사용되어지는 약간의 기능적 결과 도구 중 하나이다; 이것의 관점은 상지 복합부위통증증후군에서의 결과를 평가하기 위해 사용되어져 왔다.[95]
  - ■ 점수는 모든 영역에서 정상보다 낮게 나왔고, 특히 신체기증, 역할기능, 그리고 통증에서 그러하다.

♦ 직장, 지역사회 그리고 여가 통합 또는 재통합
- 직업과 공동체, 여가활동, 과제, 활약 등을 안전하게 관리하는 능력에 관하여 인터뷰한 결과 대부분의 활동에서 독립적이었다. 다음을 제외하고...
  - ■ 앉은 자세을 유지하기에 1시간의 한계가 있고, 쪼그려 앉는 능력에 한계가 있었다.
  - ■ 공통체에 적극적으로 참여할수 없었고 쇼핑몰에 가거나 골프 치는 것 같은 오래 걷기와 서있기를 수반하는 여가 활동을 할 수 없었다.
  - ■ 병원에 다니기 위하여(attend medical appointment) 일에서 잃어버린 시간을 걱정하고 있었다.

평가 EVALUATION

Murphy 부인은 이전에 활동적이었고 그밖에 건강상태도 좋았다. 그녀는 현재 상태를 간파하는데 한계가 있고 현재 오른쪽 하지에 체중을 주고 만지는 내성이 감소되어져 있다. 더하여 오른쪽 하지의 변화에는 통증, 감소된 관절가동 범위, 근 수행능력과 지구력, 근력, 걷기, 그리고 자세

편향; 부종; 혈관운동성, 발한운동성, 영양상태의 변화; 연부조직의 제한을 포함하고 있다. 기능적 제한들은 제한된 앉은자세 인내력, 제한된 이동, 쪼그려 앉지 못함, 계단 오르내리기의 제한, 여가와 지역사회의 활동, 직무, 활약 등의 감소된 역량들이다.

진단 DIAGNOSIS

Murphy 부인은 하지의 복합부위통증증후군 타입 I을 가진 환자이고 오른쪽 발과 발목에 통증이 있다. 그녀는 순환; 뇌신경과 말초신경의 통합성; 인체 공학과 신체 기전; 보행, 이동 그리고 균형; 피부계의 통합성; 관절의 통합성과 가동성; 운동 기능; 근 수행력; 자세; 그리고 관절가동범위 등이 악화되었다. 그녀는 자가치료와 가정 관리에서, 일과 지역사회 그리고 여가활동, 직무, 활약에서 기능적으로 제한되었다. 이러한 결과는 패턴 D(결합조직의 기능장애와 관련된 손상된 관절 가동성, 운동 기능, 근수행능력, 관절가동범위)에 두는 것과 일치한다. 복합부위통증증후군의 진단은 부가적인 실행 패턴의 분류를 지지할 수도 있다. 이 환자는 오른쪽 하지에 뼈의 탈미네랄화하는 위험에 있고 감각손상도 있고 피부도 연루 되었다. 그러므로 패턴 A: 일차 예방/뼈대의 무기질 감소에 따른 위험요소, 신경근 패턴 G(급성 또는 만성 다신경병과 관련지어 손상된 운동기능과 감각보전 상태), 그리고 피부 패턴 A: 일차 예방/뼈대의 무기질 감소에 따른 위험요소로 분류되어질 수 있다. 확인된 장애와 기능적 제한은 예후와 치료 계획이 결정되어질 것이다.

예후와 치료계획 PROGNOSIS AND PLAN OF CARE

방문한 결과, 다음과 같은 결과가 결정되었다.

- ♦ 자가치료, 가정 관리, 직업과 지역사회, 여가의 활동, 직무, 활약을 수행하는 능력은 향상된다.
- ♦ 활동 인내력은 이전의 기능적 여가활동, 직무, 활약으로 돌아오도록 향상된다.
- ♦ 부종은 줄어든다.
- ♦ 걷기는 향상된다.
- ♦ 오른쪽 하지에 향상된 연부조직 신장성과 근육의 톤
- ♦ 증사의 독립적인 관리가 증가된다.
- ♦ 하지 근육길이는 증가된다.
- ♦ 근 수행력은 증가된다.
- ♦ 복합부위통증증후군이 펼쳐져 있는 범위는 중앙에 가깝게 줄어든다.
- ♦ 오른쪽 하지 균형은 향상된다.
- ♦ 오른쪽 하지 고유수용성감각은 향상된다.
- ♦ 오른쪽 하지의 체중지지 지구력은 향상된다.
- ♦ 관절가동범위는 증가된다.

물리치료에서 벗어나기 위한 기준은 치료사와 환자의 동의하에 마련되었다. 퇴원은 Murphy 부인이 수립된 기능적 결과와 목표에 도달할 때 이루어질 것이다. 또는 그녀가 합병증에 의하여 향하여진 목표를 진행하기가 어렵거나 더 이상의 치료를 거부한다면 퇴원할 것이다.

이 결론을 성취하기 위하여 이 환자를 위한 적절한 개입이 결정된다. 이것들은 포함할 것이다: 협응, 의사소통, 그리고 기록; 환자/고객 관련 교육; 치료적 운동; 자가치료와 가정 관리에서의 기능적인 훈련; 직장, 지역사회 그리고 여가 통합 또는 재통합에서의 기능적인 훈련; 도수치료기술; 전기 치료; 그리고 물리적 요인과 기계 종류.

이 질병을 가진 환자의 오랜기간의 기능적 결과에 대한 약간의 정보가 있다. 예후는 어른보다 어린이에게 더 좋다고 생각되어지며, 조기 진단과 조기 치료가 추천된다.[41,96,97] Murphy 부인은 2~3달 동안 12~18번의 왕진을 요구할 것으로 기대된다. Murphy 부인의 진단에 대한 예후는 조기 진단, 교감신경차단술로 증상 완화, 좋은 가족 지지, 비교적 빠른 물리치료의 개입이 있으면 좋은 결과를 만들 수 있다.

중재 INTERVENTIONS

선택된 중재에 대한 근거 RATIONAL FOR SELECTED INTERVENTION

치료적 운동 (Therapeutic exercise)

관절가동범위가 증가됨에 따라 적절한 근력운동은 통증과 사용하지 않아서 오는 이차적 반사 억제로 나타나는 근육의 약화를 다루도록 소개되어질 것이다.[40,99]

복합부위통증증후군 환자에 있어서 정상 움직임을 회복

하고 기능적 내성을 촉진하기 위해 활동의 기초수준과 할당근거진행방법(quota-based progression system)을 수립하는것을 주장해 왔다. Fordyce의 일에 기반을 둔 이 방법은 알렌(Allen)[40]에 의해 기술되었다. 환자가 통증을 느끼고 근육에 위약이나 피로가 시작될 때까지, 각각의 활동이나 운동을 수행하는 것에 의해서 반복 또는 시간의 기준선은 수립되었다. 병원이나 집에서 이 운동을 수행할 때 환자는 반복의 기준선 또는 소요된 시간의 80%에서 수행되어진다. 다음에 일어나는 각각의 세션동안에 반복 횟수는 한 번 또는 걸린 시간의 5~10%로 증가된다. 반복 횟수가 PREs의 15회에 도달할 때 저항은 증가되고, 반복회수는 8번으로 떨어진다. 이 방법은 시간과 거리에 따른 유산소운동을 등급 매기는데 사용될 수 있다. 할당에 기초한 보조기구 사용의 감소와 마찬가지로 사용될 수 있다. 그래서 운동의 경과는 통증의 증상에 따라 달라진다.

복합부위통증증후군 증상을 가진 어린이 환자의 92%가 탈감각화 운동, 유산소 운동 훈련, 체중지지 활동, 수치료, 가정 운동 프로그램을 포함하는 강도 운동 프로그램에 잘 반응하였다.[99] 저자들은 향상의 한 기전으로 운동에 따른 엔돌핀 또는 말초와 중추신경의 되먹임 고리를 통하여 작용하는 통증과 관련된 다른 약제와 관련이 있을 줄 모른다고 추측하고 있다.[97] 마사지와 경피신경자극치료(TENS), 운동과 같은 물리치료를 받은 후 상지에 복합부위통증증후군를 가진 어른에서도 좋은 결과를 가져왔다.[100]

고정과 관련된 뼈의 탈미네랄화를 방지하기 위하여 트래드밀 또는 지면에서 완전한 체중지지 보행 프로그램으로 점진적인 체중지지 운동은 권장되어야 한다.[5,40] 부하가 감소된 환경에서의 초기 체중지지는 따뜻한 풀에서 촉진된다. 검상돌기 높이를 물속에 몸을 담근 여성은 단지 총체중의 35%만의 체중지지를 한다. 수치료는 또한 부종관리를 촉진하고 ROM과 근력을 증가시키는 데에 이롭다.[40]

도수치료기술 (Manual therapy techniques)

탈감각화 기술은 이질통(allodynia)을 감소시키기 위해 주장되어 왔다.[40,99,102] 손상부분은 일련의 조절된 무통자극에 노출되어 있다. 감촉이 부드러운 것(예, 실크)으로부터 더 불규칙하고 거친 것(예, 타월)으로 진행하면서 자극은 사용되어질 수 있다. 환자가 물질에 적응되어지고 통증반응이 감소되었을 때, 다음 물질 또는 자극이 순서적으로 적용되어진다. 탈감각화의 목적은 손상된 부위가 옷감이나 물체에 적응하도록 하는 것이다. 정상 감각 경로의 이러한 회복은 중추신경 적응 기전(mechanism of central habituation)이나 말초신경 억제를 통하여 발생할 지도 모른다.[99] 연부조직과 관절 가동 기술은 조직의 재건을 촉진하기 위해 생리학적 범위 내에서 수행되어진다.[4,27]

관절 가동 기술은 정상 관절 운동역학을 회복하고 정상적 고유수용성 감각 입력을 제공하고 관절내 영양물질 교환을 유지하는데 도움을 주는 활액 교환을 촉진하기 위해 수행된다. 처음 치료는 Grade II견인 기술을 휴식 위치(resting position)에서 관절내에 시행한다.[99,103] 치료는 환자의 반응에 따라 전척되어진다. 관절 가동 기술은 가동 이전의 가능한 범위의 끝에서 이전 위치 관절에 Grade III 견인 기술을 더함으로써 진행되고 거기에 관절 미끄러짐 기술이 더해진다.[103]

연부조직 가동 기술은 심장 높이 위로 올려진 사지에 부드러운 에플루라지(effleurage)로 시작할 것이다. 이 자세는 동맥의 정수학적 압력을 감소시키고 정맥과 임파 배액을 촉진시키고 부종을 유통시키고 기계적 수용기의 기계적인 자극에 의한 통증을 감소시키는데 도움을 준다. 부종을 감소시키기 위해 원위부에서 근위부로 수행되는 이 기술은 탈감각화의 형태를 제공하는 추가 이점이 있기 때문에 사용되는 압박은 조절 되어져야 한다. 환자의 내성에 따라서 더 깊은 안마와 유날법 기술은 조직을 가동하고, 순환을 촉진하고, 그 부위로부터 대사 찌꺼기를 제거하는데 도움을 주도록 더해 질 것이다. 지속적 압박 또는 발통점이완 기술은 활동적인 발통점을 치료하는데 사용되어질 것이다. 근방추 활동을 통한 근이완을 촉진하고 기계적수용기의 자극으로 통증을 감소시키는 것을 돕기 위하여 압박은 60초 이상 지속되어질 것이다.[105]

전기 치료 (Electrotherapeutic modalities)

경피신경자극치료와 같은 전기치료기기는 복합부위통증증후군이 있는 소아나 성인을 치료하는 마사지나 운동을 포함하는 성공적인 치료 전략의 부분으로써 자리 매김해 왔다.[96,100] 치료가 계별적으로 이루어졌고, 어느 연구에서도 한정요인이 주어지지 않았기 때문에 이들 경우에 경피신경자극치료만의 결과로 결론을 지을 수 없다. 다른 저자들은 복합부위통증증후군환자에 있어서 통증을 감소시키고 기능을 촉진함에 있어서 경피신경자극치료와 EMS의 사용을 지지하는 작은 증거가 있다고 언급한다.[40] 그래서 전기치료기기는 Murphy 부인의 위한 치료 프로그램에 포함되어지는 것을 선택하지 않았다.

물리적 요인과 기계 종류 (Physical agents and mechanical modalities)

와류욕, 파라핀, 유체치료와 같은 물리적 물질은 순환을 증진시키고, 탈감각화하고 피부톤을 향상시키기 위해 복합부위통증증후군의 시작 단계에서 사용되어질 수 있다. 그러나 이들 효능은 연주되어지지 않았다. Hooshmand은 얼음을 피하고 황산마그네슘과 따뜻한 물에 사지를 담그라고 권고하고 있다.[106] Murphy 부인의 통증은 차가움에 의해 더욱 심해지기 때문에 얼음의 사용은 권해지지 않았고, 파라핀과 유체치료 사용 또한 이 경우에는 선택되지 않았다. 풀에서의 보행 프로그램과 운동을 포함하는 수치료는 치료적 운동 부분에 소개되어 진다.

협응, 의사소통 그리고 기록 COORDINATION, COMMUNICATION, AND DOCUMENTATION

공동으로 협력하고 여러 전문분야에 걸쳐진 접근 방법은 복합부위통증증후군 환자의 관리에 중요하다. 이 팀은 내과의사, 물리치료사, 작업 치료사, 정신과 의사, 사회 사업가, 상황 책임자, 간호사, 직업재활 상담가 등이 포함된다. 의료관리는 조화로운 치료와 약을 통한 통증과 증상완화를 제공하고, 교감신경 차단, 교감신경절제술, 이식장치의 사용과 같은 다른 중재적 치료에 초점을 맞추고 있다.

치료적 중재를 설명하기 위하여 Murphy 부인 가족과 의사소통을 할 것이다. 환자 관리의 모든 요소는 APTA와 편리지침(facility guidelines)를 따라서 문서와 되어질 것이다. 의뢰의사와의 규칙적인 의사소통은 Murphy 부인의 상태에 대한 진행상황을 재공하기위해 이루어질 것이다.

Murphy 부인의 불안과 회비 행동과 감정적 영향이 치료의 장애물로 여겨진다면, 심리학적인 중재를 위한 진료의뢰는 담담의사에게 권고되어질 것이다. 심리학적 치료는 불안과 우울증과 같은 심리학적 병적 상태를 확인하는데 유용하다.[40] 통증 관리 전략, 생체자기제어, 이완 훈련, 유도된 심상과 같은 인지행동치료는 역시 복합부위통증증후군 환자를 치료하는데 사용되어져 왔다.[96]

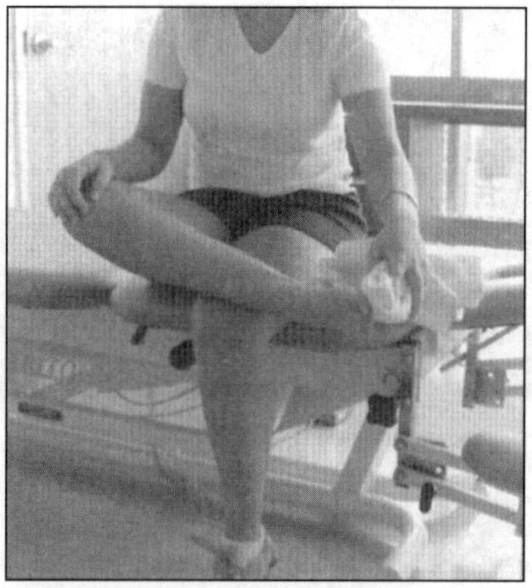

그림 4-4. 타월을 이용한 다리의 탈감각.

환자/고객 관련 교육 PATIENT/CLIENT-RELATED INSTRUCTION

환자는 현 상태에 대한 본질과 진행추이, 집운동프로그램에 대한 중요성, 비사용 근 위축의 잠재적 결과에 대해 교육받게 될 것이다. 모형과 시각교구들은 환자에 대해 요구되어진 정도까지 집운동프로그램을 가르치는데 사용되어질 것이다. Murphy 부인은 할당기초진행방식(quota-based grogression system)을 사용하여 그녀의 운동을 기록하기 위해 집운동프로그램 일지를 쓰도록 독려될 것이다.

- 집운동프로그램에 대한 교육은 다음에 초점을 맞출 것이다.
  - 른쪽 하지에 체중지지 유지
  - 보호장구나 부목 없이 가능한한 정상처럼 오른쪽 하지의 사용
  - 과사용과 부족 사용의 균형을 유지하기 위하여 신체 활동의 적절한 속도조절
  - 실크와 같은 것으로 시작하여 하루에 두 번 몇분동안 손상부위를 가볍게 문지른 다음 면과 타월 같은 좀 더 거친 물건으로 점차 진행하여 사지의 감각을 무디게 함(그림 4-4).
  - 손상된 발과 발목을 직접 마사지하여 감각을 무디게 함.
  - 하루종일 하지를 주기적으로 거상하고 발목 펌프를 사용하여 부종 감소

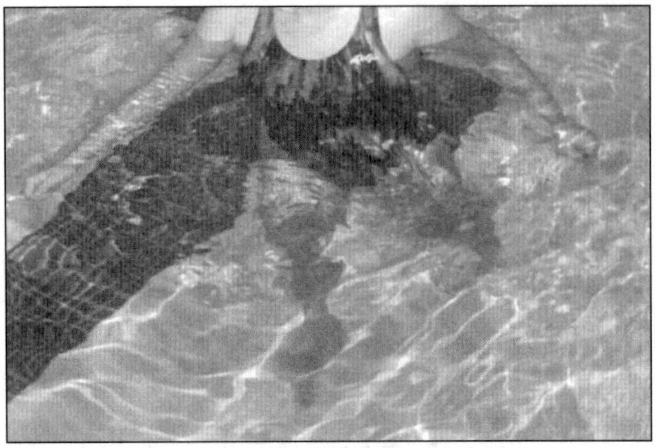

그림 4-5. 따뜻한 욕조 안에서의 수치료.

- 가슴 높이의 따뜻한 풀에서 종아리와 허벅지를 부드럽게 신장한 다음 수영장에서 걷는 프로그램을 실시하는 수치료(그림 4-5).
- 고정자전거로 시작하여 점차 타원 기계와 트레드밀로 진행하여 유산소 운동능력 향상

♦ 손상된 하지를 위한 자가-신장 프로그램

♦ 발목 강화 운동
- ADL에 따라 정확한 신체 역학의 사용

♦ 어떤 의사들은 식이적 요소를 다루는 교육을 강조한다.[106]

치료적 운동 THERAPEUTIC EXERCISE

운동은 이미 기술된 할당기초방식을 사용하여 진행될 것이다. 기준선의 80%에서 각각의 운동을 시작하고 매일 매일 한번 반복 또는 시간을 5~10% 증가시켜서 진행된다.

성공적인 운동 프로그램의 열쇠는 증상을 악화시키는 과도한 운동방법과 불용성 근위축과 증가되어진 종합적인 증상을 이끄는 불충분한 운동 사이의 섬세한 균형을 유지하는 것이다. 생리학적 한계 내에서 교원질에 스트레스를 주는 것은 결합조직을 다시 재건하는데 중요한 자극을 제공한다.[4] 이러한 스트레스는 교원질 인대와 형성에 역시 영향을 준다. 환자 재활에 있어서와 마찬가지로 교원질에 최적의 자극과 스트레스는 교원섬유에 과부하가 걸리지 않도록 단계적인 운동 프로그램의 방식에서 반드시 적용되어져야 한다.

♦ 유산소 능력/지구력 상태
- 이들 운동의 운동 진행은 시간에 기초한다. 예를 들어, 환자가 고정 자전거를 10분 동안 잘 견딘다면, 그녀는 8분에서 시작할 것이다. 그 다음 이 기준의 5~10%씩 날마다 시간을 증가시킬 것이다.
- 방법
  - 자전거
  - 트레드밀
- 수중 프로그램
  - 풀 걷기 프로그램으로 가슴 높이에서 따뜻한 풀에서 시작하는 수치료. 운동은 앞서 기술한 것처럼 시간을 증가시켜 진행된다.

♦ 균형, 협조성, 그리고 민첩성 훈련
- 앉은 자세 균형에서 선 자세 균형으로 진행한다.
- 고유수용성 감각을 재훈련시키기 위해 평평한 지면에서 눈을 감고 한 다리로 서기.
- 균형 패드(예: airex) 또는 균형판(balance board)과 같은 불안정한 면까지 진척한다.

♦ 신체 기전과 자세 안정화
- 구두 신호(verbal cue)와 하지의 자세 변형을 교정하기 위해 거울을 사용한다.

♦ 유연성 운동
- 신장운동은 준비운동 후 심호흡을 동반한 느리고 정확한 신장을 사용하면서 그리고 15~30초 동안 고정을 유지하면서 실행되어져야 한다.
- 하루에 2-3회, 최소한 2-3회 반복 실시한다.
- 뒤넙다리근(슬괵근, hamstring) 신장: 환자는 누운 상태에서 오른쪽 엉덩관절을 90° 굽히고 손으로 오른쪽 뒤쪽 넙다리를 지지한 상태에서 오른쪽 무릎을 펴고 유지한다.
- 장딴지근(비복근, gastrocnemius)(비-체중지지): 환자는 누운 상태에서 무릎을 펴고 발을 타월로 싸고 당겨서 발목을 발등굽힘(배측굴곡) 시킨다.
- 장딴지근(견뎌내면서 체중지지로 진행): 오른쪽 발에 쐐기판을 놓고 서서 오른쪽 무릎은 편 다음 무게를 천천히 이동시킨다.
- 가자미근(soleus): 앞에서 기술한 비복근에 대한 체중지지 또는 비 체중지지 방법처럼 최소한 무릎을 20° 정도 굴곡시킨 상태에서 반복한다.
- 발허리발가락관절(중족지절관절, metatarso-phalangeal, MTP)(비-체중지지): 엄지 발가락은 발허리뼈사이관절을 폄을 유지한 상태로 마지막 범위까지

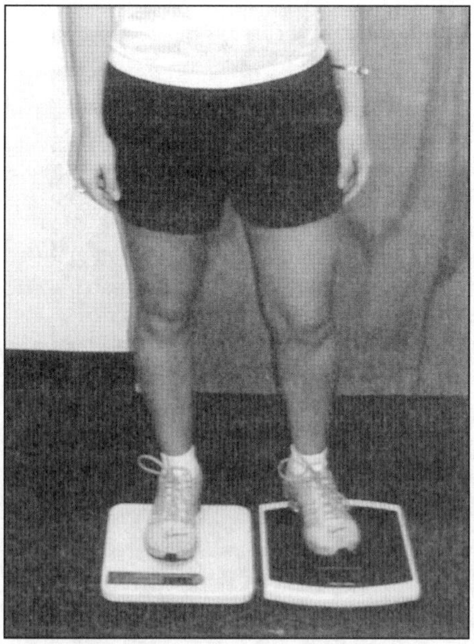

그림 4-6. 체중계를 이용하여 체중 부하 상태를 관찰한다.

손으로 펴서 움직인다.

- 발허리발가락관절(체중지지): 엄지발가락은 수직면과 반대로 위로 신전되고, 발 뒤꿈치는 지면에 유지하고 발목은 발바닥굽힘시킨다.
- 수치료에서는 가볍게 종아리와 뒤넙다리근을 신장시키면서 가슴 높이의 따뜻한 풀에서 시작한다.

♦ 보행과 이동 훈련

- 견딜 수 있는 범위 안에서 점진적으로 체중지지
- 따뜻한 물속에서 빠른 체중지지를 위하여 풀속에서 걷기. 체중지지는 더 얕은 물 깊이로 움직이면서 진행된다.
- 체중지지 상태는 측정와 시각적 되먹임을 제공하기 위해 체중계를 사용하여 측정된다(그림 4-6).
- 시각적 되먹임을 위해 거울을 사용

♦ 근력, 힘 그리고 지구력 훈련

- 운동의 기초수준은 각각 개별적 운동을 위해 처음에 수립될 것이다. 예를 들어, 환자가 운동을 10회 잘 견뎌 낼 수 있다면, 그녀는 그 운동의 8회 반복으로 시작할 것이다. 그리고 각각의 다음 회에는 1번 반복이 증가된다.
- 그녀가 15회 반복을 수행할 수 있으면 저항은 증가될 것이다. 그리고 회수는 다시 8회로 감소된다. 그리고 또 전과 같이 진행한다.
- 초기에 근력강화와 체중지지를 촉진하기 위하여 레그프레스(leg press)를 한다.
- 옆(lat) 활차 방법에 붙어있는 부하를 감소하는 바를 이용하여 감소된 부하로 쪼그려 앉기. 점차적으로 견뎌 내면서 완전한 체중지지로 진행한다. 감소된 부하양을 감소시키면서 운동을 진행하고, 그래서 체중지지의 양을 증가시킨다.
- 보얀시(Buoyancy) 저항 운동은 저항을 증가시키기 위하여 발목에 저항 장비를 차고 둔부와 무릎 부위 근력강화를 위해 풀에서 수행된다.
- 저항으로 활차 방법과 탄력 밴드를 사용하여 둔부와 무릎 부위 근력강화을 한다.
- 저항으로 활차 방법과 탄력 밴드를 사용하여 모든 방향에서 발목 강화 운동을 한다.
- 운동하는 동안 견딜수 있는 범위내에서 점진적인 체중지지.
  - ■ 초기 체중지지는 브릿지와 같은 운동에서 할 수 있다.
  - ■ 개조된 척행동물 자세는 체중지지와 발목의 발등굽힘(배측굴곡)을 촉진한다.
  - ■ The Biomechanical Ankle Platform System (BAPS 판) 또는 다른 비슷한 도구는 초기 고유수용성 감각 재훈련과 발목의 ROM 운동을 시작하기 위해 부분 체중지지 자세에 사용된다.
    - ▶ 앉아 있는 동안 시계방향과 시계 반대 방향으로 8회 반복으로 시작하고, 이 운동이 15회가 수행될 수 있을 때 체중지지의 양을 증가시키고 반복의 양은 다시 8회로 감소된다.
    - ▶ 체중지지는 전체적인 체중지지하는 방식으로 증가시키면서 진행된다(그림 4-7).

규칙적인 운동 프로그램의 유지는 이 환자에게 서서히 교육되어져야 한다. 추천된 가정운동프로그램에 대한 충실도에 의해 결과는 달라진다. 평생의 원칙으로 해야 한다는 운동프로그램의 달성은 성공하기위해 필수적이다. Murphy 부인은 가능하면 다양한 재미있는 활동과 번갈아하는 활동을 수립하고, 운동을 위해 실질적인 시간표를 짜고, 운동을 할 때 가능하면 언제나 보고 들으면서 즐길 수 있는(음악, TV, 테이프 으로 된 책등)것들을 사용하도록 권장될 것이다.

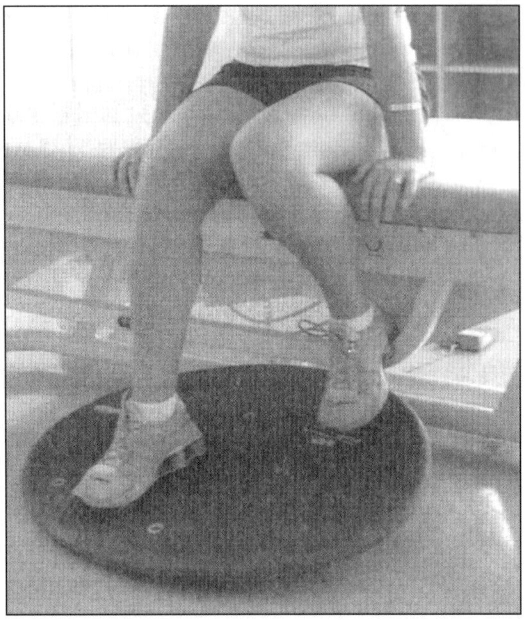

그림 4-7. 체중부하 증가를 위한 BAPS 판.

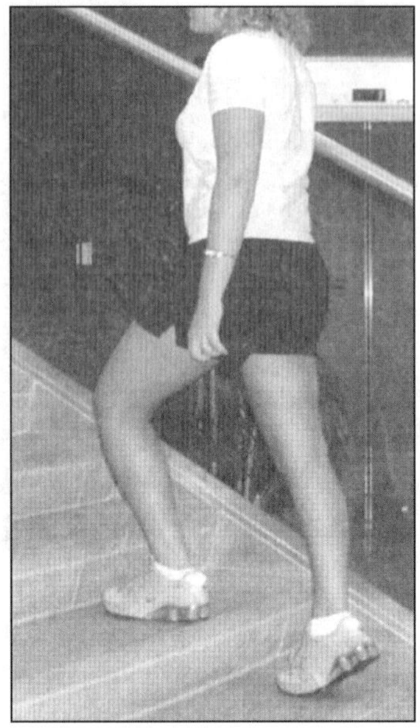

그림 4-8. 계단 오르기.

자가치료와 가정 관리에서의 기능적인 훈련 FUNCTIONAL TRAINING IN SELF-CARE AND HOME MANAGEMENT

- 자가치료와 가정 관리
  - 모든 활동과 과업, 활약과 자기 관리와 가정 관리의 자세적인 정열의 재검토와 모의실험
  - 계단 오르기(그림 4-8)
  - 에너지 보존 기술의 재검토

직장, 지역사회 그리고 여가 통합 또는 재통합에서의 기능적인 훈련 FUNCTIONAL TRAINING IN WORK, COMMUNITY, AND LEISURE INTEGRATION OR REINTEGRATION

- 직업
  - 모든 활동과 과업, 활약 그리고 일에 대한 자세정열을 재검토
- 여가
  - 풀 프로그램 재검토
  - gym 프로그램 재검토
  - 탄력 밴드, plyoball,그리고 골프채를 사용하여 크리닉에서 모의실험된 골프 활동.

도수치료기술 MANUAL THERAPY TECHNIQUES

도수치료기술은 회복하는 기능에 궁극적인 목표를 가지고 탈감작, 부종, 통증조절, ROM 증가에 초점을 맞춘다.[40,102]

- 마사지
  - 하지를 거상하여 원위부에서 근위부로 종아리와 발을 가볍게 에플루라지
- 탈감각
  - 탈감각(desensitization)은 실크로 시작해서 하루 두 번 몇분 동안 손상 부위를 가볍게 문지르고 면과 수건과 같은 더 거친 물질로 점차적으로 진척시킨다.
- 가동성과 도수촉진법
  - 연부조직 가동성은 더 깊은 근육까지 주무르기 까지 진행하는 가벼운 에플루라지를 사용하고 오른쪽 종아리 부위까지 견딜만큼 발통점완화기술(trigger point release techniques)을 사용한다(그림 4-9).
  - 부종 관리와 연부조직 가동 기술은 치료 초기 단계에서 수행되어지고 활동과 운동으로 기능을 복구하는 과정일 때 점차적으로 중단되어진다.
  - 관절 가동 기술(joint mobilization techniques)
    - 관절 미끌어짐 진동 기술(joint gliding oscillation techniques)는 초기에는 grade II로 시행되고 점차

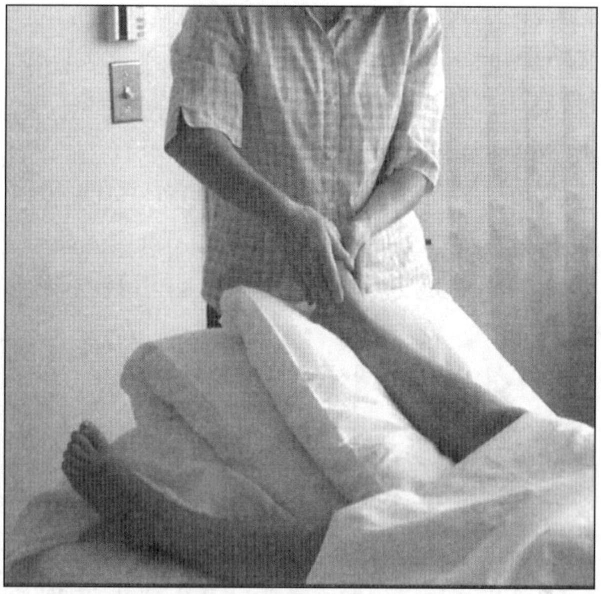

그림 4-9. 연부조직 유용과 압통점 이완.

적으로 견딜만큼 그리고 치료의 반응을 기초로 하여 grade III, IV로 진행한다.

- Grade II 견인 기술은 휴식 상태에서 오른쪽 발목관절(거퇴관절, talocrural), 목말밑관절(거골하관절, subtalar) 그리고 첫 번째 MTP 관절에서 시행하고 점차적으로 마지막 범위까지 진행하고 견딜만한 정도까지 진행한다.
- 마지막 범위에서 오른쪽 발목관절 앞뒤로 미끄러짐
- 목말밑관절에서 안쪽 바깥쪽으로 미끄러짐
- 첫 번째 발허리발가락관절에서 앞뒤로 미끄러짐
- 목말발배관절과 발꿈치입방관절(종입방관절) 미끄러짐
- 발목발허리관절(TMT joint) 미끄러짐

예상 목표와 기대 결과
ANTICIPATED GOALS AND EXPECTED OUTCOMES

♦ 병리학/병태생리학에 미치는 영향

- 오른쪽 발과 발목의 부종은 2~3주에 약 50%로 감소되어진다. 퇴원할 때는 양쪽 발 사이의 용적이 5% 이하의 차이 정도로 최소화된다.
- 오른쪽 하지의 allodynia와 통각과민증은 향상되어진다.
- 발통점 과민성은 감소된다.

♦ 손상에 미치는 영향

- 유산소운동능력은 증가되거나 유지된다.
- 균형은 향상된다. 오른쪽 다리의 선자세 균형은 6-8주내에 적어도 60초 동안 유지된다.
- 걷기와 이동은 향상된다: 15분 이상 동안 정상적인 대칭자세로 평지를 독립적으로 걷는 것은 초기 2~3주에는 지팡이를 사용하여 달성되고, 퇴원 시에는 보조 도구없이 가능하다. 보조 도구 없이 독립적으로 한층을 오르고 내릴 수 있고, 퇴원 시에는 대칭적인 발을 내딛는 것이 가능하다.
- 오른쪽 발목과 발의 관절 놀이가 증가된다.
- 근 수행능력은 증가된다: 오른쪽 발목의 발등굽힘근(저측굴곡근)과 evertor 근육의 근력은 4/5로 향상된다. 6-8주 안에 최소한의 통증으로 기능적 쪼그려 앉는 자세를 수행할 수 있다.
- 자세조절은 향상된다.
- ROM은 2~3주 안에 증가된다. 오른쪽 발목의 배측과 발등굽힘(배측굴곡)은 약 10°까지 증가된다; 오른쪽 안쪽번짐과 가쪽번짐은 10°까지 증가된다; 오른쪽 발허리발가락관절 굽힘과 폄은 처음에 약 10°까지 증가된다. 다음에는 왼쪽의 90%까지 증가된다; 무릎을 편 상태로 오른쪽 발목의 발등굽힘은 10°까지 증가된다.
- 연부조직의 신장성은 향상된다.
- 체중지지 상태는 향상된다: 오른쪽 하지의 완전한 체중지지는 2~3주 내에 15초까지 증가되고, 퇴원 시에는 하지로 체중지지를 할 수 있다.

♦ 기능적인 제한에 미치는 영향

- 자가치료, 가정 관리, 직업, 지역사회, 그리고 여가 활동과 관련된 신체적인 활동, 과업,그리고 활약을 수행하는 능력은 향상된다.

♦ 위험 감소/예방

- 위험 요소는 감소된다.

♦ 건강, 웰니스, 운동에 미치는 영향

- 건강한 영양과 신체 활동, 체력을 촉진시키는 행동은 요구된다.
- 체력은 향상된다.
- 건강상태는 향상된다.
- 가정 운동과 체육관 계획에서 독립성은 달성된다.

- 신체기능은 향상된다.

♦ 사회 자원에 대한 영향
- 증거자료는 처음부터 끝까지 환자 관리와 모든 조합을 통하여 나온다. 그리고 *APTA의 guidelines for physical therapy documentation*을 따른다.[39]

♦ 환자/고객 만족
- 진단, 예후, 치료, 그리고 예상되는 목표, 기대되는 결과에 대한 환자 그리고 가족의 지식과 인지는 증가된다.
- 행복감과 조절능력은 향상된다.
- 스트레스는 감소된다.

재검사 REEXAMINATION

재검사는 전체적인 치료의 상황을 통하여 수행된다

퇴원 DISCHARGE

Murphy 부인은 왜래환자로 총 18건의 물치리를 받고 물리치료로부터 종결하였다. 그리고 목표와 기대에 도달하였다. 이들 세션은 전체 치료 상황에 걸쳐져 있다. 그녀는 목표와 기대된 결과를 달성하였기 때문에 퇴원되었다.

사례 연구 #2:
턱관절(측두하악관절)의 기능장애
Temporomandibular joint dysfunction

Morgan Wright 박사는 턱관절 이상의 진단을 받은 48세 여자 환자이다.

물리치료사 검진 PHYSICAL THERAPIST EXAMINATION

병력 HISTORY

♦ 일반적인 인적사항: Wright박사는 48세의 미국흑인 여성이다. 영어를 주언어로 사용하고 있고, 오른손을 주로 사용한다.

♦ 사회적 병력: 그녀는 이혼을 했고 가족과 친구 근처에서 살고 있다. 그들은 그녀를 부양하기 위해 다양한 방법으로 그녀에게 의지하는 경향이 있다.

♦ 고용/일: Wright 박사는 대학에서 단과장이다. 오랜 통근 거리와 매일 일을 해야 한다. 지역사회와 교회에 밀접한 연관이 있고, 활동적으로 그녀의 어머니를 돌보고 있다.

♦ 생활 환경: Wright 박사는 두 마리의 개와 자신의 집에서 혼자 산다.

♦ 일반적인 건강 상태
- 일반적인 건강 인식: 그녀는 이 사건 전에는 건강이 좋았다고 진술한다.
- 신체적 기능: 그녀는 콜레스 골절(Colles' fracture) 전의 수준과 비교할 때 상당히 저하된 턱기능을 가지고 있다. 스트레스 수준과 통증 때문에 잠을 잘 자지 못한다. 이러한 에피소드 전에는 정상적으로 활동했다.
- 심리적 기능: 그녀는 자신의 현 상태 때문에 좌절하고 화를 잘 내는 경향이 있다. 그런대로 우울증에 가깝다.
- 역할 기능: Wright 박사는 근로자와 간병인의 역할을 한다. 주로 이 역할에 초점을 맞추고 있다. 요즈음 여가활동, 지역사회 활동, 사회적 활동에서 그녀의 대표적 역할은 콜레스 골절 이래로 그녀의 일과 돌보는 역할에 자리를 양보한 상태이다.
- 사회적 기능: 그녀는 달리는 것을 좋아했고, 다른 운동에 참여하고 자신의 개와 달리고 극장에 가기를 좋아했다.

♦ 사회/건강 습관: 때때로 담배를 피우지 않는 경우도 있지만, 27년 동안 담배를 피워왔다. 팔목 손상 전에 담배를 끊었다. 그러나 지금은 하루에 3개피 정도 피운다.

♦ 가족력: 아버지는 당뇨병을 앓고 계시고 어머니는 관상동맥질환(CAD)이고, 지금은 관상동맥우회술(CABG)을 한 상태이다.

♦ 의학/외과적 병력: 그녀는 콜레스 골절, 비골 골절, lyme's 병때문에 병원에 입원한 적이 있다. 그녀는 경추와 요추에 이상 병력을 가지고 있다.

♦ 입원 경험: Wright 박사는 두 달전 콜레스 골절로 내부

고정을 위한 개방성 정복(open reduction interal fixation, ORIF); 5년 전 오른쪽 비골 골절로 ORIF; 10년 전 lyme's 병 때문에 입원했었다.

- 이전에 있던 의학적 문제나 기타 건강관련질환: Wright 박사는 전에 교통사고 때문에 이차적으로 경추와 요추에 이상을 가지고 있다. 그녀의 목통증은 경추편타증이후로 때때로 갑자기 심해지기도 한다. 걷거나 뛸 때 발 보조기를 사용한다. 그녀는 치과 치료를 받아 왔고 일생에서 간헐적으로 턱관절(측두하악관절, temporomandibular joint)에 문제를 가지고 있다. 그녀의 치과의사는 그녀의 이에 이갈기를 암시하는 닳은 모양을 인식했다고 그녀는 말했다(이를 간 흔적이 있다고 치과의사가 이야기했다). 그녀는 스트레스를 받는 날이나 컴퓨터로 일을 하는 동안에 때때로 자신의 이를 갈고 있다는 것을 느꼈다. 그러나 저녁에는 더 자주 한다. 과거에 깨어 있는 도중에 그녀는 종종 오른쪽 보다 왼쪽에서 그녀의 턱에서 통증을 가지고 있다. 치과의사는 자가도움기술(self-help techniques)를 해보라고 제안했다. 그들은 대체로 도움을 주고 있다. 치과의사는 그녀에게 치과교정장치를 권했으나, 시간의 제약과 탈착기간 때문에 결코 따르지 않았다.
- 현재 상태/주호소: Wright 박사는 오른쪽 턱에 통증과 관절이상음이 외쪽에서 더 재발되는 것을 경험하였다. 그녀의 증상은 잠들어서 오른쪽 팔목이 과신전되어 있을때와 내부 고정을 위한 개방성 정복(ORIF)의 결과로 콜레스 골절을 지속한 후 두 달 넘게 악화되었다. 그녀는 음식물을 더 작은 조각으로 쉽게 자를 수 없었기 때문에 씹을 때 턱을 너무 과도하게 사용했기 때문이다. 그녀가 콜레스 골절로 석고깁스를 하고 있는 동안 그녀의 먹는 습관은 현저하게 변했다. 그녀의 음식물은 보통 사과와 같은 많은 단단한 과일을 포함한다. 그러나 이것은 그녀에게 더 많은 고통을 준다. 그래서 그녀는 그시간 동안 그렇게 하는 것을 중단했다. 더하여 오렌지와 같은 과일을 먹는 것은 어렵다. 불가능한 것은 아니지만 그녀는 왼쪽손으로만으로 과일의 껍질을 벗길 수 없었기 때문이다. 이것은 요거트와 같은 더 부드러운 음식을 먹도록 하는 원인이 된다. Wright 박사는 오른쪽 턱보다 왼쪽에서 말하거나 먹을 때처럼 턱의 반복적 움직임에 의해 증가되어지는 통증을 불평하고 있다. 그 통증은 너무 심해서 때때로 먹을 수 없을 정도만큼 심했다. 그녀는 턱이 더 잘 느끼고 있을 때를 알아차렸다. 휴식 시에는 통증이 없었다. 드러누운 상태로 휴식을 취하거나 말하고 먹는 것을 자제 했을 때에 통증이 경감되는 것을 경험하였다.
- 기능적인 상태와 활동 수준: 말하기와 먹는 것이 너무 해결하기 어려워서 그녀는 턱의 통증을 위해 치료하려고 노력을 하고 있다. 그녀는 과거에 했던 것처럼 운동(걷기나 뛰기)을 하지 않고 있다. 그녀는 그녀의 일로 그리고 그녀의 어머니를 돌봐야 하기 때문에 너무 바쁘다. 그녀는 콜레스 골절과 내부 고정을 위한 개방성 정복으로 인한 이차적으로 오른쪽 팔의 제한적 사용으로 인해 일상생활동작이 너무 느리다는 것을 알아챘다.
- 약물: Motrin 매일 400 mg, 필요시 타이레놀(tylenol), 칼슘 매일 150 mg
- 다른 임상적 검사
  - 현재 턱관절에 대한 진단적 평가를 받아본 적이 없다.
  - 이전 10년 전에 찍은 방사선 사진은 하악과의 오른쪽 보다 왼쪽에서 더 약한 퇴행성 변화를 보인다.

신체계통 조명 SYSTEMS REVIEW

- 심혈관/폐
  - 혈압(BP): 125/85 mmHg
  - 부종: 현재 왼쪽 턱관절, 뺨, 오른쪽 손목에 극소 부종이 있다.
  - 심박수(HR): 75 bpm
  - 호흡수(RR): 22 bpm
- 피부계
  - 흉터형성 상태
    - 턱관절 주위에 흉터 자국은 없다.
    - 오른쪽 손목의 손바닥면에 걸쳐 잘 치유된 흉터가 보인다.
  - 피부색: 정상범위내
  - 피부 상태: 정상
- 근육뼈대계
  - 전체적인 관절가동범위
    - 경추는 양방향 회전과 굽힘방향에 최소한으로 제

한되어져 있고, 양방향 옆굽힘과 폄은 중증도로 제한되어 있다.

- 턱관절은 s-curve, 관절이상음, 염발음과 함께 현저하게 제한되어있다. 왼쪽 턱관절에서는 딸깍 소리가 나고 입을 오무릴 때보다 벌릴 때 더 심하다.
- 오른쪽 아래팔(전완, forearm)과 손목에 현저한 제한을 제외하고, 상지의 관절 가동 범위는 정상범위 내에 있다.

- 전체적인 근력:
  - 경추는 정상범위 내에 있다.
  - 근 불균형은 FJP와 호흡양상에서 보여진다.
  - 턱관절 근력은 중심선에서 하악골을 벌리고 오므리는 것을 허락하지 않는 근육의 불균형과 통증 때문에 잘 조화되지 않는다.
  - 상지 근력은 오른쪽 전완과 손목에 현저한 근력을 제외하고는 정상범위 내에 있다.
- 전체적인 대칭성:
  - 비대칭성은 하악골을 벌리고, 닫고, 내밀고, 왼쪽, 오른쪽으로 돌릴 때 등 모든 움직임을 할 때 보인다.
  - 왼쪽에 비하여 오른쪽 손목이 비대칭이다.
  - 오른쪽 팔의 흔드는 움직임이 감소하여 비대칭으로 걷는다.
- 키: 5피트 10인치(178 cm)
- 몸무게: 170파운드(77.11 kg)

♦ 신경근육계
- 균형: 대략적으로 정상범위내
- 보행, 이동 그리고 변화:
  - 턱에 통증이 심할 때는 고정된 균형에 어려움을 호소한다.
  - 자신의 턱과 오른쪽 상지를 사용함에 있어 약간의 두려움과 기피현상을 보인다.

♦ 의사소통, 감정, 인지, 언어, 학습 유형
- 의사소통, 감정, 그리고 인지: 정상인지 상태이며 필요시 의사소통 가능
- 정서: 통증이나 기능 부족에 대한 의견을 나눌 때 감정적이 된다.
- 학습 유형
  - 시청각적 학습자이다.
  - 문제에 대해서 더 많이 알기를 갈망하고 완전한 기능회복에 참가한다.

검사와 측정 TESTS AND MEASURES

♦ 유산소 능력/지구력
- ADL/IADL: 정상활동의 약 70%까지 할 수 있다고 하였으나, 그 속도는 매우 느렸다.
- 걷기
  - 20분에 약 1마일을 걸을 수 있다.
  - 이전에는 60분 내에 5마일을 걷거나 뛸 수 있었다.

♦ 인체측정학적 특징
- 신체질량지수(BMI) = 23.18, 정상이다.
- 부종
  - 왼쪽 턱관절 부위에 중증도의 연부조직 부종이 있다.
  - 왼쪽과 비교하여 오른쪽 손목에 중증도의 부종이 있다.
  - 부종의 둘레(손목) 오른쪽=15 cm, 왼쪽=13 cm.
- 촉지: 다음 부위를 누르면 아프다: 교근, 흉쇄유돌근, 측두근, 턱관절-왼쪽이 더 아프다.

♦ 보조장비 및 적용장비:
- 턱관절을 위한 것은 없다.
- 오른쪽 손목에 필에 따라 부드러운 부목이 사용된다.
- 매일 그리고 잘 때 부목을 착용하는 경향이 있다.
- 보조 신발

♦ 뇌신경과 말초신경의 통합성: 상위 1/4로 정상이다.

♦ 환경, 집과 작업의 장벽
- 가정과 직업 환경에 적응할 수 있다.

♦ 인체 공학과 신체 기전
- 약간의 두려움과 회피 양상 때문에 그녀의 머리와 목, 그리고 오른쪽 상지를 보호하기 위하여 활동함에 있어서 변화된 신체 역학를 보인다.

♦ 보행, 이동 그리고 균형
- 평지와 계단을 독립적으로 걸어 다니나, 오른쪽 팔의 흔들림이 감소되어 있다.

♦ 피부계의 통합성
- 턱관절의 왼쪽에 더, 오른쪽 손목에 걸쳐서 피부 온도가 증가되어 있다.
- 손톱의 변화는 보이지 않는다.

- ♦ 관절의 통합성과 가동성[7,49,91]
  - 관절 놀이(joint play)
    - 왼쪽 턱관절: 통증에 의해 제한된 연한 끝 느낌(soft end feel)
    - 오른쪽 턱관절: 신연, 앞뒤 미끄러짐(glide), 안쪽 바깥쪽 미끄러짐이 최소한으로 제한되어 있다.
    - 경추: 상부경추, 중앙경추, 경추와 흉추의 접합부에서 양측성 또는 단측성으로 중증도의 P/A의 제한.
    - 흉추: 상부흉추, 중앙부위에 걸쳐 양측성 또는 단측성으로 최소한도로 P/A의 제한.
    - 오른쪽 상위 하위 요척 관절: 손바닥과 등쪽으로의 미끄러짐의 최소한의 제한
    - 오른쪽 요골수근관절: 손등과 바닥쪽으로의 미끄러짐이 중증도로 제한되어 있고, 안쪽 바깥쪽 미끄러짐이 최소한으로 제한되어 있다.
    - 오른쪽 수근중수관절: 손등과 바닥쪽으로 미끄러짐이 중증도로 제한됨.
    - 오른쪽 중수간관절: 등쪽과 바닥쪽으로 미끄러짐이 중증도로 제한됨.
    - 지절간관절: 정상범위내에 있다.
- ♦ 운동 기능
  - Dexterity, 양손조화, 민첩성이 오른쪽 상지에서 감소되어 있다.
- ♦ 근 수행력[1,7,92]
  - 근력
    - 턱관절: 감소된 것처럼 보이나 통증 수준 때문에 이차적으로 평가가 불가능하다.
    - 경추와 흉추
      - ▸ 심부 목 굽힘근과 폄근에서 근력이 중증도로 감소되어 있고, 전반적으로 안정성이 감소되어 있다.
      - ▸ 상부 등 폄근과 심부 안정이 감소되어 있다.
    - 목 주위에 있는 보조 근육들의 사용이 증가되어 있으며 특히, 사각근을 사용하여 과도한 상부 흉부호흡으로 외측 늑골 호흡과 횡격막 호흡이 감소되어 있다.
    - 왼손목: 정상범위 내에 있다.
    - 오른 손목
      - ▸ 굴곡: 3-/5
      - ▸ 신전: 3-/5
      - ▸ 요측 편위: 2/5
      - ▸ 척측 편위: 2+/5
    - 손가락
      - ▸ 왼쪽: 정상범위
      - ▸ 오른쪽 모든 수지: 3+/5
- ♦ 통증: 다음의 통증의 측정은 턱관절의 이상을 평가하는데 잘 관련된 것으로 보인다.
  - 10 cm VAS[16]
    - VAS: 현재 6 cm
    - VAS: 노력할 때(5분 동안 이야기 할 때) 8 cm
    - VAS: 이전 주에 최소 통증 5 cm
    - VAS: 이전 주에 최대 통증 9 cm(씹을 때)
  - McGill 통증 질문사항[93](지금 현재 순간이 아닌 지난 주 내내 경험된 통증을 기술한 목록)
    - 20 통증기술그룹에서 16단어를 선택함.
- ♦ 자세
  - FHP
  - 머리가 약간 왼쪽으로 굴곡되어 있고 오른쪽으로 회전되어 있다.
  - 어깨가 내 밀어져 있다.
  - 오른쪽 어깨가 더 낮다.
  - 경추와 흉추에 증가된 후만증, 중앙흉추가 평편하거나 약간 증가된 전만증.[108]
- ♦ 관절가동범위
  - 감소된 ROM과 통증때문에 입을 완전히 벌릴 수 없었다.
  - 관절 가동범위(표 4-3)[7,16,49,109,110]
    - 두개척추간 각도: 46° (정상범위: 42-54°)
    - CROM으로 측정된 경추 관절가동범위
      - ▸ 굽힘: 0-50°
      - ▸ 폄: 0-60°
      - ▸ 입을 벌린 상태로 폄: 0-67°
      - ▸ 오른쪽으로 구부리기: 0-20°
      - ▸ 왼쪽으로 구부리기: 0-26°
      - ▸ 오른쪽으로 회전: 0-70°
      - ▸ 왼쪽으로 회전: 0-65°
    - 턱관절: 약간 입을 벌리고 다물 때 C-curve, 크게 입을 벌리고 다물 때 염발음과 함께 오른쪽 S-

표 4-3 턱관절 동작과 씹는 근육[7,16,49,109,110]

동작	관절가동범위	주된 동작 근육
아래턱뼈 내림 (입열기)	35~50 mm 상한선 60 mm	중력, 가쪽 날개근 악이복근, 악설골근, 이설골근
입열기의 구성요소		
회전	거의 25 mm	
변환	거의 10 mm	
아리턱뼈 올림 (입닫기)	최대한 벌림에서 닫힘으로 (동심적인 수축)	깨물근 관자근 안쪽날개근
아래턱뼈 내밀기	2~3 mm	양쪽 가쪽날개근 깨물근
아래턱뼈 집어넣기	동심적인 자세	관자근(뒤쪽 섬유) 악이복근
아래턱뼈의 가쪽 편위	8~12 mm 15mm 상한선 오른쪽, 왼쪽이 비슷해야 한다	움직이는 쪽 가쪽날개근 반대편의 안쪽날개근 깨물근 관자근

curve 변위를 보인다; 입을 내밀 때 오른쪽 편위; 감소된 오른쪽 편위.

- ▶ 벌림: 0–20 mm, 간헐적으로 강하게 벌릴 때: 0–34 mm
- ▶ 회전: 2–24 mm
- ▶ 오른쪽 외측 편위: 0–4 mm
- ▶ 왼쪽 외측 편위: 0–7 mm
- ▶ 내밀기: 0–2 mm

- ■ 어깨와 팔굽치는 양쪽다 정상 범위내에 있다.
- ■ 아래팔
  - ▶ 아래팔 엎침(회내): 오른쪽 0–40°, 왼쪽 0–80°
  - ▶ 아래팔 뒤침(회외): 오른쪽 0–45°, 외쪽 0–80°
- ■ 손목
  - ▶ 손목 굴곡: 오른쪽 0–5°, 왼쪽 0–17°
  - ▶ 손목 신전: 오른쪽 0–40°, 왼쪽 0–50°
  - ▶ 척골 편위: 오른쪽 0–10°, 왼쪽 0–20°
  - ▶ 요골 편위: 오른쪽 0–15°, 왼쪽 0–30°
- ■ 왼쪽손은 WNL, 오른쪽 손은 WFL에 있다.
- ■ 손가락: 모든 손가락 움직임: 왼쪽: WNL, 오른쪽: WNL에 있다.

- ● 근육의 길이 평가
  - ■ 교근과 익돌근: 감소된 오른쪽과 왼쪽
  - ■ 앞쪽 경추부 근육: 감소된 오른쪽과 왼쪽
  - ■ 상부 승모근과 사각근: 감소된 오른쪽과 왼쪽
  - ■ 후두하근: 감소된 오른쪽과 왼쪽
  - ■ 대흉근: 감소된 오른쪽과 왼쪽
  - ■ 경추–흉추 paraspin민: 증가된 오른쪽과 왼쪽
  - ■ 감소된 연부조직 신장성, 증가된 근 긴장도와 측두근, 교근, 익돌근, 흉쇄유돌근, 사각근, 상부 승모근, 그리고 경추–흉추의 paraspinals을 포함하는 턱과 얼굴, 목, 상부 등의 양쪽의 몇 부위에 발통점이 보인다.
    - ▶ 예외적으로 저작근의 연부조직 긴장도가 오른쪽이 더 증가되어져 있다.

- ♦ 반사 통합성
  - ● 턱반사 = 2+
  - ● 이두박근, 삼두박근, 완요골근 반사 = 2+양측성
- ♦ 자가치료와 가정 관리

- 자가치료와 가정 관리에서 활동, 직무, 활약에 있어서 독립적이다.

♦ 감각 통합성: WNL

♦ 환기와 호흡/가스 교환
- 호흡 양상
  - 목 주위의 세부 근육들의 과도한 사용으로 감소된 외늑골호흡과 횡격막 호흡
  - 아침에 잠을 깨거나 꿀꺽 삼킬 때 윗니에 혀를 미는 경향이 있다고 진술함.

♦ 직장, 지역사회 그리고 여가 통합 또는 재통합
- 그녀는 쇼핑하는 것과 같은 오랫동안 걷고 서 있어야 하는 지역사회활동과 여가 활동, 직무, 활약에 참여할 수 없다.

평가 EVALUATION

Wright 박사는 이전에는 활동적이었다. 다른 면에서도 좋은 건강을 유지하였다. 현재 상태를 보는 통찰력이 중증도이다. 현재 턱관절의 기능에 장애를 가지고 있다. 통증이 있고 감소된 ROM과 근력, 자세 편위, 연부조직 제한, 변화된 하악의 움직임을 가지고 있다. 말하고 먹는 것의 지구력에 한계를 가지고 있고 직업활동, 지역사회 활약, 여가활동이 감소되어져 있는 기능적인 한계를 가지고 있다.

진단 DIAGNOSIS

Wright 박사는 통증을 동반한 관절내부와 외부에 턱관절의 이상의 증후와 증상을 가지고 있다. 그녀는 유산소운동과 지구력; 인구학적 특성; 인간공학과 신체역학; 보행, 이동, 균형; 피부상태; 관절 보존 상태와 운동성; 운동기능; 근육 수행 능력; 자세; 관절 가동범위; 환기와 호흡/가스 교환등에 문제를 가지고 있다. 이러한 판정 결과는 패턴 D와 일치한다. 패턴 D: 결합조직 이상과 연관된 손상된 관절 가동성, 운동기능, 근 수행능력, 그리고 관절 가동 범위. 턱관절 기능장애는 더하여 추가 연습 패턴에 분류되어질 수 있다. Wright박사는 노뼈(요골)와 자뼈(척골)의 골절로 인해 관절 가동성이나 운동 수행 능력, 그리고 ROM에 장애를 가지고 있기 때문에 패턴 G에 분류될 수 있다. 패턴 G: 골절에 관련된 손상된 관절가동성, 근육 수행 능력, 관절 가동범위. 확인된 장해와 기능적 제한은 치료 계획과 예후를 결정하는데 검토되어질 것이다.

예후와 치료계획 PROGNOSIS AND PLAN OF CARE

방문한 결과, 다음과 같은 결과가 결정되었다.

♦ 독립적으로 증상을 관리하는 능력은 강화된다.
♦ 자기 관리와 가정관리, 지역사회 활동, 여가 활동능력은 향상된다.
♦ 말하고 먹고, 걷고, 뛰는 것을 포함한 이전의 기능적인 여가활동, 직무, 활약으로 되돌아 가도록 향상된다.
♦ 경추의 관절 가동 범위가 증가된다.
♦ 목뼈–등뼈 근육 길이–근력 상관관계가 향상된다.
♦ 부종은 줄어든다.
♦ 지구력은 증가된다.
♦ 환자는 가정운동 프로그램을 독립적으로 수행한다.
♦ 오른쪽 상지 관절 가동 범위는 증가된다.
♦ 오른쪽 상지 근력은 증가 된다.
♦ 연부 조직 신장성과 근 긴장도는 upper quarter에서 향상된다.
♦ 정적, 동적 자세는 향상된다.
♦ 턱관절의 근 수행력은 증가되고 균형을 잡게 된다.
♦ 턱관절의 ROM은 증가된다.

이 결론에 도달 하기 위하여 환자를 위한 적절한 치료가 결정된다. 이것들은 다음을 포함한다. 공동협력, 의사소통, 그리고 문서관리; 환자/의뢰인과 관련된 교육; 치료적 운동; 자가치료와 집에서의 관리에 대한 기능적 훈련; 직업, 지역사회, 여가의 통합과 재통합에 관련된 기능적 훈련; 도수치료기술; 전기치료 기기; 그리고 물리적 힘과 기계적인 기구.

이러한 진단을 받은 환자의 오랜 기간동안의 기능적 결과에 정보가 미진하지만 빠른 진단과 치료가 요구된다.[49] Wright 박사는 2~3달 동안 8~10회 방문 치료하도록 요구 된다. 재활에 대한 예후와 평가 판정은 좋아 보인다. 왜냐하면 재활과 물리치료 개입에 참여하는것이 적극적으로 하려는 것에 기초하기 때문이다.[39,49]

중재 INTERVENTIONS

선택된 중재에 대한 근거 RATIONAL FOR SELECTED INTERVENTION

여러 전문 분야의 협력적 접근 방법은 턱관절에 이상이 있는 환자를 관리하는데 최적의 방법이다. 이 팀에는 내과 의사, 물리치료사, 치과의사, 정신과의사를 포함할 수 있다. 의료적 관리는 치료를 조화롭게 하는것과 약을 사용하여 또는 필요시 다른 치료 방법으로 통증과 증상 완화에 초점을 맞춘다.

정신과적 치료는 있을 수 있는 분노와 우울증과 같은 심리적인 병적 상태를 감정하는데 유용하다.[7,49] 통증 관리 전략, 생체 자기제어, 이완훈련, 유도된 비유적 상그리기 등과 같은 인지적 행동치료 역시 턱관절 이상을 가진 환자에 사용되어져 왔다.[7,49]

신체 자기 조절(Physical self-regulation)(표 4-4)은 외상과 교합 이상을 경험했던 환자를 제외하고, 이것이 광범위한 병인론을 검토하였기 때문에 턱관절에 이상이 있는 환자를 위한 유용한 치료방법이 된다. 이러한 접근 방법은 교육과 관련된 2가지 분분과 더하여 생리학적 훈련 활동을 고려한 6가지 부분으로 구성되어 있다.[49,103,111]

치료적 운동 (Therapeutic exercise)

물리치료사는 교합이 잘 이루어지고 기능회복에 궁극적인 목표를 두고, 통증조절을 촉진하는 것에 초점을 둔다.[53] 성공적 치료의 열쇠는 증상을 악화시키는 지나치게 강한 방법과 불용성 위축과 증가된 증상을 이끄는 불충분한 활동 사이를 적절하게 균형을 맞추어 유지하는 것이다. 생리학적 한계내에서 교원질에 스트레스를 주는 것은 결합조직을 재건하는데 중요한 자극을 제공한다. 이것은 역시 교원질의 배열과 형성에 영향을 미친다. 교원질에 대한 최적의 자극과 스트레스는 교원질에 과부하가 걸리지 않도록 스트레스를 주도록 고안된 단계적 운동 프로그램의 형태로 재활과정에 반드시 적용되어야 한다.[7,49]

ROM이 향상됨에 따라 변형된 자세, 하악골의 활동성, 교합 변형을 발생시키는 근육의 약화에 대처하도록 적절한 근력강화 운동은 교육 될 수 있다.

턱관절에 이상을 가진 환자들은 자세운동, 유산소운동훈련, 가정 운동프로그램을 포함하는 프로그램으로 효과를 나타낸다. 자세 지각은 가정운동 프로그램의 중요한 구성요소이다.[7,49,108] 환자가 딱딱한 음식이나 껌을 씹거나, 과도하게 이야기를 하는 것과 같은 힘든 강도의 턱 움직임을 알고 있는 것도 중요하다.

규칙적인 운동 프로그램의 유지는 환자에게 반드시 주입되어져야 한다. 환자의 결과는 권고된 가정 운동 프로그램을 얼마나 충실하게 했는지에 달려 있다. 환자가 긴 시간에 근거를 두고 해야 하는 운동 프로그램의 성취는 성공에 필수적이다.

도수치료기술 (Manual therapy techniques)

관절 가동 기술은 정상적 관절 운동학의 회복과 정상 고유수용성 감각의 입력을 제공하고, 관절내에 영양 물질 교환을 유지하도록 도와주는 활액 교환을 촉진하도록 수행된다. 초기 치료는 휴식 상태에서 관절에 수행되는 Grade I과 II, 장축 신연 기술로 구성된다. 환자는 머리와 몸통이 지지된 상태로 똑 바로 눕는다. 환자의 통증 수준이 상당하고 연부조직의 긴장이 증가 되어 있기 때문에 바로 눕는 자세는 초기 치료에 있어서 최선의 선택이다. 치료에 대한 환자의 반응에 기초하여 진행된다. 관절 가동 기술은 움직임을 주기 전에 가능한 생리학적 범위의 끝에 관절을 미리 위치시켜서 진행되고 다음으로 Grade IV 장축 신연의 기술을 더한다.

연부조직가동기술과 관절 가동기술은 조직의 재건을 야기하는 생리학적 범위내에서 수행되어진다. 연부조직 가동기술은 목, 상부등, 턱, 얼굴부위에 가벼운 에플루라지로 시작한다. 이 기술은 부종을 움직여주고 기계적 수용기를 자극하여 통증을 감소시키는데 도움을 준다. 환자가 참을 수 있을 만큼 더 깊게 주무르고, 유날법은 특히 목과 상부등의 조직을 움직이는데 도움을 주고, 순환을 촉진시키고, 대사 찌꺼기를 없애는데 도움을 준다. 지속적인 압박 또는 발통점 이완 기법은 턱과 얼굴, 목, 그리고 상부등 부위에 활동적 발통점을 치료하는데 사용될 수 있다. 압력은 근방추의 활동을 통하여 근육 이완의 촉진을 돕기 위해 60회 이상 유지되어야 한다. 기계적 수용기의 자극은 통증을 감소시킨다.

전기 치료 (Electrotherapeutic modalities)

치료적 기기를 통한 보조적 치료는 증상을 조금 바꿔주

표 4-4 신체 자가 조절

이 운동방법은 올바른 식생활과 충분한 수분의 섭취 통증이 없는 한도에서 운동하기에 적합하다. Ⅰ,Ⅲ,Ⅳ의 운동을 하루에 2분간 6회 적용한다. Ⅱ,Ⅴ의 운동은 언제든 해도 좋다. Ⅵ은 취침 전 시행토록 한다.

Ⅰ. 최상의 안정된 자세를 취한다. 이를 꽉 물었는지와 갈지는 않는지 확인한다.
1. 입술을 평상 시 처럼 편안하게 두고, 혀의 긴장감을 완화한다. 이빨 사이를 약간 간격을 둔 채로 하루에 1분간 6회 유지한다.
2. 턱의 안정된 자세에 대해 알게 된다. 위, 아래 이빨로 혀를 물고 있지 않는다. 이는 피로를 야기 시킨다.
3. 이빨은 씹거나 삼킬 때 외에는 닿지 않는다. 한 시간 동안 식사를 한다면 3분 이상 닿지 않도록 한다.

Ⅱ. 가능한 천천히 횡격막 호흡을 연습한다.
1. 횡격막을 통해 천천히 규칙적으로 호흡한다. 흡기 시 횡격막 수축이 발생하면서 위는 가볍게 들려야 한다. 호기 시 횡격막이 이완되면서 위는 아래로 가라앉을 것이며 이때 천천히 공기를 밖으로 내뱉는다.
2. 3~4초 동안 천천히 공기를 흡입하며, 3~4초 동안 공기를 밖으로 배출한다. 다시 흡인하기 전에 3~4초 정도 호흡을 정지 한다. 이 정지 시간동안 효율적으로 뇌에 산소를 공급하고 적절한 이산화탄소가 배출되어 혈액과 근육에 근 긴장도를 완화시켜준다. 호흡 시 충분한 이산화탄소의 배출은 그만큼의 산소와 포도당을 뇌에 공급해 준다.
3. 혈액의 화학적 반응과 근 긴장도의 완화를 불러일으키는 횡격막 호흡법을 배운다.
4. 가벼운 두통이나 어지러움이 발생한다면, 과도한 심호흡을 하고 있는 것이다. 자신만의 정상적인 호흡패턴을 유지하거나, 깊은 호흡을 하지 않으며 기다려 본다.

Ⅲ. 머리가 기울어지지 않도록 관찰
1. 안정된 자세를 취하고, 어깨를 편안하게 한 후(약간 경사지도록), 다리를 꼬지 말고, 손을 대퇴 위에 올려 놓는다. 편안한 상태라면 눈을 살며시 감는다.
2. 입술과 혀의 긴장감을 완화시키고, 이빨 사이를 살며시 벌리고 있는 자세연습을 하는 동안, 통증을 유발 하지 않는 범위에서 머리를 전방으로 전위시키며 날숨을 내 뱉는다. 그리고 3초가 전방 전위된 머리의 위치를 유지한다.
3. 그리고 나서 위속으로 공기를 흡입하는 동안 머리를 직립으로 위치시킨다. 날숨 전에 1초간 정지 하며, 다리 머리를 전방으로 구부린다. Ⅱ,Ⅲ단계를 시행하며 1분당 6회 실시 한다.
4. 통증이 유발 될 수 있기 때문에 머리를 좌우로 구부리거나 지나치게 앞으로 전위시키지 않는다. 머리는 직립자세에 있으며 어깨는 긴장감이 완화 되어있다. 내 목 양쪽을 동등하게 사용할 것이라는 것을 표현하게끔 자세를 유지한다.
5. 중립된 어깨의 위치를 배우며, 그 주위의 혈액 공급이 증진될 것이다.

Ⅳ. 뻣뻣한 상부 허리의 안락감 : 둥근 어깨의 해결.
1. 손을 위로 들러 올린다. 팔과 어깨를 통증이 없는 범위에서 앞, 뒤로 움직인다.
2. 움직임을 30초에 6번 천천히 반복한다.
3. 중립된 어깨의 위치를 배우며, 그 주위의 혈액 공급이 증진 될 것이다.

Ⅴ. 짧은 휴식시간을 갖는다.
1. 5분으로 시작하여 각 훈련 기간 당 1분에서 20~25분까지 점진적으로 증가된 휴식을 취한다.
2. 훈련하는 날마다 최소 2번의 휴식시간을 갖는다.
3. 신체가 휴식을 취해야 하는 마음가짐을 갖을 때 휴식을 취하는 방법을 배운다.

Ⅵ. 긴장감이 완화된 자세로 취침한다. : 야간에 이갈이를 조절한다.
1. 입술의 긴장감이 완화되고 이빨을 살며시 벌린 상태로 5분간 연습한 호흡을 하며 똑바로 눕는다.
2. 그리고 소리를 내어 "나는 입을 닫지 않을 것이다" 라고 6,7회 소리내어 말한다. 입 주위가 편안한 상태로 수면을 취하는 자신의 모습을 상상한다.
3. 수면을 취한다. 움직여도 괜찮으니 걱정은 하지 않는다.

는 것이지 턱관절의 이상에 대한 병의 원인을 치료하는 것은 아니다. 이 치료는 전기적 자극을 사용한다. 이런 보조적 치료는 통증과 근육의 방호작용을 즉시 이완 시킬 수 있으며, 한정적 치료로 부가적으로 사용되어 질 수 있다. 턱관절이상의 모든 형태에서 나타나는 근육통, 관절통, 그리고 손상된 움직임의 증상에 직접 사용된다.

물리적 요인과 기계 종류 (Physical Agents and Mechanical Modalities)

전기치료 기구의 경우에 열과 냉 그리고 초음파가 사용되는데, 증상을 완화시키는 방향으로 사용되어지고 턱관절이상의 병의 원인을 치료하는 것은 아니다. 이런 보조적 치료는 통증과 근육의 보호작용을 즉시 이완 시킬 수 있으며, 한정적 치료로 부가적으로 사용되어 질 수 있다. 턱관절 이상의 모든 형태에서 나타나는 근육통, 관절통, 그리고 손상된 움직임의 증상에 직접 사용된다.

다른 치료 방법 (Other)

최적의 치료를 위하여 치아 보철을 사용하는데 교합 치료에 이로운 지를 평가하기 위하여 치과의사에게 의뢰된다. 교합 치료의 목적은 반대쪽 치열궁에 안정적인 접촉을 제공하기 위함이다. 치아 보철은 bruxism으로부터 치아를 보호하고, 정형학적으로 치아 교합의 위치를 안정되게 촉진하고, 신경근적으로 민감한 감각을 억제할 수 있는 중립적 교합 환경을 제공하기 위해 사용된다.[49,112]

협응, 의사소통 그리고 기록 COORDINATION, COMMUNICATION, AND DOCUMENTATION

의사소통은 치료 개입을 설명하기 위해 Wright박사와 이루어 진다. 문서 관리는 환자 관리와 전체적상황을 통하여 일어난다. *APTA's의 Guidlines for Physicla Therapy Documentation*[38]을 따른다. Wright박사의 좋아진 상태를 제공하기 위해 내과의학회의 원할한 의사 소통이 이루어져야 한다. 감정적인 정서는 치료의 장애물로 인지되는데, 정신과적 중재를 위한 의뢰는 그녀의 내과의사에게 권고 될 것이다. 교합 보철물이 필요한지에 대한 평가를 하기 위해 치과의사에게 의뢰되어질 것이다.

환자/고객 관련 교육 PATIENT/CLIENT-RELATED INSTRUCTION

그녀의 현 상태와 특성과 진행 방향을 설명하고, 가정 운동프로그램을 성실히 수행해야 하는 중요성, 프로그램에 따르지 않을 시 나타날 수 있는 사항을 설명하기 위해 Wright 박사와 긴밀한 의사 소통을 한다.

- ♦ Wright 박사는 다음에 초점을 맞추어 가정 프로그램에 대해 교육을 받게 된다.
  - 트레이드밀에서 유산소운동으로 시작하고, 밖에서 걷는 것으로 진행되고 최종적으로는 뛰게 된다.
  - 충분한 사용과 억제의 균형을 유지하면서 적절한 신체적 활동을 유도한다.
  - 자가 신장 프로그램을 적용한다.
  - 지나친 턱의 움직임을 피한다.
  - 복식호흡과 이완의 중요성을 강조한다.
  - 적절한 자세를 유지의 중요성을 일깨워 준다.
  - 턱, 오른쪽 상지의 정상적인 사용의 중요성과 손상측에 보조장비를 사용하지 않도록 강조한다.
  - 신체 자기 조절(PSR)(표 4-4 참조)
  - 근력강화 운동
- ♦ 일상생활과 관련한 정확한 신체역학을 교육한다.
- ♦ Wright 박사는 운동동안 현실적인 상황에 맞는 틀을 제공하기 위해 다양하고 즐거운 활동들을 계획하고, 체중부하운동 동안 혹은 야외 보행 활동을 하면서 음악을 듣는다든지, 트레드밀을 이용하면서 TV를 보는 것처럼 언제든지 가능하다면, 예능 프로그램과 운동을 접목시켜 환자를 고무해야 한다고 한다.
- ♦ 시청각 자료와 같은 가정프로그램을 이용하여 교육한다.
  - 이것은 시각적 바이오피드백을 적용하여 거울을 통한 턱과 자세적 교정을 위한 것이다.

치료적 운동 THERAPEUTIC EXERCISE

- ♦ 유산소 능력/지구력 상태
  - 연습: 유산소 운동을 수행할 때 턱의 긴장감 완화, 심호흡, 적절한 자세 유지를 동반하여 연습한다.
  - 전체심박수의 80%의 강도로 초기에 5~10분 적용하고, 30~45분으로 점차 확대 시행하며 주 3~5회 실시한다.

- American College of Sports Medicine Guideline에 의한 트레드밀 걷기
  - 기간은 처음 5분에서 시작하여 점차적으로 증가시켜 나간다.
  - 1주일에 3~5일 시행한다.
  - 유산소 운동 전에 5~10분 동안 준비운동을 실시한다.
  - 30~45분의 강도로 운동을 지속한다.
  - 운동 강도를 점차적으로 감소시키고 마지막 5~10분은 마무리운동을 통하여 스트레칭한다.
  - 심박수(MHR)를 체크하고 최대/최소 심박 수를 정하여 그 심박 수 범위 안에서 수행한다.[114]
  - The Boorg Rati of Perceived Exerton Scale은 운동 한계점을 결정할 때 사용한다.
- 야외 보행 활동
- 가벼운 야외 조깅활동

♦ 신체 기전과 자세 안정화
- 머리위치의 모니터링
  - 기울어짐이나 과도한 자세, 프로그램의 목표달성을 위해 머리의 중립된 위치를 조장한다.
  - 자가 교정과 같은 자세에 대한 인식은 최소 하루에 여섯 번, 한 시간에 한번씩 수행되어야 한다.
- 어깨의 위치
  - 어깨를 긴장감을 완화시켜 중립위치에 유지하고 가벼운 움츠림을 통해 운동성의 긴장감을 완화 시킨다.
  - 어깨의 움직임을 통해 원모양을 만드는 동작을 하루에 6회, 한 시간에 한번씩, 필요에 따라 수행한다.
- 목뼈 당김(후인) 운동
  - 누운 자세에서 시작해서 점차 앉은 자세로 수행한다.
  - 어깨와 턱을 이완된 위치로 한 다음 수행한다.
  - 각 5초 동안 유지하고 5~10회 반복한다.
  - 운동 동안 턱의 긴장감 완화를 유지한다.
  - 아침, 저녁으로 하루에 2번, 5~10회 반복 실시한다.
- 음성적 지시와 거울의 사용이 부적절한 자세의 수정과 정확한 자세를 유지하도록 사용되어진다.
- 아래턱뼈(하악골) 역동적 훈련
  - 거울을 이용한 시각적 피드백을 이용하여 중심선에서 입을 벌리고 닫으며 수행한다.
  - 처음에는 내미는 동작을 유지하고 치아 끝과 끝을 벌릴 수 있도록 훈련하며, 그 다음 중립에서 벌리고 오므리는 훈련을 한다.
  - 이쑤시개를 사용하여 움직임을 수정하며 적용한다.
    - ▸ 하나는 윗 앞니 중심에 위치하고, 다른 하나는 앞니 바닥에 위치한다(필요 시 거울을 사용한다).

♦ 유연성 운동
- 신장운동은 준비운동 후에 시행한다.
- 처음에는 중립자세에서 손목을 이용한 네발기기 자세로 시작하고, 견딜 수 있으면 책상이나 딱딱한 면에 기대어 척행(발바닥 전체를 바닥에 대고 보행하는) 자세를 유지한다. 일반적 관절가동범위와 유연성을 위하여 몸통의 굽힘과 폄을 교대로 반복하여 수행한다.
  - 견딜 수 있으면 손목을 편 상태에서 시행한다.
- 뒤침(회외, supination)과 엎침(회내, pronation) 범위의 증가를 위해 문손잡이를 열고 닫는 연습을 한다.
- 환자 스스로가 손목의 굽힘과 폄을 하여 신장시킨다.
- 등세모근(승모근, trapezius) 상부와 목갈비근(사각근, scalene)을 신장한다. 안정성을 위해 타월을 사용할 수 있다.
  - 타월을 한쪽 어깨에 걸치고 타월의 반대방향으로 신장되도록 손으로 타월을 잡아 당긴다.
- 가슴 신장법
  - 팔꿈치를 구부린 상태에서 어깨뼈를 뒤로 당기고 어깨를 수평으로 벌린다. 어깨관절 구부림을 여러 각도로 하여 문의 한쪽 방향에서 또는 코너에서 벽에 팔을 기대어 누르며 적용한다.
  - 전체적 과정에서 턱의 긴장감을 완화시킨다. 가슴 신장 시 앞쪽 어깨관절 capsule이 신장되지 않도록 주의해야 한다.
- 어깨올림근(견갑거근, levator scapular) 신장법
  - 앉은 자세에서 긴장된 근육의 반대 방향으로 머리의 회전과 가쪽굽힘, 굽힘을 동시에 가한다.
    - ▸ 안정성을 제공하기 위해 굽혀진 머리 위에 동측의 팔을 올려놓는다.
    - ▸ 반대편 손은 의자바닥을 잡아 안정성을 제공하고 몸통은 손 쪽으로 살짝 구부린다.

- 뒤통수밑(후두하, suboccipital) 신장을 위해 턱의 긴장감을 완화한 상태로 머리를 끄덕이듯 살며시 경추를 후인한다.
- 입천장에 혀를 붙인 상태로 턱관절를 회전시킨다.
  - 하루에 2~3회 시행하며 회당 2~3회 반복하고 최소 15~30초 동안 유지한다.

♦ 이완(relaxation)

- 편안한 위치로 턱을 위치시켜 하룻 동안 유지한다.
  - 턱의 안정적 자세(resting position)는 치아가 약 2 mm 정도 떨어진 상태이다(윗니와 아랫니 사이의 공간).
  - 하루에 6번 1분 동안 연습한다.
- 혀가 입천장에 살짝 닿아 있는 동안 턱을 벌리고 회전시킨다.
  - 혀를 치아 쪽으로 밀지 말고 회전 움직임에 힘이 들어가지 않아야 한다.
  - 회전을 시킴으로 턱관절 자체에 압력이 감소되어질 수 있고 턱 주위의 근육들도 더욱 이완될 수 있다.
- 느린 복식호흡이나 외측 늑골 호흡법을 연습한다.
  - 상부흉곽의 끝을 통하여 천천히 호흡하고 횡격막과 외측 가슴부위로 더 깊게 호흡한다.
  - 심호흡 시 턱의 이완을 유지한다.
  - 다른 훈련과 동반하여 하루에 6번 시행하고 한 시간에 한번 씩 또는 이완이 필요할 시 적용한다.
- 필요 시 잠깐 잠깐의 휴식을 취한다.
  - 음성적 지시를 통하여 프로그램 적용을 적용한다.
- 심 호흡동안 턱의 긴장감이 완화된 자신에게 알맞은 자세에서 휴식과 잠을 청한다.

♦ 근력, 힘 그리고 지구력 훈련

- 처음에는 거울을 사용하여 중립자세에서 턱의 등척성 수축을 교대로 시행한다.
  - 운동을 시행하는 동안 중립된 자세를 유지한다.
  - 하루에 2~3번, 5~10회 반복하여 5초 동안 유지한다.
- 치료용 튜브를 이용하거나 잡아당기는 체계의 운동
  - 다양한 자세에서 양쪽으로 어깨뼈를 뒷당김시킨다.
  - 축(체간)의 신전된 상태로 어깨관절의 굽힘, 벌림, 폄을 동반한다.
- 변화된 가슴들기(press up = push up) 운동
- 책상에 아래팔을 위치한 상태에서 치료용 해머를 잡고 가쪽돌림과 안쪽돌림을 실시한다. 하루에 2~3번 5~10회 반복한다.
- 책상 끝에 아래팔을 안쪽돌림 상태로 하고, 중력에 대항하여 손목 폄을 유지한다. 1 lbs의 무게로 시작하여 하루에 2~3회 5~10회 반복한다.
  - 아래팔의 위치를 바꾸어서 손목 굽힘, 자뼈쪽 편위(척측편위, ulnar deviation) 노뼈쪽 편위(요측편위, radial deviation)시켜 근력을 강화시킬 수 있다.

자가치료와 가정 관리에서의 기능적인 훈련 FUNCTIONAL TRAINING IN SELF-CARE AND HOME MANAGEMENT

♦ 자가치료와 가정 관리

- 말하거나 씹을 때 아래턱뼈의 움직임을 평가하고 일상생활과 도구적 일상생활에 대한 자세를 평가한다.
- 정확한 신체 역학과 자세정렬을 위한 모의활동을 통하여 가정에서의 활동과 일, 활약에 대해 재평가한다.
- 신체 자가 조절의 기술적 재검토

직장, 지역사회 그리고 여가 통합 또는 재통합에서의 기능적인 훈련 FUNCTIONAL TRAINING IN WORK, COMMUNITY, AND LEISURE INTEGRATION OR REINTEGRATION

♦ 직업

- 정확한 신체 역학과 자세정렬을 위한 모의활동을 통하여 가정에서의 활동과 일, 활약에 대해 재평가한다.

♦ 여가

- 적절한 자세와 턱의 긴장감 완화를 통해 걷고, 뛰고, 일상생활 수행 여부를 재검토
- 가정 내 프로그램과 체육관 프로그램의 재 검토
- 탄력밴드나 치료용 ball을 이용하여 임상에서 운전과 컴퓨터 작업처럼 모의 활동을 해본다.

도수치료기술 MANUAL THERAPY TECHNIQUES

♦ 마사지

- 부종과 통증관리를 위해 적용
- 깨물근(교근, masseter), 관자근(측두근, temporalis) 등세모근(승모근, trapezius) 상부에 가벼운 에플루라

지를 적용

- ♦ 움직임/도수치료
  - 연부조직
    - 가벼운 경찰법을 깊은 층의 근육을 주무르면서 진행, 이완기술을 발통점과 목, 상부허리, 얼굴부위에 견딜 수 있을 정도로 적용한다.
    - 연부조직 가동 기술은 치료의 초기단계에서 수행될 것이다. 운동과 활동 등을 통하여 기능을 점차적으로 회복한 환자에게는 적용하지 않는다.
  - 말초관절(원위부 관절)
    - 자뼈(척골)에 대한 노뼈(요골)의 근위부와 원위부를 손바닥쪽과 등쪽으로 Ⅲ, Ⅳ등급의 미끄러짐을 적용한다.
    - 원위부 노뼈로부터 근위부 손목뼈에 Ⅲ, Ⅳ등급의 distraction(joint play)를 적용한다.
    - 원위부 노뼈로부터 근위부 손목 뼈들의 앞, 뒤, 안쪽, 바깥쪽으로 Ⅲ, Ⅳ등급의 미끄러짐을 적용한다.
    - 안정된 자세에서 턱관절의 장축방향을 따라 Ⅱ등급의 distraction을 적용하고, 점차적으로 큰 범위와 부위로 Ⅲ, Ⅳ등급의 distraction을 적용한다.
    - 증가된 관절의 distraction과 protraction을 위해 장축방향으로 distraction과 protraction의 움직임을 적용
    - 턱관절의 관절가동 범위와 하악골의 움직임 상의 Capsular 제한을 정상화 하기 위해 위에서와 같이 턱관절에 안쪽, 바깥쪽 방향으로 gliding을 적용한다.
    - 관절의 gliding 기술은 초기에 Ⅰ, Ⅱ등급 적용하며 치료의 점차적인 반응에 대하여 견딜 수 있는 범위 내로 Ⅲ Ⅳ등급으로 적용한다.

예상 목표와 기대 결과
ANTICIPATED GOALS AND EXPECTED OUTCOMES

- ♦ 병리학/병태생리학에 미치는 영향
  - 2~3주내에 통증수준이 VAS 척도상 3점정도로 낮아지고, 퇴원 시에는 평균 1,2점으로 더욱 낮아진다.
  - 목과 상부 허리 그리고 턱 주위의 근육과 연부조직의 긴장도는 정상범위로 감소된다.
- ♦ 손상에 미치는 영향
  - 유산소 운동능력이 향상된다.
  - 지구력이 향상된다.
  - 걷기와 이동 능력이 향상된다. 하루에 5~10분 걷기는 초기에 달성되고, 치료의 끝 무렵에는 매일 트레드밀에서 15분 이상(약 1마일) 걸을 수 있다.
  - 관절가동성과 연부조직 유연성은 증가된다.
  - 목, 상부허리, 턱의 근육의 길이와 긴장도 관계는 정적, 역동적 일상생활 수행동안 중립자세를 통하여 최대의 80%(시간유지 능력 %) 시간 동안 유지될 수 있다.
  - 수행능력은 신체 분절을 교차하여 움직이는 질적 양적으로 강화된다.
  - 근력은 오른쪽 손목과 손에서 4/5까지 향상된다.
  - 정적 동적 자세 조절 능력은 2-3주 안에 WNL로 향상되고 퇴원시에는 정상범위에 달한다.
  - 몸의 이완은 증가된다.
  - 관절가동 범위와 관련된 결합조직의 제한은 환자의 통증 수준이 감소하고 미래의 손상위험을 제거함으로써 정상화 될 것이다.
  - 턱관절의 관절가동범위는 2~3주 안에 벌림은 10 mm, 오른쪽 외측 편위 4 mm, 왼쪽 외측 편위 2 mm, 내밀기 1 mm, 회전 2 mm를 보이면서 향상된다.
  - 오른쪽 손목관절 관절가동범위는 2~3주 안에 모든 방향에 약 10° 씩 증가되고, 퇴원시 정상범위 내에 있을 것이다.
  - 왼쪽 턱관절의 관절가동범위는 오른쪽의 90% 이내로 치료 종료시에는 증가된다. 모든 턱관절의 움직임은 정상범위 내로 증가된다.
  - 감각인지가 향상된다.
- ♦ 기능적인 제한에 미치는 영향
  - 말하고 부드러운 음식을 먹는 기능적 움직임은 2-3주 안에 약 50% 정도 증가된다. 치료 종료시에는 정상 근무시간에 기능적 말하기를 수행할 수 있다. 턱관절 이상 증상을 악화시킴 없이 딱딱한 음식을 씹을 수 있다.
- ♦ 위험 감소/예방
  - 증상의 자가치료는 2-3주 안에 향상되고 퇴원시에는 독립적이다.

- ♦ 건강, 웰니스, 운동에 미치는 영향
  - 영양, 신체활동, 행복에 대한 건강한 습관은 촉진되고 요구되어진다.
  - 체력은 향상된다.
  - 건강상태는 정상범위내로 이전의 기능수준으로 향상된다.
  - 가정 운동과 체육프로그램은 독립적으로 수행된다.
  - 신체역량은 향상된다.
  - 신체기능은 향상된다.
- ♦ 사회 자원에 대한 영향
  - 자료수집은 *APTA의 Guidelines for physical Therapy Documentation*에 따라 모든 상황과 환자 관리에 걸쳐 이루어진다.[39]
- ♦ 환자/고객 만족
  - 지역사회 자원의 인식과 이용이 향상된다.
  - 진단, 예후, 치료, 예상되는 목표, 기대되는 결과에 대한 환자의 지식, 인식, 이해 등이 향상된다.
  - 상태에 관련된 개인적,환경적 요인에 대한 환자의 지식이 향상된다.
  - 행복감과 조절은 이전의 기능수준 이상으로 향상되고 정상범위내가 된다.

재검사 REEXAMINATION

재검사는 모든 상황을 통하여 수행된다.

퇴원 DISCHARGE

Wright 박사는 총 8번의 물치치료를 받은 후 물리치료에서 벗어났다. 이들 세션은 전체 치료 상황에 걸쳐져 있다. 그녀는 예상목표와 기대결과를 달성하였기 때문에 퇴원하였다.

사례 연구 #3:

섬유성근육통증후군
Fibromyalgia syndrome

Rosa Ruiz 부인은 섬유성근육통증후군이 있는 43세의 활동적이고 건강한 여성이다.

물리치료사 검진 PHYSICAL THERAPIST EXAMINATION

병력 HISTORY

- ♦ 일반적인 인적사항: Ruiz 부인은 43세의 쿠바계 미국인으로 영어와 스페인어를 유창하게 사용할 수 있으며 오른손잡이다.
- ♦ 사회적 병력: 3명의 아이를 두고 있는 결혼한 여성이다.
- ♦ 고용/일: Ruiz 부인은 세 아이의 엄마로서 가정에서 아이들을 학교에 보내고 보살피는 역할을 하고 있다. 그녀는 세 아이가 태어나기 7년 전까지 변호사로 전임으로서 일했었다.
- ♦ 생활 환경: 그녀는 남편과 세 아이들과 함께 교외에 있는 가정에서 살고 있다.
- ♦ 일반적인 건강 상태
  - 일반적인 건강 인식: 그녀는 처음 진단 이전에 건강하다고 생각하고 있다.
  - 신체적 기능: FS 이전과 비교된 신체 기능은 상당부분 제한되어 있다.
  - 심리적 기능: Ruiz 부인은 현재 낙담하고 있다. 이것은 또한 악화된 FS의 증후로 점차적으로 더 악화시키는 결과를 가져 왔다.
  - 역할 기능: 아내, 엄마, 자원봉사자
  - 사회적 기능: 그녀는 아이들의 학교생활에 적극적으로 참여하고 운동을 즐기고, 또한 요리하고 사람들과 어울려 대접하는 것을 즐긴다. 그러나 현재로서는 그녀가 가정에서 대접하는 경우에 그녀는 2~3일 동안 침대에서 쉬고 난 이후일 것이다. 또 어느 하루 쇼핑을 가게 된다면, 다음 날까지 침대에서 보내야 할 것이다.

- ♦ 사회/건강 습관: 그녀는 비흡연가이고 음주는 사회생활에서의 기본만 하고 있다.
- ♦ 가족력: 그녀의 아버지는 심근경색, 어머니는 고혈압, 경피증, 류마토이드 관절염, Raynaud's 증후군의 병력이 있다.
- ♦ 의학/외과적 병력: 그녀가 5세일 때까지 열병 경련이 있었다. 11년 전에 유육종증 티끌이 좌폐에 있었다. 설명되지 않는 불모가 있고, 씨방 과대 자극을 위한 pergonal 주입을 실시했다. 이 결과로 쌍둥이와 한명의 아이 — 세 아이가 임신되었다. 그녀는 태아를 유산했고 두 달 동안 침대에서 쉬었다. 그녀의 FS는 셋째 아이의 출생 후에 악화되었다. 최근에 염증성 창자증후군이 발생하고 가끔 편두통이 있다.
- ♦ 입원 경험: 그녀는 아이들의 출생과 편도선 절제술을 하는 동안 입원해 있었다.
- ♦ 이전에 있던 의학적 문제나 기타 건강관련질환: 환자는 유육종증, 염증성 창자증후군 및 편두통이 있다.
- ♦ 현재 상태/주호소: 그녀는 처음으로 23세의 나이에 문제가 있기 시작했고, 2명의 신경학자에 의해 26세의 나이에 다발성 경화증의 진단이 내려졌지만, 어떤 특정한 중재나 조정도 하지 않았다. 5년 후에 류마티스성 관절염이 FS의 진단을 가져오게 되었다. 그녀는 최근에 FS 증후의 발적을 경험하고 류머티스 전문의에 의해 지시된 물리 치료를 시행하였다. 그녀는 지금 고통 및 피로가 증가되어 불평이다. 고통은 그녀의 몸을 통하여 있을 수 있고 그녀의 활동에 따르는 어떤 예상할 수 있는 양상은 띠지 않는다(그녀는 어떤 규칙적인 운동도 하지 않고 그녀의 ADL를 완료하는 그녀의 상태 및 기능을 개선하고 싶으면).
- ♦ 기능적인 상태와 활동 수준: Ruiz 부인은 간신히 ADL를 수행할 수 있다. 그녀는 피곤을 너무 많이 느끼기 때문에 운동을 위한 걷기조차 하지 않고 있다.
- ♦ 약물: 지난 6주부터 Ruiz 부인을 위해 필요에 따라서 Advil 또는 Aleve를 가지고 갔다.
  - 그녀는 이것들을 포함하여 여러 가지 다른 약물을 과거에 복용하고 있었다.
    - Elavil 10에서 20 mg 을 5년 동안 밤에 복용을 했고, Paxil 10 mg을 1년 동안 그리고 serotonin을 썼다.
    - 세로토닌은 좋지 않은 피부 반응 때문에 중단했다.
    - 그녀는 또한 심계 항진의 부작용 증가와 "fog myalgia(안개근육통)" 때문에 다른 두 약 또한 중단했다.
- ♦ 다른 임상적 검사:
  - Ruiz 부인은 지금 막 Holter monitor 착용 후 2주가 지났다.
  - 그녀는 지난 몇 달 내에 심박 급진과 현기증을 경험하고 3시간 동안 실신했었다.
  - 그녀의 심혼 기능이 WNL이었다는 것이 결정되었다.

신체계통 조명 SYSTEMS REVIEW

- ♦ 심혈관/폐
  - 혈압(BP): 130/80 mmHg
  - 부종: 없음
  - 심박수(HR): 78 bpm
  - 호흡수(RR): 18 bpm
- ♦ 피부계
  - 흉터형성 상태: 없음
  - 피부색: 정상
  - 피부 상태: 정상
  - Ruiz 부인은 Raynaud 증후처럼 보인다.
- ♦ 근육뼈대계
  - 전체적인 관절가동범위: 전반적인 관절 움직임이 끝부분에서 통증으로 인한 제한이 있다.
  - 전체적인 근력: 전반적으로 통증으로 인해 4-/5 정도로 제한이 있다.
  - 전체적인 대칭성: 전반적으로 균형을 이루고 있다.
  - 키: 1.55 m
  - 몸무게: 52.16 kg
- ♦ 신경근육계
  - 균형: 그녀는 균형, 운동, 이동 및 전환에 독립적이지만 느리고 불편하게 실행한다.
  - 보행, 이동 그리고 변화: 그녀의 보행 자세는 약간 느리고 힘든 것처럼 보이지만 WFL이다.
- ♦ 의사소통, 감정, 인지, 언어, 학습 유형
  - 의사소통, 감정, 그리고 인지: 그녀는 민첩하고 필요한 대화를 할 수 있다.
  - 감정: 그녀는 그녀의 고통과 부족을 토론할 때 감정

적이 된다.

- 학습 유형: 그녀는 구두와 시각을 통해 잘 배운다.

검사와 측정 TESTS AND MEASURES

♦ 유산소 능력/지구력
- 6분 걷기 테스트: 그녀는 4 분을 편안히 다루고 테스트 이전에 Borg 가늠자에 4개와 시험 후에 6개를 기록하고 제각기 60 미터의 약 3개 랩을 완료했다.[116]
- 계단 오르내리기 테스트: 그녀는 고통 및 피로의 증가로 천천히 1개의 일련의 계단을 수행했다.[117]

♦ 인체측정학적 특징
- 신체질량지수(BMI)=21.7 (정상범위라고 생각한다)[118]
- 부종 또는 손 · 발톱의 변화는 주목되지 않는다.
- 그녀의 손 및 발 둘 다의 피부는 차갑다.

♦ 보조장비 및 적용장비:
- 보조 장치는 초기 평가 때에 주목되지 않는다.

♦ 뇌신경과 말초신경의 통합성
- 가벼운 감촉에 모두 정상 감각을 느낀다.

♦ 환경, 집과 작업의 장벽
- 그녀는 심한 통증으로 집에 층계를 가진 어려움이 있고 수시로 그(것)들을 피하고 시도하더라도, 가정에 접근할 수 있다.

♦ 인체 공학과 신체 기전
- 그녀는 활동하는 동안 약간의 두려운 모습과 보호하려는 것을 볼 수 있다.

♦ 보행, 이동 그리고 균형
- Ruiz 부인은 독립적인 이동이 가능하다.
- 그녀는 눈을 뜨고 50초 동안 두 발 다 정지한 상태로 있을 수 있다.
- 그녀는 한쪽에만 치우쳐 있을 수 없다.
- 동적인 균형은 평가할 수 없다.

♦ 관절 통합성과 가동성[91]
- 관절 움직임: 고통의 참을성 있는 수준이 사정되지 않았다.
- 관절 끝부분에서 통증에 의한 제한이 있다.

♦ 운동 기능
- 손재주가 있고, 조화롭고 사지가 모두 민첩하다

♦ 근 수행력[67,92]
- 오른손의 쥐는 힘은 32 kg, 왼손은 22 kg이 dynamometer에 체크된다.[119,120]
  - 이것은 59-64 kg의 정상범위 보다 약한 것이다.
- 상지의 근력은 4-/5
- 하지의 근력은 양쪽 슬괵근의 4-/5를 제외한 나머지는 4/5

♦ 통증
- 촉진을 통한 양쪽의 통증 유발점: 뒤통수밑근(후두하근), 상부 등세모근, 목갈비근(사각근, scalene), 목빗근(흉쇄유돌근), 가시위근(극상근, supraspinatus), 안쪽위관절융기(내측상과, medial epicondyle)보다 바깥쪽위관절융기(외측상과, lateral epicondyle), 갈비연골 부위(costochondral junction), 등허리 척추옆 부위(thoracolumbar paraspinal), 볼기근(둔근, gluteal), 궁둥구멍근(이상근, piriformis), 큰돌기(대전자, greater trochanter), 근막, 먼쪽 뒤넙다리근 그리고 장딴지가자미근(gastrocsoleus).
- 10 cm VAS[92-94]
  - VAS(도관): current pain 9 cm
  - VAS: Effort, pain from exertion(ADL) 10 cm
  - VAS: Minimum, least pain in preceding week to 5 cm(최소한, 5 cm에 선행하는 주에 있는 가장 작은 고통)
  - VAS: maximum, worst pain in preceding week 10+cm(with ADL) (최대, 선행하는 주 10+cm에 있는 가장 나쁜 고통)
- 스탠포드 건강 평가 질문지와 Fibromyalgia는 질문지에 영향[67]
  - 질병의 내성= 3/10(10=내성이 좋은 것)
  - 질병 활동의 평가 = severe(scale=none, mild, mod, severe)
  - 쉬며 잠드는 능력의 평가 = 3/10 (10=가장 잘 잔다)
  - 피로도: 8/10(10=가장 나쁜 피로도)
- MxGill 통증 질문지[93](지난 주에 그리고 지금 경험되는 통증 기술자의 명부)
  - 그녀는 20항목 중 14항목을 선택했다.

♦ 자세
- FHP이며 어깨가 굽었고, 척추 후만이 조금 증가되어

있고 선자세에선 척추 전만이 조금 감소된다.

- 몸을 굽히고 보기 흉하게 앉아 있는다.
- 자세 평가를 위해 오랜 시간 동안 서 있을 경우 불편해 한다.

♦ 관절가동범위[16,67]

- 상지는 통증에 의한 끝 범위에서의 제한이 있다.
- 하지는 통증에 의한 끝 범위에서의 제한이 있다.
- 근력, 조직 신장성, 굴곡 유연성[16,67]
  - 근력과 조직 신장성이 감소하고 긴장이 증가되었으며 평가하는 동안 발통점의 (몸의) 통증이 있어 불평을 했다.[67]

♦ 반사 통합성

- 양측DTR - WNL

♦ 자가치료와 가정 관리

- 집을 관리하고 일을 능동적으로 수행 가능하지만 이전보다 능력이 떨어졌다.

♦ 감각 통합성: 양측 WFL

♦ 직장, 지역사회 그리고 여가 통합 또는 재통합

- 자주할 수는 없지만 대화하고 한가한 시간을 갖고 일하는데 약간의 시간을 갖지만, 이러한 활동 후엔 2일에서 3일 동안을 침대에서 보내야 한다.
- SF-36의 신체 기능과 건강 상태 질문지[94]
  - 그녀는 80득점으로 낮게 검사 되었다.[121]

평가 EVALUATION

Ruiz 부인은 활동적인 생활을 수행하는데 있어서 제한이 있었다. 그녀는 통증이 있고 ROM과 근력, 유연성의 감소, 조직의 비탄력성, 자세와 걷는 형태의 변화, 지구력의 저하를 보이고 있다. 따라서 그녀는 기능적인 움직임들을 수행하는데 있어서 제한이 있고, ADL의 원활한 수행에도 어려움을 보이고 있으며 이로 인해 레져활동이나 일하기 또는 대화하는 것에도 제한을 받고 있다.

진단 DIAGNOSIS

Ruiz 부인은 FS와 통증이 있는 환자다. 그녀는 — 호기능력과 지구력, 인간공학과 몸 환경, 걸음, 이동능력, 균형, 관절 가동성, 근력, 자세 — 가 손상되었다. 그녀는 일하고 대화하고 일상생활을 영위해 나가는데 있어서 기능적인 제한이 따른다. 이것은 패턴 D: 결합조직의 기능장애와 관련된 손상된 관절 가동성, 운동 기능, 근 수행력, 관절가동범위 — 와 일관된다. Fibromylgia는 또한 추가 연습 본에 있는 분류를 지원할 지도 모른다. 확인된 손상 및 기능적인 제한은 계획 결정에서 제시될 것이다.

예후와 치료계획 PROGNOSIS AND PLAN OF CARE

Ruiz 부인의 방문을 통해 다음 상호간에 결과로 결정되었다.

♦ 자가 치료, 수행 능력, 집안일, 대화, 레져활동과 동작의 향상

♦ 활동 포용력은 이전 기능과 여가 활동, 업무 및 활동에 반환을 허용하기 위하여 개량

♦ 지구력의 증가

♦ 걷기의 향상

♦ 스스로 이완시킬 수 있고 에너지와 관절을 보호

♦ 징후의 조절력이 향상

♦ 근육 길이 긴장(긴장도)의 관계가 향상

♦ 근육의 성능이 향상

♦ ROM이 증가

♦ 조직 신장성의 증가

이 환자를 위한 적합한 운동을 통해 이 결과를 달성하기 위하여 협응력, 대화, 정보 관리, 참을성 있는 클라이언트의 지시, 운동치료법, 집에서의 자가치료, 일에 있는 기능적인 훈련, 수기 치료 테크닉, 전기적 치료 요법을 포함할 것이다.

FS를 가진 환자의 장기 기능적인 결과에 조금은 정보가 될 것이다. 그 연구는 통증, 압통점 및 중요한 기능적인 손실이 한동안 지속할지도 모른다고 설명한다. 예후는 이른 진단 및 처리가 치료에 더 낫다고 생각된다. 그녀는 3에서 4개월 기간에 18번에서 26번사이의 방문이 요구될 것으로 예상 된다. Ruiz 부인의 예후와 회복은 그녀의 문제가 자연적이고 만성적인 것 때문에 공정하다.

표 4-5 섬유근육통에 대한 자가 효율성 증진을 위한 접근

1. 능력에 적합하고 유산소 운동처럼 흥미있는 운동을 수행하라.
2. 취침에 들기 3시간 전에는 무카페인, 과식하지 않은 식이 조절된 건강을 유념하라. 금연, 금주하라.
3. 우선 시 해야 할 일이나 활동에 대해 근육을 과사용하고 악화시키는 습관을 피하자.
4. 다음과 같은 취침습관을 갖자 : 매일 같은 시간에 잠자리에 들고 일어나라.
5. 취침이 약물이 필요로 할 때, 저녁식사와 함께 섭취하여 다음날 약물의 의한 숙취효과를 감소시킨다.
6. 급성 통증에 대해서는 전문가의 도움을 받아 전략을 세워 해결한다.
7. 스트레스를 관리하여 극복한다.
8. 기적을 바라지 말라. 날이나 시간이 아닌 여러 달 안에 이뤄낼 수 있는 목표를 설정한다.

중재 INTERVENTIONS

선택된 중재에 대한 근거 RATIONAL FOR SELECTED INTERVENTION

FS 환자는 관리가 중요하다는 많은 전문가들의 연구가 있다. 이 조직에는 의사, 물리치료사, 작업치료사, 심리학자, 사회사업가, 간호사, 치료관리사, 직업재활상담사가 포함된다.[67]

치료수단은 유용성이 입증된 명상, 생체자기제어, 침술, 압통점에 국소마취나 corticosteroid의 주사, 환자가 좋아하는 열 또는 냉 치료기구, 마사지, 운동 등이 있다. 이러한 치료법은 적용할 때 잘 조절할 수 없다. 왜냐하면, 심혈관의 적합성,[123] 근전도의 생체자기제어,[124] 인지행동중재[125,126]와 체면술 등[127]이 연구되어야 한다.[67] 흥미로운 일은 난치성 섬유근육통 환자의 40명에게서 최면술이 물리치료보다 더 좋은 결과를 나타냈다.[127] 최면술 그룹은 통증, 피로, 통증에 대한 총괄적 평가를 더 잘 극복하였다. 그러나 압통점이 있는 그룹에서는 증명되지 못하였다.[67]

정신과 치료는 불안과 우울증으로 이완되는 것을 조절하는데 유용하다. Goldberg는 섬유근육통 환자의 25%는 정신병리학적으로 동시에 발생하므로 정신과적, 심리학적 고려를 권고하였다.[72] 인지행동치료는 통증관리전략, 생체자기제어, 이완훈련, 상상치료 등과 같이 섬유근육통 환자에게 적용한다.[67,72]

근육섬유통을 관리하는 물리치료는 말초성, 중추성 무통의 증가, 수면장애 개선, 근육과 표피에 혈액순환증진, 혼란스런 마음을 줄이는데 초점을 둔다.[72]

환자/고객 관련 교육 (Patient/client-related instruction)

근육섬유통의 성공적인 치료가 되기 위해 최고로 중요한 것은 교육이다. 교육에는 환자와 가족 모두가 포함된다. Freundlich와 Leventhal[128]은 초기에 교육이 포함되어 있어야 하며, 2가지 중요한 과정이 반영되어야 한다고 강력하게 권고했다. 첫 번째는 섬유근육통 질환이 정신과적 문제가 아니란 것을 알아야 하며, 둘째로는 희귀한 질병이 아니란 것이다. 더욱이 물리치료사는 생활을 위협하는 질환이 아니라는 것을 환자에게 확인시켜야 한다. 이 질환은 빈번하게 만성질환으로 가지만 이 질병은 환자 본인이 주도하여 치료를 해야 한다. 환자의 주도족 치료에 도움이 될 수 있는 자가효율성증진 내용을 표 4-5에 표시하였다.[67,129]

치료적 운동 (Therapeutic Exercise)

물리치료사는 기능을 회복하는 궁극적인 목표로 적당량의 활동과 통증 조절을 촉진하기 위해서 치료적 운동을 이용한다.[67,72] 성공적인 치료의 열쇠는 증상을 악화 시킬 수 있는 과도한 격렬한 방법과 증상을 악화하고 불사용 위축을 이끌 수 있는 저활동 방법에 적절한 균형을 균형을 유지하는 것이다. 생리학적 한계내에서 교원질에 스트레스를 주는 것은 결합조직의 재건에 중요한 자극을 제공한다. 이것은 역시 교원질의 배열과 형성에 영향을 미친다. 환자 재활에 있어서와 마찬가지로 교원질에 가해지는 최적의 자극과 스트레스는 과부하가 걸리지 않고 스트레스가 가해지도록 단계적 운동 프로그램의 형태로 적용되어져야 한다.

다양한 연구자들은 운동훈련이 FS의 치료에 도움이 된다고 제안해 왔다.[67,123,128-137] 대부분의 환자에 이득이 있다고 보고된 치료적 운동 요법은 수치료이다. 어떤 저자는 FS를 위하여 전체적인 체력, 스트레칭, 신체의 특별한 부위를 위한 강화운동등에 초점을 맞춘 수치료 프로토콜을 기술하고 있다.[138] 이 프로토콜에는 깊은물 준비운동(deep-water warm-up), 깊은 물 간격운동(deep-water interval training), 수중 체력 훈련(water power exercise), 고정 발차기 훈련(stationary kicking training), 스트레칭, 사지운동, 그리고 수영 또는 보조 수영등이 포함되어져 있다. 격렬한 활동을 하는 환자는 발통점을 더 악화시키기 때문에 수영과 고정 자전거를 다는 비-체중지지 운동이 이상적이다.[9]

고정 자전거는 유산소 운동 상태, 하지의 관절 가동 범위, 근력등을 향상시키는데 사용되어질 수도 있다. 규칙적인 운동 프로그램의 유지는 환자에게 서서히 주입되어져야 한다. 환자의 치료결과는 권고된 가정 프로그램을 적절하게 얼마만큼 충실히 했는가에 달려 있다. 환자가 평생에 기초를 두고 운동 프로그램을 달성하는 것은 성공에 필수적이다.

FS환자를 위한 운동 훈련에 관한 연구결과는 운동을 한 사람들이 다양하게 일하는 능력, 신체 지구력, 발통점의 통증역치, 정신적 스트레스 수준에 있어서 향상을 보인다고 지적하고 있다. 이 보고서가 받아들여진다 하지만 작은 표본 크기에서 제한점이 있다; 운동 기간, 반복 정도, 강도에 관련된 질문; 그리고 FS에 대한 운동의 영향에 대한 장기적 연구 자료가 부족하다는 제한점이 발견된다. 통증 관리에 일상적으로 대처하는 기술훈련이 운동 훈련과 결합된 이들 연구는 개개인에 효과적으로 FS를 관리하는데 도움을 줄 수 있다.[130-139]

FS환자에게 이득을 줄수 있는 추가적 운동 타입들은 표 4-6에 나타나 있고, 유산소 운동, 수치료, 태극권(tai chi) 등이 포함되어 있다.[67,129]

도수치료기술 (Manual Therapy techniques)

연부조직 가동 기법은 조직 재건을 이끌기 위해 생리학적 범위 내에서 수행되어야 한다.[4] 시도되어질 수 있는 도수 기법은 통증지점에 마사지, 근막 이완 기법, 압박 기법

표 4-6 섬유근육통을 위한 운동

운동	설명
스트레칭	낮은 강도로 적은 시간동안 획수를 적게 하여 시행
자세의 정렬	호흡운동, 신체역학과 자세의 정열을 수정, 취침자세와 위치, Feldenkrais 나 Alexander 기술과 같은 움직임 교육
도수 치료방법	근막 이완기술 ; 압통점 마사지; 테니스공, 아이스를 이용한 자가 치료 방법
Tai Chi(타이치이)	동양의 운동기술중 하나로, 천천히 연속된 움직임을 통해 긴장완화, 마음의 안정성 증진 , 유연성 향상, 및 지구력을 높여주며, 통증을 감소 시켜준다.
유산소 운동	규칙적으로 시행함으로 지구력을 향상 시켜주는 건강프로그램. 수영용 풀이나 가정 내 고정자전거, 보행 프로그램, 비디오테이프의 활용을 통한 비충격식 유산소운동을 1분에서 10분까지 시행한다. 각 훈련들을 통해 총 30분의 훈련프로그램이 적용된다. 환자는 자신의 심박수나 노력을 스스로 체크한다.
수중 치료	스트레칭 활동에 매우 효과적이며, 20~30분 동안 걸으면서 땅에서는 쉽게 지칠 수 있는 사람에게 유산소 컨디션을 제공해 줄 수 있다. 필요하다면 부력기구를 이용한다.
충실함 고수(adherence)	운동과 삶의 방식의 변화, 성과와 충실성의 평가를 위한 주기적인 사전준비, 훈련시간표, 규칙적인 진행상의 기록, 함께 할 수 있는 동료

등이 있다. 환자는 압력마찰 마사지 기법을 돕기 위한 테니스 공이나 냉동 물풍선과 같은 도구로 자기-관리 기법을 배워야 한다.[67]

전기 치료 (Electrotherapeutic modalities)

Biofeedback과 같은 전기치료기기는 FS환자를 위해 성공적인 치료 전략의 부분으로 포함되어져 있다. Ferraccioli와 연구자들[124]은 모의 EMG-biofeedback 프로그램을 수행한 환자보다 EMG-biofeedback 프로그램을 수행한 사람들이 통증, 아침에 뻣뻣함, 발통점의 감소에서 향상을 보였다고 하였다.

협응, 의사소통 그리고 기록 COORDINATION, COMMUNICATION, AND DOCUMENTATION

공동작용과 여러전문분야에 걸친 접근은 FS환자의 관리에 중요한다. 그 팀은 내과의사, 물리치료사, 작업치료사, 정신과 의사, 사회사업가, 그리고 직업재활 상당사가 포함된다. 의학적 관리는 공동적 치료, 약과 다른 중재치료를 통하여 통증과 증상완화를 제공하는 것에 초점을 맞춘다.

의사소통은 치료적 중재를 설명하기 위한 필요로서 Ruiz 부인의 가족과 함께 일어날 것이다. 환자관리의 모든 요소는 APTA에 따라 문서화 되어질 것이다. 의뢰인과 정신과 의사와 규칙적인 의사소통은 Ruiz 부인의 상태의 최신정보를 제공할 것이다.

환자/고객 관련 교육 PATIENT/CLIENT-RELATED INSTRUCTION

그녀의 현재상태와 진행되는 방향, 적절한 가정 프로그램에 충실함의 중요성, 가정 프로그램을 따르지 않았을 때의 잠재적인 결과 등은 Ruiz 부인에게 제공될 것이다.

Ruiz 부인은 다음에 초점을 맞추어서 가정운동프로그램을 배울 것이다.

- 유산소 운동 상태를 유지해야 하는 중요성
- 근력증가, 유연성 향상, 지구력 향상을 위하여 가정운동의 단계적인 계획
- 에너지 보존 입장에서 과사용과 덜 사용사이의 균형을 유지하는 신체활동에 있어서 적절한 보조를 맞추는것
- 관절을 보호해야 하나 가능한 정상적으로 사지를 사용하는 중요성
- 가능하다면 스트레스 관리,이완, tai chi, 수치료, 요가 등을 포함하는 공동사회의 자원을 활용
- 스트레칭 프로그램을 유지하는 중요성
- 규칙적으로 이완기법을 수행하는 중요성
- ADL과 IADL으로 신체역학을 교정하는 교육

Ruiz 부인은 다양하게 즐기고 가능하면 교차로 운동을 수행하고, 또한 가능하다면 운동하는 동안 entertainment를 활용하도록 격려 받을 것이다. 그녀는 운동하고 걷는 동안에 음악을 들을 수 있다. 그녀는 친구와 가족 구성원과 옥외에서 걸을 수 있다. 고정 자전거나 트레드밀을 하는 동안에 TV를 시청할 수 있다. 시청각 도구는 가정운동 프로그램을 교육할 때 필요시 사용되어질 것이다.

치료적 운동 THERAPEUTIC EXERCISE

- 유산소 능력/지구력 상태[140]
  - 유산소 조절/상태를 위한 고정 자전거, 걷기, 트레드밀
    - 기간: 초기에는 10분, 시간 기초 운동 진행에 따라 30~45분까지 진행한다.
    - 강도: 초고점의 60%〔0.6×(220-age)=100bpm〕로 심박동수를 중증도로 높인다.
    - 빈도: 초기에는 1주일에 3회, 주당 5회까지 진행한다.
  - 수치료 프로그램
    - 방법: 시간에 기초된 운동 진행에 따라 물에서 걷기, 풀 운동, 수영
    - 빈도: 초기에는 앞에서 언급한 유산소 능력/지구력 조절 운동 중의 하나 대신에 사용되어 질 수 있고 환자가 견딜 수 있는 범위 내에서 빈도는 증가될 수 있다.
- 신체 기전과 자세 안정화
  - 전신 거울을 사용하여 되먹임을 사용하여 선자세 정열의 교육.
  - 다양한 크기와 무게의 물체를 들고 나르는 연습을 한다. 자고 가벼운 물체부터 시작한다. 허리 척추와 손목은 중립적 자세를 유지하면서 시행한다.
  - 내발기기 자세, 무릎서기 자세, 앉은 자세, 선자세에

서 사지가 움직이는 동안 자세 안정성을 통합하도록 운동을 한다.

- ♦ 유연성 운동
  - 스트레칭 운동은 준비운동 후에 실행되어야 한다. 심호흡이 동반된 느리고 꾸준한 스트레칭을 사용하면서 15~30초 동안 멈춰있어야 한다.
  - 단지 하루 1회 5-10번 반복하는 것 보다는 차라리 하루에 2-3회 수행하고 적어도 2-3번 반복하는 것이 낫다.
  - 상지와 하지의 스트레칭
  - 상지와 하지 패턴내에서 수축-이완 그리고 고정-이완이 포함된 PNF 원칙으로 한다.
  - 가장 통증을 느끼는 부위와 제한된 운동성이 포함하는 부위에 집중한다.
  - 환자가 이겨내는 정도까지 시행한다.
  - 몸통 유연성과 운동성
    - ■ 네발기기 상태에서 굽힘과 폄운동: 굽힘을 5~10초 동안 유지한 다음 천천히 편 상태로 움직여서 5~10초간 유지, 다음 전체과정을 3-5번 반복한다.
  - 목과 윗등 유연성과 운동성
    - ■ 상위 등세모근 스트레칭: 턱을 잡아 당기고 천천히 왼쪽 귀를 왼쪽 어깨쪽으로 이동한다음 반대편의 팔을 이완하여 유지한다. 15-30초 동안 유지한다. 양쪽 각각 2-3번 반복한다.
    - ■ 천천히 머리와 목을 반원을 그리고 턱을 왼쪽으로 떨어뜨린 다음 오른쪽으로 가져온다. 이것을 양쪽에서 3-5번 반복한다.
    - ■ 머리를 중립위치와 이완상태로 유지시킨다. 천천히 양쪽 어깨와 뒤로 5-10번 회전시킨다.
  - 하지 스트레칭
    - ■ 똑바로 누운 상태에서, 엉덩관절을 90°로 구부리고 양 상지로 허벅지 뒷부분을 안정하게 잡는다. 서서히 견딜 수 있는 범위내에서 5-10번 편다.
    - ■ 서있는 자세에서 (뒷꿈치)heel cord 스트레칭
      - ▸ 바닥에 엉덩이, 무릎, 뒷꿈치가 닿아있는 상태에서 앞쪽 하지는 굴곡, 뒤쪽 하지는 신전시키면서 찌르는 자세를 한다.
      - ▸ 벽에 양손을 대로 몸통을 안정화 시킨다.
      - ▸ 뒤쪽 종아리를 스트레칭 하기 위해 앞쪽으로 기울인다.
- ♦ 근력, 힘 그리고 지구력 훈련
  - 치료의 전체 과정에서 환자의 동기를 유지하기 위해 다양한 프로그램 실시.
  - 운동 이외의 어떠한 조합도 유산소운동, 유연성운동 프로그램과 함께 적절하게 사용되어질 수 있다.
    - ■ 모든 사지 움직임에 약한 저항: 무게를 주지 않고 치료적 밴드나 듀브, 또는 도수저항.
    - ■ 단계적 저항 운동(PRE) (각 운동에 대해 10번 반복, 1-3회 반복)
      - ▸ 넙다리네갈래근: SLR을 10RM으로 시작한다. 앉은 자세에서 등장성 무릎 신전[90° 굴곡에서 완전한 신전까지, 동심성수축 편심성 수축(concentric and eccentric)], 똑바로 누운 자세에서 허벅지를 지지하여 마지막까지 무릎 신전(30° 굴곡에서 완전한 신전까지, 동심성 수축과 편심성 수축), 그리고 발목에 무게를 주면서 진전시킨다.
      - ▸ 하지의 모든 근육에서의 근력강화를 허락하는 자세를 수정하여 실시.
    - ■ 닫힌 사슬 운동
    - ■ 자세 안정화와 자세 인식, 균형, 이동을 위해 앉은 자세와 선 자세에서 치료적 공을 이용.
    - ■ 부분적으로 쪼그려 앉은 것처럼 하지의 편심성 운동 실시.
    - ■ 몸통 안정화상태에서 선자세에서 양쪽 견갑골의 뒤당김(retraction), 10번 반복.
    - ■ PNF 기법과 패턴은 기능적 자세에서 사용될 수 있다.

자가치료와 가정 관리에서의 기능적인 훈련
FUNCTIONAL TRAINING IN SELF-CARE AND HOME MANAGEMENT

- ♦ 자가치료와 가정 관리
  - 신체역학과 자세 정열을 교정하는 모의시험을 통하여 가정과 직장에서의 활동, 직무, 활약 등의 검토.
  - 에너지 보존 기법의 검토

직장, 지역사회 그리고 여가 통합 또는 재통합에서의 기능적인 훈련 FUNCTIONAL TRAINING IN WORK, COMMUNITY, AND LEISURE INTEGRATION OR REINTEGRATION

- 여가
  - 신체 역학과 자세 정열을 교정하는 모의 시험을 통하여 여가 활동, 직무, 활약의 검토
  - 에너지 보존 기법의 검토
  - 활동적이고 그 시간에 즐거움을 가진다.
  - 신체적 활동이 있는 가족 나들이와 휴가계획을 세운다.
  - 풀과 짐 프로그램의 검토.

도수치료기술 MANUAL THERAPY TECHNIQUES

- 연부조직 가동
  - 가벼운 에플루라지와 유날법을 시행하고 점차적으로 더 깊은 근육에 안마를 실시한다. 아픈 부위에 견딜 만큼의 발통점 이완 기법을 실시한다.
  - 연부조직 가동 기법은 치료의 초기 단계에서 수행되어질 것이다. 점차적으로 활동과 운동을 통하여 기능 회복이 되면 실시하지 않아도 된다.

전기 치료 (Electrotherapeutic modalities)

- 통증, 아침에 느끼는 딱딱함, 그리고 발통점을 감소키기기 위해 생체자기제어 훈련을 실시

예상 목표와 기대 결과 ANTICIPATED GOALS AND EXPECTED OUTCOMES

- 병리학/병태생리학에 미치는 영향
  - 통증 수준은 2-3주 사이에 VAS상 2cm 정도 줄어들었다. 퇴원시에는 평균 3-4cm 수준일 것이다.
- 손상에 미치는 영향
  - 유산소 운동능력의 향상
  - 지구력 향상
  - 일 단위당 에너지 소비의 감소
  - 보행과 이동은 초기 2-3주 내에 15분씩 일주일에 4번 정도 걸을 수 있고, 퇴원시는 30분씩 일주일에 4-5번으로 향상된다.
  - 관절 운동성과 연부조직 유연성은 퇴원시 WFL로 증가된다.
  - 근력과 힘의 향상으로 측정되는 근육의 수행 능력은 증가되고, 신체의 각 부분을 가로지르는 움직임의 질과 양은 퇴원시 WFL로 향상된다.
  - 자세 정열, 조절, 인지는 활동, 직무, 활약을 하는 동안 향상된다.
  - 이완은 증가된다.
  - 관절가동범위와 그와 관련된 연부조직 제한은 환자의 통증 수준을 감소시키고, 미래의 손상의 잠재성을 제거함으로써 정사화 되었다.
  - 감각인식이 증가된다.
- 기능적인 제한에 미치는 영향
  - 자기 관리, 가정 관리, 직업, 지역 사회, 여가에 관련된 신체적인 활동, 직무, 활약을 유지하고, 향상시키고, 수행하는 능력은 증가한다.
  - ADL과 IADL의 기능적 독립성은 증가한다.
  - 직무 수행을 위해 요구되는 관리의 수준은 2-3주 내로 중증도로 감소되고, 퇴원 시에는 필요없게 된다.
  - 자세 지구력과 활동, 직무, 활약 등은 증가된다.
- 위험 감소/예방
  - 급성과 만성 질병과 관련된 무능력은 감소된다.
  - 증상에 대한 자기 관리는 향상되고, 그래서 퇴원시는 독립적이 된다.
- 건강, 웰니스, 운동에 미치는 영향
  - 건강, 신체활동, 행복을 촉진하는 행동양식은 증진되고 요구된다.
  - 환자, 가족, 부모, 돌보는 사람 등에 의한 건강관리 방법의 사용과 환자의 건강에 관한 의사결정은 강화된다.
  - 체력은 증가된다.
  - 건강 상태는 향상된다.
  - 가정에서의 운동과 체육 프로그램에 대한 독립성은 성취된다.
  - 신체 능력은 향상된다.
  - 신체 기능은 향상된다.
- 사회 자원에 대한 영향
  - 자료수집은 환자 관리를 통하여 모든 과정에 걸쳐서 이루어지고, *APTA의 Guidelines for Physical Therapy Documentation*[39]에 따른다.

- 물리치료 시설의 이용이 최적화 될 것이다.
- 물치치료 시설의 이용은 보건 진료 비용의 효과적인 사용의 결과를 낳을 것이다.

♦ 환자/고객 만족
- 환자에 대한 접근 방법, 효용성, 제공된 서비스 등은 환자에게 만족스럽다.
- 지역사회 자원의 인식과 활용은 향상된다.
- 물리치료사의 임상 실력은 만족스럽다.
- 의사소통은 목표당성을 최적화시킬 것이다.
- 치료의 상호 협조는 환자에게 만족스럽다.
- 진단, 예후, 중재, 예상되는 목표, 기대되는 결과에 대한 환자와 가족의 직식, 인식, 이해등은 증가된다.
- 현 상태와 관련된 개인적, 환경적인 요소에 대한 환자의 지식은 증가된다.
- 행복감과 조절은 향상된다.
- SUI를 해결할만한 스트레스 수준은 감소된다.
- 스트레스 요인은 WFL로 감소된다.

재검사 REEXAMINATION

재검토는 치료의 전 상황을 통하여 수행되어진다.

퇴원 DISCHARGE

Ruiz 부인은 14주 동안 총 24번의 물리치료를 받은 후 물리치료에서 벗어 났다. 이들 session들은 치료의 전 상황을 커버하고 있다. 기대되는 결과와 그녀의 목표를 달성했기 때문에 퇴원하였다.

참고문헌 REFERENCES

1. Rosse C, Gaddum-Rosse P. *Hollinshead's Textbook of Anatomy.* 5th ed. Philadelphia, Pa: Lippincott-Raven; 1997.
2. Culav EM, Clark CH, Marilee MJ. Connective tissues: matrix composition and its relevance to physical therapy. *Phys Ther.* 1999;79:308-310.
3. Levangie PK, Norkin CC. *Joint Structure and Function: A Comprehensive Analysis.* 3rd ed. Philadelphia, Pa: FA Davis Co; 2001.
4. Hertling H, Kessler RM. *Management of Common Musculoskeletal Disorders: Physical Therapy Principles and Methods.* 3rd ed. Philadelphia, Pa: Lippincott; 1996.
5. Nordin M, Frankel VH. *Basic Biomechanics of the Musculoskeletal System.* 3rd ed. Philadelphia, Pa: Lippincott Williams & Wilkins; 2001.
6. Oatis CA. *Kinesiology: The Mechanics and Pathomechanics of Human Movement.* Philadelphia, Pa: Lippincott Williams & Wilkins; 2003.
7. Bennett AC. Temporomandibular disorder and orofacial pain. In: HSC 13.3.5 *Physical Therapy for the Cervical Spine and Temporomandibular Joint.* Orthopaedic Section, APTA, Inc, 2003.
8. Gross AR, Aker PD, Goldsmith CH, Peloso P. Physical medicine modalities for mechanical neck disorders. *Cochrane Database Syst Rev.* 2000;2:CD000961.
9. Mueller MJ, Maluf KS. Tissue adaptation to physical stress: a Proposed "physical stress theory" guide to physical therapist practice, education, and research. *Phys Ther.* 2002;82:383-403.
10. Kennedy JC, Alexander AJ, Hayes KC. Nerve supply of the human knee and its functional importance. *Am J Sports Med.* 1982;10:329-335.
11. Solomonow M, Baratta R, Zhou BH, et al. The synergistic action of the anterior cruciate ligament and thigh muscles in maintaining joint stability. *Am J Sports Med.* 1987;15:207-213.
12. Lephart SM, Warner JJP, Borsa PA, Fu FH. Proprioception of the shoulder joint in healthy, unstable, and surgically repaired shoulders. *J Shoulder Elbow Surg.* 1994;3:371-380.
13. Guanche C, Knatt T, Solomonow M, Lu Y, Baratta R. The synergistic action of the capsule and shoulder muscles. *Am J Sports Med.* 1995;23:301-306.
14. Garn SN, Newton RA. Kinesthetic awareness in subjects with multiple ankle sprains. *Phys Ther.* 1988;11:1667-1671.
15. Cyriax JH. *Textbook of Orthopaedic Medicine, Vol 1. Diagnosis of Soft Tissue Lesions.* 8th ed. London, England: Balliere Tindall; 1982.
16. Magee DJ. *Orthopedic Physical Assessment.* 4th ed. Philadelphia, Pa: WB Saunders; 2002.
17. Salter RB. *Textbook of Disorders and Injuries of the Musculoskeletal System.* 3rd ed. Baltimore, Md: Williams & Wilkins; 1999.
18. Akeson WH, Amiel D, Abel MF, Garfin SR, Woo SL. Effects of immobilization on joints. *Clin Orthop.* 1987;219:28-37.
19. Woo SL, Gomez MA, Sites TJ, Newton PO, Orlando CA, Akeson WH. The biomechanical and morphological changes in the medial collateral ligament of the rabbit after immobilization and remobilization. *J Bone Joint Surg (Am).* 1987;69:1200-1211.
20. Schollmeier G, Sarkar K, Fukuhara K, Uhthoff HK. Structural and functional changes in the canine shoulder after cessation of immobilization. *Clin Orthop.* 1996;323:310-315.
21. Jarvinen TA, Jozsa L, Kannus P, Jarvinen TL, Jarvinen M. Organization and distribution of intramuscular connective tissue in normal and immobilized skeletal muscles. An immunohistochemical, polarization and scanning electron miscropic study. *J Muscle Res Cell Motil.* 2002;23:245-254.
22. Haapala J, Arokoski J, Pirttimaki J. Incomplete restoration of immobilization induced softening of young beagle knee articular cartilage after 50-week remobilization. *Int J Sports Med.* 2000;21:76-81.
23. Matsumato F, Trudel G, Uhthoff HK, Backman D. Mechanical effects of immobilization on the Achilles' tendon. *Arch Phys*

Med Rehabil. 2003;84:662-667.
24. Kvist M, Hurme T, Kannus P, et al. Vascular density at the myotendinous junction of the rat gastrocnemious muscle after immobilization and remobilization. *Am J Sports Med.* 1995:23:359-364.
25. Kiviranta I, Tammi M, Jurvelin J, Arokoski J, Saamanen AM, Helminen HJ. Articular cartilage thickness and glycosaminoglycan distribution in the young canine knee joint after remobilization of the immobilized limb. *J Orthop Res.* 1994;12:161-167.
26. Haapala J, Arokoski J, Pirttimaki J, et al. Remobilization does not fully restore immobilization induced articular cartilage atrophy. *Clin Orthop.* 1999;362:218-229.
27. Currier DP, Nelson RM. *Dynamics of Human Biologic Tissues.* Philadelphia, Pa: FA Davis Co; 1992.
28. Kanuus P. Immobilization or early mobilization after an acute soft tissue injury? *Physician Sportsmedicine.* 2000;28:55-56,59-60,62-63.
29. Hayashi K. Biomechanical studies of the remodeling of knee joint tendons and ligaments. *J Biomech.* 1996;29:707-716.
30. Barr AE, Barbe MF. Pathophysiological tissue change associated with repetitive movement: a review of the evidence. *Phys Ther.* 2002;82:173-188.
31. Khan KM, Cook JL, Taunton JE, Bonar F. Overuse tendinosis, not tendinitis. Part 1: a new paradigm for a difficult clinical problem. *Physician Sportsmedicine.* 2000;28:38-48.
32. Cook JL, Khan KM, Maffulli N, Purdam C. Overuse tendinosis, not tendinitis. Part 2: applying the new approach to patellar tendinopathy. *Physician Sportsmedicine.* 2000;28:31-32,35-36,39-41.
33. Goodman C, Kelly Snyder TE. The endocrine and metabolic systems. In: Goodman CC, Boissonnault WG, Fuller KS, eds. *Pathology Implications for the Physical Therapist.* 2nd ed. Philadelphia, Pa: WB Saunders; 2003.
34. Schulte L, Roberts MS, Zimmerman C, Ketler J, Simon LS. A quantitative assessment of limited joint mobility in patients with diabetes. Goniometric analysis of upper extremity passive range of motion. *Arthritis Rheum.* 1993;36:1429-1443.
35. Spanheimer RG, Umpierrez GE, Stumpf V. Decreased collagen production in diabetic rats. *Diabetes.* 1988;37:371-376.
36. Athanasiou KA, Fleischli JG, Bosma J, et al. Effects of diabetes mellitus on the biomechanical properties of human ankle cartilage. *Clin Orthop.* 1999;368:182-189.
37. Rote NS. Inflammation. In: McCance KL, Huether SE, eds. *Pathophysiology. The Biologic Basis for Disease in Adults and Children.* 4th ed. St. Louis, Mo: Mosby; 2002.
38. Lehman TJ. Childhood rheumatic diseases. In: Paget SA, Gibofsky A, Beary JF, eds. *Manual of Rheumatology and Outpatient Orthopedic Disorders. Diagnosis and Therapy.* 4th ed. Philadelphia, Pa: Lippincott, Williams &Wilkins; 2000.
39. American Physical Therapy Association. Guide to Physical therapist practice. 2nd ed. *Phys Ther.* 2001;81:9-744.
40. Galer BS, Schwartz L, Allen RJ. Complex regional pain syndromes—type I: reflex sympathetic dystrophy, and type II: causalgia. In: Loeser JD, ed. *Bonica's Management of Pain.* 3rd ed. Philadelphia, Pa: Lippincott Williams & Wilkins; 2000.
41. Gellman H, Markiewitz AD. Reflex sympathetic dystrophy. In: Brotzman SB, Wilk KE, eds. *Clinical Orthopaedic Rehabilitation.* 2nd ed. St. Louis, Mo: Mosby; 2003.
42. Rho RH, Brewer RP, Lamer TJ, Wilson PR. Complex regional pain syndrome. *Mayo Clin Proc.* 2002;77:174-180.
43. Oerlemans HM, Oostendorp RAB, de Boo T, Perez RS, Goris RJ. Signs and symptoms in complex regional pain syndrome type I/reflex sympathetic dystrophy: judgement of the physician versus objective measurement. *Clin J Pain.* 1999;15:224-232.
44. Bruehl S, Lubenow TR, Nath H, Ivankovich O. Validation of thermography in the diagnosis of reflex sympathetic dystrophy. *Clin J Pain.* 1996;12:316-325.
45. Mense S, Simons DG. *Muscle Pain: Understanding Its Nature, Diagnosis and Treatment.* Philadelphia, Pa: Lippincott, Williams & Wilkins; 2001.
46. Strakowski JA, Wiand JW, Johnson EW. Upper limb musculoskeletal pain syndromes. In: Braddom RL, ed. *Physical Medicine and Rehabilitation.* 2nd ed. Philadelphia, Pa: WB Saunders; 2000.
47. Clarke NG, Townsend GC. Distribution of nocturnal bruxing patterns in man. *J Oral Rehabil.* 1984;11:717-721.
48. Trenouth MJ. The relationship between bruxism and temporomandibular joint dysfunction as shown by computer analysis of nocturnal tooth contact patterns. *J Oral Rehabil.* 1979;6:81-87.
49. Mormile CS. Evaluation and treatment of temporomandibular dysfunction from a multidisciplinary perspective. In: HSC 13.3.6 *Physical Therapy for the Cervical Spine and Temporomandibular Joint.* Orthopaedic Section, APTA, Inc, 2003.
50. Rocabado M. Arthrokinematics of the temporomandibular joint. *Dent Clin North Am.* 1983;27:573-594.
51. Helkimo M. Epidemiologica surveys of dysfunction of the masticatory system. *Oral Science Review.* 1976;7:54-69.
52. Turk DC, Rudy TE. A dual-diagnostic approach assess TMD patients. *J Mass Dent Soc.* 1995;44:16-19.
53. Fricton JR, Nelson A, Monsein M. IMPATH: microcomputer assessment of behavioral and psychosocial factors in craniomandibular disorders. *Cranio.* 1987;5:372-381.
54. Levitt SR, Mckinney MW, Lundeen TF. The TMJ scale: cross-validation and reliability studies. *Cranio.* 1988;6:17-25.
55. Macfarlane TV, Gray RJM, Kinsey J, et al. Factors associated with temporomandibular disorder, pain dysfunction syndrome (PDS): Manchester case-control study. *Oral Dis.* 2001;7:321-330.
56. Seligman DA, Pullinger AG. A multiple stepwise logical regression analysis of trauma history and 16 other history and dental cofactors in females with temporomandibular disorders. *Journal of Orofacial Pain.* 1996;10:351-361.
57. Lundh H, Westesson PL. A three-year follow-up of patients with reciprocal temporomandibular clicking. *Oral Surg Oral Med Oral Pathol Oral Radiol Endod.* 1987;63:530-533.
58. Castro L. Importance of occlusal status in the research diagnostic criteria of craniomandibular disorders. *Journal of Orofacial Pain.* 1995;9:98.
59. Katzberg, RW, Westesson PL, Tallents RH, et al. Anatomical disorders of the temporomandibular joint disc in asymptomatic subjects. *J Oral Maxillofac Surg.* 1996;54:147-153.
60. De Laat A, Soontjens N. Association between oral habits and signs/symptoms of temporomandibular disorders in Flemish adolescent girls (in process citation). *J Oral Rehabil.*

2002;29:884.
61. Ciancaglini R, Testa M, Radaelli G. Association of neck pain with symptoms of temporomandibular dysfunction in the general adult population. *Scandinavian Journal of Rehabilitation Medicine.* 1999;31:17-22.
62. Curran SL, Carlson CR, Okeson JP. Emotional and physiological responses to laboratory challenges: patients with temporomandibular disorders versus matched control subjects. *Journal of Orofacial Pain.* 1996;10:141-150.
63. Harper RP, Schneiderman E. Condylar movement and centric relation in patients with internal derangement of the temporomandibular joint. *J Prosthet Dent.* 1996;75:67-71.
64. Elfving L, Helkimo M, Magnusson T. Prevalence of different temporomandibular joint sounds, with emphasis on disc-displacement in patients with temporomandibular disorders and controls. *Swed Dent J.* 2002;26:9-19.
65. Leader JK, Boston JR, Rudy TE, et al. The influence of mandibular movements on joint sounds in patients with temporomandibular disorders. *J Prosthet Dent.* 1999;81:186-195.
66. John MT, Zwijnenberg AJ. Interobserver variability in assessment of signs of TMD. *International Journal of Prosthodontics.* 2001;14:265-270.
67. Moncur C. Fibromyalgia syndrome. In: HSC 12.2.1 *Orthopaedic Interventions for Selected Disorders.* Orthopaedic Section, APTA, Inc, 2002.
68. Yunus MB, Masi AT, Calabro JJ, Miller KA, Feigenbaum SL. Primary fibromyalgia (fibrositis): clinical study of 50 patients with matched normal controls. *Semin Arthritis Rheum.* 1981;11:151-157.
69. Campbell SM, Clark S, Tindall EA, Forehand ME, Bennett RM. Clinical characteristics of fibrositis. I. A "blinded," controlled study of symptoms and tender points. *Arthritis Rheum.* 1983;26:817-824.
70. Wolfe F, Smythe HA, Yunus MB, et al. The American College of Rheumatology 1990 criteria for the classification of fibromyalgia. Report of the multicenter criteria committee. *Arthritis Rheum.* 1990;33:160-172.
71. Gowers WR. A lecture on lumbago. Its lessons and analogues. *BMJ.* 1904;1:117-121.
72. Goldenberg DL. Fibromyalgia. In: Klippel JH, Dieppe PA, eds. *Rheumatology.* London, England: Mosby-Year Book Ltd; 1994.
73. Crofford L, Demitrack M. Evidence that abnormalities of central neurohormonal systems are key to understanding fibromyalgia and chronic fatigue syndrome. *Rheum Dis Clin North Am.* 1996;22:267-284.
74. Martínez-Lavín M, Hermosillo A, Rosas M, et al. Circadian studies of autonomic nervous balance in patients with fibromyalgia. *Arthritis Rheum.* 1998;41:1966-1971.
75. Steinbach LS, Palmer WE, Schweitzer ME. MR Arthrography. *Radiographics.* 2002;22:1223-1246.
76. Schneider R. Diagnostic imaging techniques. In: Paget SA, Gibofsky A, Beary JF, eds. *Manual of Rheumatology and Outpatient Orthopedic Disorders. Diagnosis and Therapy.* 4th ed. Philadelphia, Pa: Lippincott, Williams & Wilkins; 2000.
77. Paget SA, Gibofsky A, Beary JF, eds. *Manual of Rheumatology and Outpatient Orthopedic Disorders. Diagnosis and Therapy.* 4th ed. Philadelphia, Pa: Lippincott, Williams & Wilkins; 2000.
78. Speed CA. Corticosteroid injections in tendon lesions. *BMJ.* 2001;18:382-386.
79. Paavola M, Kannus P, Jarvinen TA, Jarvinen TL, Jozsa L, Jarvinen M. Treatment of tendon disorders. Is there a role for corticosteroid injection? *Foot Ankle Clin.* 2002;7:501-513.
80. Boissonnault WG, Goodman C. Bone, joint and soft tissue disorders. In: Goodman CC, Boissonnault WG, Fuller KS, eds. *Pathology Implications for the Physical Therapist.* 2nd ed. Philadelphia, Pa: Saunders; 2003.
81. Smith MB. The peripheral nervous system. In: Goodman CC, Boissonnault WG, Fuller KS, eds. *Pathology Implications for the Physical Therapist.* 2nd ed. Philadelphia, Pa: Saunders; 2003.
82. Goldenberg DL. Treatment of fibromyalgia syndrome. *Rheum Dis Clin North Am.* 1989;15:91-104.
83. Goldenberg DL, Felson DT, Dinerman H. A randomized controlled trial of amitryptaline and naproxen in the treatment of patients with fibromyalgia. *Arthritis Rheum.* 1986;29:1371-1377.
84. Russell IJ, Fletcher EM, Michalek JE, et al. Treatment of primary fibrositis/fibromyalgia syndrome with ibuprofen and alprazolam. A double-blind placebo-controlled study. *Arthritis Rheum.* 1991;35:552-560.
85. Carrette S, Bell MJ, Reynolds WJ, et al. Comparison of amitryptaline, cyclobenzaprine and placebo in the treatment of fibromyalgia: a randomized, double-blind clinical trial. *Arthritis Rheum.* 1994:37;32-40.
86. Bennett RM, Gatter RA, Campbell SM, et al. A comparison of cyclobenzaprine and placebo in the management of fibrositis: a double-blind controlled study. *Arthritis Rheum.* 1988;31:1535-1542.
87. Freundlich B, Leventhal L. Diffuse pain syndromes: the fibromyalgia syndrome. In: Klippel JH, ed. *Primer on the Rheumatic Diseases.* Atlanta, Ga: Arthritis Foundation; 1997:123-127.
88. World Health Organization. *Preventing and Managing the Global Epidemic of Obesity: Report of the World Health Organization Consultation of Obesity.* Geneva, Switzerland: WHO; 1997.
89. USDA Center for Nutrition Policy and Promotion. Body mass index and health. *Nutrition Insights.* 2000;March.
90. Perez RS, Oerlemans HM, Zuurmond WW, De Lange JJ. Impairment level sumscore for lower extremity complex regional pain syndrome type I. *Disabil Rehabil.* 2003;25:984-991.
91. Kaltenborn FM. *Manual Mobilization of the Joints. Volume I: The Extremities.* 5th ed. Oslo, Norway: Olaf Norlis Bokhandel; 1999.
92. Palmer ML, Epler ME. *Fundamentals of Musculoskeletal Assessment Techniques.* 2nd ed. Philadelphia, Pa: Lippincott, Williams & Wilkins; 1998.
93. Melzak R. The McGill pain questionnaire: major properties and scoring methods. *Pain.* 1975;1:277-299.
94. Guccione A. Functional assessment. In: O'Sullivan SB, Schmitz TJ, eds. *Physical Rehabilitation Assessment and Treatment.* 4th ed. Philadelphia, Pa: FA Davis Co; 2001.
95. Schasfoort FC, Bussmann JB, Stam HJ. Outcome measures for complex regional pain syndrome type I: an overview in the context of the international classification of impairments, disabilities and handicaps. *Disabil Rehabil.* 2000;22:387-398.

96. Lee BH, Scharff L, Sethna NF et al. Physical therapy and cognitive–behavioral treatment for complex regional pain syndromes. *J Pediatr.* 2002;141:135-140.
97. Sherry DD, Wallace CA, Kelley C, Kidder M, Sapp L. Short- and long-term outcomes of children with complex regional pain syndrome type I treated with exercise therapy. *Clin J Pain.* 1999;15:218-223.
98. Kemler MA, Rijks CP, de Vit HC. Which patients with chronic reflex sympathetic dystrophy are most likely to benefit from physical therapy? *Journal of Manipulative and Physiological Therapeutics.* 2001;24:272-278.
99. Berger P. The role of the physiotherapist in the treatment of complex peripheral pain syndromes. *Pain Reviews.* 1999;6:211-232.
100. Oerlemans HM, Oostendorp RA, de Boo T, van der Laan L, Severens JL, Goris JA. Adjuvant physical therapy versus occupational therapy in patients with reflex sympathetic dystrophy/complex regional pain syndrome type I. *Arch Phys Med Rehabil.* 2000;81:49-56.
101. Martin G. Aquatic therapy in rehabilitation. In: Prentice WE, Voight MI, eds. *Techniques in Musculoskeletal Rehabilitation.* New York, NY: McGraw-Hill; 2001.
102. Stanton-Hicks M, Baron R, Boas R, et al. Complex regional pain syndromes: guidelines for therapy. *Clin J Pain.* 1998;14:155-166.
103. Kisner C, Colby LA. *Therapeutic Exercise. Foundations and Techniques.* 4th ed. Philadelphia, Pa: FA Davis Co; 2002.
104. Domenico G, Wood EC. *Beard's Massage.* 4th ed. Philadelphia, Pa: WB Saunders; 1997.
105. Travel JG, Simons DG. *Myofascial Pain and Dysfunction. The Trigger Point Manual.* Baltimore, Md: Williams & Wilkins; 1983.
106. Hooshmand H. *Chronic Pain Reflex Sympathetic Dystrophy Prevention and Management.* Boca Raton, Fla: CRC Press; 1992.
107. Maitland GD. *Peripheral Manipulation.* 3rd ed. Boston, Mass: Butterworth-Heinemann; 1991.
108. Kraus SL, ed. *Temporomandibular Disorders.* New York, NY: Churchill Livingstone; 1994.
109. Norkin CC, White DJ. *Measurement of Joint Motion: A Guide to Goniometry.* 2nd ed. Philadelphia, Pa: FA Davis Co; 1995.
110. Richardson JK, Iglarsh ZA. *Clinical Orthopaedic Physical Therapy.* 2nd ed. Philadelphia, Pa: WB Saunders; 2006.
111. American Association of Oral and Maxillofacial Surgeons. Anesthesia, "Managing Facial Pain." *OMS Knowledge Update.* 2001;3:92.
112. Okeson JP. *Management of Temporomandibular Disorders and Occlusion.* 5th ed. St. Louis, Mo: Mosby; 2003.
113. Dawson PE. *Evaluation, Diagnosis, and Treatment of Occlusal Problems.* 2nd ed. St. Louis, Mo: Mosby; 1989.
114. American College of Sports Medicine Guidelines. Available at: http://www.acsm.org/index.asp. Accessed September 21, 2004.
115. Borg GAV. Psycho-physical bases of perceived exertion. *Med Sci Sports Exerc.* 1982;14:377-381.
116. American Thoracic Society. ATS statement: guidelines for the Six-Minute Walk test. *Am J Respir Crit Care Med.* 2002;166:111-117.
117. Hunt S, McEwen S. Measuring health status: a new tool for clinicians and epidemiologists. *J R Coll Gen Pract.* 1985;35:185-188.
118. Body mass index. Available at: http://www.nhlbi.nih.gov/about/oei/index.htm. Accessed December 10, 2004.
119. Grip strength. Available at: http://faculty.camdencc.edu/pdilorenzo/102home_files/GRIPSTRENGTHTESTNORMS.doc. Accessed December 10, 2004.
120. Hanten WP, Chen WY, Austin AA, et al. Maximum grip strength in normal subjects from 20 to 64 years of age. *J Hand Ther.* 1999;12(3):193-200.
121. Ware JE Jr, Snow KK, Kosinski M, Gandek B. *SF-36 Health Survey Manual and Interpretation Guide.* Boston, Mass: The Health Institute, NEMC; 1993.
122. Felson DT, Goldenberg DL. The natural history of fibromyalgia. *Arthritis Rheum.* 1986;20:1522-1526.
123. Hawley DJ, Wolfe F, Cathey MA. Pain, functional disability and psychological status: a 12-month study of severity in fibromyalgia. *J Rheumatol.* 1988;15:1551-1556.
124. Ferraccioli G, Ghiereli L, Scita F. EMG-biofeedback training in fibromyalgia syndrome. *J Rheumatol.* 1987;14:820-825.
125. Nielson WR, Walker C, McCain GA. Cognitive behavioral treatment of fibromyalgia syndrome: preliminary findings. *J Rheumatol.* 1992;19(1):99-103.
126. Bradley LA. Cognitive behavioral therapy for primary fibromyalgia. *J Rheumatol.* 1989;19:131-136.
127. Haanen HCB, Hoenderdos HTW, van Romunde LKJ, et al. Controlled trial of hypnotherapy in the treatment of refractory fibromyalgia. *J Rheumatol.* 1991;18:2-75.
128. Freundlich B, Leventhal L. Diffuse pain syndromes: the fibromyalgia syndrome. In: Klippel JH, ed. *Primer on the Rheumatic Diseases.* Atlanta, Ga: Arthritis Foundation; 1997:123-127.
129. Sheon RP, Moskowitz RW, Goldberg VM. *Soft Tissue Rheumatic Pain.* 3rd ed. Baltimore, Md: Williams & Wilkins; 1996:287.
130. Bennett RM, Clark SR, Goldberg L, et al. Aerobic fitness in patients with fibrositis. *Arthritis Rheum.* 1989;32:454-460.
131. Mannerkorpi K, Burckhardt CS, Bjelle A. Physical performance characteristics of women with fibromyalgia. *Arthritis Care Research.* 1994;7:123-129.
132. Jacobsen S, Holm B. Muscle strength and endurance compared to aerobic capacity in primary fibromyalgia syndrome. *Clin Exp Rheumatol.* 1992;10:419-420.
133. Jacobsen S, Danneskiold-Samsoe B. Dynamic muscular endurance in primary fibromyalgia compared with chronic myofascial pain syndrome. *Arch Phys Med Rehabil.* 1992;72:170-173.
134. Jacobsen S, Danneskiold-Samsoe B. Isometric and isokinetic muscle strength in patients with fibrositis syndrome. *Scand J Rheumatol.* 1987;16:61-65.
135. Mengshoel AM, Forre O, Komnaes HB. Muscle strength and aerobic capacity in primary fibromyalgia. *Clin Exp Rheumatol.* 1990;8:475-479.
136. Mengshoel AM, Komnaes HB, Forre O. The effects of 20 weeks of physical fitness training in female patients with fibromyalgia. *Clin Exp Rheumatol.* 1992;10:345-349.
137. Clark SR. Prescribing exercise for fibromyalgia patients. *Arthritis Care Research.* 1994;7:221-225.
138. Nichols DS, Glenn TM. Effects of aerobic exercise on pain perception, affect, and level of disability in individuals with fibromyalgia. *Phys Ther.* 1994;74:327-332.

139. Martin L, Nutting A, MacIntosh BR, Edworthy SM, Butterwick D, Cook J. An exercise program in the treatment of fibromyalgia. *J Rheumatol.* 1996;23:1051-1053.

140. McArdle WD, Katch FI, Katch VL, eds. *Exercise Physiology.* 4th ed. Baltimore, Md: Williams & Wilkins; 1996.

제 5 장

손상된 관절가동성, 운동 기능, 근 수행력, 국소적인 염증과 관련된 운동범위 (패턴 E)

Impaired Joint Mobility, Motor Function, Muscle Performance, and Range of Motion Associated with Localized Inflammation (Pattern E)

해부학 ANATOMY

이런 실행 양식과 관련 있는 조직들은 근육, 힘줄, 근막, 관절주머니(관절낭, joint capsule), 윤활막, 윤활주머니 등을 포함한다. 뼈대근육의 해부학과 생리학은 패턴 C에서 논의된다: 손상된 근육수행과 패턴 I: 손상된 관절 가동성, 운동기능, 근육수행과 골질 또는 연부조직 수술에 관련된 운동범위. 근육뼈대계의 결합조직들의 해부학과 생리학은 패턴 D에서 논의된다: 결합조직의 기능장애와 관련된 손상된 관절 가동성, 운동 기능, 근 수행력, 관절가동범위.

생리학 PHYSIOLOGY

치료단계 PHASES OF HEALING

콜라겐 섬유 재조정 치유 과정은 외상 후에 즉시 시작되며 세 단계로 나뉜다: 염증성 반응, 섬유아세포 회복과 성숙/개조. 이 단계들은 시간적으로 중복되어서 명확한 시작 또는 끝을 가진다고 생각되지 않는다.

치료를 어떻게 언제 할 지, 치료 변화, 치료 진행의 결정은 반드시 치유 단계의 시간구조 뿐만 아니라, 환자의 징후들과 증상들에 기반을 두어야 한다(그림 5-1).[1]

염증성 반응 단계: 초기 손상 후 2~4일 (Inflammatory response phase: 2 to 4 days post initial injury)

이 단계의 징후들과 증상들은 붉어짐, 부어오름, 압통 (tenderness), 손상 부위 주변의 온도 증가이다. 손상 초기에 개개의 세포들에서 화학물질의 방출을 일으킨다. 이 화학물질 방출로 염증성 반응 단계가 시작된다. 부산물과 삼출물(즉, 피와 상처받은 세포들)을 국소화시키거나 제거하기 위해 백혈구와 다른 식균세포들이 손상된 조직에 모이게 된다. 이 과정을 식균작용이라 부르고 회복 과정 단계를 만든다. 염증성 반응 단계는 국소적인 혈관작용, 액체교환, 혈액에서 조직으로의 백혈구의 변화와 이동으로 나뉠 수 있다.[1]

국소적인 혈관작용 (Local vascular effects)

즉각적인 혈관 반응으로 5~10분 동안 지속되는 혈관수축이다. 국소의 혈관 경련은 각각 양쪽 면 내피층을 압박하여 혈류의 국소적인 감소를 일으킨다. 뒤이어 혈류의 일시적인 증가를 일으키는 혈관확장이 일어난다. 혈관확장은 그 부위에서 혈류를 천천히 흐르게 한다. 느린 혈류는 결국 정체와 혈액의 정지와 혈장으로 진행된다. 이 초기 유출은 거의 24~36시간 지속된다.

혈관 반응의 다음 부분은 응혈 형성이다. 혈관이 손상되었을 때 콜라겐 섬유가 드러나고, 혈소판과 백혈구가 달라붙어 결국 응혈이 만들어진다. 이런 응혈은 임파성의 액체 하수를 막고 손상반응을 국소화시킨다. 손상 받은 세포로부터 트롬보플라스틴이라 불리는 단백질 분자의 방출로 응혈 형성의 과정이 시작된다. 이 분자는 프로트롬빈에서 트롬빈으로 변하고, 피브리노겐은 손상부위로의 혈액 공급을

조직치유과정

염증성의 반응단계
국소적인 혈관작용
액체교환 작용
백혈구 이동

↓

섬유아세포 회복단계
반흔 형성

↓

성숙-재형성단계
콜라겐섬유 재조정

그림 5-1. 근육뼈대 조직의 치유과정 단계.

막는 딱딱한 섬유소 응혈로 변한다. 응혈 형성은 손상 후 거의 12시간에서 48시간 이내에 완벽히 일어난다.

액체교환 (Fluid exchange)

혈관 반응이 일어나면서 삼출물의 양과 손상 후의 부어오름을 제한하는데 도움을 주는 화학물질을 방출한다. 혈관 확장과 증가된 세포투과성은 손상된 비만세포(mast cell)로부터 히스타민과 류코탁신(leukotaxin)의 방출로 발생된다. 화학물질 네크로신(necrosin)은 식균활동을 책임진다. 손상 후의 부종의 양은 손상 입은 혈관의 수에 전적으로 좌우된다.

백혈구 이동 (Leukocyte migration)

위의 과정의 결과로 치료의 염증성 단계 동안 손상입은 부위를 차단한다. 섬유아세포 단계는 백혈구가 그 부위로 이동하고 대부분 일정지역 외의 파편을 식균작용하면서 시작된다.

섬유아세포 회복단계 (Fibroblastic repair phase)

이 단계는 손상 후 처음 수 시간 내에 시작하고 4~6주 동안 길게 지속될 것이다. 흉터 형성은 이 단계 동안 일어난다. 조직의 산소부족으로 인해 흉터에서 내피 모세관의 미성숙 모세혈관이 자라기 시작한다. 상처가 호기성으로 치유되고 조직이 재생될 수 있도록 이런 미성숙 모세혈관은 그 부위에 산소와 영양분을 가져온다. 섬유소 응혈이 파괴될 때 육아조직이라 불리는 결합조직의 세밀한 그물얼기가 형성된다. 육아조직은 섬유아세포, 콜라겐, 모세관으로 구성된다. 치유 과정 동안의 격차를 메우는 것은 보통 여포성 결합조직의 붉은 덩어리이다.

그 부위에서 모세관이 계속해서 자라면서 섬유아세포가 상처 부위로 모이고 스스로 모세관을 평행하게 배열한다. 그것들은 단백질 섬유, 콜라겐 섬유, 탄력소로 구성된 세포 밖의 세포간질을 합성한다. 6~7일째에 섬유아세포는 또한 흉터 형성 동안 임의의 방식으로 저장하는 콜라겐 섬유를 생산하기 시작한다. 콜라겐이 증식할 때 흉터의 장력 강도 또한 증가한다. 흉터의 장력 강도는 콜라겐 합성의 비율에 비례한다. 반면 장력 강도가 증가할 때 섬유아세포의 수는 감소한다. 이 지점에서 최소의 흉터 조직이 형성되고 성숙 단계가 시작된다.

이것은 비록 손상 부위에 스트레스를 계속 가하는 움직임으로 통증과 촉진 시의 압통이 있을 지라도 염증의 징후들과 증상들은 점차적으로 감소한다. 계속된 흉터 형성으로 이 압통과 통증은 차츰 적어지고 사라진다.[1]

성숙-재형성 단계 (Maruration-Remodeling Phase)

이 단계는 완전해지기 까지 몇 년이 걸릴 수도 있다. 이 단계 동안 흉터 조직을 만드는 콜라겐 섬유는 적용된 장력에 따라 개조된다. 흉터의 세포간질 장력이 꾸준히 증가하면서, 콜라겐의 파괴와 합성이 진행된다. "신체 계통은 가해진 스트레스에 대해 적응하는데 걸리는 시간이 길다(SAID 원칙)"는 외부 부하에 대한 변화 반응으로, 신체는 인대와 힘줄 같은 연부조직을 개조한다는 의미이다. 조직이 특별한 스트레스와 긴장에 놓이게 되면, 콜라겐 섬유는 최대한의 강도와 효율을 위한 긴장선에 평행하게 재조정된다. 2~3주의 끝에서 흉터는 보통 조직처럼 강하지 않더라도 상당히 강해지고, 조직은 점차 보통적인 외형과 기능을 보일 것이다.[1]

만성염증 (Chronic Inflammation)

염증은 급성 염증성의 반응이 염증의 원인을 제거하고 조직의 정상적인 생리적 평형을 회복하는 것이 성공적이지 않을 때 만성으로 간주된다. 염증이 만성이 될 때 백혈구는 손상 부위에서 느슨한 결합조직 세포간질을 모으는 대식세포, 림프구, 혈장으로 대체된다. 이 축적은 만성부종의 원인이 된다. 현재까지, 왜 급성 염증이 만성 염증으로 변하는 지에 대해 설명이 되지 않는다. 이것은 아마도 특별한 구조의 과용이나 과부하로 인해 이차적으로 지속된 미세손상 때문일 지도 모른다. 급성 염증이 만성으로 변하는 특별한 시간적 구조는 없다. 만성염증은 보통 신체적 약리학적 치료에 저항한다.

염증성의 반응이 지속될 때 염증성 생성물의 지속적 방출로 늘어난 섬유조직 형성과 과도한 섬유조직 성장을 만들어 낸다. 이것은 되돌릴 수 없는 조직의 손상을 초래할 것이다. 섬유증이 윤활액의 구조에 나타나면 어깨의 유착성 관절주머니염(adhesive joint capsulitis)과 같은 상태로 발전할 수 있다. 섬유증이 힘줄, 인대, 윤활주머니(synovial capsule), 근육과 같은 외부 관절조직에 나타나면 유연성의 부족과 강도 감소가 일어날 것이다.[1]

치유지연을 일으키는 일반요소 (General factors that may delay healing)

다음 요소는 모든 치유 과정을 지연시킬 것이다.

- 나이: 나이가 증가할수록 세포의 재생성은 더 많은 시간을 필요로 한다.
- 일반적 건강: 신체가 다루어야 할 건강문제가 많아지면, 근육뼈대계 손상의 추가적인 스트레스에 덜 효과적으로 대항한다.
- 부적절한 단백질, 비타민, 과도한 중금속 체계: 이것은 몸의 새로운 조직을 합성하는 능력에 영향을 줄 것이다.
- 국소적인 감염: 이것은 염증성의 과정을 해결하는 것을 허용하지 않는다.
- 당뇨병과 말초신경 혈관질환과 같은 동반 질환의 존재: 효과적인 혈관화는 조직 치유에 가장 중요하다. 이것이 타협되면 치유도 타협될 것이다.
- 담배 또는 알코올 사용: 이런 물질의 사용은 혈관 타협을 일으킨다.
- 조직의 종류: 각각의 조직 종류는 고유한 치유 시기를 가진다.[3]

병태생리학 PATHOPHYSIOLOGY

관절주머니와 윤활막(synovial membrane)에 관계된 병리생리학을 위해서는 패턴 D를 보라: 손상된 관절 가동성, 운동기능, 근육수행, 결합조직 기능부전과 관련된 운동범위.

질병, 손상, 일반적 노화 과정은 근육뼈대계 각각의 조직에 영향을 준다. 이 조직의 처음 손상은 급성이거나 만성일 것이다. 이들은 거대 또는 미세외상의 결과로 일어날 것이다. 거대외상은 즉각적인 통증과 장애를 가진 급성외상으로 정의된다. 거대외상의 예는 골절, 탈구, 염좌, 좌상, 타박상이 포함된다. 미세외상은 반복적인 조직의 과부하와 부정확한 기전으로 조직의 반복 사용으로 인한 과용 손상

표 5-1 근육좌상의 첫 번째, 두 번째, 세 번째 단계의 징후와 증상

징후 또는 증상	첫 번째 단계	두 번째 단계	세 번째 단계
근육섬유 손상	근육섬유 조금 찢어짐	근육섬유 거의 반 찢어짐	모든 근육섬유 완전히 찢어짐(파열)
약화	가벼운 정도	보통에서 심함	심함
근육경련	가벼운 정도	보통에서 심함	심함
기능저하	가벼운 정도	보통에서 심함	심함
부어오름	가벼운 정도	보통에서 심함	보통에서 심함
촉진 가능한 결손	없음	없음	있음
수축을 동반한 통증	가벼운 정도	보통에서 심함	없음에서 가벼운 정도
신장을 동반한 통증	있음	있음	없음
수동가동범위	제한적	제한적	아마 부종으로 인해 제한적

으로 정의된다. 미세외상은 근육염, 힘줄염, 힘줄윤활막염, 근막염, 윤활막염, 점액낭염, 신경염을 포함한다. 외상(미세 또는 거대)의 원인에도 불구하고, 손상이 한 번 일어나면 모든 조직은 유사한 치유 패턴을 따른다.[1]

근육 손상 INJURIES TO MUSCLES

근육 손상은 타박상, 파열상, 좌상, 구획증후군(compartment syndrome), 탈신경을 포함한다. 가장 일반적인 근육 손상은 좌상이다. 좌상(strain)은 근육힘줄 단위가 과도한 저항에 수축하도록 과신장되거나 힘을 받았을 때 발생한다. 근육 신장성 또는 신장수용력이 초과된다면 근육 섬유, 근육힘줄 접합부(가장 일반적인), 힘줄 또는 뼈에 접합되는 힘줄에 피해를 입힐 수 있다. 좌상은 첫 번째, 두 번째 또는 세 번째 단계로 분류된다.[1] 표 5-1에서 좌상의 분류를 서술한다.

근육좌상의 특징 (Characteristics of muscle strain)

근육 좌상은 급성 발병의 병력이 있다. 손상 기전은 과신장 또는 과부하에 기인할 것이다. 통증은 흔히 근육힘줄 접합부의 근접한 손상 부위에 국한된다. 심한 경우, 손상 위치에서 먼 곳은 혈액이 고여 변색이 일어날 수도 있다. 좌상이 두 번째 또는 세 번째 단계였다면, 근육 약화가 나타날 지도 모른다.

특징적인 증상은 근육 수축을 동반한 통증이다. 좌상 단계에 의존해보면, 근육이 신장될 때 그리고 힘살(belly) 촉진으로 통증을 나타낼 수도 있다.

근육타박상의 특징 (Characteristics of muscle contusion)

근육은 또한 직접적인 타격의 결과로 타박상을 입을 수 있을 것이다. 타박상은 첫 번째, 두 번째, 세 번째 단계의 손상으로 분류된다. 표 5-2는 타박상의 분류를 서술하고 있다.

근육 타박상은 부종과 변색으로 특징된다. 통증은 근육 수축과 힘살(belly)의 신장과 손상 부위의 촉진 시 보여진다. 통증은 종종 손상 부위에 국한된다.4

근육치유 (Muscle healing)

근육의 치유 과정은 다른 조직과 비슷하다. 처음에 깨끗한 잔해에 식균작용에 의해 출혈과 부종이 거의 즉시 나타난다. 며칠 안에 그것은 기질과 섬유아세포의 증식으로 결합조직 주위에 젤 타입의 기질을 만들어내기 시작하고 섬유 형성과 흉터 형성을 유도한다. 동시에 근아세포가 손상 부위에 형성되고, 결국 새로운 근원섬유 재생을 유도한다. 이것은 결합조직과 근육조직 둘 다의 재생을 시작한다.

좌상의 심함에도 불구하고 재활에 필요한 시간은 보통 인대 염좌가 더 길다. 이 쇠약 좌상은 종종 넙다리뒷근(슬괵근, hamstring)과 넙다리네갈래근(대퇴사두근, quadriceps) 같은 큰 근육 그룹에 일어난다. 치료는 6~8주 걸릴

표 5-2 근육 타박상의 첫 번째, 두 번째, 세 번째 단계 징후와 증상

징후 또는 증상	첫 번째 단계	두 번째 단계	세 번째 단계
조직 손상	더 많은 표면조직 부서짐	표면과 약간의 심부조직 부서짐	심부조직 부서짐: 튀어나온 근육조직 부서짐이 부어오르면서 근육주변의 근막 파열
약화	없음	가벼운 정도에서 보통	보통에서 심함
근육경련	없음	없음	가끔
기능저하	가벼운 정도	보통	심함
반상출혈	가벼운 정도	보통	심함
부어오름	가벼운 정도	보통	심함
수동가동범위	변하지 않는	가벼운 정도 제한	부어오름 때문에 보통에서 심한 제한

수 있다. 너무 이른 완전한 활동으로의 복귀는 종종 재손상을 일으킨다.

근육 타박상 후의 치유는 이전에 설명한 일반적인 염증성 치유 과정을 따른다. 근육 타박상 후에 일어날 수 있는 하나의 합병증은 뼈되기근육염(골화성근염, myositis ossificans)이다[또한 딴곳뼈되기(heterotopic ossification) 또는 HO 참조]. 칼슘의 작은 조각이 손상 부위에 침전되는데 이 침전물은 활동적이고 수동적인 움직임에 상당한 손상을 줄 수 있다.[1]

힘줄손상 INJURIES TO TENDONS

힘줄은 근육힘줄 접합부에서와 힘줄 스스로 몸에서 또는 뼈의 삽입 부분에서 손상될 것이다. 힘줄은 완전히 또는 부분적으로 찢어지고 염증이 생기고 염좌될 것이다. 장력이 낮은 비율로 힘줄에 발생되면 손상은 다른 지역보다 더욱 힘줄뼈 접합부에 일어나기 쉽다. 장력 발생이 빠른 비율일 경우 사실상 힘줄은 더욱 손상 입은 장소와 비슷해진다. 모든 근육힘줄 단위에 대해 더욱 손상 입기 쉬운 장소는 힘살(belly)이나 근육힘줄 접합부이다.[5]

힘줄염(건염, tendinitis)은 많은 서로 다른 힘줄의 병리적 상태를 설명하는데 사용되는 일반적인 용어이다. 정형외과 미국학술원에 따르면, 힘줄염은 힘줄의 좌상 또는 찢어짐의 오래된 용어를 대체한다. 이것은 혈관 붕괴와 염증성의 반응과 함께 징후에 대한 힘줄의 퇴행으로 정의한다.[6]

Almekinders와 동료들[7]은 힘줄염의 병인학, 진단, 치료의 체계적인 재검토를 하였다. 힘줄염의 진단 즉, 사실상 힘줄 조직의 염증은 병리해부학 연구에서 뚜렷이 나타나지 않는다. 저자는 힘줄염의 병인학에서 주요 요인으로 반복적인 기계적 부하를 확인하기 위한 결정적 증거를 찾을 수 없었다고 하였다.

힘줄주위염(paratendinitis)은 힘줄윤활막염(건초염, tonosynovitis), 힘줄집염(건초염, tenovaginitis), 힘줄주위염(peritendinitis)을 대체하는 용어이다. 이것은 윤활막의 존재 또는 부재에도 불구하고 오직 힘줄 주위 조직의 염증이다.[7] 이 상태는 힘줄이 뼈돌기에 과마찰되거나 좁은 공간을 통과하면서 마찰력을 받을 때 아마 일어날 것이다. 마찰을 많이 받는 부위에서 힘줄은 보통 움직임의 마찰을 줄이는 윤활집(건초, tendon sheath)에 의해 둘러싸인다. 힘줄이 과사용되어 윤활집을 통해 미끄러지면 염증이 일어날 수 있다. 염증은 일반적으로 발생하나 손목이나 손은 얕은 손가락굽힘근, 가장 깊은 손가락굽힘근, 어깨는 이두근 힘줄에서 특히 발생한다. 염증 과정은 끈적끈적하고 이것 주위의 윤활집에 유착된 힘줄로 미끄러짐을 유발하기 쉬운 부산물을 만들어낸다.1 힘줄주위염에 관한 조직학적 소견은 힘줄 주위 조직이나 힘줄 주위 유륜조직의 염증성 세포이다.

힘줄염이 만성적이라면 힘줄 퇴화, 정상 콜라겐 구조의 소실, 그 부위의 세포질 소실의 증거가 될 것이다. 그러나 절대적인 힘줄의 염증성 반응의 징후는 아니다. 세포의 반응은 대식세포, 형질세포와 함께 백혈구의 교체를 수반한다.[1]

증상은 힘줄 기능부전의 심각성에 달려있다. 특징적인 증상으로 힘줄의 끌어당김을 유발하는 근육 수축을 동반한 통증이다. 저항량은 염증량 증가처럼 통증 감소를 유도하는 것이 필요하다. 부가적인 증상들은 힘줄이 신장될 때, 힘줄을 촉진할 때, 힘줄 주위에 부종이 있을 때, 염발음이 있을 때 통증을 동반해 일어날 것이다. 염발음(crepitus)은 힘줄이 움직일 때 구조 주위에 유착된 힘줄 주위 조직에서 유발되는 보통 딱딱거리는 소리이다. 자극되는 힘줄에 더해지는 염증의 화학적인 생성물은 유착을 일으킬 수 있고 힘줄의 신장성을 제한할 것이다.[1]

압통 부위를 제외한 근육과 힘줄의 기능 부전을 구별하는 정확한 방법은 없다. 즉, 힘줄 기능 부전은 근육 힘살을 제외한 힘줄 자체나 근육힘줄 접합부에 통증이 있다.

힘줄병리(tendinosis)는 중요한 퇴행성 변화를 보여주는 힘줄 상태이며 노화, 임상적이거나 조직학적 징후는 없다.[1]

비록 힘줄 기능 부전이 어떤 힘줄에서 일어날 지라도 그것은 특별히 영향 받기 쉬운 신체 부위이다. 팔에서 힘줄 손상의 가장 일반적인 부위는 가시위근(극상근, supradpinatus), 위팔두갈래근 긴갈래(이것은 종종 어깨충돌증후군(impingement syndrome)을 수반한다)이다: 원엎침근(원회내근, pronator teres), 노쪽손목굽힘근(요측수근굴근, flexor carpi radialis, 안쪽위관절융기(내측상과, medial epicondyle)염증이나 골프 엘보, 라켓볼 엘보, 스위머 엘보, 리틀리그 엘보로 알려진); 짧은노쪽손목폄근(단요측수근신근, extensor carpi radialis brevis, 가쪽위관절융기(외측상과, lateral epicondyle) 염증이나 골프 엘보라고 알려진); 그리고 긴엄지벌림근(장무지외전근, abductor pollicis longus)과 짧은엄지폄근(단무지신근, extensor pollicis brevis, 협착성 힘줄윤활막염으로 알려진). 다리에서는 힘줄 손상의 가장 일반적인 부위로 넙다리곧은근, 엉덩허리근(장요근, liliopsoas), 넙다리뒷근육 근처의 먼쪽 부착물, 무릎뼈힘줄(슬개건, jumper' s knee로 알려진), 오금힘줄(슬와건, poplitues tendon), 종아리뼈힘줄(비골건, fibular tendon), 앞정강힘줄(전경골건, anterior tibial tendon), 긴엄지굽힘힘줄(장무지굴근건, flexor hallucis longus tendon), 뒤정강힘줄(후경골건, posterior tibial tendon), 아킬레스 힘줄이다.[8]

힘줄은 부분적으로나 완전히 찢어질 수 있다. 찢어진 곳은 거대외상(macrotrauma) 또는 미세외상(microtrauma) 때문에 일어날 수 있다. 가장 빈번하게 찢어지는 힘줄은 가시위근, 위팔두갈래근, 무릎뼈, 아킬레스, 뒤정강, 종아리뼈힘줄이다. 힘줄의 자연적인 파열은 국소에 코르티코스테로이드성 주사를 맞거나 류마티스 관절염 또는 SLE를 진단받은 개개인에서 일어날 수 있다.[9]

힘줄 치유 (Tendon healing)

힘줄 치유는 과신장되거나 수축되는 과도한 힘으로부터 보호되어야 한다. 장력 강도는 강한 끌어당김을 참을 수 있을 만큼 충분히 개선되는데 4~5주까지 걸리지 않는다.[1] 조직은 몇 달 동안 계속해서 치유되나 손상 전의 강도나 신장성 수준에는 미치지 못한다.[8]

치료에 대한 시간의 틀 (Time frame for healing)

건 치료는 과신장되거나 수축되는 과도한 힘으로부터 보호되어야한다. 신장성 있는 세기는 힘 전부1를 견디기 충분하게 좋아지지고 4주 또는 5주까지 걸리지 않는다. 조직은 몇 주간 계속해서 치료되나 세기나 신장성[8] 있는 수준의 pre-injury을 이룰 수 없다.

인대손상 INJURIES TO LIGAMENTS

인대 손상은 염좌(sprain)라고 부른다. 인대 손상의 가장 일반적인 분류로는 첫 번째, 두 번째, 세 번째 단계이다. 표 5-3은 염좌의 분류를 서술하고 있다. 염좌는 급성 발병 병력의 특성이 있다. 손상 기전은 과신장 또는 과도한 힘에 의해 일어날 것이다. 통증은 손상 부위에 국한된다. 삼출 이전에 검사를 시행하였다면, 관절불안정이 발견될 수도 있다. 손상이 심각하다면 그것은 관절 탈골이나 부분 탈구일 수도 있다.[4]

인대는 장력에 크게 저항한다. 빈번하게 세 번째 단계 염좌는 인대물질 찢어짐보다 인대의 뼈삽입부에서 찢김골절(avulsion fracture)을 유발할 것이다.

인대 치유 (Ligament healing)

인대 치유는 이전의 조직에 대해 언급하였듯이 동일한 기본 과정을 밟는다. 인대 염좌는 관절 내(관절주머니 범위 내) 또는 관절 외(관절주머니 바깥쪽)에서 발생할 수 있다.

손상이 관절 바깥 쪽이라면 출혈은 피부 밑 공간에서 일어난다. 혈관 확장, 새로운 모세혈관의 성장, 섬유아세포의 활동은 다음 6주간 일어난다. 결국 섬유소 피떡(debri)을

표 5-3 인대염좌의 첫 번째, 두 번째, 세 번째 단계의 징후와 증상

징후 또는 증상	첫 번째 단계	두 번째 단계	세 번째 단계
인대섬유 손상	인대섬유 조금 찢어짐	인대섬유 거의 반 찢어짐	모든 인대섬유 완전히 찢어짐(파열)
스트레스 검사결과	5 mm 미만 신연	5~10 mm 신연	10 mm 이상 신연
근육약화	가벼운 정도	가벼운 정도에서 심함	가벼운 정도에서 보통
기능저하	가벼운 정도	보통에서 심함	심함(불안정)
부어오름	가벼운 정도	보통	보통에서 심함
신장 시 통증	예	예	아니요
수동가동범위	제한적	제한적	아마 불안정때문에 가동성 증가 또는 부종으로 인해 가동성 감소

만들어내는 이런 모든 활동은 콜라겐과 기질이 함께 섞여 일어난다. 이것은 인대의 찢어진 끝 사이에 다리역할을 하는 흉터를 형성한다. 처음에 콜라겐 섬유는 작은 조직으로, 임의의 짜이는 양식으로 배열되며 흉터는 부드럽고 점성이 있다.[1] 몇 달이 지난 후 콜라겐 섬유는 진행성의 스트레스와 긴장에 반응하여 스스로 재편성한다. 완전한 흉터 성숙은 12개월 동안 일어날 것이다.[8] 완전한 흉터 성숙의 시간은 고정 시간과 어떻게 찢어진 끝을 좋게 붙이는지, 환자의 나이와 건강상태와 같은 기계적인 요소들에 달려있다. 인대 기능 부전은 몸의 충분한 흉터조직 형성의 부족과 외과의의 뼈 위 인대의 적절한 위치를 재연결하기의 실패 또는 환자나 물리치료사에 의해 과도한 기계적 힘이 너무 빨리 적용되어 일어날 것이다.

관절 안쪽 인대가 염좌될 경우, 관절주머니의 안에서 응고가 일어나거나 출혈을 멈추게 하는 압력이 증가할 때까지 출혈이 발생할 것이다. 관절 안쪽 인대 찢어짐은 활액이 혈종(hematoma)에 의해 묽게 되어 섬유소 피떡(debri)과 자발적인 치유 형성을 방해하기 때문에 보통 외과적인 치료를 필요로 한다.

인대가 완전히 찢어졌을 때 관절의 모든 안정성은 아마 완전히 복구되지 않을 것이다. 외과적인 치료가 행하던 행하지 않던 인대를 강화하기 위해 관절 주위의 근육/힘줄 근력의 증가는 필수적이다.

인대의 장력 강도는 고정으로 인해 감소된다. 그러므로 고정 기간을 최소화하고 손상된 인대에 진행성으로 스트레스를 주어 치유 단계와 장력 강도를 마음에 두고 참도록 하는 것이 필요하다.[1]

관절주머니 손상 INJURIES TO JOINT CAPSULES

관절주머니는 자발적으로 또는 외상의 결과로써 염증(피막염)이 일어날 수 있다. 피막염(capsulitis)은 가장 일반적으로 어깨관절에서 발생하고, 유착성 피막염(adhesive capsulitis)으로 알려져 있다. 이것은 또한 종종 오십견(동결견, frozen shoulder)이라 부른다. 유착성 피막염 용어는 처음 Nevasier에 의해 기록되었다. 그는 관절주머니 결합조직의 유연성의 변화와 섬유증(fibrosis)으로 인해 피막과 인대가 두꺼워짐으로 인한 염증성 과정으로 인해 발생하는 어깨의 움직임이 감소하는 임상적인 상태라고 묘사했다. Nevasier는 유착성 피막염의 4단계를 설명했다. 첫 번째 단계는 쉴 때 아프고 가동범위의 끝에서 통증이 있다. 이 단계는 3개월 정도 지속되며 어깨의 가동성이 대부분 통증에 의해 감소될 때 끝난다. 두 번째 단계는 피막 섬유증에 의해 어깨의 가동성이 점차 감소된다. 세 번째 단계는 약간의 통증과 가동범위의 점진적인 소실과 손상된 어깨위팔리듬(견갑상완리듬, scapulohumeral rhythm)에 의해 특징된다. 이 단계에서 증상은 9~14 주 동안 나타날 것이다. 네 번째 단계는 Nevasier은 "눈이 녹는 단계"라고 불렀고, 이것은 어깨 가동범위의 느린 향상이다.[10] 이 단계는 앞의 freezing(두 번째 단계), frozen(세 번째 단계), 눈이 녹는 단계(네 번째 단계)로 언급된다.

Hannafin 과 동료들[11]에 따르면 유착성 피막염의 발병기전은 아마 염증성의 반응으로 시작되는 세포 사건의 일련의 단계적인 반응이다. 이것은 혈관질과 윤활막 안의 염증세포 존재의 증가이다. 윤활막염은 인접한 피막 내의 섬유아세포의 반응을 초래한다. 병인론은 전형적으로 알려지지 않았다. 이것은 아마도 미세손상, 거대손상 또는 자기면역성의 반응일 것이다. 만성염증 반응의 결과는 콜라겐 섬유의 구축과 관련되어 보통 가늘고 과도한 피막을 두껍게 하는 섬유증을 초래할 것이다.

유착성 피막염은 40~60세 사이의 여성에게 훨씬 자주 일어나는 기능부전이다. 환자의 15%는 양쪽성으로 발전한다.[12] 상태는 당뇨, 갑상선기능항진증, 허혈성 심장질환과 결핵, 폐기종, 만성 세기관지염과 같은 폐질환과 관련될 수 있다. 이것은 또한 관상동맥우회술(CABG) 시행 후 6~9개월 동안 발전할 것이다.3

윤활주머니 손상 INJURIES TO BURSAE

윤활주머니는 구조물 주위의 마찰력이 없는 움직임을 허용하는 작은 양의 윤활액을 담고 있는 활액막이다. 지나친 움직임이나 외상이 일어날 경우 윤활주머니는 자극되어 염증이 발생한다. 이것은 많은 양의 윤활액을 생산하는 것으로 반응한다. 윤활주머니에 액체가 축적되면 압력이 증가되고 그 부위에 통증수용기가 자극된다. 윤활주머니 염증의 일반적인 부위는 아래쪽/안쪽 어깨 경계부위, 봉우리 아래의/어깨세모근(삼각근, deltoid) 아래 부위, 팔꿈치머리(주두, olecranon), 큰돌기(대전자, greater trochanter),

궁둥뼈결절(좌골조면, ischial tuberosity), 엉덩뼈능선(장골릉, iliac crest) 부위, 뒤발꿈치뼈 부위이다.[1]

윤활주머니가 만성적으로 내벽이 자극 받는다면 두꺼워지고 거칠어질 것이다. 통증은 관절 근처에서 움직이거나 윤활주머니가 압박 받을 때 일어난다. 이것은 움직임 제한의 비관절주머니 패턴을 만들 것이다. 쉴 때의 통증은 윤활주머니에 많은 양의 활액이 있거나 아픈 자극에 반응하는 통각수용기가 자극받는 것을 의미한다.[8] 봉우리(견봉, acromion) 아래의, 팔꿈치머리, 무릎뼈 앞쪽 윤활주머니가 가장 일반적으로 자극된다.[1]

고정의 효과 EFFECTS OF IMMOBILIZATION

결합조직에 대한 고정의 결과는 패턴 D에서 논의하기로 한다: 손상된 관절 가동성, 운동기능, 근육수행, 결합조직 기능부전과 관련된 운동범위.

근육이 고정되거나 쓰지 않게 되면 근력과 지구력의 소실이 온다. 또한 근육 섬유의 크기와 수에서 감소가 일어난다. 정확한 효과는 근육의 섬유 유형과 근육이 고정기간 동안 유지하는 위치에 달려있다. 유형 I 근육 섬유는 고정기간 동안 대부분 위축된다. 근육이 길어진 위치로 고정된다면 고정의 부정적인 효과는 얼마간 줄어든다. 많은 동물 모델 연구에서 이른 가동성이 손상이나 수술 후의 근육 위축을 저지한다는 것을 보여준다.[13]

과사용의 효과 EFFECTS OF OVERUSE

다양한 결합조직의 과사용의 효과는 패턴 D에서 논한다: 손상된 관절 가동성, 운동기능, 근육수행, 결합조직 기능부전과 관련된 운동범위.

근육이 과사용될 때 통증의 두 가지 유형이 일어날 수 있다. 첫 번째 유형은 급성으로 운동 중이나 운동 후 즉시 근피로와 함께 발생한다. 두 번째 유형은 지연성 근육통(DOMS)으로 활동 후 12시간 후에 시작되고, 24~48 시간 동안 강도가 증가하고 3~4일 후에 점차 줄어든다. DOMS의 기전은 명확하지 않지만 원인은 젖산 생성이나 국소의 경련이라는 이론이 있다. 이 이론은 아직 증명되지 않았다. 현재는 DOMS은 근육조직(대부분 편심성 또는 등척성 운동)의 작은 찢어짐이나 근육힘줄 접합부의 결합조직 손상에 의해 일어난다고 생각된다.

질환의 효과 EFFECTS OF DISEASE

많은 질병의 과정은 근육뼈대계 내의 국소적인 염증을 만들 것이다. 당뇨를 가진 환자들은 힘줄 구축, 힘줄윤활막염, 관절 뻣뻣함, 피막염, 뼈엉성증(골다공증, osteoporosis)의 높은 비율을 가지는 경향이 있다. 만성 신부전증을 가진 환자들은 투석치료 때문에 힘줄 기능부전의 증가된 발생률을 가지는 경향이 있다.[12] 당뇨 갑상선기능항진증, 류마티스 관절염과 같은 계통적 질병은 이차적으로 유착성 피막염과 연관이 있다. 게다가 심근경색, 뇌혈관장애, 결핵, 만성폐질환, 폐암, 피부경화증, 유방절제술 후의 병력을 가진 환자는 또한 이차적으로 유착성 피막염에 걸리기 쉽다.[3]

영상 IMAGING

명백한 방사선 사진은 흔히 첫 번째로 실행하는 영상진찰이다. 그러나 이 근거로부터 모아진 정보는 제한적이다. MRI 또는 CT는 국소 염증을 가진 환자에 대한 관련된 더 많은 정보를 제공할 것이다. 이런 영상진찰 기술에 관한 자세한 정보는 패턴 D를 참조하라: 손상된 관절 가동성, 운동기능, 근육수행, 결합조직 기능부전과 관련된 운동범위 그리고 패턴 F: 결합조직의 기능장애와 관련된 손상된 관절 가동성, 운동기능, 근육수행능력, 관절가동범위.

약리학 PHARMACOLOGY

사람들이 처음에 통증을 알게 될 때, 통증경감 또는 항염증의 일반의약품(OTC) 약물로 자가치료가 시작된다. 일반적인 OTC 약물은 종종 타이레놀, 애드빌, 알레브, 모르틴 또는 generic variation을 포함해 사용된다. 이것이 최소의 위안을 제공하지 못한다면, 임상의는 종종 진통제, 항염증제, 둘의 결합(환자의 증상의 심각성에 달려있다)약물을 처방해야 한다. 울트라셋, 다보셋, 퍼코셋, 항염증약물과 같은 진통제가 처방될 것이다. 진통제와 항염증약물은 패턴 D에서 자세히 기술된다: 손상된 관절 가동성, 운동기능, 근 수행력, 결합조직 기능부전과 관련된 운동범위.

사례 연구 #1:
발바닥근막염
Plantar fasciitis

Jared St. Clair는 오른쪽 뒤꿈치에 하프 마라톤 준비를 위해 연습하는 동안 통증이 있고, 발바닥근막염을 진단 받은 22세의 건강한 남성.

물리치료사 검진 PHYSICAL THERAPIST EXAMINATION

병력 HISTORY

- 일반적인 인적사항: St. Clair씨는 22세의 흑인 남성으로 모국어는 영어이고 왼손잡이다.
- 사회적 병력: 아직 미혼이고 혼자 살고 있다.
- 고용/일: 그는 전시간(full time) 법학생이다. 단시간(part time) 자전거 판매사원으로 일한다.
- 생활 환경: 그는 승강기가 있는 건물 5층 원룸에서 혼자 생활한다.
- 일반적인 건강 상태
  - 일반적인 건강 인식: St. Clair씨는 스스로 최고의 건강 상태라고 생각한다.
  - 신체적 기능: 그는 신체기능을 정상으로 지각한다.
  - 심리적 기능: 정상
  - 역할 기능: 전시간 학생, 자전거 판매사원
  - 사회적 기능: St. Clair씨는 체육활동에 깊이 관련되어있다. 그는 대학의 농구와 수영클럽에 참여한다. 그는 또한 취미생활로 달리기를 하며 현재 하프 마라톤을 연습한다.
- 사회/건강 습관: 그는 금연가이고 사회적 음주가이다.
- 가족력: 그의 부모님은 살아계시고 매우 건강하다.
- 의학/외과적 병력: St. Clair씨는 3년 전에 농구로 인한 손상으로 왼쪽 앞십자인대 재건술을 받았다.
- 이전에 있던 의학적 문제나 기타 건강관련질환:없음
- 현재 상태/주호소: 그는 오른쪽 뒤꿈치에 국소적인 통증을 가지고 있다. 통증은 체중부하로 발생하고 아침에 가장 좋지 않다.
- 기능적인 상태와 활동 수준: 3주 전에 시작된 통증으로 농구와 달리기를 중지했다. 다른 모든 활동은 계속 하고 있다.
- 약물: 없음
- 다른 임상적 검사: 그의 오른쪽 발의 방사선 소견은 정상이다.

신체계통 조명 SYSTEMS REVIEW

- 심혈관/폐
  - 혈압(BP): 110/70 mmHg
  - 부종: 왼쪽과 비교했을 때 오른쪽 발꿈치 표면에 경미한 부종
  - 심박수(HR): 65 bpm
  - 호흡수(RR): 10 bpm
- 피부계
  - 흉터형성 상태: 좋게 치료되고 유착되지 않는 흉터가 3년 전 이차적인 앞십자인대 재건술로 왼쪽 무릎 위에 있다.
  - 피부색: 정상
  - 피부 상태: 정상
- 근육뼈대계
  - 전체적인 관절가동범위
    - 왼쪽 다리와 오른쪽 엉덩이와 무릎은 정상
    - 오른쪽 발과 발목은 발등굽힘과 안쪽 번짐에 중등도로 제한되고, 발바닥 굽힘과 가쪽 번짐은 정상
  - 전체적인 근력: 왼쪽 다리 정상, 오른쪽 다리는 4/5~5/5
  - 전체적인 대칭성:
    - 목, 등, 허리 곡선부: 정상
    - 왼쪽과 비교해서 오른쪽 엉덩뼈 앞쪽 돌림
    - 왼쪽과 비교해서 오른쪽 밖굽이 무릎
    - 왼쪽과 비교해서 오른쪽 발 엎침
  - 키: 1.85 m
  - 몸무게: 82.55 kg
- 신경근육계: 정상
- 의사소통, 감정, 인지, 언어, 학습 유형
  - 의사소통, 감정, 그리고 인지: 정상
  - 학습 유형: 시각적 학습자

검사와 측정 TESTS AND MEASURES

- ♦ 유산소 능력/지구력
  - 환자는 보통 일주일에 3회 30분 동안 5마일을 달린다.
- ♦ 인체측정학적 특징
  - BMI = 705×(몸무게 lbs/키^2 inch)
  - St. Clair씨의 BMI = 24.07
  - 18.5~24.9 사이의 BMI 값은 정상으로 간주된다.
  - 발꿈치뼈의 발바닥 표면에 경미한 부종이 관찰됨.
- ♦ 보조장비 및 적용장비:
  - 환자는 밤에 발등굽힘 부목을 한다.
- ♦ 뇌신경과 말초신경의 통합성 정상
- ♦ 인체 공학과 신체 기전
  - 환자가 학교에 있거나 자전거 판매사원으로 일을 할 동안 그는 적절한 인체 공학과 신체 기전을 보인다.
  - 정상적인 충격을 주는 여가활동을 시도할 때 그는 오른쪽 발 뒤꿈치 접촉을 최소화한다.
- ♦ 보행, 이동 그리고 균형
  - 보행의 관찰은 우선 선호하는 걸음걸이 수준에서, 대칭적인 걸음 크기를 보이고, 오른쪽 다리는 거의 체중부하 하지 않는 걸음을 보인다.
  - 3.0 mph의 속도로 언덕을 올라가는 걸음(단조로운 반복에서)보행을 분석하면, 보행의 발바닥 밀기를 통해 최초 접촉 시 오른쪽 다리에 체중부하의 최소를 가지는 통증성 보행(antalgic gait)을 보인다.
  - 환자는 오른쪽 뒤꿈치의 통증 때문에 표면 수준에서 달리기를 할 수 없다.
  - 한쪽 다리 선 자세 균형은 손상되지 않았다.
    - ▪ 환자는 안정면과 불안정면 모두에서 눈을 뜬 상태와 감은 상태에서 3분 이상 균형을 유지할 수 있다.
- ♦ 피부계의 통합성
  - 발바닥 검사에서 오른쪽 발의 발꿈치 안쪽 발바닥 표면에서 과도한 굳은살을 보인다.
- ♦ 관절 통합성과 가동성
  - 오른쪽 발: 먼쪽의 정강뼈/종아리뼈 관절의 펼침, 위쪽의 종아리뼈 미끄러짐, 먼쪽의 정강뼈/종아리뼈 관절에서 목말뼈의 뒤쪽 미끄러짐, 목말뼈는 뒤침으로 기울어짐, 그리고 첫 번째 발허리발가락관절의 뒤쪽 미끄러짐은 중등도로 가동성이 감소되어 있다.
  - 오른쪽 발: 엎침으로 경사되는 목말뼈는 최소한으로 과가동성을 보인다.
  - 다른 모든 관절: 정상
- ♦ 운동 기능
  - 복잡성, 협응력과 민첩성: 정상
- ♦ 근 수행력
  - 왼쪽 다리의 MMT는 정상
  - 오른쪽 다리의 MMT
    - ▪ 큰볼기근, 궁둥구멍근(이상근), 중간볼기근, 뒤정강근, 긴엄지굽힘근, 짧은엄지굽힘근, 긴발가락굽힘근, 짧은발가락굽힘근: 4/5
    - ▪ 다른 모든 근육의 근력: 5/5
- ♦ 교정, 보호, 그리고 지지 장비
  - 환자는 증상의 변화 없이 신발에 OTC 삽입물을 시도한 상태다.
- ♦ 통증
  - St. Clair씨는 NPS를 사용하여 통증을 평가하기가 요구된다.
  - NPS는 11점의 통증 척도(0~10, 0은 무통이고, 10은 될 수 있는 한 좋지 않은 통증이다)로 된 간단한 자가 기록지이다.
  - 지난 24시간의 통증 강도를 등급화한다.
  - Stratford와 Spadoni[15]는 90% 신뢰구간(CI)에서 척도는 ± 2점이었고, T값 변화 설정은 통증에서 T값 변화가 발생되었다고 확신하기 위해 필요한 3점의 변화인 평균값 ±3점이라는 것을 알아냈다.
  - St. Clair씨는 통증이 체중부하가 없을 때 0/10, 아침에 처음 체중부하 할 때 8/10, 일반적인 보행 시 3/10이라고 기록했다.
- ♦ 자세
  - 목, 등, 허리 곡선부: 정상
  - 왼쪽과 비교해서 오른쪽 엉덩뼈 앞쪽 돌림
  - 왼쪽과 비교해서 오른쪽 벜굽이 무릎
  - 왼쪽과 비교해서 오른쪽 발의 뒤꿈치뼈 벌림하고 오른쪽 앞발 엎침
- ♦ 관절가동범위
  - 수동관절가동범위는 오른쪽 발등굽힘 0~5°와 안쪽번짐 0~7°를 제외하고 처음부터 끝까지 정상
  - SLR 검사: 오른쪽=60°, 왼쪽=60°와 가동성은 넙다리뒷근육 뻣뻣함에 의해 제한됨.

- 근육길이
  - 세 근육 토마스 검사
    - 오른쪽 넙다리곧은근과 엉덩허리근의 뻣뻣함
    - 오른쪽 넙다리근막긴장근은 정상
    - 왼쪽 다리 근육 집단은 정상
- ♦ 반사 통합성: 정상
- ♦ 자가치료와 가정 관리
  - 환자는 모든 자가치료와 가정 관리 활동, 과제, 활동에 독립적이다.
- ♦ 감각 통합성: 정상
- ♦ 직장, 지역사회 그리고 여가 통합 또는 재통합
  - St. Clair씨는 일과 학생의 의무를 계속해서 할 수 있으나, 그는 이 시간 동안 여가활동, 과제, 활동을 삼가고 있다.

평가 EVALUATION

St. Clair씨는 병력과 위험요소는 전에 개요를 표시했으며 그는 하프 마라톤 연습 동안 발바닥 근막염이 발병한 건강한 22세의 미국 남성이다. 그는 보행일탈, 근육 뻣뻣함, 오른쪽 무릎관절 부정정렬, 감소된 관절 가동범위, 감소된 근력을 보이고 있다. 현재 환자는 통증 증상과 오른쪽 발의 충격을 참을 수 없다.

검진 결과는 근막염이 더욱 몸쪽의 기능부전으로부터 유발된다고 사람들이 믿도록 이끌고 있다. 자세 검진은 오른쪽 엉덩뼈가 앞쪽으로 돌림 된 것을 보여준다. 엉덩뼈가 앞쪽으로 돌림될 때 절구(관골구, acetabulum)는 비교적 더 긴 넙다리뼈를 만드는 위치를 향하면서 더욱 아래로 내려간다. 이것은 기능적으로 긴 다리를 만들 것이다. 신체는 기능적으로 긴 다리를 보상하는 몇가지 방법을 가지고 있다. 한쪽의 발 엎침과 무릎 외반은 각각 반대쪽과 비교해 다리를 기능적으로 짧게 만드는데 기여한다.[8] 다리길이 차이의 근원은 넙다리곧은근과 엉덩허리근(장요근, iliopsoas)의 근육길이 비대칭으로부터 기원된다. 이 근육의 하나 또는 둘 모두가 뻣뻣할 때, 그것들은 끊임없이 엉덩뼈를 앞쪽으로 당긴다. 큰볼기근, 궁둥구멍근, 중간볼기근, 뒤정강근, 긴엄지굽힘근, 짧은엄지굽힘근, 긴발가락굽힘근, 짧은발가락굽힘근의 근육약화는 발이 일찍이 신속히 엎침하는 것과 같이 다리의 감속을 조절하기 위한 이러한 근육의 과도한 긴장의 결과이다.

진단 DIAGNOSIS

St. Clair씨는 오른쪽 발의 발바닥 근막염을 진단 받았다. 게다가 그는 손상을 입었는데: 인체측정학적 특징; 보행, 이동 그리고 균형; 피부계의 통합성; 관절 통합성과 가동성; 근 수행력; 자세; 관절가동범위이다. 그는 일, 공동체, 여가활동, 업무, 활동에 기능적인 제한을 받았다. 이러한 소견은 배치된 양식 E와 일치한다: 손상된 관절 가동성, 운동 기능, 근 수행력, 국소적 염증과 관련된 관절가동범위. 이러한 손상과 기능적인 제한은 예후와 치료계획 결정을 안내할 것이다.

예후와 치료계획 PROGNOSIS AND PLAN OF CARE

방문 과정 동안 다음의 상호간에 설정된 결과들이 확정되어졌다.

- ♦ 보행은 처음에 걷는 중에 정상화되고 적절한 체중분포로 의식 있는 노력을 통해 달리기로 진행된다.
- ♦ 피부 상태는 개선된다.
- ♦ 오른쪽 발에서 정상 관절 가동성이 달성되도록 관절 상태와 가동성이 개선된다.
- ♦ 규칙적이고 적절한 신장과 근력강화 프로그램의 중요성에 대한 지식을 획득한다.
- ♦ 근 수행력이 증가됨
- ♦ 오른쪽 다리에서 정상 근육 길이를 성취한다.
- ♦ 오른쪽 다리에서 정상 근력을 성취한다.
- ♦ 통증은 체중부하 동안 제거된다.
- ♦ 환자는 보행 동안 적절한 발의 체중 분배 양식을 배운다.
- ♦ 신체적 기능은 개선된다.
- ♦ 자세조절은 개선된다.
- ♦ 그의 전의 달리기로 돌아가는 것이 달성되어서 그는 아마 하프 마라톤에서의 달리기 목표를 이룰 것이다.
- ♦ ROM이 증가됨
- ♦ 보행 동안 오른쪽 발에서 체중 분배 자각은 달성된다.

이러한 결과들을 달성시키기 위해 환자를 위한 적절한

중재가 결정된다. 이것들은 협응력; 의사소통; 문서화; 환자/의뢰인 관련된 교육; 운동치료; 직업에서의 기능적 훈련; 공동체, 여가통합과 재통합; 도수치료기법; 처방, 적용, 그리고 적절하게, 장비와 설비의 제작; 전기치료 기구; 물리적 작용제와 역학적 기구 들을 포함할 것이다.

진단과 예후에 기초하여 St. Clair씨는 8주 이상 10~16회의 방문 기간이 필요하다. St. Clair씨는 사회적인 지지를 받고 동기가 부여되어 있으며, 가정 운동 프로그램을 통해 계속 수행해야 한다. 그는 심각한 손상은 아니고 일반적인 건강상태이다.

중재 INTERVENTIONS

선택된 중재에 대한 근거 RATIONAL FOR SELECTED INTERVENTION

치료적 운동 (Therapeutic exercise)

St. Clair씨가 정상적으로 훈련 프로그램을 재개 할 수 있을 때까지 운동 수준을 유지하거나 올리는 것이 중요하다. 이것은 체중부하가 없는 유산소 활동을 통해 이루어질 것이다. 체중부하로 인한 통증이 없을 때 St. Clair씨는 그의 운동 활동에 점차적으로 달리기를 추가할 것이다. 동시에 St. Clair씨가 통증이 완화될 때 달리기 프로그램을 재개하는 것이 어렵지 않도록 근력, 일률, 유연성, 모든 오른쪽 다리의 근육 지구력을 회복하는 것이 필수적이다. Mr. St. Clair가 오르막을 올라가거나 달릴 때 그는 오른쪽 발뒤꿈치의 통증을 호소한다. 중재가 없다면, St. Clair씨는는 다른 신체 부위에서 지나친 스트레스가 생겨 결국에는 무릎, 엉덩이 또는 등에 반복적인 스트레스 손상을 이끌 것이다. 규칙적으로 오르막을 걷고 달리는 동안 발에 정상 체중분포 양상을 인식시키도록 격려하는 교육과 결합된, 기능적으로 근력을 강화시키는 닫힌사슬운동은 앞으로의 손상을 피하도록 도와줄 것이다.[16,17]

골반 대칭성을 되찾기 위해서는 오른쪽 넙다리곧은근, 엉덩허리근, 넙다리뒷근의 유연성이 양쪽으로 개선되어야 한다. 정상의 유연성은 또한 이 근육들이 최적의 기능을 하도록 길이-장력 관계를 재설정 한다.[18] 종아리근육과 아킬레스 힘줄의 적응성의 짧아짐은 발바닥 근막염의 위험에 놓이게 될 것이다.[8] 아킬레스 힘줄의 신장과 유연성 운동은 정상 범위의 발등굽힘이 발생하도록 한다.

도수치료기술 (Manual therapy techniques)

St. Clair씨는 골반 비대칭과 발목관절, 목말밑관절, 엄지발가락의 발허리발가락관절의 관절주머니에 있어서 유연성의 감소를 보여주고 있다. Greenman은 근육에너지 기법을 "도수의학 치료 절차는 다양한 강도의 수준에서 시술자에 의해 적용된 정확한 반대힘에 대항하여 정확히 조절된 방향으로 환자 근육의 자발적인 수축에 관련된다"[19] 고 정의한다. 근육수축의 등척성, 동심성 유형이 가장 일반적으로 근육에너지 기법에 사용된다. 등척성 기법은 처음에 상호신경지배 법칙을 통해 대항근을 억제하는데 사용되었다. 과긴장된 주동근이 이완하면, 대항근의 억제는 감소되고 더욱더 근육 긴장도의 균형이 일어난다. 동심성 근육수축은 대항근을 강하게 하거나 재교육하는데 사용될 것이다.[19] St. Clair씨의 오른쪽 엉덩뼈의 검사를 통해 앞쪽으로 돌림 되었음을 알 수 있다. 이것은 종종 뻣뻣하고 과긴장된 엉덩굽힘근(주동근) 때문이며 등척성 수축을 동반한 근육에너지기법 사용을 통해 이완될 것이다. 이것은 근력강화와 근육재교육을 위한 대항근(엉덩폄근)의 동심성 수축에 의해 수행된다.

Maitland[21]에 따르면, 관절가동술은 관절가동범위 내의 어디든지 작은 크기나 큰 크기의 진동이나 가동범위 끝에서 작은 진동이 있거나 없이 지속적 신장을 실행할 수 있는 수동적인 움직임이다. 진동의 움직임은 관절의 종속운동이나 생리적 움직임을 사용하여 실행할 수 있다. Maitland는 관절가동술은 정상의 가동범위를 회복하기 위해 정상 위치의 관절 내에 구조를 회복하거나 뻣뻣한 관절 구조를 신장하기 위해 사용되어 질 것이라고 언급하였다. 관절가동술기법은 Mr. St. Clair의 발, 엉덩뼈, 발목을 가동시키기 위해 사용되어질 것이다.[8]

보조기구와 장비의 적절한 처방, 적용 그리고 제작 PRESCRIPTION, APPLICATION, AND AS APPROPRIATE, FABRICATION OF DEVICES AND EQUIPMENT

St. Clair씨는 그가 걷고 뛸 때 신발에 실리콘 뒤꿈치 패드를 사용하라고 제안받았다. 뒤꿈치를 약간 올림으로써 발바닥 근막의 긴장이 약간 줄어들고 실리콘 물질은 바닥에 닫지 않게 완충물 효과를 만들어 낸다. Pfeffer와 동료들[22]은 아킬레스 힘줄과 발바닥 근막의 신장에 더해서 실리콘 뒤꿈치 삽입물이 신장과 고무삽입물, 모직삽입물, 주문 제작한 보조기 또는 단독적인 신장보다 의미 있게 더 좋은 결과를 만들어 낸다고 하였다.

St. Clair씨는 또한 발바닥 근막과 아킬레스 힘줄에 장기간의 신장을 유지하기 위해 발등굽힘용 부목을 사용하라고 제안받았다. 근막이 더욱 유연해지면 아침의 처음 체중부하는 덜 고통스러워질 것이다. Powell과 동료들[23]은 신장이나 운동 없이, 단독으로 보조기를 사용하는 것이 증상을 상당히 개선시킨다는 것을 알아냈다. Batt와 동료들[24]은 항염증성 약물, 신장, 실리콘 뒤꿈치 패드, 주문 제작된 밤 부목으로 치료받은 환자들이 치료로서 밤 부목을 사용하지 않는 환자들과 비교해 증상이 상당히 감소되었다는 것을 알아냈다.

전기 치료/물리적 요인과 기계 종류
(Electrotherapeutic modalities / Physical agents and mechanical modalities)

몇 개의 치료 기구가 있고 이 환자를 위해 사용될 수 있다. 그러나, 대다수 기구들의 효과성에 관한 근거는 적다. 발바닥 근막염을 위해 사용되는 가장 일반적인 치료 기구는 초음파, 음파영동법, 이온영동법 치료이다. Atkins와 Crawford[25]는 11개의 무작위 대조군 연구(RCT)에서 통증성 뒤꿈치를 위한 치료의 계통적 재검토를 실시하였다. 비록 더 많은 연구들이 시도되었다고 해도 정확한 표준을 만나지는 못했다. 저자는 심지어 더 많은 정확한 연구가 적은 표본수를 사용하여 시행했고, 그래서 치료 효율에 대한 명확한 근거를 제시하지 못했다고 하였다. 이 재검토의 소견은 뒤꿈치 패드, 자석의 금속파편을 사용하거나 사용하지 않는 깔개가죽, Bioelectron MK Ⅱ에 대한 레이저, 초음파, 스테로이드성 주사의 효능을 평가하는 6개의 실험연구에 기초했다. Bioelectron MK Ⅱ는 탐침을 통해 피부 표면에 전달하는 전기광선을 일으키는 실험적인 장비이며 염증성 조직의 pH를 정상으로 복구함으로써 조직의 산성도를 감소시킨다고 기록했다. 저자는 다양한 치료 사이에 차이가 없었다고 밝혔다.

덱사메타손(dexamethasone), 스테로이드성 주사, 체외충격파요법(ECST)과 함께 이온영동법과 밤 부목은 통증에 의미있게 통계적 차이점을 보여주는 중재들이다.[25] Gudeman과 동료들[26]은 전통적인 치료기구와 함께 이온영동법은 1개월에서 가장 즉시의 결과를 제공하였고 후속 연구에서는 이온영동법과 전통적인 양식 사이에 차이점이 없다는 것을 알아냈다. Crawford와 동료들[27]은 초음파를 8분 동안 0.5 w/cm^2, 3 MHz, 진동 1 : 4의 적용이 뒤꿈치 통증의 치료에 플라시보(위약효과)보다 효과가 없다고 밝혔다.

ECST는 특정한 신체부위에 충격파를 전달하는 비교적 새로운 방법이다. 이 기술은 처음 신장 결석을 파괴하기 위해 사용되었다. 활동의 정확한 기전은 잘 알려지지 않았다. 기계에 의해 일어나는 충격파는 칼슘축적을 파괴하고 혈관벽을 가로질러 사이토카인(cytokine)의 확산을 증가시키고, 그리고 새로운 뼈 형성을 활성화 시킬 것이다. ECST로 치료를 하는 가장 일반적인 만성 근육뼈대계의 부위는 뒤꿈치가시, 발바닥 근막염, 가쪽위관절융기염, 안쪽위관절융기염, 어깨의 석회화힘줄염이다.

문헌에서 언급된 신체의 여느 부위를 위한 ECST의 임상적 효능을 기록할 때 모순되는 결과들을 보고하고 있다.[28-31]

협응, 의사소통 그리고 기록
COORDINATION, COMMUNICATION, AND DOCUMENTATION

의사소통은 그의 가족이 치료의 어떤 것도 관련되지 않았기 때문에 오직 St. Clair씨와 이루어질 것이다. 모든 St. Clair씨에 관한 관리요소는 문서화될 것이다.

환자/고객 관련 교육
PATIENT/CLIENT-RELATED INSTRUCTION

환자는 그의 현재 상태와 손상에 대해 교육받을 것이다. St. Clair씨는 그의 발 통증과 관련해 골반 기능부전이 어떤 지 설명 받을 것이다. 그는 질문을 할 충분한 기회를 얻을 것이다. 환자는 그의 가정 운동 프로그램과 기대할 수 있는 결과를 이해할 것이고 사진과 함께 쓰인 가정운동 프로그램을 받을 것이다. 이 운동 프로그램은 그의 요구가 변하는 것에 따라 적절하게 변화될 것이다. 운동은 같은 주기에 가르치고 받을 것이고, 다시 운동이 정확하게 수행되는지 확인하기 위해 필요한 만큼 많이 접하게 될 것이다.

치료적 운동 THERAPEUTIC EXERCISE

- ♦ 유산소 능력/지구력 상태
  - St. Clair씨는 그의 다리에 대해 중요한 체중부하 없이 운동 수준을 유지하거나 증가하면서 일할 것이다.
  - 그는 안전할 때까지 건강수준을 유지하거나 개선시키기 위해 그리고 편안하게 체중부하 운동을 다시 시작하기 위해 자전거, 상지의 에르고미터, 노 젓는 기계 또는 수영을 조합하여 사용할 수 있다.
  - 건강한 개인을 위해 운동을 위한 최대심박수는 적어도 주당 3일 회기 당 15~60분 동안 나이에 맞게 조절된 최대심장비율(AAMHR)의 65~90%이다.
  - 최대심박수 계산은 0.65(220세)와 0.90(220세) 사이이다.[32]
- ♦ 유연성 운동
  - 신장운동은 워밍업을 한 후에 시행하고, 심호흡과 함께 느리고 안정된 신장을 하고, 30~60초 정도 유지한다
  - 넙다리곧은근과 엉덩허리근의 근육 연장은 PNF 수축-이완 기법을 사용한다.[33]
  - 장딴지근/가자미근 그룹, 앞쪽 엉덩이 근육을 늘이는 중립의 척추자세로 런지(lunge), 그리고 발목이 최대의 등쪽굽힘을 할 동안 발가락을 수동적으로 폄 시킴으로써 발바닥 근막염의 자가신장을 가르칠 것이다.
  - 뒤쪽 다리 근육의 신장은 경사판과 Prostretch를 사용한다.
- ♦ 보행과 이동 훈련
  - 환자가 보행의 최초 접촉 시에 가쪽 발꿈치에 압력이 가도록 지도하고, 다음으로 발바닥 떼기시에 첫 번째 발허리뼈에 압력이 가도록 안쪽으로 체중이동한다.
  - 처음에 표면 수준에서 실행하고 점차 선호하는 속도로 경사지게 진행한다.
  - 1 mph와 같은 느린 속도로 트레드밀에서 시작하고 환자의 지구력과 능력에 따라 높은 속도로 진행한다.
- ♦ 근력, 힘 그리고 지구력 훈련
  - 열린사슬운동(open kinetic chain):
    - ■ 도수저항과 등장성 조합을 사용해 오른쪽 다리를 위해 PNF 하지 대각선 #1과 #2(D1과 D2) 패턴을 사용한다.[33]
    - ■ Delome 방법(10 RM)을 사용한 free weight는 엉덩이 바깥 돌림근과 중간볼기근, 뒤정강근과 엎침을 조절하는 발목/발 안쪽 번짐근을 강조하는 하지 근력 강화를 위해 사용한다.[7]
    - ■ 환자의 근력을 개선하기 위해 저항을 증가하는 점진적으로 두꺼운 밴드의 사용으로 탄력밴드/튜빙 운동.
    - ■ 발가락 굽힘/발 안쪽근 강화하기
      - ▶ 수건에 발을 쉬는 동안 수건을 발가락에서 뒤꿈치로 움직여 수건 묶음으로 발가락굽힘근을 사용한다.
      - ▶ 구슬이나 다른 물체를 발가락으로 집어라.
  - 같은 근육을 강화시키기 위한 닫힌사슬운동은 반드시 전의 운동을 기능으로 전이시키기 위해 통합되어야 한다.
    - ■ 닫힌사슬운동(closed kinetic chain)을 위한 변수는 힘, 속도, 복잡성, 움직임의 조절의 변수를 고려해야 한다.
    - ■ 운동은 중력이 제거된 상태나 감소시킨 자세에서 시작해야 하며, 체중부하를 증가시킴으로써 진행해야 한다.
    - ■ 닫힌사슬운동은 단일면에서 시작해야 하며 다중면을 포함해 진행해야 한다.
    - ■ 운동은 또한 균형을 위해 상지를 지지하면서 시작하고 그 다음 지지를 제거한다.
      - ▶ 벽 짚고 쪼그려 앉기
      - ▶ 런지(lunges)
      - ▶ 뒤꿈치 들어올리기
      - ▶ 발가락 걷기
      - ▶ 양 발 바깥쪽으로 걷기
      - ▶ 계단오르기, 레그프레스, Total Gym, 좌우왕복 운동을 포함한 운동기구 사용

직장, 지역사회 그리고 여가 통합 또는 재통합에서의 기능적인 훈련 FUNCTIONAL TRAINING IN WORK, COMMUNITY, AND LEISURE INTEGRATION OR REINTEGRATION

- ♦ 여가
  - St. Clair씨는 일주일에 3회 1/2 마일과 같이 최소 거리 달리기 프로그램을 시작하는 것으로 돌아가도록

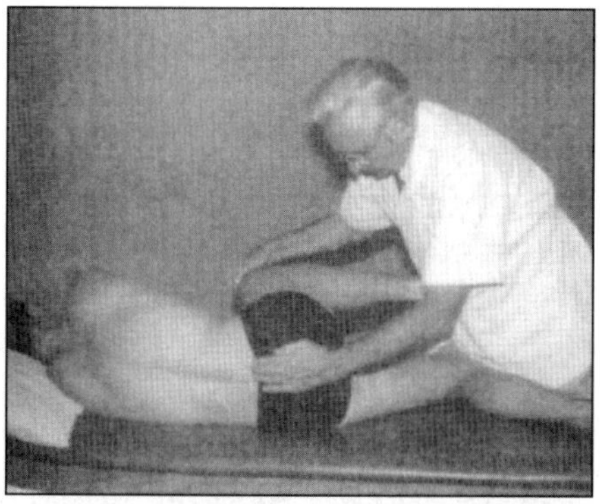

그림 5-2. 근에너지기법은 오른쪽 엉덩뼈를 뒤쪽으로 돌림시키는데 사용된다. 환자가 오른쪽 엉덩뼈를 최대한 뒤쪽으로 돌림하여 위치함으로써 시작한다. 연습자의 손은 오른쪽 엉치엉덩관절에서 운동을 감시한다. Greenman P.로부터 허가받음. 2nd ed. Baltimore, Md: Williams &Wilkins; 1996:353.

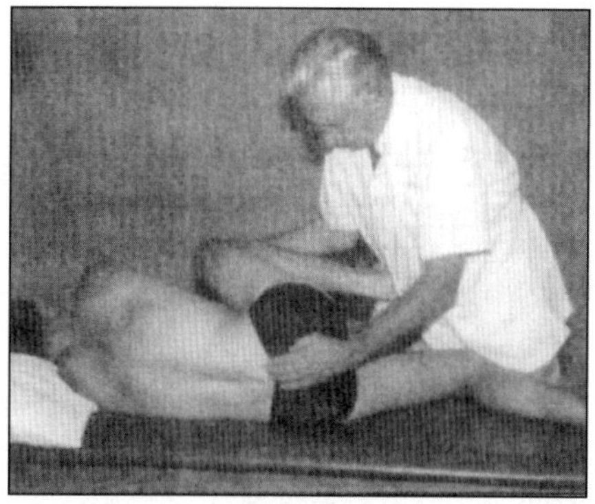

그림 5-3. 근에너지기술은 오른쪽 엉덩뼈를 뒤쪽으로 돌림시키는데 사용된다. 환자는 연습자의 엉덩이에 대해 밀어냄으로써 오른쪽 엉덩이를 곧게 펴는 시도를 한다. 엉덩뼈는 그때 더욱 뒤쪽으로 돌림시켜 움직이고 과정은 반복된다. Greenman P.로부터 허가받음. 2nd ed. Baltimore, Md: Williams &Wilkins; 1996:353.

독려된다. 일주일 당 1/2 마일을 더함으로써 거리를 점진적으로 증가시킨다.

- 그는 훈련 회기 중이나 후에 관리지표로 통증을 사용할 것이다.
- 그는 또한 달리기 신발 확인과 다 찢어졌을 때 바꾸는 것의 필요함을 교육받을 것이다.

도수치료기술 MANUAL THERAPY TECHNIQUES

♦ 관절가동술/도수교정

- 오른쪽 앞쪽으로 돌림된 엉덩뼈를 교정하기 위해
  - 엉덩뼈를 뒤쪽으로 돌림 하기 위해 오른쪽 넙다리뒷근과 큰볼기근을 사용하는 근에너지 기법 사용
    - 환자는 왼쪽으로 누워 왼쪽 엉덩이와 무릎을 굽힘시키고 오른쪽 다리를 폄 시킨다.
    - 치료사는 오른쪽 엉치엉덩관절에 한 손가락을 놓아 움직임을 조절하고, 그리고 나서 엉덩 뒤쪽 돌림의 경계에 닿을 때까지 엉덩이 굽힘, 벌림, 오른쪽 엉덩이의 가쪽 돌림을 유도한다.
    - 환자는 치료사의 3~7초 동안의 저항에 대항해 3~5 회 등장성 근육 수축을 시도한다.
    - 등장성 힘은 엉덩뼈를 뒤쪽돌림으로 끌어당기기 위해 넙다리뒷근육과 엉덩근을 활성화한다.[19] (그림 5-2와 5-3)
- 오른쪽 엉덩뼈를 후방으로 가동하라: 이것은 필요하다면 근에너지 기법에 부가해서 수행될 수 있다.
  - 환자는 오른쪽 엉덩이와 무릎을 굽힘 시킨 채, 왼쪽으로 누워 엉치엉덩관절이 뒤쪽 돌림 범위의 끝에 있게 한다.
  - 환자의 상체는 등과 허리뼈에서 움직임을 제한하기 위해 가능하면 되도록 멀리 오른쪽으로 돌림 시킨다.
  - 치료사는 환자와 마주서서 오른손으로 오른쪽 앞위쪽엉덩가시(ASIS)를 접촉하고 왼손으로 오른쪽 궁둥뼈거친면(좌골조면, ischial tuberosity)을 접촉한다.
  - 치료사는 오른손으로 뒤/아래쪽 방향으로 누르고 왼손으로 앞/위쪽 방향으로 동시에 눌러 엉덩뼈를 뒤쪽으로 돌림시킨다(그림 5-4).
- 오른쪽 발목관절 등쪽굽힘을 개선하기 위해[21]
  - 발목을 최대 또는 거의 등쪽굽힘하여 먼쪽 정강/

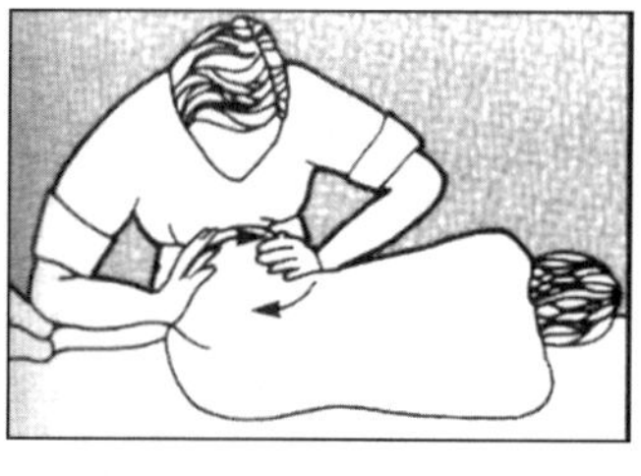

그림 5-4. 왼쪽 엉덩뼈 뒤쪽 돌림 관절가동술. Elsevier로부터 허가받음. Corrigan B, Maitland GD. P. 331, 1983

종아리 관절 위의 목말뼈를 앞쪽으로 미끄러지게 한다. 등급 Ⅲ 또는 등급 Ⅳ.
  - 발목을 최대 또는 거의 등쪽굽힘 하여 먼쪽 정강/종아리 관절을 앞쪽으로 미끄러지게 한다. 등급 Ⅲ 또는 등급 Ⅳ.
  - 먼쪽의 정강/종아리 관절의 확산(spread)을 강화하기 위해 종아리뼈를 고정하여 정강뼈의 앞/뒤쪽 미끄러짐을 시행한다. 등급 Ⅳ.
  - 먼쪽의 정강/종아리 관절의 확산을 강화하기 위해 정강뼈를 고정하여 종아리뼈의 앞/뒤쪽 미끄러짐을 시행한다. 등급 Ⅳ.
- 오른쪽 엄지발가락 발허리발가락 폄을 증가시키기 위해[21]
  - 발허리발가락관절(MTP joint)을 신연 하라.
  - 등급 Ⅲ 또는 Ⅳ 로, 첫 번째 발허리뼈에서 몸쪽의 발가락뼈의 앞쪽 미끄러짐을 시행한다.
  - 등급 Ⅲ 또는 Ⅳ 로, 첫 번째 발허리뼈에서 몸쪽의 발가락뼈의 가쪽/안쪽 미끄러짐을 시행한다.
- 발바닥 근막을 늘이기 위해
  - 근막을 길게 한 위치에 두고 가로지른 마찰마사지, 가볍게 튕김, 쓰다듬기 등의 연부조직 관절가동술(STM) 기술을 적용한다.
  - 최대한으로 발목을 발등굽힘 시키고 발가락을 폄시킴으로 발바닥 근막을 수동적으로 연장시킨다.[35]

보조기구와 장비의 적절한 처방, 적용 그리고 제작 PRESCRIPTION, APPLICATION, AND AS APPROPRIATE, FABRICATION OF DEVICES AND EQUIPMENT

♦ 보조 장비
- 환자는 발바닥 근막을 신장시켜 유지하기 위해 발등굽힘 발 부목을 사용한다.
- St. Clair씨는 부목과 실리콘 패드로 증상의 전체적 경감을 이루지 못한다면, 주문 제작한 발 보조기를 사용할 것이다.

♦ 보호 장비
- St. Clair씨가 충격을 흡수하고 뒤꿈치를 약간 들어올리기 위해 걷거나 뛰는 신발에 실리콘 뒤꿈치 패드를 사용하여 발바닥 근막에 약간의 긴장을 줄일 것을 제안했다.

전기치료 ELECTROTHERAPEUTIC MODALITIES

♦ 전기치료적 약물전달
- 덱사메타손(dexamethasone)과 함께 이온영동법을 통증과 염증을 감소시키기 위해 사용할 것이다.

물리적 작용제와 역학적 기구 PHYSICAL AGENTS AND MECHANICAL MODALITIES)

♦ 열 치료
- 핫 팩은 조직의 신장성을 증가시키기 위해 발바닥 근막에 습열을 적용하여 사용할 것이다.[8]

예상 목표와 기대 결과 ANTICIPATED GOALS AND EXPECTED OUTCOMES

♦ 병리학/병태생리학에 미치는 영향
- 통증은 걷는 동안 0/10으로 감소한다.
- 연부조직 염증, 부종, 저항은 감소한다.

♦ 손상에 미치는 영향
- 지구력은 증가됨.
- 일의 단위 당 에너지 소비량이 감소된다.
- 넙다리곧은근, 엉덩허리근, 넙다리근막긴장근의 유연성은 개선된다.
- 보행은 오른쪽 다리의 완전 체중부하와 함께 정상 걸음으로 개선된다. 환자는 표면 수준에서 통증 없이 달릴 수 있다.
- 오른쪽 발의 모든 관절 가동성은 정상이다.
- 근육수행(근력, 일률, 지구력)은 증가된다.
- 근력은 큰볼기근, 궁둥구멍근, 중간볼기근, 뒤정강근, 긴엄지굽힘근, 짧은엄지굽힘근, 긴발가락굽힘근, 짧은발가락굽힘근에서 5/5 로 증가된다.
- 아침에 체중부하 시 통증은 0/10.
- 발바닥 근막 유연성은 개선된다.
- 자세조절은 개선된다. 골반, 무릎, 발의 뼈 정렬은 정상.
- 오른쪽 발등굽힘의 가동범위는 10° 개선되었고 안쪽번짐은 15° 로 개선되었다.
- 걷는 속도는 증가되었다.

♦ 기능적인 제한에 미치는 영향
- 요구되는 일, 자가치료, 가정관리, 공동체, 여가역할

을 맡거나 재개하는 능력이 개선된다.
- 보조장비와 설비가 있거나 없이 하는 자가치료, 가정관리, 일, 공동체, 여가에서 ADL/IADL에 관련된 신체 움직임, 과제, 활동들을 독립적으로 수행하는 능력이 증가된다.

♦ 위험 감소/예방
- 위험요인은 감소된다.
- 2차 손상의 위험은 감소된다.

♦ 건강, 웰니스, 운동에 미치는 영향
- 건강한 습관, 건강관리, 예방 등을 기르는 행동이 요구된다.
- 결정과정은 헬스, 웰니스, 운동의 필요와 관련되어 강화된다.
- 건강, 건강상태, 신체적 능력, 신체적 기능 등이 개선된다.

♦ 사회 자원에 대한 영향
- 이용할 수 있는 자원들이 최대한으로 이용된다.
- 문서화는 환자관리와 모든 환경을 통해서 이루어지고, APTA의 'Guidelines for Physical Therapy Documentation'을 따른다.[36]

♦ 환자/고객 만족
- 물리치료사의 임상적 숙련과 대인관계 기술은 환자에게 만족스럽다.
- 진단, 예후, 중재, 예상목표와 기대결과의 이해에 대한 환자의 지식과 인지가 증가된다.
- Well-Being의 감각은 개선된다.

재검사 REEXAMINATION

재검사는 치료과정 전체를 통해 이루어진다.

퇴원 DISCHARGE

St. Clair씨는 총 11회의 물리치료 회기 후 퇴원하였다. 통증의 제거, 완전한 가동성의 회복, 근력, 완전한 달리기 훈련 계획의 회복을 위한 예상목표가 달성되었다. 그는 목표와 기대했던 결과를 이루었기 때문에 퇴원하였다.

사례 연구 #2:

유착성 피막염
Adhesive capsulitis

Barbara Brooks 부인은 2달 전에 오른쪽 어깨에 통증에 잠행성의 발병이 일어난 58세의 여성이다.

물리치료사 검진 PHYSICAL THERAPIST EXAMINATION

병력 HISTORY

♦ 일반적인 인적사항: Brooks 부인은 모국어가 영어인 58세의 백인 여성이다. 그녀의 최고학력 수준은 고등학교이고, 오른손잡이이다.

♦ 사회적 병력: 그녀는 결혼해서 독립하여 살고 있는 세 자녀가 있다. 그녀는 남편과 함께 공동주택의 고층아파트에 살고 있다.

♦ 고용/일: 그녀는 부동산 회사에서 장부계원과 일반적 서기 사무원으로 일한다.

♦ 일반적인 건강 상태
- 일반적인 건강 인식: Brooks 부인은 건강하다고 지각한다.
- 신체적 기능: 그녀는 통증 때문에 ADL과 IADL에서 보통의 제한을 가졌고, 머리 위로나 등 뒤로 오른쪽 팔을 들어 올리지 못한다.
- 심리적 기능: Brooks 부인은 통증과 기능의 제한때문에 화나고 절망적이다.
- 역할 기능: 아내, 엄마, 전시간(full-time)의 장부계원
- 사회적 기능: 그녀는 종종 사회기능에 참여하고, 여가활동은 독서와 자전거타기이다.

♦ 사회/건강 습관: Brooks 부인은 일주일에 담배 한 갑을 피우고 사회적 음주가(한 달에 한 번 정도 저녁에 와인)이다.

♦ 가족력: 그녀의 엄마는 10년 전에 유방암으로 사망했다. 그녀의 아버지는 살아계시나, 당뇨, 심장질환, 고혈압으로 건강이 나빠졌다.

♦ 의학/외과적 병력: 그녀는 54세 때 진단받은 제2형 당

뇨 병력이 있다.

- ♦ 현재 상태/주호소: Brooks 부인은 2달 전에 시작된 오른쪽 어깨 통증의 잠행성의 발병을 가졌다. 통증은 1달 전에 가장 심했고 지금은 줄어들기 시작했다. 그녀의 증상은 자가 치료 2주 후에 변하지 않았다. 임상의는 그녀에게 최소한의 변화를 위해 세레브렉스(Celebrex)를 처방했다. 1달 뒤에 임상의는 어깨에 주사했다. 주사는 통증을 감소시켰지만, 그녀는 여전히 오른쪽으로 잠을 자지 못한다. 그녀는 계속해서 오른쪽 어깨에 심하게 움직임이 감소되어 있고, 심하게 기능적인 제한이 있다고 불평한다.
- ♦ 기능적인 상태와 활동 수준: 이 과정을 하기 전에 그녀는 적어도 일주일 당 하루 2시간 운동을 했다. 현재 그녀는 그녀의 오른쪽 팔로 그녀의 등 뒤로 80° 뻗는데 필요한 어떤 기능적인 활동을 할 수 없다. 그러나 그녀는 적응과 조절로 그녀의 모든 ADL 활동을 수행할 수 있다.
- ♦ 약물: 그녀는 당뇨병으로 Glucophace를 복용했고 1개월 동안 항염증 약물을 복용했다. 현재는 Advil prn을 복용한다.
- ♦ 다른 임상적 검사: 명백한 방사선 영상으로 그녀의 오른쪽 어깨에 약한 관절염을 보여준다. MRI는 그 당시 촬영하지 못했다.

신체계통 조명 SYSTEMS REVIEW

- ♦ 심혈관/폐
  - 혈압(BP): 135/85 mmHg
  - 부종: 팔다리에 부종이 없다고 기록됐다.
  - 심박수(HR): 80 bpm
  - 호흡수(RR): 12 bpm
- ♦ 피부계
  - 흉터형성 상태: 없음
  - 피부색: 정상
  - 피부 상태: 정상
- ♦ 근육뼈대계
  - 전체적인 관절가동범위
    - ■ 목 가동범위
      - ▸ 굽힘: 정상
      - ▸ 폄, 돌림, 각각의 가쪽 굽힘에서 중등도 감소.
    - ■ 등 가동범위
      - ▸ 폄의 중등도 감소를 제외한 윗쪽 등뼈는 정상
      - ▸ 중간 및 아래쪽 등뼈는 정상
    - ■ 왼쪽 팔의 전체 가동범위: 정상
    - ■ 오른쪽 어깨의 전체 가동범위는 중등도로 제한됨.
    - ■ 오른쪽 팔꿈치, 아래팔, 손목, 손의 전체 가동범위: 정상
  - 전체적인 근력:
    - ■ 목, 왼쪽 팔, 오른쪽 팔꿈치, 손목, 손의 전반적 근력: 정상
    - ■ 오른쪽 어깨의 전반적 근력: 4-/5
  - 전체적인 대칭성: 척추 뒤옆굽음증
  - 키: 1.62 m
  - 몸무게: 68.04 kg
- ♦ 신경근육계: 정상
- ♦ 의사소통, 감정, 인지, 언어, 학습 유형
  - 의사소통, 감정, 그리고 인지 정상
  - 학습장애는 나타나지 않음
  - 쓰기와 듣는 방법 선호

검사와 측정 TESTS AND MEASURES

- ♦ 유산소 능력/지구력
  - 환자는 적당히 앉은 생활양식을 따른다.
  - 최고의 신체적 노력으로 주 1일 2마일의 야외 자전거 타기이다.
- ♦ 인체측정학적 특징
  - BMI = 705 x (몸무게 lbs/키^2 inch)
  - Mrs. Brooks 의 BMI = 25.8
  - 25~29.9 사이의 BMI 값은 과체중으로 사료됨.[14]
  - 오른쪽 팔에 부종은 없다.
- ♦ 보조장비 및 적용장비: 사용한 적 없음
- ♦ 뇌신경과 말초신경의 통합성: 정상
- ♦ 환경, 집과 작업의 장벽: 없음
- ♦ 인체 공학과 신체 기전
  - 그녀는 팔다리 근육보다 등 근육을 이용하여 올리고 나르는 경향이 있다.
  - 그녀가 책상이나 자판에서 일을 할 때, 그녀는 몸통을 앞으로 구부린 자세로 유지하는 경향이 있다.
- ♦ 보행, 이동 그리고 균형: 정상
- ♦ 피부계의 통합성: 정상

- ♦ 관절 통합성과 가동성
  - 오른쪽 오목위팔관절(관절와상완관절, glenohumeral joint): 모든 종속운동과 관절놀이 움직임은 중등도로 저가동성이다.
  - 오른쪽 봉우리빗장관절(견봉쇄골관절, acromioclavicular joint): 종속운동과 관절놀이 움직임은 약간 저가동성이다.
  - 오른쪽 어깨가슴관절(견갑흉늑관절, scapulothoracic joint)
    - 가쪽 돌림과 안쪽 돌림 및 모음에 약간 저가동성이다.
    - 올림과 벌림의 어깨뼈 움직임은 정상.
  - 목뼈 가동성 검사는 PPIVM 검사를 사용한다.[34]
    - 굽힘: 정상
    - 폄: C5-C7에 끝에서 단단하게 느껴지고 중등도 제한이 있다.
    - 돌림: C5-C7에 끝에서 단단하게 느껴지고 좌우 양쪽의 중등도 제한이 있다.
  - 등뼈 가동성 검사는 PPIVMs를 사용한다.34
    - 굽힘: 정상
    - 폄: T1-T5에 끝에서 단단하게 느껴지고 중등도 제한이 있다.
    - 돌림: T1-T5에 끝에서 단단하게 느껴지고 좌우 양쪽의 중등도 제한이 있다.
- ♦ 운동 기능
  - 기민함과 협응력, 민첩성: 정상
- ♦ 근 수행력
  - MMT는 정상 조건에서 벗어나는 다음 결과들을 보여주었다.
    - 오른쪽 어깨 굽힘: 4-/5
    - 오른쪽 어깨 폄: 4+/5
    - 오른쪽 어깨 벌림: 4-/5
    - 오른쪽 어깨 가쪽 돌림: 4-/5
    - 오른쪽 어깨 안쪽 돌림: 4/5
    - 오른쪽 어깨 수평 모음: 5/5
    - 오른쪽 어깨뼈 가쪽 돌림: 4-/5
    - 오른쪽 어깨뼈 모음: 4-/5
  - 오른쪽 어깨 아래와 왼쪽 팔의 모든 MMT는 정상
  - 어깨위팔리듬(견갑상완리듬, scapulohumeral rhythm)은 어깨 굽힘과 벌림을 시도하는 동안 과도한 어깨뼈 올림으로 손상됨.
  - 악력 힘 측정계
    - 오른쪽: 50 lbs
    - 왼쪽: 45 lbs
    - Mathiowets 에 따르면 55~59세 집단의 평균 악력은 오른손 57.3 lbs와 왼손 47.3 lbs를 나타낸다.
- ♦ 교정, 보호, 그리고 지지 장비
  - 사용한 적 없음
- ♦ 통증
  - NPS(0=무통이며 10=가능한 가장 안 좋은 통증)에서 오른쪽 어깨통증은 휴식 시 3/10, 활동 시 6/10 비율이다.[15]
- ♦ 자세
  - 머리가 약간 앞쪽으로 기운 자세(FHP)
  - 약간의 척추 뒤옆굽음증; 오른쪽 등, 왼쪽 허리
  - 오른쪽 어깨 이음뼈(상지대, shoulder girdle)는 오른쪽 날개어깨뼈와 함께 앞쪽으로 기울어져 올라갔다.
  - 어깨뼈는 좌우 양쪽으로 벌어졌다.
- ♦ 관절가동범위
  - CROM으로 측정된 목 가동범위
    - 굽힘: 0~65°
    - 폄: 0~20°
    - 오른쪽 돌림: 0~45°
    - 왼쪽 돌림: 0~45°
    - 오른쪽 옆쪽 구부림: 0~20°
    - 왼쪽 옆쪽 구부림: 0~10°
  - 오른쪽 어깨 AROM(각도 측정)
    - 굽힘: 0~85°
    - 벌림: 0~65°
    - 가쪽 돌림: 0~20°
    - 안쪽 돌림: 0~60°
  - 등 뒤로: 환자는 오직 엉덩이 수준에서 손목을 닫을 수 있다.
  - 능동적 움직임의 끝 범위에 접근할 때 통증을 기록한다.
  - 오른쪽 어깨 PROM
    - 끝 범위에서 통증과 함께 모든 방향에서 AROM보다 3° 큰 수동 움직임

- 왼쪽 어깨: AROM과 PROM 동일함
- 어깨 아래의 모든 관절 ROM: 좌우 양쪽 동일함.
- 근육 길이와 연부조직 신장성과 유연성
  - 오른쪽 큰가슴근, 작은가슴근, 넓은등근, 어깨밑근, 위쪽 등세모근의 유연성은 감소.
- 근육 긴장(촉진)
  - 촉진 시 앞쪽과 안쪽의 오목위팔관절선, 가시위근, 위팔두갈래근의 긴 머리 위로 약한 압통을 보인다.
  - 오른쪽 큰가슴근, 작은가슴근, 어깨밑근의 경련

◆ 반사 통합성: 정상
- 깊은힘줄반사: 사지 모두에서 정상

◆ 자가치료와 가정 관리
- 그녀는 어깨를 80° 위로 움직임을 요구하는 머리 빗기와 팔 뻗는 활동에 어려움이 있다.
- 그녀는 바지의 뒤에서 셔츠를 밀어 넣지 못하고, 전통적인 방법으로 브라를 벗거나 착용하지 못한다.
- 그녀는 수정과 적응으로 모든 행동, 업무, 활동에 독립적으로 유지할 수 있다.

◆ 감각 통합성: 양쪽 팔 정상

◆ 직장, 지역사회 그리고 여가 통합 또는 재통합
- 그녀는 과거에 독서와 자전거타기를 계속 할 수 있었다.
- 그녀는 팔의 과사용을 요구하지 않는 사회적인 기능에 있어서는 어렵지 않다고 기록했다.

평가 EVALUATION

Brooks 부인은 검사는 그녀가 오른쪽 어깨 통증, 뻣뻣함, 약화의 잠행성 발병을 가진 제2형 당뇨가 함께 있는 58세의 여성 환자임을 가리킨다. 그녀가 ADL/IADL 활동에 어떤 축소가 없음에도 그녀는 오른쪽 어깨의 통증과 가동범위의 제한으로 수행하는데 어려움이 있다.

Brooks 부인의 어깨 가동성 소견은 피막성 패턴(capsular pattern)에 해당되고 , 그녀의 검사 결과 유착성 피막염의 진단으로 볼 수 있다. 이 피막성 패턴이란 용어는 Cyriax에 의해 처음 설명되었다.[38] 그는 전체의 관절주머니가 포함되는 수동적 가동범위의 제한의 특정한 비율로써 피막성 패턴을 정의했다. 어깨의 피막성 패턴은 가쪽 돌림에 비례해서 대부분의 제한을 가진다. 이것은 벌림과 안쪽 돌림의 제한도 뒤따른다. 피막성 패턴의 개념은 과학적 조사보다는 경험적 소견에 기반을 둔다.[8]

진단 DIAGNOSIS

Brooks 부인은 오른쪽 어깨의 통증과 함께 당뇨와 유착성 피막염을 가졌다. 그녀는 손상되었는데 그것은 유산소 능력/지구력; 인체 공학과 신체 기전; 관절 통합성과 가동성; 근 수행력; 자세; 가동범위 이다. 그녀는 자가치료와 가정 관리, 일, 공동체, 여가활동, 과제 그리고 활동들 등에서 기능적으로 제한되었다. 이러한 소견은 배치된 양식 E와 일치한다: 손상된 관절 가동성, 운동 기능, 근 수행력, 국소적 염증과 관련된 관절가동범위. 이러한 손상과 기능적인 제한은 예후와 치료계획 결정을 안내할 것이다.

예후와 치료계획 PROGNOSIS AND PLAN OF CARE

방문 과정 동안 다음의 상호간에 설정된 결과들이 확정되어졌다.

◆ 보상운동 패턴을 최소화하여 자가치료, 가정관리, 일, 공동체, 여가활동, 과제 그리고 활동들을 수행하는 능력이 증가된다.
◆ 오른쪽 어깨 이음뼈의 관절 가동성은 개선된다.
◆ 가슴근과 어깨밑근의 근육경련은 감소된다.
◆ 오른쪽 어깨 이음뼈의 근력은 개선된다.
◆ 정상적인 어깨위팔리듬은 성취된다.
◆ 쉴 때와 활동할 때의 통증은 제거된다.
◆ 자세가 개선된다.

이러한 결과들을 달성시키기 위해 환자를 위한 적절한 중재가 결정된다. 이것들은 협응력; 의사소통; 문서화; 환자/의뢰인 관련된 교육; 운동치료; 자가치료와 가정 관리에서 기능적 훈련; 직업에서의 기능적 훈련; 공동체, 여가 통합과 재통합; 도수치료기법; 전기치료 기구; 물리적 작용제와 역학적 기구 들을 포함할 것이다.

진단과 예후에 기초하여 Brooks 부인은 12주 이상 16~24회의 방문 기간이 필요하다. Brooks 부인은 화가 나 있고 당뇨의 병력을 가졌지만, 그녀는 좋은 사회적 지지를 받고 상대적으로 건강하다.

중재 INTERVENTIONS

선택된 중재에 대한 근거 RATIONAL FOR SELECTED INTERVENTION

유착성 피막염 치료에 대한 잘 조절된 연구는 많지 않다. 존재하는 연구는 우수한 치료방법을 설정하지 않았다. 물리치료사는 연부조직과 관절가동술, 근육 또는 근막 신장, 근력 강화와 같은 도수치료기술을 포함할 것이다. 전기자극, 초음파, 이온영동법, 열 또는 냉과 같은 치료 양식을 또한 포함할 것이다. 임상의에 의한 중재는 국소적인 스테로이드성 주사, 히아루론 나트륨(Sodium Hyaluronate)[39]의 관절 안 주사, 피막 팽창[40] 또는 관절의 수술[41]을 포함할 것이다. 어떤 기술이나 치료의 설정도 뛰어난 효과를 증명하지는 못했다.

치료적 운동 (Therapeutic exercise)

Brooks 부인이 오른쪽 어깨 이음뼈를 사용하지 않았을 때부터 그녀는 무용성 약화와 통증에 의해 야기된 근육억제가 있을 것으로 예상된다.[8] 약화는 어깨 이음뼈 근육조직의 나쁜 시간적 조절, 특히 어깨위팔리듬의 손상의 결과일 것이다. 근력, 일률, 지구력의 개선은 중력, cuff weight, 아령, 탄성저항을 포함하는 어떤 외부의 힘을 사용한 저항운동을 함으로써 성취될 것이다. 또한 매일의 활동에서 이월(carry over)을 하기 위해 기능적 운동을 하는 것이 필수적이다.[17]

이러한 사안들을 다루기 위해, 중재는 자세 인지, 깊은목근육 강화, 가슴펌근, 어깨뼈 근육, 돌림근띠(회전근개, rotator cuff)의 강화를 포함해야 한다.

도수치료기술 (Manual therapy techniques)

수동적인 관절가동술은 물리치료적 중재로 받아들인다 해도, 오목위팔관절의 정확한 관절운동학적인 움직임은 더욱 복잡하게 된 생체역학적인 연구와 같이 논쟁의 여지가 있다. 몇몇의 연구[42,43]는 현재 어깨 올림 동안 오목와(glenoid fossa)에서 위팔머리의 매우 적은 아래쪽 미끄러짐을 보여준다. 이 연구는 아래쪽 미끄러짐이 동적이거나 수동적인 어깨 올림에서 일어나지 않는다는 것을 보여준다. 팔이 올림을 시작할 때 위팔머리는 1–3 mm 가까이 위쪽으로 미끄러짐을 설명하고, 그때 상대적으로 오목와 내에 여전히 중심을 둔다. 오목와에 위팔뼈 중심을 유지할 수 있는 것은 돌림근띠의 기능이다. 오목위팔관절의 운동학에 관한 최근의 정보에도 불구하고 관절가동술을 사용한 중재 후에 오목위팔관절에서 중요한 변화를 설명하는 연구가 있다.

Tovin과 Greenfield[44]는 환자가 낮은 과민성과 피막의 제한을 가지고 있다면, 그녀는 적극적인 관절가동술과 연부조직 가동술이 필요할 것이라고 기록했다. 다수의 피험자 기록에서 Vermeulen과 동료들[45]은 어깨의 유착성 피막염을 위한 끝 범위 관절가동술 치료 3개월 후 능동과 수동 벌림, 굽힘 그리고 가쪽 돌림에서 상당한 개선이 있었다고 보고했다. 또한 연구의 끝에 오목위팔관절의 평균 유체용량이 증가했다.

물리적 요인과 기계 종류 (Physical agents and mechanical modalities)

어깨의 유착성 피막염을 위한 독립형의 치료로서 어떠한 기구의 효과를 문서화한 연구는 없다. Brooks 부인이 통증을 쉴 때 3/10, 활동할 때 6/10으로 진술했을 때 습열 또는 초음파는 염증 감소와 근육 경련과 긴장을 감소시키는데 유용할 것이다. Funk와 동료들[46]은 넙다리뒷근육에 습열의 20분 적용이 30초의 단독의 정적 신장의 3회와 비교했을 때, 유연성이 증가하는 결과를 보고했다. 이것은 어깨에서, 신장 전에 습열의 적용이 유용함을 추론할 수 있다. Klaiman과 동료들[47]은 초음파는 다양한 힘줄염과 근막염 상태에서 통증과 압력 감각을 감소시키는데 유용함을 알아냈다. 이 연구에서 초음파와 음파영동법 사이의 의미 있는 차이는 없다. Esenyel과 동료들[48]은 초음파 치료와 위쪽 등세모근에서의 근막 발통점(trigger point)에 신장운동과 조합된 발통점 주사의 유용함을 연구했다. 이 결과는 대조군과 비교하여 실험군에서 통계적으로 의미 있게 통증 강도 감소와 압통 역치 증가를 보여주었다. Ebenbichler와 동료들[49]은 초음파가 약함에서 보통 정도의 특발성 손목터널증후군(carpal tunnel syndrome)을 가진 환자에서 치료군과 위약(flacebo) 초음파군 모두에서 통계적으로 상당한 개선이 있었음을 설명했다. Gursel과 동료들[51]은 어깨의 연부조직 질병(가시위근, 위팔근 힘줄, 부분적인 돌림근띠 찢어짐)을 가진 환자에서 무작위로 조절된 실험을 했다. 환자는 모든 물리치료 기구와 운동으로 치료받았다. 한 집단은 또한 초음파 치료를 받았다. 치료군과 대조군 사이에 의미 있는 결과의 차이는 없었다.

모든 물리치료 기구처럼 TENS의 효과성은 일관되게 문서화되지 못했다. 그러나 많은 연구에서 TENS는 진통성의 효과를 가진다고 하였다. Resende와 동료들[52]은 카라기난(carrageenan) 주사로 쥐의 발에 통각과민증을 일으켰다. 그들은 높거나(130 Hz) 낮은(10 Hz) 진동의 TENS 20분 적용 후에 100% 통각과민증의 억제를 밝혔다. 낮은 진동수 TENS는 길고 지속된 효과를 가졌다. 이중 맹검 연구(double blind study)에서 Shesterton과 동료들[53]은 건강한 지원자의 첫 번째 등쪽 뼈사이근에서 압통 역치에 대한 주파수, 강도, 자극 위치의 TENS 변수의 영향을 측정하기 위해 압력 통각계를 사용했다. 높은 주파수, 높은 강도, 분절적이고 연합된 자극군은 높은 주파수 분절군에서 20분 동안 유지된 상당한 진통성의 효과와 빠른 시작을 보였다.

위의 모든 치료기구의 목적은 통증을 감소하고 연부조직의 신장성을 증가시켜서 관절가동성과 신장으로 조직 신장을 쉽게 하는 것이다.[1] 치료기구는 그들의 최대한의 유용성에 도달하였을 때 제거될 것이다.

협응, 의사소통 그리고 기록 COORDINATION, COMMUNICATION, AND DOCUMENTATION

검진 소견을 Brooks 부인과 의논해서 치료계획을 만들어냈다. 자세의 재교육, 신장, 근력증가를 위한 그녀의 가정 운동 프로그램을 준수할 것을 강조했다. 모든 환자의 관리요소는 문서화될 것이다.

환자/고객 관련 교육 PATIENT/CLIENT-RELATED INSTRUCTION

그녀는 비록 유착성 피막염의 정확한 병인론이 잘 알려져있지 않지만 제 2형 당뇨병을 가진 사람은 더 큰 위험이 있다는 것을 알게 될 것이다. 책상이나 자판에서 그녀의 만성적인 안 좋은 자세는 어깨 문제에 기여요소가 될 것이다. Brooks 부인은 운동의 사진과 설명이 함께 쓰인 가정 운동 프로그램을 받을 것이다. 이 프로그램은 그녀의 상태가 변하는 것에 따라 적절하게 변화될 것이다. Brooks 부인은 집에서 중재의 이월(carry over)을 위한 열의 작용제(agents)와 치료기구 사용에 대해 교육받을 것이다.

치료적 운동 THERAPEUTIC EXERCISE

- 유산소 능력/지구력 상태
  - 환자는 일주일에 3번 10분 동안 상지 에르고미터를 사용할 것이다.
  - 그녀는 일주일에 5번 20분 동안 자전거를 타고, 그녀의 최대심장비율(AAMHR)의 80~90%에서 130~146 사이의 심박수로 운동할 것이다.[32]
- 신체 기전과 자세 안정화
  - 턱 밀어 넣기
    - 환자의 머리 아래 편안함을 느낄 수 있는 최소한의 개수의 베개와 함께 바로 누운 자세에서 시작한다.
    - 환자에게 그녀의 턱을 밀어 넣는 것을 가르치고, 머리 뒤쪽이 목의 바닥으로부터 떨어져 움직이도록 하기 위해 목 늘림을 인식하도록 가르친다.
    - 앉은 자세와 선 자세에서 이 같은 운동을 빨리 진행한다.
    - 어깨뼈 뒤당김과 내림을 더해 진행한다.
    - 앉거나 섰을 때 환자의 허리 폄으로 대신하지 않는 것을 확실히 한다.
  - 허리뼈 정렬
    - 환자에게 허리뼈 자세와 목뼈/등뼈 자세에 영향에 대한 관계를 가르친다.
    - 환자에게 앉는 동안 허리뼈를 중립자세로 유지하기를 가르친다.
      - 이것은 가구의 적당한 형태와 가구가 자세에 영향을 주는 것과 허리뼈를 위해 허리 지지 베개의 사용에 대한 교육을 포함할 것이다.
- 유연성 운동
  - 신장운동은 워밍업을 한 후에 시행하고, 심호흡과 함께 느리고 안정된 신장을 하고, 30~60초 정도 유지한다.
  - 목의 AROM
  - 앞쪽 가슴근육과 근막을 위한 구석 신장
  - 증가시키는 PNF 수축-이완 기법
    - 위쪽 등세모근, 어깨세모근, 목빗근을 포함한 목 근육을 신장한다.
    - 안쪽/바깥쪽 돌림근, 큰가슴근, 넓은등근, 어깨올림근을 포함한 어깨근육을 신장한다.

- 바로 누워 막대운동
  - 환자는 각각의 끝까지 한 손이 닫힌 채로 지팡이, 긴 우산, 자루걸래 막대와 같이 곧고 가는 물체를 잡는다.
  - 심호흡하고 이완시킬 동안 30초 정도 신장을 가능한 오래 유지하며 머리 위로 양팔을 들어올린다.
  - 머리 위 자세에서부터 팔꿈치를 곧게 유지하고 옆쪽에서 옆쪽으로(모음과 벌림) 막대를 이동시킨다.
  - 이와 같이 하지만 팔꿈치 굽힘 90°와 막대를 사용한 가쪽 돌림으로 신장하여 어깨 벌림 45°를 시작한다.
- 선 자세에서 막대운동
  - 손으로 막대의 각각의 끝을 잡고 등 뒤에서 유지하면서 가능한 멀리 뒤로 신장(신전으로)한다.
  - 가능한 한 멀리 등 위로 막대를 올린다.
- 선 자세에서 굽힘과 등 뒤로 늘리는 수건운동
  - 오른쪽 손으로 수건 끝을 잡고 머리 위로 도달하게 해서 수건을 등 뒤로 매달리게 한다.
  - 왼쪽 손으로 수건의 반대편 끝을 잡고, 굽힘으로 오른쪽 어깨를 신장하기 위해 왼쪽 손으로 수건을 밑으로 끌어당긴다.
  - 손 위치를 바꿔서 왼쪽 손으로 등 뒤로 더 높이 오른쪽 어깨를 끌어당긴다.
- 벽 짚고 올리기
  - 가능한 한 높이 손을 미끄러뜨리거나 손가락으로 벽을 올라간다.

♦ 근력, 힘 그리고 지구력 훈련

- 앞쪽 올림/뒤쪽 내림과 뒤쪽 올림/앞쪽 내림의 PNF 기법을 사용한 도수 어깨뼈 신장운동[33]
- 어깨뼈를 아래로 뒤당겨 엎드려 누워 아래쪽 등세모근을 활성화시키고, 가능한 한 높이 팔을 위로 올린다.
  - 처음에는 옆쪽으로 팔을 시행하고 90° 벌림으로 팔을 진전시키고, 그때 Scaption 자세에서(가능한 한) 손을 머리 위로 올린다.
- D1과 D2 PNF 패턴을 사용한 어깨 강화 도수운동[33]
- 탄성밴드, 아령, 벨크로 커프 웨이트를 사용한 모든 돌림근띠 근육의 강화.
- 어깨 이음뼈를 위한 닫힌사슬운동
  - 네 발 자세
    - ▸ 앞으로 뒤로 일직선으로 사선으로 잠금 시킨다.
    - ▸ 왼쪽 팔과 오른쪽 다리를 동시에 들어올린다.
    - ▸ 오른쪽 팔과 왼쪽 팔에 똑 같은 무게를 유지하여 팔꿈치 펴기를 시행한다.
    - ▸ 팔꿈치 펴기에 다음을 추가한다.
  - 앞톱니근을 활성화하기 위해 어깨뼈 내밈을 추가해서 팔꿈치 펴기
  - 벽 밀기를 추가한다.
- 큰 공(physioball) 운동
  - 환자는 큰 공 위에 엎드려 누워 몸무게의 대부분이 양쪽 손으로 갈 때까지 배 아래의 공으로 앞으로 걸어라.
  - 이 자세에서 환자가 할 수 있는 것 :
    - ▸ 손에서 공을 멀리 밀고 그때 손 쪽으로 공을 끌어온다.
    - ▸ 팔꿈치 펴기를 한다.
    - ▸ 왼쪽 손을 들어올리고 오른쪽 손을 사용하면서 공 위에서 균형을 유지한다.
  - 서 있는 동안 처음에는 큰 공을 리드미컬하게 각각의 손으로 번갈아 가며 사용해 튀기고, 다음은 오른손 만을 이용한다.
  - 손 위 기술을 사용하여 벽 쪽으로 큰 공을 던지고 받는다.
    - ▸ 이것이 너무 어렵다면 더 가벼운 공을 대신한다. 각각 더 높게 그리고 더 길게 던짐으로 이 운동을 향상시킨다.
  - 정규적으로 또는 비정규적으로 물속의 치료를 이용한다면 Brooks 부인은 참여를 촉진할 것이다.
    - ▸ 물 안에서 처음의 활동은 이완, 무통 운동을 성취하는 부력-지지 운동으로 적합할 것이다.
    - ▸ 운동은 그때 물 저항운동과 수영으로 진행할 것이다.
    - ▸ 수영은 끝 범위가 변화하지 않는 팔 젓기로 시작하고, 정규적인 배영과 평형으로 진행시킨다.

자가치료와 가정 관리에서의 기능적인 훈련 FUNCTIONAL TRAINING IN SELF-CARE AND HOME MANAGEMENT

♦ 자가치료

- Brooks 부인은 손상이 감소될 때까지 ADL 과제를 보상적으로 수행할 것을 제안한다.
  - 브라의 잠김을 앞으로 돌리거나 앞 잠김 브라를 구입하라.
  - 아픈 팔을 먼저 넣어 옷을 입어라
  - 머리를 다듬기 위한 자루가 달린 긴 빗/솔을 구입하라.
  - 중앙/아래쪽의 등을 씻기 위한 자루가 달린 스펀지를 구입하라.

♦ 가정관리
- Brooks 부인은 손상이 감소될 때까지 IADL 활동, 업무, 활동의 보상적인 수행을 위해 제안받을 것이다.

직장, 지역사회 그리고 여가 통합 또는 재통합에서의 기능적인 훈련 FUNCTIONAL TRAINING IN WORK, COMMUNITY, AND LEISURE INTEGRATION OR REINTEGRATION

♦ 일, 공동체, 여가
- Brooks 부인은 손상이 감소될 때까지 이러한 일들의 보상적 수행을 위해 제안받을 것이다.

♦ 장비와 설비의 사용과 훈련
- Brooks 부인은 그녀의 가동성과 근력이 개선될 때까지 높은 선반에서 물체를 집을 때 "리쳐(reacher)" 사용을 권고 받을 것이다.
- 교대적으로 그녀는 번번히 사용되는 물체를 낮은 선반으로 옮기고 움직일 수 있거나, 높은 범위에 도달하기 위해 발판사다리를 밟아 사용할 수 있다.

도수치료기술 MANUAL THERAPY TECHNIQUES

♦ 관절가동술/도수교정
- 연부조직 가동술(STM)
  - 뻣뻣하고 경련 있는 근육/조직을 연장할 수 있는 연부조직 가동술의 어떤 형태가 이용될 것이다.
  - 가장 일반적으로 뻣뻣한 근육은 큰가슴근, 작은가슴근, 갈비뼈 1~7 또는 8의 갈비뼈사이근, 어깨밑근, 넓은등근, 큰원근을 포함해서 다루어져야 한다.[31]
- 관절가동술: 모든 미끄러짐은 관절주머니의 신장을 위해 등급 Ⅲ과 등급 Ⅳ로 시행해야 한다.[21]
  - 어깨가슴관절(ST joint)
    - ▸ 이 관절은 피막이 없기 때문에 다음의 움직임은 일차적으로 근육과 연부조직을 신장한다.
      - ○ 모든 생리학적인 움직임을 증가시키는 신연(distraction)
      - ○ 어깨 굽힘의 생리학적인 움직임을 증가시키는 위쪽 돌림과 모음
      - ○ 안쪽 돌림의 생리학적인 움직임을 증가시키는 내림과 아래쪽 돌림
  - 오목위팔관절(GH joint)
    - ▸ 모든 생리학적인 움직임을 증가시키는 가쪽 신연
    - ▸ 굽힘과 안쪽 돌림의 생리학적인 움직임을 증가시키는 뒤쪽으로의 미끄러짐
    - ▸ 벌림의 생리학적인 움직임을 증가시키는 아래쪽으로의 미끄러짐
    - ▸ 폄과 가쪽 돌림의 생리학적인 움직임을 증가시키는 앞쪽으로의 미끄러짐
  - 복장빗장관절(SC joint)
    - ▸ 어깨뼈 올림의 생리학적인 움직임을 증가시키는 아래쪽으로의 미끄러짐
    - ▸ 어깨뼈 내림의 생리학적인 움직임을 증가시키는 위쪽으로의 미끄러짐
    - ▸ 어깨뼈 모음의 생리학적인 움직임을 증가시키는 뒤쪽으로의 미끄러짐
  - 봉우리빗장관절(AC joint)
    - ▸ 관절놀이를 증가시키고 모든 방향으로 생리학적인 움직임을 증가시키기 위해 뒤쪽, 앞쪽, 위쪽, 아래쪽으로의 미끄러짐
  - 아래쪽 목뼈/위쪽 등뼈
    - ▸ 어깨 굽힘과 벌림의 마지막 20°는 실제로 척추 움직임
    - ▸ 오른쪽 어깨가 벌림 또는 굽힘의 모든 범위를 움직인다면 위쪽 등뼈는 왼쪽으로 움직인다.
    - ▸ 양쪽 팔이 180° 굽힘으로 움직인다면 마지막 20°는 위쪽 등뼈 폄에서부터 온다.
    - ▸ Brooks 부인이 굽힘과 벌림의 160° 정도에 가까워질 때, 발생하는 운동의 마지막 각도를 허락하기 위해 아래쪽 목뼈/위쪽 등뼈의 가동술을

추가하는 것이 중요하다.[55]
- ▶ 일반적인 척추원반 움직임을 개선시키는 도수적 목뼈 신연.[34]
- ▶ 폄으로 가동성을 개선시키는 아래쪽 목뼈와 위쪽 등뼈 범위 가시돌기의 앞쪽으로의 미끄러짐.[34]

전기 치료 ELECTROTHERAPEUTIC MODALITIES

- ♦ 전기적 자극
  - 통증을 조절하는 TENS와 높은 전압 자극

물리적 작용제와 역학적 기구 PHYSICAL AGENTS AND MECHANICAL MODALITIES)

- ♦ 초음파
  - 초음파는 열 효과를 위해 어깨에 지속적으로 초음파를 실시한다.[1]
- ♦ 열 치료
  - 조직의 신장성을 증가시키기 위해 목과 오른쪽 어깨 이음뼈에 20분 동안 온습포를 적용한다.[8]

예상 목표와 기대 결과 ANTICIPATED GOALS AND EXPECTED OUTCOMES

- ♦ 병리학/병태생리학에 미치는 영향
  - 통증은 활동할 때 1/10, 쉴 때 0/10 으로 감소한다.
  - 연부조직의 염증, 부종, 제한은 감소된다.
- ♦ 손상에 미치는 영향
  - 지구력은 증가됨
  - 오른쪽 큰가슴근, 작은가슴근, 넓은등근, 어깨밑근, 위쪽 등세모근의 유연성은 개선된다.
  - 오른쪽 어깨 이음뼈와 목뼈, 등뼈의 가동성은 모든 방향에서 개선된다.
  - 근육 경련은 제거된다.
  - 오른쪽 어깨 이음뼈의 근력은 정상의 어깨위팔리듬과 함께 4+/5로 개선된다. 오른손의 악력은 57 lbs로 증가된다.
  - 근육긴장(촉진)은 앞쪽, 안쪽의 오목위팔관절선, 가시위근, 위팔두갈래근의 긴 머리 힘줄 위로 더 이상 압통이 없다.
  - 자세는 개선된다. 머리가 앞쪽으로 이동되고 컴퓨터에서 작업하는 동안 자세가 개선된다.
  - 가동범위는 목뼈, 등뼈, 오른쪽 어깨 이음뼈 관절이 정상의 85~95%로 개선된다.
  - 오른쪽 큰가슴근, 작은가슴근, 어깨밑근의 경련은 감소된다.
- ♦ 기능적인 제한에 미치는 영향
  - 요구되는 자가치료, 가정관리, 요구되는 일, 공동체, 여가역할을 맡거나 재개하는 능력이 개선된다.
  - 보조장비와 설비가 있거나 없이 하는 자가치료, 가정관리, 일, 공동체, 여가에서 ADL/IADL에 관련된 신체 움직임, 과제, 활동들을 독립적으로 수행하는 능력이 증가된다.
  - 오른쪽 팔을 머리 위로 올리는 능력과 옷 입기 위해 등 뒤로 올리는 능력이 개선된다.
  - 이전 운동 수준으로 되돌아오는 능력이 달성된다.
- ♦ 위험 감소/예방
  - 위험요인은 감소된다.
  - 2차 손상의 위험은 감소된다.
- ♦ 건강, 웰니스, 운동에 미치는 영향
  - 건강한 습관, 건강관리, 예방 등을 기르는 행동이 요구된다.
  - 결정과정은 헬스, 웰니스, 운동의 필요와 관련되어 강화된다.
  - 건강, 건강상태, 신체적 능력, 신체적 기능 등이 개선된다.
- ♦ 사회 자원에 대한 영향
  - 이용할 수 있는 자원들이 최대한으로 이용된다.
  - 문서화는 환자관리와 모든 환경을 통해서 이루어지고, *APTA의 '물리치료 기록의 지침서(Guidelines for Physical Therapy Documentation)'* 를 따른다.[36]
- ♦ 환자/고객 만족
  - 상황은 치료의 전체과정을 통해 관리된다.
  - 물리치료사의 임상적 숙련과 대인관계 기술은 환자에게 만족스럽다.
  - 진단, 예후, 중재, 예상목표와 기대결과의 이해에 대한 환자의 지식과 인지가 증가된다.

재검사 REEXAMINATION

재검사는 치료과정 전체를 통해 이루어진다.

퇴원 DISCHARGE

Brooks 부인은 12주 이상의 총 20회 물리치료 후 퇴원하였다. 이러한 회기는 모든 치료과정을 다루었다. 그녀는 그녀의 목표와 기대했던 결과를 이루었기 때문에 퇴원하였다.

사례 연구 #3:

위관절융기염
Lateral epicondylitus

Charles Kang씨는 3달 정도 전에 집을 수리했고 오른쪽 위팔뼈가쪽위관절융기염을 진단받은 컴퓨터 프로그래머이며 45세 남성이다.

물리치료사 검진 PHYSICAL THERAPIST EXAMINATION

병력 HISTORY

- 일반적인 인적사항: Kang씨는 45세의 모국어가 영어인 아시안-아메리칸 출신의 남성이다. 그는 컴퓨터 프로그래밍으로 석사학위를 받았고 대학을 졸업했다. Kang씨는 오른손잡이이다.
- 사회적 병력: Kang씨는 이민가족에서 자랐다. 그의 부모님은 홍콩에서 오셨다. 그는 결혼하여 5세 딸과 8세 아들이 있다.
- 고용/일: Kang씨는 컴퓨터 프로그래머로 일한다. 그의 직업에 대한 의무로 하루 당 5~8시간의 자판 사용이 포함된다.
- 생활 환경: 그는 교외의 사유의 농장식 집에서 산다.
- 일반적인 건강 상태
  - 일반적인 건강 인식: Kang씨는 경계선 상의 고혈압에도 불구하고, 스스로 최고의 건강상태라고 생각한다.
  - 신체적 기능: 그는 신체기능을 정상으로 지각한다.
  - 심리적 기능: 정상
  - 역할 기능: 아버지, 남편, 컴퓨터 프로그래머
  - 사회적 기능: Kang씨는 도보여행과 야영과 같은 가족 활동에 매우 관련되어 있다. 그는 그의 아들 농구팀과 그의 딸 축구팀 감독이다.
- 사회/건강 습관: 그는 금연가이며 사회적 음주가(한 달에 두세 번 마시며 와인 세잔)이다.
- 가족력: Kang씨의 어머니는 제 2형 당뇨병을 가지고 있다. 그의 아버지는 3년 전에 이차적인 MVA로 사망했다.
- 의학/외과적 병력: 그는 6년 전 스키 사고로 이차적인 왼쪽 먼쪽 종아리뼈 골절이 있었다. 그는 왼쪽 다리에 남아있는 장애는 없다. 모든 다른 체계는 원인이 되지 않는다.
- 이전에 있던 의학적 문제나 기타 건강관련질환: Kang씨는 다이어트와 운동으로 조절된 경계선 상의 고혈압을 가지고 있다.
- 현재 상태/주호소: Kang씨는 8주 전에 시작된 오른쪽 아래팔 통증의 잠행성의 발병을 기록했다. 그는 서재를 위한 선반과 장식장을 만들었다. 그는 지난 4주 동안 몸상태가 가장 나빴다고 말했다. 그는 자판에서 일하는 능력에 제한 받는다고 불평했다.
- 기능적인 상태와 활동수준: Kang씨는 그의 서재를 수선하고 이차적으로 통증이 증가했다고 말했다. 그는 친구의 충고로 "테니스 엘보 보조기" 를 구매하여 사용하였으나 오직 최소한의 통증 감소만 있었다.
- 약물: 그는 스스로 4주 동안 하루에 한 번 Aleve를 복용하고 최소의 경감만 있었다.
- 다른 임상적 검사: 없음

신체계통 조명 SYSTEMS REVIEW

- 심혈관/폐
  - 혈압(BP): 140/85 mmHg
  - 부종: 없음
  - 심박수(HR): 80 bpm
  - 호흡수(RR): 10 bpm
- 피부계
  - 흉터형성 상태: 없음

- 피부색: 정상
- 피부 상태: 정상

♦ 근육뼈대계
- 전체적인 관절가동범위
  - 왼쪽 팔, 오른쪽 팔꿈치, 아래팔, 손가락은 정상
  - 오른쪽 어깨 굽힘, 가쪽 돌림, 안쪽 돌림, 손목 폄의 가동범위는 약간 감소.
- 전체적인 근력
  - 왼쪽 팔: 정상
  - 오른쪽 어깨 이음뼈, 어깨, 손은 약간에서 중간으로 약화되었다고 설명함.
- 전체적인 대칭성: 위쪽의 1/4은 전체적으로 균형적
- 키: 1.80 m
- 몸무게: 77.11 kg

♦ 신경근육계: 정상

♦ 의사소통, 감정, 인지, 언어, 학습 유형
- 의사소통, 감정, 그리고 인지: 정상
- 학습장애 나타나지 않음
- 쓰기와 듣는 방법을 선호함.

검사와 측정 TESTS AND MEASURES

♦ 유산소 능력/지구력
- Kang씨는 일주일에 3회 30분 동안 트레드밀과 자전거 에르고미터로 운동한다.
- 그는 최대심장비율(AAMHR)의 80~90%에서 140~157 사이의 심박수로 운동한다.[32]

♦ 인체측정학적 특징
- BMI = 705 x (몸무게 lbs/키^2 inch)
- Kang씨의 BMI = 23.7
- 18.5~24.9 사이의 BMI값은 보통으로 간주 된다.[14]
- 부종: 위팔 위관절융기와 아래팔 1인치 먼쪽의 주변 측정 결과 동일함.

♦ 뇌신경과 말초신경의 통합성: 정상

♦ 인체 공학과 신체 기전
- 환자는 사무실에 앉아 있는 동안 적절하게 허리뼈를 지지하지 않고 있다.
- 그의 자판은 다소 높다.
- 화면은 그의 적절한 눈 응시보다 너무 높다.

♦ 관절 통합성과 가동성
- 오른쪽 어깨 앞쪽과 뒤쪽으로의 미끄러짐이 중간 정도로 저가동성이다.
- 오른쪽 위팔/자 관절: 정상
- 오른쪽 위팔/노 관절: 정상
- 오른쪽 몸쪽 노/자 관절: 정상
- 손목관절의 오른쪽 손목 앞쪽으로의 미끄러짐과 손목뼈중간관절은 중등도로 저가동성이다.
- 목뼈 가동성 검사는 PPIVM 검사를 사용한다.[34]
  - 굽힘: 정상
  - 폄: C5-C7 에서 단단한 끝 느낌으로 중등도로 제한된다.
  - 돌림: C5-C7에서 단단한 끝 느낌으로 중등도로 좌우 양쪽으로 제한된다.
- 등뼈 가동성 검사는 PPIVMs를 사용한다.
  - 굽힘: 정상
  - 폄: T1-T5 에서 단단한 끝 느낌으로 중등도로 제한된다.

♦ 운동 기능
- 기민함, 협응력, 민첩성: 정상

♦ 근 수행력
- 왼쪽 팔의 MMT는 정상
- 오른쪽 어깨 정상을 제외한 MMT
  - 아래쪽 등세모근: 4-/5
  - 가시아래근: 4-/5
  - 작은원근: 4/5
  - 어깨밑근: 4/5
- 오른쪽 팔꿈치와 아래팔 MMT: 정상
- 오른쪽 손 정상을 제외한 MMT
  - 긴엄지굽힘근: 3+/5
  - 두 번째와 세 번째 손가락의 깊은손가락굽힘근: 3+/5
- 손 악력계로 검사한 악력 검사
  - 오른쪽: 가쪽 위관절융기 부위에 통증과 함께 80 lbs
  - 왼쪽: 통증 없이 100 lbs
  - 45~49세의 집단에서 남자의 평균 악력은 오른손 109.9±23.0 이고, 왼손 100.8±22.8이다.[37]
- 핀치 그립(Pinch Grip) 검사
  - 왼손: 정상

- 오른손을 검사할 때 환자는 오직 pulp to pulp 핀치를 하고 tip to tip 핀치는 하지 못한다.
- 이것은 앞뼈사이신경 죄임(entrapment)을 가리키는 양성의 핀치그립 검사이다.[56]
- 앞뼈사이신경(정중신경의 운동신경 가지)은 엎침근의 두 머리 사이를 지나가면서 조임될 것이다.
- 신경은 긴엄지굽힘근, 깊은손가락굽힘근의 가쪽 1/2을 신경지배 한다.
- 무지, 검지, 중지의 끝 마디뼈 굽힘은 약화되거나 마비되어 tip to tip 핀치를 손상시킨다.

♦ 교정, 보호, 그리고 지지 장비
- 환자는 테니스 엘보 부목을 사용하고 있다.
- 환자는 단위 부위 당 힘이 감소되기 위해 넓은 부위를 끌어당기는 근육의 장력을 분산시키기 위한 테니스 엘보 보조기구를 사용한다.

♦ 통증
- NPS에서 Kang씨는 오른쪽 팔꿈치/손목/손의 집합체의 근력과 지속적 스트레스를 필요로 하는 활동에는 8/10으로, 휴식 시에는 0/10 으로 통증 강도를 기록했다.[15]

♦ 자세
- 약간 머리가 앞쪽으로 기운 자세(forward head posture)
- 왼쪽 보다 오른쪽 어깨가 높다.
- 양쪽 어깨뼈는 벌림되었고, 왼쪽보다 오른쪽이 크다.

♦ 관절가동범위
- CROM을 사용해 측정된 목뼈 AROM
  - 굽힘: 정상
  - 폄: 위쪽 목뼈에서 대부분 일어나는 20° 움직임
  - 돌림: 왼쪽 40°, 오른쪽 40°
  - 옆쪽 구부림: 왼쪽 15°, 오른쪽 15°
- 표준 각도계를 사용해 측정된 오른쪽 어깨 PROM
  - 가쪽 돌림: 0~45°
  - 안쪽 돌림: 0~45°
  - 굽힘: 0~170°
  - 벌림: 0~170°
- 오른쪽 팔꿈치 PROM: 정상
- 오른쪽 아래팔 PROM: 정상
- 오른쪽 손목 PROM
  - 폄: 0~15°
  - 굽힘: 정상
  - 노자 치우침: 정상
- 근육 뻣뻣함
  - 뒤통수밑근육(후두하근, suboccipital muscle)
  - 좌우 양쪽의 가슴근
  - 좌우 양쪽의 목빗근
  - 오른쪽 짧은노쪽손목폄근
- 특별한 검사
  - Cozen's 검사는 가쪽 위관절융기염에 대해 양성이다.[52]
  - 핀치 그립 검사는 앞뼈사이신경 죄임에 양성이다.[56]
- 근육 긴장(촉진)
  - 오른쪽 가쪽 위관절융기, 일반적인 폄근 힘줄 정지부와 원엎침근에 압통을 보고했다.

♦ 반사 통합성
- 좌우 양쪽의 상지 깊은힘줄반사는 정상

♦ 자가치료와 가정 관리
- 모든 범위에서 독립적이다.

♦ 직장, 지역사회 그리고 여가 통합 또는 재통합
- 그는 일하는 동안 자세와 자판 위치로 어려움이 있다.
- 그는 가족 활동에 계속해서 참여할 수 있다.
- 그는 감독을 계속해서 할 수 있다.

평가 EVALUATION

Kang씨의 검사는 그가 손목 폄근의 반복적인 긴장 손상으로 오른쪽 팔꿈치의 잠행성의 발병과 아래팔의 통증과 약화를 가진 꽤 건강한 45세의 남자임을 나타낸다. 그는 오른쪽 손목의 약화와 감소된 가동범위를 가졌다. 그는 활동에 증가되는 통증을 기록했다. 그의 자세는 특히 일, 업무, 활동 동안 변화된다. 그는 불편함과 어떤 보상적 전략으로 모든 ADL, IADL, 일 활동을 수행할 수 있다.

진단 DIAGNOSIS

Kang씨는 통증과 함께 오른쪽 가쪽 위관절융기염을 가지고 있다. 게다가 그는 손상이 있는데 그것은 인체 공학과 신체 기전; 관절 상태와 가동성; 근 수행력; 자세; 관절가동범위이다. 이러한 손견은 배치된 양식 E와 일치한다: 손상된 관절 가동성, 운동 기능, 근 수행력, 국소적 염증과 관련된 관절가동범위. 이러한 손상과 기능적인 제한은 예후와 치료계획 결정을 안내할 것이다.

예후와 치료계획 PROGNOSIS AND PLAN OF CARE

방문 과정 동안 다음의 상호간에 설정된 결과들이 확정되어졌다.

- 일, 업무, 활동을 수행하는 능력이 개선된다.
- 관절 통합성과 가동성은 개선된다.
- 근 수행력은 증가한다.
- 통증은 감소된다.
- 신체적 기능은 개선된다.
- 자세적 조절은 개선된다.
- ROM이 증가된다.

이러한 결과들을 달성시키기 위해 환자를 위한 적절한 중재가 결정된다. 이것들은 협응; 의사소통; 문서화; 환자/의뢰인 관련된 교육; 운동치료; 일, 공동체, 여가통합 또는 재통합에서 기능적 훈련; 도수치료기법; 보조기구와 장비의 적절한 처방, 적용 그리고 제작; 전기치료 기구; 물리적 작용제(agents)와 역학적 기구 들을 포함할 것이다.

진단과 예후에 기초하여 Kang씨는 8주 이상 8~16회 의 방문 기간이 필요하다. Kang씨는 좋은 사회적 지지를 받고 동기화되어 있으며 그의 가정 운동 프로그램을 계속해서 수행할 것이다. 그는 심하게 손상되지 않고 건강하다.

중재 INTERVENTIONS

선택된 중재에 대한 근거 RATIONAL FOR SELECTED INTERVENTION

치료적 운동 (Therapeutic exercise)

Kang씨는 나사돌리개(screwdriver), 망치, 톱과 같은 목공 도구의 과도한 사용으로 오른쪽 팔꿈치와 손목 근육에 적용된 극도의 스트레스를 호소한다. 몸쪽 근육 안정화는 쉽게 피로한 오른쪽 어깨 돌림근의 약화 때문에 감소되어 있다. 이것이 더욱 팔꿈치, 손목, 손으로 스트레스를 이동시킨다. 그의 불량한 자세(머리를 앞으로 하고 증가한 가슴 뒷굽음)는 가슴 위에 비정상적인 쉬는 자세로 어깨뼈를 위치시킨다. 이것은 비정상적인 어깨위팔리듬과 어깨 이음뼈 근육의 효율의 감소를 이끌고 팔꿈치, 손목, 손에 더욱 스트레스를 준다.[57] 어깨 이음뼈, 아래팔, 손목, 손 근육 유연성, 힘, 지구력의 회복은 더해진 일의 스트레스에 각 부위가 적절히 대처하게 해준다.[58]

도수치료기술 (Manual therapy techniques)

자세와 관절가동성을 다루지 않는 것은 근육기능과 균형의 회복에 효과적이지 않을 것이다. 불량한 정렬의 몸쪽과 먼쪽 분절에 대한 근력강화는 이 근육들의 손상을 초래할 것이다. 등뼈 가동성이 폄에 제한되었을 때 어깨뼈는 등뼈 위에 비정상적인 자세를 발생시키고, 어깨뼈 근육조직은 과신장된 약화 때문에 변경된 동원 패턴을 발생시킨다. 목과 등뼈의 관절가동술과 연부조직 가동술은 등뼈 위에 어깨뼈가 적절히 위치하게 할 것이다. 이것은 어깨뼈 근육 조직의 정상적인 길이-긴장 관계를 회복할 것이고, 균형 잡힌 방법으로 어깨 이음뼈의 근육들이 기능하게 할 것이다.[18,59]

어깨 가동성은 안쪽 돌림과 가쪽 돌림에서 손상되었다. 관절주머니 뻣뻣함이 오목와로 모이는 위팔 머리를 유지하는 돌림근띠 근육의 능력을 방해하지 않도록 이 방향 양쪽 모두 관절가동술 로 다루어야 한다.

목뼈의 근육 유연성 손상은 머리가 목뼈 위에서 균형 잡힌 자세를 이루도록 연부조직과 근막 이완기법으로 다룰 것이다.[35]

짧은노쪽손목폄근의 유연성 손상은 교차저항 마사지[1], 근막 이완, 신장의 사용으로 다룰 것이다.[35]

전기 치료 (Electrotherapeutic modalities)

높은 전압 흐름이나 TENS와 같은 전기치료는 통증 조절을 위해 사용될 것이다.[52,53,60]

이온영동법은 전기흐름의 방법에 의해 피부를 통해 전해질 용액으로부터 이동하는 이온의 과정이다. 인산덱사메타손나트륨(dexamethasone Sodium Phosphate)은 공통적으로 사용된 하나의 항염증 작용제(agents)이다. 가쪽 위관절융기염에 덱사메타손(dexamethasone)과 함께 이온영동법의 적용으로 급성기와 아급성기 동안 염증을 감소시키는데 도움이 될 것이다.[60]

물리적 요인과 기계 종류 (Physical agents and mechanical modalities)

냉 찜질은 통증 억제를 만들고 염증을 감소시키고, 근방호와 경련을 감소시키는데 사용될 것이다.[8]

협응, 의사소통 그리고 기록 COORDINATION, COMMUNICATION, AND DOCUMENTATION

검사 소견은 환자와 논의된다. 모든 Mr. Kang의 관리 요소는 문서화될 것이다.

환자/고객 관련 교육 PATIENT/CLIENT-RELATED INSTRUCTION

환자는 그의 현재 상태와 개선에 대해 교육받을 것이다. 그의 통증에 가장 개연적인 병인론은 집에서 재건계획으로 일할 때, 과도하고 반복된 근육 과사용의 결과로써 일어난 오른쪽 아래팔의 반복적인 좌상 손상임을 Kang씨에게 설명할 것이다. 특정된 근육에 심한 스트레스를 만든 여분의 일이 그의 통증상태를 초래한다.

치료 계획은 환자와 함께 정형화되고 논의된다. Kang씨는 가정에서 자가치료 프로그램을 받을 것이다. 이것은 통증과 부종을 감소하는 냉 찜질과 자가마사지의 적용, 손목 폄근을 늘리는 운동과 진행성 신장, 약화된 어깨뼈, 어깨, 손 근육의 강화로 구성될 것이다. 그는 또한 미래 재손상을 예방하는 인간공학 일터에 대해 교육받을 것이다.

치료적 운동 THERAPEUTIC EXERCISE

- ♦ 신체 기전과 자세 안정화
  - 환자는 균형된 골반으로 자세를 시작하기를 가르침 받는다.
  - 환자는 앉아있을 때 중립척추의 안이나 밖으로 골반을 고정하는 법을 배우거나 허리뼈를 위한 지지를 사용하는 법을 배울 것이다.
  - 허리와 골반 위치가 등과 목뼈 위치에 영향을 미친다는 개념은 강화될 것이다.
  - 목 위에서 머리가 균형이 유지된다는 개념은 또한 강화될 것이다.
  - 누운 자세에서 시작하여 앉고 섰을 때 시작하는 목을 축으로 폄을 위한 운동이 수행될 것이다.
- ♦ 유연성 운동
  - 목뼈와 등뼈의 AROM
  - 열린 앞쪽 가슴근육을 위한 구석 신장
  - 어깨의 안쪽 돌림과 가쪽 돌림을 신장하기 위한 "L" 막대 운동
  - 오른쪽 등쪽 아래팔의 진행성 신장
    - ■ 팔꿈치 굽힘과 함께 손목 굽힘으로 수동적 신장을 시작한다.
    - ■ 손가락 굽힘으로 똑같이 신장을 진전시킨다.
    - ■ 팔꿈치를 곧게 폄으로 똑같이 신장을 진전시킨다.
    - ■ 어깨 안쪽 돌림 신장을 추가한다.
    - ■ 완전한 신장은 손가락 굽힘, 손목 굽힘, 자쪽 치우침, 팔꿈치 폄, 어깨 안쪽 돌림, 어깨 폄을 포함할 것이다.
- ♦ 근력, 힘 그리고 지구력 훈련
  - 깊은 목굽힘근의 근력강화
  - 도수저항운동(MREs)
    - ■ 좌우 양쪽의 뒤쪽 내림을 강조하는 앞쪽 올림/뒤쪽 내림의 어깨뼈 PNF 패턴.
    - ■ 도수저항은 등장성, 편심성, 그리고 등장성 기법의 결합(combination of isotonic)을 사용하여 시행될 것이다.
    - ■ 등장성, 편심성과 아래팔, 손목, 손을 강조한 등장성 수축의 결합을 사용한 PNF D2 오른쪽 팔 패턴으로 진전시켜라.
  - 집게손가락과 중간손가락의 긴엄지굽힘근과 짧은엄지굽힘근의 근력강화
  - 푸티(putty) 운동치료와 힘 줄 탄성밴드 운동(power web elastic band exercise)을 사용하는 긴엄지굽힘근과 집게와 중간손가락의 깊은손가락굽힘근의 근력강화.
  - 오른쪽 어깨와 손목 근육조직을 강화하기 위해 De-Lome 방법(10RM)을 사용한 점진적 저항운동(PRE).

직장, 지역사회 그리고 여가 통합 또는 재통합에서의 기능적인 훈련 FUNCTIONAL TRAINING IN WORK, COMMUNITY, AND LEISURE INTEGRATION OR REINTEGRATION

- ♦ Kang씨는 일하는 동안 아래팔에 스트레스의 증가를 피

하기 위해 작업장에서 적절한 인간공학을 가르침 받을 것이다.

- 그는 의자가 적절한 허리지지를 제공하고 넙다리는 바닥과 거의 수평으로, 발은 바닥에 편안하게 쉬도록 가르침 받을 것이다.
- 그의 자판 높이는 손목이 중간이나 약간 굽힘 상태로 팔꿈치가 90°에서 쉬도록 위치할 것이다.
- 눈이 10~15° 정도 경사에서 밑으로 응시하도록 화면을 위치시킨다.[8]
- 그는 그의 위쪽 1/4을 신장하기 위해 자판으로부터 빈번한 휴식을 교육받을 것이다.

♦ 그는 일하는 날 중에 특정한 시간 간격으로 신장 프로그램을 수행하도록 가르침 받을 것이다. 이 프로그램에는 목뼈, 어깨, 팔꿈치, 아래팔, 손목, 손가락의 신장이 포함될 것이다.

도수치료기술 MANUAL THERAPY TECHNIQUES

♦ 관절가동술/도수교정
- 연부조직 가동술 기법[35]
  - 오른쪽 등쪽 아래팔의 근육 힘살에
  - 오른쪽 아래팔의 폄근 힘줄의 교차 저항 마사지
  - 뒤통수밑근육의 연부조직 가동술
  - 앞쪽사이신경을 풀어주기 위해 원엎침근에 연부조직 가동술과 근막 이완.
- 관절가동술 기법[21,34]
  - 도수 목 신연.
  - 아래쪽 목뼈의 가시돌기에 대한 앞쪽 미끄러짐 (Grade Ⅲ, Ⅳ)
  - 중앙과 위쪽의 등뼈의 가시돌기에 대한 앞쪽 미끄러짐(Grade Ⅲ, Ⅳ)
  - 가쪽 돌림의 생리적 움직임을 증가시키는 오목위팔관절의 앞쪽 미끄러짐(Grade Ⅲ, Ⅳ).
  - 안쪽 돌림의 생리적 움직임을 증가시키는 오목위팔관절의 앞쪽 미끄러짐(Grade Ⅲ, Ⅳ).
- 앞쪽 사이신경을 자유롭게 하는 신경 미끄러짐 기법[61]
  - 앞쪽 사이신경은 중앙신경의 가지이기 때문에 중앙신경 우세 위쪽 팔 긴장 검사(ULTT1)이 사용될 것이다.
    - ▶ 환자는 바로 눕는다.
    - ▶ 물리치료사는 어깨뼈를 내리고 위팔뼈를 110° 벌림하고, 아래팔을 뒤침하고, 손목과 손가락을 펴고, 어깨를 가쪽 돌림시키고 팔꿈치를 편다.
  - 신경 미끄러짐 기법의 사용은 일반적인 지침을 가지나 물리치료사의 임상적 판단과 환자의 반응에 따라 특별한 진전을 결정한다.
  - 처음의 기술은 범위 내에서 움직여야 하고 치료사는 환자에 의해 느껴지는 저항과 긴장 그리고 통증을 느낀다.
  - 이것은 Grade Ⅲ 관절가동술에 상응할 것이다.
  - 진동은 20초 정도 동안 수행된다.
  - 기법은 환자의 반응에 기반을 두고 몇 차례 반복될 것이다.
  - 치료 후에 즉시 주요 증상을 재평가 해야 한다.
  - 지나치게 강한 치료는 환자의 증상을 자극하기 때문에 치료사는 항상 보존적으로 신경의 미끄러짐을 시작하고 천천히 진행해야 한다.
- 수동관절가동범위(PROM)
  - 위쪽 목뼈 굽힘, 돌림, 옆쪽 구부림을 양쪽으로 개선시키는 수동적인 범위
  - 안쪽 돌림과 가쪽 돌림을 개선시키는 오른쪽 어깨의 수동적인 범위
  - 폄을 개선시키는 오른쪽 손목의 수동적인 범위

보조기구와 장비의 적절한 처방, 적용 그리고 제작 PRESCRIPTION, APPLICATION, AND AS PPROPRIATE, FABRICATION OF DEVICES AND EQUIPMENT

♦ 지지대 장비
- 가쪽 위관절융기염 지지대의 사용은 가쪽 위관절융기로부터 힘을 분산시키는 것을 돕는데 효과적일 것이다.
- 환자가 이것을 정확하게 사용하는지 확인하라.
- 환자는 하루 중에 사용 빈도, 적절한 위치, 뻣뻣함에 대해 교육받아야 한다. 패드는 폄근 힘살 위에 반드시 있어야 하고, 부목 대신에 충분히 단단하게 고정되어야 하지만 부목 아래에 아래팔에서 부종이 생기지 않도록 하라.

전기 치료 ELECTROTHERAPEUTIC MODALITIES

- 약물의 전기치료적 운반
  - 염증을 경감하기 위해 덱사메타손(dexamethasone)과 함께 이온영동법[60]
  - 전기적인 자극
  - 통증 경감을 위한 TENS[52,53,60]
- 이 치료는 최대의 치료 효과에 도달되었다고 판단되면 중지한다.

물리적 작용제와 역학적 기구 PHYSICAL AGENTS AND MECHANICAL MODALITIES

- 냉 치료
  - 냉 찜질은 부종을 감소시키기 위해 적용 될 것이다.
- 초음파
  - 염증을 감소시키는 초음파[60]

예상 목표와 기대 결과 ANTICIPATED GOALS AND EXPECTED OUTCOMES

- 병리학/병태생리학에 미치는 영향
  - 통증은 활동하는 동안 0/10으로 감소한다.
  - 연부조직의 염증, 부종, 제한은 감소된다.
- 손상에 미치는 영향
  - 지구력은 증가됨.
  - 목과 등뼈, 오른쪽 어깨, 오른쪽 손목의 움직임은 개선된다.
  - 뒤통수밑근육, 오른쪽 짧은노쪽손목폄근, 좌우 양쪽의 목빗근과 가슴근의 근육 유연성은 개선된다.
  - 근 수행력(근력, 일률, 지구력)은 깊은 목굽힘근, 어깨뼈 모음근, 위쪽 돌림근, 오른쪽 어깨, 팔꿈치, 손목, 손에서 4+/5로 증가된다.
  - 악력은 오른손에서 100 lbs로 증가된다.
  - 머리, 목, 오른쪽 어깨, 어깨뼈의 자세조절은 개선된다. 목뼈의 가동범위는 정상, 오른쪽 어깨 가쪽 돌림은 60°, 안쪽 돌림은 65°로 증가되고 오른쪽 손목 폄은 40°로 증가된다.
- 기능적인 제한에 미치는 영향
  - 요구되는 자가치료, 가정관리, 요구되는 일, 공동체, 여가역할을 맡거나 재개하는 능력이 개선된다.
  - 보조장비와 설비가 있거나 없이 하는 자가치료, 가정관리, 일, 공동체, 여가에서 ADL/IADL 에 관련된 신체 움직임, 과제, 활동들을 독립적으로 수행하는 능력이 증가된다.
  - 컴퓨터를 사용하는 동안 적절한 자세를 통합하는 능력이 성취된다.
- 위험 감소/예방
  - 위험요인은 감소된다.
  - 2차 손상의 위험은 감소된다.
  - 증상의 자가치료는 개선된다.
- 건강, 웰니스, 운동에 미치는 영향
  - 건강한 습관, 건강관리, 예방 등을 기르는 행동이 요구된다.
  - 결정과정은 헬스, 웰니스, 피트니스의 필요와 관련되어 강화된다.
  - 건강, 건강상태, 신체적 능력, 신체적 기능 등이 개선된다.
- 사회 자원에 대한 영향
  - 이용할 수 있는 자원들이 최대한으로 이용된다.
  - 문서화는 환자관리와 모든 환경을 통해서 이루어지고, *APTA의 '물리치료 기록 지침서(Guidelines for Physical Therapy Documentation)'* 를 따른다.[36]
- 환자/고객 만족
  - 물리치료사의 임상적 숙련과 대인관계 기술은 환자에게 만족스럽다.
  - 진단, 예후, 중재, 예상목표와 기대결과의 이해에 대한 환자의 지식과 인지가 증가된다.
  - Well-Being 의 감각은 개선된다.

재검사 REEXAMINATION

재검사는 치료과정 전체를 통해 이루어진다.

퇴원 DISCHARGE

Kang씨는 8주 이상의 총 13회 물리치료 회기 후 퇴원하였다. 이러한 회기는 모든 치료과정을 다루었다. 그는 예상했던 목표와 기대했던 결과를 성취하였기 때문에 퇴원하였다.

참고문헌 REFERENCES

1. Prentice WE, Voight MI. *Techniques in Musculoskeletal Rehabilitation*. New York, NY: The McGraw-Hill Companies; 2001.
2. Oatis C. *Kinesiology: The Mechanics and Pathomechanics of Human Movement*. Philadelphia, Pa: Lippincott Williams & Wilkins; 2004.
3. Goodman CC, Boissonnault, WG. *Pathology: Implications for the Physical Therapist*. Philadelphia, Pa: WB Saunders; 1998.
4. Hamill J, Knutzen K. *Biomechanical Basis of Human Movement*. 2nd ed. Philadelphia, Pa: Lippincott Williams & Wilkins; 2003.
5. Cotran RS, Kumar V, Collins T. *Pathologic Basis of Disease*. 6th ed. Philadelphia, Pa: WB Saunders; 1999.
6. Hall CM, Brody LT. *Therapeutic Exercise Moving Toward Function*. Philadelphia, Pa: Lippincott Williams & Wilkins; 1999.
7. Almekinders LC, Temple JD. Etiology, diagnosis and treatment of tendonitis: an analysis of the literature. *Med Sci Sports Exerc*. 1998;30(8):1183-1190.
8. Dutton M. *Manual Therapy of the Spine*. New York, NY: McGraw-Hill; 2002.
9. Arnoczky SP. Physiologic principles of ligamentous injuries and healing. In: Scott WN, ed. *Ligament and Extensor Injury Mechanisms of the Knee*. St. Louis, Mo: Mosby; 1991.
10. Neviaser JS. Adhesive capsulitis of the shoulder. *J Bone Joint Surg*. 1945;27:211.
11. Hannafin JA, DiCarlo ED. Wickiewicz TL. Adhesive capsulitis: capsular fibroplasias of the glenohumeral joint. *J Shoulder Elbow Surg*. 1994;38(5).
12. Siegel LB, Cohen NJ, Gali EP. Adhesive capsulitis: a sticky issue. American Family Physician. April 1999. http://www.aafp.org/afp/990401ap/1843.html. Accessed June 16, 2004.
13. Nordin M, Frankel VH. *Basic Biomechanics of the Musculoskeletal System*. 3rd ed. Baltimore, Md: Lippincott Williams & Wilkins; 2001.
14. USDA Center for Nutrition Policy and Promotion. Body mass index and health. *Nutrition Insight*. 2000;March.
15. Stratford PW, Spadoni G. The reliability, consistency, and clinical application of a numeric pain rating scale. *Physiotherapy Canada*. 2001;53:88-91,114.
16. Carroll TJ, Riek S, Carson RG. Neural adaptations to resistance training. *Sports Med*. 2001;31(12):829-840.
17. Behm DG, St-Pierre DMM. The effects of strength training and disuse on the mechanisms of fatigue. *Sports Med*. 1998;25(3):173-189.
18. Sahrmann SA. *Diagnosis and Treatment of Movement Impairment Syndromes*. St. Louis, Mo: Mosby; 2002.
19. Greenman P. *Principles of Manual Medicine*. 2nd ed. Baltimore, Md: Williams & Wilkins; 1996.
20. Chaitow L. *Muscle Energy Techniques*. New York, NY: Churchill Livingstone; 1997.
21. Maitland G. *Peripheral Manipulation*. 2nd ed. London, England: Butterworth-Heinemann; 1991.
22. Pfeffer G, Bacchetti P, Deland J, et al. Comparison of custom and prefabricated orthoses in the initial treatment of proximal plantar fasciitis. *Foot Ankle Int*. 1999;20(4):214-221.
23. Powell M, Post WR, Keener J, Weardon S. Effective treatment of chronic plantar fasciitis with night splints: a crossover prospective randomized outcome study. *Foot Ankle Int*. 1998;19(1):8-10.
24. Batt ME, Tanjii JL, Skattum N. Plantar fasciitis: a prospective randomized clinical trial of the tension night splint. *Clin J Sport Med*. 1996;6(3):158-162.
25. Atkins D, Crawford F, Edwards J, et al. A systematic review of treatments for the painful heel. *Rheumatology*. 1999;38:968-973.
26. Gudeman SD, Eisele SA, Heidt RS Jr, et al. Treatment of plantar fasciitis by iontophoresis of 0.4% dexamethasone: a randomized double-blind, placebo controlled study. *Am J Sports Med*. 1997;25(3):312-316.
27. Crawford F, Snaith M. How effective is therapeutic ultrasound in the treatment of heel pain? *Ann Rheum Dis*. 1996;55(4):265-267.
28. Buchbinder R, Ptasznik R, Gordon J, et al. Ultrasound-guided extracorporeal shock wave therapy for plantar fasciitis: a randomized control study. *JAMA*. 2002;288(11):1364-1372.
29. Haake M, Konig R, Decker T, et al. Extracorporeal shock wave therapy for lateral epicondylitis: a randomized multicentered trial. *J Bone Joint Surg (Am)*. 2002;84(11):1982-1991.
30. Seed CA, Richards C, Nichols D, et al. Extracorporeal shock wave therapy for tendonitis of the rotator cuff: a double blind randomized controlled trial. *J Bone Joint Surg (Br)*. 2002;84(4):509-513.
31. Melikyan EY, Shahin E, Miles J, et al. Extracorporeal shock wave treatment for tennis elbow: a randomized double blind study. *J Bone Joint Surg (Br)*. 2003;85(6):852-858.
32. Rothstein JM, Roy SH, Wolf SL. *Rehabilitation Specialist's Handbook*. Philadelphia, Pa: FA Davis Co; 1998.
33. Adler SS, Beckers D, Buck M. *PNF in Practice*. 2nd ed. New York, NY: Springer-Verlag; 2000.
34. Maitland G. *Vertebral Manipulation*. Boston, Mass: Butterworth-Heinemann; 2002.
35. Cantu RI, Grodin AJ. *Myofascial Manipulation: Theory and Clinical Application*. 2nd ed. Baltimore, Md: Aspen Publishers; 2001.
36. American Physical Therapy Association. Guide to physical therapist practice. 2nd ed. *Phys Ther*. 2001;81:9-744.
37. Mathiowetz V, Kashman N, Volland G, Weber K, Dowe M, Rogers S. Grip and pinch strength: normative data for adults. *Arch Phys Med Rehabil*. 1985;66:69-72.
38. Cyriax J. *Textbook of Orthopedic Medicine, Diagnosis of Soft Tissue Lesions*. 8th ed. London, England: Bailliere Tindall; 1982.
39. Itokazu M, Matsunaga T. Clinical evaluation of high-molecular-weight sodium hyaluronate for the treatment of patients with periarthitis of the shoulder. *Clin Ther*. 1995;17:946-955.
40. Rizk TE, Gavant AL, Finals RS. Treatment of adhesive capsulitis with arthrographic capsular distention and rupture. *Arch Phys Med Rehabil*. 1994;75:803-807.
41. Pollack RG, Duralde XA, Flatow EL, Bigliani LU. The use of arthroscopy in the treatment of resistant frozen shoulder. *Clin Orthop*. 1994;July(304):30-36.
42. Graichen H, Stammberger T, Bonel H, et al. Glenohumeral translation during active and passive elevation of the shoulder girdle: a 3D open MRI study. *J Biomech*. 2000;33:609.
43. Kelker, Flatow E, Bigliani L. A stereophotogrammetric method to determine the kinematics of the glenohumeral joint.

Advance Bioengineering. 1992;(49):143.

44. Tovin BJ, Greenfield BH. Impairment-based diagnosis for the shoulder girdle. In: Tovin BJ, Greenfield BH, eds. *Evaluation and Treatment of the Shoulder: An Integration of the Guide to Physical Therapist Practice.* Philadelphia, Pa: FA Davis Co; 2001.
45. Vermeulen HM, Obermann WR, Burger BJ, Kok GJ, Rozing PM, Van den Ende CHM. End-range mobilization techniques in adhesive capsulitis of the shoulder joint: a multiple subject case report. *Phys Ther.* 2000;80:1204-1213.
46. Funk D, Swank AM, Adams KJ, Treolo D. Efficacy of moist heat pack application over static stretching on hamstring flexibility. *J Strength Cond Res.* 2001;15(1)123-126.
47. Klaiman MD, Shrader JA, Danoff JV, Hicks JE, Pesce WJ, Farland J. Phonophoresis versus ultrasound in the treatment of common musculoskeletal disorders. *Med Sci Sports Exerc.* 1998;30(9):1349-1355.
48. Esenyel M, Caglar N, Aldemir T. Treatment of myofascial pain. *Am J Phys Med Rehabil.* 2000;79(1):48-52.
49. Ebenbichler GR, Resch KL, Nicolakis P, Uhl F, Ghanem AH, Flalka V. Ultrasound treatment for treating the carpal tunnel syndrome: randomized "sham" controlled. *BMJ.* 1998;316(7133):731-737.
50. Oztas O, Turan B, Bora I, Karaskaya MK. Ultrasound therapy effect in carpal tunnel syndrome. *Arch Phys Med Rehabil.* 1998;79(12):1540-1544.
51. Gursel YK, Ulus Y, Bilgic A, Dincer G, van der Heijden G. Adding ultrasound in the management of soft tissue disorders of the shoulder: a randomized placebo-controlled trial. *Phys Ther.* 2004;84(4):336-343.
52. Resende MA, Sabino GG, Candido CR, Pereira LS, Francischi JN. Local transcutaneous electrical stimulation (TENS) effects in experimental inflammatory edema and pain. *Eur J Pharmacol.* 2004;504(3):217-222.
53. Chesterton LS, Foster NE, Wright CC, Baxter GD, Barlas P. Effects of TENS frequency, intensity and stimulation site parameter manipulation on pressure pain thresholds in healthy human subjects. *Pain.* 2003;106(1-2):73-80.
54. Porterfield JA, DeRosa C. *Mechanical Shoulder Disorders.* St. Louis, Mo: Saunders; 2004.
55. Bang MD, Deyle GD. Comparison of supervised exercise with and without manual physical therapy for patients with shoulder impingement syndrome. *J Orthop Sports Phys Ther.* 2000;30(3):126-137.
56. Konin JG, Wiksten DL, Isear JA, Brader H. *Special Tests for Orthopedic Examination.* Thorofare, NJ: SLACK Incorporated; 2002.
57. Ellenbecker T. *Clinical Examination of the Shoulder.* St. Louis, Mo: Elsevier Saunders; 2004.
58. Kisner C, Colby LA. *Therapeutic Exercise Foundations and Techniques.* Philadelphia, Pa: FA Davis Co; 2002.
59. Basmajian JV, Nyberg R. *Rational Manual Therapies.* Baltimore, Md: Williams & Wilkins; 1993.
60. Michlovitz S. *Thermal Agents in Rehabilitation.* 3rd ed. Philadelphia, Pa: FA Davis Co; 1996.
61. Butler DS. *Mobilization of the Nervous System.* New York, NY: Churchill Livingstone; 1992.

제 6 장 손상된 관절 가동성, 운동 기능, 근 수행력, 관절운동범위 그리고 척수질병과 관련되는 반사통합성 (패턴 F)

Impaired Joint Mobility, Motor Function, Muscle Performance, Range of Motion, and Reflex Integrity Associated With Spinal Disorders (Pattern F)

해부학 ANATOMY

오직 이 패턴에 대해 관련한 기본 해부학이 아래에 열거되어 있다. 척주 해부의 더 깊은 이해를 원하는 독자는 Grey's Anatomy와 Boduck과 Twomey의 *'Clinical Anatomy of the Lumbar Spine'* 을 참조하길 바란다.

척주는 33개의 척추뼈로 구성되어 있고 이는 뼈대의 축으로서 안정성과 유연성을 가져다 준다(그림 6-1). 척주는 척수와 척수신경을 보호하고, 몸통을 유지하고, 팔다리로부터 힘을 전달하고, 결합조직, 근육들과 갈비뼈를 부착하게 해준다. 척주는 목뼈(경추, cervical spine), 등뼈(흉추, thoracic spine), 허리뼈(요추, lumbar spine), 엉치뼈(천추, sacral spine) 부분으로 나누어진다. 이 부분은 시상면으로 볼 때 목뼈와 허리뼈 부분은 앞굽음(전만, lordosis)을 가지고, 등뼈와 엉치뼈 부분은 뒤굽음(후만, kyphosis)을 가진다.

척추의 해부학 ANATOMY OF THE SPINE

뼈의 요소 (Bony elements)

일반적인 척추는 앞쪽의 척추뼈 몸통(추체, vertebral body)과 뒤쪽의 고리(arch)로 되어있고, 이것들은 함께 신경고리를 형성하여 척수를 포함한다(그림 6-2). 척추뼈 몸통과 신경고리 연결부는 척추뼈사이 구멍(추간공, intervertebral foramen)이고, 이는 척수신경과 혈액과 림프관을 포함한다. 척추사이 원반(추간원판, intervertebral disc)은 각 척추뼈 몸통을 연결한다. 척추뼈 몸통은 여러 가시(극, spine)위에서 크기와 형태, 비율이 변한다. 척추뼈 몸통은 뒤쪽에 두 개의 짧고 굵고 둥근 고리뿌리(추궁근, pedicle)를 발생시킨다. 이 고리뿌리는 위아래의 관절돌기(articular process)를 발생시키는데 이것은 윤활성 돌기사이 관절(zygapophyseal joint)을 형성한다. 돌기사이 관절의 관절면(facet)의 모양은 척추의 여러 수준에서의 움직임을 가능하게 하는 데에 기여한다. 고리판(laminae)은 고리뿌리에서 계속되어 뒤안쪽으로 곡선을 그리며 척추뼈 구멍을 완성하고 가시돌기(극돌기, spinous process)를 발생시킨다. 가로돌기(횡돌기, transverse process)는 고리뿌리와 고리판 사이 연결부로부터 가쪽으로 튀어나오고 등뼈에서 갈비뼈의 부착점을 제공한다.[1]

국소적 변화 (Regional variations)

척주의 서로 다른 지역들은 특정한 지역의 기능과 관련하여 일반적인 척추의 구성요소에 변화가 있다. 다음에 설명하는 것은 국소적인 변화의 간단한 개요이다.

목뼈(경추, Cervical spine)

목뼈는 7개가 있다. 각각의 목뼈는 척추동맥이 통과하는 가로구멍이라 불리는 가로돌기에 구멍을 가지고 있고, 목뼈(C3–C6)의 다른 특징은 작고 몸통갈고리(구상돌기, uncinate process) 가쪽 가장자리가 솟아오른 것 같이 상대적으로 폭이 넓은 짧고 두 갈래로 된 가시돌기를 포함하고, 그리고 양쪽의 위아래 관절돌기의 연결에 의해 각각의 관절기둥(articular pillar)이 형성된다.

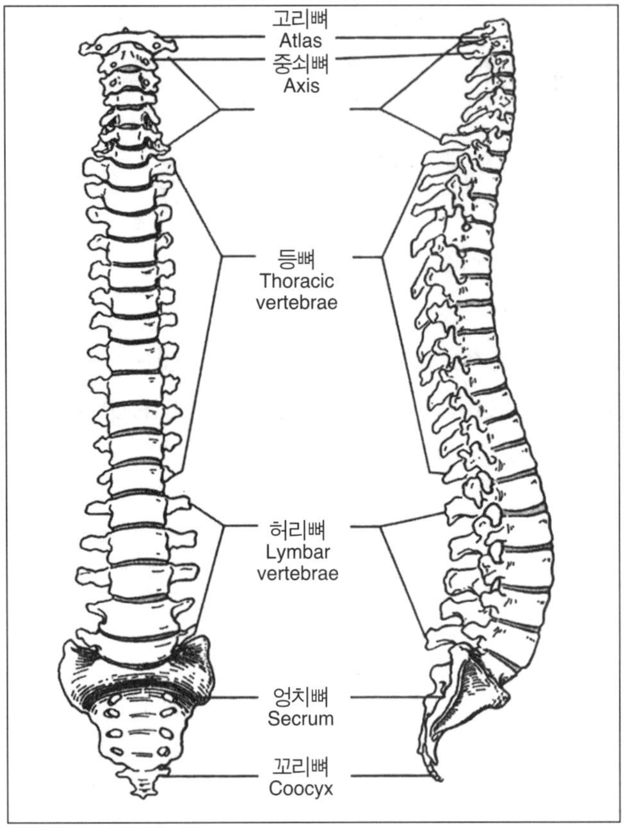

그림 6-1. 척주. 출처: *Hollinshead의 팔다리와 등의 기능해부학*. 7th ed. Jenkins DB. Page 200, 1998. With permission from Elsevier.

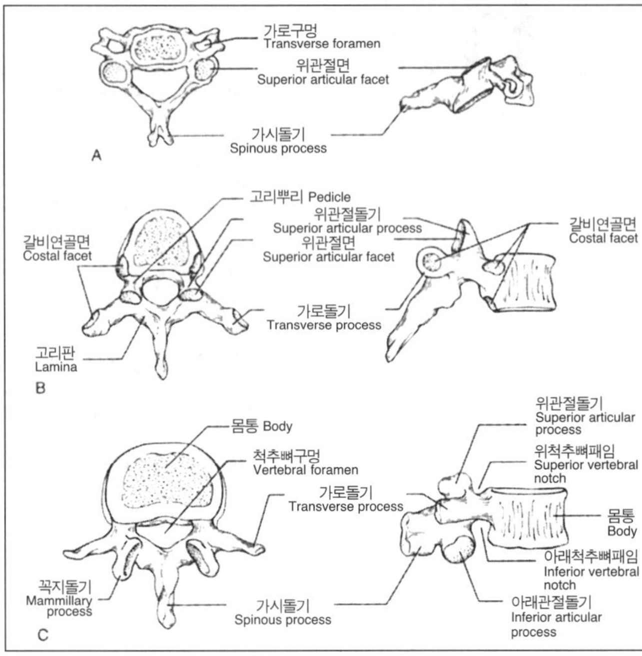

그림 6-2. 전형적인 목뼈, 등뼈, 허리뼈. 출처: *Hollinshead의 팔다리와 등의 기능해부학*. 7th ed. Jenkins DB. Page 200, 1998. With permission from Elsevier.

목뼈 관절면 관절(facet joint)의 관절면은 일반적으로 수직에서 약 45°로 묘사된다. 세 개의 목뼈는 구분 지어 고려해야 할 필요가 있다: 고리뼈(환추, C1), 중쇠뼈(축추, C2), 솟을뼈(융추, C7). 고리뼈는 머리를 지지해주고 척추뼈 몸통이 없는 대신에 둥글고 중쇠뼈의 치아돌기(치돌기, dens)와 관절한다. 따라서 머리와 고리뼈의 돌림을 위한 축을 제공한다. C6와 C7 사이에 차이가 있지만, C7은 가시돌기가 길어서 만지기 쉽다. T1을 살펴보자.

등뼈(흉추, Thoracic spine)

등뼈는 12개가 있다. 등뼈는 위로부터 증가된 부하 때문에 꼬리쪽의 크기가 증가된다.[2] 등뼈의 독특한 특징은 갈비오목면이 나타난다는 것이다. 전형적인 등뼈는 척추뼈 몸통 가쪽에 갈비오목(costal facet)을 가지는데, 이는 갈비뼈 머리와 관절을 이루기 위함이다. 또한 갈비뼈 1번부터 10번의 갈비뼈 결절 관절면과 관절을 이루기 위하여 등뼈 1번부터 10번 까지는 가로돌기에 관절면이 있다. 다른 뚜렷한 특징은 위쪽 등뼈에서는 더 목뼈 모양으로부터 중간 등뼈에서는 고유의 등뼈모양, 아래쪽 등뼈에서는 더 허리뼈 모양으로 척추뼈 몸통의 크기가 점진적으로 변한다.

등뼈 관절면 관절의 관절 면은 수직에서 약 15~20°로 묘사된다. 보통 등뼈 10번과 11번, 또는 12번 주위에 등뼈 관절면 관절의 방향에 변화가 있는데, 위관절돌기는 등뼈, 뒤가쪽으로 향하고 아래관절돌기는 허리뼈와 유사한데, 앞가쪽으로 향하고 가로로 볼록하다. 이 변화하는 척추는 돌림에서 돌림 하지 않는 기능의 정도에 따라 갑작스런 변화의 위치를 표시한다.[1]

허리뼈(요추, Lumbar spine)

허리뼈는 5개로 되어있다. 허리뼈의 가장 큰 차이점은 목뼈, 등뼈와 비교했을 때 크기가 크다는 것이다. 허리뼈의 신장모양의 척추뼈 몸통은 가로로 더 넓고 앞쪽으로 더 깊다. 척추뼈 몸통은 삼각형으로 되어있고 등뼈보다는 더 크지만, 목뼈 수준보다는 더 작다. 위관절돌기는 수직적이고 오목한 관절면이 있고 뒤안쪽으로 향한다. 아래관절돌기는 수직적이고 볼록한 관절면이 있고 앞가쪽으로 향한다. 5번째 허리뼈는 가장 큰 척추뼈 몸통을 가지는데, 이것은 앞부분으로 상당히 더 깊고 엉치허리뼈의 각을 만드는데 기

여한다.[1] 이와는 대조적으로 5번째 허리뼈의 가시돌기는 상대적으로 작고 무디다.[3]

엉치뼈와 꼬리뼈(천추와 미추, Sacrum and coccyx)

엉치뼈는 5개의 뼈가 합쳐져 큰 삼각형을 이루고 골반 안(pelvic cavity)의 뒤쪽 벽을 형성한다. 두 개의 볼기뼈 사이의 쐐기 모양으로 되어 있다.[1] 엉치뼈는 위쪽으로 L5와 S1 사이의 척추원반과 L5와 관절을 이루고, 아래쪽으로는 꼬리뼈와 관절을 이룬다. 엉치뼈는 세로로 굽어져 있고 뒤쪽 표면은 볼록하고 앞쪽 표면은 오목하다.[1] 엉치뼈의 바닥은 첫째 엉치뼈의 위쪽 표면이다. 첫 번째 엉치뼈의 위쪽 관절면은 L5의 아래쪽 관절면과 관절한다. 첫 번째 엉치뼈의 앞쪽 끝은 엉치뼈곶(천골갑, promontory)이라고 알려져 있다. 척추뼈 구멍은 삼각형이고 가로돌기는 허리뼈의 그것들과는 매우 다르다. 가로돌기는 서로 합쳐져 2개의 중요한 구조물이 생기게 하는데, 엉치뼈 가쪽 덩이 윗부분 또는 날개와 가쪽 관절면은 엉치엉덩 관절(천장관절, sacroiliac joint)을 형성하는 엉덩뼈와 관절을 이룬다. 엉치뼈 관은 엉치척추뼈 구멍에 의해 형성되고 말총(cauda equine)이 들어있다. 아래쪽은 엉치뼈 끝으로 꼬리뼈와 관절을 위한 관절면을 가지고 있다. 꼬리뼈는 작은 삼각형의 뼈로 되어 있고, 4개의 발달되지 못한 척추로 구성되어 있다.[1]

척추의 인대 LIGAMENTS OF THE SPINE

고리뒤통수관절(환추후두관절) (Atlanto-occipital joints)

고리뒤통수관절의 인대는 관절주머니와 앞, 뒤 고리뒤통수 막으로 이루어져 있다.

고리중쇠관절 (Atlanto-axial joints)

십자형태(cruciform ligament)의 인대는 폭이 넓은 가로인대(transverse ligament)와 치아돌기 뒤의 가로고리와 교차하여 궁형의 강한 띠로 구성된다. 각각 고리 가쪽 덩이의 안쪽면에 작은 결절 바깥쪽으로 부착점이 있다. 횡단의 위쪽 모서리로부터, 강한 정중세로다발(십자인대의 세로다발)이 일어나서 치아끝인대(apical dental ligament)와 덮개막(tectorial membrane) 사이에 두통수뼈 아래 부분에 부착한다. 아래세로다발(현재는)은 아래쪽 세로 방향의 투사(projection)이고 중쇠뼈의 뒤쪽 표면에 부착한다.

각각의 가쪽 고리중쇠관절들은 뒤쪽/안쪽으로 부속인대를 포함하는데 이는 중쇠뼈 몸통 아래와 가로인대 근처의 고리 가쪽 덩이 위에 부착한다.[1]

중쇠뼈와 뒤통수뼈를 연결하는 인대 (Ligaments connecting the axis and the occipital bone)

이것은 날개인대(익상 인대, alar ligament)를 포함하고 약 11 mm 길이로 된 두꺼운 선으로 세로로 치아돌기 끝의 후/가쪽 면에서 납작한 타원형으로부터 수평 가쪽으로 달려 뒤통수뼈 관절융기의 안쪽 거친 부위에 붙는다. 치아끝인대는 치아돌기의 끝에서부터 날개인대 사이 큰 구멍의 앞쪽 모서리로 펼쳐진다.[1]

척추의 인대(그림 6-3) (Ligaments of the spine)

앞세로인대(전종인대, Anterior longitudinal ligament)

앞세로인대(ALL)는 강한 띠로 되어있고 척추원반(disc)과 척추뼈 몸통의 앞표면을 따라서 붙어있다.[1] 위쪽으로는 뒤통수뼈에 붙고, 아래쪽으로는 모든 척추에 연결되어 엉치뼈의 위표면에 까지 닿는다.[1] 앞세로인대는 깊은 몇몇의 겹으로 겹쳐져있다. 앞세로인대의 구조는 척추뼈 몸통 앞쪽 끝의 수직분리에 저항하는 것을 가능하게 하는데 그것에 의해 폄(신전, extension)운동을 하는 동안 척추가 젖혀지는 것을 제한한다.[2]

뒤세로인대(후종인대, Posterior longitudinal ligament)

뒤세로인대(PLL)는 척추뼈몸통의 뒤쪽 표면에서 발견되고 척추구멍 안에 놓여있다. 뒤세로인대는 C2와 엉치뼈에 부착한다. 구조는 앞세로인대와는 차이가 있는데, 그것은 척추바닥정맥(basivertebral veins)에 의해 뒤세로인대의 부착으로부터 구분되는 것이다.[1] 게다가 목뼈와 등뼈 윗부분에서의 뒤세로인대는 폭이 넓고 일정하고(등뼈 아랫부분과 허리뼈 부분에 비해서) 척추뼈 몸통보다는 폭이 좁고 척추원반보다는 폭이 넓다.[1] 뒤세로인대는 척추뼈 몸통의 뒤쪽 끝부분의 이탈을 막아주는 구조로 되어있어 척추의 굽힘(굴곡, flexion)을 제한한다.[2]

뒤쪽 요소의 인대들 (Ligament of the posterior elements)

가시끝인대(극상인대, supraspinous ligament)는 중간선

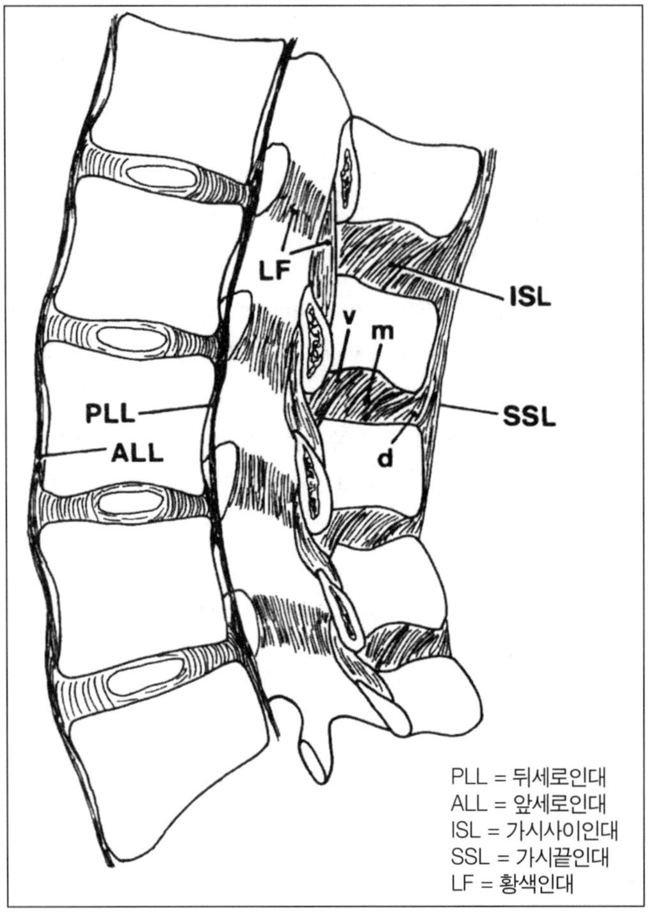

그림 6-3. 척추의 인대 (v=배쪽, m=중간, d=등쪽). 출처: *Clinical Anatomy of the Lumbar spine*. 7th ed. Jenkins DB. Page 45, 1991. with permission from Elsevier.

에 놓여져 있고 가시돌기의 뒤쪽 끝부분에 부착한다. Gray's Anatomy에서 "C7에서 엉치뼈까지의 가시돌기 끝부분을 연결하는 강한 섬유성 인대이다.[1] 라고 묘사하였다. 그러나 Bogduk과 Twomey는 등허리근막(thoracolumbar fascia)의 등쪽으로 겹쳐져있는 힘줄섬유가 서로 얽히게 되는 존재로 정말로 인대인지, 그리고 등가장긴근(흉최장근, longissimus thoracis)의 널힘줄(건막, aponeurosis)인지 의문을 가졌다.[2] 등허리근막과 등가장긴근의 기능은 가시끝인대 내부의 힘줄성 섬유를 경유하며, 자세유지, 굽힘된 자세에서 허리뼈의 안정성과 척추의 굽힘과 폄을 포함한다.

목덜미인대(항인대, ligamentum nuchae)는 목에서 가시끝인대와 가시사이인대(극간인대, interspinous ligament)의 연속이다.[2] 그러나 목덜미인대는 가시끝인대와 가시사이인대의 구조와는 다른데, 이것은 섬유성 탄력조직으로 이루어져 있기 때문이다.[2] 목덜미인대의 기능은 목뼈의 굽힘을 제한하는 것이다.

황색인대(황인대, ligamentum flavum)는 짧고 두꺼운 인대로 되어 있고, 각각의 연속되는 척추 판(lamimae)과 결합한다. 황색인대 가쪽의 일부는 돌기사이 관절(zygapophyseal joint)의 앞쪽 면에 부착하고 앞쪽의 주머니를 형성한다.[2] 황색인대의 조직학적 구성이 독특한데, 80%의 황색 탄력 섬유와 20%의 콜라겐 섬유로 구성되어진다.[2] 따라서 황색인대는 기본적으로 탄력성 인대이며 이는 굴절된 척추를 똑바로 선 자세로 돌아오게 하는 것을 도와주며 돌기사이 관절의 주머니가 물리게 되는 것을 방지하고 신경뿌리 유착의 위험을 감소시킨다.[2]

가시사이인대(ISL)는 인접한 가시돌기들을 연결한다. 이 인대는 거의 얇은 막으로 되어있다.[1] 가시사이인대의 섬유 방향은 가시돌기의 분리에 저항하는데 그것에 의해서 척추사이 관절(intervertebral joint)이 앞쪽으로 구부러지는 것을 제한한다.[2]

척추의 관절 JOINTS OF THE SPINE

척추뼈몸통의 관절 (Joints of the vertebral bodies)

C2에서부터 S1까지의 모든 척추는 척추뼈 몸통 사이의 섬유연골성의 척추원반과 앞세로인대와 뒤세로인대에 의해 결합되어진다. 척추원반은 척추뼈 몸통의 근접한 표면과 결합한다. 척추원반의 두께는 척추의 다양한 부분과 척추의 원반 자체 내에서 변한다.[1] 목뼈와 허리뼈 부분의 원반은 앞쪽으로 더 두꺼운데 이는 시상면에서 척주 앞굽음(lordosis) 곡선을 그리는데 기여한다. 등뼈 부분의 원반은 두께가 일정하고 척주 뒤굽음(kyphosis) 곡선은 주로 등뼈 몸통의 모양에 기인한다. 원반의 혈액공급은 그들의 주변부를 제외하고는 무혈관으로 되어있고, 인접한 혈관에 의해 공급되어진다.[1] 각각의 원반은 바깥의 섬유테(섬유륜, annulus fibrosus) 안쪽의 속질핵(수핵, nucleus pulposus)으로 구성된다.

섬유테와 속질핵의 미세구조는 모두 물, 단백질(PGs)과 콜라겐으로 구성되어있다. 콜라겐은 유연성과 고강도의 장력을 제공한다. 우리 몸에는 12개 이상의 다른 유형의 콜라겐이 존재한다. 콜라겐 유형 Ⅰ은 자연적으로 장력이 있고 대게 장력(tension)과 압축(compression)을 받고 있는 조직에서 흔히 발견된다.[1] 콜라겐 유형 Ⅱ는 좀 더 탄력 있

고 습관적으로 압박에 노출된 조직에서 발견된다.[1]

콜라겐 섬유 유형 Ⅰ, Ⅱ 모두 섬유테에서 발견된다. 이 섬유들은 층판(lamellae)이라 불리는 얇은 판 안에 고도로 정연한 패턴으로 정돈되어 있다. 층판은 속질핵 주위의 동심성(구심성, concentric) 고리로 차례로 배열된다. 각각의 층판은 사선으로 엇갈리며 겹쳐진다.[3] 허리뼈의 층판은 앞쪽과 가쪽 테 부분은 두껍지만 뒷부분은 미세하고, 더 단단하게 꽉 채워져 있다.[2] 그것은 뒤쪽의 섬유들이 탈출증(herniation)에 더 걸리기 쉽다는 것을 시사한다.[2] 혈관 분포 상태와 핵의 내증식은 테의 주변부 1/3에 존재한다.

속질핵은 점액질의 반 수액의 덩어리로 되어있다. 그것은 거의 척추의 목뼈와 허리뼈 부분 원반의 뒤쪽 면에 있다. 속질핵의 액체 성질은 압박에 변형된다는 것이다. 어떤 방향으로부터 압박받게 되면 그것은 변형을 시도할 것이고, 그로 인해 모든 방향으로 압박을 전달할 것이다.[2] 단백질(PGs)분자는 수분을 계속 함유하고 끌어당기는 특성이 있다. 핵과 테 사이의 구성성분의 차이는 그들 물질의 농도와 관련있다. 속질핵은 주로 단백질(PGs), 물과 약간의 유형 Ⅱ의 콜라겐으로 이루어져 있다. 섬유테는 단백질(PGs), 물, 고농도의 유형 Ⅰ 콜라겐 섬유질로 구성되어있다.[2] 단백질은 닫힘(closed packed)의 성질과 높은 삼투압으로 원반을 부풀게 하고, 이것은 높은 외부의 부하로부터 수분이 빠져나가는 것을 힘들게 만드는 원반의 수화작용의 유지를 가능하게 한다. 콜라겐은 원반이 관절이나 충격흡수를 할 수 있도록 구조적으로 조직을 연결할 책임이 있다. 개개의 섬유들은 일련의 단백질을 뒤얽히게 하고 조직에서 그것들을 유지하게 한다. 수분은 원반을 부풀게 하고 원반 부피의 70~80%를 공급한다.[3] 이와 같이 원반의 주요기능은 척추뼈 몸통 사이에 움직임을 가능하게 하는 것과 하나의 척추뼈 몸통에서 다음 몸통으로 부하를 전달하는 것에 있다. 자세의 변화는 압박의 양과 원반에 의해 지탱되고 있는 테의 긴장 정도를 바꿀 것이다. Nachemson[4]은 서 있는 자세보다 앉아있는 자세에서 원반에 더 큰 압박을 가하는 것을 알아냈다.

척추고리의 관절
JOINTS OF THE VERTEBRAL ARCHES

척추의 위관절돌기와 척추에 인접한 아래관절돌기 사이에 위치해있는 돌기사이 관절은 윤활액을 분비하고 모양이 서로 다르다. 이 관절들은 내부의 얇고 느슨한 관절주머니를 포함하고 이것은 주변에 부착한다.[1] 돌기사이 관절은 또한 작은 반달(meniscus) 구조를 포함한다.[1] 목뼈에서 관절면은 수직에서 약 45°로서 굽힘, 폄, 가쪽 굽힘(lateral flexion), 목뼈의 돌림(rotation)을 허락한다.[3] 등뼈의 관절면은 굽힘, 가쪽 굽힘을 할 때 수직에서 60°로 등뼈를 허락하고 돌림은 갈비뼈에 의해 제한된다. 허리뼈에서, 관절면은 방향과 모양이 서로 다르다. 그러나 주요 동작들은 굽힘과 가쪽 굽힘과 돌림이 제한된 편이다. 돌기사이 관절은 인접한 척수신경에 의해 지배받는다.

척추뼈구멍과 척추사이구멍
THE VERTEBRAL CANAL AND THE INTERVERTEBRAL FORAMINA

연속된 척추뼈 구멍의 배열은 척추사이 구멍을 형성한다. 척추뼈 구멍의 모양은 가시(spine) 길이를 통해 변한다. 척수는 대체로 L1에서 L2 척수원반 수준에서 끝나는 척추뼈 구멍 구간에 내재한다. 말총은 허리, 엉치, 꼬리 등의 신경뿌리들에 의해 형성된다.

척추사이 구멍은 척추뼈 구멍으로 출입하는 주요 길 이다.[1] 척추사이 구멍은 해당 분절의 척수신경과 그것의 덮개, 2개에서 4개로 순환하는 수막의(척수동) 신경, 척추동맥과 정맥의 얼기들을 포함한다.[1] 척추사이 구멍의 일반적인 경계는 다음과 같다: 위쪽으로는 위척추 고리뿌리의 아랫면과 아래쪽으로는 아래척추 고리뿌리의 위쪽 가장자리와 앞쪽으로는 원반의 등쪽면과 그리고 뒤쪽으로는 관절면관절(facet joint)과 황색인대이다. 이것들은 임상적으로 중요한데 그 이유는 복합적 질환의 원인으로 병에 걸리기 쉽기 때문이다.

척수신경 SPINE NERVES

척수신경은 척추사이 구멍에 위치하고 배쪽과 등쪽의 척수뿌리에 의해 척수로 연결된다. 임상적인 중요성은 척수신경의 출구와 척추원반과의 관계이다. 목뼈 부분의 신경뿌리는 척추번호에 상응하게 위로 빠져 나오고, 그러므로 C3,C4의 원반 탈출에 의해 C5 신경뿌리가 영향 받을 수 있다.[1] 그러나 목뼈 신경뿌리는 8개이고, 목뼈는 단지 7개이므로, 이러한 관계는 목뼈-등뼈 연결부에서 변하여 그 결과 이 단계의 신경뿌리는 상응하는 척추번호 아래로 빠

져나온다.[1]

허리뼈에서 척수신경은 척추사이 구멍을 빠져나간 후, 작은 등쪽 가지와 큰 배쪽 가지로 나뉘어진다. 등쪽 가지는 결국 목과 몸통의 뒤쪽 부위의 근육과 피부에 대응하기 위해 안쪽과 가쪽 가지로 나뉘어진다.[1] 척수신경의 앞쪽 가지는 사지와 몸통의 앞쪽 및 가쪽 면에 대응한다. 목, 허리 및 엉치 앞쪽 가지는 그물망을 형성하기 위해 이는곳(origin) 가까이에 연결한다.

각각의 일반적인 척수신경은 체성섬유와 내장섬유로 되어 있다. 체성섬유는 동심성과 편심성(원심성, eccentric)이다. 편심성 섬유는 뼈대근육을 지배한다. 동심성 섬유는 피부수용기, 피하조직, 근육, 근막, 관절들로부터 정보를 전달한다.[1] 내장섬유 또한 동심성과 편심성이고 자율신경계에 속해있다.

척수굴신경(sinuvertebral nerve)은 배쪽 신경이 다시 가지화되어 척추사이 구멍으로 다시 들어가서 척추뼈 구멍으로 분포된다.[2] 이곳에서 혼합된 감각신경과 교감신경은 가로, 상행, 하행 가지로 나뉘고 경막과 혈관벽, 뼈막(periosteum), 인대, 척추원반에 분포된다.[2]

척추의 근육조직 MUSCULATURE OF THE SPINE

척추근육의 임상적 타당성과 기능은 표 6-1에서 보여지고, 그림 6-4는 먼저 환자의 검진에서 평가된 근육의 재검토로 생각된다.

운동학 KINESIOLOGY

생체역학 BIOMECHANICS

이 패턴을 위한 척추의 적절한 생체역학은 척추의 다양한 부분에서의 움직임과 척추원반의 기능과 관련이 있다. 이 정보는 검진 및 진단을 통한 틀을 제공하고 중재 선택의 근거를 마련한다. 더 자세한 척추의 생체역학 정보를 원하는 독자는 White 와 Panjabi 의 Clinical Biomechanics of the Spine을 검토해보길 제안한다.[11]

척추원반, 돌기사이 관절의 모양, 척주의 인대들의 제한된 변형은 척추들 사이에서 움직임을 제한한다. 비록 개개의 척추 사이의 움직임은 작을지라도 그들의 합계는 척주의 굽힘, 폄, 가쪽 굽힘, 돌림에서 큰 각도를 가져다 준다.[1]

척추사이원반 (The intervertebral disc)

원반의 주요 기능은 척추뼈 몸통 사이의 움직임을 가능하게 하고 하나의 척추뼈 몸통에서 다음 척추뼈 몸통으로 부하를 전달하는데 있다.[2] 속질핵과 섬유테는 체중지지와 깊은 관련이 있다. 척추원반의 압축은 속질핵에서 압박의 증가를 야기한다. 이 압박의 증가는 테두리 부분에서 긴장이 증가된 결과를 가져온다. 테두리 부분의 긴장은 핵이 방사상으로 확장되는 것을 예방하고, 그렇게 해서 핵에 가해진 압력이 척추뼈의 끝판에서 수직적으로 가해진다. 척추에서 척추로 통과된 후 척추의 끝판을 경유하여 부하된다.[2] 원반의 다른 중요한 역할은 척추의 충격을 흡수하는 것이다. 이 같은 기전은 충격을 약화시키기 위해 원반에 적용된 힘의 속도가 척추로 전달되는 비율이 느려지는 것을 야기한다.[2] 이 구조들의 부상은 원반을 통해서 힘의 전달에 영향을 미친다는 사실을 이해하는 것이 중요하다.

원반의 건조, 콜라겐의 증가, 탄력의 감소 등 생화학적 변화는 원반을 더 섬유성으로 만든다. 섬유테에서 균열이 발생할 수도 있다. 테두리의 바깥층에 신경이 분포되어 있기 때문에 이들 변화는 원반성 등 통증을 야기한다.

생체역학 BIOMECHANICS

목뼈 (Cervical spine)

뒤통수고리관절(Occipito-atlanto joints)

White와 Panjabi는 뒤통수-고리관절은 상대적으로 불안정하다고 주장했다. 뒤통수-고리관절 표면들과 그들의 관절주머니, 앞쪽과 뒤쪽 뒤통수-고리막의 컵모양 형상으로 인해 제한적인 안정성을 가져온다.[12] 더욱이 안정성은 두통수뼈와 중쇠뼈 사이의 인대, 날개와 치아끝 사이의 인대에 의해 제공되어진다. 이 관절들은 중쇠뼈 돌림, 굽힘과 폄, 가쪽굽힘 등 3°의 자유도를 허락한다.

뒤통수중쇠 관절과 고리중쇠 관절의 상대적인 불안정성은 외상에 의한 목 통증 환자나 류마티스 관절염 환자를 치료하는 물리치료사에게 특별한 관련이 있다. C1 뒤고리의 골절, 치아돌기 골절, 압박골절을 포함하는 외상성 위쪽 목뼈 손상의 가능성이 다양하다. 그러므로, 외상성으로 이차적인 목 통증이 있는 환자는 목뼈 골절을 배제하기 위해 방사선 촬영을 통해 확실하게 하는 것이 매우 중요하다. 방사선 촬영기술은 입을 벌린 치아돌기 촬영을 꼭 포함해

표 6-1 척추의 근육

근육	행동	임상의미
뒤통수밑근육 큰뒤머리곧은근 & 작은뒷머리곧은근 위머리빗근 & 아래머리빗근	뒤통수밑근(후두하근, suboccipital muscle)은 머리의 고리중쇠 관절의 폄근이고 중쇠뼈위에서 머리와 고리뼈의 돌림근이다.	뒤통수밑근은 외상 후 두통 원인의 공통 발통점이다.
목-등 근육		
머리긴근	머리를 굽힘	목가장긴근과 동일
목긴근	목을 앞으로 굽힘. 위쪽 대각선 부분은 가쪽굽힘을 만든다. 아래쪽 대각선 부분은 반대쪽 돌림을 만든다.	편타증(whiplash) 후에 깊은목굽힘근의 수축이 어렵게 될 것이다. 목가장긴근의 위축은 목의 머리부분의 정렬에 영향을 미칠 것이다.
목갈비근	아래로부터의 움직임으로, 앞목갈비근은 목뼈를 굽힘, 가쪽 굽힘하고 반대편으로 돌림 시킨다. 위로부터의 움직임으로 첫 번째 갈비뼈를 올리는 것을 보조한다. 아래로부터의 움직임으로, 중간목갈비근은 목뼈를 같은 쪽으로 가쪽 굽힘한다. 중간목갈비근의 위로부터의 움직임은 첫 번째 갈비뼈를 들어올리는 것을 보조한다. 목갈비근은 특히, 중간목갈비근은 흡기를 하는 동안 활동하고, 심지어 곧은 자세에서 조용히 호흡하는 동안에도 움직인다. 두 번째 갈비뼈가 고정되었을 때, 뒤목갈비근은 목뼈 아래 부분에서 같은 쪽으로 가쪽 굽힘을 만든다. 그것의 상위의 부착점이 고정되었을 때, 그것은 두 번째 갈비뼈의 올림을 보조한다.	이 근육의 뻣뻣함과 경련은 첫 번째, 두 번째 갈비뼈를 올림 할 수 있다. 아래쪽 팔신경얼기와 빗장밑동맥과 정맥에서 목갈비근의 접근은 압박증후군 즉, 가슴출구증후군(thoracic outlet syndrome)을 일으킬 수 있다.
머리널판근과 목널판근	널판근의 동시 수축은 뒤쪽 방향으로 목을 직접적으로 끌어당긴다. 한쪽 수축은 머리를 같은 쪽으로 약간의 돌림으로 끌어당긴다.	편타증(whiplash)을 유발하는 어떠한 사고에서 이 근육이 부상을 당할 수 있다. 머리와 목의 폄 또는 돌림에 과부하를 일으키는 자세적 긴장은 목널판근에 발통점을 일으키고, 지속시킬 것으로 제안된 바 있다. 그것은 환자의 검진 시 큰가슴근과 작은가슴근 뻣뻣함 그리고 자세와 동작에 대한 포괄적인 영향을 측정할 때 중요하다.
목빗근(SCM)	홀로 활동하면, 한쪽의 목빗근은 머리를 같은 쪽의 어깨쪽으로 기울일 것이다. 동시에 얼굴을 반대쪽으로 향하도록 머리를 돌릴 것이다. 아래에서부터 양쪽이 같이 움직일 때 목빗근은 좌우로 수평 돌림을 유발하고, 근육은 머리를 앞으로 당긴다. 두 근육은 또한 반듯이 누워서 머리를 들 때 사용되고 강화된 흡기를 도울 수 있다.	기운목(사경, torticolis), 자세의 기형은 목빗근의 구축 때문이다. 이 근육은 MVA로 손상될 수 있고, 타박상과 근육경련에서 평가되어야 한다.

(계속)

표 6-1 척추의 근육

근육	행동	임상의미
등세모근	등세모근은 팔의 움직임을 하는 동안 어깨뼈의 안정성에 기여한다. 어깨 올림근과 함께 등세모근의 위쪽 섬유는 어깨뼈를 들어올린다. 앞톱니근과 함께 등세모근은 어깨뼈를 앞으로 돌림 시켜 팔을 머리위로 들어올릴 수 있게 한다. 마름근과 함께 등세모근은 어깨뼈를 뒤당김 한다. 어깨를 고정하고 등세모근은 머리와 목을 뒤와 가쪽으로 구부릴 수 있게 한다.	등세모근은 발통점에 의해 가장 영향을 받기 쉬운 근육이라고 주장한 바 있다.
몸통 근육		
배의 근육: 배곧은근 배바깥빗근 배속빗근 배가로근	배근은 단단하지만 탄력 있는 벽을 제공하고 이것들은 몸통에서 배의 내장기관을 유지한다. 가슴과 골반이 고정되었을 때, 이들 근육들의 능동적 수축은 배의 내장에 압축의 힘을 만든다. 골반이 고정되었을 때 양쪽의 배빗근에 의해 보조된 양쪽 곧은근은 허리뼈를 굽힘하고; 가슴이 고정되었을 때 그것들은 골반의 앞부분을 위로 끌어당긴다. 그 근육이 한 방향으로만 움직인다면 몸통은 한쪽 같은 면으로 구부러질 것이다. 배바깥빗근은 배의 앞쪽을 반대쪽으로 돌리고 배속빗근은 같은 쪽으로 돌린다.	배속빗근과 배가로근의 운동조절의 연구는 허리부분의 안정성을 위해 특별한 배근의 근력과 지구력을 증가하는 훈련을 환자에게 지도할 때 증가된 주의를 가져왔다.
척추 세움근	그룹으로서 이러한 근육들은 목과 가슴, 허리뼈를 펴기 위해 함께 기능한다. 비대칭적으로 같은 같은 옆쪽 굽힘과 돌림을 유발할 수 있다. 척주의 옆쪽 홈에 복잡하게 놓여있는 척주세움근은 허리와 가슴 부분에서 가슴허리근, 뒤아래톱니근 아래, 마름근과 널판근 위에 의해 덮혀진다.	이 근육들은 허리의 안정성에 중요한 역할을 수행한다.
뭇갈래근 가장긴근과 엉덩갈비근의 허리요소	척추세움근과 연결되는 이 근육들은 척추의 폄근이다.[6] 그것들은 또한 척추의 돌림과 가쪽 굽힘에 기여한다. 뭇갈래근 또한 허리뼈의 가장 중요한 안정근으로 작용하고, 돌기사이 관절의 관절주머니를 강화한다.[7]	임상적으로, 급성과 아급성 허리통증의 첫 번째 episode환자 그룹에서 기록되었던 허리 뭇갈래근의 소모성과 국소적 억제가 보고된 바 있음을 유념하는 것이 중요하다.[8] 연구에 따르면, 치료적 중재 없이 뭇갈래근은 원래 크기와 기능을 다시 얻을 수 없고, 이 환자 그룹에서 허리통증의 재발 비율은 높다고 보고되었다. 그러나, 결핍은 적절한 훈련프로그램을 통하여 반대로 될 수도 있다.[8]
허리네모근(요방형근, quadrates lumborum)	허리네모근은 마지막 갈비뼈를 고정하고 횡격막의 아래쪽 부착점을 안정시키는 것을 도와 흡기 근육으로 작용한다. 골반을 고정하고 허리네모근은 같은 쪽으로 굽힘하여 척주에 따라 움직인다.	이 근육의 뻣뻣함과 경련은 허리통증 환자의 검진에서 공통으로 발견된다.
허리근(요근, psoas)	허리근은 엉덩근과 함께 작용하고 결합하여 엉덩허리근으로 언급된다. 이 근육들은 골반에서 허벅다리를 굽힘시키고 저항에 반대하여 몸통과 골반을 앞으로 굽힘 시킨다. 허리근은 바로 선 자세에서 계속적으로 작용한다.	허리신경얼기 뿌리는 이 근육에 직접적으로 들어가고, 그 신경얼기는 근육 내에 함께 머무른다.

(계속)

표 6-1 척추의 근육

근육	행동	임상의미
엉덩근(장근, iliacus)	위와 동일	엉덩근이 짧아지거나 경련이 나면, 골반의 앞쪽으로 돌림을 야기하고 허리의 앞굽음증을 증가시킬 것이다.
가슴허리근막		이 근막 집합체는 허리뼈의 동적 안정성에 중요한 것으로 보고된 바 있다. 또한 몸통의 중요 근육에 부착점을 제공해준다: 넓은등근, 배속빗근, 배가로근.

야 한다.

고리-중쇠관절(Atlanto-axial joints)

고리뼈에서 중쇠뼈로의 관절은 세 개의 기전으로 연결된 윤활막 관절이다: 가쪽 덩이 사이에 두 개와 중쇠뼈의 치아돌기와 앞고리, 고리뼈의 가로인대 사이에 위치한 하나의 관절. 고리중쇠 관절의 움직임은 거의 유일하게 중쇠뼈의 돌림으로 이루어진다. 돌림은 C1 앞고리의 뒤쪽면 치아돌기 및 가쪽 덩이들 사이에 중쇠 관절에서 발생한다. 치아돌기는 적소에 있고 뼈인대성 고리는 돌기의 주위를 돈다. 날개인대는 고리중쇠 인대의 부속물로부터의 작은 기여로 돌림을 제한한다. 고리뼈와 치아돌기 및 고리중쇠관절 사이의 개방의 증거가 없다는 것이 굽힘과 폄을 하는 동안 X-ray상에 나타난다.[13] 치아돌기는 가로인대에 의해 적소에 유지된다. 위쪽 목뼈의 가쪽 구부림과 돌림은 반대쪽 방향으로 항상 쌍으로 이루어진다.[14]

중간-목뼈(Mid-cervical spine)

목뼈에서 위쪽 관절면의 위로 기울어짐은 굽힘과 폄을 가능하게 한다. 목뼈의 굽힘은 시상면에서 80°~90°의 가동범위로 발생한다. 굽힘에서, 위쪽 척추뼈 몸통은 앞쪽으로 기울고 미끄러진다. 굽힘하는 동안 관절면들은 간신히 맞물리게 되고, 따라서 불안정한 자세가 된다. 핵물질들은 뒤쪽으로 옮겨간다. 굽힘은 뒤세로인대, 목덜미인대, 황색인대에서 증가된 긴장 그리고 바로 아래의 척추뼈 몸통 위에 있는 척추뼈 몸통의 아래쪽 가장자리의 돌출 위치에 의해 제한된다.

폄 또한 시상면에서 70° 정도의 총 관절가동범위가 발생하고, 15°는 뒤통수-중쇠 관절에서 발생된다. 폄에서, 척추뼈 몸통의 위에 누워서 뒤쪽으로 기울어지고 미끄러진다. 척추사이 구멍은 뒤쪽으로 좁아지고 앞쪽 테두리 섬유는 넓어진다. 폄은 앞세로인대에 의해 제한되고 위쪽으로는

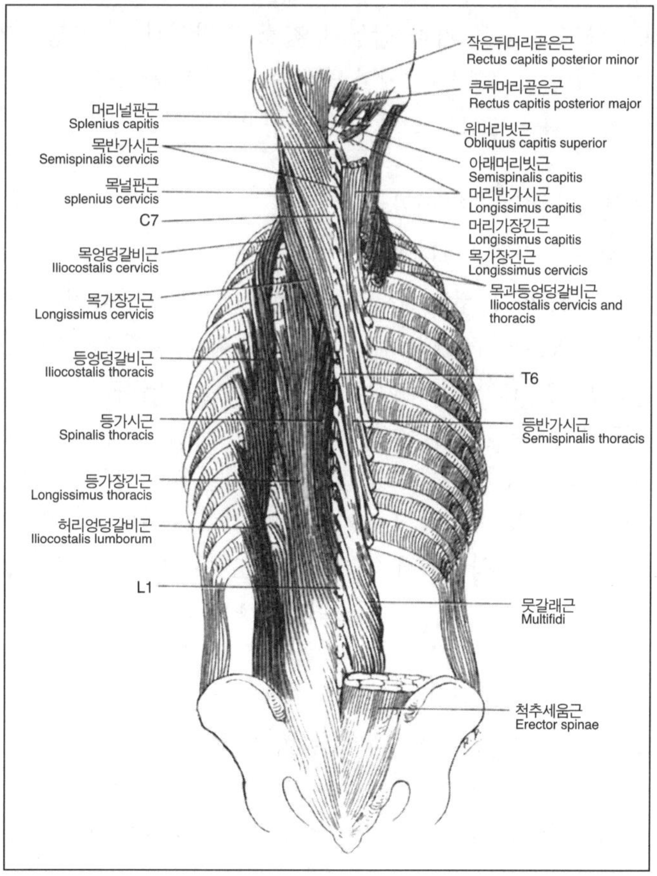

그림 6-4. 척추의 근육. 출처: *Hollinshead의 팔다리와 등의 기능해부학*. 7th ed. Jenkins DB. Page 215, 1998. With permission from Elsevier.

뒤통수뼈 관절융기오목에서 C1 위관절면의 뒤쪽면 끝부분의 잠김에 의해 제한되고, 아래쪽으로는 첫째 등뼈위관절돌기에 아래 뒤쪽 홈으로 C7의 아래관절돌기가 미끄러지면서 제한된다. 이것은 잠김(closed packed) 자세이고 그러므로 최대한의 안정성을 유지하게 된다.

가쪽 굽힘은 이마면에서, 뒤통수밑 관절에서 발생하는 움직임의 대부분의 각각의 방향에서 20° ~45° 관절가동범위를 발생한다. 가쪽 굽힘에서 관절면들이 맞은편의 방향으로 위로 미끌어지는데(open), 같은 방향으로는 관절면들이 아래쪽으로 미끄러진다(closed). 가쪽 굽힘은 같은 쪽의 갈고리돌기와 반대쪽의 관절주머니에 의해 제한되어진다.[13] 가쪽 굽힘은 보통 C2 밑에서 돌림과 함께 쌍으로 이루어진다.[2]

돌림은 수평면에서 뒤통수-중쇠 관절과 고리-중쇠관절에서 각도의 1/2이 발생하는데 각각의 방향으로 70° ~90° 의 관절가동범위가 발생한다.[3] 돌림하는 동안 관절면의 아래쪽 미끄러짐이 같은 쪽으로 발생한다. 돌림의 총계는 C2-C7으로부터 가쪽 굽힘의 감소로 발생한다. 가장 큰 돌림의 총계는 C1-C2에서 발생한다. 목뼈의 가쪽 굽힘과 돌림은 같은 방향으로 쌍으로 움직인다.[14]

등뼈 (Thoracic spine)

등뼈의 굽힘은 시상면에서 20° ~45° 정도의 관절가동범위를 발생한다. 굽힘에서 맨 위 척추의 아래관절돌기는 양쪽 관절면들이 열리면서 바로 아래 척추의 위쪽 관절면 위로 앞쪽과 위쪽으로 미끄러진다. 척추들이 열리는 사이의 공간과 핵물질은 뒤쪽으로 옮겨진다. 굽힘은 가시사이인대, 황색인대, 가시끝인대 및 관절돌기들 사이의 관절주머니인대와 뒤세로인대의 증가된 긴장에 의해 제한되어진다.

폄 또한 시상면에서 25° ~45° 정도의 관절가동범위를 발생한다. 폄에서, 양쪽 관절면들이 닫힘을 유발하면서 맨 위 척추의 아래관절돌기는 바로 아래 척추의 뒤관절면 위 뒤쪽 아래로 미끄러진다. 등뼈는 뒤쪽으로 가까워지고 핵은 앞쪽으로 옮겨진다. 폄은 양쪽 관절돌기와 가시돌기에 의해 제한되어진다. 앞세로인대는 뒤세로인대, 황색인대, 가시사이인대 및 가시끝인대들이 이완되는 동안 팽팽해진다.

등뼈의 폄은 또한 양쪽 팔을 들어올리는 동안 발생한다.[15] 가쪽 굽힘은 이마면에서, 각 방향으로 20° ~40° 정도의 관절가동범위를 발생한다. 가쪽 굽힘에서, 관절면들은 반대방향으로 위로(open) 미끄러지고, 같은 방향으로 관절면들은 아래로(close) 미끄러진다. 사이공간은 같은 쪽 방향에서 가까워지고, 핵물질은 반대 방향 쪽으로 이동된다. 가쪽 굽힘은 움직이는 면의 관절돌기들의 접근에 의해 제한되어지고, 반대쪽 황색인대와 가로돌기사이인대에 의해 제한되어진다. 옆쪽 굽힘은 보통 돌림과 함께 쌍으로 이루어진다.

돌림은 수평면에서 각 방향으로 35° ~50° 정도의 관절가동범위를 발생한다. 척추 돌림의 정도는 가슴우리(흉곽, rib cage)의 연결로 제한 되어진다. 돌림하는 동안 바로 아래의 척추에 대해 위쪽의 척추뼈 몸통의 돌림을 만들어내면서 관절면은 서로서로 관련되어 미끄러진다. 위쪽 척추의 아래관절면은 아래쪽 척추의 위쪽 관절면에 미끄러진다. 척추원반의 돌림과 비틀기는 그때 발생한다.

등뼈의 기립자세에서 중립으로 정렬된 개체가 있을 때 가쪽 굽힘과 돌림은 반대방향으로 발생한다고 여겨진다(즉, 가쪽 굽힘이 오른쪽이면 돌림은 왼쪽으로 쌍으로 일어날 것이다). 그러나 돌림의 방향은 변하여 나타날 수 있고 움직임이 곡선의 정점 위나 아래 어디에서 발생하든지 의존하는 것으로 보인다. 이마면에서, 돌림은 옆쪽 굽힘 곡선의 정점 아래에서 발생할 때 일반적인 생리학적 옆쪽 굽힘의 반대 방향으로 쌍으로 나타난다. 정점 위에서 움직임이 발생했을 때 돌림은 옆쪽 굽힘 때처럼 같은 방향으로 쌍으로 나타난다.[13,14,16]

개체가 앞으로 구부러진 자세라면, 옆쪽 굽힘과 돌림은 같은 방향으로 일어날 것이다(즉, 옆쪽 굽힘이 오른쪽으로 발생하면 돌림도 오른쪽으로 쌍으로 발생할 것이다). 뒤쪽으로 굽힘된 자세에서, 쌍으로 일어나는 움직임의 방향은 논쟁의 여지가 있다. 많은 자료[13,14,16]는 개체가 뒤쪽 굽힘의 자세에서 그때 옆쪽 굽힘이 발생하면 돌림은 반대방향으로 발생할 것이라는 데에 동의한다(즉, 옆쪽 굽힘이 오른쪽이면 돌림은 왼쪽으로 쌍으로 발생할 것이다). Greenman[14]은 쌍으로 일어나는 움직임 형태는 움직임이 등뼈의 정점 위나 아래에서 발생하는 지에 관련이 있거나 옆쪽 굽힘이나 돌림의 어떤 동작이 먼저 발생하는 지에 관련있다고 주장했다. 그는 옆쪽 굽힘이 먼저 시작되면 돌림은 반대방향으로 발생할 것이고, 돌림이 먼저 시작되면 옆쪽 굽힘은 같은 방향으로 발생할 것이라고 주장했다.

허리뼈 (Lumbar spine)

굽힘하는 동안 허리 앞굽음(전만, lordosis)의 반전이 있는데, 그것은 주로 위쪽 허리뼈 수준에서 발생한다.[2] 앞으로의 굽힘은 척추원반과 관절돌기관절의 뒤쪽 압박이 경감되는 중립자세에서, 똑바른 허리 앞굽음 자세에서, 그것의 뒤쪽으로 기울어진 자세로부터 각각 허리뼈의 돌림에 의해 성취되어진다.[2]

허리뼈의 굽힘은 시상면에서 40°~60° 정도의 관절가동범위를 발생한다. 굽힘에서 위쪽 척추뼈의 아래관절면은 양쪽 관절면이 열리면서(open) 아래쪽 척추뼈의 위쪽 면위에서 앞쪽과 위쪽으로 미끄러진다. 굽힘하는 동안 척추뼈가 열리는 사이공간과 핵물질은 뒤쪽으로 이동된다. 굽힘은 뒤세로인대, 가시끝인대, 가시사이인대 및 앞세로인대가 이완되어지는 동안의 황색인대의 증가된 긴장에 의해 제한된다.

폄 또한 시상면에서 20°~35° 정도의 관절가동범위를 발생한다. 폄에서 위쪽 척추뼈의 아래관절돌기는 양쪽 관절면이 닫히면서(close) 바로 아래 척추뼈의 위관절면 위 뒤아래로 미끄러진다. 폄하는 동안 허리뼈들은 뒤쪽으로 접근하고 핵은 앞쪽으로 이동된다. 폄은 관절돌기와 가시돌기에 의해 제한되어지고, 앞세로인대에서 증가된 긴장에 의해 제한되어진다. 뒤세로인대, 가시끝인대, 가시사이인대 그리고 황색인대는 이완되어진다.

가쪽 굽힘은 이마면에서, 각 방향으로 15°~20° 정도의 관절가동범위를 발생한다. 가쪽 굽힘에서 관절면은 아래로 미끄러진다(close). 가쪽 굽힘을 하는 동안 같은 쪽 방향으로 사이공간은 근접하고 핵물질은 반대쪽 방향으로 이동된다. 가쪽 굽힘은 움직이는 쪽으로 관절돌기의 접근에 의해 제한되어지고, 맞은 편의 황색인대와 가로사이인대에 의해 제한되어진다. 옆쪽 굽힘은 보통 돌림과 쌍으로 일어난다.

돌림은 수평면에서 각 방향으로 3°~18° 정도의 관절가동범위를 발생한다. 돌림하는 동안 바로 아래의 척추뼈에 대하여 위쪽의 척추뼈 몸통의 돌림을 만들어 내면서 관절면은 서로서로 관련되어 미끄러진다. 따라서, 위쪽 척추뼈의 아래관절면은 아래쪽 척추뼈의 위관절면에 미끄러진다. 척추원반의 돌림과 비틀기는 그때 발생한다.

허리뼈에서 개체가 중립으로 정렬되어 똑바로 서 있을 때, 옆쪽 굽힘과 돌림은 반대방향으로 쌍으로 이루어진다(즉, 옆쪽 굽힘이 오른쪽이면 돌림은 왼쪽 방향으로 쌍으로 이루어진다). 개체가 앞쪽으로 구부러진 자세라면 옆쪽 굽힘과 돌림은 같은 방향으로 쌍으로 이루어진다(즉, 옆쪽 굽힘이 오른쪽이면 돌림도 오른쪽으로 쌍으로 이루어질 것이다). 개체가 뒤쪽으로 굽힘 자세라면 그때 옆쪽 굽힘과 돌림은 반대방향으로 쌍으로 이루어진다.[14]

임상적으로 L4-L5와 L5-S1에서 분명한 척추원반 질환의 높은 발병률은 그 기전과 관련되었을 것이라고 생각된다.[11]

병태생리학 PATHOPHYSIOLOGY

다양한 병리학적 이상 징후는 척추와 관련이 있다. 여기서 다양한 병리학을 모두 열거하자는 것이 아니라, 허리뼈의 통증이 내장이나 혈관의 질병으로부터 올 수 있다는 것이다.[17] 다음의 병리학적 조건은 오래 환자들의 물리치료에 관계된 가장 흔한 상황들이다. 사지와는 다르게, 척추에서 통증의 원인이 되는 정확한 골격 구조를 찝어내기 어렵다는 것을 인식하는 것이 중요하다. 이런 어려움으로 인해 특별히 허리뼈에 있어서 척추 질병의 범주에 대한 많은 분류체계를 초래했다.[11] 여기서 환자의 검진에 기초한 진단법 구축의 필요성이 있는 것이다.

근육 좌상/염좌 MUSCLE STRAINS/SPRAINS

근육 좌상/염좌는 근육, 인대, 근막을 포함하는 많은 구조들의 손상에 기인한다.[11] 허리뼈의 외상성 굽힘 손상에 있어서 가장 많이 손상될 것 같은 허리뼈 구조에 대한 계통적 논의에 있어서, Boduck과 Twomey는 허리뼈의 굽힘 손상으로 근육이 가장 손상되기 쉬우며 일반적으로 가장 염좌를 많이 입는다고 주장했다.[2] 긴장 하에서, 근육은 근육힘줄 연결부위 근처에서 특징적으로 망가진다.[18] 척추근육은 등에 걸쳐져 일어나는 다체절의 근육힘줄 연결로 이루어져있다.[18] 이는 척추의 표면과 내부의 근육에서 발생하는 염좌에 대한 가능성을 초래한다. 발통점(trigger point)은 등의 통증과 함께 동시다발적으로 발생하며 압통점(tender point)과 근육경련을 수반하기도 한다. 발통점에 대한 원인은 아직 밝혀지지 않았다.[19] 이제까지는 대략 등 근육의 개별 가닥에서 일어나는 급성 혹은 재발하는 염좌를 표현하는 것으로 예상하고 있다.[18]

척추원반 돌출과 탈출증
DISC PROTRUSION AND HERNIATION

이 임상적 진단은 아마도 가장 많이 연구된 척추병리학일 것이다. 원반 돌출(disc bulge), 원반탈출증(disc herniation), 원반 탈출증(disc prolapsed)는 흔히 분별없이 섞여서 사용되고 있다. 섬유테의 붕괴는 탈출을 유발하며, 테두리는 잘못 위치하게 된다. 이는 속질핵이 섬유테의 잘못 위치된 곳으로 따라가게 된다. Mixter와 Barr에 의해 근원적으로 기술된 원반 탈출증(disc herniation)은 허리뼈에서 매우 흔한 일상적인 것이다. 가장 많이 참고되는 분류 체계는 Macnab에 의해 기술된 것으로 표 6-2 이다.[21] 원반탈출증은 중심성 혹은 말초성 통증, 근육약화, 근육경련, 감각상실, 그리고 반사의 변화를 야기한다.

척추앞전위증 SPONDYLOSISTHESIS

벨기에의 산부인과 의사인 Herbinaux은 1782년에 처음 척추 앞전위증(spondylolisthesis)을 기술했다.[3] 척추 앞전위증("spondylo"는 그리스어로 척추를 의미하고, "listhesis"는 미끄러짐을 의미한다)은 하나의 척추뼈가 바로 밑 척추뼈 위에서 일반적으로 앞쪽으로 미끄러지는 상황을 말한다.[22] 이런 상태는 척추뼈의 뒤쪽 부분이 골절되는 외상으로부터 올 수 있으며; 또한 척추사이 관절의 퇴화; 뼈의 질병으로 인한 구조적인 약화; 피로골절; 해부학적 기형이나 변동에 따른 척추뼈 뒷부분의 파괴(척추분리증); 혹은 엉치뼈의 선천적인 기형에서 올 수 있다. Whltse와 그의 동료들[23]은 척추앞전위증을 5그룹으로 분류했다(표 6-3). 이 그룹들은 모두 궁극적으로 두 척추뼈 사이의 고정 기전의 실패로 인한 과도한 불안정을 보여주고 있다. 물리치료사에 의해 가장 많이 보여질 수 있는 두가지 형태는 유형 Ⅱ의 잘룩한(척추분리성) 척추앞전위증과 유형 Ⅲ의 퇴행성 척추앞전위증이다.

잘룩한 척추 앞전위증은 관절사이 부분의 결함으로 인해 생기는 것이다(그림 6-5). 이 결함은 척추뼈를 두 부분으로 나누는데, 앞부분은 앞쪽으로 밀려나가는 반면에 뒷부분은 고정되어 있다. 잘룩한 척추 앞전위증은 남성에서 2배나 많이 발견되며, 백인 남성과 여성이 미국 흑인 남성과 여성보다 일반적으로 더 많이 진단된다.[22]

퇴행성 척추 앞전위증은 비정상 정렬로 초래되는 관절면 관절에서 골관절성 변형이 일어난다. 퇴행성 척추 앞전위증은 여성에게서 5배나 많이 발생되며, 주로 40대 이후에서 발견된다. 미국 흑인 여성들은 백인 여성에 비해 3배 정도나 많이 퇴행성 척추 앞전위증이 나타난다. L4–L5가 호발 부위이며(다른 level에 비해 6~10배 이상 많다), 그 미끄러짐의 정도는 척추원반 퇴행의 정도에 비례한다. 미끄

표 6-2 MACNAB의 원반 탈출증 분류

분류 이름	정의
Type Ⅰ 말초의 테두리 탈출 (peripheral annular bulge)	테두리가 척추뼈 몸통의 주변 가장자리를 넘어 돌출된다.
Type Ⅱ 국소적 테두리 탈출 (localized annular bulge)	불연속적인 융기: 수술이 필요한 증세가 나타날 때 척수조영술 상의 결함은 한쪽으로 치우친다. 섬유테 자체는 온전하게 남아있으며 절개된 부분에서 신경핵은 돌출하지 않는다.
Type Ⅰ 척추원반 탈출 (prolapsed intervertebral disc)	잘못 위치한 핵성 물질은 몇 가닥의 테두리에 의해 얽매여 있으며, 이렇게 절개된 부분에서 속질핵은 자발적으로 돌출한다.
Type Ⅱ 척추원반 돌출 (extruded intervertebral disc)	잘못 위치한 핵성 물질은 이미 제지하는 테두리를 통해 파열되었으며, 뒤세로인대 덮개 아래에 있다.
Type Ⅲ 척추원반 격리 (sequestered intervertebral disc)	돌출된 핵성 물질은 척추뼈 구멍에 자유롭게 놓여있다. 이는 신경뿌리와 원반 사이에 갇혀 있을 수도 있고, 신경뿌리 "axilla", 척추사이구멍, 경막주머니 앞의 중간선에 있는 척추뼈 몸통 뒤로 놓이기 위해 이동할 지도 모른다.

출처: Macnab I. Backache. 2nd ed. Baltimore, MD: Williams & Wilkins; 1977.

표 6-3 척추앞전위증의 원인과 분류

척추 앞전위증 형태	종류
I	형성장애(선천적)
II	잘룩한(척추분리성)
III	퇴행성
IV	외상성
V	병리학적

출처: Wiltse LL, Newman PH, Macnab I. Classification of spondylolysis and spondylolisthesis. Clin Orthop. 1976;117(June): 23-29.

러지는 정도는 인접한 척추뼈 몸통 길이의 33%를 넘어가지 않는다.[3,22]

척추 앞전위증을 위한 가장 널리 쓰이는 등급체계는 1947년에 Meyerding[24]이 제안한 것이다. 미끄러짐의 정도는 아래쪽 척추뼈의 위쪽 끝부분과 비교하여 전위된 위쪽 척추뼈 몸통의 이동한 거리의 비율로 측정했다. 분류는 다음의 등급체계를 사용한다.

- 등급 1: 1% ~ 25% 미끄러짐
- 등급 2: 26% ~ 50% 미끄러짐
- 등급 3: 51% ~ 75% 미끄러짐
- 등급 4: 76% ~ 100% 미끄러짐
- 등급 5: 100% 이상

허리뼈의 가쪽, 양쪽의 경사 평면 방사선 사진은 미끄러짐 정도를 진단하고 등급을 매기는 데 사용되어진다. 흔히 "목테를 가진 스코틀랜드의 개"로 표현되는 관절사이부분 결함은 양쪽 경사 사진에서 가장 잘 보인다.[22] 등급 Ⅲ 과 Ⅵ 의 전위를 가진 환자들은 더 심한 미끄러짐 비율로 척추에서 불안정성이 커질 것이다.

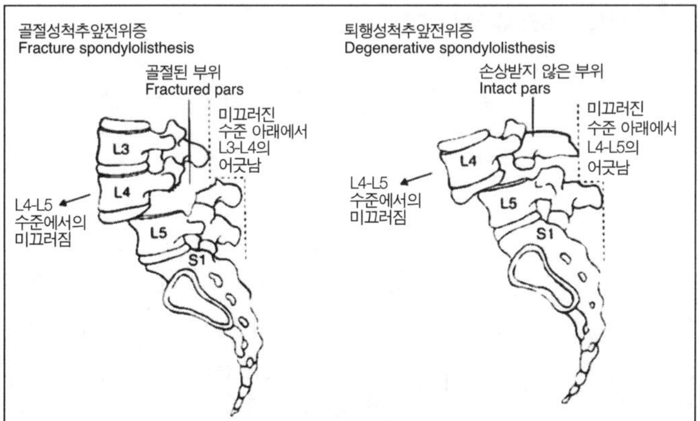

그림 6-5. 척추앞전위증. 출처: McKinnis LN: 근뼈대계 영상의 기초(Fundamentals of Musculoskeletal Imageing). 2nd ed. FA Davis Co, Phila-delphia, 2005, p. 272, with permission. Adapted from Greenspan, pp. 10-42.

증상은 허리통증을 포함하며 엉덩이나 다리 쪽으로도 전파될 수 있다. 그 통증은 어떤 특별한 패턴은 따르지 않는다. 뻣뻣함이나 유연함의 감소 또한 존재할 수 있다. 척추 앞전위증이 일어난 부위의 윗 척추에서 실제적인 돌출부위가 마치 계단이나 바위처럼 느껴질 수 있다.

퇴행성 척추원반질환 DEGENERATIVE DISC DISEASE

퇴행성 척추원반 질환(DDD)은 흔히 퇴행성 관절염, OA, 뼈관절염, 퇴행성 관절면질환 그리고 척추 굳음증(spondylosis)으로 언급된다. 대부분의 사람들은 60세 이후로 퇴행성의 변화를 겪는다. DDD를 가진 환자의 경우, 남자는 주로 45세 이전에, 여자는 55세 이상에서 영향을 받는다. 이런 상황들은 유전적 요인이나 직업, 생활습관의 차이에 의해서 좀 더 일찍 발생할 수도 있다.

DDD는 더이상 적절한 역학적 기능을 유지할 수 없을 정도의 원반의 정상적인 섬유테의 파괴를 수반한다. 이는 척추뼈 혹은 척추사이관절의 퇴행성 관절염의 진행과 관련이 있을 것이다.[11] DDD는 인접한 구조의 동시다발적인 반응성 변화를 가져오는 원반의 비염증성 퇴행으로, 결국 골증식체의 과성장을 야기한다. 목뼈에서 일어나는 임상적 징후가 더 일반적이며, 허리뼈에서의 징후보다 더 심각하다.[25]

DDD는 등 또는 한쪽이나 양쪽 다리로 이어지는 통증, 감각이상, 감각마비, 다리의 근육약화 또는 반사의 상실(무릎반사) 등의 증상을 가져올 것이다. 통증은 주로 움직이거나 활동할 때 느껴지며 안정을 취하면 완화된다.

협착 STENOSIS

척추의 협착은 선천적으로 혹은 후천적으로 발생할 수 있는 증상이다. 가장 흔한 원인은 퇴행성 관절 질환이다. 척추협착은 이전의 척추 수술의 결과(척추결합) 혹은 어떤 계통성 질병의 결과(예를 들면, Paget's disease) 로도 발생할 수 있다.

척추협착은 신경구멍이나 혹은 척추사이 구멍이 비정상적으로 좁아지는 것이다. 좁아짐은 척수나 신경뿌리의 압박의 원인이 된다. 징후와 증상은 말총, 신경뿌리와 관련된 정맥얼기의 혈관성 절충에 기인하며, 감각마비, 감각저하, 악화, 반사기전의 상실, 그리고 통증을 포함할 것이다. 환자들은 일반적으로 등과 한쪽 혹은 양쪽 다리에 통증과 감각의 변화를 가지고 있다. 이 증상들은 걸을 때 악화되며, 굽히는 자세나 앉아있을 때 완화된다.

척추옆굽음증 SCOLIOSIS

척추 옆굽음증(척추측만증, scoliosis)은 척주에서 비정상적인 가쪽 곡선을 그리는 것을 표현하는 용어이다. 이는 삶의 전체에 있어 척추에 영향을 줄 수 있는 상태이다. 뒤에서 척추를 보았을 때, 'S' 혹은 'C' 자 형의 곡선을 가진 척추를 볼 수 있다. 이 곡선들은 그들의 볼록한 모양을 따라 이름 붙여진다. 그 곡선의 각도는 X-ray 로 측정된다. 척추 옆굽음증은 실제 뼈의 변화가 있을 때 구조적인 결함이 되고, 되돌아 올 수 있다면 기능적인 결함이 된다. 척추 옆굽음증의 많은 원인에는 선천적인 척추변형, 유전적 조건, 신경근육의 질병, 사지길이의 불일치 등이 있다. 특발성 척추 옆굽음증의 구조적 결함의 비율은 모든 척추 옆굽음증 형태의 85%로 구성된다.[26] 특발성 척추 옆굽음증에서의 4가지 분류는 나이에 기초한다. 1) 유아, 3살 이하의 어린이; 2) 어린이, 3살~9살; 3) 청소년, 10살~18살; 4) 어른, 골격성숙 이후. 특발성 척추 옆굽음증의 가장 흔한 형태는 청소년기의 특발성 척추 옆굽음증으로 전체의 80%를 차지한다.[26] 증상은 곡선의 각도에 의존하며, 유연성과 기능의 상실, 경련, 통증 그리고 피로를 가져올 수 있다. 심각한 경우, 호흡부전과 호흡곤란, 호흡부족을 경험할 수 있다.

영상 IMAGING

다수의 기구가 척추 영상에 쓰일 수 있다(표 6-4). X-ray 나 방사선 사진은 척추 영상법에 있어 가장 고전적이며 널리 쓰이는 기구이다.[27] 척추 해부학을 평가하는데 주로 쓰이는 4가지 영상 검사들은 척수조영술, CT 촬영, MRI 촬영, CT 척수조영술이다.[28] X-ray가 일반적으로 가장 많이 쓰이는 방법이다. 하지만, 등이나 목에 통증을 가진 모든 환자들이 물리치료사를 만나기 전에 X-ray를 모두 찍지는 않는다. 예를 들어, 급성 허리통증(즉, 허리통증이 3개월 미만)의 환자는 증상이 발생한 지 한 달 내에는 임상의가 통상적인 평가수단으로 X-ray를 찍지 말라고 권유하고 있다.[29] 이는 X-ray의 검사결과와 허리통증의 문제 사이에 관련성이 빈약하기 때문이다.[28] 그러나 적신호(red flags)가 나타나면 X-ray를 추천한다.[29] 이것은 최근의 중요한 외상, 지속적인 스테로이드 복용, 뼈엉성증, 70세 이상의 환자, 암의 조기발견, 최근의 감염, 37.8° 이상의 고열, 정맥 내 약물남용, 휴식상태에서의 허리통증의 악화 혹은 설명할 수 없는 체중감소를 포함한다. 적신호를 배제하기 위한 의문제기는 척추통증 환자를 보는 모든 물리치료사에게는 의무적이어야 한다. MRI, CT, CT 척수조영술 그리고 척수조영술은 치료 가능한 해부학적 병리상태를 규명하는데 쓰이는 검사이다.[2] 이 4가지 검사에는 장점이 있다.[22] MRI는 가장 자주 쓰이는 검사이다.[29] MRI는 비침투적이고 이온화된 방사선을 사용하지 않기 때문에, 일반적인 X-ray와 CT 촬영, 척수조영술보다 더 안전하다.[29] 허리통증이 없는 사례 연구에서, 원반 탈출증과 원반퇴행이 발견되었다.[30] 더 나아가, 몇몇 저자들은 장애, 통증 혹은 전반적인 건강상태에서 큰 차이가 없고, MRI 촬영을 거친 환자들이 수술을 하는 경우가 많다는 점에서, X-ray를 MRI로 대체하는 것에 대해 경고하고 있다. 예를 들어, 우연한 해부학 상의 발견은 환자의 통증에 대한 정확한 근거를 찾는데 혼란을 줄 수도 있다.

약리학 PHARMACOLOGY

이 같은 진단을 치료하는데 흔히 사용되는 약제는 표 6-5에서 찾을 수 있다.

사례 연구 #1:

원반 탈출증
Disc herniation

Debra Smith 부인은 37세의 건강한 여성으로 여러 수준의 척추원반 탈출증이 있다.

표 6-4 척추의 방사선과 영상기술[28,29]

영상기술	제공된 정보	이점	단점
X-ray	뼈와 구조의 이상 감시	척추의 정렬상태 평가 척추뼈 몸통과 원반공간 크기를 비교 골밀도와 구성의 평가 한쪽 혹은 양쪽의 척추 앞전위증 감지 강직성 척추염 가능성 평가 위험 증상이 있는 환자에서 골절, 종양, 감염 등을 효과적으로 판단할 수 있다.	연부조직에 대해서는 대략적인 평가만 가능 방사선 노출 증가 척추신경뿌리의 충돌, 원반 탈출, 척추협착 혹은 암의 초기단계나 감염 등을 진단하는데 덜 효과적
MRI	MRI는 허리뼈의 진단 영상을 얻기 위한 선택절차로 알려졌다.[23] MRI는 신체의 축, 시상 방향의 컴퓨터 단면 영상을 얻기 위해 자기장을 사용한다.	비침습적 이온화된 방사능 없음 다층면으로 볼 수 있음 색대비가 불필요 고화질 영상 척수, 원반, 병리의 직접 영상화 전체를 영상화 할 수 있음	특정 환자에게는 적용 불가능(예, 맥박조정기, 혈관집게)
CT	CT는 다양한 각도에서 투사된 다중 빔을 이용하여 신체의 축 방향의 컴퓨터 단면 영상을 얻어낸다.	최소한의 방사선 색대비 불필요 원반 탈출의 위치, 크기, 이동성과 원반 부속물의 시각화 척수구멍과 경막 외 공간의 상태 평가 조직간 대비 좋음 구멍, 경막주머니 측정 3D 영상	2-3가지 단계의 시험만 가능 외피주머니 내용물을 보기 어렵다. 척추 옆굽음증이나 자세 변화가 있으면 관찰 어렵다.
척수조영술	척수조영술은 허리천자바늘로 척수구멍에 비전해질 수용성 대비 물질을 넣은 후 일반 X-ray로 찍은 것으로, 경막의 경계와 내용물의 영상을 볼 수 있다.[28]	지주막 아래 공간, 척수, 신경뿌리 전체를 시각화 원반 탈출과 신경뿌리 비정상을 더 잘 볼 수 있음 굽힘과 폄의 동적 활동 분석 가능 심각한 척추 옆굽음증이나 척추협착이 있는 환자에게 적합	침습적 외피 내부의 지주막 아래 대비 물질에 의한 부작용의 가능성(예; 두통, 구역질, 발작) Block이 있을 경우 척수, 신경뿌리의 불량한 시각화 신경뿌리, 경막 바깥 공간의 경막 외 부분은 시각화 안됨
CT조영술	CT조영술은 척수조영술과 동일한 방법으로 척수구멍에 대비물질을 넣은 후 CT스캔을 하는 방법으로 경막주머니나 그 주변 구조들의 분별을 쉽게 해주는 척추의 축 방향 단면 영상을 보여준다.	CT와 지주막 아래 공간의 불투명화의 장점을 결합 신경구멍, 척수, 신경뿌리 등을 더 잘 볼 수 있다.	외피 내부의 대비 임상적 혹은 척수조영술 수준의 단점이 있다.

표 6-5 척수 질병 환자를 위해 사용되는 약리적 약품

투여약물	예	주요효과	활동기전	부작용/재활 우려
합성진통마취제	Hydrocodone Vicodin Fentanyl Durgesic patch	진통	진통중추신경계에서의 진통 수용기와 상호작용하는 합성 마약성 물질	간장, 신장에 독성 영향 현기증, 어지러움증 졸음 진정상태 메스꺼움, 구토 약물 의존성
비합성진통마취제	비스테로이드성 소염제(예; OTC ibuprofen, aspirin, 그 외; 처방된 fenoprofen, 처방된 COX-2 억제제 [Celebrex])	진통 소염 해열	Cyclooxygenase를 억제함으로써 단백질(PG)의 합성을 억제	위염 두통 간장, 신장에 독성 영향 과다 복용시: 아스피린 중독
	Acetaminophen	진통 해열 소염작용 없음	중추신경계에서 단백질(PG)의 생합성을 선택적으로 억제	
당질토르티코이드	Prednisone Cortisone	소염	염증유발세포의 기능 억제	뼈, 인대, 힘줄, 피부에 대한 쇠약효과 염/물의 이상정체 감염 비율의 증가 위궤양 녹내장 부신 억제
근육이완제	Valium	골격근육의 흥분성을 선택적으로 감소	(Gamma-amino-buteric-acid) GABA의 억제 효과가 증가	일반화된 근육약화 졸음(기면상태)
	Soma		다시냅스성의 반사활의 작용에 의해 알파운동뉴런에 투입된 흥분을 감소시킴	
	Neurontin		척수에서 GABA의 효과를 강화시킴	
정신작용제	Antidepressants	우울증 감소 만성 허리통증 감소	신경전달물질의 효과를 연장시켜 시냅스 후 수용기의 자극을 증가시킴	효과를 얻기까지 시간이 걸림 초기 복용 시 우울증 증가 가능성

물리치료사 검진 PHYSICAL THERAPIST EXAMINATION

병력 HISTORY

- 일반적인 인적사항: Smith 부인은 37세의 영어를 쓰는 백인 여성이다. 그녀는 경영대학에서 학위를 취득했다. 그녀는 오른손잡이이다.
- 사회적 병력: 결혼했으며 아이는 없다.
- 고용/일: 그녀는 컴퓨터 강사이다.

- 생활 환경: 그녀는 계단이 있는 2층 집에서 남편과 살고 있다.
- 일반적인 건강 상태
  - 일반적인 건강 인식: 그녀는 자신의 건강 상태가 좋다고 생각한다.
  - 체적 기능: 정상
  - 심리 기능: 정상
  - 역할 기능: 아내, 컴퓨터 강사
  - 사회적 기능: 그녀는 운동을 즐기며 여행을 자주 한다.
- 사회/건강 습관: 그녀는 비흡연자이고 이 증상이 있기 전까지 매일 1시간 동안 트레드밀에서 걸을 수 있었다고 한다.
- 가족력: Smith 부인의 외가의 할머니는 50대 때 심장마비가 있었다.
- 의학/외과적 병력: 그녀는 갑상선 기능저하증이 있지만 약물로 잘 관리하고 있다.
- 입원 경험: 없음
- 이전에 있던 의학적 문제나 기타 건강관련질환: 그녀는 갑상선 기능저하증이 있다.
- 현재 상태/주호소: Smith 부인은 약 6주 전부터 오른쪽 발이 약해졌음을 처음으로 느꼈다고 말했다. 그녀는 3주 전 출장에서 차에서 내릴 때, 허리에서부터 날카로운 통증이 그녀의 오른쪽 뒤쪽 넙적다리를 거쳐 가쪽 다리와 발등까지 전해졌음을 느꼈다. 그녀의 등 통증은 개선되었지만, 아직도 오른쪽 다리의 통증은 여전하고 약화되어 있다.
- 기능적인 상태와 활동수준: 그녀는 모든 일상생활 동작에서 어려움을 호소했다. 그녀는 일을 할 수 없고 운동도 할 수 없다.
- 약물: Smith 부인은 합성된 갑상선 호르몬 대체제(synthroid)와 아스피린, 비타민 E를 복용 중이다.
- 다른 임상적 검사: 일반 방사선 검사에서 L3-4, L4-5, L5-S1에서 원반의 간격이 좁아졌음을 볼 수 있었다. 허리뼈의 MRI 사진에서는 가쪽의 오목한 곳에 있는 오른쪽 L5 신경뿌리 기시점에 부딪치고 있는 돌출된 원반조각과 함께 L4-5의 탈출된 속질핵이 발견되었으며, 퇴행성 변화와 원반 탈출/융기가 T11-12, L1-2, L2-3, L4-5에서 관찰되었다.

신체계통 조명 SYSTEMS REVIEW

- 심혈관/폐
  - 혈압(BP): 130/75 mmHg
  - 부종: 없음
  - 심박수(HR): 72 bpm
  - 호흡수(RR): 12 bpm
- 피부계
  - 흉터형성 상태: 없음
  - 피부색: 정상
  - 피부 상태: 정상
- 근육뼈대계
  - 아래쪽 1/4 검진에서 확인된 대로의 전반적인 운동범위
    - 허리의 폄, 양쪽의 옆쪽 굽힘 그리고 돌림에서의 중등도 제한됨
    - 굽힘에서 심각하게 제한됨.
    - 모든 동작에서 통증으로 제한됨
  - 전체적인 근력: 몸통과 오른쪽 다리에서 근력 감소
  - 전체적인 대칭성: 오른쪽 가쪽으로 허리가 치우치고 오른쪽 다리의 위축 발견
  - 키: 1.52 m
  - 몸무게: 37.32 kg
- 신경근육계
  - 균형: 정상
  - 보행: 오른쪽으로 뒤꿈치닿기 동안 발목 등쪽굽힘을 유지하기 어려움
  - 이동: 독립적
  - 변화: 독립적
- 의사소통, 감정, 인지, 언어, 학습 유형
  - 의사소통, 감정, 그리고 인지: 정상
  - 학습 유형: 시각적 학습

검사와 측정 TESTS AND MEASURES

- 유산소 능력/지구력
  - 2차적인 통증으로 인해 이번에는 측정할 수 없음
  - 이 증상이 있기 전에 트레드밀에서 매일 1 마일을 걸었음
- 인체측정학적 특징

- BMI = 705 × (몸무게 lbs/키^2 inch)
- Smith 부인의 BMI = 19.58이고 이는 정상으로 사료됨.[32]

♦ 보조장비 및 적용장비
- 사용한 적 없음

♦ 뇌신경과 말초신경의 통합성
- 뇌신경은 정상
- L4와 L5 신경뿌리의 운동지배 감소
- 다리의 오른쪽 중앙과 가쪽 부분, 그리고 오른쪽 발의 가쪽 경계에서 가벼운 촉각과 찌르기 감각 감소

♦ 환경, 집과 작업의 장벽
- Smith 부인은 일을 할 수 없다.
- 그녀는 가정에서 계단을 오르는데 어려움이 있었고, 비상호적인 패턴을 보였다.

♦ 인체 공학과 신체 기전
- 자가치료, 가정관리, 직업, 지역사회, 여가생활, 업무와 다양한 활동에 관한 신체역학적 분석에서 Smith 부인은 통증과 변화된 자세로 인해 이러한 활동들에 제한을 받고 있었다.
- 환자의 자가 설문지인 ODQ 점수에서 34%를 받았으며, 이는 장애도가 낮음을 의미한다.[33]

♦ 보행, 이동 그리고 균형
- 표면에서의 걸음분석에서, 왼쪽에 비해 오른쪽에서 발꿈치가 땅에 닿은 후 발바닥이 땅에 닿은 시간이 증가됨을 볼 수 있었다.

♦ 관절 통합성과 가동성
- 관절 통합성과 운동성 평가는 뼈와 관절의 운동학 분석을 수반할 뿐만 아니라, 관절의 구조적 상태를 수반하고 인대의 안정성, 압축, 견인검사, 충격검사, 관절놀이 등을 평가하기 위한 특별한 검사를 포함한다.[34]
  - ■ 허리뼈
    - ▸ 허리 굽힘: PPIVM 검사는 중등도로 제한되어 있으며, 끝 느낌은 허리뼈의 모든 수준에서 근육성이었다.
    - ▸ 허리 폄: PPIVM은 약간 제한되었으며, 끝 느낌은 허리뼈의 모든 수준에서 비어있는 느낌이었다.
    - ▸ 허리 옆쪽 굽힘: PPIVM은 왼쪽 방향으로 약간 제한되었으며, 오른쪽 방향으로는 중등도로 제한되었다.
    - ▸ 허리 돌림: PPIVM은 오른쪽으로는 약간 제한되었으며, 왼쪽으로는 중등도로 제한되었다. 그리고 끝 느낌은 허리뼈의 모든 수준에서 근육성이었다.
    - ▸ 허리뼈 가시돌기에서의 뒤/앞 미끄러짐을 이용하여 수행된 PAIVM: 중등도로 제한되었다.
  - ■ 골반
    - ▸ 엉치엉덩관절(sacroiliac joint)에 대한 자극 검사는 압축, 신연, 그리고 갠슬렌 검사를 포함한다.
    - ▸ 위의 수동적 움직임 검사 모두 환자의 통증을 유발하지 않았다.
  - ■ 엉덩관절
    - ▸ 엉덩 굽힘과 폄은 양쪽 끝 범위에서 모두 제한받았다.
    - ▸ SLR은 뻣뻣한 넙다리뒷근으로 인해 양쪽 방향에서 모두 약간 제한 받았다.
    - ▸ 그 외 모든 동작은 정상이었다.

♦ 운동 기능
- 기민함과 협응력: 손상되지 않았음
- 민첩성: 통증과 근육약화로 인해 약간 손상되었음

♦ 근 수행력
- MMT는 정상 조건에서 벗어나는 다음 결과들을 보여주었다.
  - ■ 배근: 4/5
  - ■ 등 폄근: 4/5
  - ■ 다리
    - ▸ 엉덩 굽힘근: 왼쪽 = 4/5, 오른쪽 = 4/5
    - ▸ 엉덩 폄근: 왼쪽 = 4/5, 오른쪽 = 4/5
    - ▸ 엉덩 벌림근: 왼쪽 = 4/5, 오른쪽 = 4/5
    - ▸ 발목 발등굽힘근: 왼쪽 = 5/5, 오른쪽 = 3/5
    - ▸ 긴엄지발가락폄근: 왼쪽 = 5/5, 오른쪽 = 3/5
- 근육 긴장(촉진)
  - ■ 경련
    - ▸ 등과 허리 가시주위근 R > L
    - ▸ 양쪽 중간볼기근(중둔근, gluteus medius)

♦ 교정, 보호, 그리고 지지 장비
- 사용한 적 없음

♦ 통증

- NPS를 통해 8/10 (0=통증 없음, 10=통증 최대)의 통증이 허리뼈에 있었으며, 앞으로 굽힐 때 또한 오른쪽 다리로 퍼져나갔다.[35]
- 통증은 왼쪽으로 누웠을 때 완화되었다.

♦ 자세
- 관찰적 평가가 모든 관절에서 이루어졌다.
  - 가쪽 관점: 감소된 허리 앞굽음증
  - 앞쪽 관점: 오른쪽 허리뼈의 가쪽 이동, 오른쪽 다리와 발에 걸리는 체중지지가 줄어들었다.
  - 뒤쪽 관점: 오른쪽 허리뼈의 가쪽 이동, 오른쪽 다리와 발에 걸리는 체중지지가 줄어들었다.

♦ 관절가동범위
- 기능적 가동범위
  - 옷을 입고 신발 끈을 매기 위해 몸을 앞으로 굽힐 수 있는 능력의 감소
  - 양쪽 어깨 뒤쪽을 돌아보는 능력의 감소
- 관절의 능동적/수동적 움직임
  - 허리뼈의 움직임은 경각계를 사용하여 측정하였다.
  - 검사자내의 신뢰도(ICC > 0.9)는 높았으며, 검사자간의 신뢰도(ICC = 0.9)는 높았다.[36]
    - 굽힘 = 25°
    - 폄 = 5°
    - 오른쪽 가쪽 굽힘 = 20°
    - 왼쪽 가쪽 굽힘 = 40°
    - 오른쪽 돌림 = 20°
    - 왼쪽 돌림 = 20°
- 근육 길이
  - 양쪽 넙다리뒷근의 뻣뻣함
  - 양쪽 넙다리곧은근의 뻣뻣함

♦ 반사 통합성
- DTR이나 근 고유감각 반사 검사를 통해서 양쪽 넙다리네갈래근의 반사도는 2+이고, 양쪽 발목(아킬레스건)의 반사도는 2+임을 알 수 있었다.

♦ 자가치료와 가정 관리
- 자가치료, 가정관리 활동, 업무, 활동들을 안전하게 수행할 수 있는지에 대한 인터뷰에서, 환자는 샤워하고 옷 입는 것을 할 수 있었지만 쇼핑이나 세탁, 가사일에 대해서는 도움이 필요했다.

♦ 직장, 지역사회 그리고 여가 통합 또는 재통합
- 환자는 이때 일을 할 수 없다.
- 지역사회, 여가활동, 과제, 활동을 안전하게 수행할 수 있는지에 대한 인터뷰에서, 환자는 허리통증과 오른쪽 다리의 통증 증가로 인해 15분 이상 운전하는데 어려움을 겪는다고 한다.
- 환자는 이때 운동을 할 수 없다.

평가 EVALUATION

허리와 오른쪽 다리 통증의 악화에 뒤따르는 오른쪽 발의 약함을 위해 개요로서 Smith 부인의 병력은 중요하다. 그녀는 중요한 통증이 앉아있을 때 악화되고, 왼쪽으로 가로누웠을 때 완화되었다고 한다. 이것은 Smith 부인이 일을 하지 못하는 결과를 가져온다. 그녀는 오른쪽 허리가 가쪽으로 이동되고, 허리뼈 관절가동범위의 제한이 있고 오른쪽 발등굽힘근, 긴엄지발가락폄근의 약함이 있고, 자세의 손상과 모든 일상생활동작에서 어려움이 있다. 그녀의 의학적 병력은 고혈압, 갑상선 기능저하증 그리고 높은 콜레스테롤이 있다. Smith 부인은 이전에 심혈관계의 지구력을 유지하기 위해 트레드밀에서 매일 걷기 운동을 했다. 그녀는 최근 이 운동을 할 수 없게 되었다.

진단 DIAGNOSIS

Smith 부인은 허리통증과 오른쪽 다리 통증이 있는 여러 수준의 척추원반 탈출증을 가진 환자이다. 게다가 손상을 가졌는데 그것은 유산소 능력; 말초신경의 완전성; 인체공학과 신체 기전; 보행; 이동; 균형; 관절 상태와 가동성; 운동 기능; 근 수행력; 자세; 관절가동범위; 그리고 반사 통합성 이다. 그녀는 자가치료와 가정 관리, 일, 지역사회, 여가활동, 과제 그리고 활동들 등에서 기능적으로 제한되었다. 그녀는 또한 집에만 있다. 이러한 소견은 패턴 F 절차와 일치한다: 손상된 관절 가동성, 운동 기능, 근 수행력, 관절가동범위와 척수질병과 관련된 반사 통합성. 확인된 손상과 기능적 제한은 예후와 치료 계획의 결정을 안내할 것이다.

예후와 치료계획 PROGNOSIS AND PLAN OF CARE

방문 과정 동안 다음의 상호간에 설정된 결과들이 확정

되었다.

- 신체적 움직임과 과제를 수행할 능력과 자가치료, 가정관리, 일, 지역사회 그리고 여가와 관련된 활동들은 향상됨
- 자가치료, 가정관리, 일, 지역사회, 여가활동, 과제, 활동들 동안 신체역학이 향상됨
- 매일 운동 프로그램이 재설계됨
- 보행이 개선됨
- 근 수행력이 증가됨
- 통증이 감소됨
- 자세가 개선됨
- 직업으로의 복귀가 달성됨
- 2차적 손상 위험이 감소됨
- 위험 요소가 감소됨
- ROM이 증가됨

이러한 결과들을 달성시키기 위해 환자를 위한 적절한 중재가 결정된다. 이것들은 협응, 의사소통, 그리고 기록; 환자/고객 관련 교육; 치료적 운동; 자가치료와 가정 관리에서 기능적 훈련; 직업, 지역사회, 여가 통합과 재통합에서의 기능적 훈련; 도수치료기술; 전기 치료; 물리적 요인과 기계 종류 들을 포함할 것이다.

진단과 예후에 기초하여 Smith 부인은 6주 이상 8~10회의 방문 기간이 필요하다. Smith 부인은 심각한 손상은 아니고 일반적인 건강상태이고 가정 운동 프로그램을 수행해야 한다.

중재 INTERVENTIONS

선택된 중재에 대한 근거 RATIONAL FOR SELECTED INTERVENTION

치료적 운동 (Therapeutic exercise)

Sackett는 근거에 기초한 훈련을 "성실하고, 명백하고, 현명한 것은 환자 개개의 치료에 대한 의사결정에 있어서 최근의 가장 좋은 근거의 사용이다" 라고 정의했다.[37] 허리통증 환자의 가장 좋은 훈련 프로그램에 대한 끊임없는 논쟁이 있다. 특수한 제도에서 합의가 없음에도 불구하고, 운동이 허리통증의 역학적인 치료에 중요한 역할을 한다는 것에는 일치를 보인다.[38]

허리통증 환자는 관절가동범위와 몸통 근력이 감소될 것이다.[40,41] 물리치료사는 환자를 치료하는 데에 이론적 근거를 형성하는 것을 돕기 위해 통증 단계와 관절가동범위와 몸통 근력의 손상을 측정한다. 그러나, 손상 측정과 장애점수 사이에 상관관계가 일반적으로 낮다는 것을 인지하는 것이 중요하다.[42]

이 환자의 훈련은 반복된 동작과 자세운동, 신장, 근력강화 그리고 유산소성 조절을 포함할 것이다. 허리통증 환자를 위해 훈련 프로그램의 다양한 형태가 주장되어졌다. 이것은 폄 운동, 굽힘 운동, 일반화된 근력강화, 유산소 운동, 신장, 또는 이러한 운동 형태의 조합을 포함한다. 운동치료와 관련된 적절한 논문을 참고할 때 많은 요인들이 고려될 것이다. 허리통증 환자를 조사할 때 가장 큰 문제는 사례의 80~90%가 정확한 의학적 진단이 알려지지 않았다는 것이다.[43] 무작위 실험에서 긍정적인 연구 소견이 부족한 하나의 설명으로, 불특정 허리통증 환자들이 어떤 특별한 치료에 모든 환자가 동일하게 성공이나 실패할 것 같은 동일 그룹으로 여겨진다는 것이다.[44] 거의 모든 연구들은 환자를 급성 허리통증 그룹이다(즉, 통증이 있은 지 3개월 미만), 만성 허리통증 그룹(즉, 통증이 있은 지 3개월 이상)으로 분류한다. 허리통증 환자들은 이러한 두 그룹에 깔끔하게 나눠지지 않을 것이다; 이런 이유로 허리통증 환자들을 위한 타당성과 신뢰도가 높은 분류 체계가 필요하다.[44] 따라서 적용되는 치료적 접근법과 그것이 어떻게 허리통증의 원인이 되는 특별한 병리적 상태에 직접적으로 영향을 미칠 지 결정하기가 어려울 것이다.[45]

진단을 공식화하는 것에 있어서 어려움으로 의사와[46], 물리치료사[47] 양쪽 모두로부터 많은 수의 분류 체계를 만들어 내기에 이르렀다. Mckenzie[12]는 환자가 받는 검진에서 몸통의 이용 가능한 움직임을 평가하는 것과 어떻게 그것이 통증에 영향을 주는지에 대한 기록, 그리고 나서 그것들을 자세적, 기능장애 또는 장애증후군으로 분류하기를 포함하는 분류 체계를 제안했다.[12] 1995년 Delitto와 동료들[44,46,48]에 의해 다른 분류 체계가 제창되었다. 그들은 환자가 제공한 정보와 물리치료사들이 그들의 검진하는 동안 얻어진 정보를 기초하여 7그룹을 설계하였다. 그것은 고정, 허리의 가동, 엉치엉덩뼈 가동, 폄 증후군, 굽힘 증후군, 가쪽 이동, 견인을 포함한다. 그들은 환자의 분류에 기초한 치료의 중재를 제안했다.

다른 문제는 허리통증 환자에게서 발생하는 신체적, 사

회심리적 요인의 혼합의 복잡성이다.[49] 아무도 허리통증의 심각성을 하나로는 측정할 수 없거나, 치료의 결과를 위한 예언은 금본위제라고 여겨진다.[50] 따라서 허리통증으로 야기된 손상과 기능적 장애를 검진하기 위해서 다양한 측정법이 사용된다.

물리치료에서 환자 치료에 운동치료가 사용되기 시작한 것은 1920년대로 거슬러 올라간다.[51] 1930년대와 1940년대에 Williams는 척추의 역학적 이해와 특별히 척추사이 구멍 지역, 배근육에 의해 닫힌 원통의 기밀구조와 같은 몸통의 개념을 결합했다.[52] 이것은 Williams의 굽힘 훈련 프로그램을 만들어냈다(바로 누운 자세에서 골반 뒤로 기울이기, 배근육 강화, 그리고 허리 신장훈련). 이 훈련들의 목적은 척추사이 구멍의 높이를 늘리는 것과 배벽의 근력을 강화시키는 것이다.[52] 동시에 Cyriax[53]는 연관통(refered pain)과 방사통(radiating pain)의 차이를 설명했다. 그는 허리 구조가 손상되었다면 연관통이 다리에서 나타나는 것이지, 꼭 신경뿌리의 자극으로 인한 것은 아니라고 인지하였다. 그는 폄-과다폄 운동은 원반의 뒤쪽 부분을 압축하고 핵물질을 앞쪽으로 'push' 한다고 주장했다. Mckenzie[12]는 Cyriax[53], Kapandji[13]와 자신의 임상적 결과들을 재검토하기 시작했고, 그 이후에 치료의 Mckenzie 체계를 개발했다. Mckenzie의 방법은 징후의 중심화에 기초한 역학적 진단과 치료 프로그램이다. 이 현상은 허리통증과 관련된 다리 통증이 줄어들기 시작하고 반복된 움직임으로 중심에 모이기 시작할 때 발생한다. 중심화는 Mckenzie에 의해 만들어진 가장 중요한 기여도 중에 하나이며, 물리치료사와 환자가 치료의 효과를 모니터할 수 있게 해준다.[12] 환자들은 그들의 징후에서 척추의 움직임들이 변화를 야기하는지를 결정하기 위해 검진을 받는다. 그 징후는 중심으로 모이거나 말초화일 것이다.[12] 중심화는 가장 중요한 임상적 안내이고 역학적인 변형을 감소시키는 움직임의 방향을 설정하도록 보조한다. Mckenzie가 진술한 중심화나 말초화는 움직임이 회피되는 것을 보면 신뢰할 수 있는데, 왜냐하면 그것은 과장된 역학적 변형이기 때문이다. 중심화의 기전은 원반 내 압박의 감소와 신경뿌리에서 줄어든 압박 때문일 것이라고 제안되었다.[12] 1980년대와 1990년대에는 Mayer와 Hazard의 기능적인 복원 프로그램이 인기였다.[50,51] 이 프로그램은 통증 제어에 주의를 요하거나 근력 강화와 조절운동을 하는 허리통증의 다관절면적 문제를 치료하기 위해 시도되었고, 또한 만성적 허리통증의 심리적인 면을 다룬다. 그렇지만, Sahrmann[54]에 의해 또 다른 치료철학이 제안되었는데, 그녀는 척추 기능부전의 대부분은 잘못된 정렬, 안정성, 움직임 패턴과 관련된 미세손상의 결과라고 주장했다.[54] 그녀는 척추뼈를 안정화시키는 운동의 중요성을 강조했다.

안정성 훈련은 통증과 퇴행성을 초래하는 척추 구조에서 반복적인 미세손상을 예방하기 위한 교육, 유연성, 근력, 협응력 그리고 지구력 훈련 등 다방면에 걸친 프로그램이 소개되었다. 척추뼈를 위한 이 운동의 개념은 접근법들의 연합이다.[55] 더 최근에 깊은 몸통근육과 가로배근(복횡근, transverse abdominis) 그리고 뭇갈래근(다열근, multifidus)의 정확한 동시수축 패턴의 매우 특별한 재훈련에 관심이 있다. 이 운동의 사용을 위한 근거는 기능부전 근육의 재훈련에 의한 허리통증 환자에 통증 완화를 제공하는 것에 있고, 따라서 허리뼈 부분의 안정성을 강화하는 것이다.[57]

도수치료기술 (Manual therapy techniques)

도수치료기술은 조직은 신장성, 관절 가동성, 통증 조절, 경련 감소, 연부조직 부종 감소 등을 강화하기 위한 숙련된 손의 사용을 포함한다.[58] 관절가동범위와 통증, 그리고 기능의 개선은 통증, 뻣뻣한 척추, 사지 관절들을 위한 도수치료의 중재를 통해 보여주었다.[16,34,59] 근육의 뻣뻣함은 짧아진 위치로 이끌고 연부조직의 제한은 연부조직의 마사지의 사용과 근막의 완화를 필요로 한다.[60]

지연된 연부조직의 짧아짐이 결국에는 관절 가동성 저하를 초래한다. 관절가동술은 제한된 동작으로 향하게 하는데, 허리뼈와 다리에 등급 Ⅲ과 등급 Ⅳ의 가동술이 적용된다.[34] 게다가 등급 Ⅰ과 등급 Ⅱ 진동기법[34]은 통증 완화를 위해 동일한 관절에 진동 기술이 적용되어질 것이다.[16] Wyke[61]가 기록한 통증 완화는 인대와 관절주머니에 위치한 등급 Ⅰ과 등급 Ⅱ의 관절수용기의 자극을 통하여 만들어질 것이다.

치료의 부분으로 척추 도수교정을 받는 환자들은 항염제와 진통제를 더 적게 요구했다.[62] 그들의 치료 계획에서 도수치료를 받는 환자는 그들의 신체적 수행에서 더 빠르고 탁월한 개선을 보여준다.[63] 무작위로 통제된 연구의 계통적인 재검토는 도수교정의 효능을 지지하지는 않았지만[63], 도수교정이 환자의 어떤 유형에 효과적이었을 것이다.

전기 치료 (Electrotherapeutic modalities)

이 환자는 TENS의 사용이 유용하다. TENS의 두드러진 생리적, 치료적 효과는 통증의 감소이다. 이것은 신경호르몬, 신경생리적, 인치 체계의 연속을 통한 중추신경계와 말초신경계를 조절하고 작동시키는 것에 의해 발생되는 것으로 생각되어진다.[65] TENS의 적절한 사용으로, 환자의 치료는 감소된 통증의 이득을 증가시키고 촉진시킨다.

EMS의 사용으로 이 환자의 치료가 또한 증가될 것이다. EMS는 반복된 근육수축을 통해 펌핑 효과를 일으켜 연부조직의 부종을 감소시킨다. 근육경련은 근육에서 EMS의 강직경련을 일으키는 효과의 사용으로 감소될 것이다. 연구들이 증명하는 이 효과는 오직 항문올림근(levator ani)에서 실행되었다. 몇몇의 증거는 EMS가 반복되는 근육 수축에 따라 근육에서 혈류 순환을 증가시킨다는 것을 보여주었다.[65]

물리적 요인과 기계 종류 (Physical agents and mechanical modalities)

초음파는 열 효과, 염증반응 감소, 통증 감소, 그리고 조직치유의 강화를 위해 이 환자의 치료에서 부속물로 포함될 것이다. 진동은 높은 압력의 순환에 의해 일으켜지기 때문에 열 효과는 음파가 수반된 조직을 통과할 때 생산되어질 것이다. 동시에 일어나는 역학적 효과는 조직에서 이차적인 진공현상을 일으키고, 그것은 세포막을 파열시켜 피부 투과성을 강화시키고, 염증반응과 동시에 통증을 감소시킨다.[65]

핫 팩 또한 조직 치유, 관절 뻣뻣함 감소를 촉진하기 위해 이 환자의 치료에 포함될 것이고 결국 통증의 감소로 조직의 이완을 만들어낸다.[65]

협응, 의사소통 그리고 기록 COORDINATION, COMMUNICATION, AND DOCUMENTATION

Smith 부인이 훈련 프로그램을 하는 동안 그녀를 지지할 수 있도록 의사소통을 하게 될 것이다. *APTA의 'Guidelines for Physical Therapy Documentation'*[58]에 따른 문서화는 손상에서의 변화, 기능적인 제한과 중재의 변화를 포함할 것이다. 환자/고객 관리의 모든 요소들과 중재의 결과들은 문서화될 것이다.

환자/고객 관련 교육 PATIENT/CLIENT-RELATED INSTRUCTION

Smith 부인은 허리통증 징후의 자연적인 병력에 기초한 징후의 재발 가능성과 빠른 회복에 대한 기대감 등이 교육되어질 것이다.[66] 그녀의 손상과 장애와 진단에 대한 적절한 교육의 제공으로 그녀에게 그녀의 문제를 이해하는 것과 그녀의 재활에 있어서 움직임의 역할을 가져다준다.[12] 그것은 허리통증 환자에 대한 자가치료의 정보를 제공할 가치가 있음을 보여 주었고, 이것은 향상된 기능과 최소한의 의사 방문, 일에서의 최소한의 아픈 시간, 줄어든 환자의 불안으로 이끄는 것을 보여주었다.[67-69]

Smith 부인은 그녀의 진단과 관련된 허리뼈의 생체역학과 기본 해부학을 이해할 것이다. 그녀는 자세와 움직임이 허리뼈 척추원반과 주위의 구조에 어떻게 영향을 미치는지에 대해 알게 될 것이다.[70] 이 이해에 기초하여, 그녀는 휴식 자세와 유산소 능력을 지속시키기 위한 걷기 등을 조언받을 것이다. 활동 수정은 굽힘, 들어올리기, 앉기와 지연된 자세에 대한 충고를 포함할 것이다.[71] 그녀는 자주 자세를 바꾸는 것의 중요성이 교육되어질 것이고, 이것은 운동치료의 교육이 강조되어질 것이다.

치료적 운동 THERAPEUTIC EXERCISE

- 유산소 능력/지구력 상태
  - 이 운동의 진행은 시간에 기초한다.
  - 예를 들면, 환자가 트래드밀에서 3.5 mph에서 10분을 잘 견딜 수 있다면, 그녀는 2.5 mph에서 8분 동안 시작하고 매일 5%에 10%를 증가시킬 수 있다.
  - 빈도: 매일
- 균형, 협조성, 그리고 민첩성 훈련
  - 나란히 걷기(tendem walking)
  - 꼬기(braiding)
  - 어려움이 증가한 장애물 코스
- 신체 기전과 자세 안정화
  - 신체 기전 훈련
    - 일과 여가활동에서 적절한 앉기 자세 — 이 유형은 환자가 허리 앞굽음을 유지할 수 있어야 한다.
    - 컴퓨터에 앉기와 집안일을 하는 동안 적절한 신체 기전의 사용

- 척추 앞굽음 자세를 유지하는 것과 엉덩관절의 굽힘, 편평등(flat back) 올리기의 사용을 포함한 적절한 들어올리기와 옮기기의 교육
- 적절한 굽힘 자세의 교육

- 자세 인식 훈련
  - 언어적 신호와 거울의 사용은 척추의 이동과 앞굽음의 유지를 올바르게 한다.
  - 머리, 목뼈, 등뼈, 허리뼈의 적절한 정렬
  - 축성 신전은 목 앞굽음의 가장 깊은 곳에서 등 뒤굽음의 정점까지 단지 2inch의 위치를 유지하기 위한 축성 폄.[72]
  - 어깨뼈 뒤당김과 내림
  - 복장뼈(흉골, sternum) 올림
  - 변위 할 때의 적절한 자세의 위치
    - 누운 자세에서 앉기, 서기, 걷기로
    - 앉은 자세에서 무릎 꿇기
    - 반 무릎 굽힌 상태에서 일어서기
    - 일에서의 기능적인 움직임
    - 여가에서의 기능적인 움직임
  - 집과 차, 사무실 주변 모두를 주목하라
- 자세 조절 훈련
  - 자세정렬과 보존
  - 어깨 굴리기
  - 어깨뼈 압착하기(squeeze)
  - 통증 중심화를 위한 운동
    - 서기자세에서 이동의 교정: 물리치료사는 환자의 몸통 오른쪽에 서서 골반을 그 쪽으로 잡아 당긴다.
    - 서기에서 폄: 환자는 골반 뒤로 손을 놓고 뒤로 편다.
    - 벽에 기대서서 이동의 자가교정
    - 엎드려 누워 이동의 자가교정
    - 엎드려 누워 이동 교정으로 반복된 폄 운동
      - 환자는 5분 동안 누워서 시작하고 그때 다시 누워서 5분 동안 폄을 한다.
      - 징후들이 모니터되는 동안 10회 반복 그룹에서 press-up을 수정하여 진행시켜 총 30-40개 까지 press-up을 진행한다.[12]
      - 누워서 폄이 통증의 중심화와 통증의 감소가 유발된다면, 그때 환자는 언제든 허리뼈 앞굽음을 유지하는 방법을 배우게 된다. 예를 들면, 허리에 lumbar roll을 대고 앉는다.
      - 이 시기에 집에서 할 수 있는 운동 프로그램은 이동 교정, 매 걷는 시간 동안 폄 운동의 반복, 모든 자세에서의 허리 앞굽음의 유지 등이다.
      - 환자가 개선되면, 바로 눕거나 엎드려 누워서 폄을 중지할 수 있고, 하루에 2~3번으로 누워서 하는 반복된 폄을 차츰 줄인다.
      - 일단 이동(shift)이 교정되면, 통증은 중심화되고 굽힘이 경험되어진다.
- 자세의 안정화 활동들[73]
  - hooklying으로 누운 자세에서 앞쪽과 뒤쪽 골반 기울기 사이의 중간 범위를 찾아 골반을 중립위치에 놓는다.
  - 골반의 중립적 자세를 유지하고 팔다리 움직임을 분리시킨다.
    - 엉덩 벌림
    - 뒤꿈치 미끄러짐
    - 무릎 폄
    - 한쪽의 SLR
    - 양쪽의 SLR
    - 제자리 걷기
    - 적절하게 반복을 더한다. 예를 들면, 1세트에 10회로 시작하고 10세트로 증가시킨다.
    - 무게 없이 시작하고 적절하게 무게를 더한다. 예를 들면, 환자의 팔다리에 1 lbs를 더하고 30번 반복이 가능하다.
  - 볼기근 세팅운동
  - 교각운동(bridging)
  - 한쪽의 교각운동
  - 교각자세를 유지하고 엉덩관절을 오른쪽을 굽힘시키고 다시 왼쪽을 굽힘시킨다.
  - 교각자세를 유지하고 무릎을 오른쪽을 폄시키고 다시 왼쪽을 폄시킨다.
  - 지지면을 감소시킨다.
  - 엎드린 자세에서 볼기근 세팅운동
  - 엎드린 운동에서 공을 이용한다.

- ▶ 엎드린 자세에서 한 팔을 들어올리고 다시 양팔을 들어올리고, 팔다리로 진행한다.
- ▶ 엎드려 한 다리를 들어올리고 팔다리로 진행한다.
- ▶ 양쪽 다리 들어올리기
- ▶ 반대쪽 팔과 다리를 교대로 올리기

- ■ 흔들림 상태의 안정된 표면 위에 양 발로 서기
- ■ 안정된 표면에 한 발 서기
- ■ 흔들림 상태의 안정된 표면 위에 한 발로 서기
- ■ 앉거나 서기를 할 때 고무롤러와 불안정한 표면의 것들 즉, 흔들림 판, 고무롤러 쿠션 등을 병합해서 사용한다.
  - ▶ 고무롤러쿠션 위에 양 발로 서기
  - ▶ 고무롤러쿠션 위에 한 발로 서기
- ■ 환자의 중력중심점/지지면을 변경시킨다.
- ■ 균형 빔을 사용한다.

♦ 유연성 운동
- ● 신장운동은 워밍업을 한 후에 시행하고, 심호흡과 함께 느리고 안정된 신장을 하고, 30~60초 정도 유지한다.
- ● 모든 방향에서 허리의 관절가동범위
- ● 골반을 안정화하면서 반듯이 누운 자세에서 벽에 환측 다리를 놓아 넙다리뒷근을 신장한다.
- ● 매트 위에서 토마스 검사 자세로 넙다리곧은근을 신장한다.

♦ 근력, 힘 그리고 지구력 훈련
- ● 엉덩관절의 굽힘, 폄, 벌림 그리고 발목의 발등굽힘 시작을 위한 다리 체중훈련. 예를 들면, 낮은 무게에서 8~12번 반복하고 환자의 참을성을 고려해서 진행한다.
- ● Total gym(닫힌사슬 쪼그려앉기)
- ● 모든 방향에서 엉덩관절의 근력강화를 위한 cable column
- ● 발목 움직임을 위한 BAPS 보드
- ● 조깅과 트램플린

자가치료와 가정 관리에서의 기능적인 훈련 FUNCTIONAL TRAINING IN SELF-CARE AND HOME MANAGEMENT

♦ 자가치료와 가정 관리
- ● 침대와 의자에서 휴식자세의 재검토
- ● 몸통을 비틀지 않기, 몸 가까이에 물건을 유지하기, 골반 안정화의 중요성을 포함한 운동할 때 주의사항의 재검토
- ● 폄 운동 프로토콜에 의해, 악화된 다리 통증을 어떻게 관리하는가에 대한 재검토
- ● 바른 머리와 목의 정렬을 유지, 허리뼈 앞굽음 유지, 몸통 안정화의 요령으로 서기와 앉기의 재검토
- ● 집의 트래드밀에서 걷기 프로그램의 재시작

직장, 지역사회 그리고 여가 통합 또는 재통합에서의 기능적인 훈련 FUNCTIONAL TRAINING IN WORK, COMMUNITY, AND LEISURE INTEGRATION OR REINTEGRATION

♦ 일
- ● 운전자세의 재검토: 운전석에 앉아있는 동안 허리뼈 앞굽음 자세를 유지, 운전대 앞에 좌석을 적절하고 확실하게 놓고 손은 운전대 위에 4시, 8시 방향에 올려놓는다. 좌석의 높이를 조절하고 목과 몸통의 돌림을 줄이기 위해 백미러와 사이드 미러를 조절한다.
- ● 이동장비 사용의 재검토: 장비에 닿기 위한 등을 펴서 구부리기의 확실한 사용, 허리가 아닌 다리로 들어올리기, 물체를 직선으로 확실히 들어올리기, 몸통에 붙여서 옮기기, 참을 수 있을 만큼 옮기는 부하 줄이기
- ● 지연되거나 정적인 자세를 예방하기 위한 방법의 재검토
  - ■ 자주 자세를 바꾼다. 예를 들면, 매 15~20분마다.
  - ■ 앉기와 신전된 자세에서 일어나고, 앉기의 자세로 되돌아가기 전 몇 분 동안 걷기
- ● 다른 높이와 무게를 들어올리는 연습

도수치료기술 MANUAL THERAPY TECHNIQUES

♦ 마사지
- ● 결합조직 마사지/근막 이완[60]
  - ■ 넙다리뒷근, 엉덩관절 굽힘근, 척추주위 근육

♦ 가동술/도수교정
- ● 연부조직
  - ■ 허리뼈주위 근육

- 엉덩관절 굽힘근
- 넙다리뒷근
- 척추와 주변관절[16,34]
  - 척추사이 공간을 늘리는 것과 척추사이 가동성을 개선하기 위해서 허리뼈에 도수견인하기
  - 휴식 자세에서 등급 Ⅲ과 Ⅵ가 수행되면 환자가 해부학적 제한에 도달할 때까지 병리적 끝 범위를 뒤따르게 하여 관절의 생리적 위치를 진전시킨다.
    - ▶ PAIVM은 허리뼈 굽힘과 폄을 증가시킨다.
    - ▶ 허리뼈 가시돌기의 뒤/앞 미끄러짐 또는 양쪽 가로돌기의 뒤/앞 미끄러짐은 가동성을 증가시킨다.
    - ▶ 가시돌기의 오른쪽으로 수평 미끄러짐은 왼쪽 돌림을 증가시키고, 왼쪽으로 수평 미끄러짐은 오른쪽 돌림을 증가시킨다.
    - ▶ 오른쪽과 왼쪽 가로돌기에 한쪽의 뒤/앞 미끄러짐은 양쪽 방향으로 돌림을 증가시킨다.

전기치료 기구 ELECTROTHERAPEUTIC MODALITIES

♦ EMS나 TENS는 통증과 경련을 감소시킨다.

물리적 요인과 기계 종류 PHYSICAL AGENTS AND MECHANICAL MODALITIES)

♦ 초음파

- 초음파는 통증을 감소시키고 조직의 관류(혈관 내 지속주입)와 산소공급을 강화시킨다.

♦ 열 치료

- 핫 팩은 근육의 신장성을 증가시키고 허리근육에서 근육의 경련을 감소시킨다.

예상 목표와 기대 결과 ANTICIPATED GOALS AND EXPECTED OUTCOMES

♦ 병리학/병태생리학에 미치는 영향

- 관절의 제한은 25%로 감소된다.
- 근육 경련은 중등도에서 최소로 감소된다.
- 신경의 압박은 감소된다.
- 조직으로의 영양공급은 증가된다.
- 통증은 NPS에서 8/10에서 3/10으로 감소되고, Oswestry 척도는 34%에서 15%로 감소된다.
- 연부조직의 염증, 부종과 제한은 줄어든다.
- 조직 관류와 산소공급은 증가한다.

♦ 손상에 미치는 영향

- 유산소 능력은 환자가 매일 1 mile을 걸을 수 있도록 증가된다.
- 이전의 기능적 단계인 트래드밀 보행으로 돌아가서 지구력이 증가된다.
- 엉덩관절과 허리뼈 관절 통합성과 가동성은 25% 개선된다.
- 운동기능은 민첩성이 정상일 정도로 개선된다.
- 근육길이는 정상으로 개선된다.
- 엉덩관절 굽힘근, 폄근, 벌림근 등의 근력은 5/5이고 오른쪽 앞정강근(전경골근, tibialis anterior)과 긴엄지발가락폄근은 4/5 이다.
- 자세 조절은 개선된다. 가쪽 이동(shift)은 교정되고 정상 허리 앞굽음을 다시 얻게 된다.
- 움직임의 질이 개선된다.
- 이완은 증가된다.
- 허리와 엉덩관절의 관절가동범위는 정상으로 개선된다.

♦ 기능적인 제한에 미치는 영향

- 요구되는 일, 자가치료, 가정관리, 지역사회, 여가 역할을 맡거나 재개하는 능력이 개선된다.
- 보조장비와 설비가 있거나 없이 하는 자가치료, 가정관리, 일, 지역사회, 여가에서 ADL/IADL에 관련된 신체 움직임, 과제, 활동들을 독립적으로 수행하는 능력이 증가된다.
- 통증 없는 적절한 자세에서 30~45분 동안 운전이 가능하다.
- 계단들 사이를 상호적으로 오를 수 있다.
- 이전 운동 프로그램을 다시 시작할 수 있다.
- 통증 없이 독립적으로 신발 끈을 맬 수 있다.
- 자세와 행동, 임무, 활동 등의 참을성이 증가된다.

♦ 위험 감소/예방

- 주의사항과 바른 휴식 자세의 감지가 달성된다.
- 위험요인은 감소된다.
- 2차 손상의 위험은 감소된다.
- 징후의 자가치료는 개선된다.

- 건강, 웰니스, 운동에 미치는 영향
  - 건강한 습관, 건강관리, 예방 등을 기르는 행동이 요구된다.
  - 결정과정은 헬스, 웰니스, 운동의 필요와 관련되어 강화된다.
  - 건강, 건강상태, 신체적 능력, 신체적 기능 등이 개선된다.
- 사회적 지원에 대한 영향
  - 이용할 수 있는 자원들이 최대한으로 이용된다.
  - 문서화는 환자관리와 모든 환경을 통해서 이루어지고, APTA의 '*Guidelines for Physical Therapy Documentation*'을 따른다.[58]
- 환자/고객 만족
  - Case는 입원초기, 중간기, 의사의 퇴원 서류 등을 포함한 치료 과정 전체를 통해 관리되고, 필요하다면 payer group도 문서화한다.
  - 물리치료사의 임상적 숙련과 대인관계 기술은 환자에게 만족스럽다.
  - 치료의 협조는 환자에게 만족스럽다.
  - 진단, 예후, 중재, 예상목표와 기대결과의 이해에 대한 환자의 지식과 인지가 증가된다.
  - Well-being의 감각은 개선된다.

재검사 REEXAMINATION

재검사는 치료과정 전체를 통해 이루어진다.

퇴원 DISCHARGE

Smith 부인은 총 9회의 물리치료 회기 후 물리치료를 그만두게 되었고, 그녀의 목표와 기대를 달성하게 되었다. 이러한 회기는 모든 치료과정을 다루었다. 그녀는 그녀의 목표와 기대했던 결과를 이루었기 때문에 퇴원하였다.

심리적인 면 PSYCHOLOGICAL ASPECTS

급성 허리통증을 경험하는 대다수의 환자들이 자연적으로 회복되고 소수의 환자만이 만성적인 허리통증으로 고생하게 된다는 것을 알아차리는 것이 중요하다.[74] 허리통증 치유는 신체적 요인 뿐만 아니라 정신적 요인도 달려있다는 것을 보여준다.[38] 실직과 보상은 허리통증에 대한 환자의 인식에 영향을 미치는 면에서 증가된 심리적 요인과 관계된다.[38] 통증 공포의 범위 면에서 일차적으로 발현하는 통증 경험의 반응은 개인적인 차이가 있다고 주장되어졌다.[74] 이 기간은 통증 공포의 범위와 행동의 결과를 의미한다. 예를 들면, 심한 불편함을 느끼는 환자는(그러나 단지 최소의 통증에 대한 공포를 느끼는) 통증에 직면하게 되고, 그들은 점차 더 기능적으로 될 것이다. 또한 심한 불편함을 느끼는 환자와 심한 통증의 공포를 느끼는 환자가 있다. 이 환자들은 고통스러운 활동들을 피하려는 경향이 있다.[74] 이 "공포/회피" 개념은 환자가 회피동작과 다른 움직임들을 강화하도록 이끌고 결국에는 아픈 역할을 강화한다.[74]

이것은 물리치료사가 환자의 허리통증에 대한 경험에 관련된 많은 요인들을 인지하게 하는 것이 중요하고, 또한 적절하게 환자를 평가하기 위한 방법을 찾는 것이 중요하도

표 6-6 WADDELL의 비유기적 신체 신호

압통	표면과 비해부학적 압통
시뮬레이션	구개뼈의 축성 부하는 허리통증에 대한 보고를 초래한다. 어깨와 골반의 수동적 돌림은 환자의 허리통증에 대한 보고를 초래한다.
신연	신연으로 SLR 상의 통증의 두드러진 개선
국소적 장애	부분적 'give away' 맞물리기와 비피부절 감각장애
과잉반응	검진하는 동안 불균형의 통증 행태가 드러남

록 만든다. Waddell의 비유기적 신체 신호(표 6-6)는 심리적 요인의 더 자세한 평가가 요구되는 환자를 확인하기 위한 간단한 임상적 검진이다.[38]

사례 연구 #2:

척추 협착
Disc Herniation

John Zacarro씨는 76세 남자이고, 똑바로 일어서는 것과 오랜 시간 걷는 것에 어려움을 호소하고 있다.

물리치료사 검진 PHYSICAL THERAPIST EXAMINATION

병력 HISTORY

- 일반적인 인적사항: Zacarro씨는 76세 백인 남성이고 모국어는 영어이다. 그는 오른손잡이 이다.
- 사회적 병력: Zacarro씨는 기혼자이며 45살의 딸과 42살의 아들이 있다.
- 고용/일: 그는 현재 은퇴했다. 그는 오랫동안 세일즈맨으로 일했다.
- 생활 환경: 그는 교외에 있는 노인주택지구에서 아내와 살고 있다.
- 일반적인 건강 상태
  - 일반적인 건강 인식: 그는 그의 기능들이 더디게 나빠지고 있다고 진술했다. 그는 일련의 경막외 주사 후에 의미 있는 개선을 느끼는 중이다.[75]
  - 신체적 기능: 그는 기능들은 상대적으로 나이 보다 괜찮다고 진술했다.
  - 심리적 기능: 정상
  - 역할 기능: 남편, 아버지
  - 사회적 기능: 그는 골프와 카드, 독서 등을 즐긴다.
- 사회/건강 습관: 그는 비흡연자이고 주말에 사교적인 음주를 즐긴다고 진술했다.
- 가족력: 그의 어머니는 사망했고, 퇴행성관절염과 심장 질환의 병력이 있었다. 그의 아버지는 사망했고, 고콜레스테롤혈증과 고혈압의 병력이 있었다.
- 의학/외과적 병력: 그는 고혈압과 고콜레스테롤혈증, 퇴행성관절염 등을 가지고 있다. 그는 일련의 경막외 코티졸 주사를 맞았다. 그는 한 달 전에 마지막 주사를 맞았다.
- 입원 경험: 그는 65세 때 헤르니아(hernia)를 고치기 위해 입원했었다.
- 이전에 있던 의학적 문제나 기타 건강관련질환: 그는 퇴행성관절염과 간헐적인 만성 등통증의 병력이 있다.
- 현재 상태/주호소: Zacarro씨는 나빠진 자세 때문에 불만을 호소하고 있다. 그는 그의 상체가 더디게 앞으로 구부러지는 것과 걷기와 서기 지구력의 감소를 염려한다.
- 기능적인 상태와 활동수준: 그는 전체적으로 ADL과 IADL에서 독립적이다. 그는 걷기 특히, 골프 코스 등을 걷는 것을 좋아한다고 진술했다. 그는 오랫동안 자신이 설계한 부드러운 운동 프로그램을 이행해왔다.
- 약물: 그는 현재 콜레스테롤 수치를 조절하기 위해 Lipitor를, 고혈압을 조절하기 위해 atenolol을 복용 중이고 퇴행성관절염의 통증을 조절하기 위해 Naprosyn이 필요하다.
- 다른 임상적 검사: 방사선 검사로 척추원반 공간이 약간 좁아짐이 밝혀졌고, 목뼈와 허리뼈 전체에 중등도의 뼈 곁돌기가 있음이 밝혀졌다. MRI로 L4-S1의 중심척추 구멍이 중등도로 좁아짐이 밝혀졌다.

신체계통 조명 SYSTEMS REVIEW

- 심혈관/폐
  - 혈압(BP): 140/85 mmHg
  - 부종: 없음
  - 심박수(HR): 80 bpm
  - 호흡수(RR): 15 bpm
- 피부계
  - 흉터형성 상태: 없음
  - 피부색: 정상
  - 피부 상태: 정상
- 근육뼈대계
  - 전체적인 관절가동범위: 아래쪽 1/4 검진에서 허리뼈에서 중증도로 제한된 굽힘, 양쪽의 옆쪽 구부림, 그리고 돌림과 심하게 제한된 폄이 확인되었다. 위쪽

1/4 검진에서 목뼈와 허리뼈에서 중등도로 제한된 굽힘, 폄, 옆쪽 구부림 그리고 양쪽으로 돌림이 확인되었다.

- 전체적인 근력: 배근과 허리 폄근은 감소되어 있다.
- 전체적인 대칭성:
  - 중등도로 앞으로 향한 머리(FHP)
  - 약간의 등뼈 뒤굽음
  - 허리뼈 앞굽음의 역전
- 키: 1.52 m
- 몸무게: 74.68 kg

♦ 신경근육계

- 서 있을 때 균형은 정상
- 독립적으로 이동이 가능
- 외부에서 안전을 위하여 곧은 지팡이를 사용한다.
- 이동과 계단 이용에 있어 독립적이다.

♦ 의사소통, 감정, 인지, 언어, 학습 유형

- 의사소통, 감정, 그리고 인지: 명료하고 요구를 전달하는 것이 가능하다.
- 학습 유형: 시각적 학습자

검사와 측정 TESTS AND MEASURES

♦ 유산소 능력/지구력

- 6분 걷기 검사: 그는 4분을 걸었고, 각 40 m 한 바퀴를 4번 돌았다.[76]

♦ 인체측정학적 특징

- BMI = 705 x (몸무게 lbs/키^2 inch)
- Mr. Zacarro의 BMI = 28.77이다.
- BMI 지수 25~30의 값은 과체중으로 사료됨.[32]

♦ 보조장비 및 적용장비

- Zacarro씨는 외부 보행 용 곧은 지팡이를 사용 중이다.

♦ 뇌신경과 말초신경의 통합성

- 양 다리에서 가벼운 접촉감각은 정상
- SLR 검사는 음성이지만, 양쪽의 뻣뻣한 넙다리뒷근에 2차적으로 길이제한이 있다.

♦ 환경, 집과 작업의 장벽

- Mr. Zacarro는 은퇴했기 때문에 직장에서의 제한은 없다.
- 그의 가정환경은 장애물에서 자유롭다.

♦ 인체 공학과 신체 기전

- 자가치료, 가정관리, 직업, 지역사회, 여가생활, 업무와 다양한 활동에 관한 신체역학적 분석에서 모든 활동 동안 변화된 자세를 보였다.
  - Mr. Zacarro는 클럽에서 카드놀이를 하는 동안 장시간 앞으로 기댄다.
  - 그는 좋아서 걷거나 골프 코스를 걷는 동안 앞으로 기대는 경향이 있다.
  - 그는 제일 좋아하는 기대는 의자에서 소설책을 읽을 때 앞으로 수그리는 경향이 있다.

♦ 보행, 이동 그리고 균형

- 보행과 이동
  - 가정에서 표면과 계단을 독립적으로 이동한다.
  - 보행 패턴은 점점 굽힘되고 짧은 시간 걷고 난 후 2차적인 통증으로 진통보행(antalgic gait)을 한다.
  - 그는 안전과 외부에서 균형을 유지하기 위해 곧은 지팡이를 사용한다.
  - 그의 걷는 속도는 감소되어 있다.
  - 그는 6분 걷기 검사를 수행하지 못했고, 4분에 140 m를 걸었다.
- 균형
  - 눈을 뜬 상태에서 양 발로 정적인 서기 균형은 정상이었다.
  - 눈을 감은 상태에서 양쪽 동적 서기 균형은 감독자가 대기하거나 접촉보호가 필요했다.
  - 눈을 뜨고 안정된 표면에서 한쪽 서기 균형은 각 다리에서 5초로 제한되어진다.
  - 눈을 감은 상태에서 한쪽의 서기 균형은 양쪽 모두 5초로 제한 되어지고, 접촉보호가 필요했다.

♦ 관절 통합성과 가동성

- 관절 통합성과 운동성 평가는 골운동학과 관절운동학 뿐만 아니라, 관절의 구조적 상태 또한 포함된다.
- 이것은 인대 안정성, 압축, 신연검사, 충격검사, 그리고 관절놀이 등을 평가하기 위해 고안된 특별한 검사를 포함한다.[34]
- 목뼈
  - PPIVM 검사는 확고하고 인대성 끝 느낌으로, 굽힘, 폄, 옆쪽 구부림, 돌림에서 중등도로 제한되었다.
  - PAIVM 검사

    - ▶ 폄: 가시돌기에서 뒤/앞쪽 미끄러짐은 단단한 끝 느낌과 함께 중등도로 제한되었다.
    - ▶ 옆쪽 구부림: 척추사이 가동성의 옆쪽 미끄러짐은 단단한 끝 느낌과 함께 양쪽으로 중등도로 제한되었다.
    - ▶ 돌림: 관절기둥에서 단단한 끝 느낌과 함께 양쪽으로 중등도로 제한되었다.
    - ▶ 목뼈의 신연은 약간 제한되었다.
- ● 등뼈
  - ■ PPIVM 검사는 확고하고 인대성 끝 느낌으로, 굽힘, 폄, 옆쪽 구부림, 돌림에서 중등도로 제한되었다.
  - ■ PAIVM 검사
    - ▶ 폄: 가시돌기에서 뒤/앞쪽 미끄러짐은 단단한 끝 느낌과 함께 중등도로 제한되었다.
    - ▶ 돌림: 가시돌기에서 가쪽 미끄러짐은 확고한 끝 느낌으로 약간 제한되었다.
- ● 허리뼈
  - ■ PPIVM 검사는 확고하고 인대성 끝 느낌으로, 폄, 옆쪽 구부림, 돌림에서 심하게 제한되었고, 굽힘에서는 약간 제한되었다.
  - ■ PAIVM 검사
    - ▶ 폄: 가시돌기에서 뒤/앞쪽 미끄러짐은 단단한 끝 느낌과 함께 심하게 제한되었다.
    - ▶ 돌림: 가로돌기에서 돌림은 양쪽으로 단단한 끝 느낌과 함께 중등도로 제한되었다.

♦ 운동 기능
- ● 기민함과 협응력: 정상
- ● 민첩성: 정상

♦ 근 수행력
- ● 동력측정법으로 측정한 결과, 오른손 악력은 65 lbs 이었고(환자 나이에 대한 정상은 65.7 lbs), 왼손 악력은 57 lbs였다(정상은 55 lbs).[77]
- ● MMT는 정상 조건에서 벗어나는 다음 결과들을 보여주었다.
  - ■ 목뼈 폄근: 3/5
  - ■ 목뼈 굽힘근: 4/5
  - ■ 등뼈 폄근: 3/5
  - ■ 배근: 3/5
  - ■ 다리: 정상
- ● 근육 긴장(촉진)
  - ■ 경련
    - ▶ 위쪽 양쪽 등세모근
    - ▶ 양쪽 등과 허리 가시주위근
    - ▶ 양쪽 중간볼기근

♦ 교정, 보호, 그리고 지지 장비
- ● 사용한 적 없음

♦ 통증
- ● NPS
  - ■ 5분 동안 걷기 후 허리에서 NPS에 대한 통증은 8/10이고(0=통증 없음, 10=최대 통증), 등뼈와 목뼈를 가로지르는 통증은 4/10이다.
  - ■ 환자는 휴식을 취할 때, 목뼈와 등뼈, 그리고 허리뼈의 통증이 0/10 이라고 진술한다.
  - ■ Downie와 동료들[35]은 NPS가 더 좋은 실행을 한다고 보고 했더라도, VAS와 NPS 사이와 SDS는 높은 일치를 보인다고 기술했다.
  - ■ Jensen은 NPS가 가장 좋은 실행 도구라는 것을 발견했다.[78]
- ● 10개 항목을 포함하는 ODQ 점수는 30/50 이었다.[33]

♦ 자세
- ● 모든 관점에서 관찰적 평가가 수행되었고, 눈금사진과 수직선을 사용했다.
  - ■ 가쪽 관점: 약간의 FHP(forward head posture)와 약간의 등뼈 뒤굽음.
  - ■ 앞쪽 관점: 앞쪽 관점으로부터의 약간의 FHP
  - ■ 뒤쪽 관점: 허리뼈 앞굽음의 역전

♦ 관절가동범위
- ● 기능적 가동범위
  - ■ 천장을 올려다보는 능력의 감소
  - ■ 한쪽 어깨 너머를 보는 능력의 감소
  - ■ 위로 곧바로 일어나는 능력의 감소
- ● 관절의 능동적/수동적 움직임
  - ■ 목뼈의 가동범위는 CROM 도구를 사용하여 측정하였다.
    - ▶ CROM 측정에서, 검사자내의 신뢰도는 높았고(ICC = 0.93) 검사자간 신뢰도는 중간 정도였다(ICCs = 0.83, 0.775).
    - ▶ Hickey는 CROM 측정과 수직선(plumb line)

기법에서 중등도의 검사자간 신뢰도를 발견했다.[80]

- ▶ CROM 측정의 타당도는 방사선 측정과 비교되었고, 두 방법 사이의 Pearson 상관관계는 매우 높았다(굽힘 r = 0.97, P < 0.001, 폄 r = 0.98, P < 0.001).[81]
- ▶ 굽힘 = 70°
- ▶ 폄 = 45°
- ▶ 옆쪽 굽힘 = 양쪽으로 20°
- ▶ 오른쪽 돌림 = 45°
- ▶ 왼쪽 돌림 = 45°

- ■ 등뼈(경사측정기)
  - ▶ 굽힘 = 60°
  - ▶ 폄 = 0°
  - ▶ 옆쪽 굽힘 = 양쪽으로 15°
  - ▶ 돌림 = 양쪽으로 30°
- ■ 허리뼈(경사측정기)
  - ▶ 굽힘 = 50°
  - ▶ 폄 = 10°
  - ▶ 옆쪽 굽힘 = 양쪽으로 15°
  - ▶ 돌림 = 양쪽으로 10°

- ● 근육 길이
  - ■ 양쪽 넙다리뒷근의 뻣뻣함.
  - ■ 양쪽 넙다리곧은근의 뻣뻣함.
  - ■ 양쪽 엉덩허리근의 뻣뻣함.

- ♦ 반사 통합성
  - ● 깊은힘줄반사(DTR)와 근고유감각 반사: 오른쪽 아킬레스 반사 = 1+
- ♦ 자가치료와 가정 관리
  - ● 자가치료, 가정관리 활동, 과제, 활동들을 안전하게 수행할 수 있는지에 대한 인터뷰에서, 환자는 약간의 불편함은 있었지만, 정상으로 수행되는 것을 발견했다.
- ♦ 직장, 지역사회 그리고 여가 통합 또는 재통합
  - ● 지역사회, 여가활동, 과제, 활동을 안전하게 수행 할 수 있는지에 대한 인터뷰에서, 환자는 그것들을 잘 할 수 있다고 밝혔지만, 곧바로 일어서기, 오랫동안 걷기, 물건을 들어올리기나 옮기기 등을 할 때 통증을 경험한다고 밝혔다.

평가 EVALUATION

Mr. Zacarro의 병력과 이전에 나타난 위험요소는 그가 76세의 남성이고, 비흡연자이고, 과체중이고, 열정적으로 운동하는 사람은 아니고, 고협압의 질병이 있고, 과콜레스테롤혈증이 있고, 골관절염과 간헐적인 만성 허리통증이 있고, 골관절염과 심장질환의 가족력이 있다고 설명하고 있다. 그는 걸을 때 통증이 있고, 그의 목, 등 그리고 허리의 감소된 근력, 그리고 그의 척추 전체에 걸친 감소된 가동범위를 보였다. 그는 곧바로 일어서기나 앉아서 일어설 때의 변위, 그리고 그의 일상생활동작(ADL)과 도구적 일상생활동작(IADL)에서 들어올리기나 물건 옮기기 등을 할 때 어려움을 느낀다.

진단 DIAGNOSIS

Zacarro씨는 척추협착 환자이고, 걷고 나서 5분 후 양 다리와 허리에서 통증이 있고, 등과 목에 결쳐 통증이 있다. 그는 유산소 능력과 지구력, 인체 공학과 신체 기전, 보행, 이동성 그리고 균형, 관절 상태와 가동성, 근 수행력, 자세, 관절가동범위 등의 손상이 있다. 그는 일, 지역사회, 여가활동, 과제 그리고 활동들 등에서 기능적으로 제한되었다. 이러한 소견은 패턴 F 절차와 일치한다: 손상된 관절 가동성, 운동 기능, 근 수행력, 관절가동범위와 척수질병과 관련된 반사 통합성. 확인된 손상과 기능적 제한은 예후와 치료 계획의 결정을 안내할 것이다.

예후와 치료계획 PROGNOSIS AND PLAN OF CARE

방문 과정 동안 다음의 상호간에 설정된 결과들이 확정되어졌다.

- ♦ 신체적 움직임과 과제를 수행할 능력과 자가치료, 가정관리, 일, 지역사회 그리고 여가와 관련된 활동들은 향상됨
- ♦ 피트니스가 향상된다.
- ♦ 건강한 습관을 기르고, 웰니스, 그리고 예방 등의 행동 지식이 개선된다.
- ♦ 넙다리뒷근, 엉덩허리근, 그리고 넙다리곧은근 등에서 근육의 길이는 증가된다.

- 근 수행력이 증가된다.
- 위쪽 등세모근, 등뼈, 허리뼈 가시주위근에서 근육경련은 감소된다.
- 신체 능력이 개선된다.
- 목뼈, 등뼈, 그리고 허리뼈 등의 신체 기능이 개선된다.
- 자세조절이 개선된다.
- 위험 요소가 감소된다.
- 2차 손상의 위험이 감소된다.
- 목뼈, 등뼈, 그리고 허리뼈 등의 ROM이 증가된다.
- 스트레스는 감소된다.

이러한 결과들을 달성시키기 위해 환자를 위한 적절한 중재가 결정된다. 이것들은 협응, 의사소통 그리고 기록; 환자/고객 관련 교육; 운동 치료; 자가치료와 가정 관리에서의 기능적 훈련; 직장, 지역사회, 여가의 통합과 재통합에서의 기능적 훈련; 도수치료기술; 보조기구와 장비의 적절한 처방, 적용 그리고 제작; 전기 치료; 물리적 요인과 기계 종류들을 포함할 것이다.

진단과 예후에 기초하여 Zacarro씨는 12~14주 이상 12~14회의 방문 기간이 필요하다. Zacarro씨는 좋은 사회적 지원이 있고, 동기부여가 되어있고, 심각한 손상은 아니고 일반적인 건강상태이고 가정 운동 프로그램을 수행해야 한다.

중재 INTERVENTIONS

선택된 중재에 대한 근거 RATIONAL FOR SELECTED INTERVENTION

척추협착은 특히 중장년층에서 자주 발생하는 병이고, 통증과 기능적 제한을 일으킬 것이다. 척추협착 환자의 중재를 위한 이론적 근거의 이해를 위해서는 척추협착의 병리생리학의 이해와 일상적인 움직임 동안의 생체역학의 이해가 무엇보다도 중요하다. 척추협착은 척추의 세 부분에서 하나 또는 몇 개의 좁아짐을 수반한다: 척수와 신경뿌리가 지나가는 척추구멍, 척수에서 신경뿌리 가지가 나오는 가쪽 오목이라 불리는 척추사이 구멍 부위, 척수신경이 나오는 척추사이 구멍. 걷는 것은 매일 하는 것이고, 이것은 허리뼈들의 돌림과 폄을 야기한다.[82] 허리 폄의 전체적인 효과는 척추구멍 횡단면 부분에서의 감소이다.[83] 그 결과, 걷고 서는 동작에서 허리뼈의 폄은 심지어 이미 좁아진 척추구멍과 가쪽 오목, 척추사이 구멍을 좁힌다. 이것은 척수신경뿌리, 척수신경에서 더 많은 압박과 긴장을 야기하고 증가된 통증과 다리의 징후를 일으킨다.[83]

그에 반해서, 척추구멍의 횡단면 부분은 허리 굽힘에서 증가하고, 그것에 의해 척수, 신경뿌리, 척수신경을 위한 이용 가능한 공간이 증가하고 잠재적인 통증 발생 구조에서 압박 또는 긴장이 감소한다.[83] 그것은 또한 이러한 구조에서 통증을 야기하는 증가된 압력 뿐만 아니라 통증을 유발하는 신경의 허혈 또는 염증의 삼출물이 있는 것에 주목해야 한다.

기술된 중재는 척추협착에 의해 유발되는 통증이나 관절 가동범위의 손실 같은 일차적 문제의 개선과 척추협착의 이차적인 후유증 즉, 유산소 능력, 지구력과 근력의 감소 같은 것들의 개선을 시도하는 것이다. 허리 굽힘의 자세는 대개 통증 경감의 자세이기 때문에, 그것은 환자 프로그램의 모든 측면에서 포함될 것이다.

치료적 운동 (Therapeutic exercise)

유산소 운동은 척추협착 환자의 치료 중 하나의 방법으로, 심장혈관의 건강을 향상시키는데 이롭다. 환자의 건강수준은 그의 능력과 같이 나빠지게 되고, 통증이나 다리의 약함 때문에 걷는 거리가 감소하게 된다. 통증은 걷는 동안 척수나 신경뿌리, 척수신경의 증가된 압박 때문에 악화된다.

허리의 폄 또한 허리뼈의 퇴행성 변화의 영향으로 고통을 유발할 수 있을 것이다. 통증은 퇴행성 돌기사이 관절의 증가된 부하에 의해서 생성될 것이다. 그것은 또한 병리학적 척추원반 공간의 좁아짐이 아래쪽 관절돌기와 고리판(laminae)에 의해 지탱되는 축성 부하의 70%를 초래한다고 추정 되어진다.[2]

척추협착 환자의 치료에서 유산소 운동은 근지구력과 운동신경 조절과 역학적 능률을 개선시키기 위해 사용된다. 그것은 체중감소에 대한 추가적인 이득을 주고 감소된 걱정과 우울증으로부터 좋은 심리학적 효과를 준다.[84] 사람들 특히, 유산소 운동을 하지 않는 사람들은 반복적인 업무수행에 있어서 빨리 피로를 느끼는 경향이 있고, 그렇기 때문에 허리부상을 당할 여지가 더 많다.[84] 유산소 운동의 유익에 대해 가장 넓게 인용한 사례는 신체 건강 수준이 높은 사람들이 더 낮은 허리 위험요인을 예견한 소방대원들 사이의 연구이다.[35] 이 연구에서 자전거 근력측정과 근력검사, 허리 유연성 등의 자료의 조합에 의해 특성이 기술되어 졌다. 따라서 허리부상 예방에서 유산소 운동의 특별한 역할은 분리되어 생각할 수 없다. 척추협착 환자에게 허리를 좀 더 굽힘된 자세를 유지하면서 유산소 운동을 지도하는 것으로(예를 들면, 고정되었거나 누워서 탈 수 있는 자전거를 사용한다) 그 환자는 고통을 유발할 수 있는 생역학적 요인을 최소로 하면서 유산소 운동의 유익을 얻을 수 있다.

유연성과 신장운동은 허리뼈에서 정상 가동범위를 확고히 하기 위해 근육과 다른 연부조직의 신장성을 향상시키도록 고안된다. 척추협착 환자에서 특별히 중요한 것은 큰 허리근의 생역학적인 기능부전이다. 배와 엉덩근의 약화와 연합하여 만성적인 구축으로 자주 짧아지는 이 근육은 허리 앞굽음증의 증가를 유발할 수 있다.[10] 척추협착 환자에서 허리 앞굽음증은 척추구멍과 척추사이 구멍의 통증 발생 구조에 압박을 증가시킬 수 있고, 게다가 척추 뒷부분 즉, 뒤쪽 원반과 돌기사이 관절에서 압박이 증가될 수 있다.

허리골반 복합체는 복잡한 신경근육 조절기전의 최고 예시 중 하나로 기술되어 지는데, 이것은 허리뼈와 배 그리고 엉덩관절의 통합을 요구한다.[56] 척추의 근육조직의 제거로 매우 낮게 적용된 부하에서 허리뼈는 높은 불안정성을 보이며 이것은 척추의 안정성을 위한 근육 활동의 중요성을 잘 나타내 준다.[85] 몸통의 다양한 근육 그룹들은 근력 강화와 근지구력 향상을 위한 다양한 방법이 요구된다. 예를 들면, 허리의 한 분절 근육 즉, 가로돌기사이근육, 가시사이 근육들은 주로 힘의 변환기로서 일차적으로 척추의 자세와 움직임에서 피드백을 제공해주도록 기능하는 것으로 제안된다.[85] 반대로, 배근육은 배안쪽근의 압력의 증가나 등허리 근막에서 생성된 긴장에 의해, 힘든 물건을 들어올리는 동안 폄 근 힘 생성에 중요한 역할을 하게 된다.[2] 많은 연구들에서 특별한 운동 중재로 통증 강도의 중요한 감소의 결과를 보여준다.[86,87]

도수치료기술 (Manual therapy techniques)

Bang과 Deyle[88]와 여러 다른 사람[34,60]은 도수정형치료 중재와 관련한 관절가동범위, 통증, 기능의 향상을 설명했는데, 중재는 척추와 사지관절의 뻣뻣한 통증환자의 관리에 사용되었다.[16,34] 도수치료기술은 조직의 신장성, 관절의 가동성, 통증조절, 경련의 감소, 연부조직 부종 감소 등을 높이기 위한 숙련된 손의 사용을 포함한다. 독자는 도수치료의 이론적 근거의 추가적인 정보를 위해서 사례연구 #1을 참조할 수 있다.

전기 치료 (Electrotherapeutic modalities)

전기 치료는 통증과 근육 경련 등을 감소시키고 연부조직의 긴장을 이완시킨다는 것이 문서로서 증명된다. 독자는 사례연구 #1에서 이 양상들을 위한 이론적 근거를 참조할 수 있고, 전기 치료들의 이론적 근거의 추가적인 정보를 얻을 수 있다.

물리적 요인과 기계 종류 (Physical agents and mechanical modalities)

열 치료는 조직의 관류와 산소공급을 높이기 위한 습열의 사용을 포함한다.[65] 독자는 사례연구 #1에서 이 기구들을 위한 이론적 근거를 참조할 수 있고, 물리적 요인과 기계 종류를 위한 이론적 근거의 추가적인 정보를 얻을 수 있다.

간헐적인 기계적 견인은 허리뼈들 사이의 열림의 최대로 인해 환자에게 이로움을 줄 것이다. Cokachis와 Strohm[89]은 그 환자가 반듯이 누워서 70° 정도 무릎을 굽히고, 18° 각으로 견인하면 최대의 뒤쪽 분리가 되는 것을 발견했다. 저자는 100 lbs 힘을 사용하면 허리뼈 4~5번 사이공간에서 가장 큰 뒤쪽 분리가 되는 것을 발견했다. Krause와 동료들[90]은 견인의 효능을 설명하는 다수의 연구들의 재검토에서 견인의 적용을 위한 근거를 아래에 기술하였다: 신경장애의 정상화, 방사통증의 경감, 척추사이의 분리, 딴곳자극 발생기의 침묵, 척추원반 탈출증의 정복, 변화된 원반사이 압력, 전도의 정상화, SLR 검사의 향상, 통증 경감, 그리고 관절가동성의 증가 이다. 이것들은 오직 척추사이 공간의 분리가 확고히 되었음을 결론지었다. Van der Heijden과 동료들[91]은 견인의 효능에 대한 연구에서, 견인의 사용을 지지하는 강한 증거는 없을 지라도, 견인이 효과가 없는 기법이라고 결정하는 증거도 부족하다고 결론내렸다. 간헐적인 골반의 견인은 척추 협착 환자에게는 일시적인 경감을 준다고 주장했다.[92,93]

협응, 의사소통 그리고 기록 COORDINATION, COMMUNICATION, AND DOCUMENTATION

Mr. Zacarro과 그의 가족들이 그녀가 훈련 프로그램을 하는 동안 그녀를 지지할 수 있도록 의사소통을 하게 될 것이다. 환자 관리의 모든 요소는 문서화될 것이다.

영양학자나 영양사에게 체중조절의 지침을 참조하는 것은 적당한 식이요법과 체중감량을 확실하게 할 것이다. 치료의 계획은 발전할 것이고 환자와 의논되어질 것이다.

환자/고객 관련 교육 PATIENT/CLIENT-RELATED INSTRUCTION

그의 현재 상태, 손상과 기능적 제한에 대한 교육이 의논되어질 것이다. 환자는 적절한 신체역학, 적절한 자세와 중심부 안정화에 대해 교육받을 것이다. 체중관리에 대한 의논과 불량한 자세가 유산소 능력과 기능적 활동에 미치는 영향을 포함하여 위험 요인들이 의논되어질 것이다. 영양상의 참고는 만들어 질 것이다. 여가 활동을 위한 인간공학의 지도와 신체역학이 안내될 것이다.

치료적 운동 THERAPEUTIC EXERCISE

- ♦ 유산소 능력/지구력 상태
  - 이 운동의 진행은 시간에 기초한다.
  - 예를 들면, 그 환자가 고정자전거에서 10분을 잘 견딜 수 있다면, 그는 8분에서 시작할 것이고, 그때 그는 기준선의 5~10%의 시간을 매일 증가할 것이다.
  - 방법
    - ■ 자전거[63]
  - 수중 프로그램
    - ■ 수중치료는 따뜻한 물에서 가슴 높이의 걸을 수 있는 프로그램으로 시작한다.
    - ■ 운동은 위에 설명대로 시간에 따라 진행된다.
- ♦ 균형, 협조성, 그리고 민첩성 훈련
  - 거울 앞에서 운동 볼 위에 앉기
  - 운동 볼 위에서 튕기기
  - 운동 볼 위에 앉아서 팔이나 다리를 들면서 진행하기
  - 앉은 자세에서 서서 균형 잡는 것으로 진행하기
  - 고유수용성 재훈련을 위해 지면에서 눈감고 한쪽 다리로 서기
  - 균형패드(예를 들면, airex) 또는 균형판 같은 불안정한 표면으로 진행하기
  - 흔들림을 동반하여 안정된 면에 한 발로 서 있기
  - 불안정한 표면에서 양 발로 서기(예를 들면, 고무롤러쿠션)
  - 옆쪽으로 미끄러지기
  - 꼬기(braiding)
  - 고무롤러 위에 서기
  - 균형 빔
  - 장애물 코스
- ♦ 신체 기전과 자세 안정화
  - 신체 기전 훈련
    - ■ 여가활동을 위한 적절한 앉기 자세
    - ■ 적절한 들어올리기와 옮기기 교육
    - ■ 적절한 구부리기 교육
    - ■ 골프 스윙을 하는 동안의 적절한 신체역학의 사용
  - 자세 인식 훈련
    - ■ 척추자세 손상을 교정하기 위해 구두지시나 거울 사용
    - ■ 머리, 목뼈, 등뼈, 허리뼈의 적절한 정렬
    - ■ 목 앞굽음의 가장 깊은 곳에서 등 뒤굽음의 정점까지 단지 2 inch의 위치를 유지하기 위한 축성 폄.[72]
    - ■ 적절한 정렬의 시각적 정보를 위한 거울의 사용
    - ■ 거울 앞에서 운동 볼 위에 앉기
    - ■ 고무롤러 위에 서기
    - ■ 고구롤러 쿠션(예를 들면, airex)위에 양 발로 서기
    - ■ 옆쪽으로 미끄러지기
    - ■ 꼬기(braiding)
    - ■ 균형 빔
    - ■ 장애물 코스
    - ■ 집과 차, 사무실 주변 모두를 주목하라.
  - 자세 조절 훈련
    - ■ 머리와 목뼈와 등뼈, 허리뼈의 올바른 정렬
    - ■ 어깨뼈 뒤당김과 내림
    - ■ 반듯이 누운 자세에서 앉기, 서기, 걷기 등으로 자세 변환
    - ■ 변위하는 동안 적절한 자세의 위치
      - ▶ 누운 자세에서 앉기, 서기, 걷기로
      - ▶ 앉은 자세에서 무릎 굽히기로
      - ▶ 반 무릎 자세에서 일어서기로
      - ▶ 일에서 기능적인 활동으로

- 차를 운전하는 것과 골프를 하는 것을 포함한 여가에서 기능적인 활동으로 자세의 변환
- 자세의 안정화 활동들[94]
  - 누운 자세에서 축성 폄을 시작하여 앉은 자세와 선 자세로 진행
  - 양쪽 팔을 들어올린 상태에서 축성 폄 자세 유지
  - 골반의 중립 위치 유지
  - 골반의 중립적 자세를 유지하고 팔다리 움직임을 시작한다. 예를 들면, 5번 반복하고 10번 반복의 3세트로 늘린다.
  - 무게를 더해서 시작한다. 예를 들면, 낮은 무게에서 8~12번 반복하고 적절히 늘린다.
  - 골반 위치의 조절을 배우는 동안 앉기 운동을 위해 공을 이용한다.
  - 운동 볼 위에서 골반을 조절하고 사지를 독립적으로 움직인다.
  - 위에서 설명한 대로 반복 횟수와 무게를 추가한다.
  - 고무롤러와 불안정한 표면의 흔들림 보드 또는 고무롤러 쿠션 같은 것들을 사용해서 두 발과 한 발로 앉거나 서기를 포함한다.
  - 균형 빔을 이용한다.
  - 장애물 코스를 이용한다.
  - 중력중심점과 지지면을 환자 밖으로 이동시키라고 요구한다.
  - 허리뼈를 중립으로 유지하면서 크기나 무게에 변화를 주어 물건을 들어올리거나 옮기는 것을 훈련하는데, 작고 가벼운 물건부터 시작한다.
  - 네발자세, 무릎 꿇기, 앉기, 서기 등은 사지 움직임과 함께 자세 안정화를 통합시킨다.

◆ 유연성 운동
- 관절가동범위
  - 모든 방향에서 목의 관절가동범위
  - 등뼈의 폄
  - 고양이나 낙타는 참을 수 있을 만큼 허리와 등뼈를 중립으로 펴는 것이 허용된다.
  - 네발자세에서 굽힘과 폄 운동은 5~10초 동안 굽힘을 유지하고 서서히 폄이 되게 중립으로 움직인다. 견딜 수 있으면 5~10초 동안 고정하고, 그때 전체를 연속해서 3~5회 반복한다.
  - 모든 방향에서의 허리의 능동관절가동범위는 중립으로의 폄을 제한한다.
  - 폄을 위한 엉덩관절 능동 관절가동범위
- 신장
  - 신장운동은 워밍업을 한 후에 시행하고, 심호흡과 함께 느리고 안정된 신장을 하고, 30~60초 정도 유지한다.
  - 하루에 2~3회 시행하고, 최소한 2~3번 반복한다.
  - 넙다리뒷근육 신장
    - ▶ 환자는 누워서 오른쪽 엉덩관절을 90° 굽힘시키고, 손으로 뒤쪽 허벅다리를 지지한다.
    - ▶ 환자는 오른쪽 무릎을 참을 수 있을 만큼 편다.
  - 넙다리네갈래근 신장
  - 토마스 검사 자세에서 엉덩관절의 굽힘근 신장
  - 앞 가슴벽과 어깨 신장
  - 한쪽 무릎과 양쪽 무릎을 가슴으로 당기면서 허리의 굽힘

◆ 보행과 이동훈련
- 수중보행은 따뜻한 환경에서 초기 체중지지를 위해 시작된다.
- 체중지지는 더 얕은 물깊이로의 이동으로 진행된다.
- 트레드밀 보행은 지지에서부터 지지하지 않는 것으로 진행된다.

◆ 이완
- 수중 이완 기법
  - 따뜻한 물에서 과로한 근육의 이완을 유도하는 법을 가르친다.
- 호흡에 중점을 둔 Jacobson 이완 기법
- 전체적인 이완을 유도하기 위한 시각화와 형상화

◆ 근력, 힘 그리고 지구력 훈련
- 모든 방향에서 목의 등척성 운동은 머리와 벽 사이에 운동 볼을 이용한다.[95]
- 앉아서 푸시-업 하기
- 벽 짚고 푸시-업 하기
- 무게가 없는 공과 무게가 있는 공으로 플라이오메트릭 운동하기
- 무릎을 굽혀서 하는 배근 강화운동은 짧은 지렛대 팔로 시작하고, 참을 수 있는 만큼 진행한다.

- 엉덩관절 굽힘과 폄, 무릎관절 굽힘과 폄을 위한 다리 무게 트레이닝을 시작한다. 예를 들면, 낮은 무게로 8~12번 반복하고 환자의 참을성에 따라 진행한다.
- 앞으로, 뒤로 stool rolling.

규칙적인 운동 프로그램 유지가 이 환자에게 서서히 스며들게 될 것이다. 이렇게 하기 위해 몇몇 중요한 요인이 있는데, 그것은 운동 프로그램의 성취에 유용할 것이고, 환자는 생활에 기초해서 할 수 있을 것이다. 이 조언은 환자/고객 관련 교육의 한 부분으로 포함될 것이고 다음의 몇 개 또는 모두를 포함할 것이다.

- ♦ 가능하다면 즐길 만한 활동과 대체 가능한 활동을 설정하라.
- ♦ 운동을 위한 현실적인 시간 안배를 하라.
- ♦ 가능하다면 가족과 경험할 수 있는 운동을 만들어라.
- ♦ 자신의 일주일 계획에서 운동을 추가하라(가능한 한 언제든지 걷기, 몇몇 층은 엘리베이터를 타는 대신 계단을 오르내리기).
- ♦ 하루 코스로 할 수 있는 활동을 찾아라.
- ♦ 주말에 재미있고 대체 가능한 활동을 찾아라.
- ♦ 융통성을 허용하라.
- ♦ 운동을 계획한 시간을 놓친다면, 그 날이나 주중에 일 속에서 다른 시간에 계획을 짜라.
- ♦ 언제든 가능하다면 오락을 활용하라.
  - 체중운동을 할 때나 밖을 걷는 동안에 음악을 틀어라.
  - 트레드밀을 하는 동안 TV를 시청하라.
  - 언제든 테이프에 녹화된 책을 들어라.

자가치료와 가정 관리에서의 기능적인 훈련 FUNCTIONAL TRAINING IN SELF-CARE AND HOME MANAGEMENT

- ♦ 일상생활동작(ADL) 훈련
  - 몸치장과 화장실 이용을 위한 자세나 신체역학을 교육한다.
- ♦ 장치와 장비 사용과 훈련
  - 환자가 몸치장과 화장실 이용을 위한 적응할 수 있는 장치를 알도록 하고, 유용성에 대한 정보를 제공하라.
- ♦ 기능적인 훈련 프로그램
  - 환자가 그 지역에서 이용 가능한 허리 교실을 알게 하고, 적절하게 참고사항을 제공하라.
- ♦ 모의실험 환경
  - 목욕하기, 침대에서의 움직임, 이동과 옷입기 등과 관련한 행동, 임무, 활동 등을 재검토하라.
- ♦ 도구적 일상생활동작(IADL) 훈련
  - 가사일, 쇼핑, 정원일에 적용하기 위해서 신체역학의 원리를 재검토하고, Mr. Zacarro 는 이 활동들을 그의 아내와 함께 참여할 것이다.
- ♦ 부상 예방 또는 감소
  - 더 나아가 부상을 예방하기 위한 자가치료와 가정 관리를 위한 적절한 신체역학과 자세를 재검토하라.

직장, 지역사회 그리고 여가 통합 또는 재통합에서의 기능적인 훈련 FUNCTIONAL TRAINING IN WORK, COMMUNITY, AND LEISURE INTEGRATION OR REINTEGRATION

- ♦ 장치와 장비 사용과 훈련
  - 표면과 계단, 커브길에서 적절한 지팡이 사용을 재검토하라.
- ♦ 기능적인 훈련 프로그램들
  - 환자가 그의 지역에서 이용할 수 있는 허리 교실을 알게 하고 적절하게 참고사항을 제공하라.
  - 환자가 준비 되었을 때, 골프 스윙을 모의실험하고, 스윙과 공 회수를 수정하기 위한 적절한 피드백을 제공하라.
- ♦ 부상 예방 또는 감소
  - 더 나아가 부상을 예방하기 위한 지역사회, 여가활동과 과제, 활동을 위한 적절한 신체역학과 자세를 재검토하라.
- ♦ 여가, 활동과 훈련
  - 책 읽기, TV 시청하기, 골프를 하기 위한 적절한 자세의 교육과 모의실험은 척추의 자세 교정을 강조한다.

도수치료기술 MANUAL THERAPY TECHNIQUES

- ♦ 마사지
  - 결합조직 마사지/근막 이완[60]

- 위쪽 등세모근과 등, 허리 가시주위근육에

♦ 가동술/도수교정
- 연부조직
  - 앞 가슴벽
  - 목, 등, 허리 가시주위 근육들
  - 뒤통수밑근육
  - 위쪽 등세모근과 목갈비근, 목빗근
  - 마름근과 중간 등세모근
  - 엉덩관절의 굽힘근
  - 넙다리뒷근
- 척추관절[16,34]
  - 척추사이 공간을 늘리는 것과 척추사이 가동성을 개선하기 위해서 허리뼈에 도수견인하기
  - 등급 Ⅲ 과 Ⅵ 의 관절가동술
    - ▶ 가시돌기 또는 관절기둥 위로 뒤/앞 미끄러짐은 목뼈의 축성 폄을 증가시킨다.
    - ▶ PAIVM은 등뼈와 허리뼈의 폄을 증가시킨다.
    - ▶ 등뼈의 가시돌기나 양쪽 가로돌기의 뒤/앞 미끄러짐은 앞굽음을 다시 얻고, 가동성을 증가시킨다.
    - ▶ 허리뼈의 가시돌기와 양쪽 가로돌기의 뒤/앞 미끄러짐은 앞굽음증을 유발하고, 가동성을 증가시킨다.

보조기구와 장비의 적절한 처방, 적용 그리고 제작 PRESCRIPTION, APPLICATION, AND AS APPROPRIATE, FABRICATION OF DEVICES AND EQUIPMENT

♦ 곧은 지팡이
- 환자는 모든 표면에서 곧은 지팡이의 사용 교육이 제공될 것이다.

전기 치료 ELECTROTHERAPEUTIC MODALITIES

♦ EMS나 TENS는 통증과 경련을 감소시킨다.

물리적 요인과 기계 종류 PHYSICAL AGENTS AND MECHANICAL MODALITIES)

♦ 초음파
- 초음파는 통증을 감소시키고 조직의 관류(혈관 내 지속주입)와 산소공급과 조직으로의 영양공급을 증가시킨다.

♦ 열 치료
- 핫 팩은 근육의 신장성을 증가시키고 목, 등, 허리 근육에서 근육의 경련을 감소시킨다.

♦ 견인치료
- 간헐적/정적인 허리 견인치료는 척추사이관절의 공간을 증가시키고 신경뿌리 구멍을 벌려준다.

예상 목표와 기대 결과 ANTICIPATED GOALS AND EXPECTED OUTCOMES

♦ 병리학/병태생리학에 미치는 영향
- 관절부종, 감염이 12~15%로 감소된다.
- 근육 경련은 중등도에서 최소로 감소된다.
- 신경의 압박은 감소된다.
- 조직으로의 영양공급이 증가된다.
- 보행의 치료 초기 단계에서 NPS에 대해 통증은 허리에서 8/10에서 5/10으로 감소되고, 목과 등에서는 4/10에서 1-2/10으로 감소된다. 통증은 ODQ에 대해 30/50에서 20/50으로 감소된다.
- 연부조직의 염증, 부종과 제한은 줄어든다.
- 조직 관류와 산소공급은 증가한다.

♦ 손상에 미치는 영향
- 유산소 능력과 지구력은 6분 걷기 검사에서 4분에서 5분으로 증가된다.
- 균형감각은 향상된다. 눈을 뜬 상태에서 한 발로 균형 잡아 서는 것은 5초에서 10초로 향상되고, 눈감은 상태에서 양 발로 동적인 서서 균형 유지는 가끔씩의 접촉보호가 필요하다.
- 일의 단위 당 에너지 소비는 감소된다.
- 보행은 향상되고 그 결과, 보행 패턴은 정상이 된다.
- 관절 통합성과 가동성은 목뼈, 등뼈, 허리뼈에서 10~15% 개선된다.
- 근육길이는 넙다리뒷근, 엉덩허리근, 넙다리곧은근에서 10% 정도 개선된다.
- 근 수행력(근력, 일률, 지구력)은 배근과 등의 폄근, 목의 폄근에서 4/5로 증가된다.
- 최적의 관절 정렬이 이루어진다.
- 신체 부분 위의 최적의 부하가 이루어진다.

- 자세 조절이 개선된다. FHP는 줄어든다. 최소의 허리 앞굽음이 이루어진다.
- 신체 분절의 사이와 가로지르는 움직임의 질은 향상된다.
- 이완은 증가된다.
- 목, 등, 허리의 관절가동범위는 정상으로 개선된다.

♦ 기능적인 제한에 미치는 영향
- 요구되는 일, 자가치료, 가정관리, 지역사회, 여가 역할을 맡거나 재개하는 능력이 개선된다.
- 보조장비와 설비가 있거나 없이 하는 자가치료, 가정관리, 일, 그리고 여가에서 ADL/IADL에 관련된 신체 움직임, 과제, 활동들을 독립적으로 수행하는 능력이 증가된다.
- 과제 수행에 요구되는 감독 수준은 감소된다.
- 적절한 자세로 앉고, 골프를 하고 걷기 위한 인내력이 증가되어진 것과 같이 자세와 움직임, 과제, 활동 등의 인내력이 증가된다.

♦ 위험 감소/예방
- 주의사항과 바른 휴식 자세의 감지가 달성된다.
- 신체조직 위의 압박은 줄어든다.
- 신체부분의 보호는 증가된다.
- 위험요인은 감소된다.
- 재발되는 위험조건은 감소된다.
- 2차 손상의 위험은 감소된다.
- 안전성이 증가된다.
- 징후의 자가치료는 개선된다.

♦ 건강, 웰니스, 운동에 미치는 영향
- 건강한 습관, 영양, 신체적 활동, 건강관리, 예방 등을 촉진하는 행동이 요구된다. BMI 지수는 현재 28이다.
- 결정과정은 헬스, 웰니스, 피트니스의 필요와 관련되어 강화된다.
- 건강, 건강상태, 신체적 능력, 신체적 기능 등이 개선된다.

♦ 사회적 지원에 대한 영향
- 이용할 수 있는 자원들이 최대한으로 이용된다.
- 문서화는 환자관리와 모든 환경을 통해서 이루어지고, *APTA의 '물리치료 지침서(Guidelines for Physical Therapy Documentation)'* 을 따른다.[58]

♦ 환자/고객 만족
- 제공된 접근성, 이용가능성, 서비스들은 환자와 의뢰인에게 만족스럽다.
- 사례는 치료 과정 전체를 통해 관리된다.
- 물리치료사의 임상적 숙련과 대인관계 기술은 환자와 의뢰인에게 만족스럽다.
- 치료의 협조는 환자와 의뢰인에게 만족스럽다.
- 서로 다른 분야의 공동연구는 사례의 협의를 통해 이루어진다.
- 진단, 예후, 중재, 예상목표와 기대결과의 이해에 대한 환자의 지식과 인지가 증가된다.
- Well-being의 감각은 개선된다.
- 스트레스 발생이 감소된다.

재검사 REEXAMINATION

재검사는 치료과정 전체를 통해 이루어진다.

퇴원 DISCHARGE

Zacarro씨는 총 14회의 물리치료 회기 후 물리치료를 그만두게 되었고, 그의 목표와 기대를 달성하게 되었다. 이 회기 동안 모든 치료과정을 다루었다. 그는 목표와 기대했던 결과를 이루었기 때문에 퇴원하였다.

사례 연구 #3: 앞전위증 Anterolisthesis

Rachel Merlo는 17살 여성이고 앞전위증을 가지고 있고, 3주 동안 왼쪽 옆쪽 허리통증을 호소했다.

물리치료사 검진 PHYSICAL THERAPIST EXAMINATION

병력 HISTORY

♦ 일반적인 인적사항: Rachel은 17세 백인 여성이고 모국

어는 영어이다. 그녀는 왼손잡이 이다.

- 사회적 병력: Rachel은 부모님과 살고 있다. 그녀는 15살 여동생과 11살 남동생이 있다.
- 고용/일: 그녀는 현재 고등학교 저학년이다. 그녀는 체조 팀의 일원으로 일주일에 22시간 훈련이 요구된다.
- 생활 환경: 그녀는 교외에서 그녀의 가족들과 함께 살고 있다.
- 일반적인 건강 상태
  - 일반적인 건강 인식: 그녀는 건강상태가 좋다고 진술했다.
  - 신체적 기능: 정상
  - 심리적 기능: 정상
  - 역할 기능: 딸, 학생, 체조선수
  - 사회적 기능: 그녀는 독서와 모든 스포츠 활동들을 즐긴다.
- 사회/건강 습관: 그녀는 비흡연자이고 술은 마시지 않는다고 진술했다.
- 가족력: 그녀의 어머니는 허리통증이 있고, 아버지는 통풍성 관절염과 경계성 고혈압이 있다.
- 의학/외과적 병력: 그녀는 연골무름증과 운동으로 유발된 천식의 병력이 있다.
- 입원 경험: 없음
- 이전에 있던 의학적 문제나 기타 건강관련질환: 그녀는 운동 후에 가끔씩 허리통증이 있었다. 그녀는 작년에 유사한 증상이 있었으나, 일주일 휴식 후 자연치유되었다고 보고한다.
- 현재 상태/주호소: 그녀는 지난 3주 동안 왼쪽 옆쪽 허리통증을 호소했다. 그녀는 이 통증이 체조에서 새로운 기술(전체 혹은 반이 마루에 닿는)을 배운 후 생겼다고 보고 한다.
- 기능적인 상태와 활동수준: 그녀는 전체적으로 ADL과 IADL 에서 독립적이다. 그러나 그녀는 어떤 동작 즉 비틀기나 폄을 할 때 통증을 경험한다. 그녀는 일주일에 22시간 체조훈련을 하고, 또한 트랙 팀의 일원이라고 보고 했다.
- 약물: Advil, arnica, ventalin
- 다른 임상적 검사: 방사선 사진은 허리뼈 4번과 5번에서 등급 Ⅰ의 앞전위증을 보여준다.

신체계통 조명 SYSTEMS REVIEW

- 심혈관/폐
  - 혈압(BP): 110/70 mmHg
  - 부종: 없음
  - 심박수(HR): 65 bpm
  - 호흡수(RR): 11 bpm
- 피부계
  - 흉터형성 상태: 없음
  - 피부색: 정상
  - 피부 상태: 정상
- 근육뼈대계
  - 전체적인 관절가동범위
    - 허리뼈에서의 관절가동범위는 아래쪽 1/4 검진에서 확인했듯이 체조에서 이차적으로 과도한 가동성이 확인되었다.
  - 전체적인 근력: 배근과 허리 폄근은 감소되어 있다.
  - 전체적인 대칭성
    - 약간의 오른쪽 등, 왼쪽 허리 옆굽이증(scoliosis)
    - 증가된 허리 앞굽음
    - 양쪽 무릎 뒤굽음(genu recurvatum)
    - 양쪽 발의 평발(pes planus)
  - 키: 1.67 m
  - 몸무게: 52.16 kg
- 신경근육계
  - 양쪽의 정적, 동적 선 자세 균형: 정상
- 의사소통, 감정, 인지, 언어, 학습 유형
  - 의사소통, 감정, 그리고 인지: 명료하고 요구를 전달하는 것이 가능하다.
  - 정서: 정상
  - 학습 유형: 청각적 학습자

검사와 측정 TESTS AND MEASURES

- 유산소 능력/지구력
  - 그녀는 60분 안에 걷기/조깅으로 5.5 마일을 갈 수 있다.
- 인체측정학적 특징
  - BMI = 705 x (몸무게 lbs/키^2 inch)
  - Rachel의 BMI = 18.61이고 이것은 정상으로 사료

된다.

- ♦ 보조장비 및 적용장비
  - Rachel은 체육관에서 마루운동을 하는 동안 탄력있는 등지지대를 사용한다.
- ♦ 뇌신경과 말초신경의 통합성
  - 양 다리에서 감각은 정상
- ♦ 인체 공학과 신체 기전
  - 자가치료, 가정관리, 직업, 지역사회, 여가생활, 과제 등을 하는 동안 신체역학적 분석에서 의자나 소파에 앉는 동안 모든 활동에서 불량한 자세를 보였다.
    - ■ 그녀는 책을 읽을 때나 숙제를 할 때, TV를 시청할 때, 컴퓨터를 사용할 때 몸을 앞으로 숙이는 경향이 있다.
- ♦ 보행, 이동 그리고 균형: 정상
- ♦ 관절 통합성과 가동성
  - 관절 통합성과 가동성 평가는 골운동학과 관절운동학 뿐만 아니라, 관절의 구조적 상태 또한 포함된다. 이것은 인대 안정성, 압축, 신연검사, 충격검사, 그리고 관절놀이 등을 평가하기 위해 고안된 특별한 검사를 포함한다.[34]
  - 허리뼈
    - ■ PPIVM 검사
      - ▶ 과도한 가동성, 폄과 돌림에서 근육의 끝 느낌은 근육경련을 나타낸다.
      - ▶ 다른 모든 움직임들은 정상이었다.
    - ■ PAIVM 검사
      - ▶ 폄: 뒤/앞쪽 미끄러짐은 L4-5에서 중등도의 과가동성 이었고, L5-S1에서는 빈 끝 느낌이었고, L1-4에서는 약간 과가동성 이었다.
      - ▶ 돌림: 가로돌기는 양쪽에서 중등도 과가동성이었고 왼쪽이 오른쪽 보다 더 심했다.
- ♦ 운동 기능
  - 기민함과 협응력 그리고 민첩성: 정상
- ♦ 근 수행력
  - 동력측정법으로 측정한 결과, 오른손 악력은 80 lbs 이었고, 왼손 악력은 90 lbs로 나타났다(정상을 의미하는 환자의 나이는 발표되지 않았고, 환자 나이 20-24세 에서의 정상은 오른손 70.4 lbs, 왼손 61 lbs이다).[77]
  - MMT는 정상 조건에서 벗어나는 다음 결과들을 보여주었다.
    - ■ 등뼈 폄근: 4/5
    - ■ 배근: 4/5
  - 근육 긴장(촉진)
    - ■ 경련
      - ▶ 양쪽 등과 허리주위근 L>R
      - ▶ 양쪽 위쪽 등세모근 L>R
      - ▶ 마름근과 양쪽 중간 등세모근 L>R
    - ■ 뼈의 촉진
      - ▶ L4-5에서 내려가는 기형이 나타난다.
- ♦ 교정, 보호, 그리고 지지 장비
  - 체육관에서 사용하기 위한 탄력 있는 허리지지대
- ♦ 통증
  - NPS
    - ■ 체조 연습 후 허리에서 NPS에 대한 통증은 6/10 이다(0 = 통증 없음, 10 = 최대 통증).
    - ■ 환자는 그녀의 통증이 휴식을 취할 때 3/10이라고 진술한다.
    - ■ 통증은 폄의 끝 범위와 왼쪽 돌림에서 보고된다.
    - ■ Downie와 동료들[35]은 NPS가 더 좋은 실행을 한다고 보고 했더라도, VAS와 NPS 사이와 SDS는 높은 일치를 보인다고 기술했다.
    - ■ Jensen은 NPS가 가장 좋은 실행 도구라는 것을 발견했다.[78]
- ♦ 자세
  - 모든 관절에서 관찰적 평가가 수행되었고, 눈금사진과 수직선을 사용했다.(그림 6-6)
      - ▶ 가쪽 관점: 허리뼈의 과도한 앞굽음, 무릎의 뒤굽음
      - ▶ 앞쪽 관점: 양쪽 발의 평발
    - ■ 뒤쪽 관점: 등뼈의 오른쪽으로 약간, 허리뼈의 왼쪽으로 옆굽이증, 허리뼈의 과도한 앞굽음. 양쪽 발의 평발
- ♦ 관절가동범위
  - 기능적 가동범위: 모든 범위에서의 증가된 신장성
  - 관절의 능동적/수동적 움직임
    - ■ 허리뼈(경사측정기)
      - ▶ 굽힘 = 80°

    - ▶ 폄 = 70°
    - ▶ 옆쪽 굽힘 = 양쪽으로 45°
    - ▶ 돌림 = 양쪽으로 50°
  - ● 근육 길이
    - ■ 아래 허리의 폄근은 뻣뻣함.
    - ■ 다른 모든 근육들은 증가된 근육 길이를 보여준다.
- ♦ 반사 통합성
  - ● 깊은힘줄반사(DTR)와 근긴장성 반사: 정상
- ♦ 자가치료와 가정 관리
  - ● 그녀는 집안 활동을 돌림과 폄을 제거하기 위해 수정했다.
  - ● 자가치료, 가정관리 활동, 업무, 활동들을 안전하게 수행할 수 있는지에 대한 인터뷰에서, 환자는 정상으로 수행되는 것을 발견했다. 그러나 모든 과제에서 지나친 폄과 돌림은 고통스러웠다.
- ♦ 직장, 지역사회 그리고 여가 통합 또는 재통합
  - ● Rachel은 완치할 때까지 체육과목에서의 양해를 구했다.
  - ● 그녀는 지나친 돌림과 폄과 힘찬 착지를 없애기 위해 그녀의 체육관 운동을 수정했다.
  - ● 지역사회, 여가활동, 과제, 활동을 안전하게 수행 할 수 있는지에 대한 인터뷰에서, 환자는 그것들을 잘 할 수 있다고 밝혔지만, 그러나 모든 과제에서 지나친 폄과 돌림은 고통스러웠다.

평가 EVALUATION

Rachel의 병력과 이전에 나타난 위험요소는 그녀가 17세의 여성이고, 비흡연자이고, 술을 마시지 않고, 활력 있는 운동선수이고, 3주 동안의 왼쪽 옆쪽 허리통증을 호소하고 있음을 보여준다. 그녀는 통증이 있고, 잘못된 자세, 과도한 가동성, 근육 약화, 근육 경련, 허리뼈에서 운동수행 손상이 있다.

진단 DIAGNOSIS

Rachel은 그녀의 허리 왼쪽 옆쪽에 통증을 동반한 앞전위증으로 진단되었다. 그녀는 인체 공학과 신체 기전; 관절 통합성과 가동성; 근 수행력; 자세; 관절가동범위 등의 손상이 있다. 그녀는 자가치료, 가정관리, 학교, 지역사회, 여가활동, 과제 그리고 활동들 등에서 기능적으로 제한되었다. 이러한 소견은 패턴 F 절차와 일치한다: 손상된 관절가동성, 운동 기능, 근수행력, 관절가동범위와 척수질병과 관련된 반사 통합성. 확인된 손상은 예후와 치료 계획의 결정을 안내할 것이다.

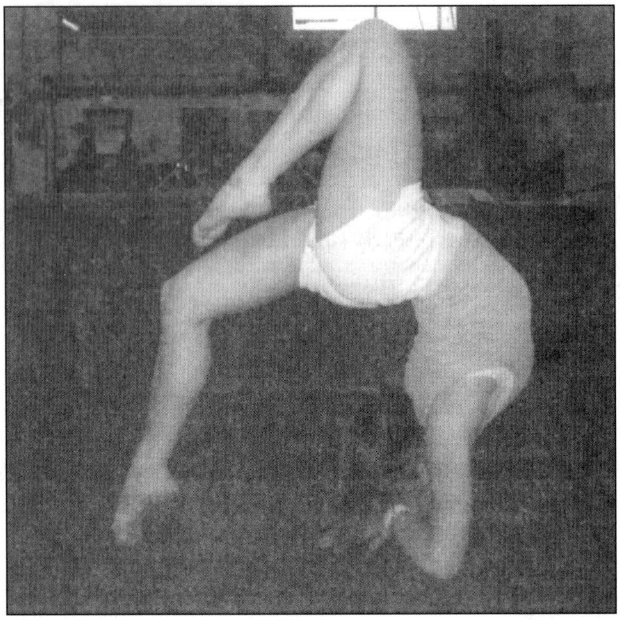

그림 6-6. 전형적인 체조 자세.

예후와 치료계획 PROGNOSIS AND PLAN OF CARE

방문 과정 동안 다음의 상호간에 설정된 결과들이 확정되어졌다.

- ♦ 피트니스가 향상된다.
- ♦ 건강한 습관을 기르고, 웰니스, 그리고 예방 등의 행동 지식이 개선된다.
- ♦ 근육의 길이는 증가된다.
- ♦ 근 수행력이 증가된다.
- ♦ 근육경련은 감소된다.
- ♦ 신체 능력이 개선된다.
- ♦ 허리뼈의 신체 기능이 개선된다.
- ♦ 자세조절이 개선된다.
- ♦ 위험 요소가 감소된다.
- ♦ 2차 손상의 위험이 감소된다.
- ♦ ROM이 증가된다.

♦ 스트레스는 감소된다.

이러한 결과들을 달성시키기 위해 환자를 위한 적절한 중재가 결정된다. 이것들은 협응력; 의사소통; 문서화; 환자/고객 관련 교육; 운동치료; 자가치료와 가정 관리에서 기능적 훈련; 일에서의 기능적 훈련; 지역사회, 여가통합과 재통합에서의 기능적 훈련; 도수치료기술; 처방, 적용, 그리고 적절하게, 장비와 설비의 제작; 전기 치료; 물리적 요인과 기계 종류 들을 포함할 것이다.

진단과 예후에 기초하여 Rachel은 6~8주 이상 8~12회의 방문 기간이 필요하다. 그녀는 좋은 사회적 지원이 있고, 동기부여가 잘 되어 있었다.

중재 INTERVENTIONS

선택된 중재에 대한 근거 RATIONAL FOR SELECTED INTERVENTION

치료적 운동 (Therapeutic exercise)

유산소 운동은 척추 앞전위증이나 허리통증 환자의 치료에서 심장혈관의 향상을 돕는데 이롭다. 이것은 환자가 통증 때문에 제한되는 것을 감소시킬 것이다. 허리통증 환자의 치료에서 근지구력, 운동 조절과 역학적 능률을 향상시키는 유산소 운동은 체중감량과 감소된 불안과 우울증과 관련된 좋은 심리적 영향의 추가적인 유익을 제공한다.[84] 독자는 사례연구 #1의 유산소 운동에 대하여 추가적인 정보를 참조하라.

유연성 운동과 신장 운동은 허리뼈에서 정상 관절가동범위를 수립하기 위해 근육과 다른 연부조직의 신장성을 향상시킨다. 몸통의 깊은 근육을 재훈련 하는 것은 급성 허리통증의 회복에 긍정적인 영향을 준다는 것에 대한 증가이다.[9] 독자는 더 나은 해설을 위해 사례연구 #2의 이론적 근거를 참조하라.

허리의 안정화는 허리와 골반 부분을 보호하고 지지하기 위해 필요한 근육의 조절을 다시 얻는 것을 도와주기 위해 고안된다. 허리골반 부분을 안정시키기 위해 요구된 적절한 근육들을 훈련시키고 촉진하기 위해 운동학습 원리에 의존한다. 안정화 운동은 운동감각의 인식과 위치감각을 기르기 위해서 피드백하는 기법들을 짜 넣는다.[56]

허리의 안정화 프로그램들은 환자가 깊은 몸통 근육조직의 부분적 조절을 다시 배우게 함으로써 시작한다(배가로근, 뭇갈래근, 골반 바닥, 그리고 가로막). 그 프로그램은 추가되는 닫힌사슬활동 동안 분절 조절을 유지하는 것과 열린사슬의 기능적 활동에 증가된 중력의 부하를 유지하는 것을 포함하도록 진행된다.[56]

도수치료기술 (Manual therapy techniques)

Bang과 Deyle[88]와 여러 다른 사람[34,60]은 도수정형치료 중재와 관련한 관절가동범위, 통증, 기능의 향상을 설명했는데, 중재는 척추와 사지관절의 뻣뻣한 통증환자의 관리에 사용되었다.[16,34] 도수치료기술은 조직의 신장성, 관절의 가동성, 통증조절, 경련의 감소, 연부조직 부종 감소 등을 강화하기 위한 숙련된 손의 사용을 포함한다.[58] 독자는 도수치료의 이론적 근거의 추가적인 정보를 사례연구 #1 에서 참조할 수 있다.

전기 치료 (Electrotherapeutic modalities)

전기 치료는 통증과 근육 경련 등을 감소시키고 연부조직의 긴장을 이완시킨다는 것이 문서로써 증명된다. 독자는 사례연구 #1에서 이 양상들을 위한 이론적 근거를 참조할 수 있고 전기 치료들의 이론적 근거의 추가적인 정보를 얻을 수 있다.

물리적 요인과 기계 종류 (Physical agents and mechanical modalities)

열 치료는 조직의 관류와 산소공급을 높이기 위한 습열의 사용을 포함한다.[65] 독자는 물리적 요인과 기계 종류를 위한 이론적 근거의 추가적인 정보를 위해 이들 기구의 이론적 근거를 사례연구 #1에서 참조할 수 있다.

협응, 의사소통 그리고 기록 COORDINATION, COMMUNICATION, AND DOCUMENTATION

Rachel과 그의 가족들이 그녀가 훈련 프로그램을 하는 동안 그녀를 지지할 수 있도록 의사소통을 하게 될 것이다. 환자 관리의 모든 요소는 문서화될 것이다. 치료의 계획은 발전할 것이고 환자와 의논 되어질 것이다.

환자/고객 관련 교육 PATIENT/CLIENT-RELATED INSTRUCTION

그녀의 현재 상태, 손상과 기능적 제한에 대한 교육이 의논 되어질 것이다. 환자는 적절한 신체역학, 적절한 자세와 중심부 안정화에 대해 교육받을 것이다. 불량한 자세가 유산소 능력과 기능적 활동에 미치는 영향을 포함하여 위험 요인들이 의논 되어질 것이다. 여가 활동을 위한 인간공학의 지도와 신체역학이 안내될 것이다.

치료적 운동 THERAPEUTIC EXERCISE

- 유산소 능력/지구력 상태
  - 그녀는 체조와 트랙 팀을 위해 유산소 운동을 계속할 것이다.
- 균형, 협조성, 그리고 민첩성 훈련
  - 그녀는 계속해서 그녀의 팀과 함께 체조 연습을 해왔기 때문에 그녀의 균형, 협응력 그리고 민첩성은 평균 이상이다.
- 신체 기전과 자세 안정화
  - 신체 기전 훈련
    - 학교와 여가활동을 위한 적절한 앉기 자세
    - 트랙을 뛰는 것과 체조 동작을 수행하는 동안의 적절한 신체역학의 사용
    - 적절한 들어올리기와 옮기기의 교육
    - 적절한 구부리기 교육
  - 자세 인식 훈련
    - 척추자세 손상을 교정하기 위해 구두지시나 거울 사용
    - 등뼈, 허리뼈의 적절한 정렬
    - 적절한 정렬의 시각적 정보를 위한 거울의 사용
    - 거울 앞에서 운동 볼 위에 앉기
    - 고무롤러 위에 서기
    - 고구롤러 쿠션(예를 들면, airex)위에 양 발로 서기
    - 옆쪽으로 미끄러지기
    - 꼬기(braiding)
    - 균형 빔
    - 장애물 코스
    - 집과 차, 사무실 주변 모두를 주목하라
  - 자세 조절 훈련
    - 등뼈, 허리뼈의 올바른 정렬
    - 변위하는 동안 골반 안정화와 적절한 자세의 위치
      - 누운 자세에서 앉기, 서기, 걷기로
      - 앉은 자세에서 무릎 굽히기로
      - 반 무릎 자세에서 일어서기로
      - 학교와 집에서 기능적인 활동
    - 차를 운전하는 것과 뛰기 그리고 체조 동작 수행을 포함한 여가에서 기능적인 활동으로 자세의 변환
  - 자세의 안정화 활동들[94]
    - 골반의 중립 위치 유지
    - 골반의 중립적 자세를 유지하고 팔다리 움직임을 독립적으로 시작한다. 예를 들면, 5번 반복하고 10번 반복의 3세트로 늘린다.
    - 무게를 더해서 시작한다. 예를 들면, 낮은 무게에서 8～12번 반복하고 적절히 늘린다.
    - 골반 위치의 조절을 배우는 동안 앉기 운동을 위해 공을 이용한다.
    - 운동 볼 위에서 골반을 조절하고 사지를 독립적으로 움직인다.
    - 위에서 설명한 대로 반복 횟수와 무게를 추가한다.
    - 고무롤러와 불안정한 표면의 흔들림 보드 또는 고무롤러 쿠션 같은 것들을 사용해서 두 발과 한 발로 앉거나 서기를 포함한다.
    - 균형 빔을 이용한다.
    - 장애물 코스를 이용한다.
    - 중력중심점과 지지면을 환자 밖으로 이동시키라고 요구한다.
    - 허리뼈를 중립으로 유지하면서 크기나 무게에 변화를 주어 물건을 들어올리거나 옮기는 것을 훈련하는데, 작고 가벼운 물건부터 시작한다.
    - 네발자세, 무릎 꿇기, 앉기, 서기 등은 사지 움직임과 함께 자세 안정화를 통합시킨다.
- 유연성 운동
  - 근육의 길이
    - 고양이나 낙타는 참을 수 있을 만큼 허리와 등뼈를 중립으로 펴는 것이 허용된다.
  - 관절가동범위
    - 그녀는 이미 과운동 상태이므로 허리의 관절가동

범위를 유지한다.
- 신장
  - 신장운동은 워밍업을 한 후에 시행하고, 심호흡과 함께 느리고 안정된 신장을 하고, 30~60초 정도 유지한다.
  - 하루에 2~3회 시행하고, 최소한 2~3번 반복 한다.
  - 아래쪽 허리 폄근을 위한 기도하는 신장 자세

♦ 이완
- 호흡에 중점을 둔 Jacobson 이완 기법
- 전체적인 이완을 유도하기 위한 시각화와 형상화

♦ 근력, 힘 그리고 지구력 훈련
- 벽 짚고 푸시-업 하기
- 무릎을 굽혀서 하는 배근 강화운동은 짧은 지렛대 팔로 시작하고, 참을 수 있는 만큼 진행한다.
- 팽팽한 배근은 척추의 중립적 정렬에 필요하고 한쪽의 상지 굽힘을 수행한다.
- 양쪽으로 상지 굽힘을 진행한다.
- 한쪽 무릎을 가슴으로 당긴다.
- 하나의 상지와 같은쪽 엉덩관절과 무릎에서 가슴으로 동시에 굽힘하는 것으로 진행한다.
- 하나의 상지와 반대쪽 엉덩관절과 무릎에서 가슴으로 동시에 굽힘하는 것으로 진행한다.
- 저항을 증가시키기 위해 무게나 탄력밴드를 사용 한다.

규칙적인 운동 프로그램 유지가 이 환자에게 서서히 스며들게 될 것이다. 이렇게 하기 위해 몇몇 중요한 요인이 있는데, 그것은 운동 프로그램의 성취에 유용할 것이고, 환자는 생활에 기초해서 할 수 있을 것이다. 이 조언은 환자/고객 관련 교육의 한 부분으로 포함될 것이고, 다음의 몇 개 또는 모두를 포함할 것이다.

♦ 가능하다면 즐길 만한 활동과 대체 가능한 활동을 설정하라.

♦ 운동을 위한 현실적인 시간 안배를 하라.

♦ 가능하다면 가족과 경험할 수 있는 운동을 만들어라.

♦ 자신의 일주일 계획에서 운동을 추가하라(가능하다면 학교를 걸어가라).

♦ 하루 코스로 할 수 있는 활동을 찾아라.

♦ 주말에 재미있고 대체 가능한 활동을 찾아라.

♦ 융통성을 허용하라.

♦ 운동을 계획한 시간을 놓친다면, 그 날이나 주중에 일 속에서 다른 시간에 계획을 짜라.

♦ 언제든 가능하다면 오락을 활용하라.
- 체중운동을 할 때나 밖을 걷는 동안에 음악을 틀어라.
- 트레드밀을 하는 동안 TV를 시청하라.
- 언제든 테이프에 녹화된 책을 들어라.

자가치료와 가정 관리에서의 기능적인 훈련
FUNCTIONAL TRAINING IN SELF-CARE AND HOME MANAGEMENT

♦ 일상생활동작(ADL) 훈련
- 모든 일상생활동작 중에서 중립적인 척추 자세를 유지하도록 환자가 인식하게 만들어라.

♦ 장치와 장비 사용과 훈련
- 탄력있는 허리 지지대 사용을 위한 적응증을 인식하게 만들어라.

♦ 기능적인 훈련 프로그램
- 환자가 준비되었을 때 비틀기와 펌 동작을 동시에 하고 적절한 피드백을 제공하라.

♦ 도구적 일상생활동작(IADL) 훈련
- 컴퓨터나 독서, 숙제하기 등을 포함한 활동들의 수행에 적용하기 위해서 신체역학의 원리를 재검토하라.

♦ 부상 예방 또는 감소
- 더 나아가 부상을 예방하기 위한 자가치료와 가정 관리를 위한 적절한 신체역학과 자세를 재검토하라.

직장, 지역사회 그리고 여가 통합 또는 재통합에서의 기능적인 훈련
FUNCTIONAL TRAINING IN WORK, COMMUNITY, AND LEISURE INTEGRATION OR REINTEGRATION

♦ 장치와 장비 사용과 훈련
- 체조 활동에서 적절한 탄력 있는 허리지지대의 사용을 재검토하라.
- 기능적인 훈련 프로그램들
- 환자가 준비 되었을 때, 비틀기와 펌 동작을 동시에 하고 적절한 피드백을 제공하라.
- 부상 예방 또는 감소

- 더 나아가 부상을 예방하기 위한 지역사회, 여가활동과 과제, 활동을 위한 적절한 신체역학과 자세를 재검토하라.

♦ 여가, 활동과 훈련
- 책 읽기, TV 시청하기, 컴퓨터 하기 위한 적절한 자세의 교육과 모의실험은 척추의 자세 교정을 강조한다.

도수치료기술 MANUAL THERAPY TECHNIQUES

♦ 마사지
- 결합조직 마사지/근막 이완60
  - 위쪽과 중간 등세모근, 마름근, 등과 허리 가시주위 근육에

♦ 가동술/도수교정
- 연부조직
  - 등, 허리 가시주위 근육들
  - 위쪽과 중간 등세모근
  - 마름근

보조기구와 장비의 적절한 처방, 적용 그리고 제작 PRESCRIPTION, APPLICATION, AND AS APPROPRIATE, FABRICATION OF DEVICES AND EQUIPMENT

♦ 탄력 있는 허리지지대
- 환자가 체조 기술을 훈련하는 동안 탄력 있는 허리지지대 사용이 환자에게 제공될 것이고, 교육되어질 것이다.

전기 치료 ELECTROTHERAPEUTIC MODALITIES

♦ EMS나 TENS는 통증과 경련을 감소시킨다.

물리적 요인과 기계 종류 PHYSICAL AGENTS AND MECHANICAL MODALITIES)

♦ 초음파
- 초음파는 통증을 감소시키고 조직의 관류(혈관 내 지속주입)와 산소공급과 조직으로의 영양공급을 증가시킨다.

♦ 열 치료
- 핫 팩은 근육의 신장성을 증가시키고 목, 등, 허리근육에서 근육의 경련을 감소시킨다.

예상 목표와 기대 결과 ANTICIPATED GOALS AND EXPECTED OUTCOMES

♦ 병리학/병태생리학에 미치는 영향
- 근육 경련은 감소된다.
- 조직으로의 영양공급이 증가된다.
- 통증은 휴식 시 3/10에서 0/10으로 감소되고, 활동 후에는 허리에서 6/10에서 3/10으로 감소된다.
- 연부조직의 염증, 부종과 제한은 줄어든다.
- 조직 관류와 산소공급은 증가한다.

♦ 손상에 미치는 영향
- 일의 단위 당 에너지 소비는 감소된다.
- 허리 폄근의 길이는 정상으로 늘어난다.
- 근육 힘은 배근과 등의 폄근에서 5/5로 증가된다.
- 최적의 관절 정렬이 이루어진다.
- 신체 부분 위의 최적의 부하가 이루어진다.
- 자세 조절과 정렬, 그리고 인식이 개선되고 그녀가 기능적인 활동들을 하는 동안 적절한 자세의 유지가 가능해진다.
- 신체 분절의 사이와 가로지르는 움직임의 질은 향상된다.
- 이완은 증가된다.
- 관절가동범위는 유지된다.

♦ 기능적인 제한에 미치는 영향
- 요구되는 일, 자가치료, 가정관리, 지역사회, 여가 역할을 맡거나 재개하는 능력이 개선된다.
- 보조장비와 설비가 있거나 없이 하는 자가치료, 가정관리, 일, 그리고 여가에서 ADL/IADL 에 관련된 신체 움직임, 과제, 활동들을 독립적으로 수행하는 능력이 증가된다.
- 과제 수행에 요구되는 감독 수준은 감소된다.
- 환자는 학교에서의 체육수업을 다시 시작하게 된다.
- 자세와 움직임, 과제, 활동 등의 인내력이 증가된다.

♦ 위험 감소/예방
- 주의사항과 바른 휴식 자세의 감지가 달성된다.
- 신체조직 위의 압박은 줄어든다.
- 신체부분의 보호는 증가된다.
- 위험요인은 감소된다.

- 재발되는 위험조건은 감소된다.
- 2차 손상의 위험은 감소된다.
- 안전성이 증가된다.
- 징후의 자가치료는 개선된다.

♦ 건강, 웰니스, 운동에 미치는 영향
- 건강한 습관, 건강관리, 예방 등을 촉진하는 행동이 요구된다.
- 결정과정은 헬스, 웰니스, 피트니스의 필요와 관련되어 강화된다.
- 건강, 건강상태, 신체적 능력, 신체적 기능 등이 개선된다.

♦ 사회적 지원에 대한 영향
- 이용할 수 있는 자원들이 최대한으로 이용된다.
- 문서화는 환자관리와 모든 환경을 통해서 이루어지고, *APTA의 '물리치료 기록 지침서(Guidelines for Physical Therapy Documentation)'*를 따른다.[58]

♦ 환자/고객 만족
- 제공된 접근성, 이용가능성, 서비스들은 환자와 의뢰인에게 만족스럽다.
- 사례는 치료 과정 전체를 통해 관리된다.
- 물리치료사의 임상적 숙련과 대인관계 기술은 환자와 의뢰인에게 만족스럽다.
- 치료의 협조는 환자와 의뢰인에게 만족스럽다.
- 서로 다른 분야의 공동연구는 사례의 협의를 통해 이루어진다.
- 진단, 예후, 중재, 예상목표와 기대결과의 이해에 대한 환자의 지식과 인지가 증가된다.
- Well-being의 감각은 개선된다.
- 스트레스 발생이 감소된다.

재검사 REEXAMINATION

재검사는 치료과정 전체를 통해 이루어진다.

퇴원 DISCHARGE

Rachel은 총 10회의 물리치료 회기 후 물리치료를 그만두게 되었고, 그녀의 목표와 기대를 달성하게 되었다. 이 회기 동안 모든 치료과정을 다루었다. 그녀는 목표와 기대했던 결과를 이루었기 때문에 퇴원하였다.

참고문헌 REFERENCES

1. Williams PL, ed. *Gray's Anatomy.* 38th ed. New York, NY: Churchill Livingstone; 1995.
2. Bogduk N, Twomey LT. *Clinical Anatomy of the Lumbar Spine.* 2nd ed. Melbourne, Australia: Churchill Livingstone; 1991.
3. Grieve GP. *Common Vertebral Joint Problems.* 2nd ed. Edinburgh, England: Churchill Livingstone; 1988.
4. Nachemson A, Morris JM. In vivo measurement of intradiscal pressure. *J Bone Joint Surg.* 1964;46A:1077-1092.
5. Simons DG, Travell JG, Simons LS. *Myofascial Pain and Dysfunction.* 2nd ed. Philadelphia, Pa: Lippincott Williams & Wilkins; 1999.
6. Bogduk N. A reappraisal of the anatomy of the human erector spinae. *J Anatomy.* 1983;131:525-540.
7. Dory MA. Arthrography of the lumbar facet joints. *Radiology.* 1981;140:23-27.
8. Hides JA, Stokes MJ, Saide M, Jull GA, Cooper DH. Evidence of lumbar multifidus wasting ipsilateral to symptoms in patients with acute/subacute low back pain. *Spine.* 1994;19:165-172.
9. Vleeming A, Mooney V, Dorman T, Snijders C, Stoeckart R, eds. *Movement, Stability and Low Back Pain: The Essential Role of the Pelvis.* 1st ed. New York, NY: Churchill Livingstone; 1997.
10. Porterfield C, DeRosa JA. The spine. In: Malone TR, McPoil T, Nitz AJ, eds. *Orthopedic and Sports Physical Therapy.* 3rd ed. St. Louis, Mo: Mosby; 1997.
11. White AA, Panjabi MA. *Clinical Biomechanics of the Spine.* 2nd ed. Philadelphia, Pa: Lippincott; 1990.
12. McKenzie R, May S. *The Lumbar Spine: Mechanical Diagnosis and Therapy.* 2nd ed. Waikanae, New Zealand: New Zealand Publications Inc; 2003.
13. Kapandji IA. *The Physiology of the Joints, Vol 3, The Trunk and the Vertebral Column.* Edinburgh, Scotland: Churchill Livingstone; 1974.
14. Greenman P. *Principles of Manual Medicine.* 2nd ed. Baltimore, Md: Williams & Wilkins; 1996.
15. Lee D. *The Thorax: An Integrated Approach.* 2nd ed. British Columbia, Canada: Churchill Livingstone; 2003.
16. Kaltenborn F, Evjenth O, Laltenborn T, Vollowitz EL. *The Spine Basic Evaluation and Mobilization Techniques.* Minneapolis, Minn: OPTP; 1993.
17. Boisonnault WG. *Examination in Physical Therapy Practice Screening for Medical Disease.* 2nd ed. New York, NY: Churchill Livingstone; 1995.
18. Garrett WE, Nikolauo PK, Ribbeck BM, Glisson RR, Seaber AV. The effect of muscle architecture on the biomechanical failure properties of skeletal muscle under passive extension. *Am J Sports Med.* 1988;16:7-12.
19. Simons DG. Myofascial pain syndromes: where are we? Where are we going? *Arch Phys Med Rehabil.* 1988;69:207-212.
20. Mixter WG, Barr NJS. Rupture of intervertebral disc with involvement of the spinal cord. *N Engl J Med.* 1934;211:210-215.
21. Macnab I. *Backache.* 2nd ed. Baltimore, Md: Williams &

Wilkins; 1977.

22. Irani Z, Patel JJ Spondylolisthesis (updated May 3, 2004) http://www.emedicine.com/radio/topic651.htm. Accessed April 30, 2005.
23. Wiltse LL, Newman Ph, Macnab I. Classification of spondylolysis and spondylolisthesis. *Clin Orthop.* 1976;117(June):23-29.
24. Wright IP. Who was Meyerding? *Spine.* 2003;28(7):733-735.
25. Corrigan B, Maitland GD. *Practical Orthopedic Medicine.* 1st ed. London, England: Butterworth and Co; 1983.
26. Scoliosis Research Society Web Site. Available at http//www.srs.org. Accessed June 2003.
27. Agency for Health Care Policy and Research. Acute low back pain. US Department of Health and Human Services. 1994;14:68.
28. Agency for Health Care Policy and Research. Acute low back pain. US Department of Health and Human Services. 1994;14:73.
29. Beattie PF, Meyers SP. MRI in low back pain: general principles and clinical issues. *Phys Ther.* 1998;7:56-71.
30. Boden SD. Abnormal magnetic resonance scans of the lumbar spine in asymptomatic subjects: a prospective investigation. *J Bone Joint Surg.* 1990;72:403-408.
31. Jarvik JG. Rapid MRI vs radiographs for patients with low back pain. *JAMA.* 2003;289(21):2810-2818.
32. USDA Center for Nutrition Policy and Promotion. Body mass index and health. *Nutrition Insight.* 2000;March.
33. Fairbanks JT, Couper J, Davies JB, O'Brien JP. Oswestry Disability Questionnaire. *Physiotherapy.* 1980;66:112-115.
34. Maitland GD, Hengeveld E, Banke K, English K. *Maitland's Vertebral Manipulation.* 6th ed. Oxford, England: Butterworth-Heinemann; 2001.
35. Downie W, Leatham PA, Rhind VM, et al. Studies with pain rating scales. *Ann Rheum Dis.* 1978;37:378-38.
36. Mayer TG, Gatchel RJ. *Functional Restoration for Spinal Disorders: A Sports Medicine Approach.* 1st ed. Philadelphia, Pa: Lea and Febiger; 1988.
37. Sackett DL, Rosenberg WC, Gray MJA, Haynes RB, Richardson WS. Evidence based medicine: what it is and what it isn't. *BMJ.* 1996;312:71-72.
38. Dworkin RH, Handlin DS, Richlin DM, Brand L, Vanusci C. Unravelling the effects of compensation, litigation and employment on treatment response to chronic pain. *Pain.* 1985;23:49-59.
39. Alston W, Carlson KE, Feldman DJ. A quantitative study of muscle factors in the chronic low back pain syndrome. *J Am Geriatr Soc.* 1966;14:1041-1047.
40. Berkson M, Schultz A, Nachemson A. Voluntary strength of male adults with acute low back pain syndrome. *Clin Orthop.* 1977;129:84-87.
41. Cady MD, Bischoff DP, O'Connel ER. Strength fitness and subsequent injuries in firefighters. *Journal of Occupational Medicine.* 1979;21:269-273.
42. Mellin G. Correlations of spinal mobility with the degree of chronic low back pain after correction for age and anthropometric factors. *Spine.* 1987;12:464-468.
43. Boden SD, Davis DO, Dina TS. Abnormal magnetic resonance scans of the lumbar spine in asymptomatic subjects. *J Bone Joint Surg.* 1990;72A:403-408.
44. Delitto A, Erhard RA, Bowling RW. A treatment based classification approach to low back pain syndrome; identifying and staging patients for conservative treatment. *Phys Ther.* 1995;75:470-489.
45. Videman T, Battie MC. Current research of spinal disorders. In: Mayer TG, Gatchel RJ, eds. *Functional Restoration for Spinal Disorders: A Sports Medicine Approach.* 1st ed. Philadelphia, Pa: Lea and Febiger; 1988.
46. Fritz JM, George S. The use of a classification approach to identify subgroups of patients with acute low back pain. *Spine.* 2000;25:106-114.
47. Ito T, Takano Y, Yuasa N. Types of herniated discs. *Spine.* 2001;26(6):648-651.
48. Fritz, JM, Delitto A, Erhard RE. Comparison of classification-based physical therapy with therapy based on clinical practice guidelines for patients with acute low back pain. *Spine.* 2003;28(13):1363-1372.
49. Waddell G, Somerville D, Henderson I, Newton M. Objective clinical evaluation of physical impairment in chronic low back pain. *Spine.* 1992;17:617-628.
50. Mayer TG. Rationale for modern spine care. In: Mayer TG, Mooney V, Gatchel RJ, eds. *Contemporary Conservative Care for Painful Spinal Disorders.* 1st ed. Philadelphia, Pa: Lea and Febiger; 1991.
51. Hazard RG. Functional restoration of the patient with chronic back pain. In: Frymoyer JW, ed. *The Adult Spine: Principles and Practice.* 2nd ed. New York, NY: Raven Press Ltd; 1991.
52. Williams PC. Lumbar spine: reduced lumbosacral joint space; its relation to sciatic nerve root irritation. *JAMA.* 1932;99:1677-1682.
53. Cyriax J. *Textbook of Orthopaedic Medicine, Vol 1: Diagnosis of Soft Tissue Lesions.* 7th ed. London, England: Balliere Tindall; 1978.
54. Sahrmann S. Course notes, muscle imbalances, 1993.
55. Robison R. The new back school prescription: stabilization training part 1. In: White LA, ed. *Back School. Spine State of the Art Review.* Philadelphia, Pa: Hanley & Belfus; 1991.
56. Richardson C, Hodges P, Hides J. *Therapeutic Exercise for Lumbopelvic Stabilization.* 2nd ed. Edinburgh, Scotland: Churchill Livingstone; 2004.
57. Richardson CA, Jull GA. Muscle control-pain control. What exercises would you prescribe? *Man Ther.* 1995;1:2-10.
58. American Physical Therapy Association. Guide to physical therapist practice. 2nd ed. *Phys Ther.* 2001;81:9-744.
59. Evans R, Bronfort G, Nelson B, Goldsmith C. Two-year follow-up of a randomized clinical trial of spinal manipulation, two types of exercise for patients with chronic neck pain. *Spine.* 2002;27(21):2383-2389.
60. Cantu RI, Grodin AJ. *Myofascial Manipulation, Theory and Clinical Application.* 2nd ed. Gaithersburg, Md: Aspen Publishers; 2001.
61. Wyke B. Articular neurology: a review. *Physiotherapy.* 1972;58:94-99.
62. Andersson GB, Lucente T, Davis AM, et al. A comparison of osteopathic spinal manipulation with standard care for patients with low back pain. *N Engl J Med.* 1999;341(19):1426-1431.
63. Koes BW, Bouter LM, van Mameren H, et al. Randomised clinical trial of manipulative therapy and physiotherapy for persistent back and neck complaints: results of a one year follow up. *BMJ.* 1992;304(6827):601-605.

64. Koes BW, Assendelft WJJ, van der Heijden GJMG, Bouter LM. Spinal manipulation for low back pain: an undated systematic review of randomized clinical trials. *Spine.* 1996;21(24):2860-2873.
65. Belánger AY. *Evidence-Based Guide to Therapeutic Physical Agents.* Philadelphia, Pa: Lippincott Williams & Wilkins; 2002.
66. Waddell G. A new clinical model for the treatment of low back pain. *Spine.* 1987;12:632-644.
67. Jones SL, Jones PK, Katz J. Compliance for low back pain patients in the emergency department: a randomized trial. *Spine.* 1988;13(5):553-556.
68. Little P, Roberts L, Blowers H, et al. Should we give detailed advice and information booklets to patients with back pain? A randomized controlled factorial trial of a self management booklet and doctor advice to take exercise for back pain. *Spine.* 2001;26:2065-2072.
69. Indahl A, Velund L, Reikeraas O, Ursin H. Five year follow-up of a controlled clinical trial using light mobilisation and an informative approach to low back pain. *Spine.* 1998;23:2625-2630.
70. Nachemson A, Morris JM. In vivo measurement of intradiscal pressure. *J Bone Joint Surg.* 1964;71(46A):1077-1092.
71. Sato K, Sinichi K, Yonezaha T. In vivo tradiscal pressure measurements in healthy individuals and in patients with ongoing low back problems. *Spine.* 1999;24:2468-2474.
72. Rocabado M. Course notes, temporomandibular joint assessment and treatment, 1982.
73. Morgan D. Concepts in functional training and postural stabilization for the low-back injured. *Topics Acute CareTrauma Rehab.* 1988;April:8-17.
74. Klenerman L, Slade PD, Stanley M, et al. The prediction of chronoicity in patients with an acute attack of low back pain in a general practice setting. *Spine.* 1995;20:478-484.
75. Brotzman SB, Wilk KE *Clinical Orthopaedic Rehabilitation.* 2nd ed. Philadelphia, Pa: Mosby; 2003.
76. American Thoracic Society. ATS statement: guidelines for the Six-Minute Walk test. *Am J Respir Crit Care Med.* 2002;166:111-117.
77. Mathiowetz B, Kashman N, Volland G, et al. Grip and pinch strength, normative data for adults. *Arch Phys Med Rehabil.* 1995;66:71-72.
78. Jensen MP, Karoly P, Braver S. The measurement of clinical pain intensity: a comparison of six methods. *Pain.* 1986;27(1):117-126.
79. Garrett TR, Youdas JW, Madson TJ. Reliability of measuring forward head posture in a clinical setting. *J Orthop Sports Phys Ther.* 1993;17(3):155-160.
80. Hickey ER, Rondeau MJ, Corrente JR, Abysalh J, Seymour CJ. Reliability of the cervical range of motion (CROM) device and plumb-line techniques in measuring resting head posture (RHP). *Journal of Manual and Manipulative Therapy.* 2000;8(1):10-17.
81. Tousignant M, de Bellefeuille L, O'Donoughue S, Grahovac S. Criterion validity of the cervical range of motion (CROM) goniometer for cervical flexion and extension. *Spine.* 2000;25(3):324-330.
82. Lee D. *The Pelvic Girdle.* 2nd ed. Edinburgh, Scotland: Churchill Livingstone; 1998.
83. Butler DS. *Mobilization of the Nervous System.* 1st ed. Melbourne, Australia: Churchill Livingstone; 1991.
84. Deyo RA, Tsui-Wu Y. Descriptive epidemiology of low back pain and its related medical care in the United States. *Spine.* 1987;12:264-268.
85. Fritz JM, Erhard RE, Hagen BF. Segmental instability of the lumbar spine. *Phys Ther.* 1998;78:889-896.
86. Stankovic R, Johnell O. Conservative treatment of acute low back pain: a five year follow-up study of two methods of treatment. *Spine.* 1995;20:469-472.
87. Manniche C, Helsoloe G, Bentzen K, Christensen I, Lunberg E. Clinical trial of intensive muscle training for chronic low back pain. *Lancet.* 1988;2:1473-1476.
88. Bang MD, Deyle GD. Comparison of supervised exercise with and without manual physical therapy for patients with shoulder impingement. *J Orthop Sports Phys Ther.* 2000;30:126-137.
89. Colachis SC, Strohm BR Effects of intermittent traction on separation of lumbar vertebra. *Arch Phys Med Rehabil.* 1969;May:251-258.
90. Krause M, Refshauge KM, Dessen, M, Boland R. Lumbar spine traction evaluation of effects and recommended application for treatment. *Man Ther.* 2000;5(2):72-81.
91. Van der Heijden G, Beurskens A, Koes BW Assendelft W, de Vet H, Bouter LM. The efficacy of traction for back and neck pain: a systematic, blinded review of randomized clinical trial methods. *Phys Ther.* 1995;75:93-104.
92. Cailliet R. *Low Back Pain Syndrome.* 5th ed. Philadelphia, Pa: FA Davis Co; 1995.
93. Fritz, JM, Delitto A, Welch WC, Erhard RE. Lumbar spinal stenosis: a review of current concepts in evaluation, management, and outcome measurements. *Arch Phys Med Rehabil.* 1998;79(June):700-708.
94. Morgan D. Concepts in functional training and postural stabilization for the low back injured. *Topics Acute Care Trauma Rehab.* 1988;April:8-17.
95. Axen K, Haas F, Schicchi J, Merrick J. Progressive resistance neck exercises using a compressible ball coupled with an air pressure gauge. *J Orthop Sports Phys Ther.* 1992;16(6):275-279.

제 7 장 손상된 관절 가동성과 근 수행력 그리고 골절에 관련된 운동능력의 범위 (패턴 G)

Impaired Joint Mobility, Muscle Performance, and Range of Motion, Associated With Fracture (Pattern G)

해부학 ANATOMY

뼈대는 206개의 다양한 크기와 모양의 뼈를 가지고 있고 신체 육체적 특징을 결정하는 구조로서의 역할을 하고 있는 다면체의 기관이다. 뼈대의 복잡성은 운동성 생산과 항상성 유지에 중요한 몇 가지의 기능을 수행하는 능력으로 인하여서 예시되어 있다. 뼈대 전체로써 척수, 뇌, 심장 그리고 생식기관 같은 신체의 중요한 기관을 보호하는 역할을 한다. 각각의 뼈는 근육, 인대, 힘줄 그리도 다양한 연결기관을 위한 연결 위치로써 역할을 한다. 그리고 관절에 안정적이고 촉진적인 움직임을 하도록 도와주는 지렛대 역할을 한다. 뼈대는 또한 칼슘, 인, 소듐, 포타슘, 아연 그리고 마그네슘과 같이 신체에 필요한 물질로 분배가 되는 매우 중요한 이온을 위한 저장소로서 역할은 한다. 뼈의 노란색 골수는 중요한 화학적 에너지 자원인 지방질은 위한 저장소로 되어 있다. 빨간 골수는 적혈구 생산의 기능을 수행한다. 뼈의 해부학과 생리학은 패턴 A: 일차 예방/뼈대의 무기질 감소에 따른 위험요소에서 자세히 설명되어 있다.

생화학적 구성 BIOCHEMICAL COMPOSITION

다른 결합 조직과 비슷하게, 뼈는 세포외기질 모체(30%에서 35%), 무기 분대(65%), 그리고 (기질 및 주변 교원질 섬유 안에서 찾아내는) 물로 이루어져 있다. 뼈(뼈를 함유하는 조직)와 다른 결합 조직 사이 구별 특징은 뼈에서 광물화되는 기질이다. 다른 결합 조직에서는, 기질이 물과 glycoaminoglycans에서 더 높은 백분율로 구성된다. 뼈가 있는 직물의 거친 유기 분대, 특히 교원질 섬유는, 긴장상태에서 힘을 제공하는 반면, 석회화한 무기 모체는 압축에 있는 힘을 제공한다. 뼈의 세포외기질의 90%에서 95%를 교원질 섬유와 기질로 구성된 나머지로 이루어져 있다. 유형 I 교원질은 다방향 힘을 제공하고 우세하다. 교원질 섬유를 둘러싸는 기질은 주로 콘드로이틴 황산염과 하이알루산을 포함하여 세포외기질 액체 그리고 PGs로 이루어져 있다. 뼈 안에 축적되진 무기 성분은 주로 칼슘과 인의 성분으로 구성되어 있다. 주요 결정체의 무기물질은 hydroxyapatite 〔$CA_{10}(PO_4)_6(OH)_2$〕이다. 그것은 신체의 칼슘 99%, 인 80%, 그리고 65%의 신체 나트륨과 마그네슘 저장소를 제공한다. 무기염과 결합된 세포외기질 모체는 광물화되어 뼈에 충분한 단단함과 힘을 제공한다.

미시적 구조 MICROCOPIC STRUCTURE

다양하게 형성된 뼈와 뼈로 이뤄진 직물 안에 위치되어 있는 뼈 재흡수 세포는 기능 단위에 공헌한다. 구멍(cavity) 안 그리고 모체 내에 위치해서 세포를 형성하는 뼈 탈문 은 뼈기원세포, 뼈모세포 및 뼈세포를 포함한다. 이 각각에는 뼈의 유지 뿐만 아니라, 유기 모체 분대의 종합 그리고 형성에 명료한 역할을 가지고 있다. 또한 탈문에서 위치해있는 뼈모세포는 주로 뼈 재흡수 그리고 뼈대의 재형성작업에 책임을 지고 있다.

세포를 각각 형성하는 뼈에는 분리되고 명료한 기능을

갖고 있다. 뼈기원세포는 뼈 표면 가까이에 위치하고 있고 뼈모세포를 만드는 기능이 있다. 이들은 성장과 뼈의 수선에 매우 필요한 것이다 뼈모세포는 합성, 운송 그리고 기관 모체의 정렬을 책임지고 있다. 뼈모세포는 또한 무기화 작용을 개시한다. 콜라겐과 PGs의 뼈모세포의 생산에 따라서, 뼈는 무작위로 짜인 방법으로 축적되면 미완성(woven)으로 구분되거나 층으로 싸여지는 방법으로 축적되면, 완성적(lamellar)으로 구분될 수 있다. 뼈모세포가 새로 형성된 기질에 둘러싸이고 뼈 속에 싸여지면 뼈모세포로 변화된다. 비록 뼈모세포 만큼 신진 대사적으로 활발하지는 않지만, 뼈세포의 주요 일은 뼈의 기질 유지이다. 뼈세포는 뼈세관이라 불려지는 복합한 network의 작은 터널을 통해서 다른 세포들과 연락한다. 뼈세관은 다른 부분의 혈액 공급으로부터 뼈파괴세포로 영양 운송을 하도록 한다. 동맥은 뼈막을 통해서 비스듬히 Volk-mann's canal(가로방향으로 지나는 통로)과, Haversian canal 〔뼈에서 세로로 통하는 중앙 통로(central canal)〕을 통해 뼈 안으로 들어간다. 뼈 주변에 위치한 뼈파괴세포의 주요 기능은 뼈 재흡수이다. 뼈파괴세포는 모체 단백질의 분해를 촉진시킬 뿐만 아니라, 성장의 요인을 활성화 시키는 방대한 양의 효소를 방출한다. 그 때문에 그들은 재생을 촉진하는 물질을 풀어놓는 동안 원소 단위로 뼈가 나눠지는 것을 도와준다.

거시적 구조 MACROSCOPIC STRUCTURE

결합조직의 특별화된 종류인 뼈는 자주 한 개의 구성단위 또는 신진대사로서 활동적인 생리학적 기관으로 생각된다. 뼈는 완전히 고체가 아니다. 석회화한 관들 사이에서 혈관의 수송하도록 하는 통로와 뼈세포가 존재한다. 뼈 조직은 구조적으로 밀집된 다공질로 정의된다. 밀집된 뼈는 5%에서 30%가 광물화되지 않거나 구멍이 많다. 반면 해면뼈는 30%에서 90%가 다공질이다. 모든 뼈는 치밀뼈와 해면뼈로 구성되어 있다. 뼈의 크기와 모양에 따라서 이 비율이 다를 뿐이다. 해면뼈는 잔기둥(trabeculae) 이라 불려지는 얇은 판의 불규칙적인 격자가 알려져 있다. 잔기둥(trabeculae) 사이의 공간은 혈관과 신경 섬유, 지방 조직과 조혈 조직(적혈구 생산을 담당하는 빨간 골수)으로 채워져 있다. 이러한 조혈 조직은 주로 짧고 납작한 불규칙적 뼈와 긴뼈의 끝단에 존재한다. 뼈 단위 층판 구조와 높은 수준으로 침착된 치밀뼈(cortical)는 일반적으로 해면뼈 주위를 둘러싸고 있다. 뼈 단위층판은 뼈 전체 직선으로 통하면서 신경과 림프와 혈관의 통로를 만드는 Haversian관을 둘러싸고 있다. 뼈 단위층판(concentric lamella) 과 뼈세포방(lacunae), 뼈세포 그리고 뼈모세관들을 통칭하여 뼈단위라 한다. 뼈의 구조적 단위로 고려되는 뼈단위(osteon)는 완전히 성장한 뼈에서 찾을 수 있다. 뼈바깥막(periosteum)이라 불리는 섬유의 얇은막은 뼈의 겉부분을 덮고 있다. 혈관, 림프관 그리고 각각 뼈를 공급하는 신경을 포함하는 결합조직이 외부 섬유질 층을 이루고 있다. 내부 뼈형성 층은 탄력 있는 섬유와 뼈형성기원 세포를 포함한다. 뼈막은 샤페이 섬유(Sharpey's fibers)라 불리는 교원 조직에 의해 뼈에 묶여져 있다. 뼈막 깊은 곳은 뼈내막이라고 불리는 결합조직과 뼈 형성 기원세포층이다. 뼈막 및 뼈내막은 둘다 양분을 뼈 조직에 제공하고, 뼈모세포의 일정한 유지와 성장을 위하여 작용한다.

생리학 PHYSIOLOGY

뼈 유지와 성장 BONE MAINTENANCE AND REMODELING

뼈대 성숙이 끝을 다할 때 뼈의 성장이 완료되더라도, 뼈의 유지는 생활 내내 계속한다. 뼈대 유지는 성장 과정 동안에 새로운 뼈의 동시 생성과 재생에 의해 달성된다. 뼈파괴세포는 뼈가 뼈모세포에 의하여 생성 하는 동안 뼈를 제거한다. 성년기 이전에는, 뼈 재흡수와 뼈 형성의 비율은 균형적이다. 정상적인 성장 과정은 칼슘과 인의 양, 충분한 양의 비타민(A, B_{12}, C 및 D) 그리고 성장 호르몬의 적당한 양을 포함하여 다수 요인 에 좌우된다.[2] 그러나, 성년이 된 30년 이후, 재흡수된 뼈 양은 형성된 뼈 양을 초과되기 시작한다. 이것은 뼈대 질량의 꾸준한 감소에 귀착된다. 또한 생성하는 뼈는 육체적인 자극 결과로 생긴다. 뼈는 스트레스 정도에 따라 축적되고 스트레스가 적거나 없을 때 재흡수 된다. Wolff's law로 알려져 있는 이 원리는 기계적인 자극에 적응하는 뼈의 기능으로 언급한다. 이것은 구부러진 뼈의 오목한 부위에 있는 바깥막뿐만 아니라, 넙다리뼈의 목 안에 있는 결체 조직 돌기 조직의 배열에 의하여서 예증되었다.

병태생리학 PATHOPHYSIOLOGY

뼈 성장에는 그것에 적용된 스트레스에 따라 반응하는 기능이 있다는 사실은 (Wolff' s law) 이미 거론되었다. 그러나, 뼈에 적용된 기계적인 힘(염력, 압축, 구부리기)이 뼈의 기능을 초과하는 경우에, 골절이 발생할 것이다. 골절은 "외피의 맞은편 또는 그것의 관절 표면을 통해서 뼈의 표면에 있는 파손으로 정의된다." 미국에는 골절 발생이 6.2백만 건을 초과하는 것으로 기록되어 있다. 골절의 진단 이전에 또는 이후에 환자가 보건 의료 시스템에 들어갈 때 물리 치료사가 빈번하게 환자를 만날 것이라는 점을 이 통계에서 예상된다. 골절의 크기 그리고 유형은 힘이 적용된 방향 및 적용된 힘의 넓이에 따라 현저히 좌우된다. 그러나, 골절이 생기는 것을 예상할 수 있는 형태가 있다. 골절의 수많은 분류는 표 7-1[2,3,10]에 정의되어있다. 뼈의 강화 작용의 정도는 외상으로 생기는 골절의 유형에 상당한 영향을 끼칠 수 있다. 예를 들면, 성인 인구에서, 강한 외부 힘에 뼈는 완전하게 골절될 수 있다. 그러나 여전히 많은 부분의 뼈가 연골인 아이에게, 골절 없이 뼈가 구부러질 수도 있다. 이 현상은 뼈의 플라스틱 같은 유연성으로 알려진다. 또한 어린이들은 뼈 끝단 연골골절에 취약하다. 이러한 골절은 고유 합병증과 뼈 성장의 장애 , 심지어 뼈의 기형 현상을 일으킬 수 있다. 그러나 다행히 뼈끝부위 골절의 85%가 뼈 기형을 발생하지 않는다. Salter-Harris 분류를 사용하여 뼈끝 부위 골절을 설명하면 뼈끝단의 상태에 따라 골절을 분류한다.

골절 조치 FRACTURE MANAGEMENT

Salter에 따르면, 골절 조치의 네 가지 기본 목표는: 1) 통증 감소 2) 만족스러운 골절 정복 위치 획득과 3) 골절 정복 위치 유지 4) 최적의 기능을 복원 하는 것이다. 환자의 나이, 골절의 특성 (골절의 내 · 외부적 특성), 그리고 변위 및 골절의 유지성, 분쇄(communition) 정도 및 연부조직 상해의 범위와 같은 요인들은 골절 조치법에 다양한 영향을 줄 수 있다. 보호(protection), 고정(immobilization), 및 비개방성 골절 교정(closed reduction) 같은 다양한 보존적 치료법은 어렵지 않게 골절을 성공적으로 다룰 수 있습니다. 골절의 위치가 안정적인 경우 보호 하는 것만으로도 충분한 조치법이 될 수 있다. 이것은 큰 어려움이 없는 조치 형태로 하지 또는 상지의 적절한 지지(sling support)로 실시되고 있다. 골절 위치가 올바르게 되지 않은 경우, 정렬(reduction)을 위한 골절 위치의 바로잡는 것을 실시한다. 정렬을 달성했으면 위치(site)는 깁스, 부목, 또는 받침대의 사용을 통해 고정한다. 수술은 골절 연속성을 유지의 목적을 위해 가끔 활용될 수 있습니다.

회복 및 치유 반응 REPAIR AND HEALING RESPONSE

흉터 조직에 의해 치유되는 연부조직과 달리, 뼈의 재생

표 7-1 골절의 분류[2,3,10]

골절의 종류	정의
Avulsion	뼈의 조각이 힘줄 또는 인대 에 나오는 힘으로 인하여서 뽑혀지는 골절
Closed	뼈가 피부를 관통하지 않아서 일어나는 골절
Commuinute	여러 조각으로 구성된 골절
Compression	반대편 골절 표면에 부딪쳐서 일어나는 골절
Greenstick	다른 쪽 뼈는 구부러지는 반면, 다른 쪽의 뼈는 부서져서 일어나는 부분적 골절
Oblique	비스듬한 각으로 뼈를 가로지는 골절
Open	파손된 뼈의 끝부분이 피부를 통해 튀어나오는 골절
Spiral	일반적으로 뼈의 뒤틀려 짐으로 인해 생기는 골절
Stress	뼈에 축적되는 계속적인 피로에 인해 발생하는 골절
Transverse	뼈의 긴 축에 수직인 가로축 평면에서 확장한 골절 선

성은 기존 뼈의 속성을 주로 복원 됩니다. 골절 치유는 2개의 다른 단계〔기본, 보조 치유(primary and secondary healing)〕를 포함하는 복잡하고 단계적인 과정이다. 기본 치유는 뼈모세포가 골절의 사이를 연결할 때 일어난다. 대개 외과 고정으로 실시하는 고정(immobilization)이 이러한 치유법에 사용이 되고 자세한 내용은 패턴 I: 관절 약화 가동, 운동기능, 뼈와 연부조직 수술과 연관된 근육 능력과 움직임 범위에 있다.

보조 치유와 더 일반적이고 막뼈되기(intramembranous ossification)와 연골뼈되기(endochondral ossification).

5단계로 관련 뼈 조직의 치유는: 1) 초기 단계는 혈종이 형성된다. 2) 혈관 형성(angiogenesis) 개발 및 연골의 형성 3) 연골 석회화 4) 연골 제거 및 골 형성 그리고 5) 골의 재구성으로 되어 있다. 첫 부상 때에, 뼈막 (periosteal) 및 수질(medullary) 혈관은 파열되어 부상 후 6~8시간 이내에 국소 출혈하게 된다. 이 혈종은 골절 위치를 봉인하는데 도움이 되는 섬유소 망상 조직을 형성하고 염증 세포와 섬유아세포의 내부 성장, 모세관 돌기의 유입에 선구한다. 곧 큰포식세포(macrophages), 포식세포(phagocytes)가 뼈파괴세포(osteoclasts) 부위 세포 잔해를 먹어 치우기 시작한다. 괴저성(necrotic) 조직이 골절 위치에서 제거되어, 골절 간격은 방사선 사진에서 명확하게 표시된다. 막뼈되기(intramembranous ossfication)는 7일 안에 발생하게 되고 골절 부위에 가까이 인접한 뼈모세포(osteoblasts)는 새로운 뼈 세포 간질을 흡수하기 시작한다. 혈관의 내부 성장과 함께 7~10일 이내 연골모세포(chondroblasts)가 발생되어진 경우, 골절 부위는 연한 가골을 형성하기 시작한다. 연한 가골는 골절의 두 끝 사이의 연속성을 제공하지만 구조적 안정성을 제공하지는 못한다. 골절 부위 주변에 있는 뼈막(periosteum) 및 뼈속막(endosteum)은 신속하게 뼈모세포(osteoblasts)을 생산하는 뼈생성모세포(osteoprogenitor)를 대량으로 생성하기 시작한다. 뼈모세포는 골절 위치에 근접한 해면뼈 잔기둥(trabeculae)을 통합하기 시작한다. 골절 위치에 있는 연골(cartilage)은 단단한 가골을 생성하는 연골뼈되기(endochondral ossification)을 시작한다. 단단한 가골이 굳어짐으로써 뼈의 강도 정도는 몸무게 유지를 버틸 수 있을만큼 증가한다. 가골의 석회화 작용의 완성은 뼈의 종류 〔길고 짧은, 잔기둥(trabecular), 등〕, 골절 유형, 및 골절의 위치에 따라 4주에서 16주 걸릴 수 있다. 재형성을 마치는데 몇 년이 걸릴 수도 있는 골절 후 6주 뒤에 시작하게 된다. 이 과정은 뼈의 동시 제거 및 교체에 포함된다. 뼈모세포(osteoblasts)가 새로운 뼈를 생성하기 위해서 뼈층판(lamellar bone)을 내려놓는 동안 뼈모 세포(osteoblasts)의 기능은 미성숙뼈(immature bone)를 부수는 것이다. 골수강(marrow cavity)에 위치하는 연한 가골은 사라진다. 방사선 사진으로, 급속적인 가골이 형성되고 골절 금이 더 이상 안보일 때 골절이 나은 것으로 간주한다. 계속적으로 연결된 골절 뼈가 외부의 도움 없이 움직이기 충분한 힘과 강성을 재생되는 시기는 뼈에 따라 다르다. 표 7-2는 compere과 associates에서 적응된 뼈에 골절 치유 시기를 보여주고 있다. 뼈의 결합이 예상한 시간에 일어나지 않는다면, 그것은 "결합 지연(delayed union)"이라고 여겨진다. 질환의 특징과 그전 질환에 따른 기관의 반응, 이전 질환의 림프의 상태 그리고 전체적 환자의 구조적 상태 같은 요인이 늦춰지는 연합에 원인이 된다. 이러한 상황에선, 여러 자료에서 낮은 강도의 펄스 초음파가 골절 회복을 촉진시키는데 도움이 된다고 이야기한다. 뼈의 재흡수로 인하여서 뼈 형성이 너무 지연되는 경우에는 골절은 결합되지 않는 걸로 분류한다. 많은 골절은 뼈의 고정이 필요하고, 이것은 패턴 I: 관절 약화 가동, 운동 기능, 뼈와 연부조직 수술과 연관된 근육 능력과 움직임 범위에서 이야기되어진다.

영상 IMAGING

이러한 방법들은 골절의 존재를 결정하고 뼈의 계속성 또는 뼈 회복 단계를 판단한다.

- 방사선 사진은 뼈대 구조의 장애를 판단하는 첫번째 시도이며 가장 많이 쓰여지는 방법이다. 방사선 사진은 전체 뼈의 길이를 포함해야 하며 적어도 골절을 진단하는 서로 다른 각도에 놓여진 2개의 영상을 포함해야 한다.
- 컴퓨터 단층촬영(CT, computed tomography)는 희미한 골절을 찾는데 도움이 되며 대사성 뼈 질환을 찾고 뼈밀도 검사(BMD, Bone Mineral Density)를 평가하고, 또한 척추와 골반과 같이 방사선 사진으로 보기 어려운 골절을 찾는데 도움이 된다.
- Radionucleide bone scan은 일반적인 방사선 사진으로 찾기 어려운 질환을 찾아내는데 사용이 된다. 피로 골절

표 7-2 일반 척주 그리고 극심한 골절 위치의 회복 시간[17]

골절 위치	성인의 회복 시간 (주)	아이의 회복 시간 (주)
넙다리뼈(femur)		
Intracapsular	24주	16주
Intertrochanteric	10에서 12 주	6주
Shaft	18 주	8에서 10주
Supracondylar	12에서 15주	6에서 8주
정강뼈(tibia)		
Proximal	8에서 10주	6주
Shaft	14에서 20주	8에서 10주
Malleolus	6주	6주
Calcaneus	12에서 16주	10주
발허리뼈(metatarsal)	6주	6주
발가락뼈(phalanx)	3에서 5주	3주
위팔뼈(humerus)		
Supracondylar	8주	6주
Midshaft	8에서 12주	6주
Proximal(impacted)	3주 (초기 진행)	3주
Proximal(displaced)	6에서 8주	6주
노뼈와 자뼈(radius and ulna)	10에서 12주	6에서 8주
손배뼈(scaphoid)	10주 또는 X-ray에서 결합이 보여질 때까지 이상	Rare
손목뼈(carpal)	6주	Rare
손허리뼈(metacarpal)	6주	6주
빗장뼈(calvicle)	6에서 10주	4주
골반(pelvis)	6주	4주
척추뼈(vertebra)	16주	16주

(stress fractures)을 찾아내는데 가장 효율적으로 나타낼 수 있다.

약리학 PHARMACOLOGY

다음에 언급되는 약물학의 약제는 한결같이 골절을 가지고 있는 환자에게 의사의 관리하에서 사용되어져야 한다. 골절의 정도에 따라 고통을 감소시키기 위해 약물을 사용한다. 약의 사용 범위는 경미한 정도에는 비 스테로이드 항염증약(NSAIDs)에서 심한 경우에는 아편 진통제(opioid analgesics)로 되어져 있다. 골절이 복합적이고 감염에 위험이 있다면, 감염을 대응하기 위해서 항생제와 같은 약물학의 약제를 환자는 복용해야 한다. 골절의 결합이 되지 않거나 지연되는 경우가 발생한다면, 또 다른 약제를 처방을 받아야 되며 자세한 내용은 패턴 I: 관절 약화 가동, 운동기능, 뼈와 연부조직 수술과 연관된 근육 능력과 움직임 범위에 설명되어 있다.

골절이 뼈대의 불충분한 힘으로 인한 거라면, 뼈의 강도와 힘을 최대화 하기 위한 여러가지의 약을 섭취할 것이다. 이에 대한 자세한 패턴 A: 일차 예방/뼈대의 무기질 감소에 따른 위험요소를 참고할 수 있다. 또한 이러한 환자 집단의 약리학의 관리 사용법에 대한 더 많은 정보는 재활 약리학에 언급되어져 있다.

사례 연구 #1:

위팔뼈 머리 골절
Humeral head fracture

John Skelly씨는 12주 전에 사다리에 떨어져 오른쪽 어깨에 위팔뼈 머리 골절(humeral head fracture)을 입은 48살의 남자이다(그림 7-1 참조).

물리치료사 검진 PHYSICAL THERAPIST EXAMINATION

병력 HISTORY

- 일반적인 인적사항: Skelly씨는 48세의 백인이다. 고등학교 과정을 다 끝내지 못했지만 일반 교육 수료증을 1982년때 받았다.
- 사회적 병력: Skelly씨는 12살 소년과 15살 소녀와 함께 사는 결혼한 사람이다. 가족 생계를 유지하는 유일한 사람이고 열심을 다해 그의 업무를 한다.
- 고용/일: 페인트 공으로 30년간 일을 하고 있다.
- 일반적인 건강 상태
  - 일반적인 건강 인식: 그의 나이 때와 비슷하게 건강하다.
  - 신체적 기능: 2째 아들을 낳았을 때 정규적으로 하던 운동을 멈췄다.
  - 심리적 기능: 일반
  - 역할 기능: 페인트공, 남편, 아버지
  - 사회적 기능: 그의 애들과 함께 카누를 즐기고 친구와 함께 가끔 농구를 한다.
- 사회/건강 습관: 담배를 피우지 않으며 술을 마신다.
- 가족력: 그의 아버지는 위암으로 58세에 돌아가셨다.
- 의학/외과적 병력: 어떠한 수술과 입원의 이야기는 부인한다.
- 현재 상태/주호소: 위팔뼈 머리 골절에 따르면, Skelly씨의 의사는 골절 부위를 붕대 사용함으로 움직이지 않도록 했다. 골절 회복을 위해 그는 8주간 일을 나가지 않고 붕대를 사용하고 있다. 3주 단위로 붕대를 풀긴 했으나 위팔뼈의 앙상한 기형이 발생될 수 있을 만큼 근육이 위축되었다. 1차 진료의 의사 선생님 하에서 물리요법을 받도록 요구되었지만, 환자는 그것을 따르지 않고 다시 직업으로 돌아갔다. 고통과 제한된 움직임 때문에 일이 잘되지 않은 상태에서 업무를 하고 3주 후에 물리치료를 받으러 돌아왔다.

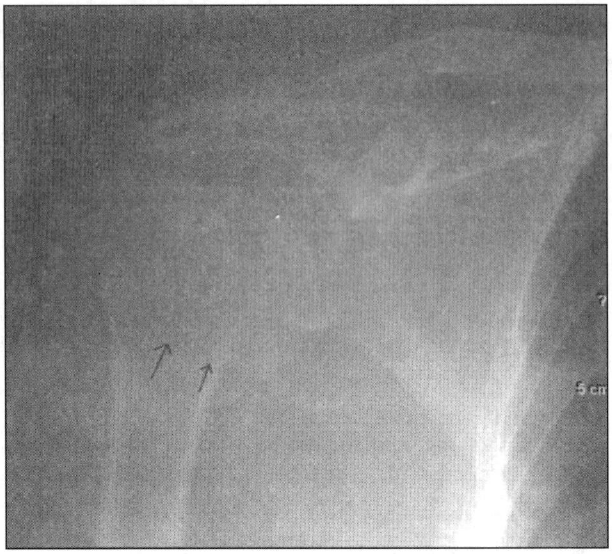

그림 7-1. 손상 직후 촬영한 Skelly 씨의 오른쪽 위팔뼈머리골절의 X선 사진.

- 기능적인 상태와 활동 수준: 그는 업무를 잘 하지 못하였고 팔을 어깨 이상으로 올리지 못하였다. 물건을 들어 올렸을 때 그 현상은 더 두드려졌다. 그는 생활(ADL)하고 집에서 일을 할 때도 큰 문제가 없다고 이야기 했다.
- 약물: 평가 기간에 그는 어떠한 약물을 먹지 않는다고 했다.
- 이미지/진단 실험: 골절 발생 8주 뒤 방사능 사진에서 골절이 잘 치유된 걸로 나타난다(그림 7-2).

신체계통 조명 SYSTEMS REVIEW

- 심혈관/폐
  - 혈압(BP): 128/87 mmHg
  - 부종: 발견되지 않음
  - 심박수(HR): 76 bpm
  - 호흡수(RR): 18 bpm
- 피부계
  - 흉터형성 상태: 없음
  - 피부색: WNL
  - 피부 상태: WNL

♦ 근육뼈대계
  ● 전체적인 관절가동범위: 오른팔 어깨의 한계
  ● 전체적인 근력: 오른쪽 위 4반부(quadrant)를 제외한 WNL
  ● 전체적인 대칭성: 눈에 두드러지는 오른쪽 삼각근의 위축
  ● 키: 6' 2" (1.88 m)
  ● 몸무게: 190 lbs (86.18 kg)
♦ 신경근육계
  ● 전체적 조합 운동(균형, 보행, 이동 그리고 변화): WNL
♦ 의사소통, 감정, 인지, 언어, 학습 유형
  ● 의사소통, 감정, 그리고 인지: WNL
  ● 학습 유형: 증명과 실천

검사와 측정 TESTS AND MEASURES

♦ 유산소 능력/지구력: WNL
♦ 인체측정학적 특징
  ● BML = 24.3 정상(몸무게는 키에 의해 나뉘어진다)
  ● 부종은 보이지 않음
♦ 보조장비 및 적용장비: 없음
♦ 뇌신경과 말초신경의 통합성
  ● 환자가 신경 증상에 대한 불만을 하지 않음에도 불구하고, 위팔의 뼈몸통(diaphysis of the humerus) 골절은 노신경 병소(radial nerve lesion)에 연관있는 걸로 알려져 있기에 반사와 감각 상태 그리고 위쪽 팔의 신경 자극은 시험되어졌고 전부 WNL으로 판정됐다.
♦ 인체 공학과 신체 기전
  ● 머리 위에 페인트 칠을 했을 때 어깨 위팔 리듬[어깨뼈(scapul elevation)]의 상승과 관절오목(glenoid fossa)의 줄어든 위쪽 순환)이 비정상적인 것으로 증명됐다.
♦ 보행, 이동 그리고 균형
  ● 환자가 보조할 때 팔의 움직임이 줄어든 걸로 보여진다.
♦ 관절의 통합성과 가동성
  ● 관절의 통합성과 가동성의 평가는 뼈운동학(osteokinematic) 관절운동학(arthrokinematic)의 분석을 평가할 뿐만 아니라 관절의 구조 상태를 평가하였다. 이것은 압축(compression), 당김 실험(distraction test), 젖힘 검사, 관절놀이 그리고 인대 상태를 측정하는 특별 시험들을 포함한 것이다.

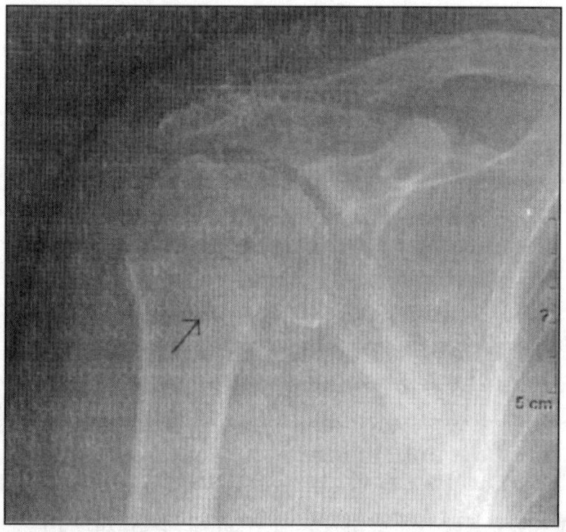

그림 7-2. 위팔뼈외과목의 치유를 보여주는 손상 후 8주의 X선 사진.

  ● 수동적인 관절 가동성
    ■ 저하된 가동성과 오른쪽 어깨관절의 뒤쪽 미끄러짐을 증명했다.
    ■ 오른쪽 AC 관절에 빗장뼈 끝단의 마지막 미끄러짐 감소를 보였다.
  ● 가슴과 목 척추의 PPIVM 그리고 PAIVM은 보여졌다:
    ■ C5, C7 그리고 T1-T3[22]의 중간 정도의 움직임 저하
  ● 골절 회복의 고정은 특별한 검사가 필요한지를 기록해야 한다. 환자는 Hawkins 그리고 Kennedy 시험에 좋은 결과를 내보였다. Hawkins 그리고 Kennedy 시험을 사용한 감각과 특정한 위치에서 어깨의 젖힘의 측정은 잘 기록되어졌다(감각 0.62에서 0.92 그리고 감수성 0.25 에서 0.76).
♦ 운동 기능
  ● 민첩함, 공동작용과 기민함: 오른편 60° 이상에 GH 벌림과 굽힘의 활발하고 어깨 위팔 리듬이 변함
♦ 근 수행력
  ● 근육 시험의 평가자 내 신뢰성(intrarter reliability)과 MMT 사용에서 평이함과 좋음 사이에 나타났다(ICC = 0.63 ~ 0.98).
  ● MMT에서 오른쪽에 나타난 힘의 결핍을 보여줬다.
    ■ 어깨세모근 = 4/5

- 가시위근=4-/5
- 가시아래근과 작은원근=4-/5
- 어깨밑근=4/5
- 위팔두갈래근=4+/5
- 위팔세갈래근=4/5
- 앞톱니근=4/5
- 중, 상 위팔세갈래근=4-/5
- 마름근=4-/5

♦ 통증
- NPS 1-2/10, 일을 할 때 5/10으로 올라간다. VAS와 NPS 사이에 뚜렷한 상호관계가 존재한다.
- 일하는데 그의 가장 큰 불만은 불편한 움직임과 고통을 가져오는 오른쪽 머리 위로 팔을 드는 것이었다.

♦ 자세
- 측연선을 사용한 정적 자세 분석
  - 머리가 앞을 향함
  - 오른쪽 어깨가 앞을 향함
  - 위로 올라간 오른쪽 어깨
  - 약간 위로 올라간 중간 가슴 그리고 후만증 척추
- 목측 관찰에서는 상당한 어깨세모근, 회전근띠 근육 조직의 위축이 나타났다.

♦ 관절가동범위
- AROM의 시각적 판단
  - 목 척추는 목의 가쪽 굽힘과 오른쪽 목의 순환이 25% 줄어든 결로 보여진다.
- 오른쪽 GH관절의 AROM 관절
  - 각 측정에서는 측정된 관절에 따라서 나쁘고 좋은 intratester(ICC=0.74~0.99)하고 intertester reliability(ICC 0.32~0.97)을 보여줬다.
    - ▸ 굽힘=0~120°
    - ▸ 벌림=0~98°
    - ▸ ER=0~47°
    - ▸ IR=0~57°
- PROM
  - 팔꿈치의 끝느낌의 intrarater agreement는 75~80%이다.
  - 모든 면에서 관절낭의 끝느낌의 운동 제약
  - 큰가슴근의 유연성 절감

♦ 자가치료와 가정 관리
- 환자는 쓰레기통에서 쓰레기 봉투를 꺼내는 일같이 약간에 들어올리는 일에 불편함을 느끼지만, 자가치료와 집안에서의 모든 일과 활동을 잘 할 수 있다고 말한다.

♦ 직장, 지역사회 그리고 여가 통합 또는 재통합
- 직업 활동과 일 그리고 행동을 안전히 수행하는 능력에 대한 대화는 그의 증상에 큰 증가없이 어깨 또는 그 이상에 페인트를 할 때 제약이 있음을 보여줬다.
- 환자는 들어올리는 것이 필요한 활동에 약간의 불편함이 있음에 불구하고, 모든 여가활동을 하고 있다고 야기했다.

평가 EVALUATION

Skelly씨의 이력에는 직업에 사고로 인해서 부상당한 48세에 담배를 피우지 않는 사람으로 요약했다. 사고는 8주간 붕대 감은 상태로 고정해야 하는 오른쪽 위팔뼈 골절이 발생되었다. 고정의 결과로 관절 가동성과 근력 그리고 골절에 관련된 ROM의 감소를 야기했다. 또한 그의 자세는 변했고 그의 직무를 수행하지 못하였다. 그는 또한 90° 이상의 굽힘과 벌림의 어깨 운동과 들어 올려야 하는 모든 일에서 어려움을 겪었다.

진단 DIAGNOSIS

Skelly씨는 위팔뼈 골절 환자이다. 그는 인체 공학과 신체 기전; 보행, 이동 그리고 균형; 관절의 통합성과 가동성; 운동 기능; 근 수행력; 자세; 관절가동범위가 손상되었다. 그는 기능적으로 직업, 가정 관리, 자가치료, 지역사회, 여가활동, 일, 활동하는 것이 제한되었다. 이러한 결과는 패턴 G: 손상된 관절 움직임, 골절로 인한 관절 움직임과 근육의 운동 능력에서 논의되어 있다. 판정되어진 손상과 기능적 제한은 예후와 간호 계획 결정에서 논의되어질 것이다.

예후와 치료계획 PROGNOSIS AND PLAN OF CARE

평가가 끝난 후, 앞으로의 결과에 대하여 다음과 같이 상의하며 결정하였다.

- ♦ 가정 관리와 업무 그리고 활동하는 능력이 발전됐다.
- ♦ 육체적 활동과 일을 하는 능력이 발전됐다.
- ♦ 걸음이 발전됐다.
- ♦ 관절의 상태와 가동성이 발전됐다.
- ♦ 운동근육 성능과 근육 운동이 발전됐다.
- ♦ 고통이 감수됐다.
- ♦ 신체적 기능이 발전됐다.
- ♦ 자세가 발전됐다.
- ♦ ROM이 발전됐다.
- ♦ 자가치료의 증후가 발전됐다.

이러한 결과를 얻기 위해서는, 환자를 위한 적당한 개입이 필요하다. 협응, 의사소통 그리고 기록, 환자/고객 관련 교육, 치료적 운동, 자가치료와 가정 관리에서의 기능적인 훈련, 직장, 지역사회 그리고 여가 통합 또는 재통합에서의 기능적인 훈련, 도수치료기술이 개입에 포함한다. 진단과 예후에 따르면, Skelly씨는 8주간 10~12번의 병원 방문을 필요로 한다. Skelly씨는 좋은 사회적 지원이 있고, 동기를 받고, 그의 가정 훈련 계획을 도와주는 협조자들이 있다. 그는 심하게 다치지 않았고 일반적으로 건강하다.

중재 INTERVENTIONS

선택된 중재에 대한 근거 RATIONAL FOR SELECTED INTERVENTION

치료적 운동 (Therapeutic exercise)

골절 환자의 손상의 근본적 결과는 그때 당시에 나타나는 골절 또는 연부 조직의 손상이다. 또한 이러한 손상은 골절이 회복하기에 필요로 하는 고정시기에서 올 수도 있다. 연부 조직, 뼈, 근육 그리고 신경조직의 고정의 효과는 잘 기록되어져 있다. 뼈의 고정은 뼈 재구성 비율에 변화를 가져오고 뼈엉성증을 일으킬 수 있다. Marchetti와 그의 동료는 상당한 BMD 감소(6~14%)가 위팔뼈 머리와 목에서 6주간 발생했다고 증명한다. LE의 골절과 고정과 함께 체중 지지(weight bearing)의 감소는 뼈의 회복 시기에서 종종 일어난다. 체중부하(weight bearing)의 부재는 Wolff's law와 연결된 뼈의 재구성을 줄일 것이다. 운동 요법은 뼈의 재구성과 관절 연골의 재생을 시도하는 체중부하(weight bearing)의 상태를 도와준다.

근육 조직의 고정 효과는 고정의 자세와 그 자세를 취한 시간의 정도와 같은 요인에 달려있다. 자세와 상관없이 고정은 근육 위축을 일으킨다. 단축된 자세에서의 고정은 더욱 위험한 것으로 알려져 있다. 이것은 근육원 섬유 마디의 양을 줄일 뿐 아니라 SO의 근육 섬유질은 FG 근육 섬유질로 바꾸는 연속적인 사건이 일어난다. 인간에 몸에는 72시간의 고정에서 17%의 근육 섬유질이 줄어 든다고 증명되었다. 4~6주간의 하지의 고정은 넙다리 네갈래근 단면 지역에 상당한 섬유질 감소(14~21%)와 힘 생산(25~53%)의 동반 감소가 일어난다고 증명되었다.

Shaffer과 그의 동료는 발목 골절 환자 10명에게 8주간의 고정 효과를 분석했다. 그룹은 발목관절의 발바닥굽힘근(plantarflexor)의 최대 회전력이 동갑 나이와 성별에 상관없이 줄어든 것으로 나타났다. 이것은 보행 20, 50 그리고 100피트에 따른 시간마다 기록으로 볼 때 기능적인 손상에도 관련됨을 보여줬다. 하지만 그 이후, 10주간 주마다 3번 있는 젖은 열, 뒤쪽 목말뼈(posterior talar) 운동, 장딴지와 가지미근 신장, 저항 훈련, 보행 훈련, 수술 후 최대 회전력, 기능적 운동능력을 포함한 물리치료 프로그램 후에 다시 정상으로 돌아왔다.

도수치료기술 (Manual therapy techniques)

Bang, Deyle 그리고 지인들은 고통스럽고 경직된 어깨 골절의 환자들에게 수기 물리 치료의 혼합에 연관된 ROM, 통증 감소, 기능의 향상을 증명했다. 도수치료기술은 기관의 확장 능력, 관절 가동성, 고통을 완화하고 경련을 줄이고 연부조직의 부종을 줄이기 위한 능숙한 손 기술을 포함한다.

Maitland는 기부 위팔뼈의 골절은 GH 인대와 피막과 급진적인 골절 경직을 야기시킨다고 말한다. 또한 고정 기간 동안 교원질의 일반적인 조직 패턴이 무질서해진다. 뼈와 같은 연결 조직은 이러한 기계적 힘에 반응할 것이다. 결과적으로 다음에 제 동원을 통하여서 연결조직(피막, 인대) 구조를 긴장시키는 것이 매우 중요하다. PROM 기술, 관절 동원 또는 STM 기술이 이러한 상황에서 매우 효율적이다.

그에 더해서, 관절의 부동성은 활액막과 관절 연골 안에 생화학적 변화에 약하게 만든다. 동물 연구에서는 고정 기간에 관절 연골의 많은 부분이 관절의 움직임을 방해하는 섬유연골로 변한다고 한다. 고정은 관절주위의 구조와 윤활 관절에 유해작용을 미치기도 한다. PROM 그리고 관절 동원은 윤활 액체와 관절 가동성 증가의 영양분 공급을 최대화하는데 이익이 된다. 관절 지원은 골절 부위의 뼈 회복에 도움을 주는데 효율적인 방법이다. 두가지 종류의 움직임 탄력과 변형(elastic, plastic)은 골절 부위에서 나타난다. 탄력(elastic) 움직임은 부하(load)가 사라진 이후의 골절 부위의 최소환의 변위이다. 이러한 종류의 움직임은 치유를 촉진시켜준다. 변형(plastic) 움직임은 골절 조각이 변환되고, 부하(load)가 사라진 이후에도 되돌아오지 않을 때 나타난다. 이러한 종류의 움직임은 골절 치유 과정에 매우 위험하다.

협응, 의사소통 그리고 기록 COORDINATION, COMMUNICATION, AND DOCUMENTATION

Skelly씨와 그의 부인과 함께 간호와 프로그램에 지원을 발생시키는 모든 성분에 대한 의사소통이 있다. 이것은 병원에서 시작하고, 그의 직업과 여가 시간을 통해서도 집 안에서도 계속된다. 환자 관리의 모든 구성성분은 기록되어질 것이다.

환자/고객 관련 교육 PATIENT/CLIENT-RELATED INSTRUCTION

환자는 손상된 연한 조직 구조에 스트레스를 줄이기 위해서 적정한 활동 변화를 교육 받아야 한다. Skelly씨는 적절한 자세와 자가치료와 가정 관리, 지역사회, 여가 활동, 업무, 활동하는 동안의 신체 사용 습관을 교육받을 것이다. Skelly씨는 검사와 통증 간호 그리고 예후기간 동안 확인되어진 손상에 대해서 교육받을 것이다. 그는 고통스러운 활동을 피하는 것에 대한 제한이 포함된 부분의 회복 과정도 교육받을 것이다.

치료적 운동 THERAPEUTIC EXERCISE

♦ 신체 기전과 자세 안정화
  - 보여지는 피드백을 위한 거울을 보면서 자세의 인지
  - 앉은 자세에서의 모든 움직임 시 어깨뼈 압박과 모음
  - 턱을 당긴 상태에서 하고 바로 눕기
  - 벽을 기대 앉고 턱 당기기 운동을 한다.
  - 중간 아래 등세모근의 엎드림의 신경 근육의 재교육
  - 앉은 상태에서 탄력성 밴드의 저항과 적당한 턱과 목 척주의 자세교정의 어깨뼈 수축

♦ 유연성 운동
  - 깊은 호흡과 함께 느리고 안정적인 30~60초간의 신장 후에 워밍업을 실시하여야 한다.
  - 목 근육 신장은 앉은 상태에서 활동적으로 목을 구부렸다 폈다 해야 한다 이는 UEs에 도움이 된다.
  - 오른쪽 방향으로 목을 돌린다 이는 UEs에 도움이 된다.
  - 환자가 적당한 SH rhythm을 가지는지 확인하고 오른쪽 GE PROM 그리고 AROM에서 누웠다가 선다.
  - 환자의 손가락을 벽에 대고 걸어가거나 도움이 필요하면, 지팡이나 손가락 도르게로 GH 핀상태에서 Stretch한다.
  - 환자의 손가락을 벽에 대고 걸어가거나 도움이 필요하면 지팡이나 손가락도르레로 GH 굽힌 상태에서 stretch한다.
  - 수평으로 핀상태로 stretch한다.
  - 누운 상태로 도움이 필요하면 막대기를 사용하고 GH 관절을 ER 또는 IR로 stretch한다.
  - 앉은 상태에서 누운 상태로 오른쪽 어깨 ROM과 AROM을 수축하고 내린다.
  - 문과 구석에서 가슴을 신장한다.

♦ 보행과 이동 훈련
  - 거울 앞에서 보행하면서 상호적 팔(reciprocal arm) 회전
  - 적당한 팔회전을 위한 언어 신호를 사용하면서 걷는다.

♦ 근력, 힘 그리고 지구력 훈련
  - 턱을 수축하고 누운상태로 목을 깊게 숙인다.
  - 의자 팔굽혀 펴기
  - 앉은 상태로 탄력 band 저항과 함께 어깨 수축
  - 탄력성 band 저항과 함께 어깨를 펴고, 구부리기를 반복함
  - 고정된 면에서 역동적인 면(trampoline, physioball)에서 팔굽혀 펴기
  - 누운 상태에서 일어선 상태에서 살짝 무거운 weight로 PNF 기법에서 BUE을 한다.
  - 벽을 기갠 상태에서 앞톱니근의 신경근의 재교육
  - OKC 자세로 RUE에서 어깨뼈로 율동적이고 안정적

활동

- 손짚고 서기 자세에서의 율동적이고 안정적인 활동
- 손을 벽에 댄체 CKC 자세로 율동적이고 안정적인 활동
- 중심 이동하며 네발 운동
- 처음엔 짧은 기간 (2분) 동안 상체 ergometer을 하다가 환자의 주관적 보고, RR 그리고 심장박동에 따라서 늘인다.
- 탄력성 저항을 강하게 한 채로 근육 둘레띠를 앉고 일어선 자세로 강화한다.
- 어깨 굽힘을 늘인 상태로 근육 둘레띠를 강화한다.
- 오랜 시간동안 어깨 굽힘을 한다.
- 벽에 대고 팔굽혀 펴기를 하고 기울기를 늘인 다음에 마지막엔 수평에서 한다.
- 트램플린을 반대로 가죽으로 만든 공을 toss 한다.
- 트램플린을 반대로 머리 위로 공을 toss 한다.

자가치료와 가정 관리에서의 기능적인 훈련 FUNCTIONAL TRAINING IN SELF-CARE AND HOME MANAGEMENT

♦ 자가치료와 가정 관리
- 자가치료와 가정 관리에서 모든 행동, 업무, 활동, 자세 배열을 검토한다.

직장, 지역사회 그리고 여가 통합 또는 재통합에서의 기능적인 훈련 FUNCTIONAL TRAINING IN WORK, COMMUNITY, AND LEISURE INTEGRATION OR REINTEGRATION

♦ 직장
- 직장에서 모든 행동, 업무, 활동, 자세 배열을 검토한다.

도수치료기술 MANUAL THERAPY TECHNIQUES

♦ 오른쪽 가슴근육에 연부 조직의 가동성을 실시한다.

♦ 척추 외부의 가동성과 수기
- Grades I로 시작해서 GradesIV까지 오른쪽 GH 관절에 낮고 높은 방향으로 관절을 움직인다.
- 오른쪽 말단 빗장뼈를 낮은 방향으로 Grades III~IV까지 관절을 움직인다.
- 적절한 때 Grades I로 시작해서 GradesIV까지 P/A 방향으로 제한된 목 가슴 부분의 관절 가동성과 수기를 한다.

♦ 수동관절가동범위
- 굽히고 펴지고 벌린 상태 그리고 마지막에 늘어진 Stretch를 공급하는 IR/ER에서 PROM 에서 오른쪽 어깨로 움직인다.
- 낮은 방향에서 안쪽으로 PROM 에서 오른쪽 어깨뼈로 움직인다.

예상 목표와 기대 결과 ANTICIPATED GOALS AND EXPECTED OUTCOMES

♦ 병리학/병태생리학에 미치는 영향
- 1-2/10~0/10 에서 3~4주간 고통은 줄어들 것이다. 5/10~1/10으로 3~4주간의 직업에 고통이 줄어든다.

♦ 손상에 미치는 영향
- AROM은 이와 같이 발전될 것이다: 4주 동안 160°의 어깨 굽힘, 150°의 어깨 벌림 그리고 IR 75°
- 3~4주 동안 어깨 위에 올리는 활동기간 동안 환자들은 적절한 SH리듬을 보여줄 것이다.
- 환자들은 3~4주간에 어깨위로 올리는 활동기간에 RUE의 발전적인 조합을 보여줄 것이다.
- 오른쪽 위 뒷가죽 근육의 힘은 4~5주간 이와 같이 발전될 것이다: 어깨세모근 5/5, 가시위근 4+/5, 가시아래근과 작은 원근 4+/5, 어깨밑근 5/5, 위팔 두갈래근 5/5, 세갈래근 5/5, 앞톱니근 4+/5, 중간 그리고 아래 등세모근 4+/5, 마름근 5/5.
- 환자는 후방과 전방 glide 방향으로 어깨의 관절운동학 움직임 의 발전을 보일 것이다. 환자는 3~4주안에 C-T 척주의 가동성이 발전할 것이다.

♦ 기능적인 제한에 미치는 영향
- 환자는 4~6주간 하루에 6~8시간 일하는 90° 이상 구부릴 수 있는 활동이 있는 집을 페인트하는 작업을 문제없이 수행할 것이다.

♦ 위험 감소/예방
- 환자는 이해심을 얻고 2주간 연부 조직에 심한 stress를 풀어주는 적당한 자세에 대해서 행동 변화가 일어날 것이다.

- 건강, 웰니스, 운동에 미치는 영향
  - Skelly 씨는 운동에 중요성을 깨달을 것이고 둘째 손자가 태어난 이후로 관절 운동을 계획하며 수행할 것이다.
  - 일에 관련된 일을 수행하는 동안 어깨가 90° 이상 구부려지는 자세를 유지하는 기능이 포함된 신체적 기능이 증가할 것이다.
- 사회 자원에 대한 영향
  - Skelly씨에게 사용 가능한 사회적 원천이 최대로 사용되어질 것이다.
  - 환자 관리와 그외에 식사에 대한 자료는 *'물리치료지침을 위한 APTA 지침서'* 에 있다.
- 환자/고객 만족
  - 환자와 가족의 지식과 진단, 예후, 중재, 예상되는 목표, 기대되는 결과에 대한 인식의 증가할 것이다.

재검사 REEXAMINATION

재검사는 환자의 간호 이야기를 통해서 실행되어졌다.

퇴원 DISCHARGE

Skelly씨는 12주간의 물리요법, 그의 목표와 기대 달성을 받은 후에 퇴원할 것이다. 이 과정은 그의 모든 간호 이야기를 포함한다. 그는 그의 목표와 예상되어진 결과를 성취했기 때문에 퇴원했다.

사례 연구 #2:

노뼈과 자뼈 붓돌기의 골절

Radius and ulnar styloid process fracture

Schult 부인은 68세의 여성으로 말단 노뼈과 붓돌기 골절을 가지고 있으며(그림 7-3), 손목과 아래팔을 고정하여 10주간 움직이지 못하고 있다.

물리치료사 검진 PHYSICAL THERAPIST EXAMINATION

병력 HISTORY

- 일반적인 인적사항: Schult 부인은 68세에 모국어가 영어인 백인 여성이다. 그녀는 오른손 잡이이다. 그녀는 고등학교를 졸업했다.
- 사회적 병력: Schult 부인은 2명의 자녀와 3명의 손자(3살, 2살 그리고 4살 된)가 있으며, 그의 남편은 5년 전에 사망했다.
- 고용/일: 그녀는 은퇴한 비서이다.
- 생활 환경: Schult 부인은 그녀의 딸 집 가까이(3 miles)에서 분양 아파트 2층에서 독립적으로 살아가고 있다.
- 일반적인 건강 상태
  - 일반적인 건강 인식: Schult 부인은 건강하다고 이야기 한다.
  - 신체적 기능: 그녀는 사고가 일어나기 전에는 신체적으로 정상이었다고 한다.
  - 심리적 기능: 일반
  - 역할 기능: 어머니, 할머니
  - 사회적 기능: Schult 부인은 일주일에 2번 card를 즐기고 친구들과 함께 크리비지 카드게임을 하기 좋아한다.
- 사회/건강 습관: 그녀는 술과 담배를 하지 않는다.
- 가족력: 부모 모두와 2명의 자식이 여전히 살아있고 건강상태가 좋다. 그녀는 그의 어머니도 뼈엉성증이라고 한다.
- 이전 입원: 그녀는 2명의 자식의 출산을 위해 2번 입원했다.
- 이전에 있던 의학적 문제나 기타 건강관련질환: 앞에 언급한 뼈엉성증을 제외하고는 없다.
- 현재 상태/주호소: Schult 부인은 그녀 손주 장난감에 걸려 오른쪽 손목을 편 상태로 바닥에 넘어졌다. 넘어지자마자 그녀는 고통과 손목과 아래팔 부종을 호소했다. 그녀는 딸의 도움으로 응급실로 실려갔고 의사한테 진찰을 받았다. 방사능 사진은 왼쪽 말단 노뼈와 자뼈 붓돌기의 골절을 보여줬다. 골절은 세밀한 조작에 줄어들었고 아래팔은 섬유 유리 붕대로 자연스러운 자세와 손목은 약간 늘려지는 자세로 고정했다. 그녀는 10주 동안 붕대를 하고 있었다. 최근의 불편함은 그녀가 일반적인 활동 (머리 감기) 할 때마다 약간의 불편함(0–10 NPS

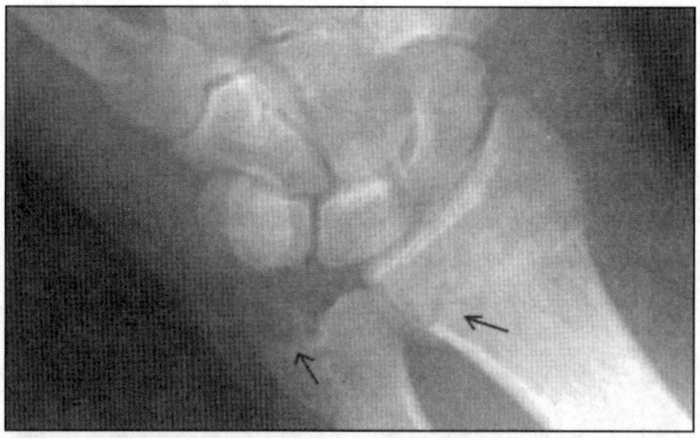

그림 7-3. 손상 직후 촬영한 Schult씨의 왼팔 먼쪽노뼈와 자뼈 붓돌기 골절의 X선 사진.

에서 2-3/10 NPS [0은 고통 없고 10은 더 나쁜 고통을 야기한다])을 느끼는 것이고 주된 불편함은 경직과 손목과 아래팔을 사용하지 못하는 것이다. 그녀는 계속 독립적으로 집에서 생활하고 있지만, 모든 활동에 오른팔로만 사용하고 있다.

- ♦ 기능적인 상태와 활동 수준: Schult 부인은 자가치료와 가정 관리에서 모든 ADL과 LADL에서 독립적이다. 그녀는 정기적으로 운동을 하며 3마일 정도 걸어 다니는 것을 1주일에 5번 한다. 그녀는 4년전 뼈엉성증 판정을 받은 이후로 걷고 있다고 한다.
- ♦ 약물: 그녀는 bisphosphanate와 calcium 그리고 vitamin D를 섭취하고 있다.
- ♦ 영상/진단 실험: 회복은 붕대를 풀기 전 방사능 사진(그림 7-4)를 통해서 확인할 수 있다.

신체계통 조명 SYSTEMS REVIEW

- ♦ 심혈관/폐
  - 혈압(BP): 138/86 mmHg
  - 부종: 왼쪽 손과 등쪽에 약간의 부종(edema)
  - 심박수(HR): 77 bpm
  - 호흡수(RR): 15 bpm
- ♦ 피부계
  - 흉터형성 상태: 없음
  - 피부색: 왼쪽 손과 손가락에 옅은 파란색
  - 피부 상태: WNL
- ♦ 근육뼈대계
  - 전체적인 관절가동범위: 팔꿉치에서 말단인 LUE를 제외하고 WNL
  - 전체적인 근력: 그녀가 손목 굽힘과 폄의 힘과 잡고 집는 힘이 줄어든 LUE을 제외하고 WNL
  - 전체적인 대칭성: 약간의 손등과 손바닥, 아래팔근육의 위축과 새끼와 엄지 두덩의 위축
  - 키: 5'0" (1.52 m)
  - 몸무게: 128 lbs (58 kg)
- ♦ 신경근육계
  - 전체적 조합 운동(균형, 보행, 이동 그리고 변화): 정상
- ♦ 의사소통, 감정, 인지, 언어, 학습 유형
  - 의사소통, 감정, 그리고 인지: WNL
  - 학습 유형: 시각적 학습자

검사와 측정 TESTS AND MEASURES

- ♦ 유산소 능력/지구력
  - 6분 보행 시험 결과 WNL
- ♦ 인체측정학적 특징
  - BML＝25 약간 과체중(몸무게는 키에 의해 나뉘어진다)
  - 눈으로 조사한 결과 손가락이 2～5 부풀어 오른다.
  - 부피 측정 척도에서 부종(왼쪽 279 Ml 그리고 오른쪽 244 Ml)을 확연히 한다. 일반적 민간 측정에서는 부종있는 손가락에 SD 4.26 Ml를 보여준다.
  - 약간의 등과 아래팔 바닥 근육의 위축
  - 새끼와 엄지 두덩이 근육의 위축
- ♦ 보조장비 및 적용장비: 사용하지 않음
- ♦ 뇌신경과 말초신경의 통합성
  - 환자가 신경 증상에 대한 이상을 호소하지 않음에도 불구하고, 손목굴 증후군에 대한 호소를 자주했다. 말초신경 시험을 시행하고 그 결과 전반적으로 부정적이다.
- ♦ 인체 공학과 신체 기전
  - 앞 머리와 벌림된 양쪽 어깨뼈에서 나쁜 자세가 있음을 보여준다.
- ♦ 보조, 이동 그리고 균형: 정상
- ♦ 관절의 통합성과 가동성
  - 관절 상태 조사에서는 노손목, 손목중부에 손등과 바닥의 운동결핍
  - 몸쪽과 먼쪽 노자뼈관절은 앞과 뒤 방향으로 약간의 운동결핍을 보여줬다.

- 운동 기능
  - 민첩함, 공동작용 과 기민함
    - 협조는 Purdue pegboard(0.37~0.70까지의 의지도 실험)를 사용함으로써 시험됐다. 오른손에는 16, 왼손에는 8이 나왔다.
    - 여가활동(cribbage와 shuffling card) LUE 분석한 결과 왼쪽 손목, 손 그리고 손가락에 상당한 조합, 민첩성 결핍을 보여줬다.
- 근 수행력
  - MMT를 사용한 근육 성능 시험에서는 ROM에서 제시되어진 왼쪽에 힘의 결핍을 보여줬다.
    - 긴노쪽손목폄근=4-/5
    - 짧은노쪽손목폄근=4/5
    - 자쪽손목굽힘근=4/5
    - 긴엄지굽힘근=4/5
    - 긴엄지폄근=4-/5
    - 손가락폄근=4/5
    - 얕은 그리고 깊은 손가락굽힘근=4-/5
    - 엎침 뒤침의 아래팔=4/5
    - 두갈래근과 세갈래근=각각4/5 그리고 4+/5
  - 동력계를 사용한 쥐는 힘 측정은 이와 같이 나타났다.
    - 왼쪽에 11 lbs 오른쪽에 29 lbs
    - Intrarater reliability는 MMT(ICC=0.63~0.93) 그리고 손으로 쥐어지는 악력계(ICC=0.69~0.90)를 사용한 측정 결과 중간과 좋음 사이를 보여줬다.
    - 쥐는 힘은 자세히 다루고 있는 말단 노뼈 환자의 일반적 기능 질문표 보다 더 좋게 나타났다.
  - 집는 힘은 악력계 사용을 통해 측정 되었고 이와 같은 감소를 보여줬다.
    - 열쇠 집는 힘 (왼쪽 2 lbs vs 오른쪽 6 lbs)
    - 턱 집는 힘 (3 vs 7 lbs)
    - 가볍게 집는 힘 (3 vs 9 lbs)
- 통증
  - 1 lbs보다 더 무거운 물체를 들어 올리려 할 때 NPS 3/10
- 자세
  - 측연선을 사용한 정적 자세 분석
    - 머리가 앞을 향함
    - 가슴흉부의 척추 후만증 증가

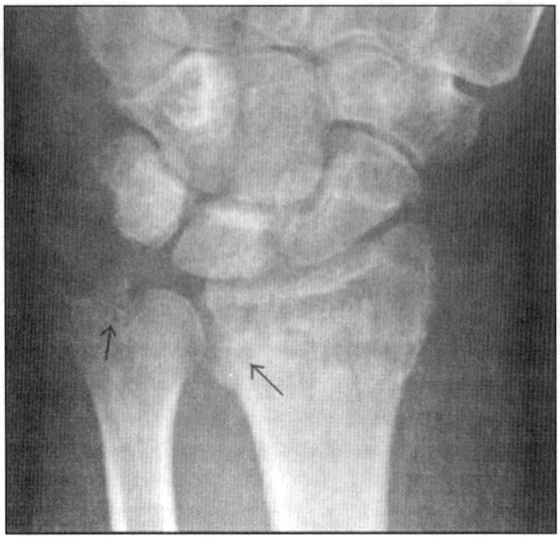

그림 7-4. 먼쪽노뼈와 자뼈의 붓돌기 골절이 치유됨을 보여주는 손상 후 6주의 X선 사진.

    - 척추 전만의 감소
    - 왼쪽으로 약간 기운 목 척추
    - 오른쪽으로 올라간 빗장뼈 과 어깨뼈
- 관절가동범위
  - 왼쪽 손목의 활동 각도 측정에서 이와같이 나타난다.
    - 폄=0~38°
    - 굽힘=0~29°
    - 노뼈치우침=0~7°
    - 자뼈치우침=0~12°
    - Cyriax에 따르면, 이러한 손목 한계 패턴은 관절주머니 패턴이라고 알려졌다. 하지만 Cyriax의 관절주머니 분류의 신뢰성과 적합성으로 또 다른 관절을 검사하였다.
    - 손가락 굽힘은 PIP(Proximal Interphalangeal)에서 손가락 2~5째 또한 0~50° 그리고 60°까지 DIP골절에 제한되어 있다.
    - 뒤침은 0~43°로 제한되어 있다.
    - 엎침은 0~47°로 제한되어 있다.
  - PROM 측정은 활동 제한에 구성되어지고 이와 같이 기록되어져 있다.
    - 손목 폄=0~42°
    - 굽힘=0~34°
    - 노뼈치우침= 0~10°
    - 자뼈치우침= 0~14°

- 아래팔에 수동적 뒤침 = 0~50°
- 아래팔에 수동적 엎침 = 0~56°
- 모든 방향으로 끝 기분이 조직 신장의 느낌이 나타났다.

♦ 자가치료와 가정 관리
  - Schult 부인과 자가치료, 가정 관리, 행동, 일, 활동에 대한 이야기를 한 결과 그들은 잘 할거라고 했다.
  - 그녀는 손질, 위생 그리고 옷 입은 것이 ROM과 힘의 감소로 인해서 어려움을 겪고 있다.

♦ 직장, 지역사회 그리고 여가 통합 또는 재통합
  - 환자는 DASH(Disability of the Arm, Shoulder, and Hand Questionnaire)에서 60%를 차지하고 있다. 이는 SF-36/50과 같은 구체적이지 않은 기능적 질문 조사보다 환자의 인구수 변화를 파악하는데 응하다.[50]

평가 EVALUATION

Schult 부인의 과거력과 전에 요약된 위험한 요인들은 그녀는 퇴직한 백인 여성이고 뼈엉성증의 병력과 왼쪽 노뼈과 자뼈 붓돌기의 골절을 가지고 있다. 그녀는 고정기간과 골절에 관련된 많은 손상을 입었다. 그녀는 아랫팔, 손목 그리고 쥐고 집는 RUE의 힘 부족의 ROM 감소를 보여준다. 이러한 손상은 그의 기능적 제한으로 연결된다.

진단 DIAGNOSIS

Schult 부인은 왼쪽 노뼈과 자뼈 붓돌기의 골절을 가지고 있고 손목과 아랫팔을 고정한 상태로 6주간 움직이지 못한 환자이다. 그녀는 손목에 고통이 있고 인체측정학적 특징, 인체 공학과 신체 기전; 보행, 이동 그리고 균형; 관절의 통합성과 가동성; 운동 기능; 근 수행력; 자세; 관절 가동범위가 손상되었다. 그는 기능적으로 직업, 가정 관리, 자가치료, 지역사회, 여가활동, 일, 활동하는 것에 기능적으로 제한되어 있다. 이러한 결과는 패턴 G: 손상된 관절 움직임, 골절과 연관된 움직임의 범위와 근육의 수행능력에서 논의되어져 있다.

평가되어진 손상과 기능적 제한은 예후와 치료계획 결정에서 논의되어질 것이다.

예후와 치료계획 PROGNOSIS AND PLAN OF CARE

평가가 끝난 후, 앞으로의 결과에 대하여 다음과 같이 상의하며 결정하였다.

♦ 자가치료, 가정 관리에 연관된 육체적 행동, 일 , 활동하는 능력이 향상되었다.
♦ 관절의 통합성과 가동성이 진보되었다.
♦ 운동 기능이 발전되었다.
♦ 근 수행력이 발전되었다.
♦ 통증이 줄어들었다.
♦ ADL과 LADL에서 독립성의 기능이 발전됐다.
♦ 자세 조절 능력이 향상되었다.
♦ ROM이 발전되었다.
♦ 연한 조직 팽창이 줄어들었다.

이러한 결과를 얻기 위해서는, 환자를 위한 적당한 개입이 필요하다. 협응, 의사소통 그리고 기록, 환자/고객 관련 교육, 치료적 운동, 자가치료와 가정 관리에서의 기능적인 훈련, 직장, 지역사회 그리고 여가 통합 또는 재통합에서의 기능적인 훈련, 도수치료기술이 개입에 포함한다. 진단과 예후에 따르면, Schult 부인은 12주간 12~14번의 방문을 필요로 한다. Schult 부인은 좋은 사회적 지원이 있고, 동기를 받고, 그녀의 가정 훈련 계획에 좋은 조력자들이 있다. 그는 심하게 다치지 않았고 일반적으로 건강하다.

중재 INTERVENTIONS

선택된 중재에 대한 근거 RATIONAL FOR SELECTED INTERVENTION

치료적 운동 (Therapeutic exercise)

이 환자의 물리 치료의 중요성은 중시되었다. Byl 그리고 그의 지인들은 이러한 원위 노뼈 골절 환자들 에서 고정으로 인한 ROM, 아래팔 중간부 힘살의 쥐는 힘에서 상당한 손상을 보여주고 있다고 이야기 한다. 최근 무작위의 통제된 시험의 결과에서는 Colle's 골절 환자의 모든그룹들은 쥐는 힘이 통제된 그룹(집에서 운동한 기록)에 비교해 볼 때 6주간 5번의 물리 치료(운동, 환자 교육, 관절 유동)를 통하여 손목 활동 증가와 확실히 더 나은 발전을 보여준다고 한다.

도수치료기술 (Manual therapy techniques)

이 치료는 방사능 사진에서 골절이 회복될 것이라고 나타나야 사용될 수 있다. 생물학적 변화의 고정의 결과는 근래에 합성된 기질이 구성되어있기 때문에 피막과 인대 기관 조직에 변화를 일으킬 수 있다. 고정은 근육 조직에 지대한 영향력을 미치고 힘살과, 근 단면적 그리고 근육 섬유 크기에 축소를 가져온다. 또한, 근육의 고정은 짧은 근육(이 환자와 같이 손목 폄근)에 연결 조직이 늘어나게 한다. 수기치료(stretch 그리고 움직임)와 같이 이 조직에 통제된 힘을 적용하는 것은 교원질 연결의 적정한 체제를 촉진 시키고 기질의 액체를 일반 상태로 회복시키는데 도움을 줄 수 있다. 어쩌면 환자들에게 더 많은 수기치료의 지원을 한다면 관습적인 물리 요법(열, TENS 그리고 운동)과 관절과 연부 조직에 연결된 수기치료과 함께 시행되는 관습적 물리 요법을 비교하는 무작위 제한 시험의 결과를 가져올 수 있다. 그 결과에서는 2그룹이 비록 통계학적으로 상당한 고통 감수와 ROM 증가를 보여주긴 하지만, 수기치료를 받은 그룹은 ROM에서 통계학적으로 상당한 증가를 가져오고 또한 시행 변수도 더 적다고 보여진다.

협응, 의사소통 그리고 기록 COORDINATION, COMMUNICATION, AND DOCUMENTATION

Schult 부인과 그의 가족들은 그녀의 간호와 그녀의 프로그램을 지원하는 것에 대한 모든 것을 이야기할 것이다. 이것은 외래환자에서 시작되고 집에서 돌아오는 것에서 여가 활동까지 계속 이어나갈 것이다. 환자의 모든 관리 요소는 기록될 것이다.

환자/고객 관련 교육 PATIENT/CLIENT-RELATED INSTRUCTION

환자는 그녀의 손상과 기능적인 제한을 포함한 최근 상태에 대한 정보를 제공받을 것이다. 그녀는 근육뼈대계 손상이 심해지는 것을 예방하는 적절한 자세 기술을 교육받을 것이다. Schult 부인은 뼈엉성증과 그의 진행율을 줄이는데 도움이 되는 가능한 방법에 연관된 위험한 요소에 대해서도 교육받을 것이다.

치료적 운동 THERAPEUTIC EXERCISE

- ♦ 균형, 협조성, 그리고 민첩성 훈련
  - 빨래 집게를 구멍에 넣고 세정기을 빨래집게에 놓는 Purdue Pegboard 활동
  - 60초 안에 빨래집게와 세정기의 숫자를 세는 Timed Purdue Pegboard 활동
  - 손가락을 빠르게 번갈아 움직이고 손가락에 딱 소리 나게 하는 것을 포함한 손가락 민첩성 운동
  - Jack(카드놀이) 하기
  - 카드 뭉치 섞기
  - 옷 pin을 사용해 저항력을 위한 "O" 끼우기 활동, 나중엔 옷 pin을 가지고 탄력 band로 저항력을 기른다.
- ♦ 신체 기전과 자세 안정화
  - 자세 중추 훈련과 자세 교정 활동
  - 겉모습 feedback을 받으면서 거울을 보며 자세 교정
  - 턱과 어깨뼈 수축에 강조하며 벽 반대로 앉아 자세 교정
- ♦ 유연성 운동
  - Stretch 운동은 30~60초 간에 깊은 호흡과 함께 느리게 일관적으로 warming up 이후에 해야 한다.
  - 환자가 앉은 상태에서 토대 언저리를 지지하여서 팔꿈치 사용으로 손뒤침근과 손엎침근 stretch한다.
  - 환자의 앉은 상태로 팔꿈치가 굽히고 펴지는 자세로 손목을 굽히고 피고 stretch한다.
  - 손목을 굽히고 피고 둘 다 함으로 손가락을 굽히고 펴고하는 stretch를 한다.
  - AROM에 연관된 모든 관절을 최대한 편 상태로 유지한다.
  - PROM에 연관된 모든 관절을 최대한 낮은 자세로 유지한다.
  - 발을 가까이한 상태에서 나중엔 손목과 손가락을 편 상태까지 네발로 체중부하한다.
  - 환자를 앉히고 팔꿈치를 책상에 지지한 상태에서 힘줄을 glide한다.
    - ■ 환자는 맞은편 손에 4개의 손가락은 쭉 핀 상태로 유지하고 나머지 안 핀 손은 빠르게 손가락을 움직인다.
- ♦ 근력, 힘 그리고 지구력 훈련

- 강화훈련은 저항 없는 운동으로 하다가 저항 있는 운동으로 간다.
- 환자를 O를 사용한 상태로 Putty 운동을 한다.
- 손목 운동을 탄력 band나 아령과 함께 한다.
- 테니스 공을 쥔다.
- 팔의 lever를 늘이고 환자가 견딜 수 있을 만큼 하고 점점 저항을 늘이는 체중 실어 뒤침 엎침
- 젖은 수건을 짠다.
- Putty 부분을 당긴다.
- 4발 체중부하 활동
- 가벼운 무게로 틀 상자를 들어 올리다가 점점 환자가 할 수 있는 각도에서 무게를 늘인다.
- 무게가 나가는 틀 상자를 높이(허리, 어깨, 머리 위)마다 다르게 올린다.

자가치료와 가정 관리에서의 기능적인 훈련 FUNCTIONAL TRAINING IN SELF-CARE AND HOME MANAGEMENT

♦ 자가치료와 가정 관리
- 자가치료와 가정 관리 활동과 업무 그리고 행동을 다 관찰한다.
- 왼손으로 가능한 자기관리 (머리감는 것)와 가정 관리 시에 많이 사용한다.

직장, 지역사회 그리고 여가 통합 또는 재통합에서의 기능적인 훈련 FUNCTIONAL TRAINING IN WORK, COMMUNITY, AND LEISURE INTEGRATION OR REINTEGRATION

♦ 여가
- 손주들과 시간 보내고 Card와 Cribbage를 하는 것과 같은 모든 여가 활동과 일 그리고 행동을 모두 관찰한다.
- 이러한 여가 활동에 가능한 왼손을 실용적으로 되도록 많이 사용한다.

도수치료기술 MANUAL THERAPY TECHNIQUES

♦ 마사지
- 부종 통제(조절)을 위한 역행 마사지

♦ 가동술/도수교정
- 손등과 바닥 사이에 완골 관절 운동성 부족과 연결된 관절 움직임은 처음에는Grades I에서 Grades II로 실시하고 점차 Grades III에서 Grades IV까지 실시한다.
- 앞, 뒤 방향 사이에 노쪽 손목 관절 운동성 부족과 연결된 관절 움직임은 처음에는 Grades I에서 Grades II로 실시하고 점차 Grades III에서 Grades IV까지 실시한다.
- 앞, 뒤 방향으로 몸쪽과 먼쪽 노뼈 손목 관절 운동성 부족과 연결된 관절 움직임을 처음에는 Grades I에서 Grades II로 실시하고 점차 Grades III에서 Grades IV까지 실시한다.

♦ 수동관절가동범위
- 움직임이 최대인 상태에서 가벼운 부하와 같이 PROM을 굽히고 펴고 노뼈과 자뼈에 치우친다.
- 움직임이 최대인 상태에서 가벼운 부하와 같이 PROM을 노뼈과 자뼈에 치우친다.

예상 목표와 기대 결과 ANTICIPATED GOALS AND EXPECTED OUTCOMES

♦ 병리학/병태생리학에 미치는 영향
- 왼쪽 손과 아래팔에 있는 부종이 2주 안에 줄어들 것이다.
- 통증은 2-3/10에서 4주 안에 0/10으로 줄어들 것이다.

♦ 손상에 미치는 영향
- Lt UE의 AROM는 이와 같이 발전될 것이다: 4~6주 안에 손목은 55°까지 펴가고 60°까지 구부려지고 노뼈 치우침은 15° 자뼈 치우침은 12° 아래팔은 70°까지 뒤침되고 엎침된다.
- Schult 부인은 왼손으로 4~6주안에 Purdue Pegboard 시험에서 15점을 받을 수 있을 것이다.
- 왼손 쥐는 힘은 20 lbs 로 6주 안에 늘어날 것이다.
- 환자는 노쪽 손목 관절에 바닥과 등의 glide가 향상될 것이다. 환자는 또한 먼쪽 끝 노쪽 손목 관절의 가동성이 3~4주 안에 발전될 것이다.
- 환자는 Rt UE와 같이 Card 뭉치를 6주안에 섞을 수 있을 것이다.
- 왼쪽 손에 집는 힘은 키 집는 힘 4 lbs, 손바닥으로 잡

는 힘은 5 lbs 그리고 가볍게 집는 힘 7 lbs만큼 6주 안에 발전될 것이다.

- Lt UE의 근력은 이와 같이 늘어날 것이다: 6주 안에 긴노쪽손목폄근=4+/5, 짧은노쪽손목폄근=5/5, 자쪽손목굽힘근=5/5, 긴엄지굽힘근=5/5, 긴엄지폄근=4+/5, 손가락폄근=5/5, 얕은 그리고 깊은 손가락굽힘근=4+/5, 엎침 뒤침의 아래팔=5/5, 두갈래근과 세갈래근=5/5

♦ 기능적인 제한에 미치는 영향

- 환자는 4주 안에 위생과 옷 입고 손질하는 일을 왼손으로 할 수 있을 것이다.
- 환자는 6주 안에 그녀의 Lt UE와 같이 card를 할 수 있을 것이다.

♦ 장애에 미치는 영향

- Schult 부인은 친구들과 함께 cribbage를 하는 재미있고 사회적인 활동을 6주 안에 할 수 있을 것이다.

♦ 위험 감소/예방

- Schult 부인은 3~4주 안에 뼈엉성증의 위험한 요소를 이해할 것이고, 이러한 것을 줄이기 위해 행동에 변화가 일어날 것이다.

♦ 건강, 웰니스, 운동에 미치는 영향

- Schult 부인은 건강 습관을 촉진하고 뼈엉성증을 늦추기 위해 운동기간을 늘일 것이다.

♦ 사회 자원에 대한 영향

- Schult 부인에 이용 가능한 자원들은 최대로 사용될 것이다.
- 자료는 환자의 관리하에 있을 것이고 남은 나머지 것들은 APTA's Guidelines For Physical Therapy Documentation에 있을 것이다.
- 물리 치료법 사용은 최대로 될 것이다.

♦ 환자/고객 만족

- 환자와 그의 가족은 진단, 예후, 개입, 기대되는 결과의 이해와 예상되는 결과에 대해서 더 알게 될 것이고 인지할 것이다.

재검사 REEXAMINATION

재검사는 환자의 간호 이야기를 통해서 실행되어졌다.

퇴원 DISCHARGE

Schult 부인은 14주간의 물리치료 후, 그녀의 목표와 기대가 달성된 후에 퇴원할 것이다. 이 과정은 그의 모든 간호 이야기를 포함한다. 그녀의 목표와 예상되어진 결과를 성취했기 때문에 퇴원했다.

사례 연구 #3:

Jone의 골절

Jone's fracture

Bryan씨는 28세 남자로 계단을 내려가다가 넘어져 오른쪽 몸쪽 5번째 발뼈의 중간부와 발뼈 끝단 이음부에서 약간의 횡골절을 가지게 된 환자이다.

물리치료사 검진 PHYSICAL THERAPIST EXAMINATION

병력 HISTORY

♦ 일반적인 인적사항: Bryan씨는 28세로 모국어가 영어인 백인이며 오른발 잡이다.

♦ 사회적 병력: Bryan씨는 18개월 된 유아가 있는 결혼한 남자이며 175 pound의 Great Dane(덴마크종 개)을 키우고 있다.

♦ 고용/일: Bryan씨는 지역 병원에서 일하는 의사 도우미이다. 그는 full-time으로 일하고 일주일 중의 매주 마지막 날 하루가 휴일이다.

♦ 생활 환경: 그의 집은 방이 2개 있고 침대는 계단형으로 되어 있고 계단 오른쪽에는 난간이 있다. 방에서 2걸음 떨어진 곳에 입구가 있고 반대편 2걸음 떨어진 곳에 또 다른 입구가 있다. 욕조와 샤워가 가능한 화장실이 안에 있다.

♦ 일반적인 건강 상태

- 일반적인 건강 인식: Bryan씨는 스스로 매우 건강하다고 말한다.
- 신체적 기능: 비슷한 연령대와 비슷하다.
- 심리적 기능: 정상

- 역할 기능: 보건관리 공급자, 아버지, 남편
- 사회적 기능: 그는 camping, hiking 그리고 사냥과 철인 2종을 즐긴다.

♦ 사회/건강 습관
- Bryan씨는 담배를 피우지 않고 병력은 없지만 자주 술을 마셨다(한주당 7~10의 음주).

♦ 가족력: Bryan씨는 부모와 조부모가 살아계시고 건강하시며 여러 국가에서 살고 계신다.

♦ 의학/외과적 병력: 그는 병력에서는 승모판탈출증을 제외하고는 별 심각하지 않다고 했다. 수술력에는 왼쪽 서혜탈장을 3년전 수술 받았고 오른쪽 무릎 관절경 검사와 죽은 조직 제거술을 1년 전에 받았다.

♦ 이전에 있던 의학적 문제나 기타 건강관련질환: 승모판탈출증

♦ 현재 상태/주호소: Bryan씨는 그의 개와 계단을 내려가다가 발을 헛디뎌 넘어지게 되었고 그의 오른 발을 난간 측면 테두리에 부딪쳐서 몸쪽 5번째 발뼈의 Jone's fracture을 가지게 되었다. 그는 4주와 8주에 x-ray사진을 찍으며 짧은 석고 고정을 8주간 하였다. X-ray 찍은 8주 후 약간의 골절 회복이 보였으나, 임상적으로는 그는 골절 부위에 고통이 없었다. 그는 골절 버팀대로 체중부하를 하고 물리 치료를 받게 되었다.

♦ 기능적인 상태와 활동 수준: Bryan씨는 모든 ADL과 IADL에서 완전히 독립적이다. 사고가 난 1주일 동안 직장을 쉬고난 후 바로 full time으로 일을 했다. 그는 목발을 처음에 사용했지만 지금은 보조 도구없이 걸어다니고 있다.

♦ 약물: 없음

♦ 영상/진단 실험: 처음과 그 이후 X-ray 사진 영상을 받지 않았다.

신체계통 조명 SYSTEMS REVIEW

♦ 심혈관/폐
- 혈압(BP): 120/78 mmHg
- 부종: 오른 손과 발에 약간의 부종(edema)
- 심박수(HR): 64 bpm
- 호흡수(RR): 10 bpm

♦ 피부계
- 흉터형성 상태: 없음
- 피부색: WNL (within normal limits)
- 피부 상태: Rt LE에서 짧은 석고 고정에 감싸여진 부위 표면에 더러운 인설의 조직

♦ 근육뼈대계
- 전체적인 관절가동범위: 바깥과 안쪽 구부림에 눈에 보이는 한계가 나타나는 오른쪽 발목을 제외하고는 WNL
- 전체적인 근력: 뒤꿈치와 발가락으로 서는 것이 어려워 보이는 오른쪽 발목을 제외하고는 WNL
- 전체적인 대칭성: 오른쪽 안쪽 정강뼈과 장딴지와 가지미에 위축
- 키: 5' 10" (1.78m)
- 몸무게: 155 lbs (70.3kg)

♦ 신경근육계
- 균형: 의자를 손으로 잡기 전에는 RLE에서 5초 이상 균형을 못잡음
- 보행, 이동 그리고 변화: 골절 위치에 통각 상실 없고 버팀대 없이 걸어간다.

♦ 의사소통, 감정, 인지, 언어, 학습 유형
- 의사소통, 감정, 그리고 인지: WNL
- 학습 유형: 보는 걸로 학습하는 사람

검사와 측정 TESTS AND MEASURES

♦ 유산소 능력/지구력
- 6분 보행 시험 결과 약간의 부족

♦ 인체측정학적 특징
- BML = 22.17 정상(몸무게는 키에 의해 나뉘어진다)
- 오른발에 보여지는 약간의 부종
- 줄자로 실시한 측정에서 오른쪽 넓적다리에 보여지는 약간의 부종과 비교할 때 2cm가 다른 오른쪽 장단지에 두드러지게 보이는 위축

♦ 보조장비 및 적용장비: 피부 손상 없이 Rt LE에 잘맞는 골절 버팀대

♦ 환경, 집과 작업의 장벽
- 2층에 있는 침대로 향하는 계단과 그의 집 입구에 계단 같은 잠재적 어려움이 있다.

♦ 보행, 이동 그리고 균형
- Rt LE에서 발가락 미는 힘이 줄어듬을 보여준다.
- 계단오르고 걸어가는 것에 Rt LE의 약간에 도움이

필요하다.

- ♦ 피부계의 통합성
  - 피부는 본래대로
  - 아래 다리와 오른쪽 발에 보여지는 더럽고 각질의 피부
- ♦ 관절의 통합성과 가동성
  - 5번째 MT 뼈에 포함되지 않은 뼈를 조사하였다. 5번째 MTP 그리고 TMT 관절은 골절 부위가 잘 회복되었을 때 조사되었다.
  - 관절 가동성 판단
    - 발목 관절에 뒤굽힘의 가동성이 줄어들었다.
    - 발허리뼈사이 앞 뒤 glide 오른쪽 발목뼈 사이 관절 앞뒤 glide 목말뼈밑 가쪽번짐 역번의 두드러지는 운동 결핍
    - 오른쪽에 앞 뒤와 앞뒤 발목 glide의 목말밑관절에서 보여지는 약간의 제한
- ♦ 운동 기능
  - 민첩성 실험: 일직선으로 걷고 Tandem을 하기에 어려움
  - 사용과 Lt LE의 민첩성: WNL
  - 고유감각과 운동 평가에서 조합의 부족
    - RLE 는 한발서기 시험으로 실험했다.
    - 그는 왼발로 20초 동안 눈을 뜨고 5회의 실험마다 눈을 감았지만, 5회 실험에서 오른쪽 눈은 5초간 뜨고 3초간 감았다.
- ♦ 근 수행력
  - MMT는 정상에 비해 오른 다리에 치우침을 이와 같이 보였다.
    - 엉덩이 벌림=4+/5
    - 엉덩이 확대=4+/5
    - 무릎 굽힘=4+/5
    - 무릎 폄=4+/5
    - 무릎 뒤굽힘=4-/5
    - 무릎 바닥쪽 굽힘=4-/5
    - 무릎 역전=4-/5
    - 무릎 가쪽번짐=4-/5
- ♦ 통증
  - 계단을 오르락 내리락 할 때, Rt LE로 최고 중심이동하는 동안 오른쪽 무릎 고통은 NPS에서 0-1/10 정도였다.
  - 몸쪽 5번째 MT에서 촉진되는 고통은 NPS 2/10 정도였다.
- ♦ 자세
  - 오른쪽 엉덩이 능선은 골절 보조기를 사용한 자세에서 약간 더 올라갔다.
  - 머리가 앞을 향함
- ♦ 관절가동범위
  - 오른쪽 무릎의 활동은 이와 같이 나타난다.
    - 뒤굽힘=0~25°
    - 바닥쪽 굽힘=0~5°
    - 역전=0~5°
    - 가쪽번짐=0~10°
  - ROM 오른쪽 무릎의 수동적 제한에는 이와 같이 나타났다.
    - 뒤굽힘=0~30°
    - 바닥쪽 굽힘=0°
    - 역전=0~10°
    - 가쪽번짐=0~10°
  - 뒤굽힘과 바닥쪽 굽힘의 ROM 무릎 각도적 측량에서는 좋은 intratester reliability(ICC=0.86~0.09) 그러나 역전 외전 측량에서는 좋지 않았다(ICC=0.22~0.30)
  - 수동적 근육 유연성 실험에서는 오른쪽 넙다리, 무릅 바닥쪽 굽힘 그리고 발가락 가쪽번짐의 탄력성이 떨어진 것으로 나타난다.
- ♦ 자가치료와 가정 관리
  - 자가치료, 가정 관리, 행동, 일, 활동에 대한 이야기한 결과 그는 모든 기본적인 ADL에서 독립적이었다.
- ♦ 반사 통합성: WNL
- ♦ 직장, 지역사회 그리고 여가 통합 또는 재통합
  - 직업, 지역 공동체, 여가 활동, 행동, 일, 활동에 대한 이야기를 한 결과 그는 그의 부상 후 첫주 제외하고는 full time으로 계속 일하고 있다.
  - 여가 활동은 아직 가능하지 않다.

평가 EVALUATION

Bryan씨 병력은 발을 헛디뎌 오른쪽 발을 측면에 부딪힌 오른발 몸쪽 5번째 MT 골절을 가진 백인이다. 그는 이

후 8주간 체중부하가 아닌 고정를 했다. 그는 그의 부인, 유아 그리고 큰 개와 함께 2층 집에서 살고 있다. Bryan씨는 그의 일상 생활에 독립적이며 full time을 계속 해봤다. 그는 자세가 바뀌고 근육 성능과 기능, ROM, 그리고 그의 RLE 균형이 줄어 들었다. 그는 최근 보조 도구없이 걸어가고 있다. 그의 의사는 인내심 훈련과 민첩성 발전을 위한 그의 보행을 봐주고 있다.

진단 DIAGNOSIS

Bryan씨는 오른쪽 다섯번째 MT에서 Jone's fracture 을 가졌다. 그는 인체측정학적 특징, 인체 공학과 신체 기전; 보행, 이동 그리고 균형; 관절의 통합성과 가동성; 운동 기능; 근 수행력; 자세; 관절가동범위가 손상되었다. 그는 기능적으로 직업, 가정 관리, 자가치료, 지역사회, 여가활동, 일, 활동하는 것에 기능적으로 제한되어 있다. 이러한 결과는 패턴 G: 손상된 관절 움직임,골절과 연관된 움직임 범위와 근육 수행력에서 논의되어져 있다. 판정되어진 손상과 기능적 제한은 예후와 간호 계획 결정에서 논의되어질 것이다.

예후와 치료계획 PROGNOSIS AND PLAN OF CARE

평가가 끝난 후, 앞으로의 결과에 대하여 다음과 같이 상의하며 결정하였다.

- 유산소 기능과 인내력이 향상되었다.
- 균형이 개선되었다.
- 관절 가동성이 개선되었다.
- 근 수행력이 개선되었다.
- 통증이 감소하였다.
- 수동적 근육 유연성이 개선되었다.
- 신체적 기능이 향상되었다.
- 자세 제어가 향상되었다.
- ROM이 개선되었다.
- 자기 관리의 증상이 개선되었다.

이러한 결과를 얻기 위해서는, 환자를 위한 적당한 개입이 필요하다. 협응, 의사소통 그리고 기록, 환자/고객 관련 교육, 치료적 운동, 자가치료와 가정 관리에서의 기능적인 훈련, 직장, 지역사회 그리고 여가 통합 또는 재통합에서의 기능적인 훈련, 도수치료기술이 개입에 포함한다. 진단과 예후에 따르면, Bryan씨는 6개월간 6~8번의 방문을 필요로 한다. Bryan씨는 좋은 사회적 지원이 있고, 동기를 받고, 그의 가정 훈련 계획을 도와 줄 수 있는 조력자들이 있다. 그는 심하게 다치지 않았고 전반적으로 건강하다.

중재 INTERVENTIONS

선택된 중재에 대한 근거 RATIONAL FOR SELECTED INTERVENTION

치료적 운동 (Therapeutic exercise)

체력, 허벅다리 삼두근의 회전력, ROM 그리고 기능들의 부동 효과는 잘 설명되어져 있다.[39,59-62] 무릎 부동성과 운동 요법의 이익은 에 대한 더 자세한 것은 패턴 I: 손상된 관절 움직임,뼈와 연부조직 수술과 연관된 움직임 범위와 근육 수행력에서 논의되어져 있다..

도수치료기술 (Manual therapy techniques)

그전에 언급한 바와 같이, 보행, 강화, 고유감각 유지 그리고 관절 움직임으로 구성된 재활 계획을 받은 환자들은 기능적이고 통제 수준까지 돌아가는데 상당한 발전을 보여줬다. Wison이 실행한 예비 실험은 운동이 더해지는 도수치료기술(관절 운동, 운동 결핍 관절에 수축)은 이와 같이 무릎 골절이 있고 6주간 움직이지 않은 환자들이 받은 ROM과 기능 증가시키는 치료적 운동보다 더 나은 것으로 보여졌다. 무릎 부동성을 위한 도수치료기술 사용에 대해서 더 많은 것을 알고 싶으면, 자세한 것은 패턴 I: 손상된 관절 움직임, 뼈와 연부조직 수술과 연관된 움직임 범위와 근육 수행력에서 논의되어져 있다.

협응, 의사소통 그리고 기록 COORDINATION, COMMUNICATION, AND DOCUMENTATION

Bryan씨는 그의 가족들은 그녀의 간호와 그녀의 프로그램을 지원하는 것에 대한 모든 것을 이야기할 것이다. 이것은 병원에서 시작되고 집에서 돌아오는 것에서 여가 활동까지 계속 이어나갈 것이다. 환자의 모든 관리 요소는 기록되어질 것이다.

환자/고객 관련 교육 PATIENT/CLIENT-RELATED INSTRUCTION

환자는 그녀의 손상과 기능적인 제한을 포함한 최근 상태에 대한 정보를 제공받을 것이다. 그는 그의 기능, 건강, 웰니스, 운동을 기르는 방법을 교육받을 것이다. Bryan씨는 간호 계획에 대해서도 알게 될 것이다.

치료적 운동 THERAPEUTIC EXERCISE

- ♦ 유산소 능력/지구력 상태
  - 유산소 능력/지구력 상태의 지표
    - 예를 들어, 처음엔10분에서 나중엔 환자 능력 범위 내에서 30분까지 늘인다.
    - THR의 60~80% 정도의 강도가 사용될 것이며 Borg scale이 인지되는 운동을 결정하기 위해서 사용될 것이다(패턴 A: 일차 예방/뼈대의 무기질 감소에 따른 위험요소를 참조하시오).
    - 운동빈도는 1주에 3~4회이다.
  - 방법
    - 처음엔 움직이지 않은 자전거를 사용하다가 elliptical trainer 또는 stair stepper를 사용하고 그후에는 뛰고 걷는다.
    - 이러한 활동은 Bryan 씨의 호응에 따라 결정이 된다.
    - 그가 elliptical trainer 또는 stair stepper를 고통과 그의 발과 무릎에 팽창 없이 체중부하 활동을 할수 있다면 그는 그의 시간과 그의 운동 강도를 강화할 수 있다.
    - 고통과 팽창에 어떠한 증가는 이러한 임상 신호 없이 강화시킬 때까지는 이 운동 계획에 의한 것이다.
    - 반면에, 고통이나 팽창이 일어날 경우, 운동 강화에 대한 그의 반응에 따라서 Bryan씨의 의사 선생님과 추가적인 방사능 사진 또는 다른 영상 촬영에 대해서 이야기해 보는 것이 필요하다.
  - 나쁜 운동은 깊은 물속에서 뛰는 것이 포함한다.
- ♦ 균형, 협조성, 그리고 민첩성 훈련
  - 뒤로, 앞으로 걷고 눈뜨고 감고에 따른 보행 진보
  - 처음에는 고정된 바닥 위에서 나중엔 움직이는 바닥 위에서 한발로 균형 잡기
  - 한발 서기시 외부 동요를 제공함. 처음에는 안정된 지면에서 시작했다가 점차 미니 트램폴린(mini trapoline)으로 진전함
  - Carioca, lateral shuffle 그리고 figure eight 같은 민첩성 연습
  - 눈을 뜬 상태로 트램폴린 위에 뛰고 도약하다가 나중엔 눈 감은 상태로 한다.
  - 유산소 운동과 비슷하게, 환자의 반응에 따라서 결정된다.
- ♦ 신체 기전과 자세 안정화
  - 신체 기전 훈련
    - 적당한 형식에 구두 신호(verbal cue)와 같이 올리는 기법
  - 자세 제어 훈련과 자세 안전성 훈련
    - 턱 당김(chin retraction)과 함께 알맞은 앉음 자세
    - 모든 운동에 턱 당김
- ♦ 유연성 운동
  - Stretch 운동은 30~60초간에 깊은 호흡과 함께 느리고 일관적으로 준비운동 이후에 해야 한다.
  - 발을 줄이나 수건으로 묻은 상태에서 30초간 장딴지근과 가자미근을 stretch 한다.
  - 벽을 기대고 나란히 선 상태에서 30초간 장딴지근과 가지미근을 stretch 한다.
  - 경사진 면에서 30초간 장딴지근과 가지미근을 stretch 한다.
  - 손으로 발가락을 핀상태로 30초간 stretch 한다.
  - 넙다리 strech는 LE 유연성에 언급되어 있다: 누운 상태로 엉덩이를 90°로 접고 무릎을 쭉 펀 상태로 30초간 있는다.
  - 앉아서 문을 향해서 오른쪽 넙다리를 30초간 stretch 한다.
- ♦ 보행과 이동 훈련
  - 거울을 본상태로 시각 신호를 위해 걷는다.
  - 눈을 뜨고 감은상태로 뒤로 앞으로 걷는다.
  - 트레드밀 위에서 걷는다.
  - 평평하지 않은 지형에서 걷는다.
  - 가벼운 조깅을 알맞게 발전시킨다.
  - 장애물 주위로 걷는다.
  - 계단 위아래를 걷는다.

♦ 근력, 힘 그리고 지구력 훈련
  - 발목 AROM에 모든 부위를 탄력있는 band로 저항시킨다.
  - UE를 처음엔 양측 지지한 체 나중엔 편측에 지지하며 발가락을 내세운다.
  - UE를 처음엔 양측 지지한 체 나중엔 편측에 지지하며 뒷꿈치를 세운다.
  - 고정된 지면에 bridging
  - 치료공 위에 bridging
  - 작게 웅크린다.
  - 런지 운동을 한다.
  - 2 inch 높이로 시작해서 나중엔 일반 계단(약 8 inch)에서 step-up 한다.
  - 한다리를 웅크리다가 나중엔 평평하지 않은 면(foam pad)에서 한다.
  - 넙다리를 구부린다.
  - 저항을 위해 탄력 band로 무릎 뒤집고 자리바꿈

직장, 지역사회 그리고 여가 통합 또는 재통합에서의 기능적인 훈련 FUNCTIONAL TRAINING IN WORK, COMMUNITY, AND LEISURE INTEGRATION OR REINTEGRATION

♦ 직업
  - 직장에서 모든 행동, 일, 활동과 자세 배열을 훑어본다.

♦ 여가
  - 가능하면 철인 3종, camping, hiking 그리고 사냥과 같은 sport를 가능하면 재개한다.

도수치료기술 MANUAL THERAPY TECHNIQUES

위에 언급된 관절 상태 실험과 측정에 따르면, 5번째 MTP와 TMT골절은 골절 부위가 잘 회복된 후에 수기요법을 할 수가 있다.

♦ 가동술/도수교정
  - 앞에서 뒤로 뒤에서 앞으로 발목과 목말뼈 밑 관절을 관절 운동 Grades IV~IV+까지 한다.
  - 오른쪽 관절 발등뼈 사이 관절 운동/조작은 Grades IV~IV+를 앞과 뒤 방향 부 glide로 사용한다.
  - 기록된 운동성이 원하는 만큼에 결과가 나오지 않으면, 목말뼈 밑과 발목 관절에 가동성 증가를 고려해 볼 수 있다.

♦ 수동관절가동범위
  - 무릎 바닥굽힘, 뒤굽힘, 앞굽이와 역전을 향한 오른발에 PROM
  - 5번째 발가락에 수동적 MTP 굽힘과 폄
  - SLR에서 오른쪽 넙다리로 stretch
  - 엉덩이를 90°로 하고 수동적 무릎을 핀 상태로 오른쪽 넙다리를 stretch

예상 목표와 기대 결과 ANTICIPATED GOALS AND EXPECTED OUTCOMES

♦ 병리학/병태생리학에 미치는 영향
  - 1~2주간 5번째 MT의 보행과 촉진으로 고통은 없어질 것이다.
  - 그의 골절에 대한 회복시간을 배울 것이다.

♦ 손상에 미치는 영향
  - 2~3주 동안 왼발로 60초간 설 수 있을 만큼 균형이 향상될 것이다.
  - 4~6주 안에 모든 AROM과 PROM은 왼쪽과 같아질 것이다.
  - 2~3주 안에 발가락 미는 힘을 포함해서 보행은 정상일 것이다.
  - 6주 안에 RLE의 힘은 MMT를 통해 정상일 것이다.

♦ 기능적인 제한에 미치는 영향
  - 8~12주간 고통없이 hiking이나 3마일 뛰는 것을 포함한 레크레이션 활동을 할 수 있다.
  - 6~9주 안에 철인 3종경기를 재개할 수 있을 것이다.

♦ 장애에 미치는 영향
  - 시험에 그러한 것을 찾을 수 없었고 어떠한 목적도 언급되지 않았다.

♦ 건강, 웰니스, 운동에 미치는 영향
  - 체력과 건강 상태 그리고 신체적 기능은 손상 전과 같은 상태로 돌아올 것이다.
  - 철인 3종경기를 하는 기능을 포함해서 신체적 기능이 발전될 것이다.

♦ 환자/고객 만족
  - 간호의 조화는 환자와 지인에게 받아들여질 것이다.
  - 환자와 그의 가족은 진단, 예후, 중재, 예상 목표와 기대 결과에 대해서 더 알게 될 것이고 인지할 것이다.

재검사 REEXAMINATION

재검사는 환자의 간호 이야기를 통해서 실행되어졌다.

퇴원 DISCHARGE

Bryan씨는 7과정의 물리치료 뒤, 그의 목표와 기대 달성을 성취한 후에 퇴원할 것이다. 이 과정은 그의 모든 간호 이야기를 포함한다. 그의 목표와 예상되어진 결과를 성취했기 때문에 퇴원했다.

감사의 표시 ACKNOWLEDGMENTS

저자는 이 장을 준비라는데 도와준 개개인에게 진심으로 감사를 드리는 바입니다. 우선 Jesscia Palmer, SPT에게 이 장이 참조되고 만들어지기 위해 도와주고 수고해주신 것에 대해 감사를 표합니다. 저희는 또한 노력과 많은 시간과 도서관 상호대출을 하면서 참조 자료를 찾아 주신 Franklin Pierce College Library, Rindge, New Hampshire에서 온Mary Ley, Jill Wixon, Beth Pollock, Andrea Torrisi에게 감사를 드립니다. 또한 이 장은 Brooke Army Medical Center, Ft. Sam Houstond,Texas에 있는 물리 치료 Staff 그리고 Department of Radiology, Brooke Army Medical Center, Ft. Sam Houston, Texas에 Dr. Liem Mansfield에게 진심으로 감사를 드립니다.

참고문헌 REFERENCES

1. Enoka RM. Single-joint system components. In: Enoka RM, ed. *Neuromechanics of Human Movement.* 3rd ed. Champaign, Ill: Human Kinetics; 2002:211-239.
2. Tortora GL, Anagnostakos NP. Skeletal tissue. In: Tortora GL, Anagnostakos NP, eds. *Principles of Anatomy and Physiology.* 6th ed. New York, NY: Harper and Row; 1990:141-158.
3. Salter RB. Normal structure and function of musculoskeletal tissues. In: Salter RB, ed. *Textbook of Disorders and Injuries of the Musculoskeletal System.* Baltimore, Md: Lippincott Williams & Wilkins; 1999:7-33.
4. Culav EM, Clark CH, Merrilees MJ. Connective tissues: matrix composition and its relevance to physical therapy. *Phys Ther.* 1999;79:308-319.
5. Rosenberg AE. Skeletal system and soft tissue tumors. In: Cotran RS, Kumar V, Robbins SL, eds. *Robbins Pathologic Basis of Disease.* 5th ed. Philadelphia, Pa: WB Saunders Co; 1994:1213-1229.
6. Engles M. Tissue response. In: Donatelli RA, Wooden MJ, ed. *Orthopaedic Physical Therapy.* 3rd ed. New York, NY: Churchill Livingstone; 2001:1-24.
7. Junqueira LC, Carneiro J, Kelley RO. Bone. In: Junqueira LC, Carneiro J, Kelley RO, eds. *Basic Histology.* 9th ed. Stamford, Conn: Appleton and Lange; 1998:134-151.
8. Heckman JD, Dingle RV, eds. *The Netter Collection of Medical Illustrations, Vol 8, The Musculoskeletal System.* Summit, NJ: Novartis Pharmaceuticals Corp; 1997.
9. Praemer A, Furner S, Price OP. *Musculoskeletal Conditions in the United States.* Rosemont, Ill: American Academy of Orthopaedic Surgeons; 1992:85-91.
10. McKinnis LN. *Fundamentals of Orthopaedic Radiology.* Philadelphia, Pa: FA Davis Co; 1997.
11. Salter RB. Specific fractures and joint injuries in children. In: Salter RB, ed. *Textbook of Disorders and Injuries of the Musculoskeletal System.* Baltimore, Md: Lippincott Williams & Wilkins; 1999:499-560.
12. Hoppenfeld S, Murthy VL. *Treatment and Rehabilitation of Fractures.* Philadelphia, Pa: Lipincott Williams & Wilkins; 2000.
13. Einhorn TA. The cell and molecular biology of fracture healing. *Clin Orthop.* 1998;355S:S7-S21.
14. Nitz AJ, Kitzman PH. Bone injury and repair. In: Placzek JD, Boyce DA, eds. *Orthopaedic Physical Therapy Secrets.* Philadelphia, Pa: Hanley and Belfus; 2001:22-27.
15. Perry CR, Elstrom JA. *Handbook of Fractures.* 2nd ed. New York, NY: McGraw-Hill, Inc; 2000.
16. Marsh DR, Gang Li. The biology of fracture healing: optimizing outcome. *Br Med Bull.* 1999;55:856-869.
17. Compere EL, Banks SW, Compere CL. *Pictorial Handbook of Fracture Treatment.* 5th ed. Chicago, Ill: Yearbook Medical Publishers, Inc; 1963:72.
18. Hayda RA, Brighton CT, Esterhai JL. Pathophysiology of delayed healing. *Clinical Orthop.* 1998;355S:S31-S40.
19. Busse JW, Bhandari M, Kulkarni AV, Tunks E. The effect of low-intensity pulsed ultrasound therapy on time to fracture healing: a meta-analysis. *CMAJ.* 2002;166:437-441.
20. Ciccone CD. *Pharmacology in Rehabilitation.* 2nd ed. Philadelphia, Pa: FA Davis Co; 1996.
21. Sarmiento A, Waddell J, Latta LL. Diaphyseal humeral fractures: treatment options. *J Bone Joint Surg (Am).* 2001;83A:1566-1579.
22. Maitland G, Hengeveld E, Banks K, English K. *Maitland's Vertebral Manipulation.* 6th ed. Oxford, England: Butterworth-Heinemann; 2001.
23. Magee DJ. *Orthopaedic Physical Assessment.* 3rd ed. Philadelphia, Pa: WB Saunders Co; 1997.
24. Bak K, Faunl P. Clinical findings in competitive swimmers with shoulder pain. *Am J Sports Med.* 1997;25:254-260.
25. Calis M, Akgun K, Birtane M, Karacan F, Calis H, Tuzun F. Diagnostic values of clinical diagnostic tests in subacromial impingement syndrome. *Ann Rheum Dis.* 2000;59:44-47.
26. Rupp S, Berininger K, Hopf T. Shoulder problems in high level swimmers-impingement, anterior instability, muscular imbalance? *Int J Sports Med.* 1995;16:557-562.
27. Wadsworth CT, Krishnan R, Sear M, Harrold J, Nielsen DH. Intrarater reliability of manual muscle testing and hand-held dynametric muscle testing. *Phys Ther.* 1987;67:1342-1347.
28. Paice JA, Cohen FL. Validity of a verbally administered

numeric rating scale to measure cancer pain intensity. *Cancer Nurs.* 1997;20:88-93.
29. Rothstein JM, Miller PJ, Roettger RF. Goniometric reliability in a clinical setting. Elbow and knee measurements. *Phys Ther.* 1983;63:1611-1615.
30. Patla CE, Paris SV. Reliability of interpretation of the Paris classification of normal end feel for elbow flexion and extension. *Journal of Manual and Manipulative Therapy.* 1993;1:60-66.
31. Berg HE, Larsson L, Tesch PA. Lower limb skeletal muscle function after 6 wk of bed rest. *Applied Physiology.* 1997;81(1):182-188.
32. Marchetti ME, Houde JP, Steinberg GG, Crane GK, Goss TP, Baran DT. Humeral bone density losses after shoulder surgery and immobilization. *J Shoulder Elbow Surg.* 1996;5:471-476.
33. Olson VL. *Connective Tissue Response to Injury, Immobilization, and Mobilization.* La Crosse, Wisc: Orthopaedic Section, American Physical Therapy Association; 2001.
34. Veldehuizen JW, Verstappen FTJ, Vromen JPAM, Kuipers H, Greep JM. Functional and morphological adaptations following four weeks of knee immobilization. *Int J Sports Med.* 1993;14:283-287.
35. Haapala J, Arkoski JPA, Hyttinen MM, et al. Remobilization does not fully restore immobilization induced articular cartilage atrophy. *Clin Orthop.* 1999;362:218-229.
36. Kaneps AJ, Stover SM, Lane E. Changes in canine and cortical and cancellous bone mechanical properties following immobilization and remobilization with exercise. *Bone.* 1997;21:419-423.
37. Vandenborne K, Elliott MA, Walter GA, et al. Longitudinal study of skeletal muscle adaptations during immobilization and rehabilitation. *Muscle Nerve.* 1998;21:1006-1012.
38. Lindboe CF, Platou CS. Effect of immobilization of short duration on the muscle fibre size. *Clinical Physiology.* 1984;4:183-188.
39. Shaffer MA, Okereke E, Esterhai J, et al. Effects of immobilization on plantar-flexion torque, fatigue, resistance, and functional ability following an ankle fracture. *Phys Ther.* 2000;80:769-780.
40. Bang MD, Deyle GD. Comparison of supervised exercise with and without manual physical therapy for patients with shoulder impingement. *J Orthop Sports Phys Ther.* 2000;30:126-137.
41. Nicholson GG. The effects of passive joint mobilization on pain and hypomobility associated with adhesive capsulitis. *J Orthop Sports Phys Ther.* 1985;6:238-246.
42. Schneider G. Restricted shoulder movement: capsular contracture or cervical referral—a clinical study. *Aust J Physiother.* 1989;35:97-100.
43. Maitland GD. *Peripheral Manipulation.* 3rd ed. London, England: Butterworth-Heinemann; 1991.
44. Threlkeld JA. The effects of manual therapy on connective tissue. *Phys Ther.* 1992;72:893-902.
45. Finsterbush A, Freidman B. Reversibility of joint changes produced by immobilization in rabbits. *Clin Orthop.* 1975;111:290-298.
46. Jortikka MO, Inkinen RI, Tammi MI, et al. Immobilisation causes long lasting matrix changes both in the immobilized and contralateral joint cartilage. *Ann Rheum Dis.* 1997;56:255-261.
47. American Physical Therapy Association. Guide to physical therapist practice. 2nd ed. *Phys Ther.* 2001;81:9-744.
48. Waylett-Rendall J, Seibly DS. A study of the accuracy of a commercially available volumeter. *J Hand Ther.* 1991;January-March:10-13.
49. Buddenberg LA, Davis C. Test-retest reliability of the Purdue pegboard test. *Am J Occup Ther.* 2000;54:555-558.
50. MacDermaid JC, Richards RS, Donner A, Bellamy N, Roth JH. Responsiveness of the short form-36. Disability of the arm, shoulder, and hand questionnaire, patient-rated wrist evaluation, and physical impairment measurements in evaluating recovery after a distal radius fracture. *J Hand Surg (Am).* 2000;25A:330-340.
51. Cyriax JH. *Textbook of Orthopaedic Medicine.* 8th ed. London, England: Baillere Tindall; 1998.
52. Klassbo M, Ringdahl-Harms K, Larsson G. Examination of passive ROM capsular patterns in the hip. *Physiother Res Int.* 2003;8:1-12.
53. Byl NN, Kohlhase W, Engel G. Functional limitation immediately after cast immobilization and closed reduction of distal radius fractures. *J Hand Ther.* 1999;12:201-211.
54. Watts CF, Taylor NF, Baskus K. Do Colles' fracture patients benefit from routine referral to physiotherapy following cast removal? *Arch Orthop Trauma Surgery.* 2000;120(7-8):413-415.
55. Buckwalter JA, Grodzinsky AJ. Loading and healing of bone, fibrous tissue, and muscles: implications for orthopaedic practice. *J Am Acad Orthop Surg.* 1999;7:291-299.
56. Williams PE, Catanese T, Lucey EG, Goldspink G. The importance of stretch and contractile activity in the prevention of connective tissue accumulation in muscle. *Anatomy.* 1998;158:109-114.
57. Can F, Erden Z, Yuceturk A. The effect of manual therapy in the rehabilitation of distal radius fractures [Turkish]. *Fizyoterapi Rehabilitasyon.* 2001;12(3):99-104.
58. Eleveru RA, Rothstein JM, Lamb RL. Goniometric reliability in a clinical setting: subtalar and ankle joint measurements. *Phys Ther.* 1988;68:672-677.
59. Dogra AS, Rangan A. Early mobilsation versus immobilization of surgically treated ankle fracture. Prospective randomized control trial. *Injury.* 1999;30:417-419.
60. Duchateau J. Bed rest induces neural and contractile adaptations in triceps surae. *Med Sci Sports Exerc.* 1995;27:1581-1589.
61. Geboers JFM, van Tuijl, Seelen HAM, Drost MR. Effect of immobilization on ankle dorsiflexion strength. *Scand J Rehab Med.* 2000;32:66-71.
62. Tropp H, Norlin R. Ankle performance after ankle fracture: a randomized study of early mobilization. *Foot Ankle Int.* 1995;16:7-83.
63. Wilson FM. Manual therapy versus traditional exercise in mobilizations of the ankle post-ankle fracture: a pilot study. *New Zealand Journal of Physiotherapy.* 1991;Dec:11-16.

제 8 장

손상된 관절 가동성, 운동 기능, 근 수행력 그리고 관절 형성에 관련된 운동의 범위 (패턴 H)

Impaired Joint Mobility, Motor Function, Muscle Performance, and Range of Motion Associated With Joint Arthroplasty (Pattern H)

해부학 ANATOMY

엉덩이 HIP

엉덩이관절은 다축성이고 소켓 종류의 윤활 관절이다. 골반의 대퇴골 절구에 의해서 형성되었다. 대퇴골의 머리는 유리질 연골로 덮여 있다. 관절은 시상면에서 굽히고 펴질 수 있고, 이마면에 벌려지고 모아지고 가로 면에서 안쪽돌림과 바깥쪽돌림을 할 수 있다. 엉덩이에 안정성은 근육, 피막, 그리고 강한 내재인대로부터 오는 것이다. 이 근육에 대한 지식은 외과 절차와 손상을 결정하는데 매우 중요하다. 근육과 움직임에 대한 요약은 표 8-1에 되어 있다.[2]

관골구는 섬유 연골 절구 테두리로 인해 깊게 들어가 있다. 엉덩이관절의 인대는 가로, 관절, 낭, 장대퇴골, 인대, 둥근, 좌절대퇴 그리고 두덩넙다리에 있다. 가로 절구 관절은 절구의 테를 완전히 했다. 관절낭은 엉덩이관절과 목 대부분의 대퇴골을 둘러싸고, 관골구의 대퇴골의 머리 역할을 하고 있다. 장대퇴골인대는 관절의 낭을 연결하고 엉덩이관절의 앞부분을 덮고 있는 섬유질 부속 밴드이다. 이것은 낭 인대를 강화시키고, 서고, 벌리고, 가쪽돌림을 할 때 젖혀지는 것을 예방한다. 인대의 원넙다리(넙다리뼈에 머리 인대)는 넙다리 머리에서 횡절구인대와 융합된 삼각형 모양의 밴드이다. 이것은 약한 인대이고 동맥에 넙다리 머리까지 인도해 주는 기능을 한다. 궁둥넙다리인대는 낭과 융합됐고 안쪽돌림 점검으로 활동한다. 결국 두덩 넙다리 인대는 장대퇴골 인대와 결합되고 외전을 점검하는 역할을 한다.

무릎 KNEE

무릎 복합체는 정강 넙다리 관절과 무릎 넙다리 관절로 구성되어 있다. 이 관절들은 하나의 관절낭 안에 구성되어 있다. 말단 넙다리 관절 돌기 그리고 근위 정강뼈 관절돌기는 정강 넙다리 관절을 구성하고 있다. 무릎 관절 해부학에서는 무릎이 구부려 졌을 때 살짝 안쪽과 외측으로 회전과 함께 굽히고 펴지는 것이 가능하다. 무릎 넙다리 관절은 무릎과 넓적다리 사이에 있는 관절이고, 그 사이에 미끄러짐이 가능하다.

무릎 관절은 주변 인대로 인하여 강화된 섬유질 피막에 둘러싸여 있다. 그 낭은 관절 상태를 유지시키고 활액막과 나란이 있다. 그 인대는 지나친 운동을 제어하거나 방지한다. 인대의 기능은 이와 같다: 슬개 인대는 피막을 합동시키기 위해 전방 강화를 한다; 비골과 외측 인대는 무릎 관절 너머에 내반족 힘에 대항한다; 정강 또는 안쪽 곁인대는 무릎 관절 너머에 외반슬 힘을 대항하고, 경골 가쪽돌림을 검사한다; 뒤의 사근 인대 (POL)는 가쪽돌림을 저항한다; 아치형 오금 인대 (APL) 복합 또는 후측 측면 끝 가쪽돌림은 무릎 측면을 강화하고, 뒤의 정강뼈 해석을 억제시킨다. POL 그리고 APL 둘다 피막 뒤를 강화한다. 십자형 인대는 관절낭 안에 위치해 있지만, 활액 강 밖에 있다. 뒤의 십자형 인대는 경골에 대퇴골 앞에 이동을 방지하고 경골에 대퇴골의 안쪽돌림을 검사한다. 앞에 십자형 인대는

표 8-1 엉덩이 근육과 그것의 운동

굽힘	폄	벌림	모음	안쪽 돌림	가쪽 돌림
엉덩허리근	큰볼기근	중간볼기근	대내전근	중간볼기근	궁둥구멍근
넙다리빗근	반건양근	소둔근	장내전근	소둔근	속폐쇄근
치골근	반막양근	대퇴근막장근	소내전근	대퇴근막장근	Gemilli
넙다리곧은근	넙다리 두갈래근	이상근	박근	대내전근	바깥폐쇄근
소내전근	장내전근(뒤에 위치)	넙다리빗근	치골근		넙다리네모근
대내전근(앞에 위치)			바깥폐쇄근		큰볼기근
대퇴근막장근			넙다리네모근		내전근(모든)

경골에 대퇴골 앞 움직임과 젖힘 그리고 대퇴골의 안쪽돌림을 방지한다. 반월판은 섬유연골이며 정강이 관절융기에 위치되어 있다. 이것의 기능은 체중부하의 힘을 분배하고, 관절의 면을 깊게 하고 대퇴골의 조화를 증가시킨다. 반월판의 안쪽 자락에는 혈관으로 잘 안되어 있어서 잘 회복되지 않는다. 무릎 관절의 대부분의 안전성을 제공하는 근육은 넙다리 네갈래근이다. 무릎주위에 있는 근육과 그것들의 움직임의 내용은 표 8-2에 있다.

어깨 SHOULDER

어깨 관절은 하악와를 동반한 상완골 골절의 머리에 있는 덩어리이고 소켓 활액의 관절이다 . 이 하악와는 상완골 머리의 대략 3/1을 덮고 있는 얇은 강이다. 이 강은 관절테두리로 인해서 깊게 되어져 있다. 상완골 머리는 외부적으로 가장 얇고 중심에는 가장 두꺼운 유리질 연골로 덮어져 있다. 반대로, 하악와는 외부적으로 가장 두껍고 중심에는 가장 얇은 유리질 연골로 채워져 있다. GH 골절의 해부학에서는 접고, 피고, 벌리고, 모으고, 안쪽돌림, 가쪽돌림이 포함한 가장 큰 범위의 관절을 할 수 있다. 이 증가하는 ROM은 안전성을 줄어든다. 관절의 안전성은 정적이고 동적인 안정기에서 공급되어 진다. 이 정적 안정기는 피막, 관절순과 인대로 구성 되어져 있다. 이 동적 안정기는 가시위근, 가시아래근, 원근 그리고 어깨밑근(SITS 근육)으로 구성된 4개의 회전 근육 띠이다. 관절은 관절오목에서 나오고 상완골 해부학 목부분에 부착되어진 얇고 섬유질의 피막으로 둘러싸여져 있다. 이 피막은 벌려질 때 팽팽해지고 그리고 모아질 때 느슨해진다. 아래쪽 부위가 가장 약한 쪽이다. 위쪽은 2개의 장두로 둘러 싸여져 있다. 어깨 관절

표 8-2 무릎 근육과 그것의 운동

굽힘	폄	안쪽돌림	가쪽돌림
반막모양근	넙다리네갈래근	오금근	넙다리두갈래근
반힘줄모양근	근막장근	반막모양근	
넙다리두갈래근		반힘줄모양근	
넙다리 빗근		넙다리빗근	
두덩정강근		두덩정강근	
오금근			
장딴지근			
장딴지빗근			

표 8-3 어깨 근육과 그것의 움직임

굽힘	폄	벌림	모음	안쪽돌림	가쪽돌림
큰가슴근	넓은등근	어깨세모근	큰가슴근육	큰가슴근육	가시아래근
어깨세모근	큰원근	가시위근	넓은등근	넓은등근	소원근
부리위 팔근	어깨세모근		큰원근	큰원근	어깨세모근
이두근	삼두근		어깨밑근	어깨세모근	
			삼두근		

에 안전성을 공급하는데 도와주는 인대는 많다. GH 인대는 피막의 앞과 아래쪽을 안전하게 하는데 도와주는 앞부분의 피막을 두껍게 한다. 상완골 횡근 인대는 덜 거친면에서 더 거친 면으로 지나가고 이것이 피막으로부터 나올 때 2개의 장두 힘줄을 잡는데 도와준다. 이 부리위팔뼈 인대는 오훼골과정에서 부터 나오고, 가시위근과 조합한다. 오훼견봉궁 라고 알려지는 이 보호성 구조(오훼골 과정과 부리위 팔뼈인대 그리고 봉우리로 구성되어 졌다)는 관절 오목으로부터 상완골 머리 위쪽 이동을 방치한다. 이 돌아가는 근육 띠는 중심에 오도록 도와주고, 관절오목에서 상완골 머리를 잡아주고 어깨가 벌리는데 최상의 안정성을 제공한다. 이 가시위근과 오훼견봉궁은 위쪽에 안정성을 제공하고; 가시아래근과 소원근은 뒤쪽으로 안전성을 제공하고; 어깨밑근은 앞쪽으로 안전성을 제공한다. 아래쪽에서 가장 적게 안전성이 제공되므로 이 방향이 가장 관절삐기가 쉽다. 표 8-3은 어깨근육과 그것의 움직임을 설명했다. 삼각 근이 어깨에 강한 외전근이긴 하지만, 움직임을 시작 할 수 없다는 것을 알아야 한다. 가시위근은 어깨 벌림을 시작할 때에 매우 중요하다.

손허리손가락관절
METACARPOPHALANGEAL JOINT

손허리손가락관절(중수수지관절, MCP)은 융기 윤활 관절이다. 이것은 말단 중수골의 머리 끝부분과 바닥에 붙어있는 근위 지골 끝부분으로 인해서 형성되었다. 윤활막 섬유 내충을 가지고 있는 피막은 이 관절을 보호한다. 곁인대는 MC 머리의 두 부분에서 나왔고 근위 지골 바닥에서 멀리 바닥과 빗 방향으로 향한다. 이 인대는 앞쪽 MCP 인대에서 융합하고 손바닥(palmar) 또는 손바닥앞부분(volar plate)이라고 불리는 두꺼운 섬유연골 구조을 형성한다. 곁인대는 접혀질 때 MCP의 측면을 강화시키고 안정시키는 역할을 한다. 손가락 공통 폄근은 4번째 신근 구획에 있는 상완골 측면상과에서 부터 나왔다. 이 구획은 손가락 공통 폄근의 4번째 힘줄을 수용하고, 시지신근을 깊은 곳에 놓은다. 손목에 손가락 공통 폄근의 4번째 힘줄은 손등을 들어가서 각각4개의 손가락 MCs 원심으로 계속 들어갔다. 손등 면에서는, 손가락 폄근 힘줄이 손 하나의 독립적 행동을 방해하는 복잡한 교통에 의하여서 연결되어 있다. 각각의 폄근 힘줄은 MCP의 농도에 반하여 펴지고 근위 손발가락 뼈의 부위와 각각의 MC를 둘러싸는 삼각형의 힘줄 건막인 신근 확장을 형성한다. 이것은 손바닥 인대에 의해서 고정되어 있다. 이 신근 확장은 MC 머리위 중간에 있도록 손가락 폄 힘줄 유지하는 역할을 한다. 신근 확장은 근위 손발가락뼈에 말단으로 계속 들어가고, 중간 손발가락뼈 바닥 중간에 등쪽으로 삽입한다. 이 삽입은 중요한 미끄러짐이라고 부른다. 손가락 공통 폄근은 MCP와 PIP 관절 2개 확장에 주요로 움직이는 것이다.

큰마름손허리관절 (능형중수관절)
TRAPEZIOMETACARPAL JOINT

이 영역은 기본적인 관절 복합에 관련되었다. 이것은 4개의 큰 마름뼈의 관절로 구성되어 있다: 엄지 손가락 MC, 손배와 작은 마름뼈, 지표MC 7의 요골면. 실제 해부학의 중수관절(TM)은 2개의 상호관련적으로 반대되고 꼭 맞고 슬리퍼 모양의 관절로 구성되어 있고 일반적으로 기본 관절 또는 CMC 관절을 이야기한다. 이 해부학적 배열은 많은 활동을 할 수 있는 엄지 손가락의 훌륭한 가동성과 기능을 이야기한다. 하지만 기본적 관절은 매우 적은 고유

표 8-4 엄지손가락 자체 근육과 그것의 움직임

근육	행동
짧은 엄지 벌림근	엄지 손가락에 벌림
짧은 엄지 굽힘근	엄지의 회전과 굽힘
엄지 맞섬근	첫번째 손바닥을 향한 손허리뼈 회전

의 안전성과 결국은 안정성 있는 외부의 연조직에 의지하게 된다. 이 관절에 안전성을 제공하는 5개의 주요 인대는 MC 엄지손가락 갈라진 틈에 부착했기에 갈라진 틈 인대라고 불리는 ACL; 손허리손가락관절: 자쪽곁인대: POL: 등요골인대. 엄지손가락 가동성은 손 움직임에 필요하다. 반대로 엄지손가락 안전성은 고통이 없고 강력히 집는 것에 필요하다. 엄지손가락 근육과 그것의 움직임은 표 8-4에 요약 되어져 있다.

운동학

엉덩이 HIP

엉덩이관절은 매우 크고 안정적인 관절이다. 자체 안전성은 주변 강한 근육조직과 관절 피막에 의해서 도움을 받고 있다. 관절 운동학적으로, 볼록 넙다리 머리는 넙다리 머리를 말단 대퇴골의 반대방향으로 미끄러지기 위해서 오목관절구에서 미끄러진다. 엉덩이에 틀어지고 미끄러짐 둘 다 할 수 있다. 엉덩이 움직임은 3가지면에서 볼 수 있다. 시상, 이마, 가로. 일반 엉덩이 ROM 은 10~30°를 펼 수 있고, 120~135°(무릎 굽힌 상태)로 접을 수 있고, 30~50° 벌려지고, 10~30° 접혀지고, 안쪽돌림을 30~45°, 가쪽돌림을 45~60°를 수행 할 수 있다. 일반 보행은 30~40°의 엉덩이 접음, 10°의 엉덩이 폄, 3°의 엉덩이 벌려지고 접어짐, 5°의 안쪽돌림과 가쪽돌림을 한다. 걷는 공안 엉덩이를 가장 많이 접을 수 있는 때는 하지가 발 뒤꿈치를 부딪칠 만큼 움직이는 말기 유각기이다. 엉덩이를 가장 많이 필 수 있을 때는 발가락이 떨어지는 시점이다. 말기 유각기 때에는 최소로 접고 발뒤꿈치 든 상태로 늦게 발을 디딜 때는 엉덩이를 모은다. 가쪽돌림은 흔들 때 일어나고 안쪽돌림은 발꿈치 들기 전에 나타난다. Bergmann의 실험에서는 여러 활동을 하는 때에 나타나는 체중의 힘을 조사했다 (표 8-5). Bergmann은 Pauwels, Blount 그리고 Denham가 넙다리 머리의 힘은 지팡이을 옆에 사용함으로써 힘을 줄인다고 증명한 실험을 참조했다. Johston은 다양한 ADL과 기능적인 활동 위해 필요한 엉덩이에 ROM 필요양을 공부했다. 그에 대한 결과는 표 8-6에 있다.[13]

무릎 KNEE

무릎 관절은 가동성을 제공하는 운동학적 사슬에 중요한 부분을 하고 체중을 정적이고 동적으로 지지해 준다. 무릎 관절을 강한 힘을 버틸 수 있다. 무릎 관절의 주요 움직임은 피고 접는 것이지만, 앞과 옆으로도 움직일 수 있다. 일반적 ROM은 과신전 5~10°에서 130~140°로 접을 수 있다. 대략 60°의 무릎 접음과 0°의 무릎 핌은 걸을 때 필요하다. 엉덩이의 위치도 많은 2개의 근육 때문에 무릎 ROM에 영향을 미친다. Kettlekamp은 여러 가지 기능에서 필요한 무릎 접음의 ROM 각도를 설명했다(표 8-7).

이러한 관절에 불 조화를 가져오는 중간과 측면 관절구 크기에 균형이 있다. 빽빽한 위치 근처에는, 대퇴골 말단 중간 회전은 무릎 관절을 면밀히 꾸려진 자세로 하기 위해서 피는 마지막 동작에 나타난다. 대퇴골은 무릎이 풀려지고 접는 것이 재개되기 전에 외측으로 돌아야 한다. 열린 사슬 위치에서는 정강이 뼈가 무릎을 고정하기 위해서 고정된 대퇴골에서 외측으로 회전하고 무릎을 풀기 위해서는 안으로 회전한다.

어깨 SHOULDER

어깨 관절은 어깨에 움직일 수 있고 많은 기능적 활동을

표 8-5 활동하는 중 엉덩이관절에 실린 체중의 힘

활동	체중의 힘
한발 서기	2×BW
SLR	1.5~1.8×Bw
계단 오르기	2~3.5×bw
조깅(jogging)	5×BW
걷기	2.7×BW
저전거타기(cycling)	매우 적으나 가속할 때는 2.7×BW
동측으로 물건 나르기	전달되는 힘이 줄어든다.

표 8-6 활동 중 필요한 엉덩이 움직임 범위

활동	엉덩이 ROM 요구
신발을 묶는 것	120° 접힘
앉는 것	112° 접힘
몸을 구부리는 것	125° 접힘
웅크리는 것	115° 접힘, 20° 벌림과 안쪽돌림
계단 오를 때	67° 접힘
계단 내릴 때	36° 접힘
다른 넓적 다리에 발을 올려놀 때	120° 접힘, 20° 벌림과 가쪽돌림
바지를 입을 때	90° 접힘

수행하도록 한다. 어깨는 접히고 바깥으로 돌 때 밀집해져 있다. GH 관절은 3가지를 자유롭게 할 수 있다; 접음/폄, 벌림/모음 그리고 안쪽돌림/가쪽돌림. 최고로 벌리기 위해서는 상완골은 바깥으로 돌아야 한다. 그래야만 더 많은 결절이 봉우리 뒤로 또는 아래 더 들어갈 수 있기 때문이다. 이것은 움직임의 적은 수축이다 왜냐면 피막은 상완골이 어깨뼈로 움직이는데 덜 팽팽해지기 때문이다. 이 자세에서는 상완골 가쪽돌림은 더 많은 결절이 봉우리로 지나가는데 도와주지 않는다. 관절 운동은 상완골 몸통에서 반대되는 방향으로 관절에서 상완골이 미끄러지고 돌아가도록 한다. GH 관절의 근육은 상완골을 움직이고 미끄럼 운동하고 관절면의 대립운동을 유지하도록 도와준다. 어깨는 앞 굽힘 180°, 60°의 폄, 180°의 벌림, 90°의 안쪽돌림/가쪽돌림을 할 수 있다.

표 8-7 활동에 필요하는 움직이는 범위의 필요한 것

활동	무릎 ROM 필요한 것
신발 묶기	0~136°의 접힘
앉기	0~93°의 접힘
계단 오르기	0~83°의 접힘
계단 내리기	0~90°의 접힘
보행의 동요	0~67°의 접힘

손허리손가락관절
METACARPOPHALANGEAL JOINT

지표, 중간, 고리 그리고 작은 손가락 MCP 관절은 융기로 분류된다. 각각의 근위 손발가락 뼈의 오목한 바닥면과 관절로 연결된 MC 머리의 볼록한 면은 시상에서 접고 피고 앞에서 모으고 벌림이 가능하도록 한다. 이 MCP 관절의 밀집한 위치일 때 는 최대 90°로 접을 수 있다. 모음과 벌림의 양쪽 움직임은 부수적 인대의 단단함 때문에 관절이 밀집한 위치에서 할 수 없다. 부수적 인대는 관절이 최대로 접힐 때 벌리는 것을 상대적으로 자유롭게 할 수 있도록 여분이 된다. 벌어진 틈과 회전, 등, 바닥, 중간 양면 미끄럼 운동(glide)의 수동적 부수 움직임은 이 자세에서 가장 훌륭한 움직임을 할 수 있다. 이것은 큰 원통형 물질을 붙잡을 때 손가락들을 이어주는 역활을 한다.

큰마름손허리관절 (능형중수관절)
TRAPEZIOMETACARPAL JOINT

CMC 관절은 상지의 체중부하 관절로 여겨진다. 첫번째 CMC 엄지 관절은 첫번째 MC 관절과 큰 마름뼈 사이에 관절이다. 2개의 활동을 할 수 있는 안장관절이라는 것에서 독특하다; 접고/피고 그리고 벌리고/모으고. 이것은 또한 축방향 회전 같은 움직임을 조합할 수 있다. 축 움직임은 손목뼈 arch의 자연스러운 윤곽 때문에 비스듬하다. 접고 피는 것은 손바닥과 거의 완전 평형하도록 하고(관상면) 손바닥과 거의 수직으로 벌리고 접게 하는(시상면) 축관상 중쇠뼈 주변에서 일어난다. 이것은 나머지 손가락 운동과 반대된다. 운동학적으로 기능적으로 엄지의 가장 중요한 움직임은 대립운동이다. 대립운동은 엄지의 벌림과 조그만한 손가락 끝으로 움직일 수 있는 CMC 관절에 회전의 조합이다. 엄지 MP 그리고 IP 관절의 접음은 엄지 끝은 손가락 끝으로 가져올 수 있도록 도와준다. 벌림과 모음은 어떠한 대립운동의 자세로도 수행될 것이다. 이 관절의 고유성과 동시간에 많은 움직임을 행할 수 있는 능력은 안장관절의 형성 때문이다. 안장에서 전 · 후방 끝부분에 어떠한 자세로 기수들이 옆으로 움직이는 거와 비슷한 것이다. 벌리고 모으는 근육이 정확한 대립운동에 따라서 다양하다. CMC 관절과 열쇠 잡는데 사용되는 안정적인 구조(집게 손가락 끝과 옆에서의 엄지손가락 치수)에서 나오는 압축의 힘은 10~15° 증가된다. 물컵을 드는데 대략 2 lbs의 집는 힘이 필요하고, CMC에서 나오는 힘은 20~30 lbs 정도된다.

병태생리학 PATHOPHYSIOLOGY

관절은 미국에서 OA와 함께 가장 일반적인 불구로 여겨진다. 1차적 OA는 병인학에서는 알려지지 않은 급진적인 변질성의 관절병이다. 엉덩이, 무릎. 그리고 허리척수 같은 체중부하 관절이 영향을 잘 받는다. 1차적 OA의 특징은 관절 연골의 파괴고 손상된 기능을 가져오는 골 중식체의 형성이다.

2차적 OA는 오직 하나의 관절에 양항을 주고 관절들 사이의 부조화의 결과로 나타난다(예를 들면, 엉덩이의 발전적 형성 장애 또는 관절 외상 을 가져오는 OA).

OA 초기에는 보수적으로 약물학적 또는 그것이 아닌 것으로 치료한다. 환자 교육, 체중 감소(걷는데 고통을 느끼는 불구로 인하여서 생긴), 활동 제약, 협력단체, 수중 운동 program, 그리고 물리 요법과 작업 요법과 같은 것이 약리학적이 아닌 치료 개입에 포함된다. 환자 교육과, 관절 주위 그리고 팔다리에 근육 강화 그리고 보호적, 지원적, 적합한, 도움을 주는 기개의 제공 그리고 관절 보호의 교육이 물리요법에 포함된다.

엉덩이 HIP

엉덩이OA는 매년 0.5/1000 정도 나타난다. 엉덩이 OA의 특징은 샅고랑 부위 통증, 앞 또는 옆의 넙다리 통증, 아침의 뻐근함, 다리 길이의 불일치 그리고 엉덩이 움직임의 제약과 통증을 포함한다. 통증은 자주 만성적이고 계속적이며 진행적이다. 밤에서 통증은 수면을 방해하며 움직임과 체중부하에 자주 보여진다. 보행과 보행 거리는 통증이 증가하는 대로 줄어든다. 다리 길이의 불일치는 넓적다리 머리 또는 관골구가 상해질 때 일어난다. 손상된 팔다리는 일반적으로 약간 작으며 구부려지고 바깥으로 돌고 모아진다. 근육의 줄어듬이나 엉덩이 굴근과 내전근의 구축을 일으킬 것이다. 무릎의 구축이나 척추 만곡과 같은 관절 손상은 다리 불일치인지를 확인하기 위해서 반드시 분해한다. The American College of Rheumatology는 이와 같은 엉덩이 OA의 구분 기준을 사용하고 있다: 엉덩이 통증, 적혈수 침강속도 (ESR) < 시간당 20 mm, 대퇴와 절구골중식체를 보여주는 방사능 사진, 관절 공간의 줄어듬을 보여주는 방사능 사진.

무릎 KNEE

OA는 무릎에서 가장 일반적인 관절염이다. 무릎 OA의 증상은 통증, 뻐근함, 팽창을 포함한다. 아침시간과 걷고 무릎 굽히고 계단을 사용할 때 통증은 더 심해진다. 일반적 기형은 내반슬, 외반슬 그리고 무릎 굽힘 구축에 포함되어 있다. 외반슬은 옆구획 관절염과 연관되고, 내반슬은 중간구획과 연관된다. 외상후 관절염은 전체 무릎 관절 성형술로 성공적으로 치료되어진다.

어깨 SHOULDER

OA 어깨는 통증, 뻐근함, 움직임의 손실 그리고 관절안에 분쇄와 격자에 의해 특징을 이루고 있다. 상완골 머리는 납작해지고 커진다. 뒤로 관절 오목의 닳아 해짐과 상완골 머리가 앞으로 대체되어지기도 한다. 전체적으로 피막은 수축되어지지만 앞으로 더욱 더 그러해지면서 안쪽돌림 경축을 가져온다. 견관절 움직임의 만성 제약으로 인해서 줄어들 것이지만 찢겨지지는 않을 것이다. 물리 시험에서는 누름 통증은 후부 줄에 나타날 수 있고, 앞 어깨가 납작해질 수 있으며 뒤가 가득 찰 수도 있다. 앞으로 굽힘, 가쪽돌림 그리고 안쪽돌림은 통증이 심할 것이며 ROM은 통증이 증가하면서 줄어들 것이다. 관절염 초기에는 아침과 활동할 때 악화될 것이며 휴식도 줄어들 것이다. 병이 계속될수록, 통증은 지속적이 된다. 근육 둘레띠는 일반적으로 손상이 없기에 외회전의 힘은 별 영향에 미치치 않는다. 골중식체 형성은 엉덩이와 무릎에 나타날 것이다.

OA는 전체적 어깨 관절성혈술(TSA)를 일으킬 것이다. TSA와 연관된 병은 RA, 외상 후 관절염, 뼈 괴사, 무균 관절염을 포함한다.

손허리손가락관절 METACARPOPHALANGEAL JOINT

손가락 폄근 공통 힘줄, 곁인대, 부수곁인대, 그리고 손바닥 판은 활동할 때 바닥 부분 이탈 또는 MCP 관절 이탈을 예방하고 안정시키는데 도와준다. 진행 류마토이드 과정은 이러한 구조와 영향을 받은 관절면을 손상시킨다. MCP 관절의 손상 과정은 MC 머리와 곁인대의 원점 사이 공간에서 나타난다. 손상 과정은 관절 피막과 안정적인 인대 구조까지 뻗치는 증식적인 윤활막염이 나타나면서 시작한다. 이 과정은 곁인대를 닳아 떨어지게 한다. 일반적 MCP 관절은 최대 편 상태가 가장 안정적이고 이 자세에서 측면 운동을을 덜하게 한다. 하지만 류마토이드 손에는 펴져있는 MCP 관절은 45° 만큼 옆으로 치우친다. Flatt은 류마토이드손에 있는 MCP 관절 곁인대의 느슨함이 그것의 기능을 줄인다고 한다. 이것은 류마토이드 손에서 자주 척골 편위 기형을 볼 수 있는 요인 중 하나다. 증식적인 윤활막염은 손등의 피는 안정적인 구조를 손상시키는데 역할을 한다. 이 붕괴는 손가락 폄 힘줄은 MC 머리 자쪽으로 부분이탈 하도록 하고, 이 손가락의 척골 편위 기형을 원인이 되는 요인이다(그림 8-1).

큰마름손허리관절 (능형중수관절)
TRAPEZIOMETACARPAL JOINT

바닥 관절의 OA는 50~70세 나이에서 25%의 여성과 5%의 남성에서 잘 찾을 수 있다. 폐경 후에 여성은 일반 여성에 비해서 10~20배 정도 괴로워한다. 여성에게 나타나는 인대의 느슨함과 상대적 연골의 두꺼움과 바닥 관절의 얇은 오목면은 고도의 피로와 계속적인 변성을 쉽게 걸

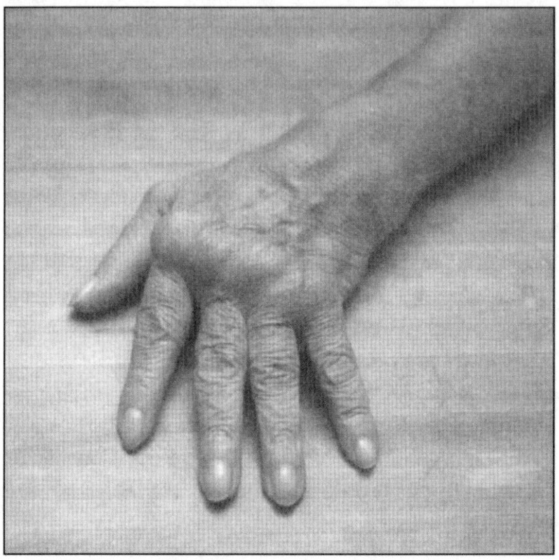

그림 8-1. 류마티스성 손에서 나타나는 전형적인 자쪽 비틀린 손가락 패턴.

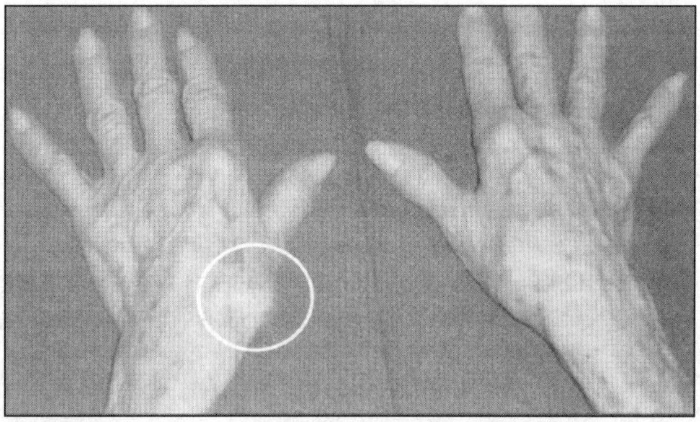

그림 8-2. 왼손은 어깨 징후를 가지고 있다. 오른손은 수술을 받은 손이다.

리게 하다. 관절의 주로 안정적으로 하는 것은 앞빗근(인대를 부수는)이다. 이 인대가 외상과 외부 요인에 의해서 약하게 되면, 바닥 관절의 변성 과정이 개시되며 계속적으로 떨어지고 닳아 떨어지게 될 것이다. 계속적 바닥 관절염은 전체 엄지손가락(MC 그리고 각각의 지골)의 예측되는 기형과 함께 불균형을 가져 올 것이다. CMC 관절의 등 요골 일부 이탈은 MC의 모음 자세 집게~엄지 손가락 각도가 줄어드는 것처럼 망가트리게 될 것이다. 이 불균형은 엄지 MP관절과 접힘 IP관절 (zigzag 기형)에 관절의 과신전 자세를 생산한다. 융기 또는 어깨 징후는 또 다른 계속적 바닥 관절염에서 나로는 기형이고, 첫번재 MC 바닥에닿을 수 있다. 이 기형은 큰 마름뼈에 엄지 MC 등 부분 탈골에 의하여 생긴다(그림 8-2)

연마검사(grind test)는 연골의 단독 손상을 확인함으로써 임상적으로 CMC OA를 진단하는 특수 검사법이다. 이 검사법은 검사자는 엄지를 이용해 큰마름뼈에 첫 번째 MC 관절을 압박하고 휘돌림하면서, 환자의 CMC 관절을 촉진하는 방법이다. 연마검사의 양성 반응은 검사자가 엄지로 누르고 있는 CMC 관절에서 통증이 발생한다.

뼈 관절염의 처방을 위한 관절성형술
ARTHROPLASTY AS TREATMENT FOR OSTEOARTHRITIS

OA, 통증, 기능 손실에 실패한 전통족인 요법은 외과 개입의 필요성을 이끌었다. 전체 관절 성형수술 (TJA)는 관절염과 고통스럽고 악화되는 관절을 치유하는데 성공적인 절차가 되었다. OA는 엉덩이, 무릎, 어깨 관절 성형 수술

의 주요 원인이 되었다. TJA의 주 목적은 통증을 치유하고 가동성을 증가시키며 안전성을 유지하고 기능을 발전시키는 것이다.

엉덩이 HIP

엉덩이 OA에 나타나는 ROM의 기능적 손실이고 ADL/IADL을 수행하는 능력 감소하는 것이다. 엉덩이의 ROM 손실은 구두끈을 못 묶고 혼자 양말을 못 신고 발톱을 못 깍게 될 것이다. THA는 손상된 엉덩이관절을 절제하고 인공 관골구, 대퇴부 구성 그리고 polymethlyene 정기선을 대체하는 효율적 수법이다. 이 성분은 뼈 시멘트(polymethylmethacrylate) 또는 뼈의 내부 성장에 의해서 고정될 것이다. Amercian Academy of Ortho-paedic Surgeons에서 최근 통계자료에서는, 1982년에는 75,000, 1995년에는 134,000, 2003년에는 217,000의 THA 수술이 시행됨을 보여줬다. 무혈관 괴사, 몇몇의 관절염, 벼 종기, RA, 어린이 RA와 같은 다른 형식의 관절염, Paget's disease 그리고 강직 척추염과 같은 질환도 THA로 성공적으로 치료되었다.

THA에게 알맞는 환자의 범위는 20년간 증가했다. 전형적으로 이러한 환자가 되기 가장 쉬운 사람은 활동량이 적고 그러기에 화학적 물질은 덜 집어넣어야 하는 60~75세이다. 더 젊은 층에게 THA 수술을 시행한 결과는 THA가 더 효율적으로 나타났다. 장년 층에는 나이가 아니라, 많은 병적 상태와 같은 요인에 의하여서 결과가 좋지 않았다. 지역적 또는 구조적 감염, 약 안전성, 신경병증관절, 계속적 신경학적 질병 그리고 벌림과 불충분 근육 같은 것들은 THA를 수행하는데 반대되는 것들이다. 비만 인구에게는 기계적 실패함에도 불구하고 통증을 감소하고 불구의 장기간 성과는 지금 세대와 비슷했다.

탈구는 THA에게 정말 복잡하다. 이 전체적 발생수는 2~3%에게 일어나고, 그 사람들 중에 3월간 첫째 주에 81%가 연한 조직이 가장 약할 때인 수술 후에 나타나는 것으로 보고되었다. 예방 접종이 얼마나 오래 지속된다는 것에 대해서 합의된게 없다. 후측 측면 접근법에 따른 전체 엉덩이 예방 접종은 90°로 접은 상태가 아니고, 중성 이상의 안쪽돌림이 아니고, 벌리는 상태가 아니다. 늦은 탈구는 인공 장구 관절의 내재성의 불안정성과 연관되어 있다.

초기 탈구 요소는 3가지 분야로 분류되어진다: 1) 환자 순응도, 관절성형술 교정술, 신경에 문제 있는 환자와 같은 환자 연관, 2) 접근법의 종류, 수술의 경험, 절구 형성 요소(cup malposition)와 같은 수술 연관, 3) 외상, 전염, 근육 손상에 따른 체중 감소와 같은 다양성. 나이, 비만 그리고 수술 전 처방 같은 것은 요소에 포함되지 않는다.[33,34]

THA의 또 다른 복합체는 심부정맥염, 허파 색전증, HO 인공삽입물 주위의 골절, 신경 손상, 다리 길이 불일치, 전염과 손실을 포함한다.[33]

무릎 KNEE

TKA는 손상된 무릎이 절제되고 인공 전강뼈와 대퇴 구성원 그리고 polyethylene정기선으로 대치될 때 하는 수술 과정이다. 이 무릎뼈는 polyethylene으로 대치될 수도 안될 수도 있다. 그 구성요소는 뼈 시멘트(polymethlymethacry-late) 또는 뼈 내부 성장으로 인해서 고정되어진다. American Academy of Orthopaedic Surgeons에서의 최근 통계에서 1991년에 160,000, 1995년에 216,000, 그리고 2003년에 402,000의 TKA를 수행되어졌다고 한다. American Academy of Orthopaedic Surgeons에서의 통계에서 1999년 환자 평균 연령은 67세로 나타났다. TKA 후보 환자는 THA 환자수와 비슷한 경향이 있음을 나타냈다. 20년 동안 TKA 환자들은 계속 늘어 나고 있다. 의사들은 5~10년 후에 일어날 수 있는 물리적 장애들에 대하여서 TKA로 재활 수술 가능성을 재고 있다. 40~50년간의 보수적 치료에 실패한 환자들은 TAK에 잠정적 후보 환자로 여겨져 있다. TKA는 금기 없는 80세 환자 그리고 기능적 가동성과 삶의 질이 발전된 환자들에게 행해지고 있다. 주의 깊은 환자 선택은 이와 같은 수술 결과를 얻기 위해서는 중요하다. 지역 또는 구조 점염, 의학적 불안전성, 신경 또는 Charcot 신경병, 빠른 진보적 신경병 그리고 사두근의 부족한 근육들이 TKA에 반한 금기로 포함되어져 있다. TKA의 복합체로는 DVT, 허파 색선중, 인공삽입물 주위의 골절, 신경 손상. 손상, 전염 그리고 관절 경직이 포함된다. OA와 RA에 손상된 환자들은 양측 관절 손상을 겪는다. 이것은 동시에 양측 TKA를 행할지 1~2번 내에서의 입원으로 행해지는 절차적 수술을 할지에 대한 결정이 필요 하다. 동시 양측 TKA는 저산소중, DVT, 부정맥, 울혈심부전증, 착란, 장폐색, 그리고 많은 양의 피 순환이 필요한 혈 손실이 포함된다. 동시 양측 TKA호 인한 이득은 환자의 더 많은 만족도, 전체적 회복 시간의 줄어듬, 기능적 향상, 고통이 낳아질 때까지 시간 축소, 환자와 시설에 비용 절감이 있다. 또한 이것은 의료와 수술팀의 허가가 필요하며 외과술이 필요한 환자들의 허가가 필요로 하다.

어깨 SHOULDER

TSA는 상완골 머리의 제약, 상완골 머리와 관절와 구성성분 그리고 polyethylene 정기선 대체에 포함되어있다. 구성성분은 접합될 수도 있고, 아닐 수도 있고, 강요되거나 반강요 또는 강요되지 않을 수 있다. 보수적 치료에 더 이상 반응 안하고 기능 손실하는 고통이 조치에 포함된다. 빼근함 자체로는 TSA의 암시라고 할 수 없다. 활동적 또는 최근 감염, 신경세포 관절, 고분고분 하지 않는 환자, 회전근개와 삼각근의 마비 또는 손실이 금기에 포함한다. 연한 조직 과정 또는 근육 전이술 같은 수술들이 근육손실로 되어져있다. TSA의 가장 일반적 복합체는 수술후의 불안전성은 강요되지 않은 TSA와 자주 같이 나타난다. 상완골 머리의 부분 이탈에 의해서 나타나는 불안전성은 앞, 뒤, 아래, 옆에서 나타난다. 뒤 불안전성은 관절와의 대칭적으로 닳아서 나타난다. 여기에 관절와 구성분을 상완골 구성분을 관절와면에 지나가게 하는 후굴에 너무 많이 대체 할 수 있다. 앞 불안전성은 치유된 어깨밑근과 피막의 파열로 인해서 생긴다. 위 불안전성은 회전근개 병리에 연관되고 아래 불안전성은 근육 수축과 정확하지 않은 상완골 길이에 연관되어 있다. 두번째로 흔한 복합체로는 수술 후 회전근개 파열이다. 작은 파열은 물리 요법에서 문제 없다고 하는 작는 증상을 가져온다. 더 큰 회전근개 파열은 나쁜 결과를 가져올 것이다. 손실 구성 요골손 관절와 부분에서 많이 일어난다. 수술후의 x-ray는 손실을 측정하기 위해서 정기적으로 해야만 한다. 관절와의 방사능선은은 일반적이고 실제적 진료 악화는 흔하지 않는다. 기계적 실패는 강요적 설계(constrained design)에서 흔하다. 또 다른 복합체로는 결절 불유합 또는 부정유합(관절 성형술 에서는 근위 상완골절에 연관된다), 좌측 무릎의 인공 삽입물 주변 골절, 전염, 신경 손상, 삼각근 파열, 상완골 손실, 부딪힘 그리고 이소성 골화증이 포함된다. 연한 조직은 TSA에 따른 어깨 빼근함 정도에 중요한 영향력을 기치고 있다. 어깨밑근은 더 작이지던 또는 너무 꼭 매여지면, 관절은 빼근해 질 것이다. 수술 전에 모든 부착을 때고 외과적으로 피막을 단단하고 그리고 어깨밑근을 늘이는 것이 중요하다. 만약 ROM 이 수술 전에 일어나면, 그 후에 일어나는 빼근함은 불충분한 재활과 연결될 것이다. 관절은 너무 많은 구성성분을 넣어져 ROM 특히 가쪽돌림을 얻는데 어려움을 얻을 것이다.

손허리손가락관절 METACARPOPHALANGEAL JOINT

MCP 관절 대체는 RA 환자들이 일반적 대상이고, 구체적으로 관절 사이가 좁아지고 자쪽으로 변이하고, 장측 부분이탈 그리고 또는 자체 팽팽함의 환자들을 대상으로 하고 있다. 1953년도에는 Brannon 그리고 Klein은 처음으로 골수강내 연성 경첩 보철을 소개시켰다. 그때 당시에는 MCP 관절의 다양한 종류의 이식이 소개되었지만, 모두가 경첩 보철, 연성 보철, 면 보철이 3가지의 보철로 분류되었다. 1961년에는 Flatt은 그전보다 진보된 새로운 철 경첩 이식을 발전시켰다. 하지만 이 설계의 는 높은 골절 비율에 적용된다. 이 문제의 해결책을 위해서 연성 경첩 보철이 발전되었다. 1966년에 Swason은 처음으로 MCP 관절 성형수술 이식에 사용된 실라스틱(silastic) 연성 경첩 보철을 소개시켰다. 1986년에는 Swason은 높은 골절 비율을 줄이기 위해 분자구조의 실라스틱을 소개시켰다. 실라스틱의 혁명은 성형수술 이식의 외과술적 모든 것, 이식 골절 같은 복합체, 골절 이탈, 손실 그리고 희귀성의 척골 치우침과 같이 계속 일어나는 질병을 위한 것이 였다. Swanson 그리고 그의 지인은 실제 이식을 보호하기 위해서 티타늄 쇠고리를 빼를 사용하는데 문제를 해결하려고 노력했었다. 1987년에 Sutter 보철이 소개되었다. 이 보철은 뼈의 외부 성장을 멈추기 위해서 만들어졌다. 이 당시에는 종류가 다양하고 외과 수술에 많이 사용되었다. 많은 사람들이 Swasons 실라스틱 경첩 이식에 의심했지만, 지금은 이것은 손가락과 손목 외과 수술에 가장 많이 사용되고 있다. 이식 외과 수술에서는 연성 경첩 이식은 관절에서 활발히 움직이는 간격을 띄우는 장치로 사용된다. 이것은 이식 자리를 유지하는 새로운 섬유 가성 피막으로 인해서 보호되고 있다. 이 새로운 피막은 보호 과정으로 되어져 있다. 이 이식의 보호 과정은 수술 후 3~5일에 시작된다. 아교질의 인장력은 6~8주 후에 늘어나지만 수술 후 1년까지 완전히 나았다고는 할 수 없다. 수술 후 3~4주 모든 손가락이 이 피막으로 인해서 보호되는 것은 매우 중요하다. 이 새로운 아교질 섬유는 절제된 힘으로 인하여서 영향 받을 때 원하는 대로 직선방향으로 놓여질 수 있다. 연장적이고 계속적인 현외장치인 비골의 목적은 아교질 섬유 지남력을 통제하기 위해서다. 움직임이 지연되던지 부목 고정에 의해서 통제되어 지지 않으면, 아교질 섬유는 적절한 관절 안전성을 방해하고 새로 형성된 관절에 제약된 ROM을 가져오는 조직적이지 않은 모양으로 형성된다(그림 8-3).

큰마름손허리관절 (능형중수관절)
TRAPEZIOMETACARPAL JOINT

Silicone 이식 성형 수술은 Swason 그리고 Niebaur에 의해서 1960년에 보급화 되었다. 고무의 실리콘 특징을 가진 실리콘폴모(silicone polymer)은 탄성 중합체를 이야기 한다. Swason, Niebaur 그리고 다른 사람들의 의 최초 실라스틱 보철은 분열, 붕괴, 그리고 손실의 문제를 경험하게 되었다. 이후로 실라스틱 많은 물질이라고 불리는 높은 분자 무게의 폴리는 이 문제를 풀기 위해서 소개되었다. 실라스틱 많은 물질 이식은 섬유 반응에 만들어지고 치막형성(encapsulation process)를 가져온다. 피막형성과 같은 생물학적 과정은 MCP 관절이 발전되고 외과 수술에 따른 CMC 관절이 보호되는 것을 묘사한다. 기본 관절 인식 외과 수술은 실리콘 윤활막염에 의한 파괴적 윤활 반응을 가져오는 뼈 포낭의 발전을 포함한 많은 문제를 겪게 된다. 기본 관절에 순환되고 이완된 힘은 이식에서부터 가려진 매우 작은 잔해를 가져온다. 이것은 빠른 파괴적 골 변화와 뼈 포낭 형성에 반응하는 강력한 관절 염증성을 가져온다. 실리콘이식 사용에 가져오는 복합체의 변수와 심각성에 대한 늘어난 인지는 사용수를 줄어들게 했다. 하지만, 실리콘 이식에 불만족은 연한조직 중가 또는 아닌 상태로CMC 관절염의 보수적 치료법(사다리꼴 절제)을 더 열망하게 되었다. 이 외과적 기술은 1949년 Grevis로 인해서 알려졌고 1973년에 다시 알려졌다. 불구 고통은 처음 외과수술 과정을 통해서 제거 할 수 있지만, 집는 힘의 손실과 함께 관절 불안전성은 간단한 수술에 의한 빈번한 단점으로 되었다(trapeziectomy). Foimson, Carroll 그리고 다른 지인들은 말려진 내인적 힘줄 또는 근막을 엄지 손가락 안전성을 높이기 위해서 삭제 부분 사이에 집어 넣었다. 1985년 Eaton, 그리고 1986 Burton는 인대의 재건설의 효험이 부분적 또는 전체 사다리꼴 절제와 함께 엄지손가락에게 준 안전성을 강조했다. 엄지손가락의 기능적 사용의 발전에서 증가된 엄지 안전성과 집는 힘의 발전이 결과로 나타난다. 외과수술에 사용된 기술에 따라서 반 또는 전체의 큰 마름뼈가 잘려가고, 또한 자쪽손목굽힘근 또는 긴엄지 벌림근의 표면 부분이 인대 안전성을 위해서 사용된다. 자쪽손목굽힘근이 사용되면, 팔뚝 너비의 반을 두번째 MC에 수립되어지고 안전성을 위해 가짜 인대로 사용된다. 남아있는 자쪽손목굽힘근은 앤초비(anchovy)식으로 말려지고 자리를 두고 완충작용을 위해서 잘려진 큰마름뼈 자리에 넣어진다. 구변 관절염 면의 제거는 일반적으로 행해지고, 관절 치막은 닫혀진다. 여전히 어떠한 외과수술 법이 가장 좋은 지에 대해서 논쟁이 계속되지만, 인대 재건축 힘줄 개재 (LRTI) 관절 형성은 기본 관절에 Stage III또는 IV 골관절염 변화가 있는 환자에게 사용되어지는 치료법이다. 가장 큰 기본 관절 형성 학문인 Melone에서는 전체 마름뼈를 바르고 연한 조직 안정과 인대 재건축에 자쪽손목굽힘근이 아니라, 긴엄지벌림근의 부분을 사용한다. Melone 그리고 나머지들은 긴엄지벌림근을 사용하는 것을 선호한다. 왜냐하면, 실제적 조직과 CMC 관절에 요충지가 되고 상대적으로 정밀검사를 하기 위한 계속적 유효성 때문이다. 긴엄지벌림근의 조달은 첫번재 자쪽손목폄근 부분에 필요한 분활이 필요하는 것이 또 다른 유이점이다. De Quervain's 협착건초염은 기본 관절염과 동반는 문제로 보여진 이후로 이것은 외과술적으로 동시에 사용 되어지고 있다. Melone 은 또한 자쪽손목굽힘근 (주요 손목 굽힘근)의 희생은 손목을 약하게 만들고 수술 후 회복을 방해시킨다고 이야기한다. 엄지손가락 MP 관절의 과신장은 30° 보다 더할 경우에는 관절은 관절고정술로 치료 되어야한다. 엄지손가락 MP 관절의 과신장이 30°보다 덜한 경우에는 4주간 엄지손가락 MP관절은 30°로 잠정적으로 고정한 상태로 다룬다. 엄지손가락 MP 관절의 과신장의 제한 되어지는 경향 그리고 효율적으로 CMC 관절에 짐을 부리는 것은 전체 엄지손가락의 정기적인 기형에 반해서 관절 형성과 인대 재건축을

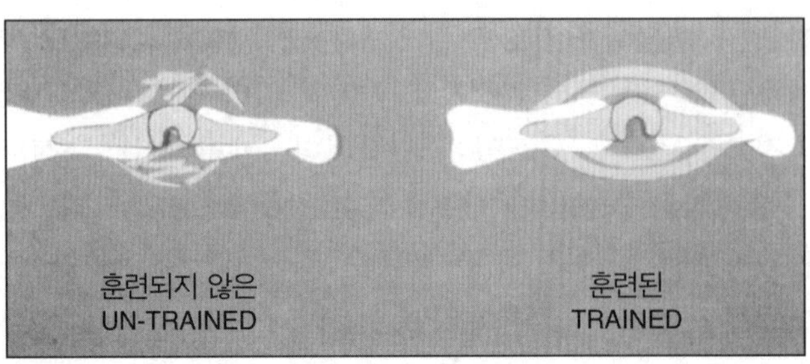

그림 8-3. 관절주머니가 형성되는 과정.

보호한다. LRTI 관절형성은 Stage III 그리고 IV에서 기본 관절염에 외과수술 치료법으로 사용되고 있다.

영상 IMAGING

엉덩이 HIP

뢴트겐사진은 OA와 관절 파괴의 전달을 확정하는데 사용된다. 엉덩이, 천골, 그리고 무릎의 뢴트겐사진이 가장 일반적인다. 개개의 수술은 사진이 정리될 때 결정 되어진다. 뢴트겐은 전/후 그리고 엉덩이와 넓적다리 몸통의 양측 시각을 포함한다. 몇몇의 환자들은 체중부하의 배열과 교정이 필요한 내/외반 기형을 알아내기 위해서 선 채로 엉덩이, 무릎 그리고 발목 전/후 뢴트겐 사진을 찍는다. 수술 후 x-ray 사진은 진단과 본뜨는데 사용된다. 본을 뜨는 데는 종류와 크기의 이식을 선택하고, 가장 적합한 목 길이를 확정하는데 도움이 된다. 수술 후 x-ray는 또한 인공 장구 위치를 확정하는데 사용되고, 회복 방에서 가져오게 되고 그 후에 다양 간격으로 이뤄진다. 예를 들어, x-ray 사진은 6주 후 수술 후에 찍혀지고 그 후 매년 찍는다. 계속적인 X-ray 사용은 무균 손실과 뼈용해 (뼈 흡수)의 초짐을 알아내는데 사용된다.

무릎 KNEE

뢴트겐사진은 서 있는 채 전/후 시각, 양측 시각, 그리고 Merchant 시각을 포함한다. 긴다리로 서있는A/P 시각은 또한 도움이 될 것이다. 중간 그리고 양측 구획은 좁혀지는 것을 검사하기 위해서 시행된다. 필름은 또한 내/외반주 기형, 골중식체 형성, 무릎뼈 위치 그리고 연골밀면 상태 검사를 위해 사용된다. 형판은 수술 후 뢴트겐 사진과 함께 사용된다. 수술 후 X-RAY는 무릎뼈 위치 를 확인하고 회복 방에 가져가게 되고 그 후 다양한 간격으로 사용된다. 계속적인 X-ray 사용은 무균 손실과 뼈용해 (뼈 흡수)의 초짐을 알아내는데 사용된다.

어깨 SHOULDER

진단 과정에서 이뤄지는 일반적 시각은GH관절의전/후 시각, 겨드랑이 측면 그리고 어깨 측면 또는 Y 시각을 포함한 수술전에 행해진다. AC관절은 방사능 사진으로 정기적으로 검사되야 한다. 골관절염애서 전/후 관절은 GH관절이 좁혀지고 상완골 머리가 올라가고 결절 위치, GH 닳아 떨어짐, 부분이탈, 그리고 뼈곁돌기의 형성을 보여준다. Y시각에는 관절와의 상완골 머리 위치 그리고 상완골 머리 이탈의 방향을 보여준다. CT scan은 세세한 뼈 사진을 보여준다. 일상적으로 하지는 않지만, CT scan 결절성의 위치와 관절와의 닳아 떨어지는 것은 더 자세히 볼 수 있다. MRI 는 연한 조직 화상 진찰에 사용되고 그리고 회전근개 상태를 점검하는 데도 사용된다. 회전근개는 어깨 OA 환자에게 흔하지 않는다. 수술후 x-ray는 인공장구 위치와 손실 또는 뼈용해의 증상을 결정하는데 사용된다.

손허리손가락관절 METACARPOPHALANGEAL JOINT

MCP 관절의 A/P 와 양측 시각은 진찰 과정에서 일반적으로 사용되고 외과수술 개입과 류마토이드 손 전에 사용되어진다. 척골 치우침은 전/후 시각으로 인해 측정되고. 바닥 부분탈골의 정도는 측면 시각에서 평가 되어진다. 임상 불구는 방사능 변화의 정도에 따라 계속 되어진다. CT 그리고 MRI는 연부조직 평가가 확실하지 않으면, 일반적으로 수행되지 않는다. Alter와 그의 지인들은 다양한 해부학 영역의 방사능 사진을 참조하면서 분류 체계를 만들었다. 이 환자 방사능 사진은 이 필름의 표준적인 것을 비교해봤다. 분류 체계는 이와 같이 나타난다:

- Grade 0은 정상적인 관절이다.
- Grade I은 연조직 팽창, 골다골증, 약간의 관절 부위 좁혀짐 같은 약간의 관절 변화를 이야기한다.
- Grade II는 관절 부위 좁혀짐 같은 명백한 초기 변화를 보여준다.
- Grade III는 관절 부위 좁혀짐 그리고 모든 관절의 부식과 같은 중간 정도의 손상 변화를 보여준다.
- Grade IV 관절 부위의 손실 그리고 뼈 기형과 같은 심각한 손상 변화를 보여준다.

큰마름손허리관절 (능형중수관절) TRAPEZIOMETACARPAL JOINT

기본 관절에 OA 정도를 측정하기 위해서 3번의 엄지손가락 방사능 사진을 일상적으로 사용한다. 이것은 A/P, 측

표 8-8 Eaton 그리고 glickel 방사능 요법 과정의 선택

단계	묘사	요법	수술
I	TM 관절 공간의 증가, 부전 탈구, 활액막염은 일반적으로 정상으로 보인다.	휴식, 부목고정, NSAIDs, 엄지두덩이 힘 강화	인대 재구조
II	좁혀지는 TM 관절 공간 , 뼈곁돌기 < 2 mm, 경화증	휴식, 부목고정, NSAIDs, 엄지두덩이 힘 강화	인대 재구조
III	TM 관절 공간이 좁혀지거나 없음, 뼈곁돌기 > 2 mm, 경화증, 일반적인 ST 관절	휴식, 부목고정, NSAIDs,	LRTI 관절형성, 반 또는 완벽한 trapeziectomy
IV	TM 관절의 좁혀지거나 없음, ST 관절 공간의 변화, pan trapezial	휴식, 부목고정, NSAIDs	LRTI 관절형성, 반 또는 완벽한 trapeziectomy

면, 그리고 빗 측면이다. Eaton 그리고 Glickel은 TM 관절의 방사능 사진 사용 정도에 따른 측면 시각 사용함으로써 분류 체계가 발전했다(표 8-8). 엄지손가락을 벌린상태로 측면 시각은 CMC 관절의 가장 깨끗한 사진을 준다. 이 등급매기기는 체계는 보수적 관리 또는 외과수술 선택이 개입에 적당할 때 결정하는 데에 도움이 된다. Stage I 방사능 사진은 늘어나는 관절 공간은 활액막염의 활발하다는 것을 보여주지만 필름대적으로 일반적인 모습이라고 한다. Stage II에서는 골관절염이 지나치게 관절 공간 좁혀짐을 부하하고, 직경 2 mm 내에서 골중식체를 보여준다. Stage III에서는 관절 좁혀짐, 심각한 경화, 그리고 2 mm 보다 더 벌어진 골중식체와 함께 발전된 TM 개입을 보여주지만 주상골 둥세모근밑 질병의 방사능 사진 증거는 나타나지 않는다. Stage IV에서는 Stage III에서 나온 모든 특징이 나타나고 추가로 주상골 둥메모근밑 개입의 방사능 사진 증거가 덧붙여져 있다. MRI, CT 그리고 초음파와 같은 진간 물건은 연부조직의 문제가 있지 않은 이상은 일반적으로 행해지지 않는다.

약리학 PHARMACOLOGY

수술전 PREOPERATIVE

수술전의 개입은 통증의 경감에 사용되지만, OA와 연관된 구조족 또는 생물학적 변화에 대해서 전환 할 수 없다. Opioid 아닌 진통제 예를 들어 acetaminophen, ibuprofen과 같은 NSAIDs, Opioid 진통제, 예들 들어 codeine, celecoxib와 같은 COX-2진통제 들이 약물 요법에 포함된다. NSAIDs는 통증 관리의 대안 구성 요소이다. 이 약은 1~2개의 COX 동종효소를 억제함과 prostaglandin 합성을 줄임으로써 활동한다. 이것들은 지역과 중간에서 진통제 역활을 하고 opioid와 함께 상승적이다. NSAIDs를 사용하는데 심각한 단점은 위쪽 위창자 복합체를 향한 독성의 위험성이다. NSAIDs에 관련된 복합체로 인해 100,000 환자들이 입원해 있고 해마다 미국에서 16,500명의 환자들이 죽어가고 있다. Opioid라는 단어는 합성적 마약 아편을 이야기 하지만 자주 아편과 합성적 마약 둘 다 사용된다. Morphine, codeine, hydrocodone 그리고 oxycodone과 같은 Opioid는 진통제로 사용된다. 이 약은 신경을 마비시키고 통증을 완화하고 수면을 촉진시킨다. 이것들은 악화하는데 사용되지만 이것들이 습관적으로 형성되도록 오래도록 사용된다. 부작용은 변비, 입 건조, 구역, 구토, 현기증, 땀 그리고 가려움 같은 것이다. COX-2 진통제(celecoxib)는 NSAIDs와 비슷한 진통제 효과를 보여준다. COX-2 진통제는 더 낳은 위 보호를 제공하므로 뚫림, 폐쇄, 증상 궤양 그리고 위쪽 위소장의 출혈과 같은 위소장 사건을 감소한다. 또한 치료 복용에서 항혈소판에 작용의 결핍과 함께 그것들은 수술 전 시기에 환자들에게 COX-2 진통제를 계속적으로 섭취하도록 한다. 이것은 염증과 고통을 줄이고, 다른 관절의 관절염 통증 악화를 예방하며 수술 후 재활에 더 신경쓰도록 도와준다.

수술 후 POSTOPERATIVE

수술 후 약물학은 수술 전 약물 관리와 같이 통증 관리에 초점을 준다. 통증 관리의 가장 일반적 형태로는 처음엔 경막외와 정막내를 통하여서 환자 절제 통각 상실증 (PCA)에서 1~2일간 구강 약물복용까지를 말한다. 경막외 PCAs에서 약물 하나 또는 조합은 적합하며(Dilaudid 그리고 Fentanyl) 그리고 지역적 마취제(bupivicaine)이다. Opioid는 정막내 PCAs에 사용된다. Opioid, COX-2 진통제는 구강 약물복용에 포함한다. COX-2 진통제는 혈소한 집합을 줄이지 않고 opioid를 감소한다. 소염제 약물은 혈액을 줄이는 특징으로 인해 잘 쓰이지 않고 있다.

> ## 사례 연구 #1:
> ## 전체 엉덩이관절 형성
> **Total hip arthroplasty**
>
> William씨는 68살 왼쪽 혼성 전체 엉덩관절 성형술을 겪은 남성이다. 이 경우에는 급성으로 시작해서 집으로 퇴원하고, 가정 관리 그리고 외래환자의 서비스를 이행하고 있다.

물리치료사 검진 PHYSICAL THERAPIST EXAMINATION

병력 HISTORY

- ♦ 일반적인 인적사항: William씨는 68살의 백인 남성으로 모국어는 영어이다. 그는 오른손잡이고, 대학교를 졸업했고 MBA과정을 공부했다.
- ♦ 사회적 병력: William씨는 결혼했고, 32~40세 나이 때에 3명의 자손들을 가지고 있다. 그는 또 5명의 손주의 할아버지기도 한다.
- ♦ 고용/일: William씨는 일주일 당 50시간 정도 일을 한다.
- ♦ 생활 환경: 그는 계단이 있는 집에서 자신 가족들과 함께 살고 있다. 그의 침대는 2층에 샤워실이 있는 욕실과 함께 놓여져 있다. 아래 계단에 화장실이 있지만, 샤워실과 욕실을 가지고 있지는 않다. 모든 계단은 집안에 있으며 집은 적어도 울타리 하나는 가지고 있다.
- ♦ 일반적인 건강 상태
  - 일반적인 건강 인식: William씨는 건강하다고 얘기했다.
  - 신체적 기능: William씨는 수술 전에 긴 거리를 걷는데 문제가 있었다고 한다.
  - 심리적 기능: 정성
  - 역할 기능: 전무 이사, 부인, 아버지, 할아버지
  - 사회적 기능: 그는 고등학생들을 위해서 멘토링 프로그램(mentoring program)을 한달에 2번 받고 있다.
- ♦ 사회/건강 습관: William씨는 담배를 피우지 않지만, 주당 2~3번 정도의 친목을 위한 술을 마시곤 한다.
- ♦ 가족력: 그의 아버지는 진찰받지 않은 무릎 관절염이 있다. 그의 아버지는 75세에 중풍으로 돌아가셨다. 그의 어머니는 여전히 살아계시고 91세인 지금 건강하시다.
- ♦ 의학/외과적 병력: William씨는 일반적으로 건강하지만 그의 과거 입원 이력에서는 상당한 HTN 그리고 높은 콜레스테롤이 보여졌다. 그의 과거 수술 이력에서는 수술 1일 후 왼쪽에 상당한 THA가 보여졌고 수술 8일후 오른쪽 무릎에 관절경 검사, 반월판 절제술을 받았다.
- ♦ 입원 경험: 현재 입원 이전의 입원 경험은 유일하게 8년 전 오른쪽 무릎수술 때의 일이다. 그때 안쪽반달판 찢어짐 때문에 부분반달판절제술을 받았다.
- ♦ 이전에 있던 의학적 문제나 기타 건강관련질환: 그의 OA는 대부분 그의 왼쪽 엉덩이에 보여졌다. 그는 오른쪽 무릎에 관절염 변화가 있었지만, 그것들은 계속적으로 징후를 보이지는 않았다.
- ♦ 현재 상태/주호소: 수술전에는 William씨는 어느 장비 없이 대략 10개 불럭(block, 1/2 miles)을 걸을 수 있었지만 통증이 있었다. 그는 어려움 없이 계단을 사용했다. 그는 최근 3년간 자라난 통증을 가지고 있었다. 그는 밤에 보행할 때 통증을 느낀다. 그 통증은 오른쪽 샅고랑 부위에 위치했고, 방사능 사진에서는 그의 무릎에서 보여졌다. 그는 약 2달 전에 3~4주 기간으로 주간 2번 있는 물리치료를 받았지만, 통증이 완화되지 않았다.
- ♦ 기능적인 상태와 활동 수준: 수술 전에는 그는 LLE에 신발을 묶던지 또는 양말을 신은 것을 제외하고는 ADL에 혼자 할 수 있었다. 그는 모든 IADL에 독립적이다. William씨는 복식 테니스와 골프 그리고 주당 2~3번

정도 체육관에서 운동을 한다. 그는 그의 엉덩이에 통증 있기 전 8년 전에 스키를 하곤 했다.

- 약물: William씨는 celebrex, lipitor, antenolol 그리고 다량 vitamin을 매일 섭취했다.
- 영상/진단 실험: 수술 전 골반의 앞 방사능 사진 그리고 왼쪽 엉덩이의 측면(frog lateral) 시각을 찍었다. 방사능 사진에서는 상완골 머리가 납작해지며 위부분 왼쪽 엉덩이 관절 사이가 좁혀지는 것을 보여졌다. 작은 골중식체도 또한 나타났다.

신체계통 조명 SYSTEMS REVIEW

- 심혈관/폐
  - 혈압(BP)
    - 수술중 피 손실에 관련된 저혈압 그리고 경막외 마취가 매우 흔하다.
    - BP는 적어도 110/75 mmHg, 수술 1일후 (POD #1)
    - BP는 POD #3으로 인한 William씨 기저선 130/85 mmHg을 표준으로 했다.
  - 부종: 왼쪽 측면/앞면 엉덩이와 허벅지 부분에 종기
  - 심박수(HR): 76 bpm
  - 호흡수(RR): 14 bpm
- 피부계
  - 흉터형성 상태
    - POD #10까지 철심은 여전히 있었다.
    - 철심이 사라질 때 ster-strip을 사용했다.
    - 상처는 나아지고 흉터가 자라났다.
  - 피부색
    - 수술 후 자국 주위가 빨갛고 빈상출혈
    - POD #4로 빨간건 사라지고 빈상출혈도 사라졌다.
  - 피부 상태
    - 앞축된 건붕대 감아지고 constavac 배출관은 수술 후 바로 배치되었다.
    - POD #1과 POD #2에서 배농관을 제거하고, 압박 드레싱을 제거한다.
    - POD #2로 자국을 깨끗하고 마르고 괜찮아 보였다.
    - 배액은 보여지지 않았다.
- 근육뼈대계
  - 전체적인 관절가동범위: BUE과 RLE의 ROM은 WFL, 그리고 왼쪽 엉덩이의 손상은 더 많은 실험이 필요하다.
  - 전체적인 근력: BUE와 RLE힘은 5/5이고, 그의LLE 힘은 손상되고 더 많은 실험이 필요하다.
  - 전체적인 대칭성
    - 수술 전에는 RLE랑 비교했을 때 LLE이 외부적으로 순환했다.
    - 수술 후에는 LLE가 여전히 외부로 순환했다.
    - 왼쪽 다리는 인체측정학 실험과 측정 시 불일치 경우를 대비를 위해 측정될 것이다.
  - 키: 5' 11" (1.8 m)
  - 몸무게: 189 lbs (85.73 kg)
- 신경근육계
  - 균형: 손상
  - 보행, 이동 그리고 변화: 전반적 운동 조합이 손상됨
- 의사소통, 감정, 인지, 언어, 학습 유형
  - William씨는 그가 필요한 것을 안다.
  - William씨는 삶, 장소 시간을 좋아한다(oriented)
  - 그의 기대되는 정서/행동 반응은 정상이다.
  - 배우는 데는 문제가 없는 걸로 보여진다.
  - William씨가 말하기를 듣고 증명하면서 배우는 것이 가장 좋다고 했다.

검사와 측정 TESTS AND MEASURES

- 유산소 능력/지구력
  - 보도 측정
    - 단계 I: 급성기, 수술 후 1~4일
      - HR, BP 그리고 RR은 수술 전과 후 보행을 짧은 거리에서 측정했다(할 수 있는 정도 내에서)
    - 단계 II: 수술 후 2~6주, 재검사
      - 수술 4주후 William씨는 6분 시험 동안 1,320 걸음(0.25마일)
      - 지역 cent바깥쪽회전에서 연장자의 기준은 이와 같다.
        - 평균(SD): 1,629+/- 313 걸음
        - 범위: 777~2,353걸음
- 인체측정학적 특징
  - BMI = 705 × (몸무게는 키에 의해 나눠어진다)
    - William씨는 BMI = 26.43
    - 과체중으로 측정된다.

- 다리 길이 불일치를 위한 Tape 측정 검사
  - 단계 I: 급성기, 수술 후 1~4일후
    - William씨는 THA 전에 그의 왼쪽 다리가 오른쪽 다리보다 짧은 약간의 다리 길이 불일치가 있었다.
    - 수술 이전에 보조기나 리프트를 착용하지 않았다.
    - 수술을 통해 다리길이의 변화가 바뀌었다는 느낌을 가졌다.
    - 그가 인지하기를 LLE이가 RLE보다 더 길다고 한다.
    - Tap 측정으로는 분명 다리 길이 불일치가 있지만, 실제(true) 다리 길이 불일치가 있는 것은 아니었다.
  - 단계 II: 수술 2~6주후 재검사
    - William씨는 두 다리에 약간의 차이점을 느낀다.
    - 실제(true) 다리길이 불일치에는 변화가 없지만 분명한 다리길이 불일치는 줄어 들었다.
  - 단계 III: 수술 6~12주 후, 재검사
    - William씨는 더이상 다리길이 차이점에 불만을 하지 않는다.
    - Tape 측정에서 실제(true) 또는 명백한 다리 길이 차이점을 보이지 않았다.

♦ 보조장비 및 적용장비:
- 분석
  - 단계 I: 급성기 수술 후 1~4일후
    - 3일간 보행기
    - POD #3으로부터 지팡이
  - 단계 II: 수술 후 2~6주 (지침 덧붙임)
    - 수술 후 3주까지 문안에서 지팡이 사용
    - 수술 후 5~6주까지 지팡이 사용
- Interview
  - 단계 I: 급성기, 수술 후 1~4일후
    - 그의 앞 엉덩이의 지침으로 인해서 William씨는 long-handled reacher, long-handled 구둣주걱, long-handled sponge, sockaid, 올라간 변기 의자같은 장치가 필요하다고 했다.
    - 그는 안으로 들어갈 수 있는 샤워실이 있어서 tub chair은 필요없다고 했다. 그는 샤워할 때 두 발로 설 수 있는 균형을 가지고 있다.
  - 단계 II: 수술 후 2~6주후 재검사
    - William씨 수술에서 엉덩이 지침은 6주에 올라갔다. William씨는 ROM과 같은 제한 없이 차츰 목욕하거나 옷 입을 수 있다.
- 장치와 물건 사용하는 동안의 안전
  - 단계 I: 급성기, 수술 후 1~4일
    - William씨는 병원으로 부터 퇴원하기 전까지 장치 사용하는 것에 대한 안전 이식이 필요하다고 얘기했다.
  - 단계 II: 수술2~6주후 재시험
    - William씨는 계속 양호한 안전 이식을 이야기했다.
  - 단계 III: 수술 6~12주 후, 재검사
    - 6주에 그의 예방책은 향상되었다.
    - ROM과 같은 장치의 점차적 중단은 일반으로 돌아갔다.

♦ 환경, 집과 작업의 장벽
- 최근 그리고 잠재적 방해물
  - 단계 I: 급성기 수술 1~4일후
    - William씨와 얘기한 바로 그가 집에서 계단 사용하는데 문제가 있다고 한다.
    - 1층에 욕조와 샤워실 없는 화장실이 있다.
  - 단계 II: 수술 2~6주후, 재검사
    - William씨와 얘기한 바로 그의 사무실에 이러한 것이 있다고 한다.
      - ○ 계단을 사용할 필요가 없고
      - ○ 장애를 위한 화장실이 있고
      - ○ 의자 높이를 올리기 위해서 2개의 베개를 덧붙일 수 있다.

♦ 인체 공학과 신체 기전
- 구체적 직업 환경과 또는 활동
  - 단계 II: 수술 2~6주후, 재검사
    - William씨는 책상에 올라간 의자에 맞추기 위한 변형된 자세에 대해서 스트레스를 받고 있다.

♦ 보행, 이동 그리고 균형
- 분석
  - 단계 I: 급성기, 수술 1~4일후 (의사는 환자의 능력 범위 내에서 체중부하를 언급했다)
    - 기구 사용 / 없이 기능적 활동의 균형

- ▶ 4일 안에 환자는 씻고, 숙이고, 이를 닦고 그리고 도구로 면도 같은 기능적인 활동하는 중에서는 좋은 균형을 유지할 것이다(보행기 다음에 지팡이)
- ▶ 기구 사용/없이 정적 그리고 동적 균형
  - ○ 4일 안에 기수 사용한 상태로 정적 그리고 동족 균형이 좋아질 것이다(보행기 다음에 양측으로 선 지팡이)
- ▶ 기구 사용/없이 기능적 활동과 함께 보행, 이동
  - ○ William씨는 3일간 보행기를 사용해야 한다.
  - ○ 서있는 상태에서 환자는 그의 기능적 체중부하가 증가하는 걸로 보여지고, 그의 RLE에서는 왼쪽 엉덩이에 통증이 있음을 보여진다.
  - ○ POD #3에서는 그는 지팡이를 사용하게 되었다.
  - ○ POD #4에서는 그는 지팡이에 독립적으로 되었다.
- ▶ 기수 사용/없이 보행과 움직임
  - ○ 분석에서는 균형, 움직임 그리고 보행을 시작으로 시험하고 측정할 것이다.
  - ○ 처음 균형이 변하고 통증, 약함 뻐근함이 있을 수도 있다.
  - ○ 보행 분석에서는 걸음 리듬이 변하고 걸음 길이가 줄어들고, LLE에서 서 있는 시간이 줄어들고 속도 또한 줄어든다.
  - ○ 엉덩이와 무릎에서 ROM에서 줄어든 운동이 보여진다.
- ▶ 걷고, 움직이고 균형 잡는 동안의 안전성
  - ○ William씨는 적당한 추론을 할 수 있고 그의 환경과 잠재적 위험성에 대한 좋은 인지력을 가지고 있다.

■ 단계 II: 수술 후 2~6주후, 재검사

- ▶ 기능적 활동하는 동안 기구사용/없는 균형
  - ○ 3주 후에 William씨는 안에서 지팡이가 필요 없을 것이다.
  - ○ 그는 샤워를 할 수 있고 간단한 음식을 차릴 만큼 좋은 균형을 가질 것이다.
- ▶ 기구 사용/없이 정적 그리고 동적 균형
  - ○ William씨 혼자서 균형 잡는 것은 계속 향상된다.
- ▶ 기구 사용/없이 기능적 활동 하는 동한 보행과 움직임
  - ○ William씨는 수술 후 대략 3주간 지팡이를 사용할 것이다.
  - ○ 3주 후에는 그는 기구 없이 집 안에서 안전하게 걸을 수 있을 것이다.
  - ○ 그가 기구 없이 고르지 않은 집 바깥 지역을 안전하게 걸을 수 있는 것은 수술 5~6주 후에 할 수 있다.
- ▶ 보행, 이동 그리고 균형의 안정성
  - ○ William씨는 계속 양호한 균형의 인지를 이야기할 것이다.

● Berg Balance scale (동적/ 정적 균형)

■ 단계 I: 수술 2~6주후 재검사

- ▶ William씨는 수술 2주 후 집에서 치룬 이 시험에서 56점에서 40점을 받았다.
  - ○ 6주에는 William씨는 56점을 받았다.
  - ○ 시험을 통해서 예방책을 받을 것이다.
- ▶ 247명의 장년 층에서 평균 점수는 56점에서 55점이다.

● Functional reach test (동적 균형)[72]

■ 단계 II: 수술 후 2~6주 후 재검사

- ▶ William씨는 수술 2주 후 집에서 8 inches를 걸을 수 있다.
- ▶ 6주 후에는 12 inches를 걸을 수 있다.
- ▶ 일반인 기준은 이와 같다.
  - ○ 20~40세
    남자 16.73inches +/- 1.94
    여자 14.64inches +/-2.18
  - ○ 41~69세
    남자 14.98inches+/-2.21
    여자 13.81inches+/-2.2
  - ○ 70~87세
    남자 13.16inches+/-1.55
    여자 10.47inches+/-3.5

● 한 다리로 서기 시험 (정적 균형)

■ 수술 1~4일 후, 급성기

- ▶ William씨는 약 10초간 눈을 뜬 상태에서 한발

로 설 수 있다.

- 단계 II: 수술 2~6주후, 재시험
  - William씨는 4주째 1분 동안 눈을 뜬 상태로 한 발로 설수 있다.
  - William씨는 4주째 30초간 눈을 감은 상태로 한 발로 설 수 있다.

♦ 피부계의 통합성

- 피부와 상처의 분석
  - 단계 I: 급성기 수술 1~4일후
    - 압박붕대를 제거한 후 빨갛고 따뜻하며 반상출혈이 보여진다. POD #1
    - 배출(drainage)과 출혈은 퇴원한 후 보이지 않는다.
  - 단계 II: 수술 2~6주후 재 시험
    - 집에서 봉합기를 제거했다. POD #10
    - 봉합용 tape를 상처에 붙였다.
    - 배출(drainage)는 보이지 않았다.
    - 반상출혈은 사라졌다.
    - 빨간 것과 따뜻한 것의 증가는 없다.

♦ 근 수행력

- MMT
  - 단계 I: 수술 1~4일후 급성기
    - BUE의 전체적 시험 은 침대에 누운 상태에서 행해지고 WNL로 나타났다.
    - 양측 긴엄지폄근, 장딴지근, 전경골근의 이성 시험에서 WNL
    - 오른쪽 무릎 폄=5/5
    - 오른쪽 무릎 굽힘=5/5
    - 오른쪽 엉덩이 벌림은 최소한=2+/5(환자는 적당한 시험 자세에서 손상된 엉덩이로 기댈 수가 없었다)
    - 왼쪽 무릎 폄=3+/5
    - 왼쪽 엉덩이 벌림=4/5
    - 90° 아래의 왼쪽 엉덩이 접힘=4/5
  - 단계 II: 수술 2~6주 후, 재검사
    - 왼쪽 무릎 폄=5/5
    - 왼쪽 엉덩이 벌림=4/5
    - 90° 아래의 왼쪽 엉덩이 접힘=4/5
- 기능적 실험
  - 단계 I:급성기, 수술 1~4일후
    - LLE: 이성적으로 환자는 대퇴사두근 강화운동, 그리고 둔근 강화 운동을 할 수 있다.
    - 활동적으로 누운 상태로 뒷꿈치 이동을 할 수 있다. POD#1
    - 그는 줄어든 힘 때문에 SLR을 할 수가 없다.
    - 그는 줄어든 힘 때문에 POD#3까지 누운 상태로 활발하게 접을 수 없다.
  - 단계 II: 수술 2~6주후 재 시험
    - POD #7으로 인해서 환자는 고통 없이 5개의 SLR을 연속으로 할 수 있다.

♦ 교정, 보호, 그리고 지지 장비

- 이 경우에는 교정기구가 필요하지 않는다.
- William씨는 실제 다리길이 불일치를 가지고 있지 않는다. 그리고 그의 인지에서는 불일치 문제는 해결이 되었다.

♦ 통증

- 0~10까지의 NPS(0은 통증이 없고 10은 매우 심한 고통)을 사용했다.
  - 단계 I: 수술 1~4일후, 급성기
    - 고통 절도는 활동하는 동안과 활동이 끝난 후에 물리치료 시작하기 이전에 평가 되어졌다.
    - 통증 정도는 0–5/10까지 다양하다.
  - 단계 II: 수술 2~6주후 재시험
    - William씨는 통증에 더 이상 불만이 없다(0/10).
    - 주된 불만은 아침에 일어날 때 빼근함이다.

♦ 자세

- 어깨과 척추, 골반(서고/앉고) 그리고 LE의 자세(동적/정적) 배열과 위치의 분석에서 이와 같이 나타났다.
  - 단계 I: 급성기, 수술 1~4일후
    - 자세 배열과 위치
      - ○ 그가 앉을 때 왼쪽에는 체중을 싫지 않고, 그는 두 개 궁둥뼈에 체중을 골고루 분배해야 한다.
      - ○ 통증 그리고 우려는 오른쪽으로 변화시킬 수 있다.
      - ○ 환자는 서있을 때 앞으로 약간 굽혀짐을 보였고, 그의 엉덩이와 무릎을 펴지고 바닥을 쳐다보지 않는다.

- ○ 그는 또한 LLE에 체중부하를 최대까지 증가시켜야 한다.
- ○ William씨는 그의 바깥쪽회전, 그의 벌림, 누운 상태에서 약간의 무릎 굽힘 상태에서 LLE를 쉬게 해야 한다고 했다.

■ 단계 II: 수술 2~6주후 재검사

▶ 자세 배열과 위치

- ○ William씨는 7~10일에는 앉은 동안에 두개 궁둥뼈에 고르게 몸무게를 지탱할 수 있다.
- ○ William씨는 서있는 상태에서 BLE에 고르게 체중을 지탱할 수 있지만, 그의 LLE에서는 체중을 덜 지탱할 것이다.
- ○ 그는 체중 분포를 균등하게 하는 지시(cue)를 필요로 한다.

▶ 구체적 신체 부위

- ○ William씨는 그의 RLE와 비슷하게 약간의 바깥쪽회전 상태에서 그의 LLE를 누운 상태로 쉴 수 있다.

● 다리 길이 시험: 위에 있는 인체시험 측정을 보시오.

♦ 관절가동범위

● 왼쪽 엉덩이의 ROM 시험은 전체 엉덩이 예방의 부착으로 인하여 제한되었고, 이 예방책은 6주간 의사 선생님의 말에 따라서 유지될 것이다.

● 기능적 활동 하는 동안의 분석

■ 단계 I: 급성기 수술 1~4일후

▶ 기능적 ROM: 침대에서 누운 상태

- ○ 줄어든 힘과 고통으로 인해서 누운 상태로 왼쪽 엉덩이를 활발하게 접는 것이 제약된다.
- ○ 누운 상태로 엉덩이 약 40~50°를 접고 뒷꿈치를 움직일 수 있다.
- ○ 그는 누운 상태에서 엉덩이 순환을 할 수 있다.

▶ 기능적 ROM: 앉음

- ○ 왼쪽 엉덩이 굽힘이 줄어든 힘과 통증으로 인해서 제약된다.
- ○ 90°로 굽힐 수 있지만, William씨는 POD #3으로 인해서 75° 정도까지 활발히 접을 수 있다.
- ○ 의자 등받이에 등을 기대고 앉거나, 양 손을 등에 대고 침대에 기대어 앉은 상태에서 엉덩관절 굽힘을 수행한다.

● 각도 측정법

▶ 단계 I:급성기, 수술 1~4일후

▶ 급성기에는 William씨에게 각도 측정법을 하지 않았다.

▶ 기능적 실험은 이 시기에 적합하다.

■ 단계 II: 수술 2~6주 후 재검사

▶ William씨는 엉덩이를 90° 정도 활발히 접을 수 있고, 안쪽회전 0°~25°로 벌릴 수 있다.

■ 단계 III: 수술 6~12주후 재검사

▶ 엉덩이는 110°로 접힐 수 있고, 안쪽회전은 15° 그리고 30°로 벌릴 수 있다.

● 근육 길이, 연조직 탄력성과 유연성

■ 단계 II: 수술 2~6주후 재검사

▶ 변형된 Thomas test(그전엔 왼쪽 엉덩이가 90°로 접혀지지 못함)는 양측 다 negative였다.

▶ SLR시험에서는 왼쪽 70° 오른쪽 75°로 나타났다.

♦ 자가치료와 가정 관리

● Interview

■ 단계 I: 수술후 1~4일후 급성기

▶ William씨는 집안에 몇 가지 방해물이 있다고 이야기 한다.

▶ William씨는 집 안팎에 계단이 있는데 POD #4 인해서 오르고 내리는 것을 혼자 할 수 있다고 이야기한다.

● 분석

■ 단계 I: 수술후 1~4일후 급성기

▶ 자가치료를 행하는 능력이 진료 기간 동안 병원에서 분석되었다.

▶ William씨는 샤워/목욕해면에 설 수 있다.

▶ 그는 수도꼭지 주둥이나, 필요한 물품을 조작할 수 있지만, 설치하는데 도움이 필요하다.

▶ 그는 옷 입는 거에 도움이 필요하다.

▶ 그는 reach 바깥쪽회전, sock aid, long-handled sponge, 그리고 long-handled 구둣주걱 사용을 집에서 행할 수 있다.

■ 단계 II: 수술 2~6주후 재시험

▶ William씨는 show바깥쪽 회전하고 옷 입는 것을 혼자 할 수 있고, 혼자 설치할 수 있다.

- ▶ 그는 안전하고 계속적으로 자가치료를 위한 도움 장치를 사용할 것이지만, 부인의 도움은 더 이상 필요하지 않을 것이다.
- ▶ Reach 바깥쪽 회전, sock aid, long-handled sponge, long-handled 구둣주걱 같이 그가 사용하는 물건이다.

♦ 직장, 지역사회 그리고 여가 통합 또는 재통합
- ● Interview
  - ■ 단계 I: 급성기, 수술 1~4일후
    - ▶ William씨는 직장에 돌아가지 않는다.
    - ▶ William씨는 지역 공동체, 여가활동, 일, 활동에 돌아오지 않는다.
  - ■ 단계 II: 수술 2~6주후 재 검사
    - ▶ William씨는 수술 4주 후에 자신의 직업을 할 것이다.
  - ■ 단계 III: 수술 6~12주후 재검사
    - ▶ William씨는 의사 선생님으로부터 좋아졌을 때, 스포츠를 다시 시작할 것이다.
    - ▶ Golf, doubles tennis를 다시 시작하는 시기는 12주로 보고 있다.
- ● 운송 평가
  - ■ 단계 II: 수술 2~6주후 재검사
    - ▶ William씨는 수술 6주 후에 의사 선생님에게 차를 몰도록 허락되지 않는다.
    - ▶ 그가 4주 후에 일을 다시 하기 원하므로 그는 그의 부인에게 사무실까지 차를 몰도록 정했다.
- ● 신체 능력 시험
  - ■ 단계 III: 수술 6~12주후, 재검사
    - ▶ William씨는 외래 물리치료 golf와 doubles tennis 같이 그가 하고 싶어하는 활동으로 돌아가는 능력을 측정할 것이다.
    - ▶ 특정 sport 활동은 단계 III동안 치료와 같이 통합할 것이다.

평가 EVALUATION

실험 요약은 68세의 OA, HTN 그리고 콜레스테롤 상승한 남자인 것으로 보여졌다. 그는 결혼했고 정식직업이 있다. 그는 수술 전에 레크레이션 활동에 활발했다. 왼쪽 THA에서는 그는 ROM이 줄어들고 그의 LLE의 체력이 줄고 잘못된 자세, 보행, 이동 그리고 ADL/IADL이 보여졌다.

진단 DIAGNOSIS

William씨는 왼쪽 THA을 겪은OA, HTN 그리고 콜레스테롤 상승한 환자이다. 그는 유산소 능력, 지구력; 보행, 움직임, 균형, 근육 기능, 자세 그리고 움직임의 범위에서 손상을 입었다. 그는 자기 관리, 집관리, 직장, 지역사회, 여가 활동, 일과 활동에 기능적으로 제한되어 있다.

이러한 결과는 패턴 H: 손상된 관절 가동성, 운동 기능, 근 수행력 그리고 관절 형성에 관련된 운동의 범위에서 야기 되어져 있다. 판정 되어진 손상과 기능적 제한은 예후와 간호 계획 결정에서 야기되어질 것이다.

예후와 치료계획 PROGNOSIS AND PLAN OF CARE

병문안을 통하여서 이와 같은 상호 관련적 결과가 나타났다.

- ♦ 자가치료와 가정 관리, 일, 지역사회 그리고 여가활동에 관련된 육체적 활동, 일, 행동을 할 능력이 발전되었다.
- ♦ 유산소 능력이 향상됨
- ♦ 균형이 향상됨
- ♦ 지구력이 향상됨
- ♦ 보행, 움직임 그리고 균형이 향상됨
- ♦ 근육 운동이 향상됨
- ♦ 육체적 능력이 향상됨
- ♦ 신체적 기능이 향상됨
- ♦ 육체적 통제가 향상됨
- ♦ 육체 부위의 움직임 질과 양이 향상됨
- ♦ 위험요소 줄어 들음
- ♦ ROM 이 향상함
- ♦ 체중부하 상태가 향상됨

이러한 결과를 얻기 위해서는, 환자를 위한 적당한 개입이 필요하다. 협응, 의사소통, 그리고 기록; 환자/고객 관련 교육; 치료적 운동, 자가치료와 가정 관리에서 기능적 훈련; 직업, 지역사회, 여가 통합과 재통합에서의 기능적 훈련 그리고 도수치료기술의 개입에 포함한다. 진단과 예후에 따르면, William씨는 21~24번의 병문을 필요로 한다. 전체 물리 요법 기간은 21번 방문이고, 11주간 이뤄진다. 의뢰인 물리요법은 처음 정형외과 수술 방문 후 6주후 앞 엉덩이 예방책이 향상되기까지 시작할 수 없다. William씨는 좋은 사회적 지원이 있고, 서비스를 받고, 그의 가정 훈련 프로그램으로 인해 좋은 지인들이 있다. 그는 심하게 다치지 않았고 일반적으로 건강하다.

중재 INTERVENTIONS

선택된 중재에 대한 근거 RATIONAL FOR SELECTED INTERVENTION

치료적 운동 (Therapeutic exercise)

OA 환자는 근육힘이 줄어들고, 운동능력이 줄어들며 유산소 능력이 줄어들 경향이 더이다. 가동성은 OA가 계속 됨으로 진통이 늘어 나는 대로 줄어들 것이다. 어느 한 문학의 평론에는 물리치료는 수술날에서 POD#2까지 가야 한다고 한다. Quad set, glut set, ankle pump, active hip flexion과 같은 운동을 포함한 연구 계획서를 쉽게 찾을 수 있다. 엉덩이 접음 힘은 재활 과정에서 이미 이야기되었다. 많은 연구계획서 운동 프로그램이 있지만, THA에 가장 효과적인 운동 프로그램이 무엇인지에 대한 전망적인 무작위 시험이 없다. THA후에 이른 운동성이 기능적 가동성을 성취하기 위한 주요 구성원으로 알려지곤 했다. 이른 관절가동술은 장년층에게도 적용 할 수 있다고 얘기한다. 이것은 병원에 덜 있게 하고 병원비를 절감하게 한다. 급성 입원 동안 물리치료 개입은 간호에 대한 비용 부담을 덜어 준다. Gilbey 그리고 그의 지인들은 운동과 THA후에 미치는 기능성 회복 영향을 연구했다. 이것은 8주간 수술 전 운동 프로그램과 운동 후 프로그램을 포함하고 있다. 대조군은 병원 안에서 물리치료를 받고 운동을 하지 않았다. 결과는 부수적 요법을 받은 환자들이 수술 전에 엉덩이 힘과 ROM에서 상당한 발전을 보여졌다. 수술 후에 엉덩이 힘은 운동 프로그램은 더 뛰어날 발전과 재활에 급속적인 비율을 보여졌다. 주로 더 낳은 체력 기능 그리고 환자의 더 낳은 만족도는 수술 전후에 운동 프로그램을 받은 그룹에서 나타났다. 엉덩이를 통한 힘의 이해는 환자들은 위해 치료사에게 필요하며 그들에 더 많은 활동을 하도록 이끌어야 한다. 다른 활동에 체중 부하는 이 장에 운동학에서 묘사 되어져 있다. 일반 활동에 ROM 필요는 개입을 디자인하는 거와 같이 중요히 고려해야 한다. 많은 일상 활동은 엉덩이를 90° 이상 굽혀야 한다. 엉덩이 굽힘 ROM의 다양한 각도에서는 이 장에 운동학에서 묘사 되고 있다. 전체 엉덩이 예방의 부착은 환자가 다양한 도움장치를 하는 것이 필요하다고 한다. 교정기구는 실제 다리 불일치가 존재할 때 필요하다. 골반 기울기, 근육 불균형, 연부조직 구축, 단단한 치막, 그리고 다른 관절의 이상은 다리 길이 불일치를 명백히 보여준다. 신발 높이는 수술 후 6달까지는 추천하지 않는다. 높은 영향력 있는 운동 활동의 참가는 관절 버팀면에 닳아 떨어지는 것은 증가시키고, 이식 고정을 손실시키기에 추천되지 않는다. 낮은 영향 운동은 THA 후에 추전된다. 표 8-10은 엉덩이의 다양한 활동에서 나타나는 관절 힘 정점을 묘사했다. 표 8-11은 THA에 재활 운동 추천에 대한 엉덩관절협회(Hip Society)의 설문 조가 결과를 보여준다.

협응, 의사소통 그리고 기록 COORDINATION, COMMUNICATION, AND DOCUMENTATION

William씨와 그의 가족들은 그의 간호와 그의 프로그램

표 8-9 William씨를 위한 물리 요법 방문 (THA)

앉음	빈번	기간	PT 방문의 횟수
병원 급성 간호	날마다	4일	4
가정 관리	주당 3번	3주	9
가정 관리와 외래환자 프로그램 시작 사이의 막간	2주		
외래환자	주당 2번	4주	8

표 8-10 활동하는 동안 엉덩이 관절 힘의 정점

활동	최고 힘
1.5 m/s로 걸어감	2.5×BW(body weight)
3.5 m/s로 뛰어감	3.5×BW
먼 거리에 Skiing	4.1×BW
짧은 거리에 Skiing	7.8×BW
Cross country Skiing	4.0×BW

을 지원하는 것에 대한 모든 것을 이야기할 것이다. 이것은 병원 시작되고 집에서 돌아오는 것에서 여가 활동까지 계속 이어나갈 것이다. 환자의 모든 관리 요소는 기록되어 질 것이다.

- ♦ Agency 와 함께하는 협동
  - 장비 공급
    - 높은 의자 렌탈
    - 올라간 변기 좌석(하나는 집, 하나는 사무실)
    - 지팡이
    - Reacher, 신발주걱, Sock aid, long-handled sponge
    - William씨가 샤워할 때 안전하게 일어날 수 있으므로 올라간 욕조 의자는 불필요하다.
  - 가정 관리 ageny
    - 가정 관리 물리 치료는 그가 병원에 있는 동안 정해질 것이다.
    - 그가 집에 돌아온 후에 처음으로 방문할 것이다.
- ♦ 앉는 것에 대한 문서
  - William씨가 재실험되는 동안 손상, 기능적 제한, 불구에 변화
  - 실험, 검사, 진찰, 예후 그리고 개입을 포함한 환자 관리의 요소
  - 전체 간호를 통한 개입의 변화
  - 전체 간호를 통한 개입의 결과

환자/고객 관련 교육
PATIENT/CLIENT-RELATED INSTRUCTION

THA교육은 수술이 시행될 병원으로 인해서 William씨에게 수술 전에 시작될 것이다. 수술 전 교육은 그에게 수술에 대한 예상과 절차를 배우게 할 것이다. 그의 주된 간호사는 그들의 역할과 책임이 무엇이고 미리 퇴원 계획에

표 8-11 THA로 운동으로 되돌아 가기 위한 추천[79]

허락됨	경험으로 허락됨	추천 안함	결과물 없음
풍선 춤	bowling	야구	활강 skiing
Croquet	Canoeing	농구	Fencing
Double tennis	Cross country skiing	미식 축구	Roller blading
Golf	Hiking	단련 (gymnastic)	Rowing
편자 던지기	말등 타기	핸드볼	빠른 걸음
Shooting	낮은 강도 aerobics	높은 강도 aerobic	정적 skiing
Suffleboard	거리 자전거	하키	역도
정적 자전거		Jogging	weight machine
수영		Lacrosse	
걷기		Racquetball	
		암석 등반	
		Single tennis	
		축구	
		Squash	
		배구	

대해서 토론하는 것을 배울 것이다. 전체 엉덩이 대치 예방책은 진료기간 동안 치료사로 인해서 수술 전 교육을 치료자 사무실에서 William씨에게 설명될 것이다. 이 예방책은 엉덩이 탈구를 회피하는데 매우 중요하다. 앞 엉덩이 예방책과 기능적 적응은 후측 측면 접근과 함께 THA를 겪은 모든 환자들에게 필요하다.

- ♦ 엉덩이가 90° 이상 접히지 못한다.
  - 올라가 있는 의자에 앉던가, 2개 베개와 4inch 큐션을 올리고 앉는다.
  - 앉을 때 무릎을 엉덩이보가 낮게 한다.
  - 올라간 변기 좌석을 사용한다.
  - 의자를 앉을 때 앞으로 구부리지 않는다.
- ♦ 중간선에 벌리지 못한다.
  - 눕거나, 앉거나 일어설 때 다리를 꼬지 않는다(또한 무릎도)
  - 누운 상태로 다리 사이에 베개 또는 외향 베개/쐐기를 척추에 놓는다.
  - 다리 사이에 외향 베개/쐐기 또는 긴 베개 사이에 있을 때 수술을 안받은 면으로 둔다.
- ♦ 안쪽회전이 정상이 아니다.
  - 다리를 앞으로 뻗던지 약간 돌린다.
  - 보행하고 서 있을 때 수술부위를 주축으로 하지 않는다.
  - 보행 중 방향을 틀을 때, 수술 받은 부위에서부터 방향을 바꾼다.
  - 수술 받은 쪽에서 앞으로 돌릴 때, 나머지 신체를 돌리기 전에 수술 받은 다리가 먼저 나아간다.

환자와 가족들은 뒤 엉덩이 예방책에 대한 위험 요소를 배우고 교육받을 것이다. 이 교육은 위에서 요약된 것 같이 뒤 엉덩이 예방책과 엉덩이 예방을 유지하기 위한 일상 활동의 변화를 포함한다. 엉덩이 예방에 대해 얼마나 시간이 걸리지는 더 자세히 얘기되고 William씨가 수술 후 받을 기간인 최소한 6주가 될 것이다. 한자와 가족은 집에서 운동 프로그램의 중요성과 기대되는 결과를 이해 해야 한다. William씨는 그와 그의 집에서 운동 프로그램 교육과 변화가 있을 것이다. William씨는 지원적이어야 되는 필요, William씨가 엉덩이 예방과 운동에 대해서 기억할 수 있게 하는 방법, 운동 삼아 그와 함께 걸음으로써 그의 물리치료 프로그램에 참여하는 방법, 그리고 운동하기 전에 그에게 약물을 섭취하게 하는 방법을 알아야 한다. 그들과 같이 그의 개인 간호 계획, 위험요소, 그의 전체적 건강, 호조, 체력을 그가 간호 받는 동안 교육받을 것이다. 비 이상적 상처 치유에 관한 교육은 이와 같은 현상이 보여질 것이다.

- ♦ 감기, 추위, 빨감, 팽창, 배수 그리고 통증과 같은 전염
- ♦ Homan' s sign, 빨감, 온도 증가와 같은 DVY
- ♦ 손상된 LE의 감정과 움직임 손실을 포함한 신경 혈관의 손상

치료적 운동 THERAPEUTIC EXERCISE

- ♦ 유산소 능력/지구력 상태
  - 단계 I: 급성기, 수술 1~4일 후
    - ■ 급성 간호 병원 좌석까지 할 수 있는 한 걸어간다.
    - ■ POD#3로 인해서 하루에 3번 100걸음을 한다.
  - 단계 II: 수술 2~6주후
    - ■ 걷는 program, 안/밖, 고르고/안고르는 면, 납작한 면/언덕
      - ▶ 퇴원할 때 William씨는 집까지 걸어간다.
      - ▶ 하루에 5분간 밖에서 지팡이를 사용하고 고른 면에서 보행하다가 가능한 하루에 2~3분정도 보행시간을 늘인다.
      - ▶ William씨는 하루에 3번 15~20분간 걸을 수 있으면, 가파른 길에 걸어본다.
      - ▶ 가정 관리 치료사의 관리하에서 그는 풀밭이나 patio 돌 같은 고르지 않는 땅으로 걸어본다.
    - ■ 수상활동 (3~4주간 상처가 완전히 나은 후)
      - ▶ William씨는 수영장에 들어가고 들어갈 수 있는 데까지 주당 2번 15분간 물속안을 걷는다.
    - ■ 트레드밀
      - ▶ William씨는 날씨가 안 좋을 때 집에서 트레드밀을 사용한다.
      - ▶ 경사없이 한시간에 2 mile속도로 시작하고 할 수 있는 데까지 속도를 증가시킨다.
      - ▶ 그가 15~20분 정도 걸을 수 있으면 경사를 늘인다.
      - ▶ 시기는 그가 밖에서 걷는 프로그램에 맞춘다.
    - ■ Elliptical trainer

- ▶ William씨는 THA후 4주에 체육관으로 돌아간다.
- ▶ 그는 그가 체육관 가는 날 걷는 단계를 elliptical trainer로 바꾼다.
- ▶ William씨는 elliptical trainer을 저항 없는 낮은 경사로로 설정하고, 5분으로 시작해서 단계마다 2~3분 정도 증가시킨다.
- ▶ 15~20분간 견딜 수 있고 주의사항이 해결될 때까지 램프(ramp)를 증가하지 않는다.
- ▶ 그가 15~20분 정도 견딜 수 있으면, 저항을 증가시킨다.

- ● 단계 III: 수술 6~12주후
  - ■ 걷는 program, 수상, 트레드밀 그리고 elliptical trainer은 위와 같이 계속 한다.
  - ■ 자전거
    - ▶ 예방책은 6주에 나오고, 제한이 없다.
    - ▶ William씨는 그가 하기로 결정한다면 고정 자전거를 다시 시작할 것이다(William씨는 수술 전에 밖에서 자전거를 타지 않았다)
    - ▶ 그는 10분간 저항 없이 시작하다가 각 단계마다 2~3분을 증가시킨 것이다.
    - ▶ 그가 15~20분 정도 할 수 있을 때 저항을 증가한다.

♦ 균형, 협조성, 그리고 민첩성 훈련
- ● 단계 I: 급성기, 수술 후 1~4일
  - ■ 자세 인지
    - ▶ 앉은 상태에서 궁둥뼈, 선 상태에서 두 다리에 균등히 체중부하 시킨다.
- ● 단계 II: 수술 2~6주후
  - ■ 한 다리 서기
    - ▶ 눈뜬 상태에서 눈 감은 상태까지 발전시킨다.
  - ■ 옆으로 걷기 (엉덩이 예방 유지)
  - ■ 구체적 일 수행
    - ▶ 낮거나 높은 면에서 물건 향해서 손을 뻗기
    - ▶ 샤워, 욕조 안과 밖으로 움직이기
    - ▶ 바닥에 있는 물건 집기(그가 아래를 향할 때 LLE를 늘임으로써 엉덩이 예방을 유지할 수 있다)
- ● 단계 II와 III: 수술 2~12주 후
  - ■ LE를 사용하며 서기
    - ▶ 저항 있는 상태(탄력성 밴드)와 없는 상태로 한 다리로 엉덩이 피며 서기
  - ■ 단계적으로 증가(4-6-8 inches)
  - ■ 단계적으로 감소(4-6-8 inches)
  - ■ 균형대
  - ■ KAT 1000

♦ 신체 기전과 자세 안정화
- ● 보행하는 동안 자세 인식
  - ■ 고개를 올리고, 어깨를 천천히 내리고, 배와 궁둥이를 안으로 집어 넣는다.
- ● 복부 강화 (근력, 힘 그리고 지구력 훈련)
- ● 팔을 w자로 하고, 벽에 기대로 위로 움직인다.

♦ 유연성 운동(치료사로 인해서 예방이 있기까지 엉덩이 뒤쪽 예방을 유지한다)
- ● 30~60초간 숨을 깊게 하며 일정한 속도로 천천히 준비 운동 후에 스트레칭을 해야 한다.
- ● AAROM에서 AROM
  - ■ 안쪽회전은 중간으로
  - ■ 엉덩이를 90°로 접는다.
  - ■ 엉덩이 벌리기
  - ■ 예방을 받은 후 고정 자전거를 한다.

♦ 보행과 이동훈련
- ● 장치 사용하며 걷는 훈련
- ● 장치 없이 걷는 훈련

♦ 근력, 힘 그리고 지구력 훈련
- ● AAROM과 AROM 그리고 제한된 운동 범위 (RROM)을 포함한 하지운동(집중적/편심적인/등척성/등력성/같은운동 그리고 수중 프로그램)
- ● 진행 가이드는 통증, 움직임의 정도, 적절한 자세 유지 능력, 서있는 상태에서 양측 구속연쇄 활동하는데 동일한 체중부하를 기본으로 한다.
- ● 운동은 환자의 진료시간의 상태마다 진보되거나 변경될 것이다.
- ● 엉덩이 접음은 의사가 예방책을 주는 6주까지 90° 이하이다.
  - ■ 발목 운동
  - ■ 앉은 상태에서 엉덩이 접음
    - ▶ 환자는 엉덩이를 90° 이하로 하기 위해서 의자

뒤를 기대고 올라가있는 의자 또는 2개의 베개 가 있는 의자에 앉는다.
- SLR(만약 환자가 체중부하를 할 수 있으며 SLR에 통증이 보이지 않을 때)
- 서서 엉덩이를 접고 무릎을 굽히거나 핀다.

● 엉덩이 벌림
- 등척성 벌림, 누운 자세
- 눕고 선 자세에서 벌림
- 힘이 되면 옆으로 눕는다.
  - ▶ 무릎을 굽히고 피는데 까지 진척시킨다.
- 엉덩이 폄
  - ▶ 서서 엉덩이 피기
  - ▶ 환자가 복와위 자세를 안전히 할 때 업드려서 엉덩이를 핀다(도움 있이/없이)
  - ▶ 교각자세

● 복부
- 복부로 앉기
- 복부 안전성을 유지할 때 무릎에서 가슴으로 (예방책이 주어질 때까지 엉덩이 접음을 90° 이하로 한다)

● 무릎 폄
- 앉은 상태로 무릎 펴기

● 무릎 굽힘
- 선 상태로 무릎 접기
- 환자가 복와위 자세를 안전히 할 수 있을 때 누운 상태로 무릎을 접는다(도움 있이/없이)

● 발목 죽저굴곡
- 발꿈치들기(양측에서 편측으로)

● 여러 근육군
- 벽면 스쿼트
- 벽 없이 조그마케 웅크리기
- 상지의 도움 없이 높은 의자에서 앉고 서기
- 단계적으로 올라가고 내려가기(4-6-8 inche)
- 환자는 단계적 오르고 내리고 하기 전에 환자는 위에 언급된 양측 활동을 잘하는 좋은 통제력이 있어야 하고 단계적으로 오르기 전에 단계적으로 내려야 한다.
- Sportcord로 저항된 보행
  - ▶ 앞/뒤로 가기
  - ▶ 옆으로 가기

● 가상 운동 활동 (수술 후 10~12주후)
- Tennis
  - ▶ William씨는 테니스 라켓을 가져오고 가상으로 앞으로 뒤로 서브할 것이다.
  - ▶ William씨는 코트에서 앞, 뒤, 옆으로 움직일 것이다.
- Golf
  - ▶ William씨는 스윙(swing)을 연습할 것이다.

자가치료와 가정 관리에서의 기능적인 훈련 FUNCTIONAL TRAINING IN SELF-CARE AND HOME MANAGEMENT

전체 엉덩이 예방에 부착은 환자가 다양한 장비를 사용하는 것이 필요하다.

환자를 위한 ADL, IADAL에 관련된 이와 같은 개입은 이 전체적인 프로그램에 포함된다.

♦ 자가치료와 가정 관리
- ● 단계 I에서 William씨는 물리치료에 많은 부분은 침대 가동성과 움직임에 집중하고 있다.
- ● 그는 집으로 퇴원하기 전에 침대 가동성과 움직임 훈련을 이 부분에서 자유롭게 할 수 있도록 받을 것이다.
- ● 보행에 필요한 기구로는 보행기와 지팡이가 있다.
- ● 리처(reacher), 손잡이가 긴 구두칼, 혹은 양말 보조기 등이 옷입기(dresssing)에 도움을 줄 것이다.
- ● Long-handle sponge를 사용함으로써 목욕을 할 것이다.

♦ IADL 훈련
- ● 단계 I에서 William씨는 병원에 있을 것이고 IADL 활동에 참여하지 않을 것이다.
- ● 단계 II~III은 William씨는 그가 THA전에 했던 집안 일을 재개할 것이다.
  - 그의 뒤 엉덩이의 예방에 엄격한 부착은 6주간 유지되어야 한다.
  - 쓰레기 봉지를 집 밖으로 가져 나가기
    - ▶ William씨는 동측면으로 쓰레기 봉지를 가져가도록 지시되어진다. 벌림근에 스트레스가 감소하는 연구 때문이다.

- 식료품 가게 쇼핑 보조하기
  - William씨는 동측면으로 식료품 봉투를 가져가도록 지시된다.
- 가벼운 마당 일
  - William씨는 그의 잔디밭만 자르는 것만 아니라 그는 마당과 정원을 청소를 조금 할 것이다.
  - William씨는 적합하게 굽히고 들어올리는 법을 배울 것이다.
  - 그는 정원일 하는 자체를 배울 것이다.

♦ 손상 예방 또는 감소
- William씨는 자가치료와 가정 관리 동안 그의 뒤 엉덩이 예방을 위험에서 지키는 법을 교육 받을 것이고, 그의 안전 이식을 발전시키는 것을 교육받을 것이다.
- 엉덩이 벌림 웨지(wedge) 또는 일반 베개는 그가 침대에 있을 때, 그의 예방을 기억시키기 위해서 사용될 것이다.
  - 환자가 누운 상태에서 일반 침대 베개가 접혀지던가 또는 옆으로 누운 상태에서 2개의 긴길이의 베개가 접혀지는 것은 가능하며 규격품보다 더 편리하다.
  - 일반 베개 보다 벌림 웨지가 좋다는 증거는 없다.

직장, 지역사회 그리고 여가 통합 또는 재통합에서의 기능적인 훈련
FUNCTIONAL TRAINING IN WORK, COMMUNITY, AND LEISURE INTEGRATION OR REINTEGRATIO

♦ William씨는 회복에 단계 II–III에서 이러한 개입이 나타날 것이다.
- 기계와 도구의 사용과 훈련
- William씨는 대략 3주간 지팡이를 집에서 사용할 것이다. 그가 균형과 보행이 장치 없이 보행하는데 적합할 때, 그는 약 5~6주간 지역 공동체에서 지팡이를 계속 사용할 것이다.

♦ IADL 훈련
- 자가치료와 가정 관리 그리고 위에 언급된 IADL 훈련에 있는 기능적 훈련 개입을 참조하라.

♦ 손상 예방과 감소
- William씨가 4주째 직장으로 돌아갈 즈음 자세 스트레스의 예방에 대해서 가르쳐 준다.
  - 사무실 의자는 엉덩이 접힘 예방을 유지하기 위해서 그 위에 2개의 베개 또는 특별한 큐션(cushion)이 있어야 한다.
  - 앉은 키에 맞게끔 컴퓨터나 키보드를 올린다.
- 의자 바퀴는 돌아가지 않도록 고정 되야 한다.
- William씨는 그의 엉덩이 예방이 받아지고 그가 안전하게 운전할 때까지 직장까지 운전해 준다.

♦ 여가
- 스포츠로 돌아오기 전에 William씨는 의사 선생님에게 확실해야 하며 이와 같은 것들을 증명되어야 한다.
  - 특별 활동에 모든 관절에 ROM의 충분함
  - 5/5 근육 힘
  - 모든 관절의 충분한 유연성
  - 충분한 유산소 기능
- 스포츠특별 활동은 William씨에게 double tennis와 golf를 다시 할 수 있도록 도와준다.

보조기구와 장비의 적절한 처방, 적용 그리고 제작
PRESCRIPTION, APPLICATION, AND AS APPROPRIATE, FABRICATION OF DEVICES AND EQUIPMENT

♦ 엉덩관절의 주의사항이 해결될 때까지 6주간 적응장비를 이용한다.
- 변기의 높이를 올린다.
- 높은 의자를 이용하거나, 일반 의자에 2개의 베개나 큐션을 배치한다.
- 베개나 벌림 쐐기

♦ 주의사항이 해결될 때까지 필요하다면 보조장비를 이용한다.
- Williams씨가 일자형 지팡이로 독립 보행을 할 수 있을 때까지 3일 동안 병원에서 워커를 이용한다.
- 실내에서 3주 동안, 그리고 지역사회에서 5~6주 동안 지팡이를 사용했다.
- 6주 주의사항이 해결될 때까지 리처, 스펀지, 양말보조기, 구두칼 등을 이용했다.

♦ 검사를 통한 결과, 수술 후 6주 경에 Williams씨의 다리길이에 대한 문제 인식이 해결되었음을 알 수 있었다. 실제 다리길이 차이가 없기 때문에, 보조기 중재는 필요 없었다.

물리적 요인과 기계 종류
PHYSICAL AGENTS AND MECHANICAL MODALITIES

- 한랭 요법 (냉 습포)
  - 단계 I
    - 매 3시간 마다 냉습포 20분
  - 단계 II
    - 처음에는 하루 3번 냉습포 하는 것은 추천하고 운동 후에는 변수를 줄이는 것을 추천한다.

예상 목표와 기대 결과
ANTICIPATED GOALS AND EXPECTED OUTCOMES

- 병리학/병태생리학에 미치는 영향
  - 골절 팽창, 염증, 또는 제약이 줄어들어서 단계 II에서 골절 팽창과 염증이 사라질 것이다.
  - 통증은 줄어들고 환자가 단계 II에서 계속되어 통증은 0/10이 될 것이다.
  - 연부조직 염증, 부종, 그리고 제약은 줄어들고, 부종은 단계 III에서 가끔 팽창하고 단계 II에서 사라질 것이다.
- 손상에 미치는 영향
  - 유산소 능력은 발전되고 환자는 단계 II인 수술 후 4주에 1/4 miles를 걸을 수 있다.
  - 균형은 발전되어서 단계 II에서 환자는 균형의 잃음 없이 높고 낮은 면에 있는 물건을 집을 수 있을 것이다. 단계 III에서는 환자는 사용되어지지 않은 LE로 운동을 하고 사용되는 LE로 서 있을 것이며, 균형대와 KAT1000 위에서 운동을 할 것이다.
  - 지구력은 발전되고 환자는 단계 II인 수술 후 4주째 1/4miles를 걸을 수 있을 것이다.
  - 일하는 때에 힘 소비는 단계 II 끝날 쯤에 줄어들 것이고, 단계 II까지 이어질 것이다.
  - 보행과 움직임은 발전되어서 환자는 집 안과 밖에서 단계 II 끝날 쯤에 보행 기구를 더 이상 사용하지 않을 것이다.
  - 외피 상태는 발전되고 단계 II에서 상처는 치유될 것이다.
  - 관절의 통합성과 가동성은 발전되고, 뼈 탈구에 대한 사건은 없을 것이다. 엉덩이 예방책은 6주간 계속 될 것이다.
  - 운동 근육은 발전되고 특히, 단계 II-III때 환자는 더 많은 운동근육을 얻을 것이다(스포츠로 돌아가는). 가장 높은 정도의 활동은 단계 III까지 일어나지는 않을 것이다.
  - 근육은 모든 단계(Phase)를 통해서 발전될 것이다. MMT은 단계 II가 끝날 쯤에 좋음에서 정상 힘으로 보여질 것이다. 환자는 시험에서 그의 하지가 정상으로 표시되는 단계 III(12주)후에 golf 와 double tennis 같은 운동을 다시 재개할 준비가 될 것이다.
  - 단계 II동안 최적 관절 배열이 이뤄지고 명백한 다리 길이 불일치는 사라질 것이다.
  - 신체 부위의 최적의 중량, 체중은 단계 II동안 이뤄질 것이다.
  - 단계 II에서 자세 통제가 이뤄질 것이다.
  - ROM은 발전되고 AROM은 초기 단계 II때 AROM은 엉덩이 예방 한계에 넘지 않을 것이고, AROM은 단계 III에서 엉덩이 예방 그 이상으로 될 것이다.
  - 체중부하 상태는 단계 I에서 환자가 할 수 있을 만큼 체중부하를 할 것이며 환자는 단계 II 끝나기 전에 지팡이를 사용하지 않을 것이다.
- 기능적인 제한에 미치는 영향
  - 자가치료, 가정 관리, 일, 지역 공동체 그리고 여가에서 기계 사용 있이/없이 ADL/IADL에 관련된 육체적 활동과 일, 행동을 혼자서 할 수 있는 능력이 증가될 것이다. 환자는 단계 II(2~3주)초기에 자가치료를 혼자서 할 수 있을 것이다.
  - 과제수행에 요구되는 감독 수준이 감소되었고, 단계 Ⅱ의 초기 몇주 동안 환자는 자가-관리를 독립적으로 수행할 수 있었다.
  - 단계 I 말기에 환자는 병원에서 집으로 도착할 때 가정 관리와 필요한 기구가 제 자리에 있을 것이다.
- 장애에 미치는 영향
  - 자가치료, 가정 관리, 일, 지역사회, 여가 활동을 수행하는 기능은 향상되어서 환자는 단계 II 초기에 자가치료에 독립적일 것이다. 단계 III(6~8주) 초기에는 집안 일을 다시 시작할 것이며 수술 4주 후(단계 II)에 직장을 다시 시작할 것이다. 그의 의자와 변기는 높게 배치될 것이며 단계 III(6~7주) 초기에는 다

시 운전을 할 것이다. 단계 III가 끝난 후에 수술 3달 후에 그는 double tennis와 golf를 다시 할 것이다.

♦ 위험 감소/예방
  - 수술 후 복합체는 모든 단계를 통해서 감소할 것이다.
  - 위험 요소는 줄어들고 탈구 예방은 단계 II 말기인 6주에 이뤄질 것이다.
  - 조건의 위험 재발은 줄어들고 탈구 예방은 단계 II 말기인 6주에 이뤄질 것이다.
  - 손상의 위험은 모든 단계를 통해서 감소했다.
  - 모든 단계를 통해서 감소했으며, 안전성은 향상되었다.
  - 치유의 3단계 동안 증상에 대한 자가-관리가 향상되었다.

♦ 건강, 웰니스, 운동에 미치는 영향
  - 건강한 습관, 웰니스 그리고 예방을 촉구시키는 활동은 모든 단계를 통해서 이뤄졌다.
  - 건강, 웰니스, 운동에 대한 판단력은 모든 단계를 통해서 증가될 것이다.
  - 체력, 건강상태, 육체적 능력, 신체적 기능은 모든 단계를 통해서 향상될 것이다.

♦ 사회적 자원에 대한 영향
  - 모든 단계를 통해서 모든 자원들이 사용 가능해질 것이다.
  - 환자 관리와 모든 단계 그리고 모든 것을 통한 자료는 *APTA's Guidelines For Physical Therapy Documentation*에 수록되어져 있다.
  - 물리치료의 사용은 모든 단계를 통해서 최적화되었다.
  - 물리치료의 사용은 모든 단계를 통해서 건강 관리의 효율적인 재정 소비를 가져올 것이다.

♦ 환자/고객 만족
  - 모든 단계를 통해서 환자에게 제공된 접근, 유효성 그리고 서비스는 사용 가능하다.
  - 사례는 간호와 단계를 통해서 관리되어질 것이다.
  - 물리치료사의 임상 전달과 개인간의 기술은 모든 단계를 통해서 환자에게 사용 가능하다.
  - 간호의 조합은 모든 단계를 통해서 환자에게 사용 가능하다.
  - 환자와 그의 가족은 진단, 예후, 개입, 기대되는 결과의 이해와 예상되는 결과에 대해서 더 알게 될 것이고 인지할 것이다.
  - 웰빙의 의식은 모든 단계를 통해서 향상될 것이다.

재검사 REEXAMINATION

재검사는 환자의 간호 이야기를 통해서 실행되어졌고, 특히 간호의 변화와 엉덩이 예방이 이루어졌다.

퇴원 DISCHARGE

William씨는 21단계(sessions)의 물리치료 후 그의 예상 목표와 기대달성을 받은 후에 퇴원할 것이다. 병원 급성이 간호에서 시작되어서 집에서의 간호, 4주 후의 외래환자 물리치료까지의 과정은 그의 모든 간호 이야기를 포함한다. 그는 그의 목표와 예상되어진 결과를 성취했기 때문에 퇴원했다.

사례 연구 #2:

전체 무릎 관절성형술
Total knee arthroplasties

Evenly Johnson 부인은 72살 양쪽 전체 무릎 관절성형술을 겪은 여성이다. 이 경우에는 급성으로 시작해서 외래인 재활, 집으로 퇴원, 가정 관리 그리고 외래 환자의 서비스까지 이어진다.

물리치료사 검진 PHYSICAL THERAPIST EXAMINATION

병력 HISTORY

♦ 일반적인 인적사항: Johnson 부인은 72살의 미국계 흑인 여성으로 모국어는 영어이다. 그녀는 오른손잡이고 고등학교를 졸업했다.

♦ 사회적 병력: Johnson 부인은 과부이며 46세와 48세의 2명의 자손들을 가지고 있다. 그녀는 또 4명의 손주의 할머니이기도 한다.

♦ 고용/일: Johnson 부인은 대략 일주일에 15시간 정도

학교 후에 손주들을 보살핀다.

- 생활 환경: Johnson 부인은 아파트 1층에서 살고 있다. 거기는 2개의 계단이 있다. 두 계단에는 울타리가 있다. 샤워기와 욕조가 있는 화장실 하나가 있다.
- 일반적인 건강 상태
  - 일반적인 건강 인식: Johnson 부인은 무릎이 나쁘고 HTN, 그리고 당뇨병이 있다고 했다.
  - 신체적 기능: Johnson 부인은 블럭(block) 하나 걷기를 목표로 하고 수술 전에 밖으로 나가서 걷는데 지팡이가 필요했다. 그녀는 의자에 일어나고 욕조 위로 가는데 어려움이 있었다. 그녀는 상호적으로 계단을 올라가지 않는다.
  - 심리적 기능: 정성
  - 역할 기능: 엄마, 할머니, 관리인
  - 사회적 기능: 그녀는 매주일 교회를 간다.
- 사회/건강 습관: Johnson 부인은 담배를 피우지 않고 술을 마시지 않는다.
- 가족력: Johnson 부인의 어머니는 뇌혈관 사고(CVA)로 76살 때 돌아가셨고, 그녀의 아버지는 50세에 심장병으로 돌아가셨다.
- 의학/외과적 병력: Johnson 부인은 그전에 THN과 Type 2 DM에 상당한 진찰 기록을 가지고 있다. 그녀의 수술 기록에는 왼쪽 무릎과 중간 초승달절제술(지난 2년전) 그리고 백내장 수술에 상당한 결로 나타났다. 그녀의 과거 수술 기록에는 하루 전에 양측 TAK가 상당함을 보여졌다.
- 입원 경험: Johnson 부인은 그전에 HTN과 DM 관리로 인해서 병원을 2번 방문했다. 그녀는 또한 무릎 관절형성과 백내장 수술에 대해서 외래 수술을 받게 되었다.
- 이전에 있던 의학적 문제나 기타 건강관련질환: Johnson 부인은 두 무릎에 OA를 가지고 있다.
- 현재 상태/주호소: 수술 전에는 Johnson 부인은 한 블럭(block)을 지팡이를 사용하고 걸을 수 있었지만 상당한 통증이 있었다. 그녀는 계단을 상호적으로 오르지 못한다. 그녀는 지난 6개월 동안 5년간 가지고 있는 통증이 상당히 늘어났다. 그녀의 고통은 아침과 걸을 때 더 악화된다. 통증은 주로 그녀 무릎에서부터 나타난다. 그녀는 대략 1달 동안 왼쪽 무릎 관절형성을 위해 물리치료를 받았다. 그녀는 치료 후 집으로 퇴원한 후 집 운동 프로그램을 하지 않았다. 그전에 양측 TKA 범위은 이러했다:
  - 오른쪽 무릎 접힘: 95°
  - 왼쪽 무릎 접힘: 100°
  - 오른쪽 무릎 폄: 10°가 되지 않음
  - 왼쪽 무릎 폄: 12°가 되지 않음
- 기능적인 상태와 활동 수준: 그녀는 ADL를 혼자 할 수 있었다. 그녀의 가족은 2년 전에 집안일을 도와줬다. Johnson 부인은 어떠한 스포츠도 하지 않는다. 그녀는 식료점 까지 걸어 갈 수 없었고, 그녀의 가족들이 식료품 쇼핑을 하곤 했었다.
- 약물: Insulin, ibuprofen 그리고 atenolol
- 다른 임상적 검사: 수술 전에 방사능 사진에는 무릎과 가벼운 내반족 중간 구획이 좁혀지고 있음을 보여졌다. 왼쪽 무릎에는 뼈 곁돌기가 보여졌다. 삼출물 또한 왼쪽 무릎에 보여졌다.

신체계통 조명 SYSTEMS REVIEW

- 심혈관/폐
  - 혈압(BP)
    - 수술 중 피 손실에 관련된 저혈압 그리고 경막외 마취가 매우 흔하다.
    - POD #1에서 BP는 적어도 95/65 mmHg
    - BP는 POD #3으로 인한 Johnson 부인은 기저선 130/85 mmHg을 표준으로 했다.
  - 부종: 두 무릎에 팽창이 보여졌다.
  - 심박수(HR): 80 bpm
  - 호흡수(RR): 17 bpm
- 피부계
  - 흉터형성 상태
    - POD#14까지 철심은 여전히 있었다.
    - 철심이 사라질 때 steri-strip을 사용했다.
    - 상처는 나아지고 흉터가 자라났다.
  - 피부색
    - 수술 후 자국 주위가 빨갛고 빈상출혈
  - 피부 상태
    - 압박 드레싱과 ConstaVac 배농관이 수술 직후에 적용된다.
    - POD#2에서 붕대를 제거하고 POD#1에는 배출관

을 제거했다.
- 앞 중간 선 무릎 자국
- POD#2에서 각각 LE에서 몇몇의 철침으로 부터 정밀한 혈액 배출구가 상처에 있음을 보여졌다.
- 배액의 다른 증거는 없다.

♦ 근육뼈대계
- 전체적인 관절가동범위: BUE과 ROM 은WFL, 그리고 손상은 두 무릎에 보여졌고 더 많은 실험이 필요하다.
- 전체적인 근력
  - BUE와 RLE힘은 5/5
  - LLE 힘은 손상되고 더많은 실험이 필요하다.
- 전체적인 대칭성
  - 수술 전 양측 무릎 굽힘 경축 드리고 양측 내반족 기형
  - 수술 후 양측 무릎 굽힘 경축
- 키: 5' 2" (1.57 m)
- 몸무게: 170 lbs (77.11 kg)

♦ 신경근육계
- 전체적 조합 운동(균형, 보행, 이동 그리고 변화)이 손상되었다.
- 운동 근육에는 손상을 보이지 않았다.

♦ 의사소통, 감정, 인지, 언어, 학습 유형
- Johnson 부인은 그가 필요한 것을 안다.
- Johnson 부인은 삶, 장소 시간을 좋아한다(oriented).
- 그의 기대되는 정서/행동 반응은 정상이다.
- 배우는 대 문제없는 걸로 보여진다.
- 안전, 장치 사용법, ADL 그리고 운동 프로그램에 대해서 교육적 필요성이 있다.
- Johnson 부인은 말하기를 듣고 증명하면서 배우는 것이 가장 좋다고 했다.

검사와 측정 TESTS AND MEASURES

♦ 유산소 능력/지구력
- 보행으로 재어졌다.
  - 단계 I: 급성기, 수술 후 1~4일
    - ▸ HR, BP 그리고 RR은 수술 전과 후 보행을 짧은 거리에서 특정했다(할 수 있는 정도 내에서).
  - 단계 II: 수술 후 2~6주, 재검사
    - ▸ 수술 4주후 Johnson 부인은 6분 시험 동안 1,056 걸음 (0.2 mile)
    - ▸ 지역 센터에서 연장자의 기준은 이와 같다.
      - ○ 평균(SD): 1,629 (313 걸음)
      - ○ 범위: 777~2,353걸음

♦ 인체측정학적 특징
- BMI= 705×(몸무게는 키에 의해 나뉘어 진다)
  - Johnson 부인의 BMI=31.18
  - 과체중으로 측정된다.
- 부종을 위한 Tape 측정 검사
  - 단계 I: 급성기, 수술 후 1~4일후
    - ▸ 두 무릎 주변과 말단에서 부족이 보여졌다.
    - ▸ 측정은 머리쪽에서 아래쪽 무릎쪽까지 1 inch씩 이루어 졌다.
    - ▸ 오른쪽=17.5 inches
    - ▸ 왼쪽=17.75 inches
  - 단계 II: 수술 2~6주후 재검사
    - ▸ 부종이 보였지만 일정하게 줄어들었다.
    - ▸ 오른쪽=17.25 inches
    - ▸ 왼쪽=17.5 inches

♦ 보조장비 및 적용장비:
- 분석
  - 단계 I: 급성기 수술 후 1~4일후
    - ▸ 보행 체중부하를 위해서 가능한 보행기를 사용했다.
  - 단계 II: 수술 후 2~6주 (재검사)
    - ▸ 2주에 보행기에서 Lofstrand 목발로 나아졌다.
    - ▸ 2개의 일자형 지팡이로의 진전(3주)
    - ▸ 4주에 지팡이로 나아졌다.
- ADL/ IADL 척도
  - 단계 I: 급성기, 수술 후 1~4일후
    - ▸ Johnson 부인은 손잡이가 긴 리처, 구두칼 및 스펀지와 양말보조기 및 변기와 같은 적응장비를 필요로 한다.
    - ▸ 가정에 욕조 의자가 필요할 것이다.
  - 단계 II: 수술 2~6주후 재시험
    - ▸ Johnson 부인은 위에서 처럼 ROM이 향상됨에 따라, Johnson 부인은 점진적으로 장비를 중단할 것이다.

- 장치와 물건 사용하는 동안의 안전
  - 단계 I: 급성기, 수술 후 1~4일 후
    - ▶ Johnson 부인은 병원에 퇴원하기 전에 기계 사용하는 것이 필요했다.
  - 단계 II: 수술 2~6주후 재시험
    - ▶ Johnson 부인은 의뢰인이 재활로부터 퇴원하기 전에 도움 주는 장치의 좋은 안전 인식이 필요하다고 했다.
    - ▶ ROM, 힘 그리고 균형이 발전한 만큼 점진적으로 기계의 사용 중단

♦ 환경, 집과 작업의 장벽

- 최근 그리고 잠재적 방해물
  - 단계 I: 급성기 수술 1~4일후
    - ▶ Johnson 부인은 급성 간호 병원으로부터 의뢰인 재활 센터로 퇴원했다.
  - 단계 II: 수술 2~6주후, 재검사
    - ▶ Johnson 부인은 아파트로 연결된 계단을 사용한다고 한다.
    - ▶ Johnson 부인은 화장실에 샤워시설과 함께 욕조가 있다.

♦ 보행, 이동 그리고 균형

- 분석은 처음에 보행, 이동 그리고 균형을 시험하기 위해서 사용될 것이다.
  - 단계 I: 급성기, 수술 1~4일후 (의사는 환자의 능력 범위 내에서 체중부하를 언급했다)
    - ▶ 기구 사용/ 없이 기능적 활동의 균형
      - ○ Johnson 부인은 도움이 필요하고 씽크대에 목욕하고, 이를 닦는 거와 같은 기능적인 역할을 할 때 균형을 잃는다.
    - ▶ 기구 사용/없이 정적 그리고 동적 균형
      - ○ Johnson 부인은 보행기의 도움으로 급성 간호 병원을 걸으면서 떠날 것이다.
    - ▶ 기구 사용/없이 기능적 활동과 함께 보행, 이동
      - ○ Johnson 부인은 양쪽에 상당한 무릎 접음 운동이 줄어듬을 볼 수가 있다.
      - ○ Johnson 부인은 은 감소된 양측의 무릎 굽힘으로 보행한다.
      - ○ 그녀는 또한 무릎을 접어서 최대로 피는 것을 하지 못한다.
      - ○ 그녀는 걸음 거리와 속도가 줄어들었다고 이야기한다.
      - ○ 그녀의 균형은 통증과, 약함 그리고 어느 정도의 뻐근함으로 인해서 균형이 변화되었다.
    - ▶ 걷고, 움직이고 균형 잡는 동안의 안전성
      - ○ Johnson 부인은 적당한 추론을 할 수 있고, 그의 환경과 잠재적 위험성에 대한 좋은 인지력을 가지고 있다.
  - 단계 II: 수술 후 2~6주후, 재검사
    - ▶ 기능적 활동하는 동안 기구 사용 없는 균형이 계속 발전되었다.
    - ▶ 2주 후에 Johnson 부인은 도움 없이 보행기구를 통해서 기능적 활동을 할 수 있을 것이다.
    - ▶ 기구 사용/없이 정적 그리고 동적 균형
      - ○ Johnson 부인은 2주 끝날 쯤에 도움을 줄 수 없는 두 무릎으로 설수 있을 것이다.
      - ○ 그녀는 정적 움직임을 하는데 여전히 장치가 필요하다.
    - ▶ 기구 사용/없이 기능적 활동 하는 동한 보행과 움직임
      - ○ Johnson 부인은 수술 후 대략 2주간 지팡이를 사용할 것이다.
      - ○ 2주후 재활센터에서, 그녀는 보행기와 목발과 함께 집 안에서 안전하게 걸을 수 있을 것이다.
      - ○ 그녀가 4주에 한 지팡이 보다 두 지팡이를 사용해서 안전하게 걸을 수 있는 것은 수술 후 3주까지는 되지 않는다.
      - ○ 3주에 그녀는 지팡이와 함께 바깥에서 평평하지 않는 지형을 걸을 수 있다.
      - ○ Johnson 부인은 수술 후 8주까지 안에서 지창이 하나를 계속 사용할 것이다. 그녀는 간호 내내 문 밖에서 지팡이를 사용할 것이다.
    - ▶ 보행, 이동 그리고 균형 동안의 안정성
      - ○ Johnson 부인은 계속 좋은 균형의 인지를 이야기할 것이다.
- Berg Balance scale (동적/ 정적 균형)
  - 단계 II: 수술 2~6주후 재검사
    - ▶ Johnson 부인은 수술 7일후 Berg Balance 시험

을 받을 것이다.

- ▶ 그녀는 넘어질 위험이 큰 26/56점을 받았다.
- ▶ 수술 2주후 그녀는 38/56점을 받았다.

■ 단계 III: 수술 6~12주후 재시험

- ▶ Johnson 부인은 56/56을 받았다.
- ▶ 247명의 그 지역에 살고 있는 장년 층의 평균 점수는 56점에서 53점이다.

● Functional reach test (동적 균형)[72]

■ 단계 II: 수술 후 2~6주후 재검사

- ▶ Johnson 부인은 수술 2주후 5inches를 걸을 수 있다.

■ 단계 III:수술 6~12주후 재시험

- ▶ 수술 6주 후에는 10 inches를 걸을 수 있었다.
- ▶ 일반인 기준은 이와 같다.
  - ○ 20~40세
    남자 16.73inches +/- 1.94
    여자 14.64inches +/-2.18
  - ○ 41~69세
    남자 14.98inches+/-2.21
    여자 13.81inches+/-2.2
  - ○ 70~87세
    남자 13.16inches+/-1.55
    여자 10.47inches+/-3.5

● 한 다리로 서기 시험 (정적 균형)

■ 단계 II: 수술 2~6주후, 재시험

- ▶ 2주째 그녀는 UE지원과 함께 눈을 뜬 상태에서 한 다리로 20초간 설 수 있었다.

■ 단계 III 수술 6~12주후 재시험

- ▶ 수술 6주 후에 그녀는 UE지원 없이 30초간 눈을 감으며 설 수 있고, 60초간 눈을 뜬 상태로 설 수 있었다.

♦ 피부계의 통합성

● 피부와 상처의 분석

■ 단계 I: 급성기 수술 1~4일후

- ▶ 압박붕대를 제거한 후 빨갛고 따뜻하고 그리고 반상출혈이 보여진다. POD#2
- ▶ 무릎 접음이 늘어난 두 상처에 세밀한 혈액 배출이 보여졌다.

■ 단계 II: 수술 2~6주후 재시험

- ▶ POD #14에서 외래인 재활 센터에서 봉합을 제거했다.
- ▶ Steri-strips를 상처에 붙였다.
- ▶ 배액이나 출혈이 나타나지 않는다.
- ▶ 반상출혈은 양쪽에 사라졌다.
- ▶ 빨간 것과 따뜻한 것의 증가는 없다.
- ▶ 상처는 불규칙적으로 낳아지고 있다.

♦ 운동 기능

● MMT

■ 단계 I: 수술 1~4일후 급성기

- ▶ BUE의 전체적 시험은 침대에 누운 상태에서 행해지고 WNL로 나타났다.
- ▶ 양측 긴엄지폄근, 장딴지근, 전경골근의 등척성 시험에서 WNL
- ▶ 왼쪽 엉덩이 폄=3/5 통증으로 인해서 한계가 있음
- ▶ 오른쪽 엉덩이 폄=3-/5 통증과 약함으로 인해서 한계
- ▶ 왼쪽 엉덩이 벌림=3-/5
- ▶ 오른쪽 무릎 폄=2/5
- ▶ 무릎의 접고 폄은 이 시간에 시험되지 않았다.

■ 단계 II: 수술 2~6주후, 재검사

- ▶ 왼쪽 엉덩이 폄=4/5
- ▶ 오른쪽 엉덩이 폄=3+/5
- ▶ 왼쪽 엉덩이 벌림은=4/5
- ▶ 오른쪽 무릎 폄=3+/5
- ▶ 양쪽 무릎 폄=3+/5
- ▶ 왼쪽 무릎 접음=3/5
- ▶ 오른쪽 무릎 접음=3-/5
- ▶ 양측 바닥쪽 굽힘=4/5

■ 단계 III: 수술 6~12주후 재검사

- ▶ 양쪽 엉덩이 접음=5/5
- ▶ 왼쪽 엉덩이 벌림=5/5
- ▶ 오른쪽 엉덩이 벌림=4/5
- ▶ 양쪽 무릎 폄=4/5
- ▶ 왼쪽 무릎 접음=4/5
- ▶ 오른쪽 무릎 접음=3+/5
- ▶ 양측 바닥쪽 굽힘=5/5

● 기능적 실험

- 단계 I: 급성기, 수술 1~4일 후
  - BLE: 환자는 등척성 대퇴사두근 강화운동, 그리고 둔근 강화운동을 할 수 있다.
  - 활동적으로 누운 상태로 뒷꿈치 이동을 할 수 있다.
  - POD#3로 인해서 환자는 뒷꿈치를 그녀가 할 수 있는 범위까지 움직일 수 있었다.
  - 그녀는 근력 감소와 통증 때문에 한쪽 다리로 SLR을 수행할 수 없다.
  - 그녀는 POD#1으로 시작해서 바닥에 발을 지탱한 앉은 상태에서 AROM중간 범위를 할 수 있었다. 그녀는 다른 발로 지탱하고 POD#4로 인해서 앉은 상태로 발을 지탱하지 않은 채 흔드는 활동을 할 수 있었다.
- 단계 II: 수술 2~6주후 재시험
  - POD#7으로 인해서 그녀는 다리를 지탱하지 않은 채 편한하게 앉을 수 있고, AROM을 수행하고 그녀가 가능한 범위 내에서 무릎을 접고 펼 수 있었다.
  - POD#10을 인해서 약간의 통증이 따르지만 SLR을 5번 반복으로 할 수 있다.

♦ 통증
- 0-10의 NPS을 이용한다(0은 통증이 없음을 의미하고, 10은 매우 심한 통증을 의미한다).
  - 단계 Ⅰ: 급성 단계, 수술후 1-4일
    - 통증 수준은 물리치료를 하기 직전, 활동 동안 그리고 활동이 끝난 이후에 매일 평가된다.
      - 휴식시 통증 수준은 2-4/10이었다.
      - 활동 동안의 통증 수준은 5-8/10이었다.
  - 단계 Ⅱ: 수술후 2-6주, 재검사
    - Johnson 부인은 활동(예, ROM과 앉기에서 서기로의 활동)시 3/10의 통증이 발생한다고 말한다.
    - Johnson 부인은 아침에 강직이 증가한다고 말한다.

♦ 자세
- Observations
  - 단계 I: 수술 1~4일 전
    - 자세 배열과 위치
      - 서 있을 때, 환자는 자신의 상지에 관련된 통증 증가 그리고 하지에 힘의 체중부하 할 때 줄어드는 걸로 보여진다.
      - 환자는 서있을 때 앞으로 약간 굽혀지고, 똑바로 서고 엉덩이와 무릎을 피고 바닥을 보지 않는데 말을 해줘야 됨을 분석되었다.
      - 통증이 감소하고 근력이 증가되면, 그녀는 다리에 체중부하를 증가시키는 자극(cue)을 필요로 한다.
  - 단계 II: 수술 2~6주후 재검진
    - 자세 배열과 위치
      - Johnson 부인은 그녀의 최대 무릎 폄이 부족함으로 연관된 보행과 서있는 중에 무릎이 굽혀지는 자세를 계속 했다.
      - 그녀가 피곤하면 엉덩이와 무릎은 더 굽히는 경향이 보여졌다.

♦ 관절가동범위
- 기능적 활동을 하는 동안 분석
  - 단계 I: 급성기 수술 1~4일후
    - 그녀의 무릎 굽힘은 통증, 팽창함 그리고 근방호로 인해서 심하게 제한되어져 있다.
    - 그녀는 무릎아래에 그녀의 발을 놓은 채로 앉을 수 없다.
    - 무릎 폄 또한 제한되어져 있다.
    - 그녀는 무릎이 약간 굽혀진 상태에서 걷는다.
    - 그녀가 누울 때 무릎이 살짝 굽혀져 있다.
- 각도 측정법
  - 단계 I: 급성기, 수술 1~4일후
    - 각도 측정법은 앉은 상태에서 무릎 접힘 그리고 누운 상태에서 무릎 폄을 측정했다.
    - POD#1에서 ROM으로 시작
      - 왼쪽 무릎 접힘 = 60°
      - 오른쪽 무릎 접힘 = 55°
      - 왼쪽 무릎 폄 = 최대 −15°
      - 오른쪽 무릎 폄 = −최대 −10°
  - 단계 II: 수술 2~6주후 재검사
    - 각도 측정법에서는 Johnson 부인은 POD#7으로 인해서 왼쪽에는 90°로 접혀지고, 오른쪽에는 POD#10으로 인해서 90°가 접혀진다.

- ▸ POD#10으로 인해 펴짐은 왼쪽 최대 10° 오른쪽 5°로 보여졌다.
- ■ 단계 III: 수술 6~12주후 재검사
  - ▸ 12주 끝날 쯤에 Johnson 부인은 왼쪽 무릎이 105° 접혀지고, 오른쪽 무릎이 100° 접혀지고 양쪽 다 5° 부족하게 펴졌다.
- ● 근육 길이, 연부조직 탄력성과 유연성
  - ■ 단계 II: 수술 2~6주후 재검사
    - ▸ Thomas test(엉덩이 접음 길이)는 양측 다 양성이었다.
    - ▸ ELY 시험은 통증, 근방호 그리고 ROM의 결핍(대퇴직근 길이) 때문에 수행될 수 없었다.
    - ▸ 무릎 폄 올리기 시험 (넙다리뒤 길이)
      - ○ 왼쪽=60°
      - ○ 오른쪽=65°
    - ▸ 뒤 굽힘
      - ○ 무릎 핀 상태에서
        왼쪽=5°
        오른쪽=5°
      - ○ 무릎 접은 상태에서
        왼쪽=15°
        오른쪽= 20°
    - ▸ 긴장근 넙다리 근막
      - ○ Ober 시험에서 양측 다 음성
    - ▸ 슬개골 미끄럼 운동 시험
      - ○ 양측 다 음성

♦ 자가치료와 가정 관리
- ● Interview
  - ■ 단계 I-II
    - ▸ Johnson 부인은 집에 방해물이 있음에 확실하다고 얘기했다.
    - ▸ Johnson 부인은 집에 계단이 밖에 있다.
    - ▸ 그녀는 급성 간호 병원에서 외래인 재활 센터로 퇴원될 것이다.
    - ▸ 그녀는 외래인 재활 센터에 퇴원하기 전에 계단을 사용할 수 있었다.
- ● 분석
  - ■ 단계 I: 수술 후 1~4일후 급성기
    - ▸ 자가치료를 행하는 능력이 진료 기간 동안 병원에서 분석되었다.
    - ▸ Johnson 부인은 하지 목욕하고 옷 입은데 도움이 필요하다고 했다.
  - ■ 단계 II: 수술 2~6주후 재 시험
    - ▸ Johnson 부인은 외래인 재활 센터에서 2주간 치료를 받을 것이다.
    - ▸ Johnson 부인은은 욕조 좌석 위에 앉은 상태에서 샤워를 할 수 있으며 퇴원할 때 혼자서 옷을 입을 수 있었다.
    - ▸ Reacher, sock aid, long-handled sponge, long-handled 구두주걱 같은 ADL장치를 그녀는 사용한다.
    - ▸ 그녀는 세탁, 시장보기 및 집청소와 같은 활동 시 보조를 필요로 한다.
    - ▸ 물리치료와 집 건강 도움을 포함한 가정 관리 서비스는 그녀가 집으로 퇴원할 때 정해질 것이다.
    - ▸ 그녀의 가족은 식료품 쇼핑과 집 청소를 도와줄 것이다.

♦ 직장, 지역사회 그리고 여가 통합 또는 재통합
- ● Interview
  - ■ 단계 II: 수술 2~6주후 재검사
    - ▸ Johnson 부인은 자신이 안전함과 편안함을 느끼기 전에 손자들을 돌보기 않을 것이다.
    - ▸ Johnson 부인은 5주 쯤에 혼자서 밖으로 걸어갈 것이다.
  - ■ 단계 III: 수술 6~12주후 재검사
    - ▸ Johnson 부인은 그녀의 양측 무릎 대체 후 8주에 학교 끝나고 오는 손자들을 돌볼 것이다.
- ● 운송 평가
  - ■ 단계 II~III: 수술 2~12주후 재검사
    - ▸ Johnson 부인은 운전을 하지 않는다.
    - ▸ 그녀는 대부분 활동에 버스를 타던지 가족 구성원이 태워준다.
    - ▸ 그녀는 감소된 힘과 ROM때문에 8주까지 버스 계단을 오르지 못한다.
    - ▸ 그녀는 외래인 재활 센터로부터 퇴원될 시기에 차에서 타고 내리고를 허락받을 수 있다.

평가 EVALUATION

실험 요약은 72세의 OA, HTN 그리고 DM 환자 여성인 걸로 보여졌다. 그녀는 과부이고 학교 끝난 후에 두 손주를 돌봐준다. 그녀는 수술 전에 레크레이션 활동을 하지 않았다. 양측 TKA로 인해서 그녀는 ROM이 줄어들고 그녀의 잘못된 자세, 보행, 이동이 있음을 보여줬다. ADL/IADL에 제한됨을 보여준다.

진단 DIAGNOSIS

Johnson 부인은 양쪽 무릎에서 양측 TKA를 겪은 THA, OA, 그리고 DM 환자이다. 그녀는 유산소 능력, 지구력, 인체 측정학 특성, 보행, 움직임, 균형, 외피 상태 근육 성능, 자세 그리고 움직임의 범위에서 손상을 입었다. 그녀는 자기 관리, 가정 관리, 직장, 지역사회, 여가 활동, 일과 활동에 기능적으로 제한되어 있다. 이러한 결과는 패턴 H: 손상된 관절 가동성, 운동 기능, 근 수행력 그리고 관절 형성에 관련된 운동 범위에서 야기되어 있다. 판정된 손상과 기능적 제한은 예후와 간호 계획 결정에서 야기되어질 것이다.

예후와 치료계획 PROGNOSIS AND PLAN OF CARE

병문안을 통하여서 이와 같은 상호 관련적 결과가 나타났다.

- 자가치료와 가정 관리, 일, 지역사회 그리고 여가활동에 관련된 육체적 활동, 일, 행동을 할 능력이 발전 되었다.
- 유산소 능력이 향상됨
- 균형이 향상됨
- 지구력이 향상됨
- 보행, 움직임 그리고 균형이 향상됨
- 근육 운동이 향상됨
- 육체적 능력이 향상됨
- 신체적 기능이 향상됨
- 육체적 통제가 향상됨
- 육체 부위의 움직임 질과 양이 향상됨
- 위험요소 줄어 들음
- ROM이 향상함
- 체중부하 상태가 향상됨

이러한 결과를 얻기 위해서는, 환자를 위한 적당한 중재가 필요하다. 협응, 의사소통 그리고 기록; 환자/고객 관련 교육; 치료적 운동, 자가치료와 가정 관리에서의 기능적인 훈련, 직장, 지역사회 그리고 여가 통합 또는 재통합에서의 기능적인 훈련; 도수치료기술; 보조기구와 장비의 적절한 처방, 적용 그리고 제작; 물리적 요인과 기계 종류에 포함한다. 복잡하지 않은 주요 TKA 후에 ROM 제한을 없으므로, 일반 활동 ROM 요구(표 8-7 참조)은 디자인과 목표 그리고 개입을 고려하기 위해서 필요하다.

진단과 예후에 따르면, Johnson 부인은 45~48번의 병문안을 필요로 한다. 이러한 방문이 어떻게 하는지에 대한 예시는 표 8-12에 볼 수 있다. 전체 물리 요법은 10주간 이뤄진다. Johnson 부인은 DM이 있다. 하지만 그녀는 상처가 잘 낳아지고 복합체가 없다. Johnson 부인은 그녀가 집으로 돌아가는데 좋은 가족 지원이 있다.

중재 INTERVENTIONS

선택된 중재에 대한 근거 RATIONALE FOR SELECTED INTERVENTIONS

치료적 운동 (Therapeutic exercise)

관절가동범위 운동은 TKA 후 즉시 병행된다. 90°는 TKA 후 필요한 기능적 무릎 굽힘의 최소의 양으로 고려된다. 그러나 신발끈을 매는 것과 같은 일상생활동작은 대략 106° 정도의 굽힘을 요구하기 때문에 0~105°의 범위가 더 기능적이다. 이것은 특히 양쪽 무릎이 다 이환 될 경우 특히 중요하다. 수술 후 관절가동범위에 영향을 미치는 요인으로는 수술 전 ROM, 수술 후 통증, 관절섬유증, 수술 동안의 기술적 실수 등이 있다. 다양한 활동에 요구되는 무릎의 관절가동범위는 표 8-7과 같다.

모든 수술 후 재활운동프로그램은 가동성(mobility), 근력(strength), 관절가동범위(ROM), 유연성(flexibility)을 증가시키고 궁극적으로 기능적인 독립을 증가시키기 위해 고안된다. 운동 프로그램은 가쪽지지대(lateral retinaculum), ITB, 뒤넙다리근과 장딴지근의 유연성 뿐만아니라 넙다리네갈래근, 뒤넙다리근, 엉덩관절과 발목의 약화도 해결하여야 한다. TKA 후 보편적으로 받아들여지는 운동

표 8-12 Johnson 여사를 위한 물리 요법 방문 (TKA)

setting	빈도	기간	PT 방문 횟수
병원 급성 간호	날마다	4일	4
가정 관리	주당 5번, BID	2주	20
가정 관리와 외래환자 프로그램 시작 사이의 막간	주당 3번	3주	9
외래환자	주당 3번	4주	12

지침서는 없다. THA 모집단에서와 마찬가지로 TKA 후 지속적인 근력 결손이 존재한다.

Berman과 그 동료들(associates)은 TKA를 받은 68명의 환자에게 등속성 검사를 시행하였다. 뒤넙다리근 최고 돌림력(peak torque values)은 수술 후 7~10개월이 지나면 수술하지 않은 무릎과 같은 정도로 회복된다. 그러나 넙다리네갈래근은 검사 2년 후에도 계속해서 결손을 보인다. Lorentzen은 수술 1주일 전과 수술 3~6개월 후 등속성과 등척성 검사를 시행한 30명의 환자를 연구하였다. 등속성 테스트 결과 초당 30°와 초당 120°에서 굽힘근육군에 유의할 만큼의 근력이 증가하였음을 보여주었다. 평균에서도 제한적이기는 하나 어느 정도 증가하였음이 보고되었다. 75°의 무릎 굽힘에서 등척성 굽힘 최고 돌림력은 처음 수술 3개월 후까지는 감소를 보였으나 수술 후 6개월 무렵에 환자들은 수술 전 굽힘력의 수준에 이르렀다. 넙다리네갈래근 약화는 TKA 후 지속될 수도 있다.

Steven과 그 동료들은 원발성 골관절염(OA)으로 TKA를 받은 28명의 환자들을 대상으로 전향연구하여 TKA 이전과 이후 넙다리네갈래근의 근력과 자발적 활성화(voluntary activation)를 평가하였다. 넙다리네갈래근의 근력과 자발적 활성화는 수술 26일 후, 수술 10일 전의 평균수준으로 회복되었다. 극최대전기자극(supramaximal electric stimulus)이 최대의 자발적 수축에 적용되었는데 그 결과는 수술 전과 수술 후 모두 환측의 넙다리네갈래근이 건측의 넙다리네갈래근보다 현저하게 약해졌음을 보여주었다. 정상(표준) 넙다리네갈래근 근력은 환측 다리에서 평균 60%까지 감소하였다. 자발적 근육활성화는 수술 전에는 그렇지 않았지만, 수술 후 환측에서 현저하게 감소되었다. Stevens과 그 동료들은 TKA 후 넙다리네갈래근 근육의 약화의 주요 원인이 넙다리네갈래근의 완전한 활성화가 불가

표 8-13 Johnson 여사를 위한 물리 요법 방문 (TKA)

허용	유 경험시 허용	비추천	결정되지 않음
볼링	볼링	농구	활강스키
크로켓	카누	축구	펜싱
댄싱	크로스 컨트리 스키	체조	롤러블레이드
골프	복식테니스(doubles tennis)	핸드볼	역도
승마	하이킹	하키	
저강도에어로빅	아이스 스케이트	조깅	
셔플보드	road bicycling	라크로스(하키 비슷한 구기의 일종)	
고정된 자전거	조정	라켓볼	
수영	빠른 보행	암벽등반	
보행	고정된 스키	단식 테니스	
	체중부하	축구	
		스쿼시	
		배구	

능하기 때문인 것으로 결론을 내렸다.

체중부하는 반드시 각각의 환자들에게 권해져야한다. 골반과 달리, 대부분의 TKA는 시멘트로 접합되어서 처음부터 견딜 수 있을 정도의 체중부하가 가능하다.

골반의 경우에 논의되었듯이 고강도 체육활동에의 참여는 관절 연결 표면의 마모와 임플란트 고정이 헐거워질 수 있는 위험을 증가시킨다.

그러므로 접촉이 적고 충격이 적은 활동이 전관절성형술(total joint arthroplasty, TJA) 후에 권장된다. 표 8-13은 TKA후 운동으로의 복귀를 위해 권장되는 것들에 대한 Knee Society의 회원들의 설문 결과를 보여준다.

전기 치료 (Electrotherapeutic modalities)

전기자극은 넙다리네갈래근의 근력과 기능을 증가시키는데 도움을 주기 위해 이용될 수 있다. Avramidis와 그의 동료들은 안쪽넓은근을 EMS로 치료한 그룹이 TKA 후 보행속도에서 통계적으로 현저한 증가가 있다는 것을 증명하였다. EMS는 하루에 두 번, 2시간 동안 수술 2일 후에 시작하여 6주 동안 계속되었다. 수술 후 6주에서 12주가 되었을 EMS를 받은 그룹이 EMS를 제외하고 다른 모든 동일한 물리치료프로토콜을 받은 그룹보다 보행속도가 더 증가했다. Hospital for Special Surgery Knee Scores and Physiological Cost Index는 그룹들 간에 어떠한 차이도 보이지 않았다.

Gotlin과 그의 동료들은 하루에 두 번, 한 시간씩 CPM (continuous passive motion)과 함께 EMS를 사용하여 폄근 지연(extensor lag)과 입원기간(length of stay)에 미치는 효과를 TKA를 받은 환자들을 대상으로 연구하였다. 폄근 지연(extensor lag)은 수술 전과 퇴원 전에 측정되었다. 수술 후 lag score에 있어서 두 그룹간의 차이는 0.01신뢰범위에서 유의하였다. 실험군은 $p<0.05$로 유의한 차이를 보이며 통제 그룹보다 빠른 속도로 병원퇴원기준에 이르렀다.

물리적 요인과 기계 종류 (Physical agents and mechanical modalities)

TKA 후에 CPM을 사용하는 것에 대해서는 논쟁의 여지가 있다. 보고된 이점으로는 초기에 무릎 굽힘이 증가된다는 것과 통증 감소, 도수교정(manipulation)에 대한 필요의 감소 등이다. 보고된 단점으로는 손상부위합병증의 증가, 출혈 및 통증이다. 장기간 관절가동범위(long-term ROM)는 CPM의 사용에 의해 영향 받지 않는 것처럼 보인다. 비록 CPM의 사용이 논쟁의 여지가 있다 하더라도 조기 무릎 굽힘을 촉진하는데 도움을 주는 것으로 밝혀진, 비용효과가 큰 중재로 받아들여진다. 가장 적합한 사용 기간(length)과 지속시간(duration)은 확인된 바 없다.

Kumar는 37명의 환자를 상대로 전향적 연구를 하면서 CPM과 대비해서 "drop and dangle" 방법을 사용하였다. 이 방법은 환자가 그의 발을 바닥에 붙여서 무릎 굽힘이 90°에 이를 때까지 그의 몸을 앞쪽으로 옮기는 것으로 이루어진다. 두 그룹 모두 역시 하루 2시간의 물리치료를 받았다. Drop and dangle 그룹에 속한 환자들은 하루 일찍 퇴원하였으며 6개월 후에 유효하게 호전된 폄 범위를 가졌으며 유효하게 적은 상처배농(wound drainage)을 가지고 있었다. Drop and angle 방법이 수술 6개월까지는 유효할 정도의 굽힘 증가를 가져오지는 않는 것으로 밝혀졌다. Kumar는 또한 수술 후 관절가동범위가 수술 전 관절가동범위와 직접적으로 관련되어 있다고 보고하였다. Worland는 TKA를 받은 103명의 환자들을 대상으로 응급치료병원으로부터 퇴원한 후 재가물리치료와 CPM을 비교하였다.

10일 동안 하루 3시간 CPM을 사용하였는데 재가물리치료를 받은 그룹은 2주 동안 주 세 번 한 시간씩 물리치료를 받았다. 2주 후 무릎 굽힘의 정도는 비슷하였고 6개월 후 두 그룹간에 통계적으로 유의한 차이는 없었다. Chen과 그 동료들은 입원환자 재활프로그램에서 CPM 사용에 대한 전향적 연구를 시행하였다. 입원환자 재활센터에 있는 51명의 환자가 두 그룹으로 배정되었는데 그룹1은 물리치료와 CPM을 받았고, 그룹 2는 물리치료만 받았다. 그들은 두 그룹간에 수동적 무릎 굽힘에 관해서는 통계적으로 또는 임상적으로 유의한 차이가 없었다고 결론지었다.

협응, 의사소통 그리고 기록 COORDINATION, COMMUNICATION, AND DOCUMENTATION

치료에 관한 모든 구성요소에 대해 Johnson 부인과 의사소통을 하여 그의 치료프로그램을 보조할 것이다. 이것은 입원 시에 시작하여 퇴원하여 그녀가 손주들을 돌볼 수 있게 될 때까지 계속될 것이다. 환자관리에 대한 모든 요소들은 기록될 것이다.

- ♦ 기관과의 협조는 다음과 같은 것을 포함한다:
  - 장비 공급자(Equipment suppliers)
    - ■ 높아진 화장실 의자
    - ■ 보행기(walker), 손잡이가 길어진 구두주걱(long-handled shoe horn), 양말신기도우미(sock aid), 손잡이가 긴 스펀지(long-handled sponge)
    - ■ 높아진 욕조 의자(raised tub chair)
  - 재가치료기관(home care agencies)
    - ■ 재가물리치료(home care pt)는 Johnson 부인이 입원재활치료센터에 있는 동안에 그녀를 위해 고안되었다.
    - ■ 최초의 치료는 그녀가 퇴원한 다음 날이 될 것이다.
- ♦ 영양사에게도 의뢰될 것이다.
- ♦ 치료환경에 대한 기록은 아래와 같은 것을 포함한다.
  - Johnson 부인의 재검사 시 손상, 기능적 제한, 불능에 있어서의 변화
  - 검사, 평가, 진단, 예후, 중재 등을 포함한 환자관리 요인들
  - 전체 치료 기간에 걸친 중재의 변화
  - 전체 치료 기간 동안의 중재의 결과

환자/고객 관련 교육 PATIENT/CLIENT-RELATED INSTRUCTION

Johnson 부인을 위한 교육은 수술 전에 시작한다. 비록 특정인들에게 이런 종류의 프로그램이 이로움을 주는 지에 대해 지지해주는 아무런 자료가 없다 하더라도, 많은 병원들이 이제 수술 전 교육강좌를 열거나 수술 전 교육 자료를 나눠주고 있다. Johnson 부인은 수술 일주일 전 TKA 수술 전 교육강좌에 참석하였다.

활동과 운동의 장기적 영향에 대해서도 반드시 환자와 논의 되어야 한다. 적당한 운동, 전신 운동(general fitness)의 원칙, 임플란트 수명에 대한 영향 등도 환자에게 반드시 알려야 한다. 여가활동 중 기능적 훈련이라는 상황 하에서 적절한 활동들에 어떤 것이 있는지 논의될 것이다.

환자/가족은 재가운동프로그램(home exercise program)의 중요성과 기대할 수 있는 결과를 이해하게 될 것이며 Johnson 부인은 진행하는 운동프로그램에 대한 교육 및 수정을 받게 될 것이다.

Johnson 부인의 가족은 아래와 같은 사항을 이해하게 될 것이다:

- ♦ 협력적이어야 할 필요
- ♦ 운동프로그램의 중요성에 대해 환자에게 상기시키는 방법들
- ♦ 운동을 위해 그녀와 함께 걷고 운동 전에 사전처방을 그녀에게 상기시킴으로써 물리치료 프로그램에 참여하는 방법들
- ♦ 그들은 함께 개인적 치료계획, 위험요인, 그녀의 전반적인 건강, 전체 치료기간에 걸친 적합성(fitness)에 대해 교육받게 될 것이다.

교육은 적절한 영양섭취하에서 이루어질 것이다. 비정상적인 상처치유에 대한 교육은 아래와 같은 징후들에 대한 지식을 포함하게 될 것이다:

- ♦ 감염: 열, 오한, 홍반, 종창, 배농, 통증
- ♦ DVT: Homans' sign, 홍반, 체온 상승
- ♦ 신경혈관장애: 환측 하지의 감각 혹은 운동 소실

치료적 운동 THERAPEUTIC EXERCISE

- ♦ 유산소 능력/지구력 상태
  - 단계 Ⅰ: 급성기, 수술 후 1~4일
    - ■ 응급치료 병원 환경 내에서(within the acute care hospital setting) 보행기를 하고 견딜 수 있을 정도까지 보행
    - ■ 입원환자의 목표인 하루 두 번 50feet 보행이 수술 4일 후(POD #4)에 달성된다.
  - 단계 Ⅱ: 수술 후 2~6주, 재검진
    - ■ 보행 프로그램: 실내/옥외, 평평한/평평하지 않은 표면, 평지/언덕
      - ▸ Johnson 부인은 응급재활센터에서 퇴원할 때까지 보행기를 하고 300 feet를 걷고 있다.
      - ▸ 2주가 다 되어 갈 때쯤에 그녀는 또한 Loftstrand 목발을 하고 평지를 150 feet 걸을 수 있을 정도까지 진전되었다.
      - ▸ 그녀는 3주경에는 두 개의 지팡이, 4주경에는 단 한 개의 지팡이를 사용하여 평지를 걸을 수 있을 정도까지 진전되었다.
      - ▸ 수술 후 3주경 두 개의 지팡이를 사용하여 견딜

수 있을 정도로, 하루 세 번 5분 정도를 시작으로 매일 2~3분씩 증가시키면서 그녀는 평평하고 고른 표면에서 옥외 보행을 할 수 있을 정도까지 진전되었다.
- ▶ Johnson 부인은 하루 세 번 15~20분을 편안하게 보행할 수 있게 되자 경사면을 걷기 시작하였다.
- ▶ 수술 후 3주째 가정보호치료사(재가치료사)의 감독 하에 잔디와 테라스의 돌을 포함하여 고르지 않은 평면을 걷기 시작했다.

- ■ 고정된 자전거(응급재활센터에 있는 동안 처음에는 short crank)
  - ▶ 그녀는 저항 없이 5분에서 시작하여 매 회마다 2~3분씩 시간을 늘려간다.

- ● 단계 Ⅲ: 수술 후 6~12주, 재검진
  - ■ 트레드밀(Treadmill)
    - ▶ Johnson 부인은 응급재활치료센터와 통원물리치료센터에서 트레드밀을 하게 된다.
    - ▶ 시간당 2mile로 단계 없이(no grade) 시작한다.
    - ▶ 그녀가 견딜 수 있는 한도 내에서 속도를 증가시킨다.
    - ▶ 15~20분 정도 보행이 가능하다면 단계를 증가시킨다.
    - ▶ 치료시간을 증가시키는 것은 옥외에서의 보행 프로그램 수준을 따른다.
  - ■ 수중 프로그램(상처가 완전히 회복되면, 일반적으로 수술 3~4주 후)
    - ▶ 그녀가 통원물리치료센터 내 수영장에 갈 수 있게 되면 일주일에 두 번 물 속에서 걷기를 한다.
    - ▶ 수심이 허용되면 그녀는 한 번의 치료기간 동안 15분씩 수영장의 길이만큼 걷는다.
  - ■ 고정 자전거 타기
    - ▶ Johnson 부인이 적절한 관절가동범위를 가지게 되면, 짧은 크랭크 자전거(short crank bicycle)에서 표준 고정자전거(regular stationary bicycle)로 바꾸어 탄다.
    - ▶ 10분 동안은 저항 없이 자전거를 타기 시작하여, 15~20분 정도 견딜 수 있을 때까지 2~3분씩 증가시켜나간다.
    - ▶ 그 때 저항은 견딜 수 있는 한도 내에서 가중될 수 있다.

- ♦ 균형, 협응과 민첩성 훈련
  - ● 단계 Ⅱ: 수술 후 2~6주, 재검진
    - ■ 자세 인지
      - ▶ 상지로 지지를 하여 양 하지에 똑같이 체중부하를 하는 것부터 시작하여 상지로 지지하지 않고 체중부하를 할 수 있을 때까지 진행시킨다.
    - ■ 한 다리로 서기
      - ▶ 두 눈을 뜬 상태에서 감은 상태로 진행
    - ■ 측면 보행(side stepping)
    - ■ 장애물(object)을 넘는 보행(예, 책)
    - ■ 작업 특이 수행(task specific performance)
      - ▶ 낮은/높은 표면에 있는 물건에 손 뻗기
      - ▶ 욕조/샤워의 안/밖으로 이동
      - ▶ 바닥에서 물건 집기
  - ● 단계 Ⅱ와 Ⅲ: 수술 후 2~12주, 재검진
    - ■ 양하지로 서기, single terminal knee extension(탄력 밴드) against resistance(저항을 이기고 한 다리를 끝범위까지 폄)
    - ■ 한 다리로 서서 저항의 유무와 관계없이 벌림 하기(탄력 밴드)
    - ■ 계단 올라가기(계단의 높이는 2-4-6-8inch로 진행)
    - ■ 계단 내려가기(계단의 높이는 2-4-6-8inch로 진행)
    - ■ 발란스 보드(balance board)
    - ■ KAT 1000
    - ■ BAPS board
- ♦ 신체 기전과 자세 안정화
  - ● 이동하는 동안의 자세 정렬 인지
    - ■ 머리는 위로, 양 어깨는 편하게 아래로, 배는 안으로, 엉덩이는 모은다.
  - ● 팔을 "W" 자세로 하고 서서 벽을 따라 팔을 위로 미끄러지게 한다.
  - ● 운동하는 동안 피드백(feedback)을 위해 거울 사용
- ♦ 유연성 운동(단계 Ⅰ, Ⅱ, Ⅲ)
  - ● 신장 운동은 깊은 호흡과 함께 서서히 신장시키고 30초에서 60초를 유지하도록 하는데 반드시 준비운동 후에 시행되어야 한다.
  - ● 근육의 길이 늘이기

- Hamstrings 신장(바로 누운 자세, 앉은 자세, 선 자세)
- 장딴지근 신장(선 자세)
- 엉덩관절 굽힘근 신장(바로 누운 자세, 선 자세)

● 관절가동범위
- 바로 누운 자세에서의 발뒤꿈치 밀기
- 앉은 자세에서 무릎관절 굽힘/폄
- 선 자세에서 무릎관절 굽힘
- 엎드려 누운 자세에서 무릎관절 굽힘
- 고정 자전거〔초기에는 짧은 크랭크(short crank)〕

● 신장
- 무릎관절 굽힘을 위해 계단을 이용한 신장(stair stretch)
  - ▸ 손잡이를 잡고, 다른 쪽 하지는 지면에 무릎을 편 채로 두고, 한 쪽 하지로 한 계단을 올라서서 무릎 위쪽에 신장이 느껴질 때까지 앞으로 기댄다.
- 무릎관절 굽힘을 위해 엎드린 자세에서 수건을 이용한 신장
  - ▸ 테이블 위에 엎드린 자세로 누워, 발목 주변에 시트나 수건을 사용하여 무릎관절 굽힘을 보조해준다.
- 길게 앉은 자세나 바로 누운 자세에서 발꿈치/발목 밑에 수건을 놓고 무릎관절 폄
  - ▸ 바로 누워 발꿈치/발목 밑에 작은 배게나 말은 수건을 놓기
  - ▸ 이 자세는 장기간의 신장을 위해 이용될 수 있다.
- 무릎관절 폄을 위한 침대/평상(plinth)의 끝에 매달려 엎드려 눕기
  - ▸ 양 하지를 평상 끝으로 떨어지도록 두고 엎드려 눕는다.
  - ▸ 발목에 가벼운 무게가 가해지도록 한다.
  - ▸ 중력은 폄이 일어나는데 도움을 줄 것이다.

♦ 보행과 이동 훈련

● 기구의 도움을 받는 보행 훈련
- 단계 Ⅰ: 급성기, 수술 후 1~4일
  - ▸ 보행기
- 단계 Ⅱ: 수술 후 2~6주, 재검진
  - ▸ 보행기에서 Lofstrand 목발로 진행(2주)
  - ▸ Lofstrand 목발에서 두 개의 지팡이로 진행(3주)
  - ▸ 두 개의 지팡이에서 한 개의 지팡이로 진행(4주)

● 기구의 도움이 없는 보행 훈련
- 단계 Ⅲ: 수술 후 6~12주, 재검진
  - ▸ 한 개의 지팡이에서 기구의 도움이 없는 것으로 진행, 단 실내에 한함(8주)

● 트레드밀 걷기도 위와 같이 진행

● 폄을 증진시키기 위해 트레드밀에서 역방향으로 걷기

♦ 근 수행력

● 능동보조관절가동범위, 능동관절가동범위, 저항관절가동범위(구심성/원심성, 등척성/등장성, 수중 프로그램)를 포함하는 하지 운동 훈련

● 각각의 하지의 진행 정도에 따라 운동은 추가되거나 제외되거나 수정될 수 있다.
- 엉덩관절 굽힘
  - ▸ 발꿈치 밀기
  - ▸ 앉은 자세로 엉덩관절 굽힘
  - ▸ SLR
  - ▸ 무릎관절을 구부리거나 편 채로 선 자세에서 엉덩관절 굽힘
- 엉덩관절 벌림
  - ▸ 등척성 벌림
  - ▸ 바로 누운 자세와 선 자세에서의 벌림, 옆으로 누운 자세에서의 벌림으로 진행
- 엉덩관절 폄근
  - ▸ 선 자세에서 엉덩관절 폄
  - ▸ 엎드린 자세에서 엉덩관절 폄
  - ▸ 교각 자세(bridging)
- 무릎관절 폄근
  - ▸ 앉은 자세에서 무릎관절 폄
  - ▸ 선 자세에서 탄력밴드의 저항을 사용하여 끝 범위까지 폄
- 무릎관절 굽힘근
  - ▸ 앉은 자세에서 무릎관절 굽힘
  - ▸ 선 자세에서 무릎관절 굽힘
  - ▸ 엎드린 자세에서 무릎관절 굽힘
- 발목 발바닥쪽 굽힘
  - ▸ 발꿈치 올리기(양쪽발꿈치에서 한쪽발꿈치로 진행)
- 다수의 근육군(둔근, 사두근)

- ▶ 벽에 등을 대고 쪼그려 앉기(wall squats)
- ▶ 벽에 등을 대지 않고 쪼그려 앉기
- ▶ 상지의 보조 없이 앉았다 일어서는 동작은 높은 의자에서 시작하여 낮은 의자로 진행
- ▶ 계단 올라가기(계단의 높이는 4-6-8 inch로 진행)
- ▶ 계단 내려가기(계단의 높이는 4-6-8 inch로 진행)
- ▶ Leg press
- ▶ Total gym
- ▶ 역방향 트레드밀

자가치료와 가정 관리에서의 기능적인 훈련
FUNCTIONAL TRAINING IN SELF-CARE AND HOME MANAGEMENT

- ♦ 일상생활동작 훈련과 기구
  - ● 옷입기는 reacher(손을 사정거리까지 쉽게 닿을 수 있게 하는 장치), 손잡이가 긴 구두 주걱, 양말신기도우미(sock aid) 등을 통해 도움을 받을 수 있다.
  - ● 목욕은 손잡이가 긴 스펀지와 욕조의자를 사용함으로써 도움을 받을 수 있다.
- ♦ 도구를 사용하는 일상생활동작 훈련
  - ● 단계 Ⅰ: 급성기, 수술 후 1~4일
    - ■ Johnson 부인은 입원중일 것이고, 도구를 사용하는 일상생활동작에 참여하고 있지 않을 것이다.
  - ● 단계 Ⅱ: 수술 후 2~6주, 재검진
    - ■ Johnson 부인은 도구를 사용하는 일상생활동작에 참여하기 시작할 것이다.
    - ■ 그녀는 퇴원 후 가정요양보호사(home health aide)와 가족의 도움을 받게 될 것이다.
  - ● 단계 Ⅲ: 수술 후 6~12주, 재검진
    - ■ Johnson 부인은 양측 TKA를 받기 전에 했던 다음과 같은 집안일들을 천천히 다시 시작할 것이다:
      - ▶ 현관에 쓰레기 내다놓기
      - ▶ 식료품점에서 물건 사기
      - ▶ 집안 청소하기
        - ○ Johnson 부인은 몸을 구부리고 펴는 적절한 방법에 대해 교육받게 될 것이다.
        - ○ 그녀는 또한 바닥이나 욕조 같이 높이가 낮은 장소를 청소하기에 적합한 자세에 대해서도 교육받게 될 것이다.
- ♦ 손상 예방과 감소
  - ● Johnson 부인은 자가치료와 가정 관리를 하는 동안 손상을 예방하고, 안전에 대한 인식을 높이기 위한 원칙들에 대해 교육을 받게 될 것이다.

직장, 지역사회 그리고 여가 통합 또는 재통합에서의 기능적인 훈련
FUNCTIONAL TRAINING IN WORK, COMMUNITY, AND LEISURE INTEGRATION OR REINTEGRATION

- ♦ 단계 Ⅱ와 단계 Ⅲ: 수술 후 2~12주
  - ● 기구와 장비의 사용과 훈련
    - ■ Johnson 부인은 3주째 옥외에서 두 개의 곧은 지팡이를 사용하기 시작한다.
    - ■ 4주째 그녀는 하나의 지팡이를 사용한다.
    - ■ 그녀는 치료 기간 내내 지역사회 내 옥외활동 시 계속 하나의 지팡이를 사용한다.
    - ■ 실내에서는 지팡이를 사용하지 않음에도 불구하고, Johnson 부인은 지역사회 내에서 지팡이가 그녀에게 제공하는 안전감각을 선호한다.
  - ● 도구를 사용하는 일상생활동작 훈련
    - ■ 위에서 이미 언급한 자가치료, 가정 관리에서의 기능적 훈련 중재와 도구를 사용하는 일상생활동작 훈련을 참조.
  - ● 손상 예방과 감소
    - ■ 그녀가 손자, 손녀를 돌볼 때 몸을 구부리고 펴는 적절한 방법에 대한 교육이 이루어져야 한다.
    - ■ 그녀가 몸을 구부리기에 적당한 관절가동범위를 가지고 있는지 확인한다.
    - ■ 그녀가 몸을 구부리고 다시 펴기에 적당한 힘을 가지고 있는지 확인한다.

도수치료기술 MANUAL THERAPY TECHNIQUES

- ♦ 단계 Ⅱ: 수술 후 2~6주, 재검진
  - ● 일단 상처가 완전히 회복되면 반흔조직마사지
  - ● 무릎을 편 상태에서 수행되는 안/가쪽, 위/아래쪽의 무릎뼈 가동화(mobilization)
  - ● 넙다리네갈래근과 뒤넙다리근군, 장딴지근, 인대 또는 건막지지대의 연부조직가동화

보조기구와 장비의 적절한 처방, 적용 그리고 제작 PRESCRIPTION, APPLICATION, AND AS APPROPRIATE, FABRICATION OF DEVICES AND EQUIPMENT

- ♦ 6~8주 동안 사용되는 적응 기구
  - 높여진 변기 시트
  - 욕조 의자
- ♦ 보조 장비
  - 1~2주 동안 병원에서 보행기(walker) 사용
  - 2~3주 째는 Lofstrand 목발
  - 3~4주 째는 두개의 지팡이
  - 4~8주 째는 실내에서 한 개의 지팡이
  - 6~8주 동안 필요하다면 reacher, 스펀지, 양말신기 도우미, 구두주걱이 사용된다.

전기 치료 ELECTROTHERAPEUTIC MODALITIES

- ♦ EMS
  - 단계 Ⅰ: 급성기, 수술 후 1~4일
    - CPM을 동반한 EMS
      - 2시간 간격으로 매일 4~6시간 CPM과 함께 사용한다.
      - 램프 시간 3초
      - 300 마이크로초의 진동 진폭(pulse width of 300 microseconds)
      - 40 Hz의 주파수(frequency of 40Hz)
      - 15초의 통전(hold)과 10초의 이완(rest)
      - 안쪽넓은근 먼쪽부분과 넙다리 측면부에 전극 배치
  - 단계 Ⅱ: 수술 후 2~6주, 재검진
    - CPM은 하지 않고 EMS만 계속
      - 입원재활센터에서 매일 두 번 사용.
      - 통원환자로 일주일에 세 번 사용.
      - 6주 이후에는 중지한다.

물리적 요인과 기계 종류 PHYSICAL AGENTS AND MECHANICAL MODALITIES

- ♦ CPM
  - 단계 Ⅰ: 급성기, 수술 후 1~4일
    - 2시간 간격으로 매일 4~6시간
    - 수술 후 회복실에서 견딜 수 있는 한도 내에서 0~60° 로 1~2시간 정도 적용.
    - 응급 입원기간 동안 매일 견딜 수 있는 정도까지 관절가동범위는 증가된다.
    - CPM은 응급 입원기간 후에는 중지한다.
- ♦ 고압냉치료(냉찜질)
  - 단계 Ⅰ: 급성기, 수술 후 1~4일
    - 3시간마다 냉찜질 20분
  - 단계 Ⅱ: 수술 후 2~6주, 재검진
    - 초기에는 하루 세 번의 냉찜질이 권장되고 운동 후에 적용하는 정도로 감소된다.

예상 목표와 기대 결과 ANTICIPATED GOALS AND EXPECTED OUTCOMES

- ♦ 병리학/병태생리학에 미치는 영향
  - 관절 종창, 염증, 제한은 단계 Ⅱ, 단계 Ⅲ 동안에 해소된다.
  - 통증은 감소되고, 단계 Ⅱ가 진행됨에 따라 환자는 휴식 시 편해지고 활동 시 최소의 통증을 느낀다.
  - 연부조직의 염증, 부종, 제한은 감소되며, 단계 Ⅲ 이후 종종 종창이 생기며 단계 Ⅱ, 단계 Ⅲ 동안 부종의 해소는 계속된다.
- ♦ 손상에 미치는 영향
  - 유산소적 용량은 증가되며, 단계 Ⅲ에 환자는 6분 걷기 검사(6-Minute Walk test) 시 같은 연령대의 정상 기준에 해당하는 걷기거리를 달성할 것이다.
  - 단계 Ⅱ 동안 균형은 향상되며, 환자는 다양한 기구를 가지고 독립적으로 이동한다. 이 시기 동안 그녀는 수술 전의 기능적 상태를 회복한다. 단계 Ⅲ 동안 Berg Balance와 Functional Reach 검사에서 같은 연령대의 정상수치를 획득한다.
  - 단계 Ⅲ 동안 지구력이 향상된다.
  - 단계 Ⅲ 동안 일의 단위 당 에너지 소비량은 감소한다.
  - 단계 Ⅱ 동안 보행과 이동 능력은 향상되며, 환자는 다양한 기구를 사용하여 독립적으로 이동한다. 이 시기 동안 그녀는 수술 전의 기능적 상태로 회복한다.
  - 단계 Ⅱ 동안 피부의 보전이 향상되며, 반흔이 완전하게 치료된다.
  - 관절 보전과 가동성이 향상되며, 아탈구나 탈구는 나

타나지 않는다.

- 이 모든 단계 Ⅲ의 치료기간 동안 근육수행능력은 증가된다. 단계 Ⅲ에 그녀는 대부분의 MMT 점수에서 good~normal 등급을 받게 된다.
- 단계 Ⅱ 동안에 최적의 관절 정렬이 이루어지며, 다리 길이와 관련하여 어떠한 것도 문제되지 않는다.
- 단계 Ⅱ 동안에 자세 조절이 이루어진다.
- 모든 세 단계의 치료기간 동안 관절가동범위의 증가가 일어난다. 단계 Ⅲ에 이르면 100° 이상의 무릎관절 굽힘이 이루어진다.
- 단계 Ⅱ 동안에 체중부하의 양상이 향상되어 환자가 보행기를 벗고 점차 목발, 두 개의 지팡이, 마지막에는 하나의 지팡이로 체중부하를 할 수 있을 정도까지 증진된다.

♦ 기능적 제한에 미치는 영향

- 필수적인 자가치료, 가정 관리, 직장, 지역사회, 여가 역할을 수행하거나 다시 시작할 수 있는 능력이 Ⅱ, 단계 Ⅲ 동안에 생겨난다.
- Ⅱ, 단계 Ⅲ 동안에 보조 기구 및 장비의 유무와 상관없이 자가치료, 가정 관리, 직장, 지역사회, 여가 안에서 일상생활동작/도구를 사용하는 일상생활동작과 관련된 신체활동, 작업, 행위들을 독립적으로 수행하는 능력은 향상되며 필수적인 자가치료 및 가정 관리 역할도 다시 시작하게 된다.
- 단계 Ⅱ 동안 작업 수행에 필요한 감독의 정도는 감소된다.
- 단계 Ⅱ 초 환자가 입원재활센터로부터 퇴원했을 때 필요한 장비와 가정간호는 준비되어 있어야한다.

♦ 위험 감소/예방

- 모든 세 단계의 치료 기간 동안 수술 후 합병증은 감소한다.
- 모든 세 단계의 치료 기간 동안 위험 요소들은 감소한다.
- 모든 세 단계의 치료 기간 동안 이차적인 손상 위험은 감소한다.
- 모든 세 단계의 치료 기간 동안 안전성은 증가한다.
- 모든 치료의 세 단계 동안 증상의 자가관리는 향상된다.

♦ 건강, 웰니스, 운동에 미치는 영향

- 모든 세 단계의 치료기간 동안 건강한 습관을 촉진하는 행동, 웰니스, 예방이 습득된다.
- 모든 세 단계의 치료기간 동안 건강, 웰니스, 운동 필요에 대한 의사결정이 증가한다.
- 모든 세 단계의 치료기간 동안 운동, 건강상태, 신체능력, 신체기능이 향상된다.

♦ 사회적 자원에 대한 영향

- 모든 세 단계의 치료기간 동안 이용할 수 있는 자원들은 최대한 이용된다.
- *APTA의 물리치료 기록을 위한 지침서(APTA's Guidelines for Physical Therapy Documentation)*에 따라 환자관리기간 내내, 모든 치료환경설정에 대해 기록한다.
- 모든 세 단계의 치료기간 동안 물리치료 서비스의 이용이 최대한 활용된다.
- 모든 세 단계의 치료기간 동안 물리치료 서비스의 이용은 건강관리비용의 효과적인 사용을 야기한다.

♦ 환자/고객 만족

- 모든 세 단계의 치료기간 동안 접근, 유효성, 제공되는 서비스가 환자/고객의 마음에 든다.
- 사례는 모든 세 단계의 치료기간동안 내내 잘 관리된다.
- 모든 세 단계의 치료기간 동안 물리치료사의 임상적 숙련도와 대인관계 기술이 환자의 마음에 든다.
- 모든 세 단계의 치료기간 동안 치료의 협조가 환자의 마음에 든다.
- 모든 세 단계의 치료기간 동안 진단, 예후, 중재, 예상 목표와 기대 결과를 이해하는 환자와 가족의 지식과 인식이 증가된다.
- 모든 세 단계의 치료기간 동안 건강 상태(sense of well-being)가 증가한다.
- 모든 세 단계의 치료기간 동안 입원재활센터로부터 가정으로의 완전한 독립까지 순조로운 이행이 이루어진다.

재검사 REEXAMINATION

재검사는 치료기간 내내, 특히 치료환경이 변하였을 때 행해진다.

퇴원 DISCHARGE

Johnson 부인은 총 45회의 물리치료기간을 거쳐 그녀의 목표와 기대치를 달성한 후에 치료를 종료하였다. 이 기간은 응급실(acute care hospital)에서의 4일을 시작으로 응급재활센터에서 2주, 재가물리치료 3주, 통원물리치료 4주까지 그녀의 전체 치료기간을 포함한다. 그녀는 그녀의 목표와 기대하는 결과를 성취하였으므로 치료를 종료하였다.

사례 연구 #3:

어깨관절 전 성형술
Total Shoulder Arthroplasty

Joseph Smith씨는 왼쪽 어깨관절전성형술을 받은 70세 남자이다. 이 사례 연구는 응급기에서 시작하여 집으로 퇴원한 후 통원치료기간 내내 계속된다.

물리치료사 검진 PHYSICAL THERAPIST EXAMINATION

병력 HISTORY

- 일반적인 인적사항: Smith씨는 모국어가 영어인 70세의 백인 남성으로 왼손잡이다.
- 사회적 병력: 기혼으로 35세, 37세인 두 자녀와 두 명의 어린 손주가 있다.
- 고용/일: Smith씨의 직업은 배관공이며 3년 전에 은퇴하였다.
- 생활 환경: 그는 집으로 올라가는 계단이 있는 공동관리 아파트에 산다. 그의 침실은 2층에 있으며 주층과 2층에 화장실이 있다. 2층에 있는 화장실에는 욕조와 샤워 시설이 되어 있고 지하층의 화장실에는 샤워가 없다. 올라가는 계단의 왼쪽 편으로 난간이 있다.
- 일반적인 건강 상태
  - 일반적인 건강 인식: Smith씨는 건강상태가 양호하다고 보고하였다.
  - 신체적 기능: Smith씨는 왼쪽 팔을 머리 위에서 사용하여야 하는 활동을 할 때 제한이 있으며 기본적인 일상생활동작과 취침 시 통증이 있다고 말하였다.
  - 심리적 기능: 정상
  - 역할 기능: 남편, 아버지, 할아버지
  - 사회적 기능: Smith씨는 브릿지(카드게임)와 볼링을 한다.
- 사회/건강 습관: Smith씨는 사회생활을 위해 대략 일주일에 한두 번 술을 마시는 비흡연자이다.
- 가족력: 그의 아버지는 58세의 나이에 심장마비로 사망하였고 그의 어머니는 88세에 노환으로 사망하였다.
- 의학/외과적 병력: Smith씨는 대체로 건강이 양호한 편이지만 그의 과거 병력은 고혈압, 고콜레스테롤, 통풍의 과거력이 있다. 그의 과거 수술력은 샅굴부탈장복원술(inguinal hernia repair)과 오른쪽 아킬레스건 재건술이다. 또 하루 전에 왼쪽TSA를 받았다.
- 입원 경험: 샅굴부탈장복원술과 아킬레스건 재건술로 모두 30년 전이다.
- 이전에 있던 의학적 문제나 기타 건강관련질환: 골관절염은 처음 왼쪽 어깨에 발생하였다.
- 현재 상태/주호소
  - 수술 전 Smith씨는 계속적인 통증이 있었고 어깨관절 굽힘과 벌림 시 관절이 부딪혀 삐걱거리는 증상(grinding)이 있었다. 그의 관절가동범위는 아래와 같이 제한된다.
    - 어깨관절 굽힘=85°
    - 어깨관절 벌림=80°
    - 어깨관절 가쪽돌림=20°
    - 어깨관절 안쪽돌림= 양 골반 사이까지(to gluteal cleft)
- 기능적 상태와 활동 수준: 수술 전 그는 일상생활동작과 도구를 사용하는 일상생활동작에서 독립적이었다. Smith씨는 브릿지와 볼링을 즐긴다.
- 약물: Smith씨는 매일 Aleve, Lipitor, atenolol을 복용한다. 그는 또한 매일 종합비타민을 복용한다.
- 다른 임상적 검사: 수술 전 방사선 검사: 앞/뒤쪽(A/P), Y상의 그림("Y"), 액와에서 찍은 사진은 평평해진 위팔뼈머리, 중등도의 뼈돌기 형성, 연골하경화증, 가성낭종의 형성을 보여준다.

신체계통 조명 SYSTEMS REVIEW

- 심혈관/폐

- 혈압(BP)
  - 수술 중 혈액손실과 경막마취에 관련된 고혈압은 매우 흔하다.
  - 휴식기 혈압은 100/70 mmHg, 수술 1일 후(POD #1)
  - 수술 2일 후(POD #2) 혈압은 Smith씨의 기준인 140/85 mmH를 기준으로 할 때 정상으로 회복되었다.
- 부종: 최소한의 종창이 어깨 부위와 손에 나타났다.
- 심박수(HR): 76 bpm
- 호흡수(RR): 14 bpm

♦ 피부계
- 흉터형성 상태
  - 철침이 수술 10일 후(POD #10)까지 박혀 있다.
  - 그 때 철침은 제거되고 steri-strips가 적용된다.
  - 상처는 치유되고 있으며 반흔 형성이 시작된다.
- 피부색
  - 홍반과 반상출혈(ecchymosis)이 수술 후 절개선 주위에서 보인다.
- 피부 상태
  - 부피가 큰 드레싱이 수술실에서 부착되었고 수술 1일 후(POD #1) 더 작은 드레싱으로 감소되었다.
  - 수술 2일 후(POD #2)에 절개부위는 청결하고 건조하며 손상되지 않았음을 보여준다.
  - 배농의 어떠한 증거도 나타나지 않는다.

♦ 근육뼈대계
- 전체적인 관절가동범위: 양측 하지와 오른쪽 상지의 관절가동범위는 WFL, 왼쪽 상지에 손상이 나타나고 차후 검사를 필요로 한다.
- 전체적인 근력: 양측 하지와 오른쪽 상지의 근력은 5/5, 왼쪽 상지의 근력은 손상되었고 차후 검사를 필요로 한다.
- 전체적인 대칭성
  - 수술 전, 근육의 부피 감소가 왼쪽 어깨 부위에 나타난다.
  - 수술 후, 왼쪽 어깨 부위의 근육 부피 감소와 함께 왼쪽 어깨가 당겨올라가있다.
- 키: 5' 9" (1.80 m)
- 몸무게: 195 lbs (88.45 kg)

♦ 신경근육계
- 육안으로 본 협응운동(균형, 보행, 이동, 변화)은 모두 손상됨.

♦ 의사소통, 감정, 인지, 언어, 학습 유형
- Smith씨는 자신의 욕구를 다른 사람에게 알릴 수 있다.
- Smith씨는 사람, 장소, 시간에 대한 지남력이 있다.
- 기대되는 감정적/행동적 반응은 정상이다.
- 학습하는데 있어 어떤 장애도 언급되지 않는다.
- 안전, 기구와 장비의 사용, 일상생활동작, 운동프로그램들을 포함하는 교육이 필요하다.
- Smith씨는 귀로 듣고 시각적인 시범을 통해 가장 잘 학습한다고 말한다.

검사와 측정 TESTS AND MEASURES

♦ 인체측정학적 특징
- BMI = 705(체중[파운드]을 신장[인치]으로 나누었다)
  - BMI = 28.87
  - 환자는 과체중으로 여겨진다.
- 누르면 움푹 들어가서 한참 그대로 있는 부종(pitting edema)에 대한 촉진
  - 단계 Ⅰ: 응급기, 수술 후 1~2일
    - 1+(거의 발견되지 않음, 아주 약간)
  - 단계 Ⅱ: 수술 후 1~6주, 재검진
    - 관찰되지 않음
  - 단계 Ⅲ: 수술 후 6~12주, 재검진
    - 관찰되지 않음

♦ 보조장비 및 적용장비
- 관찰
  - 단계 Ⅰ: 응급기, 수술 후 1~2일
    - 균형을 향상시키기 위해 1주일 동안 지팡이
- 일상생활동작/도구를 사용하는 일상생활동작
  - 단계 Ⅰ: 응급기, 수술 후 1~2일
    - Smith씨는 왼쪽 상지에 제한이 있으므로 팔걸이를 착용하는 것과 벗는 것, 옷을 입는 것에 도움이 필요하다고 말한다.
  - 단계 Ⅱ: 수술 후 1~6주, 재검진
    - Smith씨는 이제 팔걸이를 혼자서 입고 벗을 수 있다.
    - 그는 또한 옷을 입고 일상생활동작을 독립적으로 수행할 수 있다.

- 장비와 기구를 사용하는 동안의 안전성
  - 단계 Ⅰ: 응급기, 수술 후 1~2일
    - Smith씨는 보조기구와 적응기구의 사용과 퇴원 전 팔걸이의 사용이 얼마나 안전한지에 대해 잘 인식하였음을 보여주었다.
  - 단계 Ⅱ: 수술 후 1~6주, 재검진
    - Smith씨는 계속 안전에 대해 잘 인식하고 있음을 보여준다.

♦ 환경, 집과 작업의 장벽

- 현재 가지고 있는 장애와 잠재적 장애
  - 단계 Ⅰ: 응급기, 수술 후 1~2일
    - Smith씨와의 면담에서, 집에서 그의 침실로 올라가는 계단이 있다는 것을 알게 되었다.
    - 주층에 있는 화장실에는 욕조와 샤워가 없다.
    - Smith씨는 은퇴하였으므로 더이상 직업적 장애는 없다.

♦ 보행, 이동 그리고 균형

- 관찰
  - 단계 Ⅰ: 응급기, 수술 후 1~2일
    - 도구의 유무와 관계없이 기능적 활동을 하는 동안 균형
      - 2일 후 환자는 필요한 경우 균형을 유지하기 위해 지지대를 사용하여 세면대에서 씻기, 이 닦기, 면도하기 등과 같은 기능적 활동을 하는 동안 균형이 좋아졌음을 알게 되었다.
    - 도구의 유무와 관계없이 정적 동적 균형
      - 초기 균형은 통증, 약증, 현기증에 따라 바뀔 수 있다.
      - 2일 후 정적 동적 균형은 지팡이를 짚으면 좋아진다.
    - 도구의 유무와 관계없이 기능적 활동을 하는 동안의 보행과 이동
      - Smith씨는 대략 1주일 동안 그의 가정환경에서 지팡이의 사용을 필요로 했다.
      - 그는 2주 동안 더 지역사회에서 지팡이의 사용을 필요로 하였다.
    - 도구의 유무와 관계없이 보행과 이동
      - 보행관찰 결과 보폭이 감소하고 속도가 감소하는 등 보행 리듬이 바뀐 것을 알게 되었다.
    - 보행, 이동, 균형 동안의 안전성
      - Smith씨는 적절한 순서를 따를 수 있고 환경과 잠재적 위험에 대한 올바른 인식을 가지고 있다.
  - 단계 Ⅱ: 수술 후 1~6주, 재검진
    - 도구의 유무와 관계없이 기능적 활동을 하는 동안 균형
      - 일주일 후 Smith씨는 더 이상 실내에서 지팡이를 필요로 하지 않는다.
      - 그는 좋은 균형감을 보이면서 샤워를 할 수 있고 간단한 식사 준비를 할 수 있다.
    - 도구의 유무와 관계없이 정적 동적 균형
      - 첫 번째 주가 끝날 무렵, 정적 동적 균형감은 도구를 사용하지 않고도 좋아진다.
    - 도구의 유무와 관계없이 기능적 활동을 하는 동안의 보행과 이동
      - Smith씨는 대략 수술 2주 후 옥외에서 지팡이의 사용을 필요로 한다.
      - 2주 후 그는 가정환경과 지역사회에서 도구 없이 안전하게 보행할 수 있다.
    - 보행, 이동, 균형 동안의 안전성
      - Smith씨는 계속해서 안전성에 대하여 잘 인식하고 있다.

♦ 피부계의 통합성

- 피부와 상처의 관찰
  - 단계 Ⅰ: 응급기, 수술 후 1~2일
    - 부피가 큰 밴드가 제거되면 홍반, 따뜻한 정도의 열감, 반상출혈이 나타난다. 수술 1일 후 (POD#1)
    - 퇴원할 무렵 배농이나 출혈은 보이지 않는다.
  - 단계 Ⅱ: 수술 후 1~6주, 재검진
    - 진료실에서 철침이 제거된다. 수술 10일 후 (POD #10)
    - Steri-strips가 상처에 적용된다.
    - 배농은 보이지 않는다.
    - 반상출혈은 옅어진다.
    - 홍반이나 열감은 증가하지 않는다.

♦ 근 수행력

- 도수근력검사

- 단계 Ⅰ : 응급기, 수술 후 1~2일
  - ▶ 양측 하지의 육안 검사는 침대에 바로 누운 상태에서 시행되었고 WNL.
  - ▶ 오른쪽 상지에 대한 육안 검사는 WNL.
  - ▶ 왼쪽 팔꿉관절 굽힘과 폄의 등척성 검사가 시행되었고 통증때문에 약간 제한된다.
  - ▶ 왼쪽 손목의 굽힘과 폄 힘은 5/5이고 쥐는 힘은 양호하다.
  - ▶ 왼쪽 어깨관절 힘은 검사되지 않는다.
  - ▶ 어깨뼈 뒷당김(retraction)=3/5
  - ▶ 어깨뼈 올림(elevation)=3/5
- 단계 Ⅱ : 수술 후 1~6주, 6주의 끝 무렵에 재검진
  - ▶ 왼쪽 어깨관절 굽힘=3-/5
  - ▶ 왼쪽 어깨관절 폄=4-/5
  - ▶ 왼쪽 어깨관절 벌림=3-/5
  - ▶ 왼쪽 어깨관절 가쪽돌림=3+/5(20° 한도 내에서)
  - ▶ 안쪽돌림은 검사되지 않는다. 능동안쪽돌림은 6주까지 허용되지 않는다.
  - ▶ 어깨관절 뒷당김=4/5
  - ▶ 어깨관절 내밈=4/5
  - ▶ 어깨관절 올림=4/5
  - ▶ 팔꿉관절 굽힘=4/5
  - ▶ 팔꿉관절 폄= 4-/5
- 단계 Ⅲ : 수술 후 6~12주, 12주 끝 무렵에 재검진
  - ▶ 왼쪽 어깨관절 굽힘=4/5
  - ▶ 왼쪽 어깨관절 폄=5/5
  - ▶ 왼쪽 어깨관절 벌림=4/5
  - ▶ 왼쪽 어깨관절 가쪽돌림=4/5
  - ▶ 왼쪽 어깨관절 안쪽돌림=4/5
  - ▶ 어깨뼈 뒷당김=5/5
  - ▶ 어깨뼈 내밈=5/5
  - ▶ 어깨뼈 올림=5/5
  - ▶ 팔꿉관절 굽힘= 5/5
  - ▶ 팔꿉관절 폄= 5/5

♦ 교정, 보호, 그리고 지지 장비
- 팔걸이는 수술 후 6주 동안 사용된다.
- 초기에는 운동과 일상생활동작 시간을 제외하고 종일 사용된다.
- 팔걸이의 사용은 취침 동안에도 계속되며 환자가 지역사회로 외출 하였을 때 상지의 과사용을 피하기 위해 사용된다.
- 팔걸이는 낮 동안 여러 번 제거될 수 있다.
- 힘든 활동을 할 때 환측 상지는 사용할 수 없다.

♦ 통증
- 통증이 없는 상태를 0, 통증이 가장 심한 상태를 10으로 나타내는 NPS(숫자로 통증의 정도를 나타내는 척도)가 사용된다.
  - 단계 Ⅰ : 급성기, 수술 후 1~2일
    - ▶ 통증의 정도는 물리치료시작 전, 활동 중, 활동이 끝난 후에 매일 측정되었다.
    - ▶ 통증의 정도는 3~6/10으로 다양했다.
  - 단계 Ⅱ : 수술 후 1~6주, 재검진
    - ▶ Smith씨는 2~4/10 정도의 통증이 있다고 말하였다.
    - ▶ 주 호소는 아침 강직과 관절가동범위 활동 시의 통증이었다.
  - 단계 Ⅲ : 수술 후 6~12주, 12주가 끝날 무렵 재검진
    - ▶ Smith씨는 신장/운동 시에만 통증이 있다고 말한다.

♦ 자세
- 관찰
  - 단계 Ⅰ : 급성기, 수술 후 1~2일
    - ▶ 자세 정렬과 위치
      - ○ 초기에 Smith씨는 왼쪽 어깨를 올림한 채 앉고 서기를 한다고 보고되었다.
      - ○ 통증과 불안이 근육 긴장을 증가시키고 잘못된 자세를 야기할 수 있다.
      - ○ 이러한 단서들을 가지고 Smith씨는 잘못된 자세를 고쳐갈 수 있다.
    - ▶ 특정 신체 부분
      - ○ 대략 90~100°의 팔꿉관절 굽힘이 이루어지도록 팔걸이의 위치를 잡는다.
      - ○ 어깨관절은 안쪽돌림과 약간 굽힘 시킨 위치에 둔다.
      - ○ Smith씨는 필요에 따라 하루에 여러 번 팔걸이를 착용하도록 교육받는다.
  - 단계 Ⅱ : 수술 후 1~6주, 재검진

▶ 자세 정렬과 위치
  ○ 7-10일의 끝 무렵에는 Smith씨는 왼쪽 어깨 부위를 이완시키기 위한 언어 자극을 더 이상 필요로 하지 않았다.
  ○ 그의 어깨는 앉거나 일어섰을 때 같은 높이에 있게 된다.
  ○ Smith씨는 운동 시 어깨 올림을 피하기 위해 언어자극을 계속 필요로 한다.
  ○ Smith씨는 이제 팔꿉관절과 슬링의 적절한 위치 잡기에 대해 이해를 잘 하고 있다.

♦ 관절가동범위
- 초기에 왼쪽 어깨관절의 관절가동범위 검사는 통증 때문에 제한된다.
- 수술 전 구축을 해결하기 위해 어깨밑근을 신장시켰으므로 수술의에 의해 가쪽 관절가동범위는 제한된다.
- 어깨밑근의 치료를 위해 필요한 6주 동안 안쪽돌림은 측정되지 않는다.
- 수술 동안 돌림근띠나 위팔두갈래근은 추가적인 손상을 받지 않았다.
- 기능적 활동을 하는 동안의 관찰
  ■ 단계 Ⅰ: 급성기, 수술 후 1~2일
    ▶ 관절가동범위는 Smith씨가 팔걸이를 한 이후로 측정되지 않는다.
    ▶ 팔걸이를 착용한 왼쪽 상지는 팔꿉관절 굽힘, 어깨관절 안쪽돌림, 약간의 어깨뼈 뒷당김, 어깨뼈 올림의 상태에 있게 된다.
  ■ 단계 Ⅱ: 수술 후 1~6주, 재검진
    ▶ 왼쪽 상지의 기능적 관절가동범위는 능동적으로 검사된다.
      ○ Smith씨는 4주째 식사하기, 옷입기, 자가치료, 정리정돈과 같은 활동을 할 때 왼쪽 상지를 사용할 수 있다.
      ○ 이러한 활동들은 팔꿉관절 굽힘/폄, 어깨뼈 내밈/뒷당김, 가쪽돌림(20°의 제한을 넘지 않는 한도 내에서)을 가능하게 해준다.
      ○ Smith씨는 계속 팔걸이를 착용한다.
  ■ 단계 Ⅲ: 수술 후 6~12주, 재검진
    ▶ Smith씨는 이제 일상생활동작에서 왼쪽 상지를 완전하게 사용할 수 있으며 더 이상 팔걸이를 착용하지 않는다.
    ▶ 그는 머리를 빗거나 지갑이 있는 그의 뒷주머니에 손 뻗기, 바지에 벨트를 두르는 것과 같은 활동을 수행할 수 있다.
    ▶ Smith씨는 단계 Ⅲ 끝으로 가면서, 손으로 등을 타고 올라가는 안쪽돌림을 수행한다.
- 각도측정기(goniometry)
  ■ 관절가동범위는 배게를 베지 않고 바로 누운 자세에서 위팔뼈 아래 수건을 말아 지지한 채 35~45°로 상지를 벌림시켜 측정한다.
  ■ 안쪽돌림은 처음에 같은 자세로 측정한다.
  ■ 어깨관절의 움직임만 측정하기 위해 어깨뼈를 고정시켜 측정한다.
  ■ 단계 Ⅰ: 급성기, 수술 후 1~2일
    ▶ Goniometry는 관절가동범위 자료의 기준을 얻기 위해 사용된다.
      ○ 어깨관절 굽힘=75°
      ○ 어깨관절 가쪽돌림=20°(의사에 의해 20°로 제한)
      ○ 어깨관절 벌림=60°
      ○ 어깨관절 안쪽돌림=35°
  ■ 단계 Ⅱ: 수술 후 1~6주, 6주 끝 무렵에 재검진
    ▶ 환자가 치료 단계를 통해 호전됨에 따라, 각도측정기는 아래와 같은 관절가동범위를 보여준다.
      ○ 어깨관절 굽힘=110°
      ○ 어깨관절 가쪽돌림=20°(의사에 의해 20°로 제한)
      ○ 어깨관절 벌림=90°
      ○ 어깨관절 안쪽돌림=흉추8번(T8) 수준까지
  ■ 단계 Ⅲ: 수술 후 6~12주, 12주 끝 무렵에 재검진
    ▶ 단계 Ⅲ에서 안쪽돌림은 환자의 척추 뒷부분을 손으로 타고 올라가게 함으로써 기능적으로 측정될 것이다. 그리고 측정은 엄지손가락 끝이 멈춘 추골 수준에서 기록될 것이다.
      ○ 어깨관절 굽힘=160°
      ○ 어깨관절 가쪽돌림=40°
      ○ 어깨관절 벌림=140°
      ○ 어깨관절 안쪽돌림=T8 수준까지

- 촉진
  - 단계 Ⅰ : 급성기, 수술 후 1~2일
    - 어깨뼈는 움직임을 평가하기위해 뒷당김한 상태에서 촉진되며 움직일 때 최소한의 제한을 지니는 것으로 나타났다.
  - 단계 Ⅱ : 수술 후 1~6주, 재검진
    - 어깨뼈는 움직임을 평가하기 위해 어깨뼈 능동관절가동범위/수동관절가동범위를 움직일 때 촉진된다.
    - 6주에 걸쳐 가동성은 증가한다.
    - 어깨뼈는 가슴어깨관절의 움직임을 평가하기 위해 능동관절가동범위의 벌림을 하는 동안 촉진된다.
    - 가슴어깨관절의 움직임은 현재도 보여지며, 6주에 걸쳐 향상되고 있다.
    - 앉은 자세에서 환자가 어깨를 으쓱 하는 동안 높이와 위치를 비교하기 위해 복장빗장관절(SC joint) 양쪽에서 촉진하였는데 아무런 차이도 나타나지 않았다.
    - 앉은 자세에서 어깨관절을 폄하는 동안 봉우리빗장관절(AC joint)을 촉진하며, 어떠한 압통(tenderness)도 보이지 않았다.

♦ 자가치료 및 가정 관리

- 면담(interview)
  - 단계 Ⅰ : 급성기, 수술 후 1~2일
    - Smith씨는 그의 집에 어떤 장애물들이 있는지 결정하기 위해 면담을 하였다.
    - Smith씨의 집 밖과 안에는 계단이 있다.
    - 수술 2일 후까지 지팡이의 도움을 받아 계단을 독립적으로 오르내릴 수 있다.
- 관찰
  - 단계 Ⅰ : 급성기, 수술 후 1~2일
    - 자가치료를 수행하는 능력은 치료 기간 중 병원 내에서 관찰된다.
    - Smith씨는 샤워나 스펀지목욕을 하는데 필요한 정도의 시간을 서 있을 수 있다.
    - 그는 오른쪽 상지를 사용하여 수도꼭지와 필요한 장비들을 조작할 수 있다.
    - 그는 이 시기에 옷 입기에서 도움을 필요로 한다.
    - 그는 reacher와 손잡이 긴 구두 주걱의 도움을 받아 외출을 할 수 있다.
  - 단계 Ⅱ : 수술 후 1~6주, 재검진
    - Smith씨는 이제 혼자서 샤워를 할 수 있다.
    - 그는 자가치료를 도와주는 적당한 장비를 안전하게 계속 사용하고 있으며 더 이상 아내의 도움은 필요로 하지 않는다.

♦ 직장, 지역사회, 여가의 통합 혹은 재통합

- 면담(interview)
  - 단계 Ⅰ : 급성기, 수술 후 1~2일
    - Smith씨는 은퇴하였으며 다시 직업을 가지지는 않을 것이다.
    - Smith씨는 이 시기에 여가 활동, 작업, 기타 활동으로 복귀하지 않고 있다.
  - 단계 Ⅱ : 수술 후 1~6주, 재검진
    - Smith씨는 브릿지 게임을 다시 할 수 있을 것이다.
  - 단계 Ⅲ : 수술 후 6~12주, 재검진
    - Smith씨는 수술의(surgeon)의 허가가 있다면 볼링을 다시 하고 싶어 한다.
    - 그의 수술(surgeon)에 의하면 볼링을 다시 하는데 예상되는 시기는 12~16주이다.
- 이동수단 평가
  - 단계 Ⅱ : 수술 후 1~6주, 재검진
    - 그의 외과의(physician)는 수술 후 6주까지는 Smith씨가 운전하는 것을 허가하지 않는다.
    - 그 무렵 그는 운전을 방해할 수도 있는 통증 약물치료를 더 이상 받지 않게 될 것이며 6주째에는 팔걸이를 더 이상 하지 않게 된다.
    - Smith씨는 자동 변속장치 자동차를 운전한다.
- 신체 능력 검사
  - 단계 Ⅲ : 수술 후 6~12주, 재검진
    - 통원 물리치료를 받는 동안 정원가꾸기나 볼링같이 그가 바라는 활동으로 복귀하는데 필요한 능력에 대한 평가가 이뤄질 것이다.
    - 단계 Ⅲ 동안에 스포츠 특이활동들(스포츠에 초첨을 맞춘 활동들:sport-specific activities)은 치료적 운동으로 통합될 것이다.

평가 EVALUATION

검진결과 70세 남성 환자로 왼쪽 어깨관절의 골관절염, 고혈압, 고콜레스테롤, 통풍을 앓고 있는 것으로 요약된다. 기혼이며 은퇴한 배관공으로 브릿지게임과 볼링을 즐기고 수술 전에는 정원가꾸기(yard work)를 하였다. 왼쪽 TSA 후 관절가동범위와 근력이 감소하였으며 자세, 보행, 균형, 이동에 문제가 있음을 알게 되었다. 그는 일상생활동작과 도구를 사용하는 일상생활동작에 어려움이 있다.

진단 DIAGNOSIS

Smith씨는 왼쪽 어깨 통증으로 동측 TSA를 받은 환자이다. 그는 보행, 이동, 균형, 근육수행능력, 자세, 관절가동범위가 손상되었다. 그는 자가치료와 가정 관리, 직장, 지역사회, 여가활동, 작업과 활동에서 기능적으로 제한이 있다. 이 결과들은 패턴 H에 있는 손상된 관절 가동성, 운동 기능, 근 수행력 그리고 관절 형성에 관련된 운동의 범위손상된 관절 가동성, 운동 기능, 근 수행력 그리고 관절 형성에 관련된 운동의 범위와 일치한다. 확인된 손상과 기능적 제한은 예후와 치료 계획을 결정할 때 언급될 것이다.

예후와 치료계획 PROGNOSIS AND PLAN OF CARE

수차례 치료과정에 걸쳐, 다음과 같은 공통적인 결과들이 확인되었다.

- ♦ 자가치료, 가정 관리, 지역사회, 여가활동과 관련된 신체활동, 작업, 행동 수행능력이 향상된다.
- ♦ 보행, 이동, 균형이 향상된다.
- ♦ 근 수행력은 증가한다.
- ♦ 신체 기능은 향상된다.
- ♦ 자세조절은 향상된다.
- ♦ 신체분절 간의 혹은 신체분절을 가로지르는 움직임의 질과 양은 향상된다.
- ♦ 위험요소는 줄어든다.
- ♦ 관절가동범위는 증가된다.

이와 같은 결과를 얻기 위해 이 환자를 위한 적합한 중재가 결정된다. 이것은 다음과 같은 것들을 포함한다: 협응, 의사소통 그리고 기록; 환자/고객 관련 교육; 치료적 운동; 자가치료와 가정 관리에서의 기능적 훈련; 직장, 지역사회, 여가활동의 통합 또는 재통합에서의 기능적 훈련; 도수치료기법; 처보조기구와 장비의 적절한 처방, 적용 그리고 제작; 물리적 요인과 기계 종류 등.

진단과 예후에 근거하여, Smith씨는 32~35번의 치료가 필요할 것으로 기대된다. 그 치료가 어떤 식으로 조목별로 나누어지는지에 대한 예는 표 8-14에서 볼 수 있다. Smith씨는 좋은 가족의 지원과 동기부여를 가지고 있으며 어떠한 수술 후 합병증도 없었다.

중재 INTERVENTIONS

선택된 중재에 대한 근거 RATIONALE FOR SELECTED INTERVENTIONS

치료적 운동 (Therapeutic exercise)

THA나 TKA와는 달리 TSA후 재활치료의 효과에 대한 명백한 증거는 거의 존재하지 않는다. 재활프로그램은 시행된 수술과정, 연부조직의 질, 골질(bone quality), 복원된 구조물들의 적절한 치료를 위해 요구되는 시간에 근거한다. 수술과정 동안 어깨관절의 앞면에 있는 구조물들(앞

표 8-14 Smith씨를 위한 물리 요법 방문 (TSA)[79]

환경설정	빈도	기간	물리치료횟수
병원 급성 간호	날마다	2일	2
외래환자	주당 3번	6주	18
외래환자	주당 2번	4주	8
외래환자	주당 1번	4주	4

관절낭과 어깨밑근)은 분리된 후 수술적으로 복원된다. 수술 전 앞관절낭의 구축이 일반적이므로 관절낭과 어깨밑근의 길이를 늘려줄 필요가 있다. 안쪽돌림 강화는 어깨밑근이 치유되는 대략 6주 동안은 제한된다. 가쪽돌림 관절가동범위 또한 이때 제한될 수 있다. 돌림근띠의 복구가 이루어졌는지 가쪽돌림 강화에 어떤 제한이 있는지를 물리치료사가 아는 것은 중요하다. 이 사례발표에서 돌림근띠는 손상되지 않았으며 어깨밑근과 앞관절낭은 신장되었다.

문헌고찰을 통해 수동/능동보조운동으로부터 능동운동으로 진행되어지는 것을 알 수 있다. 적극적인 신장과 강화는 마지막 단계에 허용된다. 조기 가동화는 치료에 방해되지 않는 한도 내에서 반드시 필요하다. 장기간의 고정과 부적절한 재활은 결과적으로 어깨관절 강직과 관절가동범위의 감소를 가져올 수 있는 반면 지나치게 적극적인 치료는 어깨밑근의 치유를 위협할 수 있다.

어깨관절복합체가 다관절로 이루어졌다는 것을 기억하는 것 역시 중요하다. 어깨관절뿐만 아니라, 가슴어깨관절, 봉우리빗장관절, 복장빗장관절 모두 고려되어야 한다. 관절의 부하를 최소화하고 길이와 장력의 관계를 최적화 하고 위팔뼈머리를 어깨뼈오목(glenoid)의 중앙에 위치시키고 올림을 최대화하기 위해 반드시 어깨뼈면에서 움직이는 것이 필요하다. 가슴어깨관절 움직임은 어깨관절의 벌림을 필요로 하기 때문에 어깨뼈을 평가하는 것 역시 중요하다. 가슴어깨관절과 위팔어깨리듬을 정상화시키는 것이 꼭 필요하다. 돌림근띠, 세모근, 등세모근, 마름근, 앞톱니근, 어깨올림근, 넓은등근, 큰가슴근, 작은가슴근, 어깨올림근은 TSA 후 환자를 재활시킬 때 물리치료사에 의해서 반드시 평가되어야 한다.

CPM과 같은 등속성장비가 외래환자 조절을 위해 수동관절가동범위운동을 위한 수동적 방법으로 사용될 수 있다. 이 요법은 관절가동범위에 도움을 주기 위해 병원에서 사용될 수 있다.

관절가동범위와 근력뿐만 아니라, 고유수용감각을 고려하는 것이 중요하다. 고유수용감각은 지면에서 또는 수중에서 작용될 수 있다. 신경근조절은 율동적 안정성과 PNF 운동으로 획득될 수 있다.

수치료는 관절가동범위를 위한 상지의 지지를 도와주고 고유수용감각을 제공하며 근력을 증가시키는데 이용될 수 있다. 물의 부력은 관절가동범위를 위해 상지를 지지하는데 이용될 수 있다. 물속에서의 움직임이 느리면 느릴수록 저항은 적어질 것이다. 따뜻한 물은 더 큰 관절가동범위를 허용하여 근육이완을 증가시키는데 도움이 될 수 있다. 움직임의 속도를 증가시키는 것은 근육강화를 위한 저항을 제공하게 된다.

Healy는 TSA를 포함하여 TJA를 받은 후 안전과 적절한 활동에 대한 문헌고찰을 하였다. THA와 TKA를 받은 환

표 8-15 TSA 후 운동으로 복귀를 위한 추천[79]

허용	유 경험시 허용	비추천	결정되지 않음
볼링	활강스키	미식축구	야구/소프트볼
조정	골프	체조	펜싱
크로켓	스케이팅	하키	핸드볼
크로스 컨트리 스키	사격	암벽등반	고강도 에어로빅
댄싱			승마
복식 테니스			라크로스
승마			라켓볼, 스쿼시
저강도 에어로빅			롤러스케이팅, 인라인 스케이팅
자전거 타기 (road and stationary bicycling)			노젓기
셔플 보드			단식 테니스
빠른 보행/조깅			축구
Stationary skiing (Nordic track)			체중부하운동
수영			

자들은 고강도 부하 운동을 피해야 한다. 어깨관절 전치환술의 경우에 어깨관절의 부하는 고려될 필요가 있다. 운동으로 복귀하는 것을 고려할 때 그것이 우세팔인지 비우세팔인지에 대해 생각하는 것 또한 중요하다. Table 8-15는 TSA 후 운동으로의 복귀를 위해 권장되는 것들에 대한 The American Shoulder and Elbow Surgeons Society 회원들의 설문 결과를 보여준다.

자가치료와 가정 관리에서의 기능적인 훈련 (Functional training in self-care and home management)

TSA 전과 직후의 관절가동범위 손실은 자가치료에 어려움을 가져올 수 있다. 안쪽돌림의 손실은 화장실사용, 벨트 착용, 바지 속으로 셔츠 집어넣기 등에 어려움을 야기할 수 있으며 가쪽돌림의 손실은 손을 뻗어 물건집기와 옷입기, 머리 빗기를 어렵게 만든다. 수술 후 팔걸이의 사용은 자가치료에 어려움을 증가시킨다.

물리적 요인과 기계 종류 (Physical agents and mechanical modalities)

고압냉치료(Cryotherapy)는 통증과 종창을 조절하는데 사용될 수 있다. 비록 심부조직이 얼음, gel packs, Cryo cuff device로 적절히 차가와지지는 않는다 하더라도 피부와 피하를 차게 함으로써 부수적으로 통증의 감소를 가져올 수 있다.

CPM의 사용은 TSA의 경우에는 잘 기록되어 있지 않다. Craig는 다양한 어깨 수술을 받은 사람들을 대상으로, 한 집단은 CPM을 받도록 하고 다른 한 집단은 CPM을 받지 않도록 하여 두 집단에 대한 실험결과를 보고하였다. CPM을 받은 집단은 통제집단에 비해 더 빨리 같은 관절가동범위에 도달하였다. 그는 또한 CPM 집단에서 수술 후 통증이 더 적었다고 보고하였다. 그는 어깨관절수술 후 CPM의 사용이 어떠한 부정적인 결과도 가져오지 않았다고 결론지었다.

협응, 의사소통 그리고 기록 COORDINATION, COMMUNICATION, AND DOCUMENTATION

치료에 관한 모든 구성요소에 관해 Smith씨 부부와 의사소통을 하여 그의 치료프로그램을 보조할 것이다. 이것은 입원 시에 시작하여 통원재활치료와 지역사회와 여가활동으로 복귀 시까지 계속될 것이다. 영양사에게 의뢰될 것이며 환자관리에 대한 모든 요소들은 기록될 것이다.

- 기관과의 협조는 다음과 같은 것을 포함한다.
  - 장비 공급자(equipment suppliers)
    - 곧은 지팡이(straight cane)
    - Reacher 와 구두주걱
    - 활차(pulleys)
- 치료환경(settings)에 대한 기록은 다음과 같은 것을 포함한다:
  - Smith씨의 재검사 시 손상, 기능적 제한, 불능에 있어서의 변화
  - 전체 치료 기간에 걸친 중재의 변화
  - 전체 치료 기간 동안 내내 중재의 결과

환자/고객 관련 교육 PATIENT/CLIENT-RELATED INSTRUCTION

교육은 수술 전에 시작된다. Smith씨는 수술 전 의사로부터 TSA에 관한 읽기자료를 받았다. Smith씨는 또한 수술을 결정하기 전에 한 달간의 물리치료에 참가하였으며 이 통원 물리치료에 참가하는 동안 관절가동범위 운동과 강화운동에 대해 교육받았다. 수술 전 물리치료는 수술 후 프로그램을 보여주고 환자를 교육하고 목표와 기대치를 설정하는 과정을 시작할 수 있는 기회를 제공한다.

적당한 운동과 전신운동 원칙과 재가운동프로그램의 준수에 대해 토론하여야 하고, 임플란트의 수명에 미치는 활동의 영향 또한 환자에게 전해져야 한다. 여가활동 중 기능적 훈련이라는 상황 하에서 적절한 활동들에 어떤 것이 있는지 논의될 것이다.

편하게 잠을 잘 수 없는 것이 수술 전과 후의 주호소이므로 Smith씨에게 불편함을 줄이기 위한 새로운 취침자세에 대한 교육시켜 주어야 한다.

환자/가족은 Smith씨의 재가운동프로그램의 중요성과 기대할 수 있는 결과에 대해 이해하게 될 것이다. 그들은 그의 전 치료기간에 걸친 그의 개인적인 치료계획, 위험요소, 전반적인 건강, 웰니스, 운동에 대해 교육받게 될 것이다. 그들은 진행하는 운동프로그램에 대한 교육 및 수정을

받게 될 것이다. Smith씨의 아내는 아래와 같은 사항을 이해하게 될 것이다.

- ♦ 협력적이어야 할 필요
- ♦ 운동프로그램의 중요성에 대해 환자에게 상기시키는 방법들

비정상적인 상처 치유에 대한 교육은 아래와 같은 징후들에 대한 지식을 포함하게 될 것이다:

- ♦ 열, 오한, 홍반, 부종, 배농, 통증을 포함하는 감염
- ♦ 환측 상지의 감각 혹은 운동의 소실을 포함하는 신경혈관장애

수술 후 즉각적인 새로운 취침자세에 대한 교육은 아래와 같은 것을 포함한다:

- ♦ 똑바로 누워 자는 대신 한쪽으로 기울어진 자세로 자는 것
- ♦ 위팔뼈 아래 감은 타올이나 베개를 놓아 지지한다.

팔걸이를 이용하는 것, 적절한 적용, 자세에 대한 교육이 제공될 것이다. 환자는 또한 적절한 식이에 대하여서도 교육을 받게 될 것이다.

치료적 운동 THERAPEUTIC EXERCISE

이 사례의 경우 수술 후 즉시 가쪽돌림 제한이 나타났다. 수술 후 다음과 같은 고려사항에 대한 의사의 의뢰가 있다: 가쪽돌림은 6주간 20° 로 제한되고 능동 안쪽돌림은 6주간 제한된다. 팔걸이는 6주간 착용하도록 한다.

비록 운동과 관절가동범위를 적절히 향상시켜 나가는 동안 내내 물리치료사에게 지침이 되는 치료 단계가 있다 하더라도, 재검사와 이전 목표의 달성에 근거하여 환자를 진척시켜 나가는 것이 반드시 필요하다.

- ♦ 유산소 능력/지구력 상태
  - ● 단계 Ⅱ와 단계 Ⅲ: 수술 후 1~12주, 재검진
    - ■ 산소용량을 유지하거나 증가시키기 위한 보행프로그램
      - ▸ 거리와 시간을 견딜 수 있는 한도 내에서 증가시켜 나가는 보행
    - ■ 산소용량을 유지하거나 증가시키기 위한 고정된(stationary) 자전거
      - ▸ 거리와 시간을 견딜 수 있는 한도 내에서 증가시켜 나간다.
- ♦ 신체 기전과 자세 안정화
  - ● 단계 Ⅱ: 수술 후 1~6주, 재검진
  - ● 자세정렬인지(postural alignment awareness)
    - ■ 왼쪽 어깨가 잡아당겨져 올라가는 것을 피하기 위한 이완
    - ■ 적절한 어깨의 위치(예를 들어, 어깨가 잡아당겨져 올라가는 것을 피하기 위해)를 위해 운동하는 동안 거울 사용
  - ● 어깨뼈 운동
    - ■ 어깨뼈의 내밈/뒷당김, 올림/내림
    - ■ 능동보조운동에서 능동, 저항운동으로 진행
- ♦ 유연성 운동
  - ● 신장운동은 깊은 호흡과 함께 천천히 행하는 것이 좋으며 견딜 수 있는 정도까지, 이상적으로는 30초 정도, 숨을 멈추는 것이 함께 이루어져야 하고 반드시 준비운동 후에 시행되어야 한다.
  - ● 단계 Ⅰ: 응급 입원기. 수술 후 1~2일
    - ■ 팔꿉관절, 손목, 손의 능동관절가동범위 운동
    - ■ 진자(codman) 운동: 몸통에서 시작된 움직임을 통해 팔을 움직일 수 있는 운동량(momentum)이 가능하도록 상지를 이완시킨다.
      - ▸ 시작자세: 선 자세로 엉덩관절을 굽힘시킨 채, 환측 상지를 앞/뒤, 왼오른쪽, 시계 방향으로 원그리기, 반시계 방향으로 원그리기가 가능하도록 몸을 움직인다.
    - ■ 어깨뼈 면에서 수동관절가동/능동보조관절가동 앞쪽굽힘
      - ▸ 시작 자세: 바로 누운 자세로 위팔뼈 아래 타올을 감아서 폄방향으로 팔이 내려 가는 것을 막고 어깨뼈 면을 유지.
      - ▸ 굽힘방향의 움직임은 치료사, 가족 구성원, 환자 본인이 자신의 손을 서로 맞잡아서 혹은 지팡이를 잡음으로써 도움을 받게 된다.
    - ■ 수동관절가동 가쪽돌림은 어깨뼈 면에서 20° 로 제한된다.
      - ▸ 시작 자세: 바로 누운 자세로 위팔뼈 아래 타올을 감아서 폄방향으로 팔이 내려 가는 것을 막고 어깨뼈 면을 유지.

- ▸ 가쪽돌림은 치료사, 가족 구성원, 지팡이, 혹은 반대쪽 상지에 의해 도움을 받는다.
- ■ 수동관절가동 벌림
  - ▸ 시작자세: 바로 누운 자세로 위팔뼈 아래 감은 타올을 놓아 폄방향으로 팔이 내려가는 것을 막고 어깨뼈 면을 유지.
  - ▸ 벌림은 치료사, 가족 구성원, 지팡이에 의해 도움을 받는다.
- ■ 능동관절가동어깨뼈 뒷당김
  - ▸ 시작자세: 팔걸이를 한 채 의자에 앉은 자세
  - ▸ 양 어깨뼈을 당겨 뒷당김 한다.

- ● 단계 Ⅱ: 수술 후 1~6주 재검진
  - ■ 먼쪽부분 능동관절가동범위운동은 계속한다.
  - ■ Codman(진자)운동을 계속한다.
  - ■ 앞쪽굽힘, 가쪽돌림, 벌림 수동관절가동범위운동을 계속한다.
    - ▸ 벌림시 어깨뼈의 움직임을 관찰한다.
  - ■ 어깨뼈의 능동관절가동범위 운동
    - ▸ 어깨뼈 내밈/뒷당김과 올림/내림
    - ▸ 옆으로 누운 자세
      - ○ 능동보조운동에서 능동운동으로 진행
      - ○ 어깨뼈의 움직임을 평가
  - ■ 진자운동
    - ▸ 어깨를 올리지 않고 체간을 옆으로 구부리지 않으며 등을 구부리지 않는 것과 어깨뼈 면에서 움직이는 것을 강조하면서 도르래 정면에 선다.
- ● 단계 Ⅱ 후기: 수술 후 4~6주
  - ■ 수치료
    - ▸ 관절가동운동은 어깨까지 물에 잠긴 상태에서 풀(pool)에서 시행될 수 있다.
    - ▸ 절개부위는 완전히 회복되어야만 한다.
  - ■ 준비운동을 위한 Airdyne bicycle
    - ▸ 무저항
    - ▸ 2~3분에서 시작하여 견딜 수 있는 한도 내에서 10분까지 증가시켜나간다.
  - ■ 준비운동을 위한 상체 근육힘 기록기(ergometer)
    - ▸ 무저항
    - ▸ 2~3분에서 시작하여 견딜 수 있는 한도 내에서 10분까지 증가시켜나간다.
- ● 단계 Ⅲ: 수술 후 6~12주, 재검진
  - ■ 가쪽돌림 관절가동범위제한이 없어진다.
    - ▸ 20°를 넘는 부드러운 신장운동을 시작하여 견딜 수 있는 한도 내에서 늘려간다.
  - ■ 안쪽돌림 수동 관절가동범위 운동과 능동 관절가동범위 운동을 시작한다.
    - ▸ 견딜 수 있는 한도 내에서 사지를 벌림하여 바로 누운 자세에서 시작한다.
    - ▸ 선 자세에서 등까지 기능적 신장을 할 수 있을 때까지 증가시켜 나간다.
  - ■ 움직임이 향상되는 정도와 견딜 수 있는 한도 내에서 끝 범위까지 신장한다.
  - ■ 뒤쪽 관절낭 신장
    - ▸ 앉거나 선 자세로 가슴을 가로질러 팔 잡아당기기(수평 모음)
    - ▸ 30초 정지

♦ 보행과 이동 훈련

- ● 단계 Ⅰ: 응급 입원기. 수술 후 1~2일
  - ■ 곧은 지팡이를 가지고 보행훈련
- ● 단계 Ⅱ: 수술 후 1~6주 재검진
  - ■ 도구 없이 보행훈련

♦ 근 수행력

- ● 단계 Ⅰ: 응급 입원기. 수술 후 1~2일
  - ■ 이 시점에서 강화운동은 하지 않는다.
- ● 단계 Ⅱ: 수술 후 1~6주 재검진
  - ■ 최대하(submaximal) 등척성운동을 시작한다.
    - ▸ 선 자세로 팔꿉관절을 90°한 채 벽 밀기(앞쪽굽힘, 폄, 벌림, 가쪽돌림)
  - ■ 어깨뼈 관절가동범위 운동을 도수저항(manual resistance)에 따라 증가시킨다.
    - ▸ 어깨뼈 내밈, 귓당김, 올림, 내림
    - ▸ 옆으로 누운 자세
      - ○ 초기에는 치료사에 의해 도움을 받는다.
      - ○ 환자에 의해 능동적으로 수행된다.
      - ○ 치료기간동안 치료사에 의해 저항이 적용된다.
- ● 단계 Ⅱ 후기: 수술 후 4~6주
  - ■ 탄력밴드(elastic band) 운동
    - ▸ 어깨관절 굽힘, 폄, 벌림, 가쪽돌림
    - ▸ 어깨뼈 뒷당김

- 가벼운 부하로 등장성 운동
  - 양 어깨를 으쓱하기
  - 팔꿉관절 굽힘
  - 팔꿉관절 폄
  - 손목 굽힘과 폄
  - 아래팔 엎침와 뒤침
- 어깨뼈 안정화
  - 양 상지에 부하를 가한 상태로, 안정된 평상(plinth)에서 시작하여 점차 불안정한 표면(운동볼)으로 진행한다.
  - 최소의 앞쪽 굽힘에서 시작하여 증가된 앞쪽 굽힘 자세로 진행한다.

- 단계 Ⅲ: 수술 후 6~12주, 재검진
  - 능동적인 안쪽돌림을 시작하도록 허용한다.
  - 안쪽돌림 강화운동으로 진행한다.
    - 등척성운동으로 시작한다(최대하).
    - 탄력밴드로 진행한다.
    - 부하
  - 수동저항운동(PRE)
    - 앞쪽굽힘
    - 가쪽돌림
    - 안쪽돌림
    - 흉곽압박(chest press)
    - 노 젓기
    - Cable column
    - 넓은등근 pull down
  - 견딜 수 있는 정도까지 어깨뼈 안정화 운동을 계속 진행한다.
  - PNF 패턴은 어깨뼈, 어깨관절, 팔꿉관절, 아래팔, 손목, 손가락에 움직임을 제공한다.
    - 움직임은 먼쪽부분 에서 시작해서 몸쪽부분으로 움직이며 바로 누운 자세에서 시작하여 점차 앉은 자세 또는 선 자세, 수중에서 하는 운동으로 진행해 나간다.
    - PNF pattern은 저항없이 시작하여 점차 저항을 주는 것으로 진행해 나간다.
    - D1 굽힘
      - 어깨관절에서의 움직임: 굽힘, 모음, 가쪽돌림
      - 어깨뼈에서의 움직임: 올림, 가쪽돌림, 위쪽돌림
    - D1 폄
      - 어깨관절에서의 움직임: 폄, 벌림, 안쪽돌림
      - 어깨뼈에서의 움직임: 내림, 모음, 아래쪽돌림
    - D2 굽힘
      - 어깨관절에서의 움직임: 굽힘, 벌림, 가쪽돌림
      - 어깨뼈에서의 움직임: 올림, 모음, 위쪽돌림
    - D2 폄
      - 어깨관절에서의 움직임: 폄, 모음, 안쪽돌림
      - 어깨뼈에서의 움직임: 내림, 벌림, 아래쪽돌림
    - 율동적 안정화(rhythmic stabilization)
      - 이들 운동을 시작하기 전에 환자는 적절한 관절가동범위를 가지고 있어야 한다.
      - 체간 가까이에서 시작하여 점차 굽힘과 벌림을 하여 몸으로부터 멀어지면서 다양한 관절각도에서 움직여야 한다.
      - 힘(force)은 치료사에 의해, 반대 힘(counter force)은 환자에 의해 적용된다.
      - 바로 누운 자세에서 시작하여 앉은 자세, 선 자세로 진행한다.
  - 팔굽혀 펴기
    - 벽을 미는 것으로부터 시작해서 평상으로(plinth)로 진행한다.
    - Smith씨는 바닥에서 팔굽혀 펴기하는 것까지 진행하지는 않는다.
  - 운동 특이 훈련(운동에 초점을 맞춘 훈련: sport-specific training)
    - 볼링의 모의실험(simulation)은 의학용 볼(medicine ball)을 사용
    - 던지고 잡는 것은 다양한 관절가동범위의 각도를 이용한 의학용 볼 사용

자가치료와 가정 관리에서의 기능적인 훈련
FUNCTIONAL TRAINING IN SELF-CARE AND HOME MANAGEMENT

♦ 자가치료와 가정 관리
- 의복착용은 리쳐(reacher)와 긴 손잡이가 달린 구두주걱을 사용하여 도움을 받는다.
- Smith씨는 일상생활동작을 위해 팔걸이를 입고 벗는

것을 배운다.

- Smith씨는 집안에서 이동을 위해 대략 1주 동안 지팡이를 사용할 것이다.
- 그는 수술 10일 후 철침이 제거될 때까지 스폰지를 사용하여 목욕을 할 것이다.
- 그 후에는 서서 샤워를 하게 되어 더 이상 욕조의자와 긴 손잡이가 달린 스펀지는 필요하지 않게 된다.

♦ 도구를 사용하는 일상생활동작 훈련
- 단계 Ⅰ 동안 Smith씨는 입원해 있게 되어 도구를 사용하는 일상생활동작에 참여하지 않을 것이다.
- 단계 Ⅱ 동안 Smith씨는 도구를 사용하는 일상생활동작에 참여하기 시작한다.
- 단계 Ⅲ 동안 Smith씨는 서서히 그가 TSA를 받기 전에 해왔던 아래와 같은 집안일들을 다시 시작하게 된다:
  - 쓰레기 밖에 내놓기
  - 옥외에 있는 식물들 물주기

♦ 부상 예방 혹은 교정
- Smith씨는 자가치료와 가정 관리 동안 부상을 예방하고 안전에 대한 인식을 높이기 위한 원칙들에 대해 교육을 받게 된다.

직장, 지역사회 그리고 여가 통합 또는 재통합에서의 기능적인 훈련 FUNCTIONAL TRAINING IN WORK, COMMUNITY, AND LEISURE INTEGRATION OR REINTEGRATION

Smith씨의 회복 단계 Ⅱ와 단계 Ⅲ동안 아래와 같은 중재가 있게 될 것이다.

♦ 기구와 장비의 사용과 훈련
- Smith씨는 총 3주 동안 지역사회에 외출 시 지팡이를 사용한다.

♦ 도구를 사용하는 일상생활동작 훈련
- 위에서 이미 언급한 자가치료, 가정 관리에서의 기능적 훈련 중재와 도구를 사용하는 일상생활동작훈련을 참조.

♦ 여가활동과 훈련
- 운동과 여가활동으로 복귀하기 전에 Smith씨는 그의 의사에게 허락을 받아야하며 아래와 같은 것들을 증명하여야 한다.
  - 특정 활동을 하기 위한 모든 관절에서의 적절한 관절가동범위
  - 5/5의 근력
  - 모든 관절에서의 적절한 유연성
- Smith씨에게 볼링과 정원가꾸기를 다시 할 수 있도록 준비시키기 위한 운동-특이활동(운동에 초점을 맞춘 활동: sport-specific activities)(sport-specific 치료적 운동 중재를 참조)

도수치료기술 MANUAL THERAPY TECHNIQUES

♦ 단계 Ⅱ와 단계 Ⅲ: 수술 후 1~12주 재검진
- 큰가슴근, 세모근, 등세모근, 넓은등근의 연부조직 가동화(soft tissue mobilization)

보조기구와 장비의 적절한 처방, 적용 그리고 제작 PRESCRIPTION, APPLICATION, AND AS APPROPRIATE, FABRICATION OF DEVICES AND EQUIPMENT

♦ 팔걸이
- 단계 Ⅰ: 응급 입원기, 수술 후 1~2일
  - 팔걸이는 수술 후 즉시 착용한다.
  - 운동과 목욕을 할 때만 제거된다.
  - Smith씨와 그 아내는 팔걸이의 적절한 사용과 위치에 대해 교육받는다.
- 단계 Ⅱ: 수술 후 1~6주, 재검진
  - 팔걸이는 수술 후 6주간 사용된다.
  - 운동과 일상생활동작을 위해서 제거된다.

물리적 작용제와 역학적 기구 PHYSICAL AGENTS AND MECHANICAL MODALITIES

♦ 고압냉치료(cryotherapy)
- 단계 Ⅰ: 응급 입원기, 수술 후 1~2일
  - 3시간마다 고압냉치료를 20분간 적용한다.
- 단계 Ⅱ: 수술 후 1~6주, 재검진
  - 고압냉동치료는 초기에 하루 3번 권장되고 운동 후에 적용하는 정도로 감소된다.

♦ CPM
- 단계 Ⅰ: 응급 입원기, 수술 후 1~2일
  - 의사의 제한에 따라 치료 설정

- 하루 4~6시간
- 단계 Ⅱ: 수술 후 1~6주, 재검진
  - 의사의 제한 내에서 견딜 수 있을 정도로 치료를 증가시킨다.
  - 1주일 후 재가 CPM은 중지한다.

♦ 등속성 수동관절가도범위운동(isokinetic PROM)
- 단계 Ⅱ: 수술 후 1~6주, 재검진
  - 의사의 제한 내에서 견딜 수 있을 정도로 치료 설정을 증가시킨다.
  - 환자의 ROM이 향상되면 중지한다.

예상 목표와 기대 결과
ANTICIPATED GOALS AND EXPECTED OUTCOMES

♦ 병리학/병태생리학에 미치는 영향
- 단계 Ⅱ 동안 부종, 림프부종, 삼출물은 감소한다.
- 단계 Ⅱ 동안 관절 종창, 염증, 제한은 감소한다.
- 단계 Ⅱ의 후반기 동안 통증은 감소하고 그 때 환자는 경미한 통증을 동반한 아침 강직이 있다고 말한다.
- 단계 Ⅱ 동안 연부조직염증, 부종, 제한은 감소한다.

♦ 손상에 미치는 영향
- 단계 Ⅱ 동안 산소용량은 증가한다.
- 단계 Ⅱ 초기 동안 균형은 증가하고 환자는 더 이상 지팡이를 사용하지 않는다.
- 단계 Ⅱ 동안 지구력은 증가한다.
- 보행과 이동은 향상되고 지팡이는 1~2주 동안 사용되고 그 이후는 사용되지 않는다.
- 단계 Ⅱ동안 피부 보존은 향상되고 절개선은 완전히 회복된다.
- 모든 치료의 세 단계 동안 관절 보존과 운동성은 향상된다.
- 관절 안정성은 향상되고 더 이상 아탈구와 탈구는 일어나지 않는다.
- 단계 Ⅲ 동안 근 수행력은 증가하여 정상적인 근력을 획득할 정도로 좋아진다.
- 최적의 관절정렬이 6주 동안 팔걸이를 하고 유지된다.
- 신체 부위에 가해지는 최적의 부하가 단계 Ⅱ와 단계 Ⅲ 후기 동안에 획득된다.
- 단계 Ⅱ 동안 자세조절이 향상된다.
- 모든 치료의 세 단계 동안 관절가동범위는 증가한다.

♦ 기능적 제한에 미치는 영향
- 단계 Ⅱ와 Ⅲ 동안 자가치료, 가정 관리, 직장, 지역사회, 여가에 있어, 도구의 사용 유무와 관계없이, 일상생활동작과 도구를 사용하는 일상생활동작(ADL/IADL)에 관련된 신체활동, 작업, 행동을 독립적으로 수행하는 능력은 향상된다.
- 단계 Ⅱ와 단계 Ⅲ 동안 작업수행에 필요한 감독의 수준은 감소된다.
- 필요한 장비와 통원치료 서비스는 단계 Ⅰ 동안 환자가 집에 도착했을 때 준비되어 있어야 한다.
- 필수적인 자가치료, 가정 관리, 작업, 지역사회, 여가 역할을 수행하거나 다시 시작하는 능력은 단계 Ⅱ와 단계 Ⅲ 동안 향상된다.

♦ 위험 감소/예방
- 모든 세 단계의 치료기간 동안 수술 후 합병증은 감소한다.
- 모든 세 단계의 치료기간 동안 신체부분의 보호는 증가한다.
- 모든 세 단계의 치료기간 동안 위험 요소들은 감소한다.
- 모든 세 단계의 치료기간 동안 건강상태의 재발위험은 감소한다.
- 모든 세 단계의 치료기간 동안 이차적인 손상 위험은 감소한다.
- 모든 세 단계의 치료기간 동안 안전성은 증가한다.
- 모든 세 단계의 치료기간 동안 증상의 자가 관리는 향상된다.

♦ 건강, 웰니스, 운동에 미치는 영향
- 모든 세 단계의 치료기간 동안 건강한 습관을 촉진하는 행동, 웰니스, 예방이 습득된다.
- 모든 세 단계의 치료기간 동안 건강, 웰니스, 운동(fitness) 필요에 대한 의사결정이 늘어난다.
- 모든 세 단계의 치료기간 동안 운동, 건강상태, 신체능력, 신체기능이 향상된다.

♦ 사회적 자원에 대한 영향
- 모든 세 단계의 치료기간 동안 이용할 수 있는 자원들은 최대한 이용된다.
- APTA의 *물리치료 기록을 위한 지침서(APTA's Guidelines for Physical Therapy Documentation)*에

따라 환자관리기간 내내, 모든 치료환경설정을 기록한다.

- 모든 세 단계의 치료기간 동안 물리치료 서비스의 이용이 최대한 활용된다.
- 모든 세 단계의 치료기간 동안 물리치료 서비스의 이용은 건강비용의 효과적인 사용을 가져온다.

♦ 환자/고객 만족

- 모든 세 단계의 치료기간 동안 접근, 유효성, 제공되는 서비스가 환자/고객의 마음에 든다.
- 사례는 모든 세 단계의 치료기간 동안 내내 관리된다.
- 모든 세 단계의 치료기간 동안 물리치료사의 임상적 숙련도와 대인 기술이 환자의 마음에 든다.
- 모든 세 단계의 치료기간 동안 치료의 협조가 환자의 마음에 든다..
- 모든 세 단계의 치료기간 동안 진단, 예후, 중재, 예상 목표와 기대 결과를 이해하는 환자와 가족의 지식과 인식이 증가된다.
- 모든 세 단계의 치료기간 동안 건강상태(sense of well-being)가 증가한다.
- 모든 세 단계의 치료기간 동안 입원재활센터로부터 가정으로의 완전한 독립까지 순조로운 이행이 이루어진다.
- 모든 세 단계의 치료 기간 동안 스트레스 인자들이 감소된다.

재검사 REEXAMINATION

재검사는 치료기간 내내, 특히 치료환경이 변하거나 관절 가동범위의 제한이 없어졌을 때 행해진다.

퇴원 DISCHARGE

Smith씨는 총 32회의 물리치료기간을 거쳐 그의 목표와 기대치를 달성한 후에 치료를 종료하였다. 이 기간은 응급기 병원치료에서 시작하여 집으로 퇴원하여 통원물리치료를 받은 후까지 그의 전체 치료기간을 포함한다. 그는 그의 목표와 기대하는 결과를 성취하였으므로 치료를 종료하였다.

사례 연구 #4:

손허리손가락관절의 임플란트 관절성형술
Metacarpophalangeal Joint Implant Arthroplasty

Ruth Solomon 부인은 류마토이드 관절염을 앓고 있고 오른쪽 손허리손가락관절(Ⅱ-Ⅴ)임플란트 성형술과 오른쪽 모든 손가락의 몸쪽손가락관절에 관절유합술을 시행한 56세의 오른손잡이 여성이다.

물리치료사 검진 PHYSICAL THERAPIST EXAMINATION

병력 HISTORY

♦ 일반적인 인적사항: Solomon 부인은 56세의 오른손잡이 백인 유대계 여성으로 대학을 졸업하였고, 영어를 모국어로 사용한다.

♦ 사회적 병력: Solomon 부인은 기혼이며 25세, 27세인 두 딸과 두 명의 손주가 있다. 두 딸과 그 가족은 모두 그들 부모로부터 10마일 반경 내에 살고 있다.

♦ 고용/일: Solomon 부인은 5학년 초등학교 교사로 근무하다 은퇴하였고 유대인 지역 사회에서 위원으로 활동하고 있다. 그녀의 관심사는 남편과 여행하는 것, 딸들, 손주들과 시간을 보내는 것, 주 1회 브리지게임(카드게임)을 하는 것이다.

♦ 생활 환경: 그녀는 남편과 둘이 뉴욕의 해변가에 있는 목가풍 집에서 산다. 지하실 계단을 올라가는 동안 왼쪽으로 난간이 있다.

♦ 일반적인 건강 상태

- 일반적인 건강 인식: Solomon 부인은 건강상태가 양호하다고 보고하였다. 그녀는 46세에 류마토이드 관절염으로 진단받았으나, 6개월 전까지 그녀의 생활에서 과거 10년 동안 prednison 10 mg을 매일 복용하는 것 외에 다른 어떤 복약(interference)도 없었다고 말하였다.
- 신체적 기능: Solomon 부인은 6개월 전까지는 모든 일상생활동작에서 완전히 독립적이었다고 말하였다. 그녀는 점점 더 의존적이 되었고, 이제 단추, 스냅, 매듭과 같이 양손을 사용하는 정교한 운동근육 기술

을 필요로 하는 일을 할 때 도움을 필요로 한다.

- 심리적 기능: 정상
- 역할 기능: 아내, 어머니, 할머니, 지역사회 위원
- 사회적 기능: 그녀는 지역사회에서 자신의 지도자적 역할을 즐기며 자부심을 느끼고 남편과의 여행을 즐긴다.

♦ 사회/건강 습관: 그녀는 흡연과 음주를 하지 않는다고 말하였다.

♦ 가족력: 양쪽 부모 모두 속발성 심장관련문제로 사망하였다. 그녀의 어머니는 14년간 인슐린 의존형 당뇨병을 앓았다. 그녀는 류마토이드 관절염를 앓은 다른 가족이 있었는지에 대해서는 알지 못했다.

♦ 의학/외과적 병력: 그녀는 10년 동안 류마토이드 관절염을 앓아왔다.

♦ 입원 경험: 그녀는 두 딸의 출산을 위해 입원했었고, 둘 모두 제왕절개로 출산하였다고 말하였다.

♦ 이전에 있던 의학적 문제나 기타 건강관련질환: Solomon 부인은 양손의 통증, 부종, 기형의 증가와 함께 양발에도 통증, 부종, 기형을 경험하고 있다고 말하였다.

♦ 현재 상태/주호소: 그녀는 지난 6개월 동안 양 손, 특히 왼쪽보다 오른쪽의 손허리손가락관절(MCP관절)과 손목에 집중적인, 더 큰 통증, 부종과 기형의 증가를 경험하고 있다. 지난 2개월 사이에 그녀는 손가락들이 5번째 손가락 쪽으로(자뼈 쪽으로) 휘어지고 있는 것을 알게 되었다. 그녀는 특히 몸단장을 하는 동안, 정교한 운동작업을 수행하는 것이 점차 더 어렵다는 것을 알게 되었다. 수부외과에 도움을 청하게 된 주 이유는 통증과 기형이다. 그녀는 오른쪽 손허리손가락관절(MCP joint Ⅱ-Ⅴ)임플란트 관절성형술과 오른쪽 모든 손가락 몸쪽손가락관절의 관절유합술을 받았다.

♦ 기능적인 상태와 활동수준: 수술 전 그녀는 양손을 사용하는 정교한 운동근육 기술을 요구하는 일상생활동작에서 중등도의 도움을 필요로 하였다. 그녀는 양발의 통증 때문에 한 블록 이상을 이동할 수 없었다.

♦ 약물: 그녀는 지난 10년간 prednisone 10 mg을 매일 복용하였다.

♦ 다른 임상적 검사: 정면과 측면에서 방사선 사진을 촬영하였다. 측면에서 본 사진은 왼쪽 손가락 보다 오른쪽 손가락이 더, 반지손가락과 새끼손가락이 집게손가락과 가운데 손가락보다 더, 손허리손가락관절에서 손바닥쪽으로 중등도의 아탈구가 있음을 보여주었다. 정면에서 본 사진은 집게손가락, 가운데손가락, 반지손가락, 새끼손가락의 손허리손가락 관절 정도에 grade Ⅲ의 증식성 활막염(proliferative synovitis)이 있음을 보여주었다.

신체계통 조명 SYSTEMS REVIEW

♦ 심혈관/폐
- 혈압(BP): 100/85 mmHg
- 부종: 오른쪽 손과 손가락의 배쪽에 중등도의 부종
- 심박수(HR): 85 bpm
- 호흡수(RR): 12 bpm

♦ 피부계
- 흉터형성 상태
  - 집게손가락, 가운데손가락, 반지손가락, 새끼손가락(Ⅱ-Ⅴ)의 손허리뼈머리 정도에 등쪽으로 가로로 된 절개선(그림 8-4).
  - 봉합선은 그대로 있고 수술 후 10일~12일 사이에 제거될 것이다.
  - Kirschner(K) wire가 엄지손가락의 손허리관절과 손가락의 몸쪽손가락관절을 가로질러 피하에 있다; 그것들은 수술 후 4~6주 사이에 제거될 것이다.
  - 절개선은 깨끗하고 건조하다.
  - 상처는 상처치유의 염증기에 있다.
- 피부색: 홍반과 약간의 반상출혈(ecchymosis)이 수술부위에 국한되어 있다.
- 피부 상태: 피부의 얇음이 손등 쪽에 관찰되었다.

♦ 근육뼈대계
- 전체적인 관절가동범위
  - 목뼈 돌림이 오른쪽으로 제한됨
  - 양쪽 어깨와 팔꿈치의 능동관절가동범위는 WNL
  - 왼쪽 손목의 모든 움직임은 WNL.
  - 오른쪽 손목에 손상이 있어 차후 검사를 요구한다.
- 전체적인 근력:
  - 양측 하지는 WFL
  - 왼쪽 악력은 약하다.
  - 오른쪽 상지는 이 시점에서 검사하지 않는다.
- 전체적인 대칭성: 비교적 대칭적이다.
- 키: 5′ 4″ (1.62 m)

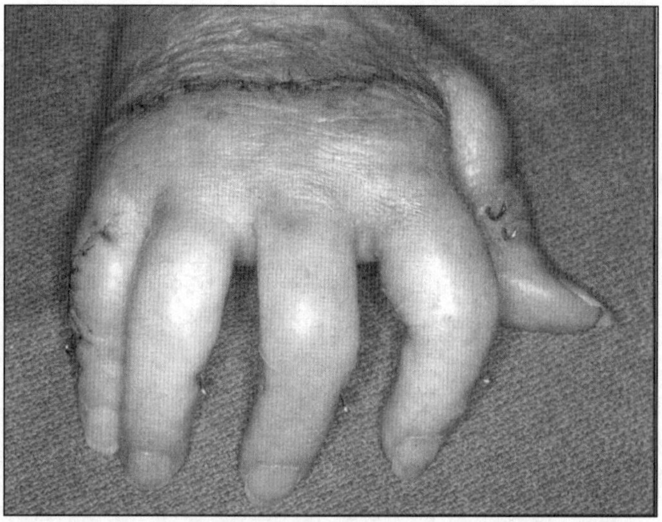

그림 8-4. K-철사 고정과 손목손허리관절 성형술을 시행한 손.

- 몸무게: 170 lbs (63.45 kg)

♦ 신경근육계
- 총체적 협응운동(균형, 보행, 이동, 변화)은 모두 WFL
- 운동근육의 기능에는 어떠한 손상도 나타나지 않음.

♦ 의사소통, 감정, 인지, 언어, 학습 유형
- Solomon 부인은 시간, 장소, 사람에 대한 지남력이 있고 그녀 자신을 표현할 수 있으며 그녀의 욕구를 다른 사람에게 알릴 수 있다.
- Solomon 부인은 시각적인 시범에 의해 가장 잘 학습한다고 말한다.
- 학습하는데 있어 어떤 장애도 언급되지 않았고 기대되지 않는다.

검사와 측정 TESTS AND MEASURES

♦ 기능적 활동을 수행하는 동안의 유산소 능력/지구력은 이 시점에서 검사하지 않는다.

♦ 인체측정학적 특징
- BMI = 705 (체중[파운드]을 신장[인치]으로 나누었다.)
- Solomon 부인의 BMI = 29.26
- 25 ~ 30 사이인 BMI값은 과체중으로 여겨진다.[93]
- 부종
  - 오른쪽 손허리손가락관절 주변의 둘레를 측정한 수치는 왼쪽 손허리손가락관절의 20 cm와 비교했을 때 30 cm였다.
  - 부종은 누르면 움푹 들어가는 정도였다.

♦ 보조장비 및 적용장비
- 수술 전 Solomon 부인은 등쪽과 노쪽에 바가 부착되어 있고, 등쪽에 고정장치가 있는 주문 제작된 동적인 외부고정부목을 맞추었다(그림 8-5).

♦ 뇌신경과 말초신경의 통합성
- 뇌신경은 손상되지 않았다.
- 말초신경 검사는 가벼운 촉각(light touch), 심부 촉각(deep touch), 이동촉각(moving touch), 이점정적 촉각(two point static touch)을 포함하였다.
  - 모든 검사는 오른쪽 손의 절개선 가까운 부위에서 WNL, 절개선에서 먼쪽은 감소되었다.
- 왼쪽 손의 감각검사는 약하고 제한이 없었다.

♦ 환경, 집과 작업의 장벽
- 그녀는 세탁기와 건조기가 있는 지하실로 내려가는 계단을 사용하는 것이 점점 힘들어짐을 경험하고 있었다.
- Solomon 부인은 은퇴하였기 때문에 어떠한 직업장에도 없다.

♦ 인체 공학과 신체 기전
- 여가 활동 중의 기민함(dexterity)과 협동은 이 무렵의 재활시점에서 제한된다.

♦ 보행, 이동 그리고 균형
- 그녀는 수술 전 양 발의 통증 때문에 한 블록 이상을

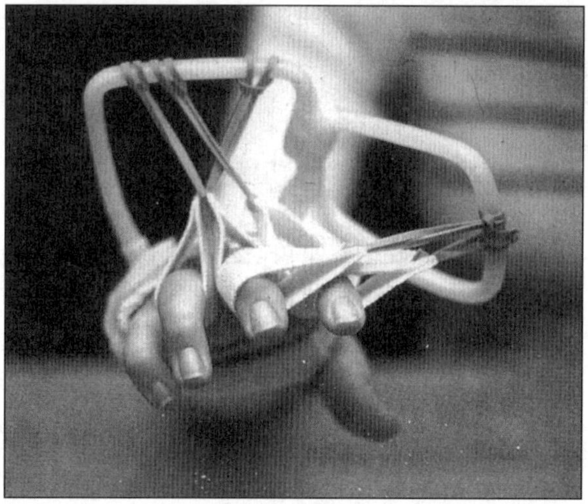

그림 8-5. 현외장치(outrigger) 부목용으로 수술 전에 등쪽과 노쪽에 바(bar)를 고리로 지지.

보행할 수 없었다.

- 그녀는 이 무릎 보조 기구의 사용을 필요로 하지 않았다.

♦ 피부계의 통합성
- 관련된 피부(associated skin)
  - ■ 피부의 특징
    - ▶ 상처 부근은 매우 예민하고 허약함, 체온은 약간 따뜻한 정도
    - ▶ 피부는 약간 붉고 반상출혈이 있음
- 상처
  - ■ 감염 징후
    - ▶ 어떠한 응급 감염의 징후도 나타나지 않는다.
    - ▶ K-wire 부위는 깨끗하고 건조하다.
    - ▶ 봉합 부위는 그대로이고 배농은 나타나지 않는다.
- 왼쪽 손은 약하지만, 어떠한 제한도 없다.

♦ 운동 기능
- 손의 기능
  - ■ 이 때 왼쪽 손은 검사하지 않는다.
  - ■ 오른쪽 손은 등쪽에 외부고정부목을 종일 하고 있으며 이 때 기능적으로 사용될 수 없다.

♦ 근 수행력
- 도수근력검사(MMT): 이 때 검사되지 않는다.
  - ■ 오른쪽 손의 일반집기(gross grip)과 손끝의 힘은 이 시점에서는 검사되지 않고 수술 6주 후 검사될 것이다(왼쪽 악력은 Jamar 악력계를 사용하여 검사되었다).
- 왼쪽 잡기 힘은 Jamar 악력계를 이용하여 검사한다.
  - ■ Jamar 악력계는 악력을 측정하는데 사용되는 가장 일반적인 도구이다.
  - ■ 그것의 신뢰성은 해마다 측정되는 조건에 근거한다.
  - ■ 쥐기와 손끝집기의 힘은 American Society of Hand Therapists의 권고에 따라 검사되었다.
    - ▶ 검사자세
    - ▶ 어깨관절은 모음하여 체간 옆에 두고, 아래팔은 발가락이 위를 향하게 한 채 팔꿉관절은 90° 굽힘하고 손목은 약간 자쪽치우침하여 0~30° 정도 편한다.
    - ▶ 악력계는 두 번째 손잡이 위치에 둔다.
    - ▶ 검사는 피로에 의해 결과가 영향받지 않도록 사이 사이 짧은 휴식을 허용하면서 세 번 시행된다.
  - ■ 왼쪽 악력은 세 번 검사하였을 때 평균 28 lbs였다.
    - ▶ 56세 여성의 비우세측 정상 악력은 47.3 lbs이다.
  - ■ 왼쪽 열쇠 손끝집기 힘(key pinch strength)은 Jamar pinch gauge(Jamar 집기 측정기)를 사용하여 검사되었고 세 번의 시도에서 평균은 9 lbs였다.
    - ▶ 56세 여성의 비우세측 정상 악력은 14.7 lbs이다.

♦ 교정, 보호, 그리고 지지 장비
- 수술 전 Solomon 부인은 손등 쪽과 노뼈쪽에 봉이 부착되어 손등 쪽에 고정시킨 동적 외부고정부목을 주문제작하였다.
  - ■ 두 개의 외부 고정물의 적절한 지지를 위해서 외부 고정 부목의 바닥면은 몸쪽으로는 아래팔의 2/3 정도 길이까지, 먼쪽으로는 손허리뼈머리 정도까지 확장되어야 한다.
  - ■ 4개의 손가락은 고무 밴드에 의해 외부고정물의 등쪽 봉에 고정된 고리(sling)에 의해 몸쪽손가락 정도에서 동력학적으로 지지되어진다(그림 8-6).
  - ■ 이 고리들이 손가락들을 중립의 위치 즉, 손허리손가락관절에서 굽힘과 폄이 없는 위치에 놓이게 한다.
  - ■ 다른 두 개의 고리은 고무 밴드에 의해 외부고정의 노쪽 봉에 부착되어지고 집게손가락과 가운데손가락의 중간마디뼈 부근에 놓여지며 노쪽 지지를 제공한다(그림 8-5 참고).
  - ■ 등쪽 봉과 노쪽 봉에 달린 고리에 의해 집게손가락과 가운데손가락에 만들어진 힘 쌍(force couple)은 이 두 손가락의 손허리손가락관절을 중립과 뒤침의 위치에 있도록 만든다.
  - ■ 뒤침은 엄지손가락과 집게손가락, 가운데손가락 사이에 손가락바닥집기(pad-to-pad pinch)를 허용하는 손허리손가락 관절의 부수적 움직임이다.
  - ■ 두 고리의 장착은 새로이 만들어지는 섬유가관절(fibrous pseudocapsule)에 적절한 힘쌍을 형성하여야하므로 극도의 주의와 정확성을 요구한다.
  - ■ 외부고정 부목의 바닥부는 세 개의 벨크로 띠(Velcro strap)를 이용하여 아래팔과 손에 고정되고 가장 몸쪽부분에 있는 띠(strap)는 외부고정 바닥부의 몸쪽부분을 위팔에 고정시키면서 위팔 위쪽 주위를 둥글게 둘러서 감는다.

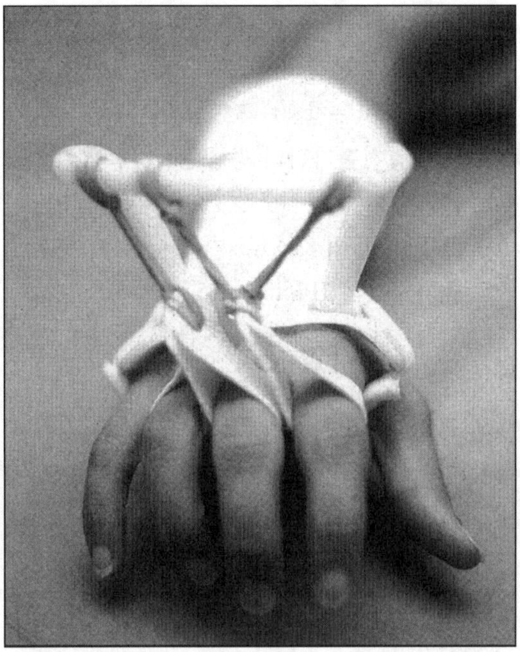

그림 8-6. 현외 장치 부목용으로 수술 전에 등쪽 바와 고리로 지지.

- Solomon 부인의 손목은 노쪽으로 치우침되는 경향이 있으므로 두 번째 벨크로 띠(Velcro strap)는 손목을 중립위치로 고정하여 손가락들에 가해지는 자뼈측 힘을 감소시키는데 도움이 되게 하였다. 관절이 하나의 위치에서 자세를 취하게 되면, 그 이웃에 있는 가장 말초의 관절은 극단적으로 반대의 위치에 놓이게 된다. 이러한 것을 주로 지그재그 기형이라고 한다.
- 두 번째와 세 번째 손허리뼈의 바닥부분은 CMC 관절을 이루는 손목뼈에 단단하게 붙어있어 이 부분에서는 거의 움직임이 일어나지 않는다.
- 이것과는 대조적으로 네 번째와 다섯 번째 손허리뼈은 이 부근에서 큰 움직임을 가진다. 이 움직임은 강력한 쥐기(power grasp)와 손바닥 활(palmar arch) 만들기를 허용하면서, 손으로 컵 모양을 만드는 것과 완전 굽힘 시 반지손가락과 새끼손가락의 수렴을 위해 필요하다.
- 손바닥 활은 세 번째 벨크로 띠로 먼쪽부분 손바닥 주름 아래쪽에서 잘 지지된다. 이것은 패드가 덧대어져서 손바닥활이 평평해지는 것을 예방하는데 도움을 준다.
- 평평해진 활은 반지손가락과 새끼손가락의 손허리뼈머리 사이의 움직임을 제한하여 외부고정을 하고 있는 동안 이들 손가락의 능동굽힘을 방해하고 결국에는 제한을 주게 된다.

- 수술 후 4일째 수술압박붕대는 가벼운 거즈 드레싱으로 대체된다.
  - 압박붕대로 감는 것(coban)은 지나친 손의 등쪽 부종을 조절하기 위해 사용된다.
  - 가벼운 드레싱과 압박붕대로 감는 것은 봉합이 제거될 때까지, 대개 수술 후 12~14일 정도, 또는 절개선이 완전히 아물 때까지, 수술 부위에 놓아둔다. 이것은 외부고정부목이 상처에 직접적인 압박을 가하는 것을 예방하기 위해서이다.
- 외부고정 부목을 종일 착용하는 것은 수술 후 6주까지 권장된다.
- Corticosteroids와 immunosuppressant medication을 복용하는 환자들은 얇고 민감한 피부를 가지며 회복속도가 더 느린 경향이 있다. 그러므로 주문제작한 부목의 착용은 5~7일 정도, 혹은 상처가 더 많이 회복될 때까지 미뤄져야 한다.

◆ 통증
- 휴식기 통증은 NPS(통증의 정도를 숫자로 표시하여 검사하는 방법)에 의하면 4/10(0=통증 없음, 10=최대 통증)
- 동작 시 통증은 NPS에 의하면 수술 부위에 6/10

◆ 자세
- Solomon 부인은 경미한 가족병력(FHP), 등뼈 후만증, 양측 밖굽이무릎(genu valgus), 엎침된 발, 밖굽이엄지손가락(hallux valgus)을 가지고 있다.

◆ 관절가동범위
- 능동관절가동범위(AROM)와 수동관절가동범위(각도계: goniometry)
  - 목뼈(목뼈관절가동범위: CROM)
    - ▸ 굽힘: WFL
    - ▸ 폄: WFL
    - ▸ 오른쪽 돌림: 45°
    - ▸ 왼쪽 돌림: WFL
    - ▸ 오른쪽과 왼쪽의 측면 굽힘: WFL
  - 오른쪽 모든 손가락의 능동관절가동범위는 외부고

정부목의 범위 내에서 검사되었다.

- ▶ 오른쪽 손허리손가락관절(MCP)의 능동관절가동범위: 굽힘과 폄 끝 범위에서 모두 제한되면 차후 검사가 필요하다.
- ▶ 왼쪽 손허리손가락관절(MCP)의 능동관절가동범위
  - ○ 모든 손가락의 복합굽힘은 WNL
  - ○ 폄의 끝범위는 제한되고 차후 검사가 필요하다.
- ▶ 오른쪽 몸쪽손가락관절의 능동운동은 핀 때문에 검사할 수 없었다.
- ▶ 먼쪽손가락관절은 WNL. 왼쪽 가운데손가락과 반지손가락은 백조목 기형의 징후를 보이기 시작하고 차후 검사가 필요하다.
- ▶ 왼쪽 반지손가락과 새끼손가락이 자뼈 쪽으로 휘어진 것이 관찰되었고 차후 검사가 필요하다.
  - ○ 자뼈쪽으로 휘어진 것의 측정은 표준각도계(goniometer)를 사용하여 손허리손가락관절의 등쪽에서 이루어졌다.
- ▶ 엄지손가락 맞섬
  - ○ 오른쪽 집게손가락의 끝에 불완전하게 이루어짐.
  - ○ 왼쪽은 WNL

- ■ 오른쪽 팔꿈치의 능동관절가동범위
  - ▶ 굽힘: WFL
  - ▶ 폄: WFL
- ■ 오른쪽 아래팔의 능동관절가동범위
  - ▶ 뒤침: 0~70°
  - ▶ 엎침: 0~75°
- ■ 오른쪽 아래팔의 수동관절가동범위
  - ▶ 뒤침: 0~70°
  - ▶ 엎침: 0~75°
- ■ 오른쪽 손목의 능동관절가동범위
  - ▶ 폄: 0~40°
  - ▶ 굽힘: 0~40°
  - ▶ 자뼈쪽 치우침: 0~5°
  - ▶ 노뼈쪽 치우침: 0~25°
- ■ 오른쪽 손목의 수동관절가동범위
  - ▶ 폄: 0~55°
  - ▶ 굽힘: 0~50°
  - ▶ 자뼈쪽 치우침: 0~25°
  - ▶ 노뼈쪽 치우침: 0~35°
- ■ 오른쪽 엄지손가락의 능동관절가동범위
  - ▶ 15° 정도에 관절을 가로질러 손허리손가락관절(MPjoint)에 K-wires가 있어 검사 못함.
  - ▶ 손가락관절(IPjoint): 15°에서 30°
  - ▶ 맞섬: 집게손가락의 손끝을 향하는 것은 검사 못함
- ■ 오른쪽 엄지손가락의 수동관절가동범위
  - ▶ 15° 정도에 관절을 가로질러 손허리손가락관절(MP joint)에 K-wires가 있어 검사 못함.
  - ▶ 손가락관절(IP joint): 20°에서 40°
  - ▶ 맞섬: 집게손가락의 손끝을 향하는 것은 검사 못함
- ■ 오른쪽 손가락(외부고정부목을 하고 검사)의 능동관절가동범위
  - ▶ 손허리손가락관절(Ⅱ-Ⅴ): 0~30°
  - ▶ 몸쪽손가락관절(Ⅱ-Ⅴ): 핀으로 고정
  - ▶ 먼쪽손가락관절(Ⅱ-Ⅴ): 0~40°
- ■ 오른쪽 손가락(외부고정부목을 하고 검사)의 수동관절가동범위
  - ▶ 손허리손가락관절(Ⅱ-Ⅴ): 0~60°
  - ▶ 몸쪽손가락관절(Ⅱ-Ⅴ): 핀으로 고정
  - ▶ 먼쪽손가락관절(Ⅱ-Ⅴ): 0~50°

- ♦ 반사 보전(reflex integrity)
  - ● 심부반사는 WNL
  - ● 표재반사는 WNL
- ♦ 자가치료(self-care)와 가정 관리
  - ● 자가치료, 가정 관리 행동, 작업, 활동을 안전하게 수행할 수 있는지에 관한 면담 결과 두 손을 사용하여야 하는 작업인 경우, 최소에서 중등도까지의 도움을 필요로 한다는 것이 밝혀졌다.
- ♦ 직장, 지역사회 그리고 여가 통합 또는 재통합
  - ● 지역사회와 여가활동, 작업, 활동들을 안전하게 수행할 수 있는 능력에 대한 면담 결과 작업이 두 손을 사용하여야 하는 경우, 도움을 필요로 한다는 것이 밝혀졌다.

평가 EVALUATION

앞에서 간략히 설명된 Solomon 부인의 병력은 그녀가 56세의 오른손잡이 여성으로 5학년 선생님으로 은퇴하였다는 것을 알려주었다. 그녀는 담배를 피지 않고 술도 마시지 않는다. 10년 전 류마토이드관절염으로 진단을 받았고 6개월 전까지는 본래 통증이 없었고 가정, 자가치료, 사회생활에서 완전히 기능적이었다고 말하였다. 그녀는 4일 전 집게손가락, 가운데손가락, 반지손가락, 새끼손가락의 오른쪽 손허리손가락관절(중수지절관절, metacarpophalangeal joint)(Ⅱ-Ⅴ)에 임플란트성형술과 손가락의 몸쪽손가락관절과 오른쪽 엄지손가락의 손허리관절의 관절유합술을 받았다. K-wires는 그대로 있다. 오른쪽 손의 작은 관절들의 능동관절가동범위와 수동관절가동범위는 굽힘과 폄의 끝 범위에서 제한된다. 손목은 모든 움직임의 끝 범위에서 제한된다. 그녀는 수술 부위에 휴식 시(4/10)에 통증이 있으며 능동적인 손가락 움직임을 시도하였을 때(6/10) 통증이 증가하였다고 말한다.

진단 DIAGNOSIS

Solomon 부인은 집게손가락, 가운데손가락, 반지손가락, 새끼손가락의 오른쪽 손허리손가락관절(Ⅱ-Ⅴ) 임플란트성형술과 손가락의 몸쪽손가락관절과 오른쪽 엄지손가락의 손허리관절에 관절유합술을 받은 지 4일된 통증이 있는 환자이다. 그녀는 다음과 같은 부분에서 손상당했다: 인체측정학적 특징; 뇌신경과 말초신경의 통합성; 보행, 이동 그리고 균형; 피부계의 통합성; 운동 기능; 근 수행력; 자세; 관절가동범위. 그녀는 자가치료와 가정 관리, 직장, 지역사회, 여가활동, 작업과 활동에서 기능적으로 제한이 있다. 게다가, 그녀는 환경, 가정, 작업 등에 장애를 가지고 있으며 보조기를 사용하고 있다. 이러한 장애, 기능적 제한, 장애물들은 예후와 치료 계획을 결정할 때 다루어질 것이다.

예후와 치료계획 PROGNOSIS AND PLAN OF CARE

치료과정에 걸쳐, 다음에 공통적으로 나오는 결과들이 확인되었다.

- 양손을 사용하여야하는 일상생활동작 수행 능력은 증가된다.
- 가정 관리, 지역사회, 여가활동, 작업, 행동들을 독립적으로 수행하는 능력은 증가된다.
- 능동관절가동범위는 향상된다.
- 협응력은 향상된다.
- 기형은 감소된다.
- 섬세한 운동활동을 하는 동안의 지구력은 향상된다.
- 일반 쥐기(gross grip)는 향상된다.
- 열쇠집기 힘(Key pinch strength)은 향상된다.
- 관절 종창과 염증은 감소된다.
- 통증은 감소된다.
- 관절 보존 기술에 대한 환자와 가족 구성원의 지식은 증가한다.
- 수동관절가동범위는 향상된다.

이와 같은 결과를 얻기 위해 이 환자를 위한 적합한 중재가 결정된다. 이것은 다음과 같은 것들을 포함한다: 협응, 의사소통 그리고 기록; 환자/고객 관련 교육; 치료적 운동; 자가치료와 가정 관리에서의 기능적 훈련; 직장, 지역사회 그리고 여가 통합 또는 재통합에서의 기능적인 훈련; 도수치료기술; 보조기구와 장비의 적절한 처방, 적용 그리고 제작; 전기 치료; 물리적 요인과 기계 종류; 피부의 회복과 보호 요법; 물리적 요인과 기계 종류 등.

진단과 예후에 근거하여, Solomon 부인은 14~15주에 걸쳐 32~35번의 치료가 요구될 것으로 기대된다. Solomon 부인은 좋은 가족의 지원과 동기부여를 가지고 있으며 어떠한 수술 후 합병증도 없었다.

환자는 수술 후 1년이 되면 재평가되어야 한다. 이 때, 그 다음 해를 위한 전향적인 부목 일정이 개발되어야 한다. 언제 환자의 치료가 끝날 지에 대한 일반 원칙은 만들어질 수 없다. 그와 같은 일정은 오로지 1년이 되었을 때 평가결과에 달려있다. 환자의 손가락이 지지되지 않았을 때 자뼈쪽으로 다시 휘어지는 경향이 있다면, 적어도 6~9개월 정도 더 바닥쪽에 부목을 댄 야간 부목을 계속해서 착용하도록 하는 것이 권장된다. 그러나 환자의 손가락이 지지되지 않았을 때 잘 정렬되어 있다면, 야간 부목은 계속 착용하지 않아야한다. 수술 후 환자는 손가락들이 자뼈쪽으로 다시 휘어지지 않도록 하기 위해 노뼈쪽 내재근을 강화시키기 위한 운동(항저항 자뼈쪽 걷기: ulnar walk against resistance)을 계속해서 하도록 격려되어야 한다.

중재 INTERVENTIONS

선택된 중재에 대한 근거 RATIONALE FOR SELECTED INTERVENTIONS

치료적 운동 (Therapeutic exercise)

Swanson은 실용임플란트 도안의 개발과 동시에 임플란트 관절성형술을 받는 환자들을 위한 수술 후 재활 프로그램을 개발하였다. Swanson은 실라스틱 임플란트의 개념을 "골절제술+임플란트+피막형성=기능적 관절"로 설명하였다. Solomon 부인이 따랐던 수술 후 재활프로그램은 Swanson 프로토콜에 의거한 것이었다. 손허리손가락관절 임플란트 관절성형술에 따른 동적인 외부고정부목의 장기 사용에 대한 이론적 근거는 Swanson, Madden, The Hand Rehabilitation center on Indiana에 의해 잘 기록되어 왔다. 이러한 진단을 받은 환자들을 위해 만들어진 특수운동프로그램은 각각 다른 상처치유단계에 근거하며 이러한 단계들은 아래와 같다.

- 취약기 혹은 염증기(fragile or inflammatory stage: 수술 후 1~5일)
- 섬유조직형성 초기 혹은 재형성기(early fibroplastic or remodeling stage: 수술 후 5~10일)
- 섬유조직형성 말기(late fibroplastic stage: 수술 후 10일~3~4주)
- 이행기(transitional stage: 수술 후 4~6주)
- 반흔성숙초기(early scar maturation stage: 수술 후 6주~6개월)
- 반흔성숙말기(late scar maturation stage: 수술 후 6개월~1년)

염증기와 섬유조직형성 초기(수술 후 0~10일) 시 운동 프로그램의 초점은 손허리손가락관절에서 최대의 능동관절가동범위를 획득하는 것이다. 봉합제거와 상처봉합 후에 다양한 일차적 치료법들이 사용될 수 있다. 노뼈쪽걷기운동(radial walk exercise)은 수술 후 운동 프로그램에서 매우 이른 시기에 시작되고 수술 후 1년이 지날 때까지 계속되어지는 유일한 운동이다. 노뼈쪽걷기운동은 손바닥과 손가락을 탁자에 펼쳐 놓고 시행된다. 집게손가락부터 시작하는데 탁자 위에서 집게손가락을 엄지손가락 쪽으로 미끄러지게 한다; 그리고 나서 가운데손가락, 반지손가락, 새끼손가락에 똑같이 시행한다. 이 운동은 손의 노뼈쪽 내재근들을 강화시키는데 도움이 되며 이 근육들은 오랜 기간 자뼈치우침로 신장되어 있었기 때문에 대개 강화를 필요로 하기 때문이다. 강한 노쪽뼈 내재근들은 손가락들의 바른 정렬을 강화시키고 손가락들이 자뼈쪽으로 다시 휘어지는 것을 예방하는데 도움이 될 것이다. 수술 6주후 부드러운 강화운동을 시작한다. Therapy putty는 저항이 주기적으로 높아져서 점진적인 강화운동을 허용하기 때문에 사용하기에 훌륭한 매체이다. 그것은 치료사들로 하여금 모음근, 노뼈쪽내재근, 굽힘근들을 강화시키는 운동을 창조적으로 개발할 수 있도록 해준다.

도수치료기술 (Manual therapy techniques)

환자는 체액흐름을 위한 마사지(fluid flushing), 부드러운 교차마찰마사지(gentle cross massage), 심부순환마사지(deep circular massage)등을 포함한 마사지 요법을 교육받는다. 이들 요법은 각각의 단계에서 가정프로그램에 해당된다. 체액흐름을 위한 마사지는 수술 후 손가락, 손, 손목의 부종을 감소시키기 위해 사용된다. 환자는 수술 후 첫 방문치료에서 이 마사지 시행법을 배우게 된다. 두 번째 마사지 요법인 부드러운 교차마찰 마사지는 봉합 제거 1주일 후, 상처의 가장자리가 압력을 견뎌낼 수 있을 때 배우게 된다. 심부순환마사지는 수술 3주 후에 사용된다. 교차마찰과 심부순환마사지 요법은 폄근힘줄(extensor tendon)에 절개부위가 유착하려는 경향을 줄이기 위해 사용된다. 이들 두 조직의 유착은 궁극적으로 신근건과 손허리손가락관절 폄을 제한하게 된다.

보조기구와 장비의 적절한 처방, 적용 그리고 제작 (Prescription, application, and as appropriate, fabrication of devices and equipment)

취약기 혹은 염증기(수술 후 1~5일) 동안에는 상처치료와 노뼈쪽걷기운동을 시행하기 위해 손이 탁자 위에서 지지되고 있을 때를 제외하고는 종일 외부고정 부목을 착용하여야 한다. 새로 형성된 교원섬유는 조절된 부하에 의해 영향을 받아 바람직한 세로축방향으로 향하게 된다. 등쪽 외부고정부목을 오랫동안 계속적으로 사용하는 유일한 목적은 교원섬유를 바른 자리에 있도록 방향을 설정하고 조절해 주기 위함이다. 교원섬유는 부목에 의해 조절되지 않으면 제멋대로 형성되는 경향이 있다. 제멋대로의 교원질 피막은 관절의 가동범위를 제한하고 필요한 관절안정성을 감소시킬 것이다. 외부고정부목의 바닥부는 일반적으로 부피가 큰 수술 붕대를 조절하고, 수술 부위에 가해지는 압력을 완화하기 위해 변경되어질 필요가 있다. 부목의 아래쪽은 절개부위에 가해지는 전단력을 예방하기 위해 안을 댄 접착발포제(adhesive-backed foam)를 사용하여 덧대어졌다. 등쪽 외부고정봉에 달린 고리(sling)는 90° 각도로 당겨져 각각의 몸쪽 손가락뼈에 붙어있다. 노뼈쪽봉에 연결된 고리(sling)는 집게손가락과 가운데손가락의 중간마디뼈 정도에 부착되어 있다. 등쪽과 노뼈쪽 고리(sling)에 의해 만들어진 힘쌍은 엄지손가락과의 손가락바닥집기(pad-to- pad pinch)를 허용하기 위해 집게손가락과 가운데손가락를 뒤침 위치에 놓이게 한다(그림 8-7). 등쪽고무밴드에 가해지는 압력은 손허리손가락관절을 0° 폄(중립위)위치에 있도록 지지하기에 충분할 정도로 단단하지만, 능동적인 손허리손가락관절 굽힘을 70~75° 허용한다.

섬유조직형성 초기 혹은 재형성기 (수술 후 5~10일)동안 외부고정을 계속해서 종일 착용한다. 집게손가락와 가운데손가락의 뒤침과 손허리손가락관절의 중립위 폄을 가능하게 하는 힘쌍을 유지하지 위해 등쪽과 노뼈쪽의 고리(sling)는 각각의 치료 기간동안 조절되어진다.

섬유조직형성 말기 (수술 후 10일~3~4주)에는 부목을 15분 간격으로 떼어놓기 시작한다. 손의 사용은 모든 집기동작들(열쇠 돌리기, 끈 묶기 등)을 피하고 매우 쉬운 일상생활동작에 제한된다. 굽힘 커프스에서 시작된 손바닥쪽 고리(sling)는 반지손가락과 새끼손가락에 연결되어 있다. 굽힘 커프스 고리는 집게손가락에는 거의 사용되지 않는데 그 이유는 집게손가락이 움직일 때 폄상태의 안정성을 필요로 하기 때문이다. 30분 간격으로 고리(sling)를 착용하고, 그 후에 손허리손가락관절의 능동굽힘운동을 한다.

이행기 (수술 후 4~6주)에는 손가락들을 중립위에 있도록 하는 손바닥쪽 휴식기 부목(resting splint)이 외부고정을 대신하여 야간에 사용된다. 손바닥쪽 휴식기 부목은 관절이 심하게 불안정할 때는 낮 동안에 착용된다. 외부고정

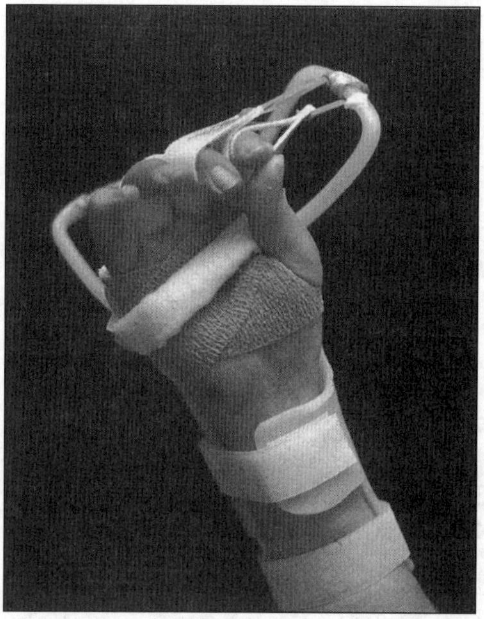

그림 8-7. 현외장치 부목내에서 집게와 중지 손가락의 뒤침(회외).

은 휴식과 운동을 위해 주기적으로 낮 동안 착용된다.

반흔성숙초기 (수술 후 6주~6개월)에 대부분의 환자들은 하루종일 외부고정부목을 제거하고, 야간에는 손바닥쪽 휴식기부목을 착용한다.

반흔성숙말기(수술 후 6개월~1년)에 야간 부목은 계속 착용한다.

수술 후 병원 방문치료를 시작한지 1년 쯤 되었을 때 손바닥쪽부목의 계속적인 사용은 환자의 지지되지 않은 손가락들의 정렬상태에 따라 결정된다. 자뼈로 휘어진 상태가 아직도 남아있다면, 부목은 다음 6~9개월까지 계속해서 더 착용되어야 한다. 손가락들이 중립위로 정렬되었다면, 부목은 제거된다.

물리적 요인과 기계 종류 (Physical agents and mechanical modalities)

파라핀, 수액치료(fluidotherapy), 온찜질 형태의 열치료가 손의 작은 근육들의 근육/건의 신장성을 증가시키고, 치유를 촉진시키는데 필요한 혈액흐름(blood flow)을 증가시키기 위해 사용될 수 있다. 파라핀은 반흔을 부드럽게 하는데 도움을 주는 미네랄오일베이스(mineral oil base)를 함유하고 있어 선택되는 요법이다. 냉찜질이나 대조욕 형태의 열치료 또한 사용될 수 있다. 냉찜질은 부종과 통증을

감소시키기 위해 필요하다면 운동기간 후에 사용된다. 대조욕은 부종을 감소시키고, 고통을 줄이고 치유를 촉진시키는데 필요한 혈액의 흐름을 증가시키는데 유용하다.[103,104]

협응, 의사소통 그리고 기록 COORDINATION, COMMUNICATION, AND DOCUMENTATION

Solomon 부인은 그 가족 사이에 의사소통이 이루어질 것이다. 환자와 치료계획을 논의할 것이며 그녀에 관한 모든 관리요소들은 기록될 것이고 퇴원계획이 제공될 것이다.

환자/고객 관련 교육 PATIENT/CLIENT-RELATED INSTRUCTION

이 환자를 위한 교육은 이상적으로는 수술 전에 시작된다. 수술 전 기간에는 두 가지 주요한 목적이 있다: 1) 노쪽 봉이 부착된 주문 제작형 등쪽 외부고정 부목을 제작하는 것과 2) 수술 후 치료과정에 능동적으로 참여하는 것에 대한 필요성을 환자가 이해하도록 돕는 것이다. 이것은 처음부터 주 3회 물리치료에 참여하는 것과 자발적으로 매일 가정운동에 참여하는 것의 중요성과 근거를 포함한다. 이 기간은 또한 수술, 수술 후 회복, 예상되는 기능적 결과에 대해 환자가 가질 수도 있는 질문에 답을 제공 해준다.

수술 후 Solomon 부인은 가정운동 프로그램, 외부고정 부목의 탈부착, 부목 사용법, 그녀의 프로그램 진행 기간, 주의 사항 등에 대한 교육을 받게 될 것이다.

치료적 운동 THERAPEUTIC EXERCISE

- ♦ 취약기 혹은 염증기(수술 후 1~5일)
  - 오른쪽 손 손허리손가락관절의 움직임을 향상시키기 위한 능동보조관절가동범위와 능동관절가동범위운동
  - 외부고정부목에 달린 고리(sling)에 의해 유도되는 보조 손허리손가락관절 폄
  - 외부고정에 달린 고리(sling)에 의해 유도되는 손허리손가락관절의 능동 굽힘
  - 위팔/손목의 능동관절가동범위: 다른 손을 사용하여 손가락들을 중립위로 지지한 채 뒤침과 엎침, 굽힘, 폄, 자뼈쪽과 노뼈쪽 치우침.
  - 엄지손가락
    - ■ 손가락관절에서 굽힘과 폄이 일어나지 않도록 한 후, 엄지손가락의 끝을 각각의 손가락 끝에 대는 맞섬(opposition),
  - 외부고정의 지지된 고리(sling)에 의해 유도되는 손허리손가락관절의 능동관절가동범위 굽힘 운동
  - 엄지손가락 손가락관절의 제한된 능동관절가동범위 운동.
    - ■ 왼쪽 손으로 엄지손가락의 손목허리관절과 손허리손가락관절(CMC and MP joint)의 움직임을 제한함으로 손목허리관절과 손허리손가락관절에서 생긴 힘은 엄지손가락의 손가락관절의 방향을 변경시키고 더 큰 움직임을 허용할 것이다.
  - 노뼈쪽 걷기: 손가락 능동관절가동범위 운동은 노뼈쪽 치우침한 채로 파우더보드나 탁자 위에서 시작하며 이 시기에 부목을 제거하고, 할 수 있는 유일한 운동이며 활동이다.
  - 지지되지 않은 손가락이나 손목의 능동관절가동범위 운동은 절대 허용되지 않는다.
  - 팔꿉관절의 능동관절가동범위운동은 허용되며 완전한 운동이 장려된다.
- ♦ 섬유조직형성 초기 혹은 재형성기(수술 후 5~10일)
  - 손가락 운동은 노쪽 걷기를 제외하고, 이때는 손가락들이 탁자 위에서 지지되므로, 등쪽 외부고정부목의 한계(유도된 손허리손가락관절의 굽힘과 보조폄) 내에서 계속된다.
  - 손목과 팔꿉관절의 능동관절가동범위 운동은 위에서 설명한 대로 계속된다.
  - 치료사가 등쪽 피막 안에 단단한 것이 커지고 있다고 판단한다면, 굽힘과 폄 상태에서 손허리손가락관절의 수동관절가동범위운동을 시작한다(그림 8-8과 8-9).
    - ■ 이 운동은 치료사에 의해서만 행해져야 하고 환자가 가정 운동으로 하도록 해서는 안된다.
    - ■ 각각의 손가락들에 대한 다른 범위요구조건을 참조하여야 한다(표 8-16).
    - ■ 섬유조직형성 말기(수술 후 3~4주)
  - 모든 운동은 외부고정 부목을 착용한 채로 계속된다.
  - 부목을 제거한 채로 할 수 있는 운동들
    - ■ K-wires는 제거된다.
    - ■ 탁자 위 혹은 파우더 보드 위에서 지지된 채로 행하는 노뼈쪽 걷기

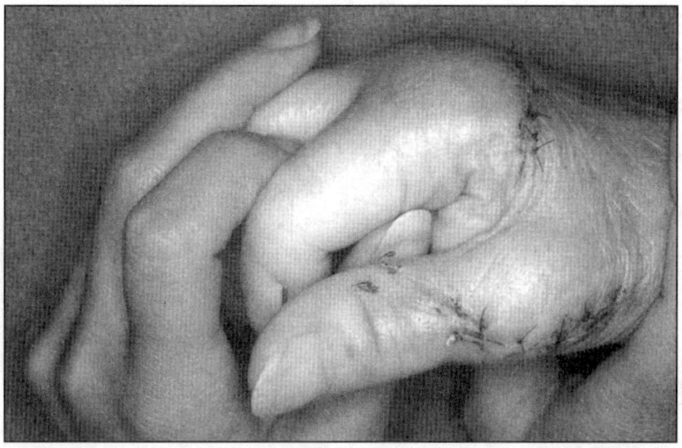

그림 8-8. 손허리손가락관절의 수동적 굽힘을 실행하는 치료사.

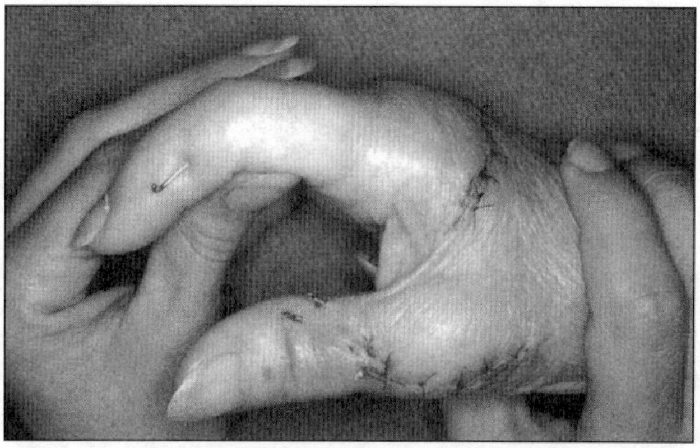

그림 8-9. 손허리손가락관절의 수동적 폄을 시행하는 치료사.

- 몸쪽손가락관절과 먼쪽손가락관절의 움직임을 제한하는 손가락 실린더를 사용하는 손허리손가락관절의 능동 굽힘/폄. 이것은 모든 힘을 손허리손가락관절 부근으로 향하게 하여 손허리손가락관절에서의 움직임을 증가시킨다.
- 모든 방향으로의 손목 능동관절가동범위 운동
- 모든손가락폄근은 (복합 주먹쥐기: 손허리손가락관절(MCP), 몸쪽손가락관절, 먼쪽손가락관절의 굽힘) 내재근의 다음 위치(intrinsic plus position) (발톱모양: 손허리손가락관절의 중립위, 몸쪽손가락관절 먼쪽손가락관절은 굽힘)로 활주하다 다시 복합 주먹쥐기자세로 되돌아간다.

♦ 이행기(수술 후 4~6주)

- Solomon 부인은 부목을 제거하고 목욕, 식사, 대부분의 몸단장 같은 가벼운 일상생활동작을 수행할 수 있지만, 여전히 강력한 쥐기는 피하여야 한다.
- 집게손가락과 가운데손가락에 가해지는 엄지손가락의 자쪽 치우침되는 힘 때문에 신발끈을 매거나 열쇠를 사용하는 등의 강한 열쇠쥐기동작은 피한다.
- 손허리손가락관절의 능동적인 굽힘 운동

♦ 이행기의 마지막(수술 후 6주)

- 오른쪽 손의 일반 쥐기 힘(gross grip strength)은 13 lbs로 정상보다 낮았다(세 번 시도하여 평균을 냄); 오른 손잡이 56세 여성의 정상은 57 lbs이다.
- 집는 힘, 세 손가락으로 집기(three-jaw chunk), 집게손가락과 가운데손가락을 엄지손가락으로 가져가는 동작은 세 번 시도하여 평균을 낸 결과 3 lbs로 정상보다 낮았다; 정상은 12 lbs이다.
- 열쇠집기는 이 동작을 하는 동안 집게손가락과 가운데손가락에 강한 자쪽 치우침의 힘이 가해지기 때문에 측정되지 않았다.
- 부드러운 저항 운동은 쥐는 힘을 강화시키기 위해 가벼운 저항 용 putty(light resistance putty)를 사용하여 시작하였다.
  - Putty는 손바닥쪽 주름의 먼쪽 아래에 놓여졌고 주먹 쥐기는 단단하게 5초 동안 유지되었다.
- 외부고정은 운동을 하기 위해 주간에 주기적으로 사용된다.

♦ 반흔성숙초기(수술 후 6주~6개월)

- 모든 운동에서 환자가 견딜 수 있을 정도의 저항을 증가시켜간다.
  - 예를 들어, putty의 저항은 쥐는 힘을 강화시키기 위해 점차적으로 증가시킬 수 있다.
  - 엄지손가락은 손허리손가락관절(관절유합술 부위)에 통증이 없는 한도 내에서 putty의 저항에 맞서 강화될 수 있다.

표 8-16 관절성형술 후 손허리손가락관절의 능동관절가동범위 목표

	폄	굽힘
집게손가락	full 0°	45°
가운데손가락	full 0°	60°
반지손가락	full 0°	70°
새끼손가락	full 0°	70°

- 기능적인 힘과 지구력에 초점을 둔다.
- 저 강도의 점진저항운동(PRE)이 굽힘과 폄에서 손목의 힘을 향상시키는데 사용된다.
  - 손에 8-oz 무게를 쥐고 시작하여 손목 굽힘과 폄을 서서히 10회 반복한다.
  - 반복은 환자가 견딜 수 있는 한 매주 5씩 증가시킬 수 있다.

♦ 반흔성숙말기(수술 후 6개월~1년)
- 쥐기와 집기(grip and pinch)의 힘을 향상시키기 위해 putty 운동의 점진저항운동 프로그램이다.
- 점진저항운동은 힘과 지구력을 향상시키기 위해 반복과 무게를 점차 증가시킨다.

자가치료와 가정 관리에서의 기능적인 훈련 FUNCTIONAL TRAINING IN SELF-CARE AND HOME MANAGEMENT

♦ 자가치료
- 의복착용: 적합한 장비로는 끈 대신 벨크로가 부착된 신발(velcro closure shoes), 조립식 손잡이가 달린 단추 걸이, 지퍼당기는 줄(zipper pull) 등이 있다.
- 식사: 적합한 장비로는 조립식 손잡이가 달린 포크와 스푼, 움직임이 있는 T-knife(rocking T-knife), 조립식 손잡이가 달린 서빙용 나이프와 포크, 양쪽 손잡이가 달린 머그컵과 유리컵 등이 있다.
- 몸단장: 적합한 장비에는 조립식 손잡이가 달린 빗과 브러쉬, 목욕용 천장갑이 있다.
- 화장실 사용: 조립식 손잡이가 화장실의 오른쪽에 설치되었다.

♦ 가정 관리
- 엄지손가락의 강한 열쇠집기와 집게손가락과 가운데손가락에 강력한 자쪽치우침을 일으키는 활동들은 가사, 요리, 청소, 쇼핑을 하는 동안 피해야 한다(그림 8-10).
- 적합한 장비는 다음과 같다: 길어진 고무 손잡이(rubber doorknob extensions), EZ key turner, 조립식 손잡이가 달린 펜과 연필쥐기(built-up hadle pens and grips for pencils), 확대된 램프 스위치(lamp switch enlargers), 조립식 레버가 달린 싱크대 손잡이(sink knob covers with built-in levers).

직장, 지역사회 그리고 여가 통합 또는 재통합에서의 기능적인 훈련 FUNCTIONAL TRAINING IN WORK, COMMUNITY, AND LEISURE INTEGRATION OR REINTEGRATION

♦ 지역사회와 여가
- Solomon 부인은 주 1회 브릿지 게임에서 카드집기를 사용한다.

도수치료기술 MANUAL THERAPY TECHNIQUES

♦ 마사지
- 역방향 마사지(retrograde massage)
  - 수술 후 첫 방문치료에서 시작한다.
  - 수술 후 부종을 줄이기 위한 체액흐름마사지(fluid flushing massage)
  - 각 손가락 끝에서 시작하여 몸쪽으로는 손허리머리뼈 사이(임플란트 한 부근), 손과 상지까지 한다.
- 교차마찰 마사지(cross friction massage)
  - 봉합이 제거되고 약 1주 정도 지난 후 상처의 경계부가 문지르는 압력을 견뎌낼 수 있는 섬유조직형성말기의 초기에 시작한다.
  - 섬유조직형성말기의 끝 무렵과 이행기의 초기(수술 후 3~4주)
    - ▸ 상처의 경계부가 견딜 수 있을 때 점차 심부순환마찰 마사지로 진행한다.
    - ▸ 순수 라놀린이나 코코아 버터를 사용하는 것이 절개 부위에 마찰을 줄이고 피부를 부드럽게 한다.

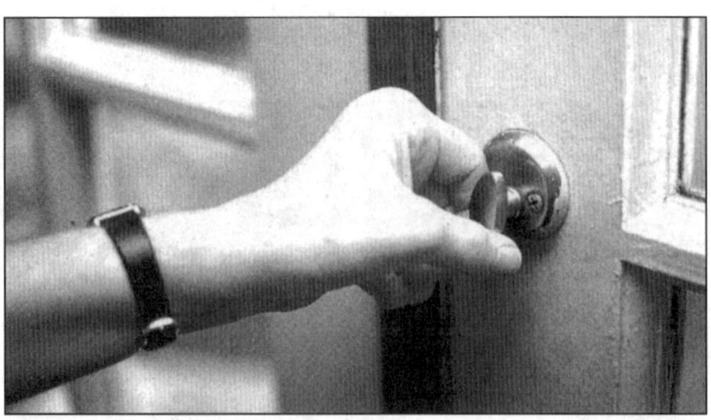

그림 8-10. 자뼈의 편위가 집게와 가운데 손가락의 강한 압력에 의해 일어남.

▶ 절개부위가 모든손가락폄근힘줄에 유착되면 모든손가락폄근이 미끄러짐 운동하는 것을 제한하여 폄지연을 야기하고 손허리손가락관절에서의 복합굽힘을 제한하게 된다.

▶ 절개부위의 마사지는 유착을 해결할 것이므로 총지신근의 활주운동을 시행한다(갈퀴, 주먹, 갈퀴: claw, fist, claw).

♦ 수동관절가동범위

- 손허리손가락관절(몸쪽 손가락관절과 먼쪽 손가락관절은 완전히 폄한 상태로 손허리손가락관절은 굽힘)의 부드러운 수동굽힘과 복합 굽힘 강화운동(손허리손가락관절, 몸쪽 손가락관절, 먼쪽 손가락관절의 완전한 굽힘 주먹쥐기)

보조기구와 장비의 적절한 처방, 적용 그리고 제작
PRESCRIPTION, APPLICATION, AND AS APPROPRIATE, FABRICATION OF DEVICES AND EQUIPMENT

♦ 취약기 혹은 염증기(수술 후 1~5일)

- 외부고정부목의 바닥부는 부피가 큰 수술드레싱을 수용할 수 있도록 조절될 필요가 있다.
- 바닥부는 드레싱의 윤곽에 따라 수술 부위에 압력을 주지 않도록 교정되었다.
- 부목의 아래쪽은 절개부위에 생기는 전단력을 막기 위해 안을 댄 접착발포제(adhesive-backed foam)를 사용하였다.
- 등쪽 외부고정봉에 연결된 고리(sling)는 각각의 몸쪽 손가락뼈에 90°로 당겨져 붙어있다.
- 노쪽 봉에 달린 고리는 집게손가락과 가운데손가락의 가운데 마디근처에 놓여진다.
- 등쪽과 노쪽 고리에 의해 만들어진 힘쌍은 집게손가락과 가운데손가락를 뒤침 위치에 있도록 하여 엄지손가락과 손가락바닥집기(pad-to-pad pinch)가 가능하도록 한다.
- 고무밴드에 가해지는 장력은 충분히 강해서 손허리손가락관절을 0°의 폄상태에 있도록 하고, 손허리손가락관절의 능동적 굽힘을 70~75° 까지 허용한다.
- 외부고정은 상처치유와 노쪽 걷기할 때를 제외하고 종일 착용된다.

♦ 섬유조직형성 초기 혹은 재형성기(수술 후 5~10일)

- 외부고정부목을 종일 계속해서 착용한다.

♦ 섬유조직형성 말기 (수술 후 10일~3~4주)

- 외부고정을 종일 착용하던 것에서 30분씩 증가시켜 가며 떼어놓기 시작한다.
- Solomon 부인은 집게손가락, 가운데손가락, 반지손가락, 새끼손가락의 손허리손가락관절의 수동관절가동범위(0~40°)에 제한이 있으므로 동적 굽힘 커프 부목을 사용하여 새로 형성된 등쪽 관절낭을 폄시키고 손허리손가락관절의 수동굽힘을 향상시키도록 한다.
  - ■ 굽힘 커프로부터 나온 손바닥쪽 고리(sling)는 반지손가락, 집게손가락에 부착된다.
  - ■ 굽힘 커프 고리는 동작시 안정성을 요구하기 때문에 집게손가락에는 거의 사용되지 않는다.
  - ■ 고리는 손허리손가락관절의 능동굽힘운동 후 30분 간격으로 착용된다.

♦ 이행기(수술 후 4~6주)

- 손가락들을 중립위로 정렬시키기 위해 사용하는 주문 제작된 손바닥쪽 휴식기부목은 야간에 외부고정을 대신해서 사용된다.
- 손바닥쪽 휴식기부목은 관절이 심하게 불안정한 경우 주간에 착용된다.
- 외부고정은 휴식과 운동을 위해 주간에 주기적으로 사용된다.

♦ 반흔성숙초기(수술 후 6주~6개월)

- 대부분의 환자들이 외부고정부목을 종일 제거하게 될 것이다.

♦ 반흔성숙말기(수술 후 6개월~1년)

- 1년 후 평가 시 까지 야간부목은 계속적으로 착용한다.
- 손가락들이 자뼈쪽으로 휘어지는 증상이 다시 나타나면 부목을 계속 착용한다.

피부의 회복과 보호요법
INTEGUMENTARY REPAIR AND PROTECTION TECHNIQUES

♦ 봉합부위가 그 상태로 있는 동안, Solomon 부인은 적절하게 매일 상처를 치료하고 드레싱 바꾸는 법을 배운다.

♦ 과산화수소(hydrogen peroxide)를 사용하여 봉합부위를 소독하고 가볍게 두드려 건조시킨 후, 공기 중에 건

조되도록 하고 나서 살균한 거즈로 덮는 법을 교육시킨다.

♦ 상처를 치료하는 동안 손과 손가락들은 탁자 위에서 중립위로 지지되도록 해야 한다.

물리적 요인과 기계 종류
PHYSICAL AGENTS AND MECHANICAL MODALITIES

다음 요법들은 상처가 완전히 봉합된 후에 사용될 수 있다.

♦ Thermotherapy parameters[102]
  - 파라핀 욕
    - '장갑' 적용방법을 사용
    - 손을 파라핀통에 6~12번 담근다.
    - 플라스틱 봉지나 파라핀 종이를 사용하여 손을 감싸고 테리천(보풀을 고리지게 짠 두꺼운 직물) 장갑이나 수건을 사용하여 다시 이것을 감싼다.
    - 치료시간은 20분이다.
  - 수액치료(Fluidotherapy)
    - 치료는 105~125°에서 시행된다.
    - 치료시간은 20~30분이다.

♦ 냉팩
  - 시중에 판매되는 팩을 사용한 치료는 0~10°에서 시행된다.
  - 치료시간은 통증의 정도에 따라 다르지만 15~20분 정도이다.

♦ 대조욕
  - 두 개의 그릇을 사용하는데 하나에는 차가운 물(55~65°)을. 다른 하나에는 따뜻한 물(100~110°)을 채운다.
  - 차가운 물을 채운 그릇에 손을 15초 담갔다 꺼내서 즉시 따뜻한 물이 든 그릇에 15초 담근다.
  - 따뜻한 물과 차가운 물에 손을 교대로 담근다.
  - 치료시간은 15분이다.
  - 언제나 차가운 물에서 시작하여 차가운 물에서 끝낸다.

예상 목표와 기대 결과
ANTICIPATED GOALS AND EXPECTED OUTCOMES

♦ 병리학/병태생리학에 미치는 영향
  - 부종, 림프부종, 삼출물은 감소한다.
  - 관절 종창, 염증, 제한은 감소한다.
  - 조직으로의 영양공급은 증가한다.
  - 통증은 감소한다.
  - 연부조직염증, 부종, 제한은 감소한다.

♦ 손상에 미치는 영향
  - 지구력은 증가한다.
  - 피부 보존은 향상된다.
  - 관절 보존과 운동성은 향상된다.
  - 운동기능은 향상된다.
  - 근육 수행력은 증가한다.
  - 신체분절 사이와 신체분절을 가로지르는 움직임의 양과 질은 향상된다.
  - 이완은 증가된다.
  - 관절가동범위는 증가한다: 모든 손가락의 손허리손가락관절의 완전한 폄, 집게손가락=0~45°, 가운데손가락=0~60°, 반지손가락과 새끼손가락=0~70°

♦ 기능적 제한에 미치는 영향
  - 필수적인 자가치료, 가정 관리, 직장, 지역사회, 여가 역할을 수행하거나 다시 시작할 수 있는 능력은 향상된다.
  - 보조기구와 장비의 유무와 상관없이 자가치료, 가정 관리, 직장, 지역사회, 여가에서의 일상생활동작/도구를 사용하는 일상생활동작(ADL/IADL)과 관련된 신체활동, 과업, 행동들을 독립적으로 수행하는 능력은 증가한다.

♦ 위험 감소/예방
  - 수술 후 합병증은 감소한다.
  - 위험 요소들은 감소한다.
  - 이차적인 손상의 위험은 감소한다.
  - 증상의 자가 관리는 향상된다.

♦ 건강, 웰니스, 운동에 미치는 영향
  - 건강한 습관을 촉진하는 행동들, 웰니스, 예방이 습득된다.
  - 건강, 웰니스, 운동 필요에 대한 결정이 늘어난다.
  - 건강상태와 신체기능이 향상된다.

♦ 사회적 자원에 대한 영향
  - 이용할 수 있는 자원들은 최대한 이용된다.
  - *APTA의 물리치료 기록을 위한 지침서(APTA's Guidelines for Physical Therapy Documentation)*에 따라 환자관리기간 내내, 모든 치료환경설정을 기록한다.
  - 물리치료 서비스의 이용이 최대한 활용된다.

- 물리치료 서비스의 이용은 건강관리비용의 효과적인 사용을 가져온다.

♦ 환자/고객 만족
- 접근, 유효성, 제공되는 서비스가 환자/고객의 마음에 든다.
- 사례는 치료기간 내내 관리된다.
- 물리치료사의 임상적 숙련도와 대인 기술이 환자의 마음에 든다.
- 치료의 협조가 환자의 마음에 든다.
- 진단, 예후, 중재, 예상 목표와 기대 결과의 이해에 대한 환자와 가족의 지식과 인식이 증가된다.
- 웰빙(well-being)에 대한 이해가 증가한다.

재검사 REEXAMINATION

재검사는 치료기간 내내, 특히 치료환경이 변하거나 단계가 변하였을 때 행해진다.

퇴원 DISCHARGE

Solomon 부인은 총 30회의 물리치료기간을 거쳐 그녀의 목표와 기대치를 달성한 후에 물리치료를 종료하였다. 이 기간은 부목을 계속 착용하여야 하는지를 결정하기 위한 수술 1년 후 추적평가 방문을 제외한 그녀의 전체 치료기간을 포함한다. 그녀는 그녀의 목표와 기대하는 결과를 성취하였으므로 치료를 종료하였다.

사례 연구 #5:

인대 재건술 힘줄 삽입 관절성형술을 한 손목허리관절 골관절염

Carpometacarpal Joint Osteoarthritis with Ligament Reconstruction Tendon Interpositional Arthroplasty

Laura Norton 부인은 오른쪽 인대 재건술 힘줄 삽입(LRTI) 관절성형술을 받은 55세 여성으로 양측 바닥관절의 골관절염과 de Quervain 협착건초염을 앓고 있다.

물리치료사 검진 PHYSICAL THERAPIST EXAMINATION

병력 HISTORY

♦ 일반적인 인적사항: Laura Norton 부인은 55세 오른손잡이 여성이다. 대학을 졸업하였고 영어를 모국어로 사용한다.

♦ 사회적 병력: Notrton 부인은 기혼이며 35세인 딸과 1살된 손녀가 있다.

♦ 고용/일: Notrton 부인은 30년 동안 치위생사로 근무하였으며 일하는 동안 심해지는 엄지손가락(오른쪽>왼쪽)의 바닥부분에 국한된 양손의 통증 때문에 5년 전에 은퇴하였다.

♦ 생활 환경: Notrton 부인은 남편과 단둘이 교외에 있는 2층 집에서 살고 있다.

♦ 일반적인 건강 상태
- 일반적인 건강 인식: Notrton 부인은 건강상태가 매우 양호하다고 보고하였다.
- 신체적 기능: 수술 전 Notrton 부인은 모든 일상생활 동작에서 독립적이었으나, 지퍼 잠그기, 글쓰기, 레이스 뜨기와 같이 장기간의 집기를 요하는 활동들을 수행하는 동안 통증이 증가하였다.
- 심리적 기능: 정상
- 역할 기능: 아내, 어머니, 할머니,
- 사회적 기능: Notrton 부인은 손으로 만들기를 즐기며 기술을 더 완벽하게 하기위해 수업에 참여하는 것을 좋아한다. 그녀가 좋아하는 것은 코바늘 뜨개질, 뜨개질, 레이스 뜨기 등이다.

♦ 사회/건강 습관: 그녀는 흡연은 하지 않으며 사회생활을 위해 술을 마신다.

♦ 가족력: 비기여성(noncontributory)

♦ 의학적/외과적 병력: 그녀는 특히 양손에 심한 골관절염 병력을 제외하면, 대체적으로 건강하다.

♦ 입원 경험: 10년 전 양쪽 손목관 이완술

♦ 이전에 있던 의학적 문제나 기타 건강관련질환: 양측 de Quervain 협착건초염을 앓고 있다.

♦ 현재 상태/주호소: 수술 전 양쪽 엄지손가락에 통증이 있었다. Notrton 부인은 양측 바닥관절 통증과 de Quervain 협착건초염의 보존적 관리를 위해 6주 동안

물리치료를 받았다. 그녀의 수술 전 치료는 파라핀과 국소 ibuprofen을 사용한 음성영동법(phonophoresis)으로 이루어졌다. 양측 아래팔에서 이어진 엄지손가락수상부목(thumb spica splint)이 각 손에 하나씩 주문 제작되었다(그림 8-11). 그녀의 전반적인 통증은 왼쪽의 경우 휴식시 1/10까지, 동작 시 3/10까지 감소되었다. 그러나 오른쪽의 통증은 휴식 시 6/10, 동작시 8/10으로 지속되었다. 6주의 치료가 끝났을 때 Notrton 부인은 여전히 오른쪽 손에 grind test(관절을 세로축으로 움직여 관절을 부딪혀보아 서걱거리는 소리가 나는지 보는 test)에서 양성이었다(positive grind test). 방사선 검사는 왼쪽은 단계 Ⅲ, 오른쪽은 단계 Ⅳ에 해당됨을 확인시켜주었다. Notrton 부인은 오른쪽에 마름골을 완전히 절제하여 LRTI 관절성형술을 받았고 손허리관절융합술을 받았으며 4주 반 전에는 첫 번째 등쪽 폄힘줄 구획의 국소감압건초절제술을 받았다.

- ♦ 기능적인 상태와 활동수준: 엄지손가락에 통증이 있었지만, 모든 일상생활동작에서 독립적이었다. 그녀는 통증때문에 장시간의 집기를 필요로 하는 활동들은 피하였다.
- ♦ 약물: 그녀는 손의 통증을 조절하기 위해 매일 ibuprofen 200 mg 두 알을 복용하였다.
- ♦ 다른 임상적 검사: 수술 전 방사선 검사는 왼쪽은 Stage Ⅲ, 오른쪽은 Stage Ⅳ에 해당됨을 확인시켜 주었다.

신체계통 조명 SYSTEMS REVIEW

- ♦ 심혈관/폐
  - 혈압(BP): 120/80 mmHg
  - 부종: 오른쪽 손등에 중등도의 부종
  - 심박수(HR): 73 bpm
  - 호흡수(RR): 12 bpm
- ♦ 피부계
  - 흉터형성 상태
    - 노쪽 붓돌기로부터 첫 번째 손허리관절의 바닥부까지 길게 확장된 수직방향의 절개선이 오른쪽 손등 노쪽면에서 관찰된다.
    - 중등도의 부종이 수술 부위에 국소적으로 존재한다.
  - 피부색: 약간의 반상출혈이 수술 부위에 국한되어 있다.
  - 피부 상태: 잘 치유되어 아문 상처자국이 손바닥쪽 손목관에 남아있다.
- ♦ 근육뼈대계
  - 전체적인 관절가동범위
    - 오른쪽 아래팔, 손목, 엄지손가락 제한
    - 왼쪽 엄지손가락 제한
  - 전체적인 근력
    - 양 하지와 왼쪽 상지는 WFL
    - 이때 오른쪽 상지에는 어떤 근력검사도 하지 않는다.
  - 전체적인 대칭성: 대칭적
  - 키: 5' 5" (1.65 m)
  - 몸무게: 150 lbs (55.98 kg)
- ♦ 신경근육계
  - 총체적 협응운동(균형, 보행, 이동, 변화)은 WFL
- ♦ 의사소통, 감정, 인지, 언어, 학습 유형
  - Notrton 부인은 사람, 장소, 시간에 지남력이 있다.
  - 그녀는 그녀 자신을 표현할 수 있고 자신의 욕구를 다른 사람에게 알릴 수 있다.
  - Notrton 부인은 설명을 말로 들어야 잘 학습한다고 하였다.
  - 학습에 장애가 되는 것은 어떠한 것도 기록되지 않았고 기대되지 않는다.

검사와 측정 TESTS AND MEASURES

- ♦ 기능적 활동을 수행하는 동안의 유산소 능력/지구력은 이 시점에서 검사하지 않는다.
- ♦ 인체측정학적 특징
  - BMI = 705 × 체중[파운드]을 신장[인치]으로 나누었다)
    - Norton 부인의 BMI = 25.02
    - 25 ~ 30 사이인 BMI 값은 과체중으로 여겨진다.
  - 왼쪽 손허리손가락관절주변이 수치가 15 cm인 것과 비교할 때, 오른쪽 손허리손가락관절 주변의 둘레를 측정한 수치는 25 cm였다.
  - 부종
    - 용적측정(volumetric measurement)이 사용되었는데 대신 채워진 물의 양으로 손의 부종을 측정하였고, 오른쪽 손과 왼쪽 손을 비교하였다.
      - ▸ 그 과정은 Brand에 의해 기술된 방법을 따랐다.

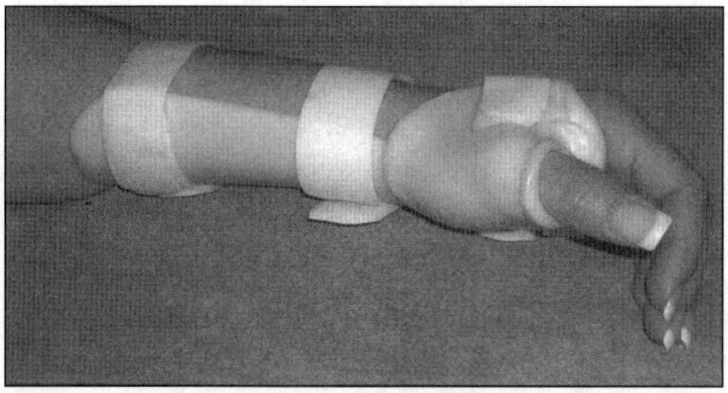

그림 8-11. 아래팔에서 이어진 엄지손가락수상보목.

▸ 수술 전 측정은 다음과 같았다.
  ○ 오른쪽 손: 물 15 ml로 대체
  ○ 왼쪽 손: 물 8 ml로 대체

▸ 수술 후 측정(4주반 후)은 다음과 같았다.
  ○ 오른쪽 손: 물 25 ml로 대체
  ○ 왼쪽 손: 물 8 ml로 대체

♦ 보조장비 및 적용장비
- 양측 아래팔에서 이어진 엄지손가락수상부목(thumb spica splint)이 주문 제작되었다.
- 수술 후 처음 6주가 지나면 부목은 보호와 휴식을 위해서만 사용될 것이다.

♦ 뇌신경과 말초신경의 통합성
- 뇌신경은 손상되지 않았다.
- 말초신경 검사는 가벼운 촉각(light touch), 심부 촉각(deep touch), 이동촉각(moving touch), 이점정적 촉각(two point static touch)을 포함하였다.
- 오른쪽 엄지손가락의 등쪽 면에 있는 절개선에서 먼 쪽의 감각이 감소된 것을 제외하면 모든 검사결과는 WNL.
- 왼쪽 손의 감각검사는 정상이었다.

♦ 환경, 집과 작업의 장벽
- 가정에서는 어떠한 장애도 없다.
- Notrton 부인은 은퇴하였기 때문에 어떠한 직업장애도 없다.

♦ 인체 공학과 신체 기전
- 여가 활동 중의 기민함과 협동은 이 무렵 제한된다.

♦ 보행, 이동 그리고 균형
- 어떠한 보조기구도 필요하지 않다.
- 균형은 완전하다.
- 보행 중 팔의 흔들림은 감소되었다.

♦ 피부의 통합성
- 관련된 피부(associated skin)
  ■ 수술 부위의 피부는 만졌을 때 약간 따뜻하고 약간의 반상출혈이 있다.
- 상처
  ■ 어떠한 감염의 징후도 나타나지 않는다.
  ■ 절개부위는 잘 봉합되었고 잘 치유되고 있다.
  ■ 봉합은 수술 14일 후 제거되었다.

♦ 운동 기능
- 기민함, 협응, 민첩함
  ■ 정교한 운동신경의 기민함(fine motor dexterity)은 이 때 검사하지 않고 수술 7주 후에 검사될 것이다.
  ■ 손의 기능은 제한된 채로 남아 있고 수술 8주 후까지 보호된다.

♦ 근 수행력
- 도수근력검사: 이 때 검사되지 않는다.
- 왼쪽 손의 쥐기와 집기(grip and pinch)의 힘은 American Society of Hand Therapists의 권고에 따라 각각 Jamar 악력계(Jamar dynamometer)와 Jamar 집기 측정기(Jamar pinch gause)를 사용하여 검사하였다.
  ■ 이 기구는 주로 쥐기와 집기의 힘을 측정하는데 사용되며 그것에 대한 신뢰성은 해마다 측정되는 조건에 근거한다.
  ■ 검사 자세
    ▸ 어깨관절은 모음하여 체간 옆에 두고, 아래팔은 엄지손가락이 위를 향하게 하여 팔꿈치는 90° 굽힘하고, 손목은 약간 자쪽치우침하여 0~30° 정도 펌한다.
    ▸ 악력계는 두 번째 손잡이 위치에 둔다.
    ▸ 검사는 피로에 의해 결과가 영향을 받지 않도록 사이 사이 짧은 휴식을 허용하면서 세 번 시행된다.
  ■ 왼쪽 손의 쥐기 힘(grip strength)의 기록은 20 lbs, 15 lbs, 10 lbs로 세 번 검사한 평균은 15 lbs였다.
    ▸ 55세 여성의 비우세측 정상 쥐기 힘은 57.3 lbs이다.
  ■ 왼쪽 손의 열쇠 집기 힘(key pinch strength)의 기

록은 10 lbs, 10 lbs, 8 lbs로 세 번 검사 한 평균은 9.3 lbs였다.
- ▶ 55세 여성의 비우세측 정상 열쇠집기는 14.7 lbs이다.
- ▶ 그녀의 제한 요인은 힘을 지속적으로 줄 때 관절부위에 생기는 통증이다.

- ● 오른쪽 손의 쥐기와 집기의 힘은 위에서 언급하였듯이 수술 8주후까지는 Jamar 악력계(Jamar dynamometer)와 Jamar 집기측정기(Jamar pinch gause)를 사용하여 검사되지 않았다.
  - ■ 오른쪽 손의 쥐기 힘의 기록은 7 lbs, 5 lbs, 5 lbs로 세 번 검사한 평균은 5.6 lbs였다.
    - ▶ 55세 여성의 우세측 정상 쥐기 힘은 57.3 lbs이다.
  - ■ 오른쪽 손의 열쇠 집기 힘(key pinch strength)의 기록은 1 lbs, 1 lbs, 1 lbs로 세 번 검사 한 평균은 1 lbs였다.
    - ▶ 55세 여성의 우세측 정상 열쇠집기 힘은 15.7 lbs이다.
  - ■ 수술 8주후 왼쪽 손의 쥐기 힘의 기록은 이제 20 lbs, 20 lbs, 15 lbs로 세 번 검사한 평균은 18.3 lbs였다.
  - ■ 왼쪽 손의 열쇠 집기 힘의 기록은 이제 10 lbs, 10 lbs, 10 lbs로 세 번 검사 한 평균은 10 lbs였다.
- ● 오른쪽 아래팔, 손목, 손가락의 도수근력검사=4/5
- ● 엄지손가락은 관절유합술 때문에 이 시점에서 검사되지 않았다.

♦ 교정, 보호, 그리고 지지 장비
- ● 손가락관절의 자유로운 움직임이 가능하고 아래팔부터 이어진 엄지손가락수상부목(thumb spica splint)이 지지와 보호를 위한 교정기구로 수술전/보존적 치료기간 동안에 주문제작 되었다.
  - ■ 부목의 목적은 보존적 치료를 하는 동안 약해지고 통증이 있는 바닥관절과 엄지손가락을 지지하는 것이다.
- ● 수술 후 새로 만들어진 관절과 감압된 첫 번째 폄힘줄구획과 손허리관절 유합술을 받은 부분을 지지하고 보호하고 쉬도록 하기 위해 똑같은 부목이 사용된다.
- ● 엄지손가락수상부목은 수술 후 4주반 경 석고부목을 제거한 후 즉시 착용하여 수술 후 12주까지 착용한다.
  - ■ 4주 반부터 6주까지 부목은 취침시간을 포함하여 종일 착용되어야 한다.
    - ▶ 이 시기에 부목은 엄지손가락과 손목의 조절된 능동관절가동범위 운동, 수술과 핀 부위의 상처치료, 부종을 줄이기 위한 역방향 마사지를 할 때만 제거된다.
  - ■ 수술 8주후 부목은 주간에는 보호를 위해, 야간에는 휴식을 위해 착용된다.
  - ■ 12주후 필요하다면 부목은 휴식을 위해서만 착용된다.

♦ 통증
- ● 휴식 시 통증은 NPS(0=통증 없음, 10=가장 심한 통증)로 오른쪽은 6/10, 왼쪽은 2/10이었다.
- ● 동작 시 통증은 NPS로 수술 부위에 국한된 오른쪽의 경우 8/10, 왼쪽은 4/10이었다.

♦ 자세
- ● 환자는 가족력(FHP), 경미한 후만증, 약간 돌출된 어깨를 가지고 있다.

♦ 관절가동범위
- ● 각도계를 사용하여 검사된 능동관절가동범위와 수동관절가동범위는 다음과 같다.
  - ■ 목뼈: WNL
  - ■ 양쪽 어깨와 팔꿈치: WNL
  - ■ 오른쪽 아래팔: 뒤침=0~60°, 엎침=0~60°
  - ■ 왼쪽 아래팔: 뒤침, 엎침 모두 WNL
  - ■ 오른쪽 손목: 폄=0~40°, 굽힘=0~40°
  - ■ 왼쪽 손목: WNL
  - ■ 양쪽 새끼손가락(bilateral terminal finger): 굽힘과 폄 WNL
  - ■ 오른쪽 엄지손가락
    - ▶ 맞섬은 집게손가락 끝의 노쪽으로 제한
    - ▶ 손허리관절은 30° 굽힘상태로 유합됨
    - ▶ 손가락관절: 폄=+5°, 굽힘=0~40°
  - ■ 왼쪽 엄지손가락
    - ▶ 맞섬은 새끼손가락의 몸쪽손가락관절 주름까지로 제한된다.
    - ▶ 손허리관절은 10° 정도 과한폄상태에 있다.
    - ▶ 손가락관절은 10° 굽힘상태에 있다.
    - ▶ 엄지손가락의 지그재그 기형형태가 존재한다.

- 오른쪽 손의 제한 요인은 통증때문이라고 보고되었다.
- 수동관절가동범위
  - 손목과 아래팔의 수동관절가동범위: 이 시점에 검사되지 않는다.
  - 엄지손가락의 수동관절가동범위: 이 시점에 검사되지 않는다.

♦ 반사 통합성
- 심부반사: WNL
- 표재반사: WNL

♦ 자가치료와 가정 관리
- 자가치료, 가정 관리, 행동, 작업, 활동을 안전하게 수행할 수 있는지에 관한 면담 결과 이러한 분야에서 두 손을 사용하여야 하는 작업인 경우 최소에서 중등도까지의 도움을 필요로 한다는 것이 밝혀졌다.
- 최소한의 도움이 두 손을 사용하여야 하는 대부분의 자가치료 작업에 요구된다.

♦ 직장, 지역사회 그리고 여가 통합 또는 재통합
- 지역사회, 여가활동, 작업, 활동들을 안전하게 수행할 수 있는 능력에 대한 면담 결과 작업이 두 손을 사용하여야 하고, 엄지손가락의 사용을 요구하는 경우 최소한의 도움을 필요로 한다는 것이 밝혀졌다.

평가 EVALUATION

Laura Norton의 병력은 그녀가 55세의 오른손잡이 여성이며 양손(엄지손가락)의 통증 때문에 치위생사라는 직업을 50세의 나이에 조기 은퇴하게 되었다는 것을 알려주었다. 10년 전 그녀는 양손에 손목관 이완술을 받았고, 그 후 감각을 완전히 회복하였으며 양손을 완전히 기능적으로 사용하게 되었다고 말하였다. 이 최근의 수술 이전에 Notrton 부인은 양 엄지손가락 통증의 보존적 치료를 위해 6주간의 물리치료를 받았다. 그때 그녀는 오른쪽 바닥관절에 어깨통징후, grind test 양성, 오른쪽에 Eaton radiographic grading system에 근거한 Ⅳ단계의 손목허리관절 골관절염, 오른쪽 de Quervain 협착건초염이 있다고 말하였다.

환자는 오른쪽 손목허리관절, LRTI 관절성형술, 손허리관절 유합술, 엄지손가락 등쪽 폄힘줄 구획에 국소적 감압술을 받은 지 이제 4주반이 지났다. 그녀는 오른쪽 상지의 능동관절가동범위에 제한이 있다: 뒤침/엎침 0~60°, 손목 폄/굽힘=0~40°. 엄지손가락 맞섬은 집게손가락 끝의 노쪽으로 제한이 있으며 엄지손가락 손허리관절은 유합되어 있다. 손가락관절은 폄 0/+5상태로 제한되어 있으며 굽힘은 0~40°이다. 그녀는 휴식 시 수술 부위에 6/10의 통증과 엄지손가락의 움직임을 시도할 때 8/10의 통증이 있다고 말하였다. 손등에 국한된 중등도의 부종이 기록되었다.

진단 DIAGNOSIS

Notrton 부인은 오른쪽 손목허리관절, LRTI 관절성형술, 손허리관절 유합술, de Quervain 이완술을 받았고 통증이 있다. 그녀는 다음과 같은 부분에서 손상당했다: 인체특정학적 특징; 인간공학과 신체역학; 운동 기능; 근 수행력; 자세; 관절가동범위. 그녀는 자가치료, 가정 관리, 직장, 지역사회, 여가활동, 작업, 활동에서 기능적으로 제한이 있다. 그녀는 보조기를 사용하게 될 것이다. 이러한 손상과 기능적 제한은 예후와 치료계획을 결정할 때 논의될 것이다.

예후와 치료계획 PROGNOSIS AND PLAN OF CARE

여러 번의 치료과정에 걸쳐 다음과 같은 공통적인 결과들이 확인되었다.

♦ 모든 일상생활동작의 95%를 독립적으로 수행하는 능력이 획득된다.
♦ 가정 관리, 지역사회, 여가활동, 작업, 활동들을 독립적으로 수행하는 능력이 획득된다.
♦ 능동관절가동범위가 향상된다.
♦ 협응력은 향상된다.
♦ 기형은 줄어든다.
♦ 섬세한 운동활동을 하는 동안의 지구력은 향상된다.
♦ 일반 쥐기 힘은 향상된다.
♦ 관절종창과 염증은 감소된다.
♦ 관절움직임은 향상된다.
♦ 집기동작을 하는 동안과 휴식기 모두 통증은 감소한다.
♦ 집기 힘은 향상된다.

이와 같은 결과를 얻기 위해 이 환자를 위한 적합한 중재가 결정된다. 이것은 다음과 같은 것들을 포함하게 된다: 협응, 의사소통 그리고 기록; 환자/고객 관련 교육; 치료적 운동; 자가치료와 가정 관리에서의 기능적 훈련; 작업, 지역사회, 여가활동의 통합 또는 재통합에 있어서의 기능적 훈련; 도수치료기술; 보조기구와 장비의 적절한 처방, 적용 그리고 제작; 전기 치료; 물리적 요인과 기계 종류.

진단과 예후에 근거하여 Norton 부인은 14~15주에 걸쳐 20~30번의 치료가 필요할 것으로 기대된다. Norton 부인은 좋은 가족의 지원과 동기부여를 가지고 있으며 어떠한 수술 후 합병증도 없었다.

중재 INTERVENTIONS

선택된 중재에 대한 근거 RATIONALE FOR SELECTED INTERVENTIONS

Norton 부인이 따르게 될 특별한 수술 후 운동프로그램의 이론적 근거는 각각 다른 상처치유 단계에 근거한다. 이러한 단계들은 이미 손허리손가락관절 임플란트 관절성형술에서 자세하게 다루어졌으나 그 중요성 때문에 여기서 다시 반복할 필요가 있다. 상처치유 단계는 다음과 같다:

- 취약기 혹은 염증기(수술 후 1~5일)
- 섬유조직형성 초기 혹은 재형성기(수술 후 5~10일)
- 섬유조직형성 말기(수술 후 10일~3~4주)
- 이행기(수술 후 4~6주)
- 반흔성숙초기(수술 후 6주~6개월)
- 반흔성숙말기(6개월~1년)

Poole과 Pellegrini은 환자가 아직 엄지손가락에 수상석고붕대를 하고 있는 상처치유의 염증기와 섬유조직형성초기 동안이라 하더라도, 수술 후 즉시 물리치료를 의뢰하는 것을 추천한다. 환자는 관절 경직을 줄이기 위해 어깨관절, 팔꿉관절, 손가락들의 능동관절가동범위 운동을 배우게 되며 수술 후 부종을 최소화하기 위해 올림 시켜 놓는 교육도 이루어져야 하고, 모든 치료의 양상은 피막형성과정을 촉진시키는 것이라야 한다. Swanson과 그의 동료들은 이와 같은 과정을 다음과 같이 표현하였다:

> 수술 후 재활 과정에서 가장 큰 도전은 반흔조직 주변의 양호한 회복과 동시에 바람직한 관절가동범위를 얻기 위해 반흔에 적당한 장력을 적용하는 것 사이에 적절한 균형을 유지하는 것이다. 이 시기의 통제된 동작은 새로운 관절낭이 움직임을 위한 충분한 느슨함과 안정성을 얻기에 충분히 견고해지도록 훈련할 것이다.

치료적 운동 (Therapeutic exercise)

수술 후 운동프로그램은 형성되고 있는 가성관절의 신장강도 내에서 점차적으로 증가되도록 유도된다. 석고붕대를 제거한 후 치료의 초점은 수술 후 부종 감소, 반흔관리, 손허리관절유합술의 보호, 손허리손가락관절의 안정성을 유지하면서 엄지손가락의 움직임을 향상시키는 것이다. 엄지손가락의 움직임은 능동관절가동범위운동에 의해서만 얻어진다. 수동관절가동범위운동은 관절유합술 후 손허리손가락관절에는 사용되지 않는다. 수동적인 힘을 가하지 않는 능동관절가동범위 운동을 사용함으로써 이 관절에서의 움직임을 증가시키고 동시에 그것의 안정성을 강화한다. 엄지손가락의 움직임은 기능을 향상시키지만 통증 없는 움직임을 위해서는 엄지손가락 바닥부의 안정성이 필요하다.

이러한 진단을 받은 환자를 위한 운동은 상처치유의 각각의 단계와 상처의 방사선검사의 확증에 따라 강화시키기 위해 점차 저항을 포함하게 될 것이다.

도수치료기술 (Manual therapy techniques)

환자는 체액흐름을 위한 마사지(fluid flushing), 부드러운 교차마찰마사지(gentle cross massage), 심부순환마사지(deep circular massage)등을 포함한 마사지 요법을 교육받는다. 이들 요법은 각각의 단계에서 가정프로그램에 포함된다. 체액흐름을 위한 마사지는 수술 후 손가락, 손, 손목의 부종을 감소시키기 위해 사용된다. 두 번째 마사지 요법인 부드러운 교차마찰 마사지는 봉합 제거 약 1주일 후, 상처의 가장자리가 압력을 견뎌낼 수 있을 때 배우게 된다. 심부순환마사지는 수술 3주 후에 사용된다. 교차마찰과 심부순환마사지 요법은 엄지손가락의 아래 폄 힘줄에 절개부위가 유착하려는 경향을 줄이기 위해 사용된다.

보조기구와 장비의 적절한 처방, 적용 그리고 제작 (Prescription, application, and as appropriate, fabrication of devices and equipment)

석고부목 제거 후, 4주 반(섬유조직형성 말기와 이행기) 정도에, 열가소성 엄지손가락수상부목이 제작된다. 부목

착용에 대한 일정은 가성관절의 교원질이 성숙되는 정도에 따라 변한다.

보조기구와 장비의 적절한 처방, 적용 그리고 제작에 관한 이론적 근거에 대해서는 사례연구#4를 참조.

전기 치료 (Electrotherapeutic modalities)

전기치료법은 관절성형술 후 환자를 치료하는데 보편적으로 사용되지는 않는다. 그러나 수술의 결과로 나타날 수 있는 통증과 부종 같은 이차적 문제를 치료하는 데에는 도움이 될 수 있다. 예를 들어, 고압진동전류(high-volt pulsed current: HVPC)는 치유를 촉진시키고, 수술 후 부종을 감소시키기 위해 사용될 수 있다. HVPC의 이온효과를 이용하면 부종은 억제되거나 감소될 수 있다. 급성 손상이나 수술 후 단백질이 미소혈관(microvasculature)으로부터 유출된다. 음극자극(cathodal stimulation)은 그 속에 과잉체액을 가지고 있는 이들 단백질을 방출한다. 수술 후 통증은 TENS의 사용으로 감소될 수 있다. 통상모드 TENS (conventional mode TENS)는 척추 문조절이론 기전을 통해 통증을 경감시킨다.

물리적 요인과 기계 종류 (Physical agents and mechanical modalities)

다양한 초기 요법들이 석고붕대 제거 후에 사용될 수 있다. 열치료는 열과 냉기의 형태로 사용될 수 있다. 열의 형태로 적용되는 열치료에는 파라핀, 온찜질, 수액치료(fluidotherapy)등이 있는데 열은 손의 작은 근육들의 근육 및 힘줄의 신장성을 증가시키고 치유과정을 촉진시키는데 필요한 혈액의 흐름을 증가시킨다. 파라핀은 자주 선택되는 요법으로 미네랄오일베이스는 열치료의 이로움을 제공하면서 반흔을 부드럽게 하는 데 도움을 준다.

냉기의 형태로 제공되는 열치료는 냉찜질이나 대조욕이다. 냉찜질은 필요하다면 부종과 통증을 감소시키기 위해 운동기간 후에 사용될 수 있다. 대조욕은 치유를 촉진시키고 관절 경직을 감소시키기 위한 혈액의 흐름을 증가시키기 위해 뜨거운 물과 차가운 물에 교대로 손을 담그는 방법을 사용한다. 대조욕은 정상적인 근육수축에 의해 주로 생기는 혈관확장과 혈관수축을 외부로부터 유발하여 통증, 부종, 경직을 경감시킬 수 있다. 교대로 바뀌는 물의 온도는 이환 부위에 혈액의 흐름을 증가시켜 "혈관의 펌핑(vascular pumping)" 효과를 야기하며 결과적으로 혈관수축, 부종 감소, 운동의 증가를 가져온다. 대조욕은 통증, 부종, 그 후에 나타나는 통증을 감소시키고 치유를 촉진시키는 혈액의 흐름을 향상시킨다. 대조욕은 병원과 가정에서 사용될 수 있는 훌륭한 요법이다.

협응, 의사소통 그리고 기록
COORDINATION, COMMUNICATION, AND DOCUMENTATION

Norton 부인과 의사소통이 이루어질 것이다. 환자와 치료계획을 논의할 것이고, 그녀에 관한 모든 관리요소들은 기록될 것이며 퇴원계획이 제공될 것이다.

환자/고객 관련 교육
PATIENT/CLIENT-RELATED INSTRUCTION

수술 전 Norton 부인은 보존적 관리의 일환으로 아래팔까지 연결된 엄지손가락수상부목을 맞추었다. 수술 전 마지막 치료에서 그녀는 무용성 관절강직을 예방하기 위해 전체 상지의 이환되지 않은 관절들을 위한 능동관절가동범위 운동을 교육받았다. 그녀는 또한 수술 후(주야로) 수술로 인해 생기는 부종을 감소시키기 위해 전체 팔을 올림시키도록 교육받았다. 이 두 가지 교육에 대한 이론적 근거를 Norton 부인에게 설명하였다.

수술 후 Norton 부인은 가정운동 프로그램에 대한 교육을 제공받았다. 그녀는 또한 수술 후 관절보호와 관절성형술을 보호하기 위해 집기패턴을 수정하는 법에 대해 교육받게 될 것이다.

치료적 운동 THERAPEUTIC EXERCISE

- ♦ 수술 후 첫 주: 취약기 혹은 염증기(수술 후 1~5일)
  - 팔꿉관절 아래 엄지손가락수상부목을 착용하고 부종 조절을 위해 팔을 심장 높이까지 올린다.
  - 이환되지 않은 관절들의 강직을 예방하기 위해 어깨관절, 팔꿉관절, 손가락의 능동관절가동범위 운동(석고부목 안에서)
- ♦ 섬유조직형성 초기 혹은 재형성기(수술 후 5~10일)
  - 상지의 이환되지 않은 모든 관절들의 능동관절가동범위 운동을 계속한다.
- ♦ 섬유조직형성 말기(수술 후 10일에서 3~4 주)

- 수술의가 이환되지 않은 관절, 특히 어깨관절과 손가락에서 수술 후 과도한 부종이나 관절 강직을 알아차렸다면, 초기 검사를 위해 물리치료사에게 빨리 환자를 의뢰할 수 있다.

♦ 이행기(수술 후 4~6주)

- 4주 반에서 5주 사이에 석고부목과 관절성형술 핀이 제거된다.
- 이전에 석고부목을 한 상태에서 환자의 평가를 의뢰한 적이 없었다면, 최초의 평가를 위해 물리치료를 의뢰하여야 한다.
- 운동은 아래와 같은 것을 포함한다.
  - 손가락, 손목, 팔꿉관절의 능동관절가동범위 운동
  - 지시받은 경우 계속적인 어깨관절 운동
  - 다른 손으로 엄지손가락의 손허리관절을 고정하여 움직이지 않도록 지지한 채 엄지손가락 몸쪽손가락관절의 능동관절가동범위 운동
  - 오직 새끼손가락과만 맞섬운동
  - 가동성보다 안정성에 중점은 둔다.

♦ 반흔성숙초기로 넘어가는 이행기의 끝 무렵(수술 후 5주~6주)

- 모든 손가락과의 능동적인 엄지손가락 맞섬 운동과 모든 손가락의 먼쪽 손바닥쪽 주름 쪽으로의 미끄러짐운동
- 등척성 엄지손가락구 운동(isometric thenar-exercises)
- 가벼운 기능적 운동의 시작

♦ 반흔성숙초기(수술 후 6주~6개월)

- 8~12주
  - 점진적인 쥐기 근력강화운동(progressive grip strengthening)
    - ▸ 가벼운 저항을 주는 putty를 사용하는 쥐기 근력강화운동
    - ▸ Putty를 먼쪽 손바닥쪽 주름 아래에 놓고 putty를 감싸서 주먹을 쥐고 5초 동안 강하게 쥐고 유지.
    - ▸ 처음에 5회를 반복하고 4주 동안 서서히 10까지 늘려간다.
    - ▸ 이 운동의 장애는 더 강한 저항을 주는 putty를 사용하는 것으로 진행시켜나갈 수 있다.
    - ▸ 이러한 진행은 각 환자의 필요에 의거한다.
  - 점진적인 집기 근력강화운동(progressive pinch strengthening)
    - ▸ 가벼운 저항을 주는 스펀지를 사용하는 집기 근력강화운동
      - ○ 스펀지를 엄지손가락 손바닥쪽 바닥 면과 집게손가락의 옆면 끝 사이에 놓고 집기
      - ○ 환자가 견딜 수 있는 한도 내에서 스펀지 둘레를 두세 번 쥐기
    - ▸ 집기 근력강화운동은 가벼운 저항을 주는 putty로 향상시켜 나간다.
      - ○ 새끼손가락의 노쪽 옆면/끝부분에 단단한 원통 putty를 놓는다.
      - ○ 엄지손가락의 손바닥쪽 바닥으로 원통의 위를 누른다.
      - ○ 엄지손가락의 손바닥쪽 바닥이 집게손가락의 옆면/끝부분에 닿을 때까지 putty를 계속해서 누른다.
      - ○ 처음에 5회 반복하고 4주 동안 서서히 10회까지 늘려간다.
      - ○ 집기 운동의 장애는 환자가 견딜 수 있는 정도와 필요에 따라 진행시켜 나가야 한다.
      - ○ 이것은 putty의 저항을 서서히 증가시켜감으로써 이루어질 수 있다.
- 반흔성숙초기의 끝 무렵(수술 후 3개월~6개월)
  - 자유로운 기능적 활동

♦ 반흔성숙말기(수술 후 6개월~1년)

- 자유로운 작업과 행동

자가치료와 가정 관리에서의 기능적인 훈련
FUNCTIONAL TRAINING IN SELF-CARE AND HOME MANAGEMENT

♦ 자가치료

- 의복착용: 조립식 손잡이가 달린 단추걸이, 지퍼당기는 줄(zipper pull)과 같은 적응 장비
- 식사: 적응 장비에는 조립식 손잡이가 달린 포크, 나이프, 스푼, 주걱, 나무 스푼, 국자와 같은 선택적 서빙용 도구 등이 있다.
- 몸단장: 적합한 장비에는 조립식 손잡이가 달린 빗과

브러쉬, 칫솔, 치약짜기 등이 있다.

- 가정 관리
  - 수술 후 집안일, 요리, 쇼핑, 청소 등을 할 때, 장시간의 강한 집기(pinch)와 쥐기(grip)를 하지 않아야 한다.
  - 적응장비는 EZ key turner, 길어진 고무 손잡이(rubber doorknob extensions)
  - 조립식 손잡이가 달린 펜과 연필 쥐기

직장, 지역사회 그리고 여가 통합 또는 재통합에서의 기능적인 훈련 FUNCTIONAL TRAINING IN WORK, COMMUNITY, AND LEISURE INTEGRATION OR REINTEGRATION

- 지역사회와 여가
  - Norton 부인의 개인적 목표는 수술 후 뜨개질과 레이스 뜨기를 다시 하게 되는 것이다.
  - 5개월 후 그녀는 조립식 바늘을 가지고 뜨개질을 다시 시작하였다.
  - 그녀는 수술 6개월 후 레이스 뜨기를 다시 시작하였으나, 이 작업을 수행하는 시간은 하루 4번 15분씩으로 제한되었다.
  - 그녀는 매주 레이스 뜨기 시간을 늘려 나갔다.
  - 수술 후 4~6개월이면 제한 없이 여가활동, 작업, 행동으로 복귀할 수 있다.

도수치료요법 MANUAL THERAPY TECHNIQUES

- 마사지
  - 이행기(수술 후 4~6주)
    - 역방향 마사지(retrograde massage)
      - 4주 반에서 5주 정도 석고부목 제거 후 곧바로 시작한다.
      - 수술 후 부종을 줄이기 위한 체액흐름마사지(fluid flushing massage)
      - 각 손가락과 엄지손가락을 젖을 짜듯이(in a "milking" fashion으로) 먼쪽에서 몸쪽으로 마사지
      - 손까지 계속하여 손목 쪽을 향해 몸쪽으로 마사지한다.
    - 깊은 순환 경찰법을 사용한 마찰마사지
      - 상처의 경계부가 압력을 견뎌낼 수 있을 때 시작한다.
      - 레놀린이나 코코아 버터가 절개부위의 마찰을 줄이고, 피부를 부드럽게 만드는데 도움을 줄 것이다.
    - 교차마찰 마사지(cross friction massage)
      - 상처의 경계부가 압력을 견뎌낼 수 있는 5주~8주에 시작한다.
- 수동관절가동범위운동
  - 관절의 가동성과 근육의 유연성을 향상시키기 위해 모든 손가락의 수동관절가동범위, 복합 굽힘(완전한 주먹쥐기)시키기

보조기구와 장비의 적절한 처방, 적용 그리고 제작 PRESCRIPTION, APPLICATION, AND AS APPROPRIATE, FABRICATION OF DEVICES AND EQUIPMENT

- 수술 직후부터 12주까지
  - 적응기구와 장비
    - 조립식 손잡이가 달린 포크, 나이프, 스푼
    - 조립식 서빙용 도구(주걱, 나무스푼, 국자)
    - 조립식 손잡이가 달린 브러시와 빗
    - 조립식 손잡이가 달린 칫솔과 치약짜기
    - EZ열쇠돌리기
    - 길어진 고무 손잡이(rubber doorknob extensions)
    - 조립식 손잡이가 달린 펜과 연필
  - 교정기구
    - 엄지손가락수상부목이 보호/지지, 휴식을 위해 사용된다.
- 4주 반부터 5주까지
  - 교정기구: 석고부목과 관절성형술 핀이 제거되었을 때 수술 전 보전적 관리의 일환으로 미리 제작되지 않았다면 custom forearm based thumb spica splint가 제작 된다.
- 8주~12주까지
  - 교정기구: 보호를 위한 부목 사용을 그만두기 시작한다.(집에서부터 그만두기 시작하여 야외활동시까지 진행시켜나간다.)
- 3개월~6개월까지

- 적응기구
  - 조립식 뜨개 바늘
- 교정기구
  - 보호용 부목 사용 중지
  - 필요하다면 부목은 휴식 시에만 착용

전기 치료 ELECTROTHERAPEUTIC MODALITIES

- ♦ 치유를 촉진하고 부종을 감소시키기 위한 HVPC
- ♦ 통증을 감소시키기 위한 TENS

물리적 요인과 기계 종류 PHYSICAL AGENTS AND MECHANICAL MODALITIES

- ♦ 열치료가 석고붕대 제거 후 사용될 수 있다.
  - 파라핀 욕
    - '장갑' 적용방법을 사용
    - 손을 파라핀통에 6~12번 담근다.
    - 플라스틱 봉지나 파라핀 종이를 사용하여 손을 감싸고, 테리천(보풀을 고리지게 짠 두꺼운 직물) 장갑이나 수건을 사용하여 다시 이것을 감싼다.
    - 치료시간은 20분이다.
  - 수액치료(fluidotherapy)
    - 치료는 105°~125°에서 시행된다.
    - 치료시간은 20~30분이다.
- ♦ 냉팩
  - 시중에 판매되는 팩을 사용한 치료는 0°~10°에서 시행된다.
  - 치료시간은 통증의 정도에 따라 15~20분 정도이다.
- ♦ 대조욕
  - 두 개의 그릇을 사용하는데 하나에는 차가운 물(55~65°)을. 다른 하나에는 따뜻한 물(100~110°)을 채운다.
  - 차가운 물을 채운 그릇에 손을 15초 담갔다 꺼내서 즉시 따뜻한 물이 든 그릇에 15초 담근다.
  - 따뜻한 물과 차가운 물에 교대로 담근다.
  - 치료시간은 15분이다.
  - 언제나 차가운 물에서 시작하여 차가운 물에서 끝낸다.

예상 목표와 기대 결과 ANTICIPATED GOALS AND EXPECTED OUTCOMES

- ♦ 병리학/병태생리학에 미치는 영향
  - 부종, 림프부종, 삼출물은 감소한다.
  - 관절 종창, 염증, 제한은 감소한다.
  - 조직으로의 영양공급은 증가한다.
  - 통증은 감소한다.
  - 연부조직염증, 부종, 제한은 감소한다.
  - 조직의 관류(perfusion)와 산소공급은 증가한다.
- ♦ 손상에 미치는 영향
  - 손을 사용하는 지구력은 증가한다.
  - 피부 보존은 향상된다.
  - 운동기능은 향상된다.
  - 근육 수행력은 증가한다.
  - 신체분절사이와 신체분절을 가로 지르는 움직임의 질은 향상된다.
  - 이완은 증가된다.
  - 관절가동범위는 유지된다.
- ♦ 기능적 제한에 미치는 영향
  - 필수적인 자가치료, 가정 관리, 직장, 지역사회, 여가 역할을 수행하거나 다시 시작할 수 있는 능력은 향상된다.
  - 보조기구와 장비의 유무와 상관없이 자가치료, 가정 관리, 직장, 지역사회, 여가에서의 일상생활동작 및 도구를 사용하는 일상생활동작(ADL/IADL)과 관련된 신체활동, 과업, 행동을 독립적으로 수행하는 능력은 증가한다.
  - 작업수행에 요구되는 감독의 수준은 감소한다.
  - 활동, 작업, 행동을 견뎌내는 것이 증가한다.
- ♦ 위험 감소 및 예방
  - 수술 후 합병증은 감소한다.
  - 위험 요소들은 감소한다.
  - 상태의 재발위험도는 감소한다.
  - 이차적인 손상의 위험은 감소한다.
  - 안전성은 증가한다.
  - 증상의 자가 관리는 향상된다.
- ♦ 건강, 웰니스, 운동에 미치는 영향
  - 건강한 습관을 촉진하는 행동들, 웰니스, 예방이 습득된다.
  - 건강, 웰니스, 운동에 필요에 대한 결정이 늘어난다.
  - 신체기능이 향상된다.

- ♦ 사회적 지원에 대한 영향
  - 이용할 수 있는 자원들은 최대한 이용된다.
  - *APTA의 물리치료 기록을 위한 지침서*에 따라 환자 관리기간 내내, 모든 치료환경설정을 기록한다.
  - 물리치료 서비스의 이용이 최대한 활용된다.
- ♦ 환자/고객 만족
  - 접근, 유효성, 제공되는 서비스가 환자/고객의 마음에 든다.
  - 사례는 치료기간 내내 관리된다.
  - 물리치료사의 임상적 숙련도와 대인 기술이 환자의 마음에 든다.
  - 치료의 협조가 환자/고객의 마음에 든다.
  - 치료의 강도가 감소한다.
  - 진단, 예후, 중재, 예상 목표와 기대 결과의 이해에 대한 환자와 가족의 지식과 인식이 증가된다.
  - 웰빙(well-being)에 대한 이해가 증가한다.
  - 스트레스는 감소한다.

재검사 REEXAMINATION

재검사는 치료기간 내내, 특히 치료환경이 변하거나 단계가 변하였을 때 행해진다.

퇴원 DISCHARGE

Norton 부인은 총 25회의 물리치료를 거쳐 그녀의 목표와 기대치를 달성하였으므로 물리치료를 종료하였다. 이 기간은 그녀의 전체 치료기간을 포함하였다. 그녀는 예상 목표와 기대 결과를 성취하였으므로 치료를 종료하였다.

참고문헌 REFERENCES

1. Moore KL. In: Gardner JN, ed. *Clinically Oriented Anatomy*. 2nd ed. Baltimore, Md: Williams & Wilkins; 1985.
2. Pansky B. *Review of Gross Anatomy.* 5th ed. New York, NY: Macmillan Publishing Co; 1984.
3. Harkness JW. Arthroplasty of hip. In: Canale ST, ed. *Campbell's Operative Orthopaedics.* St. Louis, Mo: Mosby; 1998:296-471.
4. Norkin CC, Levangie PK. *Joint Structure and Function.* 2nd ed. Philadelphia, Pa: FA Davis Co; 1992.
5. Moore KL, Dalley AF. *Clinically Oriented Anatomy.* 4th ed. Philadelphia, Pa: Lippincott Williams & Wilkins; 1999.
6. Beasley RW. *Hand Injuries.* Philadelphia, Pa: WB Saunders Co; 1981.
7. Poole JU, Pellegrini VD Jr. Arthritis of the thumb basal joint complex. *J Hand Ther.* 2000;13(2):91-107.
8. Glickel SZ, Horne LJ. *Current Opinion in Orthopedics.* Philadelphia, Pa: Lippincott Williams & Wilkins; 2001:290-294.
9. Tomaino M. *Hand Clinics: Thumb Arthritis.* Vol 17. Philadelphia, Pa: WB Saunders Co; 2001.
10. Eaton R, Littler JW. Ligament reconstruction for the painful thumb carpometacarpal joint. *J Bone Joint Surg.* 1973;55A:1655-1666.
11. Nordin M, Frankel VH. *Basic Biomechanics of the Musculoskeletal System.* 2nd ed. Philadelphia, Pa: Lea and Febiger; 1989.
12. Bergmann G. Loads acting at the hip joint. In: Sedel L, Cabanela ME, eds. *Hip Surgery; Materials and Developments.* London, England: Martin Dunitz Ltd; 1998:1-8.
13. Johnston RC, Smidt GL. Hip motion measurements for selected activities of daily living. *Clinical Orthop.* 1970;72:205-215.
14. Kettelkamp DB, Johnson RJ, Smidt GL. An electrogoniometric study of knee motion in normal gait. *J Bone Joint Surg (Am).* 1970;52a:775-790.
15. Norkin CC, Levangie PK. *Joint Structure and Function: A Comprehensive Analysis.* Philadelphia, Pa: FA Davis Co; 1983.
16. Bejjani F, Landsmeer J. Biomechanics of the hand. In: Nordin M, Frankel V, eds. *Basic Biomechanics of the Musculoskeletal System.* 2nd ed. Philadelphia, Pa: Lea and Febiger; 1989:275-301.
17. Lehmkuhl LD, Smith L. *Brunnstrom's Clinical Kinesiology.* 4th ed. Philadelphia, Pa: FA Davis Co; 1983.
18. Cooney W, Lucca M, Chao E, Linscheid,R. The kinesiology of the thumb trapeziometacarpal joint. *J Bone Joint Surg.* 1981;63A:1371.
19. Brander V, Mullarkey CF, Stulberg SD. Rehabilitation after total joint replacement for osteoarthritis: an evidence based approach. *Physical Medicine and Rehabilitation: State of the Art Reviews.* 2001;15(1):175-197.
20. Hochberg MC, Altman RD, Brandt KD, et al. Guidelines for the medical management of osteoarthritis of the knee. *Arthritis Rheum.* 1995;38:1541-1546.
21. Berman AT, Quinn RH, Zarro VJ. Quantitative analysis in unilateral and bilateral total hip replacements. *Arch Phys Med Rehabil.* 1991;72:190-194.
22. Azar FM, Wright PE. Arthroplasty of shoulder and elbow. In: Canale ST, ed. *Campbell's Operative Orthopaedics.* St. Louis, Mo: Mosby; 1998:473-496.
23. Craig EV. Total shoulder replacement for primary osteoarthritis and osteonecrosis. In: Craig EV, ed. *Master Techniques in Orthopaedic Surgery. The Shoulder.* New York, NY: Raven Press, Ltd; 1995:311-342.
24. Fenlin JM, Frieman BG. Indications, technique and results of total shoulder arthroplasty in osteoarthritis. *Orthop Clin North Am.* 1998;29(3):423-434.
25. Stirrat CR. Metacarpophalangeal joint in rheumatoid arthritis of the hand. *Hand Clin.* 1996;12:515-529.
26. Biese J, Goudzwaard P. Postoperative management of metacarpal implant resection arthroplasty. *Orthopaedic Physical Therapy Clinics of North America.* 2001;10(4):595-615.
27. Flatt AE. Restoration of rheumatoid finger joint function:

interim report on trial of prosthetic replacement. *J Bone Joint Surg (Am).* 1961;43:753-774.
28. Melone CM Jr, Gilbert DH, Bos M. Thumb basal joint arthroplasty: trapezium excision and abductor pollicis longus stabilization technique and results in 200 cases. Presented at AAOS annual meeting, February 1996, Atlanta, Ga.
29. Tomaino M, Pellegrini V, Burton R. Arthroplasty of the basal joint of the thumb. Long term follow-up after ligament reconstruction with tendon interposition. *J Bone Joint Surg.* 1995;77-A(3):346-355.
30. Melvin J. Therapist's management of osteoarthritis in the hand. In: Mackin EJ, Callahan A. Skirven T, et al, eds. *Rehabilitation of the Hand and Upper Extremity.* Vol 2. 5th ed. St. Louis, Mo: Mosby; 1995:1646-1676.
31. American Academy of Orthopaedic Surgeons. Available at: http//www.AAOS.org. Accessed August 31, 2003.
32. Total hip replacement. NIH Consensus Statement Online 1994 September 12-14;12(5):1-31. Available at: www.consensus.nih.gov/cons/098/098_into.htm. Accessed July 10, 2004.
33. Bannister GC. The hip, complications of total hip replacement. In: *Clinical Challenges in Orthopaedics.* London, England: Martin Dunitz Ltd; 2002:81-89.
34. Li E, Meding JB, Ritter MA, et al. The natural history of a posteriorly dislocated total hip replacement. *J Arthroplasty.* 1999;14:964-968.
35. Bullock DP, Sprorer SM, Shirreffs TG. Comparison of simultaneous bilateral with unilateral total knee arthroplasty in terms of perioperative complications. *J Bone Joint Surg.* 2003;85-A(10):1981-1986.
36. Lombardi AV, Mallory, TH, Fada RA, et al. Simultaneous bilateral total knee arthroplasties: who decides? *Clin Orthop.* 2001;1(392):319-329.
37. Hennigan SP, Iannotti JP. Instability after prosthetic arthroplasty of the shoulder. *Orthop Clin North Am.* 2001;32(4):649-659.
38. Wirth MA, Rockwood CA Jr. Complications of shoulder arthroplasty. *Clinical Orthop.* 1994;307:47-69.
39. Brannon EW, Klein G. Experiences with a finger joint prosthesis. *J Bone Joint Surg (Am).* 1959;41:87-102.
40. Swanson AB. Silicone rubber replacements of arthritic or destroyed joints in the hand. *Surg Clin North Am.* 1968;48.
41. Swanson AB, deGroot Swanson G, Ishikawa H. Use of grommets for flexible implant resection arthroplasty of metacarpophalangeal joint. *Clinical Orthop.* 1997;342:22-33.
42. Bass RL, Stern PJ, Nairus JG. High implant fracture incidence with sutter silicone metacarpophalangeal joint arthroplasty. *J Hand Surg (Am).* 1996;1:813-818.
43. Swanson AB. Finger joint replacement by silicone rubber implants and the concept of implant fixation by encapsulation. *Ann Rheum Dis.* 1969;28(Suppl):47-55.
44. Swanson A. Disabling arthritis at the base of the thumb: treatment by resection of the trapezium and flexible (silicone) implant arthroplasty. *J Bone Joint Surg (Am).* 1972;54:45.
45. Niebauer J, Shaw J, Doren W. The silicon-dacron hinge prosthesis: design, evaluation and application. *J Bone Joint Surg (Am).* 1968;50:634.
46. Swanson AB, deGroot Swanson G, Watermeier JJ. Trapezium implant arthroplasty: long term evaluation of 150 cases. *J Hand Surg.* 1981;6:125-141.
47. Khoo CTK. Silicone synovitis: the current role of silicone elastomer implants in joint reconstruction. *J Hand Surg (Br).* 1993;18(6):679-686.
48. Peimer CA, Medige J, Eckert B, Wright JR, Howard CS. Reactive synovitis after silicone arthroplasty. *J Hand Surg (Am).* 1986;11(5):624-638.
49. Gervis WH. Excision for the trapezium for osteoarthritis of the trapeziometacarpal joint. *J Bone Joint Surg.* 1949;31B:537-539.
50. Gervis WH, Wells T. A review of excision of the trapezium for osteoarthritis of the trapezio-metacarpal joint after twenty-five years. *J Bone Joint Surg.* 1973;55B:56-57.
51. Dhar S, Gray ICM, Jones WA, Beddow FM. Simple excision of the trapezium for osteoarthritis of the carpometacarpal joint of the thumb. *J Hand Surg.* 1994;19B:485-488.
52. Froimson AI. Tendon arthroplasty of the trapeziometacarpal joint. *Clinical Orthop.* 1970;70:191-199.
53. Carroll RE. Fascial arthroplasty for the carpometacarpal joint of the thumb. *Orthopedic Transactions.* 1977;1:15.
54. Amadio PC, Millender LH, Smith RJ. Silicone spacer or tendon spacer for trapezium resection arthroplasty—comparison of results. *J Hand Surg.* 1984;7A:237-244.
55. Menon J, Schoene HR, Hohl JC. Trapeziometacarpal arthritis-results of tendon interpositional arthroplasty. *J Hand Surg.* 1981;6:442-446.
56. Eaton RG, Glickel SZ, Littler JW. Tendon interposition arthroplasty for degenerative arthritis of the trapeziometacarpal joint of the thumb. *J Hand Surg.* 1985;10A:645-654.
57. Burton RI, Pellegrini VD. Surgical management of basal joint arthritis of the thumb. Part II: ligament reconstruction with tendon interposition arthroplasty. *J Hand Surg.* 1986;11A:324-332.
58. Robinson D, Aghasi M, Halperin N. Abductor pollicis longus tendon arthroplasty of the trapeziometacarpal joint: surgical technique and resuits. *J Hand Surg.* 1991;16A:504-509.
59. Smith RJ, Atkinson RE, Jupiter J. Silicone synovitis of the wrist. *J Hand Surg.* 1985;10A:47-60.
60. Thompson JS. "Suspensioplasty" a trapeziometacarpal reconstruction. *Orthopedic Transactions.* 1991;26:355-356.
61. Weilby A. Tendon interposition arthroplasty of the first carpometacarpal joint. *J Hand Surg.* 1988;13B:421-425.
62. Melone CP Jr, Beavers B, Isani A. The basal joint pain syndrome. *Clinical Orthop.* 1987;200:58-67.
63. Swanson AB, deGroot Swanson G, Watermeier JJ. Trapezium implant arthroplasty: long term evaluation of 150 cases. *J Hand Surg.* 1981;6:125-141.
64. Carter PR, Benton LJ, Dysert PA. Silicon rubber carpal implants: study of the incident of late osseous complications. *J Hand Surg.* 1986;11A:639-644.
65. Eaton RG, Glickel SZ. Trapeziometacarpal osteoarthritis: staging as a rationale for treatment. *Hand Clin.* 1987;3(4):455-471.
66. Alter S, Feldon P, Terrono AL. Pathomechanics of deformities in the arthritic hand and wrist. In: Mackin EJ, Callahan AD, Skirven TM, et al. *Rehabilitation of the Hand and Upper Extremity.* 5th ed. Vol 2. St. Louis, Mo: Mosby; 2002.
67. Gajraj NM. Cyclooxygenase-2 inhibitors. *Anesth Analg.* 2003;96(6):1720-1738.
68. Malan TP, Marsh G, Hakki SI, Grossman E, Traylor L, Hubbard RC. Parecoxib sodium a parenteral cyclooxygenase 2 selective inhibitor, improves morphine analgesia and is opiod-sparing following total hip arthroplasty. *Anesthesiology.* 2003;98(4):950-956.
69. DeWeese FT, Akbari Z, Carline E. Pain control after knee

arthroplasty: intraarticular versus epidural anesthesia. *Clin Orthop.* 2001;1(392):226-231.

70. Harada N, Chiu V, Stewart AL. Mobility-related function in older adults: assessment with a 6-minute walk test. *Arch Phys Med Rehabil.* 1999;80:837-841.
71. Newton R. Balance screening of an inner city older adult population. *Arch Phys Med Rehabil.* 1997;78:587-591.
72. Finch E, Brooks D, Stratford P, Mayo N. *Physical Rehabilitation Outcomes Measures: A Guide to Enhanced Clinical Decision Making.* 2nd ed. Baltimore, Md: Lippincott Williams & Wilkins; 2002.
73. Heitmann DK, Gossman MR, Shaddeau SA, Jackson JR. Balance performance and step width in noninstitutionalized, elderly, female faller and nonfallers. *Phys Ther.* 1989;69(11):923-931.
74. Gilbey HJ, Ackland TR, Wang AW, Morton AR, Trouchet T, Tapper J. Exercise improves early functional recovery after total hip arthroplasty. *Clinical Orthop.* 2003;408:193-200.
75. Roos E. Effectiveness and practice variation of rehabilitation after joint replacement. *Curr Opin Rheumatol.* 2003;15(2):160-162.
76. Freburger J. An analysis of the relationship between the utilization of physical therapy services and outcomes of care for patients after total hip arthroplasty. *Phys Ther.* 2000;80(5):448-458.
77. Boardman ND, Cofield RH, Bengtson KA, Little R, Jones MC, Rowland CM. Rehabilitation after total shoulder arthroplasty. *J Arthroplasty.* 2001;16(4):483-486.
78. van den Bogert AJ, et al. An analysis of hip joint loading during walking, running, and skiing. *Med Sci Sports Exerc.* 1999;10(3):131-141.
79. Healy WL, Iorio R, Lemos MJ. Athletic activity after joint replacement. *Am J Sports Med.* 2001;29(3):377-388.
80. American Physical Therapy Association. Guide to Physical Therapist Practice. 2nd ed. *Phys Ther.* 2001;81:9-744.
81. Lorentzen JS, Petersen MM, Brot C, et al. Early changes in muscle strength after total knee arthroplasty. *Acta Orthop Scand.* 1999;70:176-179.
82. Stevens JE, Mizner RL, Snyder-Mackler L. Quadriceps strength and volitional activation before and after total knee arthroplasty for osteoarthritis. *J Orthop Res.* 2003;21(5):775-779.
83. Avramidis K, Strike PW, Taylor PN, Swain ID. Effectiveness of electric stimulation of the vastus medialis muscle in the rehabilitation of patients after total knee arthroplasty. *Arch Phys Med Rehabil.* 2003;84:1850-1853.
84. Gotlin RS, Hershkowitz S, Juris PM, Gonzalez EG, Scott WN, Insall JN. Electrical stimulation effect on extensor lag and length of hospital stay after total knee arthroplasty. *Arch Phys Med Rehabil.* 1994;75:957-959.
85. Kumar P, McPherson E, Dorr L, Wan Z, Baldwin K. Rehabilitation after total knee arthroplasty: a comparison of 2 rehabilitation techniques. *Clin Orthop.* 1996;331:93-101.
86. Worland R, Arredondo J, Angles F, Lopez-Jimenez F, Jessup D. Home continuous passive motion machine versus professional physical therapy following total knee replacement. *J Arthroplasty.* 1998;13(7):784-787.
87. Chen B, Zimmerman JR, Soulen L, DeLisa JA. Continuous passive motion after total knee arthroplasty: a prospective study. *Am J Phys Med Rehabil.* 2000;79:421-426.
88. Brems JJ. Rehabilitation following total shoulder arthroplasty. *Clinical Orthop.* 1994;307:70-85.
89. Brown DD, Friedman RJ. Postoperative rehabilitation following total shoulder arthroplasty. *Orthop Clin North Am.* 1998;29(3):535-547.
90. Foley A, Halbert J, Hewitt T, Crotty M. Does hydrotherapy improve strength and physical function in patients with osteoarthritis—a randomized controlled trial comparing a gym based and a hydrotherapy based strengthening program. *Ann Rheum Dis.* 2003;62:1162-1167.
91. Speer KP, Warren RF, Horowitz L. The efficacy of cryotherapy in the postoperative shoulder. *J Shoulder Elbow Surg.* 1996;5(1):62-68.
92. Craig EV. Continuous passive motion in the rehabilitation of the surgically reconstructed shoulder: a preliminary report. *Orthopaedic Transactions.* 1986;10:219.
93. USDA Center for Nutrition Policy and Promotion. Body mass index and health. *Nutrition Insight.* 2000;March.
94. Bechtol CO. Grip test: use of a dynamometer with adjustable handle spacing. *J Bone Joint Surg (Am).* 1954;36A:820-824.
95. Fess EE. The effects of Jamar dynamometer handle position and test protocol on normal grip strength: procedures of the American Society of Hand Therapists. *J Hand Surg.* 1982;7:308.
96. Mathiowetz B, Kashman N, Volland G, et al. Grip and pinch strength, normative data for adults. *Arch Phys Med Rehabil.* 1995;66:71-72.
97. Downie W, Leatham PA, Rhind VM, et al. Studies with pain rating scales. *Ann Rheum Dis.* 1978;37.
98. Swanson AB, deGroot Swanson G, Leonard J, et al. Postoperative rehabilitation programs in flexible implant arthroplasty of the digits. In: Hunter JM, Schneider LH, Mackin EJ et al, eds. *Rehabilitation of the Hand.* 3rd ed. St. Louis, Mo: CV Mosby; 1990.
99. Madden MD, Devore G, Arem MD. A rational postoperative management program for metacarpophalangeal joint implant arthroplasty. *J Hand Surg.* 1977;2:385-386.
100. Cannon N, et al. *MP Implant Arthroplasties: Postoperative Management (for Rheumatoid Arthritis), Diagnosis and Treatment Manual for Physicians and Therapists.* 3rd ed. Indianapolis, Ind: Hand Rehabilitation Center of Indiana; 1991.
101. Beard G, Wood E. *Massage Principles and Techniques.* Philadelphia, Pa: WB Saunders Co; 1964.
102. Hayes K. *Manual for Physical Agent.* 5th ed. Upper Saddle River, NJ: Prentice Hall Health; 1999.
103. Engel JP, Wakim KG, Erickson DJ, Krusen FH. The effects of contrast baths on the peripheral circulation in patients with rheumatoid arthritis. *Arch Phys Med Rehabil.* 1950;31:135-144.
104. Breger-Stanton D, Bear-Lehman J, Graziano M, Ryan C. Contrast baths: what do we know about their use? *J Hand Ther.* 2003;16(4):343-345.
105. Brand PW, Hollister A. *Clinical Mechanics of the Hand.* 2nd ed. St. Louis, Mo: Mosby Year Book; 1993.
106. Reed BV. Effects of high voltage pulsed electrical stimulation on microvascular permeability to plasma proteins: a possible mechanism in minimizing edema. *Phys Ther.* 1988;68:491-495.
107. Melzack R, Wall P. Pain mechanisms: a new theory. *Science.* 1965;150:971-979.

제 9 장

뼈 또는 연부조직 수술과 관련된 손상된 관절가동, 운동 기능, 근 수행력과 관절가동범위 (패턴 I)

Impaired Joint Mobility, Motor Function, Muscle Performance, and Range of Motion Associated With Bony or Soft Tissue Surgery (Pattern I)

해부학 ANATOMY

뼈 해부학 BONY ANATOMY

뼈의 현미경적과 거시적인 해부학과 생리학에 대해서는 패턴 A: 일차 예방/뼈대의 무기질 감소에 따른 위험요소와 패턴 G: 손상된 관절 가동성과 근 수행력 그리고 골절에 관련된 운동능력의 범위에서 자세히 기술하였고 다시 반복하지는 않을 것이다. 이번 장은 골 수술과 관련된 병태생리와 수술적인 고정과 연관된 골치유의 방법에 대해서 초점을 맞출 것이고, 물리치료사 실습안내, 제2판[1]의 기준에 따른 사례연구도 기록할 것이다.

일반적으로 골 수술은 골 절골(osteotomy), 골 연장술(bone lengthening), 그리고 골절의 고정 등과 같은 다양한 수술적인 기술들로 구성되어 있다. 골 절골술은 경골 결절 이동 2와 같이 근육의 기계적인 이점을 증진시키기 위해 골경계 지표를 이동시키기 위한 목적으로 시행될 수 있다. 골 절골술은 또한 통증을 감소시키기 위해, 외반과 내번을 변형시키기 위해, 또한 골 관절염의 기능을 증가시키기 위한 체중부하 힘의 재분포를 위해서도 시도되기도 한다.[3] 사지 연장술은 골격의 정렬과 기능 향상을 위한 목적으로 하지 길이를 같게 하기 위해서 가끔 사용한다.[4] 보다 더 잦은 골수술 방법은 부정 정렬되고(malaligned), 전위된(displaced), 그리고 불유합(nonunion) 골절의 고정을 목적으로 행해진다.[5] 임상적인 경험을 근거로, 골 수술에 대한 물리 치료사들의 참여도는 골절의 수술적 고정이 가장 빈번하다.

연부조직의 해부학 SOFT TISSUE ANATOMY

근육과 연부조직의 해부와 생리에 대해서는 패턴 C: 근 수행장애와 패턴 D: 결합조직의 기능장애와 관련된 손상된 관절 가동성, 운동기능, 근육수행능력, 관절가동범위에서 이미 자세하게 나와 있다. 이번 장은 연부 조직 수술 특히, 회전근개 파열과 전방십자인대 재건과 연관된 수술과 관계된 병태 생리에 대해서 초점을 둘 것이고, guide 1의 기준에 따른 2 사례도 소개될 것이다.[1]

연부 조직은 뼈와 관절을 제외하고 모든 신경근골격 조직을 서술한다.[6] 근육은 사지 내부기관과 피부를 포함한 몸의 일부분을 움직이는 수축이 일어나게 하는 역동적인 조직이다. 근육 수축의 에너지는 건, 건막, 그리고 근막을 통해 기계적으로 효과적으로 만들어진다. 이런 구조물들은 뼈에 근육의 끝이 안전하게 하고 당기는 힘의 방향을 조절한다.[7] 근육은 대략 인간 전체 무게의 40%에 해당하고, 그 크기는 다양하다. 근육은 거대한 힘을 만들어낼 수 있는 원상으로 돌아가려는 조직이고 일상생활 동작의 필요에 따라 적응 하려는 능력과 손상받을 수 있을 정도의 힘을 만들어 낼 수 있는 잠재력을 가지고 있다. 또한 몸을 형성하고 열을 만들어낸다. 근육은 3가지 타입이 있다: 골격근, 심장근, 그리고 평활근. 골격근의 뼈와 다른 구조물들 예를 들어, 눈과 혀 등을 움직이게 한다. 심장근은 심장벽의 대부분과 큰 혈관 예를 들어 대동맥의 일부분을 구성한다. 평활근은 대부분의 혈관의 벽과 내장기관의 벽을 따라 이루고 있고 장과 같은 내장을 통한 물질들을 이동시키고, 혈관을 통한 움직임을 조절한다.[8]

근육의 이름은 그 모양, 크기, 위치, 부착점 그리고 기능에 따라 유추할 수 있다. 모양은 등세모근(승모근, trapezius)(사다리꼴모양 같은), 어깨세모근(삼각근, deltoid)(삼각형모양 또는 델타 모양), 두덩정강근(박근, gracilis)(가느다랗고 얇은 모양)과 같은 근육들을 서술하는데 이용된다. 크기는 큰볼기근(대둔근, gluteus maximus)(가장 큰)과 작은볼기근(소둔근, gluteus minimus)(가장 작은) 같은 근육들을 기술하는데 이용된다. 위치는 가시위근(극상근, supraspinatus)과 가시아래근(극하근, infraspinatus)처럼 어깨뼈의 극의 위아래 위치에 따라 근육의 이름을 설명해준다. 근육은 또한 근육의 부착점〔예를 들어, 복장목뿔근(흉골설골근, sternohyoid)〕, 기능〔예를 들어, 어깨올림근(견갑거근, levator scapulae)〕, 또는 근육의 섬유 방향〔예를 들어 배가로근(복횡근, transversus abdominis)〕에 따라 이름이 붙여진다.[9]

몸을 움직이게 하는 근육들은 600개가 넘는다. 때로는 의지에 따라 움직이는 자발적인 근육들이 있지만, 그 근육들이 불수의적으로 움직이는 때(예를 들어, 횡격막)는 수배가 더 많다. 짧아짐으로써 움직임을 생성하는 골격근은 현미경하에서의 줄무늬 모양의 세포들 때문에 횡문근이라고도 한다. 근육이 수축하고 짧아질 때 그 부착점의 하나는 일반적으로 다른 한쪽이 움직일 때 고정되어 있다. 기시부는 일반적으로 근위에 위치하고 있고, 근육이 수축하는 동안 고정되어 있다. 부착점은 일반적으로 근육의 원위부 끝에 위치하고 있고 움직인다. 그러나 어떤 근육들은 특정 환경에서는 양쪽방향으로 움직일 수도 있다. 대부분의 골격근들은 뼈에 부착되어 있다. 몇몇 예외가 있는데, 얼굴 표정 근육들은 피부에 부착되어 있고, 손의 벌레근(충양근, lumbricalis)들은 다른 근육들의 힘줄에 부착되어 있다. 신체의 일부〔예를 들어, 복벽(abdominal wall)과 같은〕에서는 근육의 힘줄이 넓게 펴져서 얇은 막을 이루는데 이를 널힘줄(건막, aponeurosis)이라고 부른다. 이런 얇은 판막 형태로 부착하는 것을 직 · 간접적으로 다양한 근육의 막과 연결되어 있고 일부에서는 뼈를 싸고 있는 골막과도 연결되어 있다.

골격근은 중배엽, 즉 배아의 중간층으로부터 온 세포들로부터 분화되어 발달된 것이다. 근육의 구조적인 단위는 근육세포이다. 근육세포는 이완되어 있을 때 그 모양이 길고 좁아서 근육 섬유라고도 불린다. 많은 비수축성 연부조직 구성원들은 수축성의 근육섬유들과 유기화됨으로 효과적인 움직이는 구성체가 된다. 간간의 근육세포들은 근육섬유막(endomysium)이라 불리는 미세한 연부조직 막에 들러 쌓여 있다. 연부조직의 더 윗층인 근육다발막(perimysium)은 근육다발(fasciculus)이라 불리는 150개 이상의 섬유들 층을 둘러싸고 있다. 근육에 따라 다양한 수의 근육다발(fascicule)들이 전체 근육을 이루고 있는데 이는 또 근육바깥막(epimysium)이라 불리는 강한 막에 쌓여 있게 된다. 이 근육바깥막(epimysium)은 근육의 양쪽 끝을 뼈의 가장 바깥층인 골막에 연결하는 근육의 힘줄과 연속된다.

현미경적으로 골격근은 75%의 물과 20%의 단백질, 그리고 나머지 5%는 염분과 다른 물질로 구성된다. 이 나머지 물질들은 높은 에너지의 인, 요소, 젖산: 무기질인 칼슘, 칼륨, 인: 나트륨, 칼륨, 염소와 같은 다양한 효소: 뿐만 아니라 아미노산, 지방, 탄수화물 등을 포함하고 있다. 가장 많은 근육 단백질들은 미오신(myosin), 액틴(actin), 트로포미오신(tropomyosin)이다. 뿐만 아니라 각 근육 조직 100 gm당 hemoglobin의 분자학적으로 유사한 myoglobin 700 mg을 포함하고 있다.[10]

골격근은 혈관분포가 풍부한 기관이다. 각 근육의 섬유와 평행하게 연결되는 동맥과 정맥은 많은 세동맥(arteiole), 모세혈관, 세정맥(venule)로 나뉘어 근육섬유막(endomysium)내와 주위로 거대한 네트워크를 이룬다. 이것이 각각의 근육 섬유가 풍부한 혈액 공급을 받는 것을 확인해준다.

각 하나의 근육 섬유는 각 근섬유의 장축과 평행하게 놓여있는 근원섬유(myofibril)이라고 알려져 있는 좀더 작은 기능적 단위를 포함하고 있다. 각각의 근원섬유(myofibril)은 이 근원섬유의 장축과 평행하게 놓여 있는 근육미세섬유(myofilament)라고 하는 더 작은 소단위(subunit)를 포함하고 있다. 이 근육미세섬유는 근원섬유 복합체(myofibrillar complex)의 대부분을 이루는 액틴과 마이오신이라고 하는 두 단백질의 연속적인 배열로 주로 구성된다. 근원섬유는 근육섬유(muscle fiber)의 수축과 힘의 생성의 기본적인 단위인 근육원섬유근절(sarcomere)의 연속적인 배열로 구성되어 있다. 근육원섬유근절(sarcomere)는 액틴(얇은 미세섬유)과 마이오신(두꺼운 미세섬유) 두 미세섬유(ilament)가 서로 깍지 끼듯이 교차하면서 반복적인 평행 구조로 구성된다. 이런 배열이 근육 수축의 기계적인 과정에 기여한다.

현미경적으로 근육섬유는 특징적인 가로무늬 모양을 이루는 밝고 어두운 밴드가 교대로 나타난다. 이 밝은 부분은 I 밴드라고 불려지고, 어두운 부분은 A 밴드로 알려져 있다. I 밴드는 두꺼운 미세섬유가 겹쳐지지 않는 얇은 미세섬유 부분이다. Z-라인은 I 밴드를 반으로 나누고, 얇은 미세섬유를 부착시키고, 근육원섬유근절의 구조적인 모습을 이루게 하는 결체조직망으로 구성되어 있다. A 밴드는 두꺼운 미세섬유의 영역과 일치한다. H 구역은 A 밴드의 중간에 위치하고, 얇은 미세섬유와 겹쳐지지 않는 두꺼운 미세섬유의 부분이다. M 밴드는 myosin filament의 배열을 지지하는 단백질 구조로 구성되어 있다.

근육의 단순한 형태에서 근육 수축의 sliding filament 원리는 근육원섬유근절의 각 끝에 actin 미세섬유가 마이오신 미세섬유 사이로 미끄러져 들어가고 길이의 변화 없이 서로 지나가는 개념이다. Myosin cross bridge는 ATP 가수분해를 이용한 에너지를 사용하여 액틴 미세섬유로부터 주기적으로 붙었다가 회전했다가 구부려졌다가 떨어진다. 이런 결과로 액틴 미세섬유의 움직임이 일어나고 섬유가 짧아지고 근육원섬유근절의 구역과 밴드(I-band와 H-zone의 길이는 작아지는 반면, A-band의 길이는 변화하지 않음) 내에서 상대적인 크기의 변화가 일어나고 Z-band에서 힘이 생성된다. Myosin cross bridge의 굽힘과 함께 actin 미세섬유의 아주 적은 전위가 일어난다는 사실 때문에, 일어날 수 있는 측정 가능한 움직임을 위해서는 매우 빠르고 반복적인 굽힘이 전체 근육을 통해 많은 cross-bridge에서 일어나야 한다.[11]

어떤 시기에도 actin 미세섬유에 부착된 Myosin cross bridge수가 특정 근육에서 얼마나 많은 힘을 내는지에 영향을 미친다. Actin에 붙을 수 있는 Myosin cross bridge의 수는 근육원섬유근절(sarcomere)의 상대적인 길이에 영향을 미친다. 근육원섬유근절이 짧은 상태에서는 actin과 myosin이 교차되어 active attachment site(활동적인 부착부위)가 감소함으로써 actin이 부착되어 있는 부위는 감소하게 된다. 비슷하게도 근육원섬유근절이 길어진 상태에서는 활동적인 actin 부위가 active attachment site의 밖에 있기 때문에 감소하게 된다. 그러나 휴식기의 길이에서는 적당한 수의 Myosin cross bridge head는 가능한 최대의 힘을 내기 위해서 active actin site(활동적인 actin 부위)와 맞출 수 있다.

형태학적으로 골격근은 대략적으로 2가지 형태로 나뉜다: 방추형(fusiform)과 깃털모양(pinnate). 방추형 섬유근육은 빠른 근육 수축을 유발하는 근육의 작용선과 거의가 평행하게 배열된 섬유세포들을 가지고 있다. 깃털모양(pinnate) 근육들은 각을 이루어 힘줄에 부착하는 섬유들을 가지고 있다. 이로써 단위 면적당 많은 근육원섬유근절들이 보다 더 큰 힘을 생성하게 되나 수축속도는 감소하게 된다.[10-12]

힘줄은 근육을 뼈에 부착하게 하는 강한 섬유조직의 밴드이다. 힘줄은 근육에서 생성된 힘을 뼈로 전달하여 관절의 움직임을 가능하게 하는 역할을 한다. 또한 힘줄은 크기와 모양이 다양하고 원통모양, 납작한 모양, 리본모양 또는 부채모양일 수 있다. 건강한 힘줄은 하얗고, 반짝이는 근육의 깊은 근막이나 근육바깥막(epimysium)의 연장인 섬유탄력 조직이다. 비교적 힘을 가지고 있고, 기계적인 부하에 큰 저항을 가지고 있고, 근육의 변형(strain)을 줄이는데 중요하다. 각각의 근육은 한쪽은 근위부와 다른 한쪽은 원위부 2개의 힘줄을 가지고 있다. 근육과 힘줄의 연합부위는 musculotendinous junction 이라고 한다. 뼈와 힘줄의 연합부위는 osseotendinous junction 이라고 한다. 각 힘줄의 거시적인 모양은 근육의 기능을 반영한다.[13-15]

Kannus[13]는 힘줄을 둘러싸고 있는 구조물을 5가지로 분류하였다. 지지대(retinacula)는 긴 힘줄이 미끄러지도록 섬유막으로 이루어진 관이다. 이는 힘줄이 뼈의 groove와 notch를 미끄러질 때 마찰을 감소시키는데 도움이 된다. Reflection pully는 힘줄의 주행방향에 곡선이 있는 위치에서 지지대의 해부학적인 보강으로 구성되어 있고, 미끄러지는 바닥부위에 힘줄이 잘 유지될 수 있도록 한다. 활액집(synovial sheath)은 마찰을 일으킬 수 있는 뼈나 다른 해부학적인 표면에 위치하고 있는 윤활(lubrication)을 위한 힘줄 주위에 액체성분을 포함하고 있는 필수적인 섬유관이다. Paratenon은 느슨한 fibrillar tissue로 구성되어 있는 힘줄주위 막이다. 이는 조위를 쌓고 있는 조직에 대해 힘줄이 자유롭고 움직이게하는 탄력적인 sleeve로서의 기능을 갖게한다. 힘줄 점액낭(tendon bursa)은 힘줄이 뼈의 융기(prominence) 위를 통과하는 부위에 위치하고 있는 액체로 채워진 주머니이다. 이는 마찰을 줄이고 힘줄이 미끄러지면서 닳지 않도록 하는데 중요한 역할을 한다.

힘줄은 PG water-based matrix 에 있는 65~80%의 콜라겐과 2%의 탄력섬유로 구성되어 있다. 성인 힘줄의 95%는 type Ⅰ이다. 이는 강력한 신장력(tensile strength)를 가지고 있고 부러지지 않고 아주 큰 힘을 지탱할 수 있다. 섬유의 배열은 주로 종 방향이다. 그러나 콜라겐 섬유의 10%는 횡 방향으로 주행한다.[13-15] 이 배열은 힘줄이 활동시에 가로와 회전력뿐만 아니라, 아주 높은 한쪽 방향의 신장부하를 가능하게 한다.

인대는 뼈와 뼈를 붙게 하고 관절을 안정화하는 강하지만 flexible하고 단단한 규칙적인 섬유 결체 조직의 짧은 띠이다. 인대는 또한 관절에 수동적인 지지와 보호를 가능하게 하고 신장력에 대해 관절의 움직임을 제한하고 관절의 고유감각에 중요 역할을 한다. 인대는 또한 정확한 자유로운 움직임이 일어나게 하고, 가해진 힘에 방어할 수 있을 정도로 충분히 강하고 신장력이 없다. 인대는 신장 부하(tensile loading)에 대해 초기와 점차 증가하는 저항을 가능하게 한다. 이는 관절의 움직임이 정상 범위 내에서 일어나게 하고 관절의 정상범위 밖의 움직임에 증가하는 저항을 제공한다. 인체에는 수백 개의 인대가 있고, 구조와 기능적인 모양에 따라 이름이 지어지고, 신체의 위치(예를 들어, 측부), 뼈의 부착부(예를 들어, 전방 십자), 모양(예를 들어, 삼각), 또는 서로의 관계(예를 들어, 십자)에 따라 이름이 지어지기도 한다.[14,16]

현미경적으로 인대는 물, 콜라겐, PG, 엘라스틴(elastin), 그리고 그 외의 다른 당단백질(glycoprotein)으로 구성되어 있다. 주 구성물은 물인데, 인대의 무게의 60~70%를 차지한다. 콜라겐은 인대에서 발견되는 가장 풍부한 건조한 물질이고, 대략적인 구성의 25%를 구성한다. 인대, 힘줄, 또는 피부에서 발견되던지, 콜라겐은 비슷하고, 치밀하게 구성된 콜라겐 섬유로 구성되어 있고, 그 중에 대략 90%는 type Ⅰ이고 10% 이하가 type Ⅲ이다. 그러나 인대에 있는 콜라겐 섬유는 기능적인 필요의 방향에 따라 비교적 덜 규칙적으로 배열되어 있다. 인대의 중요한 구조적인 형상은 crimp라고 알려져 있는 인대 전반에 걸쳐 콜라겐의 주기적인 wave가 있다는 것이다. 이 crimps패턴은 인대의 직선이 아닌 기계적인 성질(non-linear mechanical property)을 갖게 하는데 기여하는 것으로 믿고 있다. 이는 인대가 정상 관절 움직임 동안에 일어나는 큰 내부적인 스트레스에 적응을 할 수 있도록 어느 정도의 탄력을 허용한다. Elastin은 대부분의 골격계 인대의 5% 미만을 구성하고 있다. 이것은 복잡하고 꼬여있는 방법으로 배열되어 있어서 스트레스가 가해졌을 때 직선으로 되고, 스트레스가 없어졌을 때는 다시 꼬이게 된다. 이것은 또한 인대의 신장 저하(tensile resistance)의 적은 부분을 제공하고, 탄력 회복 능력의 어느 정도를 제공한다. 인대의 PGs는 인대의 건조 무게의 1% 미만을 구성한다. 그러나 인대의 gel과 유사한 세포 외 매질(gel-like extracellular matrix)의 구성을 도와주는데 중요한 역할을 담당한다.[14,16]

이런 양상의 연부조직의 해부학과 생리는 수술적으로 회복되는 가장 중요한 연부조직 구조인 회전근개 근육들과 전방십자인대와 연관이 있다.

회전근개의 해부학
ANATOMY OF THE ROTATOR CUFF

회전근개(rotator cuff)는 가시위근(극상근, supraspinatus), 가시아래근(극하근, infraspinatus), 작은원근(소원근, teres minor), 그리고 어깨밑근(견갑하근, subscapularis, SITS근육)으로 구성된 근육군이다. 이 근육들이 어깨 관절주위로 근건 회전근개(musculotendinous rotator cuff)를 이루기 때문에 회전근개 근육이라고 불린다. 이런 근육들은 상완두의 역동적인 조정 기전에 중요한 역할을 한다. 회전근개 근육의 일정한 양상이 어깨관절(GH joint)의 관절낭(articular capsule)을 둘러싸고 강하게 한다.

어깨밑근은 앞쪽에 위치하고, 가시위근, 가시아래근 그리고 작은원근은 cuff의 위쪽과 뒤쪽을 나타낸다. 가시위근은 어깨뼈의 가시위오목(극상와, supraspinatus fossa)에서 기시하여 상완골두의 상후면에 위치하는 대결절(greater tubercle)에 정지한다. 가시아래근은 가시아래오목(극하와, infraspinatus fossa)에서 기시하여 옆으로 진행하여 대결절의 가운데 부위에 정지한다. 작은원근은 어깨뼈의 액와 경계부위의 배측에서 기시하여 바깥쪽과 위쪽으로 진행하여 대결절의 가장 아래부위에 정지한다. 어깨밑근은 어깨뼈의 앞 부위에 위치하고 있는 가시아래오목에서 기시하여 옆으로 진행하여 상완골의 소결절(lesser tubercle)에 정지한다. 가시위근을 제외한 모든 회전근개 근육은 상완을 회전시킨다.

회전근개 기능의 최근의 관점은 상완골두의 방향에 중요 역할을 하고 어깨의 정상 관절 역동학적인 패턴을 유지하는데 도움을 주는 것이다.[18] 이는 회전근개가 어깨 관절의 양방향 힘(force couple)의 균형과 안정화를 제공하는데 역할을 하는 것과 동반된다.[19,20] 양방향 힘(force couple)은 움직임의 방향 축에 관해 한 부분을 회전시키기 위해 반대 방향에 작용하는 2개의 동일한 힘으로 정의한다. Coronal 면에서 일반적으로 가시위근과 어깨세모근(삼각근, deltoid)은 어깨 관절 외전의 주요 작용근이다. 삼각근의 당기는 각도는 결과적으로 상완골두의 상방향 전이(upward translation)를 일으킨다. 이것은 부리봉우리인대(오훼견봉, coracoacromial arch)와 닿게 하고 외전의 제한을 일으킬 수 있다. 이 동작은 외전을 일어나도록 하는 아래방향으로 전이되게 하는 압박 힘(downward translatory compressive force)을 제공하는 아래부위 회전근개(가시아래근, 작은원근, 어깨밑근)에 의해 반대다. 횡단면에서 force couple은 견갑하근의 전방 모멘트(anterior moment)와 가시아래근과 작은원근의 후방 모멘트(posterior moment)의 균형의 결과이다. Blasier와 그 동료들[20]은 회전근개의 근육들이 어깨관절을 안정화시키는 4가지 방법을 기술하였다: 1) 수동적인부피(bulk)에 의해서, 2) 서로 관절면을 압박하는 근육긴장을 일으킴으로써, 3) 관절(glenoid)에 관해 상완골이 움직이게 함으로써 결과적으로 정적 고정(staticrestraint)를 단단하게 함으로써, 그리고 4) 근육긴장에 의해서 어깨관절의 움직임의 호(arc)를 제한함으로써. 손상이 없는(intact) 회전근개는 관상면(coronalplane)에서 관절오목(glenoidfossa)에서 상완골두를 평형상태로 유지한다.견갑하근이나 뒤쪽회전근개 근육의 약화(insufficiency)는 GH평형이 깨져서 상완골두의 앞쪽전이가 결과적으로 일어난다.

무릎과 내측십자인대의 해부학
ANATOMY OF THE KNEE AND ANTERIOR CRUCIATE LIGAMENT

무릎관절은 신체의 가장 큰 관절이다. Ginglymoid 또는 변형 경첩(modified hinged) 관절이고 3개의 뼈와 2개의 관절로 구성되어 있다. 넙다리정강관절(경골대퇴관절, tibiofemoral joint)은 원위부 넙다리뼈(대퇴골, femur)과 근위부 정강뼈(경골, tibia) 사이의 관절이다. 무릎넙다리관절(슬개대퇴관절, patellofemoral joint)은 무릎뼈와 넙다리뼈 사이의 관절이다. 이런 관절들은 하나의 관절주머니(관절낭, joint capsule)내에 포함되어 있다. 무릎관절은 6개의 자유 각(6 degrees of freedom)을 가지고 있다: 1) 3 전이(translation)-전-후(anterioant-poaterior), 내-외측(medial-lateral), 그리고 근위-원위(proximal-distal), 2) 3 회전-내측-외측(internal-external), 내반-외반(varus-valgus), 그리고 굽힘-폄(flexion-extension).[23] 슬관절은 또한 넙다리뼈에 대해 무릎뼈가 미끄러지게 한다.

무릎관절은 구조와 2개의 긴 지레 축(lever arm), 넙다리뼈과 정강뼈의 끝에 위치하고 있다는 사실 때문에 태생적으로 불안정하다. 그 결과로 안정을 위해서는 근육과 인대의 구조에 의지한다.

무릎관절의 안정(integrity)는 활막(synovium)으로 둘려쌓여진 섬유낭(fibrous capsule)에 의해 유지되어진다. 이 낭은 주위 인대에 의해 강해진다: 무릎 인대(patellar ligament), 정강뼈곁인대(경골측부인대, tibia collateral ligament), 종아리곁인대(비골측부인대, fibular collateral ligament), POL, APL, 후방십자인대, 전방십자인대. 이런 인대들은 무릎관절의 과도한 폄, 내번/외번 스트레스, 경골의 전후전위, 경골의 내/외측 회전, 그리고 정강뼈의 전/후 전위와 회전의 조합을 막거나 조절해 준다.

무릎 인대(patellar ligament)는 넙다리네갈래근(대퇴사두근, quadriceps)의 공동 건(common tendon)의 가운데 부위이다. 근위부는 무릎뼈의 apex에 부착되어 있고 원위부는 정강뼈의 결절에 부착되어 있는 강하고 납작한 인대이다. 무릎 인대의 기능은 관절낭의 전방 강화를 제공한다.

정강뼈곁인대는 내측 정강뼈와의 내측 결절(adductor tubercle)에서 기시하여 정강뼈의 내측 표면에서 원위부로, 관절선(joint line) 밑으로 대략 3-4 inch에 부착하는 넓고 편평한 판모양의 띠이다. 이 인대는 2개의 각각의 층으로 구성되어 있다: 천부와 심부. 심부층은 안쪽반달(내측반월판, medial meniscus) 연골에 부착되어 있고, 안쪽반달 연골을 안정화하고 보호한다. 정강뼈곁인대는 외번 스트레스(valgus stress)에 저항하고 정강뼈의 외회전에 check한다.

종아리곁인대는 가쪽넙다리관절돌기(외측대퇴과, lateral femoral condyle)에서 기시하여 원위부로 통과하여 슬와힘줄(popliteus tendon) 위 뒤쪽으로 지나 외측 근위부 종아리뼈머리(비골두, fibular head)에 기시하는 강하고 둥근 섬유끈이다. 이 인대는 외측 반월상 연골판에 부착하지 않는다. 또한 내번 스트레스(varus stress)에 저항한다.

사슬와인대(oblique popliteus ligament)는 정강뼈의 반막모양근 정지(semimembranous insertion)부위에서 뒤쪽 무릎관절의 하내측부에서 비스듬히 진행하여 가쪽넙다리 관절돌기 뒤쪽 관절주머니에 정지하기 위해 상외측으로 진행한다. 이 인대는 다리오금(슬와, popliteal fossa)의 바닥의 일부를 형성하고 외회전을 저항한다.

활꼴오금인대(궁상슬와인대, arcuate popliteal ligament)는 대퇴외측과로부터 원위부로 호(arch)를 이루어 후방관절주머니 인대(posterior capsular ligament)로 융합된다(merge). 이 인대는 2개의 융합 띠(converging band)에 의해서 비골두의 붓돌기(경상돌기, styloid process)에 부착한다. 이 인대는 또한 무릎관절의 외측면, 후낭(posterior capsule)을 강화하고, 경골의 후방 전이에 대한 2번째 억제물(restraint)이다.

십자인대는 관절주머니 내에 하지만 윤활공간(윤활강, synovial cavity) 밖에 위치하고 있다. 십자인대는 비교적 힘을 가지고 있고, 관절 가운데 위치하고 있고 전방보다는 비교적 후방에 위치하고 있다. 'X' 모양으로 서로 cross하기 때문에 십자라고 불리운다. 이 십자인대들은 정강뼈에 부착하는 위치에 따라 전방과 후방이라도 이름 지어진다.

전방십자인대는 외측 대퇴과(lateral femorla condyle)의 내측면에 뒤쪽에서 기시한다. 이 인대는 앞, 내측, 원위부로 주행하여 전경골극(anterior tibial spine)에서 전외측에 경골 편평부(tibial plateau)에 정지한다. 전방십자인대는 2개의 각각의 띠로 나뉘어진다. 전내측과 후외측 띠(anteromedial and posterolateral band)는 경골 부착부에 그 띠들의 관여에 따라 이름지워진다. 전내측 띠(anteromedial band)는 굽힘시에 팽팽하고 폄시에는 느슨해지는 반면에 후외측 띠(posterolateral band)는 폄시에 팽팽하고, 굽힘시에 느슨해진다. 추가적으로, 이 두 띠 사이에, 전방십자인대의 약간의 부분은 무릎관절의 가동범위 전체에 걸쳐 팽팽하게 남아 있도록 하는 중간 부분도 있다.그렇지만, 전방십자 인대는 경골의 외회전, 과신전을 체크하고, 무릎관절의 정상 rolling과 gliding을 조절하는 것을 도와준다.

후방십자인대(posterior cruciate ligament)는 전방십자인대보다 더 강하고, 더 짧고, 덜 사선이다. 이 인대는 경골과 사이 구역(tibial intercondylar region)의 후면에서 시작하여 전방 내측으로 주행하여 내측 대퇴과(medial femoral condyle)의 외측면에 부착한다. 후방십자 인대도 또한 2개의 띠로 구성되어 있는데, 전내측과 후외측 띠(anteromedial and posterolateral band)이다. 전내측 띠(anteromedial band)는 굽힘시에 팽팽한 반면에 후외측 띠(posterolateral band)는 폄시에 팽팽하다. 후방십자인대의 주요 기능은 넙다리뼈에서 정강뼈의 후방 전이를 예방한다. 또한 과신전을 막아주고, 회전의 안정성을 유지해주고, 무릎관절이 회전의 중심축으로 작용한다.

연골판은 정강뼈의 관절면에 위치하고 있는 2개의 비대칭적인 반달모양의 섬유연골판이다. 말단 경계부위는 더 두껍고 곡선의 쐐기 모양이고, 관절낭내에 위치하고 있다. 윗쪽면은 경골과를 받아들일 수 있도록 오목한 반면에, 아

표 9-1 무릎관절 기능들과 그들의 기능

굽힘	폄	안쪽 돌림	가쪽 돌림
반막모양근(반막양근)	넙다리네갈래근(대퇴사두근)	오금근(슬와근)	넙다리두갈래근(대퇴이두근)
반힘줄모양근(반건양근)	넙다리근막긴장근(대퇴근막장근)	반막모양근	
넙다리두갈래근		반힘줄모양근	
넙다리빗근(봉공근)		넙다리빗근	
두덩정강근(박근)		두덩정강근	
오금근			
장딴지근(비복근)			
장딴지빗근(족척근)			

랫쪽 면은 편평하고, 경골에 부착되어 있다. 반월상 연골은 경골의 관절면을 깊게 하고, 관절을 지나는 체중부하 힘을 분산시킴으로써 충격 흡수체로 기능을 한다. 반월상연골의 내측 가장자리는 혈관분포가 부족하여 회복이 잘 안된다.

무릎관절을 가장 안정시키는 근육들은 넙다리네갈래근이다. 표 9-1은 무릎관절을 싸고 있는 근육들과 그 기능을 적어 놓았다.[7,8,23]

병태생리학 PATHOPHYSIOLOGY

뼈 병태생리학 BONY PATHOPHYSIOLOGY

미국 내에서 매년 대략 5.6백만 골절의 90~95%가 합병증 없이 회복된다고 보고된다: 나머지는 지연 유합(delayed union)이나 불유합(non-union)을 겪는다.[24,25] 합병증이 없는 골절의 치료는 패턴 G: 손상된 관절 가동성과 근 수행력 그리고 골절에 관련된 운동능력의 범위에서 자세히 다뤘다. 그렇지만 합병증이 있는 골절의 경우, 그 결과로 적절한 회복을 위한 수술적인 치료가 필요할 정도의 지연 유합이나 불유합이 있다. 골절의 수술적인 치료는 비관혈적인 도수 정복 치료를 할 수 없거나 기능의 제한을 받을 정도의 관절면의 손상이 생긴 경우에는 필요하다.[26] 수술적인 고정의 목적은 도수정복, 부동이나 안정, 재배열(realignment), 그리고 기능의 보존에 있다.

골절의 유합은 치유되는 뼈의 힘이 뼈 재생의 과정에 의해 회복되는 과정이고 전형적으로 4~6개월에 완성된다.[28] 그러나 이 시기 동안에 완전한 치유가 일어나지 않는다면, 골절은 불유합으로 분류된다.[29] 지연유합은 전형적으로 혈액공급의 부족, 골절 부위의 과도한 움직임, 골절편 사이의 과도하게 넓은 사이, 조직치유가 더디게 일어나게 하는 동반된 질환(예를 들어, 당뇨),신경손상, 감염, 또는 자극(incitingevent)의 성질(nature)에 기인한다.[30,31] 만약 지연 유합이 계속된다면, 골내(endoosteal)와 골막(periosteal) 골생성(osteogenesis)은 멈추고 뼈의 파골(bone resorption)이 늘어나기 쉽다. 섬유 연골(fibrocartilarge)는 골 수질 관(medullary canal)을 막고, 골절부위로 가는 혈류를 방해하고 결과적으로 불유합을 유발한다.[28,29]

관혈적 정복술이 적응증이 된다면, 수술의사는 골절편을 안정화시키기 위해서 4가지 방법 중에서 선택해야 한다.이런 고정 방법은 다음과 같다: 금속판과 나사로 강하게, 철사나 나사(lag screw)로 역동적으로, intramedullary nail, 그리고 외부고정.[31-33] 추가로 골이식술은 때때로 상당한 골소실이 있는 경우 결과적으로 골절의 불유합을 유발하기 쉬운 경우에 사용하기도 한다. 골 이식술은 골전도(osteoconductive)여서 혈관재생(angiogenesis), 연골재생(chondrogenesis), 그리고 골전구세포(osteoprogenitor cell)가 새로이 생성되는 뼈에 쌓이는 부위를 위해 구조적인 틀을 제공한다.[34] 골이식의 3가지 다른 형태는 엉덩뼈능선(장골릉, iliac crest)이 일반적인 기증부위(donor site)가 되는 자가이식(autograft), 타가이식(allograft), 그리고 보편적으로 구조단백질(morphogenic protein)인 인공적 골 보충물을 포함한다.[34]

골절 치유 FRACTURE HEALING

패턴 G: 손상된 관절 가동성과 근 수행력 그리고 골절에 관련된 운동능력의 범위의 골절 부분에서 다루었듯이, 뼈는 아주 적게 조직화되지 않은 상처조직이라기 보다는 오히려 재생되는 유일한 조직이다.[35,36] 골절 치유는 2가지의 생물학적인 기전에 의해서 일어난다: 일차적과 이차적. 골절의 단단한 수술적인 고정은 일차적인 골형성에 전도될(conductive) 수 있는 환경을 제공한다.[37] 일차적인 골편(primary bone fragment)은 골절의 기계적인 연결성을 만들기 위해 골편의 아주 근접한 접촉(intimate contact)과 안정을 필요로 한다.[32,35] 골절의 안정성은 단단한 고정이 어떤 전이(displacement)도 없을 정도로 골절 절편을 압박하기 위하여 사용될 때 일어난다.[38] 이런 조건에서는 직접 골편의 이동(direct osteonal migration)이 골절 사이(fracture gap)를 걸쳐서 일어나고, 파골세포(osteoclastic cells)는 tunnelling 반응을 거쳐서 결과적으로 혈관 재생(angiogenesis)에 대한 경로(pathway)를 제공하는 새로운 하버시안 체계(haversian system)을 만들게 된다. 혈관과 동반하여 osteoprogenitor cell이 되는 중배엽 세포(mesenchymal cell)이 있고 이는 나중에 골모세포(osteoblast)로 발달된다.[35] 그러나 내부고정은 골막 혈관공급(periosteal blood supply)의 연결성이 떨어져서 단기간에 cortical blood flow를 잠재적으로 70%까지 감소시킬 수 있다.[28] 일차적인 뼈치유 과정(primary bone healing)은 결과적으로 외부골(external callus) 형성을 일으키지는 않는다.[32] 이차적인 뼈치유과정(sencondary bone healing)은 골절 부위에 미세한 정도의 움직임을 필요로 하고 그래서 단단한 고정을 하지 않은 환경에서 일어나기가 쉽다. 패턴 G: 손상된 관절 가동성과 근 수행력 그리고 골절에 관련된 운동능력의 범위는 이차적인 치유과정에 대해 자세히 다룬다.

연부조직 병태생리학 SOFT TISSUE PATHOPHYSIOLOGY

근육과 힘줄에 손상은 긴장(strain)으로, 반면에 인대에 대한 손상은 염좌(sprain)으로 여긴다. 근육 긴장(muscle strain)은 과도한 사용이나 과도한 스트레스로부터 어느 정도의 신장 단위(contractile unit)에 손상을 받은 것이고, 이는 3단계로 나뉘어진다: 1단계(경도), 2단계(중등도), 3단계(고도). 1단계는 조직에 약간의 기계적인 손상이 관련되어 있고 기능의 소실이 없이 약간의 통증, 부분적인 압통, 약간의 부종, 그리고 반상출혈이 동반된다. 2단계 긴장은 수축 단위의 반 이상이 침범하고 어느 정도의 약화와 기능의 소실을 동반한 보다 더 심한 통증과 압통, 중등도의 부종, 그리고 반상 출혈을 동반한다. 3단계 긴장은 수축 단위의 완전 파열을 의미하고, 그 결과로 증상과 증후가 아주 심하게 나타나고, 침범된 근육의 기능의 완전 소실을 나타낸다.[39]

인대손상은 불완전과 완전으로 나뉘고 또한 3단계로 나뉜다. 1단계 손상은 섬유의 거시적인 파열과 심각한 정도의 이완(laxity) 없이(스트레스 검사상 5 mm 이하의 늘어짐) 약간 늘어난 정도이다. 증상과 증후는 경도이고, 침범된 관절의 기능의 경도의 소실이 있다. 2단계 손상에서는 부분 파열(대략 침범된 섬유의 반정도), 약간의 이완(5~10 mm), 보다 심한 증상과 기능의 소실이 있다. 3단계 손상에서는 완전파열, 불안정성(5 mm 이상의 늘어짐), 심한 증상과 기능의 소실이 있다.[39]

회전근개의 병태생리학 PATHOPHYSIOLOGY OF THE ROTATOR CUFF

회전근개의 병리는 흔하고 일반적으로 견봉하 충돌(subacromial impingement)의 결과다.[40,41] 건염, 부분 파열, 또는 완전 파열로 나뉜다. 40세 이상의 활동이 적은 사람이나, 머리 위로 올리는 동작이 많은 운동 선수들에 좀더 흔하게 나타난다. Fukuda[40]는 회전근개 파열의 병인(pathogenesis)을 내인, 외인, 그리고 외상성으로 분류하였다. 내적 요인은 회전근개에 가는 혈류의 변화나 퇴행을 유발하는 노화와 연관된 다른 대사변화와 같은 요인을 포함한다. 외적 요인으로는 오훼견봉호(coracoacromial arch)의 기형에 의해 가시위근(극상근, supraspinatus)의 통로가 좁아지는 결과로 회전근개 힘줄들의 충돌과 연관이 있다. 외상성 요인으로는 한번의 손상 또는 반복적인 미세손상으로 인해 힘줄에 과도한 신장성 부하와 연관이 있다. 다른 회전근개 손상의 원인 요인으로는 GH 인대 이완(GH ligament laxity), 후관절낭의 구축(contracture of posterior capsule), 어깨뼈의 기계적인 움직임의 부족, 그리고 회전근개 근육의 약화를 포함한다. 이런 모든 요인들은 충돌을 일으켜서 회전근개 병리(rotator cuff pathology)를 일으킨다.

회전근개 병리의 치료는 비수술적과 수술적인 방법 모두를 포함한다. 치료방법은 정확한 원인, 손상부위의 심각한 정도, 그리고 개개의 기능적인 필요에 근거를 둔다.

대부분의 예에서, 회전근개 손상은 보존적인 치료를 하고 진통소염제, 부분적인 안정, 활동의 변화, 광선치료(phonophoresis), 이온치료(iontophoresis), 그리고 얼음 같은 항염증성 치료, 부동, 그리고 적응이 되는 치료적 운동 등을 포함한다.

수술적인 치료는 보존적인 치료에 실패하였을 경우에 고려한다. 수술적인 방법은 부분적인 파열의 제거(debridement of partial tear), 견봉성형술(acromioplasty), 견봉성형술과 절제술(acromioplasty and debridement), 또는 견봉성형술(acromioplasty)를 동반한 회전근개의 봉합(repair) 등을 포함한다. 이런 시술들은 관혈적, 관절경적, 또는 관절경적인 도움을 얻는 방법을 이용한다. 관혈적으로 할 지 관절경적으로 할 지의 결정은 환자의 나이, 직업, 기존의 병리, 파열의 정도, 다른 의학적인 상태, 그리고 수술 집도의의 기술이나 경험 등에 영향을 받는다.[41,42]

관절경적 평가는 손상부위의 정도를 결정하기 위해 필요하다. 손상 정도가 회전근개 두께의 50% 미만이 침범하였다면, 견봉성형술과 절제술(acromioplasty and debridement)가 수상부위 치료에 충분하다. 힘줄 끝이 닳게 되었다면, 자동 깍는 도구(motorized shaver)를 이용하여 조심스런 절제(debridement)을 한다. 뿐만 아니라 위팔뼈(상완골, humerus), 관절(glenoid), 관절 순(glenoid labrum)의 퇴행변화가 있다면, 이런 표면은 또한 제거(debride)되어야 한다. 오훼견봉호(coracoacromial arch)는 봉우리(견봉, acromion)와 어깨뼈의 부리돌기(오훼돌기, coracoid process)의 아래면과 그 둘 사이에 펴져 있는 부리봉우리인대(오훼견봉인대, coracoacromial ligament)에 의해서 형성된다. 부리봉우리인대는 일반적으로 전외측과 후내측 띠로 구성되어 있다. 관절경적 견봉성형술(acromioplasty)의 임상적인 성공을 위해서는 이 인대를 풀어야 한다. 노인 환자의 경우에는 이 인대를 완전히 제거할 지도 모르지만, 젊은 머리 위로 하는 동작을 하는 운동선수들의 경우에는 단지 전외측 띠만 제거되어야 한다. 연부조직 제거 후에 골극과 앞쪽 견봉의 어떤 골 융기의 제거도 시행되어야 한다.

파열이 50% 이상이라면, 회전근개 힘줄의 수술적인 봉합(repair)가 필요하다. 심각한 수축(retretraction)없이 회전근개의 중간 정도 이하 크기의 파열을 위해서는 약간의 관혈적 회전근개 치유(mini-open rotator cuff repair)가 필요하다. 이 수술법은 수술후의연부조직의 손상을 최소화하기 위해서 삼각근에 작은 분리와 함께 어깨의 전외측면에 3-cm 정도의 절개를 한다. 고정봉합(stay suture)를 힘줄의 가장자리에 위치시키고, 파열이 대결절에 도달할 때 움직인다. 힘줄의 가장자리는 골(transosseus)터널을 이용하거나 골 고정장치(bone anchor)를 이용하여 봉합함으로써 뼈에 튼튼하게 고정한다.

크고 적게 움직여지는 파열의 경우, 관혈적인 봉합술이 필요하다. 방법은 mini-open 방법과는 피부와 삼각근에 큰 절개가 있는 것을 제외하고는 비슷하다. 이 방법은 보다 접근이 쉬워서 결과적으로 보다 더 정확한 회전근개의 이동, 봉합술의 통과, 매듭, 그리고 골 고정 위치가 용이하다. 관혈적인 방법은 보다 더 침습적이고 더 많은 보존적인 재활을 필요로 하는 봉우리밑(견봉하, subacromial)와 어깨세모근(삼각근, deltoid)의 손상과 연관이 있다.

내측십자인대의 병태생리학
PATHOPHYSIOLOGY OF THE ANTERIOR CRUCIATE LIGAMENT

전방십자인대는 가장 흔히 손상되는 무릎관절 인대이다.[44] 전방십자인대손상은 일반 인구에서는 비교적 흔하지 않을지라도, 스포츠에서는 가장 흔한 손상중의 하나이다. 전방십자인대 손상의 높은 위험을 가지는 운동으로는 농구, 축구, 배구, 체조, 그리고 스키이다. 전방십자인대손상의 고전적인 history는 비접촉성 감속손상(noncontac tdeceleration injury)이다. 비접촉성손상의 주된 기전은 발이 땅에 고착된 상태에서 무릎에 외반력(valgusforce)을 형성하여 결과적으로 인대의 즉각적인 분열을 유발한다. 비슷한 기전이 접촉성 스포츠에서 선수의 발이 땅에 고정된 상태에서 힘이 무릎의 후외측면에 직접적으로 가해졌을 때에도 일어난다. 비교적 덜 흔하지만, 전방십자인대손상은 다리가 내회전된 상태에서 무릎관절의 과신전이 일어날 때도 일어날 수 있다. 환자는 전형적으로 '뚝' 하는 느낌이나 소리를 듣는다. 전방십자 인대 손상이 있는 사람은 정상적으로 활동을 계속할 수 없다. 무릎의 폄이 안되고 구부린 상태로 걷는다. 중등도 이상의 혈종이 6~12시간 내에 발생한다.

전방십자인대 파열의 치료 방법은 환자의 목표에 따라 다양하다. 컷팅(cutting)이나 점핑(jumping)에 관련된 고위험도의 스포츠 참여를 계속해서 하고자 하는 사람의 경우는 전방십자 인대의 수술적인 재건술을 필요로 한다. 생활패턴을 바꾸고자 하거나 달리기, 자전거, 수영과 같은 고위험활동과 관련이 없는 스포츠에만 제한을 두려고 하는 사람들에게는 보존적인 방법이 더 적합하다.

전방십자인대 재건술은 수술을 원하는 사람들을 위한 최선의 치료방법이다. 다양한 구조물들이 전방십자인대의 대체물로 이용되고 환자 자신의 조직인 자가 이식물과 다른 사람이나 인공적인 조직인 타가 이식물이 있다. 자가 이식물은 흔히 사용되는 물질인데, 이것이 염증반응의 위험이 적고 질병 전염의 위험이 없기 때문이다. 최근에는 (bone-patella tendon-bone, BPTB)과 뒤넙다리근(슬괵근, hamstring) 자가 이식물이 기준방법으로 되어 있고 전방십자인대 재건술을 위해 거의 동일하게 쓰이고 있다.

BPTB 이식물을 이용한 수술적인 방법은 경골 결절에서 내측으로 4에서 6 cm 정도의 절개를 통해서 무릎뼈부터 경골까지 25 mm 뼈 덩어리(bone plug)가 있는 10 mm 정도의 자가 무릎인대 이식물을 심는 것이다. 이 이식물은 전방십자 인대의 해부학과 기능을 살리기 위해서 경골과 대퇴골에 드릴로 뚫은 뼈 구멍(bone tunnel)에 위치시킨다. 재건 이식물을 고정시키는 많은 방법이 있는데, 나사(screw), u자못(staple), washer, 십자핀(crosspin), 그리고 suture-post 등이 있다. 각각의 방법은 장단점이 있다. BPTB 이식물을 위한 가장 흔한 고정방법은 이식물의 뼈 덩어리와 터널모두에 평행하게 위치시키는 간섭 나사(interference screw)

이다.[46-49]

전방십자인대 재건술을 위한 뒤넙다리근 힘줄 이식물을 이용하는 것은 BPTB 방법과 관련된 수술 후 합병증 의 반응과 같이 흔하다. 합병증은 무릎관절 전방주의 통증, 폄 기능의 약화와 위축, 그리고 무릎대퇴 병태(patellofemoral pathology)등이 잘 생긴다.48

초기에는 반힘줄모양근(반건양근, semitendinosus)과 두덩정강근(박근, gracilis) 힘줄이 2개의 단일 끈(single strand)으로 같이 사용되었다. 그 2개의 합해진 힘이 전방십자인대의 힘보다 초과한다는 보고가 있다. 최근에는 수술 집도의들은 이 두 반막근과 두덩정강근을 접기 위해서 선택하고, 4배의 뒤넙다리근 힘줄 이식물(quadruple hamstring tendon graft)을 만들어서, 즉, 그 힘이 증가된다. 이식물은 BPTB 이식물을 이용한 방법과 비슷한 방법으로 골 터널 내에 위치시키고 십자핀 장치를 이용하여 흔하게 고정시킨다.[49]

4배의 뒤넙다리근 힘줄 이식물(quadruple hamstring tendon graft)는 BPTB 이식물의 크기, 경도, 궁극적인 힘과 비슷하거나 약간 큰 것으로 보고되었다.[46] 하지만, BPTB는 장기적으로 볼 때는 보다 안정된 무릎관절을 제공하고,[48,50] 반면에 반막 힘줄 이식물은 단기 합병증이 거의 없게 나타난다.[47] 두 방법 사이에 주관적 그리고 기능적인 장기 결과에는 큰 차이가 없는 것으로 나타났다.[50]

재활시의 고려할 점은 두 이식물 사이에 수술 후에는 차이가 있다. BPTB 이식물을 심는 경우는 그 결과로 부종과 통증이 있어서 폄 기능에 제한이 있다. 이것은 넙다리네갈래근(대퇴사두근, quadriceps femoris)의 기능을 제한하는 넙다리네갈래근 기전의 활성화에 반사적인 제한 효과를 만들게 된다.[46,51] 게다가 2차적인 무릎힘줄염, 구축이 일어나고 그 결과로 무릎 대퇴 기능부전이 일어난다. 초기 수술 후 재활시기에는 통증과 부종의 초기 치료와 약해진 무릎 힘줄의 자극이 없이 보존적으로 진행해 나가야 한다. 뒤넙다리근 힘줄 이식한 환자의 초기 재활은 뒤넙다리근 운동은 천천히 진행한다.[46,52]

영상 IMAGING

뼈 영상 BONY IMAGING

골절을 알아내기 위한 영상 방법은 패턴 G: 손상된 관절 가동성과 근 수행력 그리고 골절에 관련된 운동능력의 범위 부분에서 자세히 다뤘다. 단순 방사선 촬영은 일반적으로 수술적인 고정이 필요한 골절을 알아내기 위해서는 적절하다.[27] 수술적인 치료 후에는 단순 방사선 촬영은 골절의 정확한 도수정복이 되었는지 결정하는 데에도 유용하다.[27] 골절 치유는 가골 형성(callus formation)에 의해서 알게 되고, 골절선이 완전이 없어졌을 때 치유가 완전하게 되었다고 여긴다.[32]

연부조직 영상 SOFT TISSUE IMAGING

다음과 같은 진단 영상 방법들은 회전근개와 전방 십자 인대 병태를 진단하기 위해 성공적인 것으로 증명되었다.[41,53,54]

단순 단사선 촬영이 연부조직 진단에 사용되는 다른 진단 방법에 비해 간과되기 쉬울 지라도 방사선에서 확진할 수 있는 만성 회전근개 손상과 연관된 확실한 소견이 있다. 이런 소견에는 다음과 같다: 전방견봉골극, 대결절의 불규칙한 면, 견봉하 공간의 협소, 그리고 Hill-Sachs 결손(이는 반복적인 전방부 탈구를 의미). 전방십자인대 손상의 단순 방사선 촬영은 곁인대(측부인대, collateral ligament)가 부착하는 부위에 뼈의 균열이 있거나 골절이나 탈구 같은 다른 뼈의 이상을 알아내는데 쓸 수 있다.

단순 방사선 촬영 시 조영제의 사용은 정상적으로 보이지 않는 어깨관절의 해부학적인 구조물을 잘 보이게 한다. 파열이 없는 회전근개는 관절주머니 내에서 조영제로 확인할 수 있다. 회전근개의 손상은 찢어진 부위로 조영제가 고이게 되어 알 수 있다.

자기공명 영상 촬영은 회전근개와 전방십자인대 진단의 선택 방법이다. 자기공명 영상 촬영은 연부조직의 영상을 얻고 주위 조직과의 연관성을 얻을 수 있다. 또한 비침습적이어서 관절 조영술보다 장점을 갖게 된다.

약리학 PHARMACOLOGY

뼈 약리학 BONY PHARMACOLOGY

골절의 심각한 정도에 따라 환자들은 통증을 조절하기 위해 약물이 필요하다. 경도한 경우는 비스테로이드성 진통제에서부터 심한 통증의 경우에는 마약성 진통제까지 다양하다. 만약 골절이 복합성이거나 감염의 위험이 있다면,

감염을 예방하기 위해서 항생제도 환자에게 주어야 한다. 골절이 부족한 뼈의 힘의 결과로 생겼다면, 환자는 골밀도와 골력을 최대화하기 위한 다른 약물도 투여되어야 한다. 이런 약물들의 자세한 설명은 패턴 A: 조직의 광물질 제거에 대한 초기 예방/손상 회복에 나와있다. 또한 화자들의 약물 치료에 대한 더 상세한 내용은 Pharmacologyinrehabilitation[55]를 참고한다.

연부조직 약리학
SOFT TISSUE PHARMACOLOGY

다음과 같은 약물들은 회전근개와 전방십자인대 손상된 환자들의 보존적 및 수술적인 치료 시 모두 쓰인다.[56,57]

마약성 진통제(opioid analgesics)는 마약성 수용체(opioid receptor)와 작용하여 척수 단계에서 통증 자극 전달을 억제함으로써 작용한다. 약물로 opiate와 nonopiate로 나뉜다. 대부분의 약물은 중등도에서 심한 통증을 조절하기 위해서 쓰이고 수술 전후에도 쓰인다. 대표 약물들은 codein, hydrocodone, propoxyphene이다.

비스테로이드성 진통제(NSAIDs)는 염증(통증, 부종, 발적, 열감)을 감소시키고 조직을 자극하고 염증을 유발하는 신체의 화학물질을 억제함으로써 작용한다. 비스테로이드성 진통제는 경도에서 중등도의 통증과 염증을 치료하기 위해서 사용된다. 대표적인 약물로는 ibuprofen, naproxen, nabumtone, meloxicam이 있다.

사례 연구 #1:

대퇴골 골절
Femoral fracture

Emmons 부인은 왼쪽 넙다리뼈 빗면에 골절을 당하여 그에 따라 골절 부분의 안정을 위해 내부 고정 재건 수술을 받은 78세의 고령의 여성이다(그림 9-1).

물리치료사 검진 PHYSICAL THERAPIST EXAMINATION

병력 HISTORY

- 일반적인 인적사항: Emmons 부인은 영어를 사용하는 78세의 백인 여성이다 그녀는 고등학교를 졸업하였다.

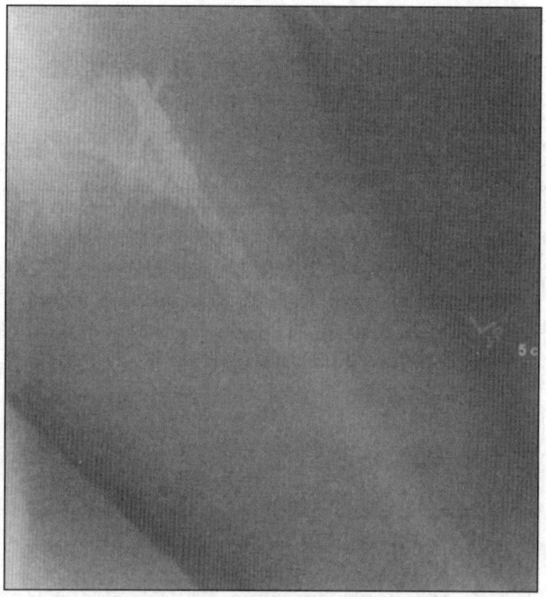

그림 9-1. 내부 고정으로 안정화한 넙다리뼈 줄기 복합골절된 Emmons 부인의 방사선 사진.

- 사회적 병력: Emmons 부인은 45세에 결혼하였다. 그녀는 시외에 살고 있는 두 명의 성장한 자녀가 있다. 그녀는 여섯 명의 손자와 14명의 증손자가 있다.
- 고용/일: 그녀는 경리직을 은퇴하고 파트타임 경리직을 하고 있다.
- 생활 환경: 그녀는 신체적으로 건강한 남편과 함께 단독 가정을 이루고 살고 있다.
- 일반적인 건강 상태
  - 일반적인 건강 인식: Emmons 부인은 넘어지기 전에 그녀의 나이에 비해 건강이 좋다고 기록하였다.
  - 신체적 기능: 넘어지기 전 그녀의 나이에 비해 정상
  - 심리적 기능: 그녀의 남편은 그녀가 약간의 치매가 있다고 기록하였다.
  - 역할 기능: 아내, 어머니, 할머니, 증조할머니
  - 사회적 기능: Emmons 부인은 기본적으로 일주일에 한번 친구와 함께 카드 시합을 하고 조류 관찰자를 열망하였다.
- 사회/건강 습관: Emmons 부인은 비흡연자이며 일주일에 한 두 번 사교적으로 마신다.
- 가족력: 그녀의 어머니는 91세에 자연사하셨고, 아버지는 69세에 폐암으로 사망하였다.
- 의학/외과적 병력: 그녀는 6년 전에 경동맥 내막 절제술

을 받았고, 3년 전에 서혜탈장 수술을 받았다.

- 이전에 있던 의학적 문제나 기타 건강관련질환: 그녀는 고지혈증(hyperlipidemia)의 병력이 있다.
- 현재 상태/주호소: Emmons 부인은 거의 2주 전에 얼음 위에서 미끄러지고 왼쪽으로 넘어져 왼쪽 넙다리뼈 빗면 골절을 당했다. ORIF 수술 후, 그녀는 일주일간 병원에 입원하고 6주 후 재활 기관으로 이송하였다. 최근 의사는 체중 지지하여 유지하도록 처방하였다. 약간의 불편함, 일반적인 약증과 피로 때문에 불평을 하고 있다.
- 기능적인 상태와 활동 수준: 손상기간 동안 Emmons 부인은 모든 일상생활동작과 IADL을 독자적으로 하였다. 그녀는 최근에 운전 면허증을 포기하고 자신이 너무 신경질적이라고 기록하였다.
- 약물: 최근에 hyper ipidemia 때문에 하루에 Zocor의 20 mg을 복용하고 통증 조절 때문에 4시간마다 아스피린의 325 mg을 복용함
- 다른 임상적 검사: 방사선 검사를 ORIF를 나타낸 손상 후 6주후 받고(intramedullary nailing)골절부위의 현저한 회복을 보였다. 골반의 방사선은 손상 때 음성으로 판명되었다.

신체계통 조명 SYSTEMS REVIEW

- 심혈관/폐
  - 혈압(BP): 142/86 mmHg
  - 부종: 왼쪽 하지에 나타남
  - 심박수(HR): 77 bpm
  - 호흡수(RR): 16 bpm
- 피부계
  - 흉터형성 상태: 32-cm의 왼쪽 외측 허벅지를 따라 긴 상처임
  - 피부색: 정상범위(WNL)
  - 피부 상태: 정상범위
- 근육뼈대계
  - 전체적인 관절가동범위: 상지와 오른쪽 하지는 정상범위, 왼쪽 하지는 현저하게 제한
  - 전체적인 근력: 왼쪽 하지에 현저한 약증을 보여줌
  - 전체적인 대칭성: 무용성 근무력과 왼쪽 넙다리네갈래근의 tone
  - 키: 5' 3" (1.6 m)
  - 몸무게: 134 lbs(60.8 kg)
- 신경근육계
  - 균형: 워커 지지로 상지의 불안정
  - 보행, 이동 그리고 변화
    - 휠체어로 이동
      - 앉아서 서기가 어렵게 나타남
    - 최소한의 보조가 요구됨
    - 침대 동작이 손상받음
- 의사소통, 감정, 인지, 언어, 학습 유형
  - 의사소통, 감정, 그리고 인지: 정상범위(WNL)
  - 학습 유형: 시각 학습자

검사와 측정 TESTS AND MEASURES

- 유산소 능력/지구력
  - 짧은 거리 이동 시 쉽게 피로가 옴(25피트)
- 인체측정학적 특징
  - BMI = 23.75, WNL(체중[in kg]divided by height^2 [in meters])
  - 왼쪽 하지 끝에 약간의 부종 나타남
- 보조장비 및 적용장비
  - 걷는 동안 발란스를 위해 바퀴달린 워커가 유용하고 최근에는 체중 지지를 시도함
  - 그녀는 적당한 보조와 함께 기술을 위한 언어로 힌트를 주어 단지 3계단을 오른다.
- 뇌신경과 말초신경의 통합성
  - 부분 절개 감각의 약간의 감소
- 환경, 집과 작업의 장벽
  - 잠재적 영역은 그녀의 단독주택을 다섯 계단을 오르는 것을 포함한다.
- 인체 공학과 신체 기전
  - 앉아서 서기 이동 동안 지지를 고려해야 하는 신체 기전의 분석과 안전을 고려하여 최소한의 보조가 요구된다.
- 보행, 이동 그리고 균형
  - 바퀴달린 워커 이용하여 천천히 이동하기
  - 발란스 상실 즉시 이차적 보조없이 정적인 서기 자세 유지의 불가능
- 피부계의 통합성
  - 왼쪽 외측 허벅지에 32-cm의 긴 상처

- 상처의 banding 나타남
- 감염의 사인 보이지 않음

♦ 운동 기능

- 상지와 오른쪽 하지의 능력: 정상범위
- 그녀의 왼쪽 뒤꿈치에서 오른쪽 발가락과 오른쪽 무릎까지의 touching을 포함한 그녀의 왼쪽 하지의 고유수용기와 운동감각의 평가동안 협응의 부족

♦ 근 수행력

- MMT는 정상인 그녀의 왼쪽 엉덩이와 무릎에서 정상으로부터 다음과 같은 편위를 나타낸다.
  - 엉덩이 굽힘=3/5
  - 엉덩이 벌림=3-/5
  - 엉덩이 폄=3+/5
  - 엉덩이 모음=4/5
  - 엉덩이 바깥돌림=3+/5
  - 엉덩이 안쪽돌림=4-/5
  - 무릎 굽힘=4-/5
  - 무릎 폄=4/5

♦ 교정, 보호, 그리고 지지 장비

- Emmons 부인은 양쪽 탄력 스타킹을 착용한다.

♦ 통증

- 환자는 보행과 이동 동안 왼쪽 둔부와 서혜부에서 NPS의 1~2/10의 통증을 기록하였다.

♦ 자세

- 자세 정렬과 위치관찰(정적과 활동성)나타냄
  - 상지를 지지한 선자세
  - FHP
  - 흉추의 후만증 증가됨
  - 왼쪽 장골의 상승됨

♦ 관절가동범위

- 왼쪽 엉덩이(각도측정)
  - 굽힘=0~87°
  - 폄=0~6°
  - 벌림=0~12°
- 왼쪽 무릎(각도측정)
  - 굽힘=0~112°

♦ 자가치료와 가정 관리

- 환자는 남편의 도움으로 위생과 몸치장을 포함한 기초 일상생활동작을 하는 것이 드러나 면담
- 그녀는 골절 전에 모든 자기관리 동작과 과제들과 활동들을 독자적으로 수행하였음.
- Emmons 부인은 최근 모든 가정일 관리 업무에 도움을 주고 있으나 손상 이전에는 이 일들이 Emmons 부인의 책임이었다.

♦ 감각 통합성

- 왼쪽 엄지 발가락과 발목의 확실한 수동 위치는 어렵다.

♦ 직장, 지역사회 그리고 여가 통합 또는 재통합

- 골절 이래, Emmons 부인은 매주 하던 카드 게임에 참여하지 못했다.

평가 EVALUATION

그녀의 병력은 넘어져서 골절을 당하여 ORIF 수술을 받은 중년의 백인 여성이다.

그녀는 건강하고 Emmons 부인의 일상생활동작과 가정일 수행의 임무들을 도와줄 수 있는 남편과 1층에서 살고 있다. Emmons 부인은 운동과 근 수행력, 변경된 자세와 왼쪽 하지의 관절가동범위가 감소하였다. 부가적으로 그녀는 왼쪽 하지의 끝단에 약간의 부종이 있고, 왼쪽 엉덩이와 서혜부의 통증이 있다. 그녀는 이동과 균형과 걸음걸이에 어려움이 있다.

진단 DIAGNOSIS

Emmons 부인은 골절로 ORIF수술을 받고 왼쪽 하지에 통증과 부종을 지닌 약간의 치매증세를 가진 환자다. 그녀는 유산소 능력/지구력; 뇌신경과 말초신경의 통합성; 인체 공학과 신체 기전; 보행, 이동 그리고 균형; 피부계의 통합성; 운동 기능; 근 수행력; 자세; 관절가동범위와 감각 통합성 등을 손상받았다. 그녀는 자가치료와 가정 관리에서의 기능적인 훈련과 직장, 지역사회 그리고 여가 통합 또는 재통합에서의 기능적인 훈련을 받는다. 그녀는 또한 잠재적 가정 영역을 가지고 있다. 이러한 발견들은 패턴 I 배치를 구성하고 있다: 뼈와 연부조직 수술과 연관된 손상된 관절 가동, 운동 기능, 근 수행력과 관절가동범위. 이러한 손상과 기능적 제한과 영역은 치료의 계획과 예후를 결정하도록 하였다.

예후와 치료계획 PROGNOSIS AND PLAN OF CARE

치료과정 동안, 상호간의 수집된 결과들을 다음과 같이 결정하였다.

- 가정일 수행 동작, 과제들과 활동들의 수행 능력이 개선된다.
- 신체적 동작, 과제들과 관절가동범위를 포함한 활동들을 수행하는 능력이 개선된다.
- 유산소 능력과 지구력은 증가한다.
- 균형이 개선된다.
- 부종이 개선된다.
- ADL과 IADL에서 독자적인 기능은 증가한다.
- 걸음걸이가 개선된다.
- 운동 기능이 개선된다.
- 근 수행력이 개선된다.
- 통증이 감소한다.
- 신체기능이 개선된다.
- 자세 조절이 개선된다.
- 관절가동범위가 개선된다.
- 자가 수행의 증상이 개선된다.

이러한 결과들의 성취에는 협응, 의사소통 그리고 기록; 환자/고객 관련 교육: 치료적 운동: 자가치료와 가정 관리와 직장, 지역사회 그리고 여가 통합 또는 재통합 등이 포함될 것이다.

진단과 예후에 기초하여 Emmons 부인은 24주 동안 6~24회 방문요청을 원하였다. Emmons 부인은 좋은 사회적 지지를 받아서 동기화되고 그녀의 가정 운동 프로그램을 잘 따를 것이다. 그녀는 심하게 손상을 받지 않고 일반적으로 건강하다.

중재 INTERVENTIONS

선택된 중재에 대한 근거 RATIONAL FOR SELECTED INTERVENTION

치료적 운동 (Therapeutic exercise)

골절 손상 후 대퇴골의 재건수술을 받은 노인 환자들의 수행에서 물리치료의 이점은 크다고 잘 기록되어 있다.[58-62] Jones와 관련자들[60]은 기능에서의 중요한 증진은 넙다리의 개방성유합내부고정(ORIF) 입원환자 재활을 받는 6주간의 입원환자 추적과 퇴원에 발생한다고 증명하였다. Guccione와 관련자들[63]은 넙다리뼈 골절에 대한 ORIF에 대해 하루에 한가지 이상의 물리치료를 받은 환자는 퇴원하기 전에 걸음걸이와 이동에 대단한 수행을 보였음을 증명하였다. 또한 급성기에 하루에 한가지 이상의 물리치료를 받은 환자들은 병원에서 퇴원하여 직접 가정으로 가는 경향이 있다. Mitchell과 Scott[64]는 무작위로 선정된 집단에 이러한 환자에게 넙다리네갈래근의 훈련을 부가적으로 받은 후 다리의 평균 근력과 16주 간의 치료로 장애가 특이하게 감소됨을 나타냄을 알아냈다. 부가적으로, Lamb와 관련자들[65]은 넙다리네갈래근 근력 훈련의 치료 효과에 신경근육 자극과 골반 골절의 수술 고정후 회복의 속도가 효과적이었다고 주장하였다.

많은 선행된 연구들은 발랜스와 협응 훈련을 복합한 물리치료 프로그램이 노인들의 넙다리뼈 골절 치료 결과에 근력, 균형, 걸음걸이와 기능적인 독립에 괄목할 만한 증진을 보였다고 증명하였다. 그러나 이러한 균형과 협응의 활동들은 이들 연구에서 독자적으로 수행할 수 없었다고 기록하였으며 다른 매개체와 결합하여 일반적으로 물리치료사들이 사용한 근력/지구력 운동, 동작 훈련과 기능적 훈련 등을 포함한 다른 매개체와 복합되었다고 하였다. 또한, 균형 훈련을 포함한 복합적 형태의 물리치료 계획은 의미심장하게 근력의 증진, 보행 속도와 기능적 수행과 낙상과 연관된 감정적 상태의 감소 등을 증명하였다.

협응, 의사소통 그리고 기록 COORDINATION, COMMUNICATION, AND DOCUMENTATION

의사소통은 Emmons 부인과 그녀의 남편이 그녀의 프로그램을 지지하려하고 그녀의 치료의 모든 요소들에 관해서 발생할 것이다. 이것은 병원과 여가 활동들에 돌아가는 집까지 계속되었다. 환자의 수행, 검사, 평가, 진단, 예후와 매개체를 포함한 환자 치료의 모든 요소들은 기록될 것이다.

환자/고객 관련 교육 PATIENT/CLIENT-RELATED INSTRUCTION

환자는 최근의 상태, 손상과 기능적 제한들에 관해서 교육받을 것이다. 환자와 가족은 집과 노상에서 다른 낙상을 일으킬 수 있는 위험의 요소들에 관해 교육될 것이다.

환자와 가족은 가정 운동 프로그램과 기대했던 결과들의 중요성을 이해할 것이다. Emmons 부인은 운동 프로그램의 진전된 지시/변형을 받을 것이다. 비정상 상처회복에 관한 교육은 열, 오한, 발적, 부종, 배액과 통증을 포함한 감염 사인의 지식을 포함할 것이다.

성과의 증진, 건강, 만족감과 적합한 운동 프로그램의 증진에 대한 교육을 할 것이다. 그녀는 이동, 카드 게임과 조류 관찰인 그녀의 취미생활로 돌아가는 것을 포함한 치료의 계획을 알릴 것이다.

치료적 운동 THERAPEUTIC EXERCISE

♦ 단계 I : 입원, 1주
- 유산소 능력/지구력 상태
  - 바퀴달린 워커로 진전된 이동
  - 짧은 시간 동안 상지의 측력계 시작(예, 2분부터 시작 환자에게 나타나는 불량한 지구력을 고려하고 마지막에 vital signs관찰과 함께 환자의 인내력 따라 시간을 증가한다)
- 균형, 협조성, 그리고 민첩성 훈련
  - 평행봉에서 양측 서기
  - 평행봉에서 일렬로 서기
  - 평행봉에서 체중 이동 서기
- 신체 기전과 자세 안정화
  - 누워서, 능동적으로 어깨로 매트를 향해 누르기
  - 환자는 자세 교정에 대한 시각적 단서를 제공하여 거울 앞에서 서기 유지할 것
  - 이동 활동과 모든 운동 동안 자세 단서
  - 앉아서 어깨뼈 움추림(후방진출)
- 유연성 운동
  - 스트레칭 운동은 워밍업 후에 하도록 하고 느리고 정적인 스트레치를 심호흡과 함께 수행하고 30에서 60초간 참기 구축
  - 누워서 왼쪽 다리 올리기
  - 누워서 왼쪽 무릎을 가슴으로 가져가기
- 보행과 이동 훈련
  - 바퀴달린 워커로 이동은 치우침을 제거하고 진전된 체중이동 유지하는데 집중한다.
  - 바퀴달린 워커로 이동은 적당한 뒤꿈치 닿기와 발가락 밀어올리기에 집중한다.
  - 바퀴달린 워커 사용으로 진전된 보행 거리
- 근력, 힘 그리고 지구력 훈련
  - 교 운동
  - SLR 진행
  - 측와위 외전
  - Short-arc 넙다리네갈래근 운동

♦ 단계 Ⅱ : 입원 환자 재활, 2~6주
- 유산소 능력/지구력 상태
  - 정지된 자전거, 느리게 진행
  - 부가적으로 환자의 나이를 고려하여 드러누운 자전거
- 균형, 협조성, 그리고 민첩성 훈련
  - 외부적인 동요를 감안한 진전된 발란스 활동들
  - 장애물 주변을 바퀴달린 워커로 이동
  - 평행봉에서 활동적인 면(단단한 패드)에 양발로 서기
- 신체 기전과 자세 안정
  - 머리와 어깨로 벽을 뒤로 밀면서 서기
  - 한 팔은 스트레치, 손은 팔꿈치 펴고 어깨는 수평으로 외전
- 유연성 운동
  - 누워서 왼쪽 무릎을 굽히고 엉덩관절은 수직내전
  - 누워서 왼쪽 무릎을 굽히고 엉덩관절은 수직외전
  - 누워서 타월을 사용하여 왼쪽 다리를 당겨서 외전
- 보행과 이동 훈련
  - 바퀴달린 워커로부터 적당한 지팡이 보행으로 진전
  - 바퀴달린 워커에서 바람직한 지팡이로 계단 오르기의 진전
  - 지팡이로 이동 활동은 많은 거리를 걷기 위해 진전됨
  - 장애물을 통과하는 지팡이 이동은 방향 전환이 요구된다.
- 근력, 힘 그리고 지구력 훈련
  - 가능하면 한 다리로 교각 운동
  - 측와위에서 외전
  - Short-arc 넙다리네갈래근 운동
  - Long-arc 넙다리네갈래근 운동

- 앉아서 고관절 외회전 운동
- 적당한 가벼운 무게(1 lb부터 시작)를 포함한 운동을 넘어서 진행
- 다양한 의자 높이로 부터 앉아서 서기를 반복
- 가벼운 무게(1 lb)를 사용하여 서서 벌림, 굽힘과 폄으로 진행
- 가벼운 무게(1 lb)를 사용하여 점진적으로 선자세에서 무릎의 굽힘

♦ 단계 Ⅲ: 외래환자 재활, 7~24주
- 유산소 능력/지구력 상태
  - 진전된 보행 프로그램: 지팡이를 없애고 보조기의 도움을 없애는 것은 정상 보행패턴과 통증이 없게 한다.
- 균형, 협조성, 그리고 민첩성 훈련
  - 역동적인 표면으로 된 평행봉에서 나란히 서기
  - 적당한 지팡이 이용하여 이동하기
- 신체 기전과 자세 안정화
  - 한 팔은 스트레치, 한 손은 폄하여 벽에 놓고, 어깨는 수평이 되게 외전함
- 유연성 운동
  - 의자에 앉아, 무릎을 폄하고 왼쪽 다리를 쉽게하고 걸음
  - 의자에 앉아, 왼쪽 다리를 가슴을 향해 밀어줌
  - 오른쪽으로 측와위에서, 왼다리는 굽힘하고 왼쪽 골반은 폄(타월을 사용하여 도움을 줌)
- 보행과 이동 훈련
  - 지팡이를 이용한 이동
  - 지팡이와 난간으로 계단 오르기의 진전(난간 사용은 가정 환경에 가상으로)
  - 난간 만으로 계단 오르기의 진전
- 근력, 힘 그리고 지구력 훈련
  - 상지의 도움과 진전으로 2인치 높이의 계단오르기를 적당히 상지의 사용을 줄이고 계단의 높이를 높이면서 증가한다.
  - 작은 벽 쪼그려 앉기
  - 상지를 지지하고 선자세에서 뒤꿈치 들기 (적합하면 상지의 지지를 감소시켜 진전)

정규적인 운동 프로그램의 유지는 이 환자에게 적용해야만 한다.

자가치료와 가정 관리에서의 기능적인 훈련
FUNCTIONAL TRAINING IN SELF-CARE AND HOME MANAGEMENT

♦ 자가치료와 가정 관리
- 그녀는 침대의 동작과 이동 훈련을 집에서 혼자서 할 수 있도록 훈련 받을 것이다.
- 보행을 위한 보조 기구는 워커와 지팡이를 포함할 것이다.
- 양말 신는데 도움을 주는 긴 손잡이가 달린 구두주걱인 리처(reacher)가 옷입기를 도와줄 것이다.
- 목욕은 긴 손잡이 달린 스폰지 사용으로 도움을 받을 것이다.
- 자기 돌보기와 가정일 수행을 위한 모든 동작과 과제들과 활동들과 자세 정렬 등의 재조명

♦ IADL 훈련
- Emmons 부인은 그녀가 골절 전에 수행하였던 집안의 허드렛일을 천천히 다시 시작 할 것이다.

♦ 손상 예방 또는 감소
- Emmons 부인은 낙상의 예방과 그녀의 안전 의식 증진을 위한 중요성을 교육 받을 것이다.
- 숙소 혹은 주변의 환경들은 손상 혹은 위험 감소되도록 만들 것이다.

직장, 지역사회 그리고 여가 통합 또는 재통합에서의 기능적인 훈련
FUNCTIONAL TRAINING IN WORK, COMMUNITY, AND LEISURE INTEGRATION OR REINTEGRATION

♦ 보조기와 도구의 사용과 훈련
- Emmons 부인은 워커를 사용할 것이고 집에서는 직선형 지팡이를 사용할 것이다.

♦ IADL 훈련
- 그녀는 그중에서도 특히 자가치료와 가정 관리와 독자적인 일상생활동작에서 기능 훈련을 할 것이다.

♦ 여가
- Emmons 부인은 그녀의 카드 게임으로 점차적으로 돌아갈 것이다.
- 조류 관찰자로 돌아가기 위해 Emmons 부인은 다음

들을 증명해야만 한다.

- 특별한 활동을 위한 모든 관절들에 적당한 관절가동범위
- 적당한 근력
- 적당한 유산소 능력

예상 목표와 기대 결과 ANTICIPATED GOALS AND EXPECTED OUTCOMES

♦ 병리학/병태생리학에 미치는 영향

- 통증은 단계 I 동안 1~2/10에서 1/10으로 단계 II 동안 0/10으로 감소되었다.

♦ 손상에 미치는 영향

- 발란스, 지구력, 운동 기능, 근 수행력, 자세 조절과 체중지지 상태는 증진될 것이고, 환자는 단계 I 에서 바퀴달린 워커로 100피트 이동이 가능할 것이고 단계 II 에서 200피트 이상의 거리를 지팡이로 이동하고, 단계 III에서 최소한의 피로와 균형을 이루며 보조 기구없이 300 피트를 이동할 수 있다.
- 관절가동범위는 단계 I 동안 다음과 같이 증진된다: 왼쪽 엉덩이 굽힘 90°, 폄 10°, 벌림 20°와 무릎 굽힘 120°

♦ 기능적인 제한에 미치는 영향

- 단계 I 동안 환자는 심혈관 질환과 연관된 위험 요인들의 수정뿐만 아니라, 대퇴부 핀박는 수술과 연관된 주의사항들의 이해를 보여줄 것이다.
- 환자는 단계 I 동안 바퀴달린 워커로 정상 속도로 이동할 수 있고, 단계 II 동안 핸드 난간 사용으로 계단의 두 난간을 잡고 직선형 지팡이를 잡고 이동을 하고, 단계 III 동안 레일링 없이 3개의 계단들의 난간을 잡고 보조기구 없이 할 수 있다.
- 환자는 단계 I 동안 남편으로부터 목욕탕 사용과 목욕에 많은 도움을 받고, 단계 II 동안 이러한 모든 활동들을 독자적으로 수행할 수 있고, 단계 II 동안 환자는 그녀의 파트타임 경리직으로 돌아갈 수 있을 것이다. 단계 III 동안 환자는 주말마다 카드 게임에 참여하고 독자적으로 식품을 쇼핑하는 능력을 성취할 것이다.
- 환자는 단계 I 동안 보조 도구로 옷입기를 하거나/하지 못하는 능력을 성취할 수 있다. 단계 II 동안 요리하기, 설것이 하기와 적당한 위생과 하지의 몸치장하기등을 포함한 기본 일상생활동작을 수행할 능력을 성취할 것이고, 단계 III 동안 청소와 세탁을 포함한 독자적인 일상생활동작 수행의 능력을 얻을 것이다.

♦ 건강, 웰니스, 운동에 미치는 영향

- 단계 II 동안 건강 다이어트 유지를 포함한 심혈관질환과 관련된 위험 요인들을 변화시키는 행동들의 연습을 시작할 것이다.
- 물리치료 서비스는 최적으로 이용될 것이고, 환자는 재활과정동안 임상과 기능적 목표를 향해 확신을 갖는 것과 동시에 건강 회복 비용의 효과적인 사용의 결과를 나타낸다.
- 건강 관리 서비스의 비용과 이용은 감소되었다.

♦ 사회 자원에 대한 영향

- 환자 치료의 과정동안 기록을 하고 *APTA's Guideline for ohysical therapy documentation*을 따른다.

♦ 환자/고객 만족

- 단계 I 동안 환자의 남편은 필요에 따라 보행과 이동에 따른 보조를 포함한 적절한 안전기술뿐만 아니라, 대퇴부 핀박는 수술에 연관된 주의사항을 이해하도록 해 나가야 할 것이다.
- 환자와 가족은 재활의 모든 3단계 동안 평가, 가능성 그리고 제공된 서비스의 질과 임상적 효율과 물리치료사의 대인관계 기술에 만족하였다.
- 환자와 가족은 모든 재활 과정동안 진단, 예후, 중재, 예상목표의 지식과 기대되는 결과의 이해를 해야 할 것이다.

재검사 REEXAMINATION

재검사는 특히 치료 변화의 셋팅, 치료전체를 통하여 수행된다.

퇴원 DISCHARGE

Emmons 부인은 그녀의 목표와 예상했던 결과를 획득하고 16회의 외래 물리치료 후 퇴원하였다.

사례 연구 #2:
정강뼈와 종아리뼈의 원위골절
Distal tibia and fibula fracture

John Palmer는 그의 왼쪽 정강뼈과 종아리뼈의 끝부분의 복합 골절로 개방성 유합 내부 고정(ORIF)이 요구되는 20세의 흑인 남성이다(그림 9-2).

물리치료사 검진 PHYSICAL THERAPIST EXAMINATION

병력 HISTORY

- 일반적인 인적사항: Palmer씨는 영어를 주로 사용하는 20세의 흑인 남성이다. 그는 왼발을 사용한다.
- 사회적 병력: Palmer씨는 single이고 2년간 여자 친구와 살고 있다.
- 고용/일: 경영학 전공의 2학년 full-time 대학생이다. 그는 주말에 파트타임 일을 하고 있다.
- 생활 환경: 걸어 올라가는 3층 아파트에 one-bedroom에 살고 있다.
- 일반적인 건강 상태
  - 일반적인 건강 인식: Palmer씨는 좋은 건강을 유지하여 왔다고 기록하였다.
  - 신체적 기능: 그의 기능 기록은 그의 나이에 비해 정상
  - 심리적 기능: 정상
  - 역할 기능: 학생
  - 사회적 기능: 그는 럭비와 대학교 내 농구와 축구를 하며, 일주일에 3번 지역 헬스 클럽에서 운동을 한다.
- 사회/건강 습관: John은 비흡연자이며, 술을 상당히 마신다(주에 25회).
- 가족력: 그의 부모와 네 명의 조부모님은 살아계시고 그가 아는 한 가장 건강하시다.
- 의학/외과적 병력: Palmer씨는 특이사항 없다고 기록
- 입원 경험: 전혀 없다고 기록
- 이전에 있던 의학적 문제나 기타 건강관련질환: 전혀 없음
- 현재 상태/주호소: John은 대학에서 럭비 경기 중 왼쪽 정강뼈(경골, tibia)와 종아리뼈(비골, fibula)를 골절당함. 그에 따라 6주 전에 골절 회복을 위해 ORIF 수술을 받음. 수술 이후 견딜만큼 부분적 체중지지를 하였다. 그는 운동을 포함한 모든 기능적 활동들이 전체적 기능으로 돌아오기를 기대한다.

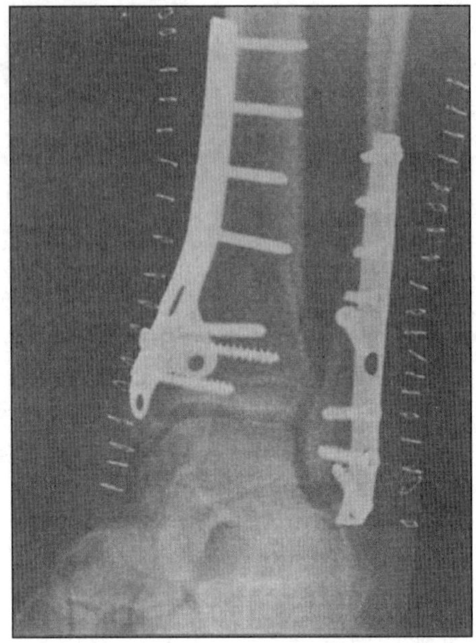

그림 9-2. Palmer 씨의 정강뼈와 종아리뼈 원위골절을 나사와 플레이트로 압축하여 고정시킨 방사선 사진.

- 기능적인 상태와 활동 수준: 그는 전체적으로 모든 기초 일상생활동작을 독자적으로 한다. John은 목발 사용동안 목적 수행의 문제점으로 인해 독자적 일상생활동작에 약간의 어려움을 지닌다. 그는 이 점에 대해 친구들의 도움으로 수행하고 교정과 교실을 걷는데 대단히 많은 시간을 보내고 있다.
- 약물: 발에 대해 예정된 날에 가끔씩 Adril을 복용한 것 말고는 현재는 복용을 안하고 있다.
- 다른 임상적 검사: 수술 6주 후 방사선 검사로 골절은 회복됨을 나타낸다.

신체계통 조명 SYSTEMS REVIEW

- 심혈관/폐
  - 혈압(BP): 118/74 mmhg
  - 부종: 시진 시, 왼쪽 발목과 발에 약간의 부종
  - 심박수(HR): 58 bpm
  - 호흡수(RR): 10 bpm
- 피부계

- 흉터형성 상태: 절개면에 제한된 왼쪽 발목의 내측 면에 14-cm 상처와 외측면에 11-cm
- 피부색: 정상 범위
- 피부 상태: 정상 범위

♦ 근육뼈대계
- 전체적인 관절가동범위: 시각적으로 발바닥굽힘, 발등굽힘, 내번과 외반이 감소됨을 나타낸 왼쪽 발목을 제외하고 정상 범위
- 전체적인 근력: 내반근군, 외반근군, 발등굽힘근군, 발바닥굽힘근군의 약증을 보여주는 왼쪽 발목을 제외하고 정상범위
- 전체적인 대칭성: 왼쪽 종아리와 허벅지에 위축증(atrophy) 나타냄
- 키: 5' 11" (1.8 m)
- 몸무게: 170 lbs(77.1 kg)

♦ 신경근육계
- 균형: 부분적 체중지지와 두 개의 목발로 좋은 상태 보임
- 보행, 이동 그리고 변화:
  - 왼쪽 하지의 부분적 체중지지와 함께 한 발짝을 넘어서는 걸음(step-through gait)을 목발 두 개로 하여 이동함
  - 목발로 쉽게 옮겨가기와 이동

♦ 의사소통, 감정, 인지, 언어, 학습 유형
- 의사소통, 감정, 그리고 인지: 정상범위
- 학습 유형: 시각 학습자

검사와 측정 TESTS AND MEASURES

♦ 유산소 능력/지구력
- 이차적으로 목발 이동과 고정은 감소되었다.

♦ 인체측정학적 특징
- BMI=23.79, WNL(무게[in kg]높이^2[in meter])
- 왼쪽 사지 끝부분에 경한 부종이 나타난다.

♦ 보조장비 및 적용장비
- 환자의 특수성에 적합하게 맞는 두 개의 크러치 사용.

♦ 뇌신경과 말초신경의 통합성
- 절개 주변에 대한 약간의 감소

♦ 환경, 집과 작업의 장벽
- 아파트 문에서 3층의 계단까지와 교실들 간의 도보거리(30분 정도)

♦ 인체 공학과 신체 기전
- 이동 동안 신체기전의 분석은 Mrs. Palmer는 이동시에 오른쪽 하지를 뛰는 것으로 나타났다.

♦ 보행, 이동 그리고 균형
- 왼쪽 하지에 부분적 체중지지를 하여 스텝을 통과하는 보행(step-through gait)패턴으로 두 개의 목발로 빠르게 이동한다.
- 왼쪽 하지에서 발가락의 밀기(push off) 동작은 감소되어 나타남.
- 균형이 상실됨을 인식하지 못함

♦ 피부계의 통합성
- 왼쪽 발목 내측면에 14-cm 상처와 왼쪽 발목의 외측면에 11-cm 상처
- 상처는 약간 굳은 상태임
- 감염의 징후는 안 나타남

♦ 관절 상태와 가동성
- 관절 가동성 평가 나타남:
  - 발목관절(거퇴관절, talocrural)의 가동성은 약간 감소
  - 정강종아리인대(경비인대, tibiofibular joint) 근위부와 원위부의 후방 가동성은 약간 감소
  - 왼쪽 발목뼈사이관절(족근골간관절, intertarsal) 가동성의 감소

♦ 운동 기능
- 상지와 오른쪽 하지의 능력: 정상범위
- 왼쪽 발목의 고유수용기와 운동학적 평가를 하는 동안 협응성의 부족

♦ 근 수행력
- 왼쪽 하지의 MMT(수기근력검사)에서 정상으로부터 다음과 같은 편위를 나타냈다.
  - 왼쪽 엉덩이 벌림=4-/5
  - 왼쪽 엉덩이 폄=4+/5
  - 왼쪽 무릎 굽힘=4/5
  - 왼쪽 무릎 폄=4+/5
  - 왼쪽 발목 발등굽힘=4/5
  - 왼쪽 발목 발바닥굽힘=4-/5
  - 왼쪽 발목 모음=4-/5
  - 왼쪽 무릎 벌림=3+/5

- ♦ 통증
  - 환자는 왼쪽 하지에 "많은 체중을 실을 때" 왼쪽 발목에 통증지수가 1~2/10의 통증 지수를 기록하였다.
- ♦ 자세
  - 두 개의 겨드랑이목발로 상지를 보조하며 서 있기
  - 부드러운 FHP
  - 왼쪽 무릎을 약간 굽혀서 유지
  - 왼쪽 골반 상승시킴
- ♦ 관절가동범위
  - 왼쪽 발목의 AROM(능동관절가동범위)을 나타냄
    - 발바닥굽힘=0~22°
    - 발등굽힘=0~2°
    - 모음=0~8°
    - 벌림=0~14°
  - 왼쪽 발목의 PROM(수동관절가동범위)나타냄:
    - 발목 관절가동범위의 측정 각도는 발바닥굽힘(저측굴곡)과 발등굽힘(배측굴곡)이 내부검사 신뢰도가 좋음을 증명하였고(ICC=0.86~0.09), 그 반면에 모음과 벌림의 내부측정 신뢰도는 불량으로 나타남(ICC=0.22~0.30)
    - 발바닥굽힘=0~28°
    - 발등굽힘=0~5°
    - 모음=0~12°
    - 벌림=0~21°
  - 수동 근육 유연성 검사에서 왼쪽 다리의 뒤넙다리근, 넙다리네갈래근, 발바닥굽힘근과 발가락 폄근군의 신전성은 감소되었음을 나타냄
- ♦ 자가치료와 가정 관리
  - 환자 면담에서 나타난다:
    - 그는 모든 기본 일상생활동작을 독자적으로 한다.
    - John은 가정일 수행 업무들(쓰레기를 밖으로 옮기는 일)과 물건을 드는 일 등에 필요한 독자적인 일상생활동작에 제한이 있다.
    - 그는 독자적인 일상생활동작과 가정일 수행 동작들, 과제들과 활동등에 보조를 해주는 여자 친구와 살고 있다.
- ♦ 직장, 지역사회 그리고 여가 통합 또는 재통합
  - Mr. Palmer는 모든 코스에 계속하여 참여하고 그러나 친구와 함께 여행을 가거나 학교로 부터 다양한 수업을 받는 등의 보조를 고려해오고 있다.

평가 EVALUATION

그는 럭비 시합 중 왼쪽 정강뼈과 종아리뼈 골절을 당하고 그에 따른 ORIF(유합을 위한 개방한 내부 고정술)를 받았다. 그는 그의 독자적일상생활동작과 가정일 수행을 도와주는 여자 친구와 원룸 아파트 3층에 살고 있다. Mr. Palmer는 자세적 변형이 왔고, 왼쪽 하지의 운동과 근 수행력, 관절가동범위와 상처조직의 가동성이 감소되었다.

그는 최근에 왼쪽 하지의 부분적 체중지지와 함께 목발을 지나는 걸음(step-through gait)로 이동을 하였다. 그의 주치의는 견딜만큼의 보행 진행을 승인하였다.

진단 DIAGNOSIS

Palmer씨는 ORIF수술을 정강뼈과 종아리뼈의 말단에 받은 환자다. 그는 유산소 능력/지구력; 뇌신경과 말초신경의 통합성; 인체 공학과 신체 기전; 보행, 이동 그리고 균형; 피부계의 통합성; 운동 기능; 근 수행력; 자세; 관절가동범위와 감각 통합성 등을 손상받았다. 그녀는 자가치료와 가정 관리에서의 기능적인 훈련과 직장, 지역사회 그리고 여가 통합 또는 재통합에서의 기능적인 훈련을 받았다. 이러한 발견들은 패턴 A에 관련해서 다루어진다: 뼈와 연부조직 수술과 연관된 손상된 관절 움직임, 운동 기능, 근 수행력과 관절가동범위. 이러한 손상과 기능적 제한은 치료의 계획과 진단을 결정하는데 설명을 할 것이다.

예후와 치료계획 PROGNOSIS AND PLAN OF CARE

치료과정 동안, 상호간의 수집된 결과들을 다음과 같이 결정하였다.

- ♦ 신체적 동작수행의 능력, 과제들과 활동들과 연관된 자가치료, 가정 관리, 직업, 지역사회와 여가의 수행 능력은 개선된다.
- ♦ 일상생활동작과 독자적 일상생활동작에서 독립적 기능이 증가한다.
- ♦ 걸음걸이가 개선된다.
- ♦ 관절 가동성이 개선된다.

- ♦ 운동 기능이 개선된다.
- ♦ 근 수행력이 개선된다.
- ♦ 통증이 감소한다.
- ♦ 수동 근육 유연성이 개선된다.
- ♦ 신체기능이 개선된다.
- ♦ 자세 조절이 개선된다.
- ♦ 관절가동범위가 개선된다.
- ♦ 자가 수행의 증상이 개선된다.

이러한 성취 결과는 적당한 매개물을 환자가 결정하는데 달려있다. 이들은 이러한 결과의 성취는 협응, 의사소통 그리고 기록; 환자/고객 관련 교육; 치료적 운동; 자가치료와 가정 관리에서의 기능적인 훈련; 직장, 지역사회 그리고 여가 통합 또는 재통합과 도수치료기술 등을 포함할 것이다.

진단과 예후에 기초하여, Palmer씨는 16주의 치료기간을 넘어 6~20회를 요구한다고 기대하였다. Palmer씨는 젊고, 건강하고, 좋은 사회지지로 개인적인 동기부여와 그의 가정 운동 프로그램을 통해 잘 수행할 것이다.

중재 INTERVENTIONS

선택된 중재에 대한 근거 RATIONAL FOR SELECTED INTERVENTION

치료적 운동 (Therapeutic exercise)

종아리세갈래근(하퇴삼두근, triceps surae) 그룹의 염력과 근력에 고정의 효과와, 관절가동범위와 기능은 문헌에 잘 기록되어 있다.[70-74] Duchateau[71]는 실험자들이 5주간 침대에서 휴식을 했을 때 종아리세갈래근그룹이 최대 자율적 수축이 46% 감소되었고, 중심적 활성화의 영향은 33% 보이고 근력의 일반적 능력은 13%로 나타남을 증명하였다. 그러나, Duchateau 연구에서 발목 관절의 손상을 받지 않은 개인들에게 실험했다고 하였다. 반면에, Geboers와 관련자들[72]은 발목 골절에 4~6주 고정후 비손상 측과 비교하여 발등굽힘의 염력이 28% 감소됨을 증명하였다.

Vandenborne와 관련자들[75]은 정강뼈 골절에 ORIF에 따른 캐스트 고정을 8주 후 발바닥굽힘 근력의 50% 감소가 22세 남성에게 나타남을 보여주었고, 의미심장하게 반대편의 외측 장딴지근, 내측 장딴지근과 가자미근의 32.4%, 22.9%와 20.1%가 상대적으로 나타났다.

이러한 신체적인 손상은 중요한 기능적 결함과 연관되어 있다. 그러나 근력과 지구력 훈련을 포함한 재활 8주로 모든 손상들에 의미심장한 증진들은 기능적 증진으로 순차적으로 변하였다.

Rozzi와 동료들은 4주간의 균형, 협응과 민첩성 훈련 프로그램으로 발목의 안정과 고유수용감각은 의미있게 증가되었다.

가장 임상과 연관된 것은, Shafffer와 동료들이 발목 골절의 결과 ORIF에 따르는 발바닥굽힘의 염력, 피로 저항과 기능적 능력의 효과를 검사하였다.

그 발견들은 고정 후의 발바닥굽힘 염력은 현저하게 감소하였고, 피로 저항은 현저하게 낮고, 기능은 나이와 성별이 동일한 조절 그룹 보다 현저하게 낮았다. 그러나 근력 운동, tibiotalar 관절 고정, 수동 스트레칭과 고유 수용성 훈련으로 구성된 재활 프로그램 10주 후, 환자는 모든 손상에서 의미심장한 증진을 나타냈다.

재활 과정에서 저측 굴곡 염력은 반대 사지의 초기 염력을 통과하였다. 기능적 증진은 처음 4주 동안 가장 크게 증진 하였고 전체 10주를 통하여 기능적 증진이 기록되었다. 발바닥굽힘 최대 염력과 기능의 강한 연관은 회귀 분석을 통해 증명되었다.

수술 회복에 따른 초기 운동과 운동의 시작은 최적 재활에 필수다. 초기 기능화(발목 골절 ORIF 수술 후 24시간 이내)의 효과에 대한 무작위 임상 보고서는 2주 고정이 남아있는 그룹과 비교 할 때 통증과 관절가동범위에서 특이한 증진은 없었다는 것을 증명하였다. 그러나, 가장 연관있는 자료는 기능의 특별한 증진은 12주 관찰에서 즉시 체중지지를 하지않은 운동 그룹에 의해 나타난 것이다.

도수치료기술 (Manual therapy techniques)

이전에 논의되었던, 이동, 근력, 고유수용기 재훈련과 관절 가동으로 구성된 재활 프로그램을 받는 환자는 조절 수준으로 되돌리는 치료의 과정을 통하여 기능적 수행에 현저한 증진을 보였다. Wilson과 동료들[77]에 의한 예비 연구는 운동과 수기치료(저가동 관절에 관절 유동과 견인)를 같이하는 것은 발목 관절에 대해 6주 동안 고정을 한 환자의 그룹에서 운동치료 만을 최상으로 하여 관절가동범위와 기능의 증가를 보였다. Tropp와 Norlin[74]은 ORIF에 따른

hinged 보조기를 한 그룹과 발목 관절 골절에 ORIF에 플라스터 캐스트를 6주간 고정한 환자들은 발목 발등굽힘에서 괄목할만한 유합을 보이는 것을 증명하였다. Hinged 브레이스는 발등굽힘과 발바닥굽힘 운동을 따르고, 그 결과 초기 관절가동범위는 발등굽힘과 연관되어 손상이 감소되었다고 주장하였다. 고정은 관절낭 구조에서 고려할만한 영향을 주고, 교원질 조직 패턴의 비조직화의 결과를 가져온다. Threlkeld는 관절의 유연성은 결합조직 섬유사이 연결 파괴에 유익하다고 주장하였다. 골절의 위치는 충분하게 치료되고, 손상된 관절의 가동은 기능 회복이 확실하도록 시작되어야 한다고 주장하였다.[80]

협응, 의사소통 그리고 기록 COORDINATION, COMMUNICATION, AND DOCUMENTATION

의사소통은 치료의 모든 요소들을 고려하여 Palmer씨와 함께 발생할 것이다. 이러한 시작은 병원과 그의 레저 활동들로 돌아가는 가정에 계속되어야 한다. 검사, 평가, 진단, 예후와 매개물들을 포함한 환자의 수행의 모든 요소들은 기록될 것이다.

환자/고객 관련 교육 PATIENT/CLIENT-RELATED INSTRUCTION

환자는 그의 최근 상태, 손상과 기능적 제한들에 관한 교육을 받을 것이다. 그는 수행, 건강, 복지와 몸매관리 프로그램의 증진에 교육될 것이다. John은 또한 치료의 계획과 변화에 정보를 줄 것이다.

치료적 운동 THERAPEUTIC EXERCISE

- ♦ 단계 Ⅰ: 체중을 지지하지 않기, 1~6주
  - 유산소 능력/지구력 상태
    - 상지 측력계
    - 체중지지하지 않고 목발 보행,
  - 유연성 운동
    - 뒤넙다리근, 넙다리네갈래근과 엉덩관절 굽힘 스트레칭
- ♦ 근력, 힘 그리고 지구력 훈련
    - Long-arc 넙다리네갈래근과 뒤넙다리근 말기
    - 굽힘, 폄, 벌림과 모음에 대한 엉덩관절을 편 채로 다리 올리기
- ♦ 단계 Ⅱ: 견딜 만큼의 체중지지, 6~16주
  - 유산소 능력/지구력 상태
    - 체중지지 증가 위해 정적인 자전거와 진행된 보행
    - 운동을 시작은 조금하고 환자의 생리적 반응을 모니터하고 THR(고관절 치환술)도달이 적절한 진행에 따라서 적용한다.
    - 강도는 THR의 Borg scal에 따라 적당한 지각과 함께 60~80%로 한다.
    - 빈도는 일 주에 3~4회
    - 경사를 포함하여 트레드밀에서 점진적인 걷기
    - 적당히 가벼운 조깅의 진전
  - 균형, 협응과 민첩성 훈련
    - 보행은 눈을 뜨고, 감고 앞으로 뒤로 점진적으로
    - 카리오카(삼바를 개작한 남미의 춤)
    - 한 다리로 균형 잡기 활동을 처음에는 정적인 표면에서 활동적인 표면으로 진행
    - 공을 잡거나,던지는 동안 한 다리로 서기
    - 활동적인 표면에서 공을 잡거나 던지는 동안 한 다리로 서기
    - Wobble 보드에서 제한된 한쪽다리 발등굽힘과 발바닥굽힘
    - Wobble 보드에서 제한된 한쪽 다리 내번과 외반
    - 반 롤러에서 앞 발로 런지
    - 한 다리로 적당한 때 뛰기
    - 한 다리로 짧은 허들을 앞으로, 뒤로 옆으로 넘기
  - 유연성 운동
    - 30~60초 유지하고 심호흡에 의해 느리고 정적인 스트레치를 수행하여 준비 운동 후에 스트레칭 운동을 해야 한다.
    - 길게 앉아 타월로 발을 감싸 지지하고 30초간 유지하며 장딴지근(비복근)과 가자미근의 스트레칭
    - Tandem stance 벽을 향해 30초 유지하여 학습하며 장딴지근과 가자미근의 스트레칭
    - Slant 보드에서 30초간 유지하며 장딴지근과 가자미근을 스트레칭
    - 30초간 유지하면서 왼쪽 뒤넙다리근 근육에 앉고 문고리 스트레칭
    - 타월을 발에 감고 지지하며 30초 유지하며 측와위

에서 넙다리네갈래근 스트레치
   - 타월로 발을 감싸고 지지하여 30초 유지하며 선 자세에서 넙다리네갈래근 스트레치
   - 왼쪽 다리를 낮은 테이블에 놓고 30초 유지하며 선 자세에서 뒤넙다리근 스트레치
   - 무릎을 펴고 30초 유지하며 누운 자세에서 뒤넙다리근 스트레치
   - 앉아서 무릎을 가슴으로 발을 당기며 발바닥굽힘과 발가락을 굽힘, 30초간 유지
- 보행과 이동 훈련
   - 시각적인 단서를 위해 거울 앞에서 걷기
   - 눈을 감거나 뜨고 앞으로 뒤로 걷기
   - 트레드 밀에서 걷기
   - 울퉁불퉁한 지대에서 걷기
   - 다양한 계단 높이에서 계단 걷기
   - 점진적인 속도로 장애물 둘레 걷기
- 근력, 힘과 지구력 훈련
   - 탄력 붕대로 저항 주면서 모든 면에서 발목 능동 관절가동범위
   - 탄력 붕대로 발목에 저항을 주면서 골반 외전으로 선 자세
   - 탄력 붕대나 점진적 발목 무게를 달고 엉덩관절 외전한 측와위
   - 상지를 보조하여 점차적으로 양쪽에서부터 한쪽으로 발가락 올리기
   - 상지를 보조하여 점차적으로 양쪽에서부터 한쪽으로 뒤꿈치 올리기
   - 정적인 면에서 교각 운동
   - 치료적 볼 위에서 교각 운동
   - 치료적 볼을 발목에 놓고 누워서 다리를 구부림
   - 작은 쪼그려 앉기
   - 한 다리로 쪼그려 앉기
   - 찌르기
   - 한 다리로 점진적으로 계단의 높이를 조절하여 평면에 오르기
   - 흔들림판에서 조절된 발목의 내번과 외반

자가치료와 가정 관리에서의 기능적인 훈련 FUNCTIONAL TRAINING IN SELF-CARE AND HOME MANAGEMENT

♦ 자가치료와 가정 관리
- 자기 보살핌과 가정일 수행에 대한 모든 동작들과, 과제들과 활동들과 자세 정렬의 모의 실험과 재조명
- 계단 오르기
- 에너지 보존 테크닉의 재조명

직장, 지역사회 그리고 여가 통합 또는 재통합에서의 기능적인 훈련 FUNCTIONAL TRAINING IN WORK, COMMUNITY, AND LEISURE INTEGRATION OR REINTEGRATION

♦ 학교와 직업
- 대학 캠퍼스와 비슷한 불규칙한 지대에서 모의 이동 활동들
- 파트 타임 직업에 요구되는 모의활동들

♦ 여가
- 적당할 때 스포츠 활동으로 돌아가는 훈련

도수치료기술 MANUAL THERAPY TECHNIQUES

♦ 마사지
- 결합조직 마사지
- 상처 조직 마사지, 적당한 상처 형성 증진에, 발목 절개 내측과 외측에

♦ 가동술/도수교정
- 왼쪽 발목관절(거퇴관절, talocrural)에 관절 가동술, 목말뼈(거골, talus)의 후방 글라이드 강조, Grade Ⅰ과 Ⅱ로 가동술 시작하고 Grade Ⅲ과 Ⅳ로 빠르게 진행
- 왼쪽 발목뼈사이관절(중족골간관절, intertarsal) 등과 바닥면에 관절 가동술/수기치료를 시작은 Grade Ⅲ과 Ⅳ 그리고 만일 필요하다면, 점진적으로 Grade Ⅴ
- 경비관절 근위부 후방에 관절 가동술을 시작은 Grade Ⅲ 그리고 점진적으로 만일 필요하다면 Ⅳ와 Ⅴ

♦ 수동 관절가동범위
- 왼쪽 발목의 발등굽힘, 발바닥굽힘, 외반과 내번 방향에 수동 관절가동범위 적용은 모든 면의 끝 범위에 낮은 부하로 신장을 오래 유지한다.
- 수동 관절가동범위는 누워서 무릎을 펴고 골반을 90°

굽힘하고 양쪽에 SLR(다리 똑바로 올리기) 사용으로 뒤넙다리근의 길이를 증진한다.
- 무릎을 굽힘하고 엎드린 자세에서 넙다리네갈래근(대퇴사두근)들의 길이를 촉진함
- 수동관절가동범위는 넙다리네갈래근들의 유연성을 촉진한다.
- 수동관절가동범위는 발목의 발바닥굽힘 위치와 발가락 폄의 최대한 짧은 거리를 증진한다.

예상 목표와 기대 결과 ANTICIPATED GOALS AND EXPECTED OUTCOMES

- ♦ 병리학/병태생리학에 미치는 영향
  - 통증은 체중지지 활동과 함께 1~2/10으로부터 4주 내에 0/10
- ♦ 손상에 미치는 영향
  - 환자는 3~4주 안에 발목의 발바닥굽힘 40°, 발등굽힘 15°, 내반 25°와 외반 20°의 능동적 가동에서 증진을 성취할 것임.
  - 환자는 4주 안에 왼쪽 엉덩이의 외전 4+/5, 왼쪽 엉덩이 폄 4/5. 왼쪽 무릎굽힘 5/5, 왼쪽 무릎 폄 5/5, 왼쪽 발목 발등굽힘 4+/5, 왼쪽 발목 발바닥굽힘 4+/5, 왼쪽 발목 내반 4+/5, 왼쪽 발목 외반 4/5의 근력 증진을 성취할 것이다.
  - 환자는 4~6주 안에 7층까지 계단을 최소한의 피로로 오르고 1/4마일을 보조기구 없이 이동할 것이다.
  - 환자는 4~6주 내에 균형을 잃지 않고 대학교에서 보조 기구 없이 이동할 것이다.
  - 환자는 4~6주 내에 통증 없고 왼쪽 하지에 아무런 보조기구 없이 체중지지가 가능할 것이다.
  - 환자는 2주 내에 보조기구 없이 100피트의 고르지 못한 지대를 이동이 가능하고 왼쪽 발목의 운동감각의 자각과 증진된 협응을 나타낼 것이다.
  - 환자는 ~6주 내에 배낭을 메고, 최소의 피로감으로 교실을 걸을 것이다.
- ♦ 기능적인 제한에 미치는 영향
  - 환자는 4~6주 내에 보조기구 없이 7층의 계단을 정상 보행으로 오르내리고, 교실 사이를 이동하고 30분 동안 걸을 것이다.
  - 환자는 회복을 위해 6주 내에 학교, 지역사회와 여가 활동, 과제들과 활동들(럭비의 기대와 함께).
- ♦ 건강, 웰니스, 운동에 미치는 영향
  - 환자는 많은 양의 알콜 소비에 따르는 중요성을 이해해야 할 것이고, 이러한 행동들은 2주 내에 변화하기 시작할 것이다.
- ♦ 사회 자원에 대한 영향
  - 환자를 치료하는 동안 *APTA's Guideline for Physical Therapy Docume tation*에 따르고, 환자 치료를 통해 기록은 발생할 것이다.
  - 환자는 진단, 예후, 개입과 참여하는 목적과 기대한 결과들의 이해와 지식, 자각을 개발할 것이다.
  - 재활 과정은 많은 방문자들이 이용하였던 임상적 효과와 비용, 효율적인 방법을 해결하는 것을 확실히 하는 동안 임상적 기능적 결과에 최대한의 중점을 둘 것이다.
  - 협응, 의사소통과 기록을 통하여 병원으로부터 집과 학교와 완전히 독립적으로 순조롭게 변화되기를 기대한다.

재검사 REEXAMINATION

재검사는 치료의 전반을 통하여 수행되었다.

퇴원 DISCHARGE

Palmer씨는 12회의 물리치료를 받고 그의 목적과 기대하였던 결과들을 달성하고 퇴원하였다.

> **사례 연구 #3:**
> **회선근 찢김 손상**
> **Rotator cuff tear**
>
> Marge Spevak 부인은 6주 전에 회선근 재건 수술을 받은 67세 여성이다.

물리치료사 검진 PHYSICAL THERAPIST EXAMINATION

병력 HISTORY

- ♦ 일반적인 인적사항: Spevak 부인은 영어를 주로 사용하

는 백인 여성이고, 부기와 연관된 지역사회대학을 졸업하였고 오른손을 사용한다.

- ♦ 사회적 병력: 결혼을 하여 남편과 네 자녀를 두어 3명의 딸과 아들은 성장하여 그들 자신의 생활을 하고 있다.
- ♦ 고용/일: 그녀와 남편의 재정에 도움을 주는 사회보장 연금으로 경리직를 은퇴하였다.
- ♦ 생활 환경: 2층 단독에 살고 있다.
- ♦ 일반적인 건강 상태
  - 일반적인 건강 인식: 그녀의 나이에 비해 신체적인 기능이 정상이고 수술이전의 생활의 모든 면에서 완전히 독자적이었다고 기록한다.
  - 신체적 기능: 그녀는 신체적 기능이 나이보다 정상적이고, 수술 이전에 생활의 모든 면에서 완벽하게 독자적으로 수행하였다고 기록하였다.
  - 심리적 기능: 정상
  - 역할 기능: 아내, 어머니, 할머니
  - 사회적 기능: 많은 사회적인 행동들, 테니스, 자전거 타기, 지역 헬스클럽, 포도주 시음,은퇴한 개인들을 위한 다른 그룹 행사등에서 활동적이었고, 또한 손자들과 즐거운 시간을 보낸다.
- ♦ 사회/건강 습관: 담배는 피우지 않으며 약간의 술을 함
- ♦ 가족력: 어머니는 유방암의 병력, 아버지는 관상동맥 질환을 앓았고 두 분 다 돌아가셨다.
- ♦ 의학/외과적 병력: 콜레스테롤이 높다고 진단받아서 다이어트와 약물로 관리한다. 특별한 과거 병력은 어떠한 것도 없었다고 한다.
- ♦ 입원 경험: 자녀들의 출생 때 입원하였다.
- ♦ 이전에 있던 의학적 문제나 기타 건강관련질환: 특이사항 없다.
- ♦ 현재 상태/주호소: 자전거에서 넘어지면서 팔을 밖으로 뻗어 회선근 전체적 손상을 입음. 통증으로 밤에 깨고 팔을 움직이기 힘들어 2주 후 의사를 방문함. X-ray, MRI 소견은 오른쪽 회선근의 전체적 손상을 나타냈고, 수술 절차에 따라 교정 수술을 선택하였음. Spevak 부인은 오른쪽 상지에 슬링을 사용하였고 최근에는 사용을 중단하고 물리치료를 시작함. 오른쪽 어깨의 약증, 가동범위의 부족, 강직, 통증 등을 호소함. 또한 수술에 의한 다양한 스스로의 생활과 수행할 가정에서의 일들을 독자적으로 할 수 없음을 호소한다.
- ♦ 기능적인 상태와 활동 수준: 수술 전, Spevak 부인은 일상생활 동작을 포함한 가정에서의 일들을 완벽하게 수행하였음. 최근 집안청소와 요리, 세탁 등의 활동들에 도움이 필요함. 레저 활동에서도 참여할 수 없음
- ♦ 약물: 4~6시간마다 통증 때문에 Percocet 5 mg를 복용, 콜레스테롤 감소를 위해 Zocor 5 mg를 매일 복용한다.
- ♦ 다른 임상적 검사: 방사선은 뼈의 상태가 부정적으로, MRI는 오른쪽 가시위근(극상근, supraspinatus) 힘줄(건, tendon)의 전체 손상에 양성 소견을 보인다.

신체계통 조명 SYSTEMS REVIEW

- ♦ 심혈관/폐
  - 혈압(BP): 128/72 mmHg
  - 부종: 현저하지 않음
  - 심박수(HR): 72 bpm
  - 호흡수(RR): 12 bpm
- ♦ 피부계
  - 흉터형성 상태: 상처는 잘 회복되었고 얇고, 분홍빛의 거의 5인치 길이고, 어깨의 안쪽/바깥쪽으로부터 후면/상부 면에 초승달 모양으로 연결되어 있다.
  - 피부색: 정상범위 이내(WNL)
  - 피부 상태: 정상범위 이내
- ♦ 근육뼈대계
  - 전체적인 관절가동범위
    - ▪ 모든 방향으로 오른쪽 어깨관절의 가동이 전체적으로 감소됨
    - ▪ 오른쪽 어깨뼈 현저하게 저가동
    - ▪ 오른쪽 팔꿈치, 손목과 손: 정상
    - ▪ 왼쪽 하지와 양하지: 정상
  - 전체적인 근력
    - ▪ 종합적으로 제한된 오른쪽 어깨관절 근육체계를 제외하고 나이에 대한 근력은 정상임
  - 전체적인 대칭성: 오른쪽 견갑대를 왼쪽과 비교하였을 때, 극상근과 극하근지역의 오른쪽 어깨관절에 위축증 보임
  - 키: 1.55 m
  - 몸무게: 3.50 kg
- ♦ 신경근육계

- 균형: 정상
- 보행, 이동 그리고 변화: WNL

♦ 의사소통, 감정, 인지, 언어, 학습 유형
- 의사소통, 감정, 그리고 인지: WNL
- 학습 유형: 연습과 증명에 의한 학습

검사와 측정 TESTS AND MEASURES

♦ 유산소 능력/지구력
- 1마일 걷기 테스트에서 Spevak 부인은 예상했었든 VO_2max of 11.9 ml/kg/min을 나타냈음
- 이것은 환자가 심호흡에 적합한 증진이 요구된다는 것을 나타냄

♦ 인체측정학적 특징
- BMI=26.46, 환자가 비만과 연관된 상황을 만드는 위험이 약간 상승하는 과체중을 나타냄(몸무게는 키로 나눔)

♦ 보조장비 및 적용장비: 필요하지 않음

♦ 뇌신경과 말초신경의 통합성
- 상지의 가벼운 터치감각: WNL

♦ 인체 공학과 신체 기전
- 스스로 행하기, 가정일 수행, 직업, 사회와 여가 활동들, 목표들을 수행하는 동안의 신체기전의 분석은 머리위의 활동들, 옷입기와 위쪽의 장에 야채 넣기와 잡일 정리하기 등의 다양한 가정일 수행,등에서 어려움을 나타냄

♦ 보행, 이동 그리고 균형
- 환자는 걷는 동안 오른쪽 팔 스윙이 감소됨을 나타냄
- 다른 경우, 걷기와 균형은 WNL

♦ 피부계의 통합성
- 피부 색깔: 온도, 질감과 팽창
- 상처는 잘 치유되고 유연하고 정상적인 질감과 감각을 나타냄

♦ 관절 상태와 가동성
- 수동관절가동 평가는 오른쪽 상완와 관절의 아래와 후면의 활주는 현저하게 낮은 기능을 나타냄
- 외측 어깨뼈 활주검사는 어깨뼈 운동장애를 지시하는 오른쪽은 양성임
- 오른쪽 AC, SC관절의 가동: WNL
- 오른쪽 팔꿈치와 손의 관절: WNL

♦ 운동 기능
- 영리함, 협응성과 민첩: 오른쪽 어깨를 제외한 WNL
- 오른쪽 어깨는 어깨관절 기능과 SH 리듬이 변화됨을 보임
- Spevak 부인은 UCLA Shoulder Scale에서 11/25의 낮은 점수를 기록함
  - UCLA Shoulder Scale은 통증평가, 기능수준, 만족 등의 측정을 포함함
  - 항목은 Likert scale type이고 점수는 통증과 기능은 1에서 10이고 만족도는 0에서 5
  - 점수의 범위는 0에서 25, 높은 점수는 통증감소, 좋은 기능, 높은 만족도를 나타냄
  - UCLA Shoulder Scale는 공정한 국제 규격을 묘사함

♦ 근 수행력
- 수기근육검사(manual muscle testing, MMT)는 수술 회복의 혼란을 예방하는 시기에는 수행치 않는다.
- 오른쪽 어깨의 굽힘, 외전, 외회전과 내회전, 어깨뼈과 통합된 운동은 가능한 ROM 내에서(3/5)적어도 fair range가 되어야 한다.

♦ 통증
- NPS사용으로 잠잘 때 몸을 뒤척이고 머리위로 움직일 때, 통증은 안정시의 3/10에서 상승하여 5/10을 나타났음
  - NPS는 가장 간단한 주관적 평가 scale임
  - 환자는 안정시와 어떤 행동을 수행했을 때의 통증의 양을 0(통증없음)에서 10(이전에는 상상도 못한 가장 힘든 통증)으로 질문함
  - NPS는 시험자가 환자의 증상의 객관적 가치의 위치와 재평가와 비교 할수 있게 함

♦ 자세
- Spevak 부인은 상지를 배에 놓고 팔꿈치를 0° 구부리고, 어깨를 내전과 내회전시켜 통증으로 부터 보호하도록 유지함
- 머리 전방 이동과 어깨 돌출로 고꾸라진 자세를 나타내는지 관찰함.

♦ 관절가동범위
- 어깨(각도기)
  - 굽힘=R 0~80°, L 0~170°

- 폄=R 0~30°, L 0~40°
- 벌림=R 0~85°, L 0~170°
- 가쪽돌림=R 0~40°, L 0~85°
- 안쪽돌림= R 0~30°, L 0~60°
- 어깨뼈(견갑골, scapular)
  - 후방 경사, 움추리기와 하강 등은 모두 현저하게 감소됨
- 팔꿉관절, 팔꿉관절, 손목관절(각도기): 정상

♦ 반사 통합성: 정상

♦ 자가치료와 가정 관리
- Spevak 부인은 등 뒤와 머리 위의 동작과 관련된 옷을 입고, 단정히 하는 행동들을 수행하기가 어려움
- 그녀는 위쪽의 캐비넷에 식품을 넣는 것과 무거운 것을 들거나 머리 위의 동작과 연관된 바닥을 청소하는 일 등의 다양한 집안일의 수행에 어려움을 나타냄

♦ 직장, 지역사회 그리고 여가 통합 또는 재통합
- 그녀는 어깨의 재손상에 대한 두려움때문에 수술 이전에 관련된 여가 활동들을 재개할 수 없음

평가 EVALUATION

자전거 사고로 인하여 회선근 손상을 받은 67세 여성임. 6주 전에 회선근의 개방성 유합 수술을 받아서 그 때부터 슬링을 사용함. 고정으로 인해 관절가동범위 손상과 오른쪽 GH joint의 부가적인 근육 동작이 어렵고, 근 수행력이 바뀌게 됨. 또한 등 뒤쪽에 손 닿기, 머리위의 동작과 들기가 어려움. 부가적으로 때때로 술을 마시는 비흡연자들의 사회활동으로인해 약간 비만이어서 그녀의 CRF 수준의 증진이 필요하다.

진단 DIAGNOSIS

Spevak 부인은 오른쪽 회선근 손상과 통증으로 회복 수술을 받았음. 그녀는 유산소 능력/지구력; 뇌신경과 말초신경의 통합성; 인체 공학과 신체 기전; 보행, 이동 그리고 균형; 피부계의 통합성; 운동 기능; 근 수행력; 자세; 관절가동범위와 감각 통합성 등을 손상받았다. 그녀는 자가치료와 가정 관리에서의 기능적인 훈련과 직장, 지역사회 그리고 여가 통합 또는 재통합에서의 기능적인 훈련, 문제들과 활동성, 과제들과 활동들에 기능적으로 제한을 받았음. 이러한 발견들은 패턴 A에 구성되어 있다: 뼈와 연부조직 수술과 연관된 손상된 관절의 가동, 운동기능, 근육기능과 ROM. 이러한 손상과 기능 제한들은 치료계획과 진단을 결정하고 설명할 것이다.

예후와 치료계획 PROGNOSIS AND PLAN OF CARE

치료과정 동안, 상호간의 수집된 결과들을 다음과 같이 결정하였다.

♦ 신체적 동작수행의 능력, 과제들과 활동들과 연관된 자가치료, 가정 관리, 직업, 지역사회와 여가의 수행 능력은 개선된다.
♦ 지역사회와 여가 활동, 일 그리고 행동을 시작하기 위한 능력이 개선된다.
♦ 유산소 능력은 증가한다.
♦ 걸음걸이가 개선된다.
♦ 관절 통합성과 가동성은 개선된다.
♦ 운동 기능과 근 수행력이 개선된다.
♦ 통증이 감소한다.
♦ 신체적 능력이 개선된다.
♦ 신체기능이 개선된다.
♦ 자세가 개선된다.
♦ 관절가동범위가 개선된다.

이러한 결과를 얻는 것은 이 환자에게 적합한 매개물들이 결정한다. 이것은 협응, 의사소통 그리고 기록; 환자/고객 관련 교육; 치료적 운동; 자가치료와 가정 관리에서의 기능적인 훈련; 직장, 지역사회 그리고 여가 통합 또는 재통합; 도수치료기술; 보조기구와 장비의 적절한 처방, 적용 그리고 제작; 전기 치료; 물리적 요인과 기계 종류 등을 포함한다.

진단과 과정에 기초하여 Spevak 부인은 16~24회 정도 치료를 왔음. 그녀는 좋은 사회적 보조와 동기화 되어 가정 운동 프로그램을 잘 수행하였다. 그녀는 일반적으로 건강하고 심한 손상이 아니었다.

중재 INTERVENTIONS

선택된 중재에 대한 근거 RATIONAL FOR SELECTED INTERVENTION

Shoulder의 성공적인 재활은 평가하는 동안 발견된 모든 손상들과 자세와 어깨뼈(견갑골, scapula) 위치, 어깨뼈 운동장애, ROM, 가동과 전체적인 팔이음뼈(견갑대, shoulder girdle)의 근력 결함이 포함되어야 한다.

치료적 운동 (Therapeutic exercise)

자세와 어깨뼈 위치(Posture and scapula position)

어깨 재활에서 어깨뼈에 중점을 두는 것은 정상적인 어깨기전 규칙에 대한 이해를 증진해야 하기 때문에 최근에는 상당히 증가하였다. Culham과 Peat[22]는 휴식 자세를 다음과 같이 묘사하였다. 팔을 독자적으로 두번깨 흉추의 레벨과 같은 위치에 놓인 상부각도, scapular spine의 root가 third thoracic SP의 레벨일 때와 inferior angle이 seventh or eighth thoracic vertebra 레벨일 때 scapular의 resting position이라고 설명하였다. Vertebral border는 coronal plane으로 어깨뼈 자체가 30~45° 안쪽으로 향하고 sagitttal plane에 약 10° 정도 약간 전방으로 기울어져 있고, 중앙으로부터 5~6 cm에 놓여있다. 이러한 변경된 자세의 resting position은 어깨의 dysfunction을 일으킨다. 가장 세부적인 어깨 병리학의 불량한 자세다. 이러한 위치는 전방 진출한 어깨와 어깨뼈의 전방경사의 증가, 마름근(능형근, rhomboid)의 약증과 연관되고 작은가슴근(소흉근, pectoralis minor)과 어깨올림근(견갑거근, levator scapulae)의 활동을 증가시키는 원인이 되어 어깨뼈의 전방경사의 증가와 어깨의 전방 진출을 만든다. MRI 소견은 어깨가 전방에서 후방으로 움직여 subacromial 공간을 좁게 만들어 각각 충돌되고 회선근 손상과 연관된다. 이러한 연구의 결과로, 어깨뼈의 확실한 전방기울기는 어깨의 재활에서 고려해야 한다고 하였다.

어깨뼈 운동장애 (Scapular dyskinesia)

Ludewig와 관계자들[86]은 어깨 올림 동안 어깨뼈는 상방향 회전뿐만 아니라 내측으로부터 후방으로 기울어지는 위치로 움직인다는 것을 증명하였다. 다른 연구에서, Ludewig and Cook[87]는 어깨의 충돌의 개별적으로 어깨뼈의 상방회전의 감소와 상지의 올리는 동안 어깨뼈의 내측 기울임이 증가한다고 증명하였다. 이들의 연구 결과는 어깨뼈의 전방기울기는 어깨의 재활에서 고려되어야 한다는 것을 확실히 하였다.

근력운동 (Strengthening exercise)

정상적인 상지의 동작에서 어깨뼈는 GH 가동에 안정적인 기준을 제공한다. 어깨뼈 근육들은 효과적인 GH movment를 감안하여 관절와의 위치에 대한 책임이 따른다. 근육이 약하거나 피로할 때 견갑상완리듬(scapulohumeral rhythm)은 기능을 발휘하지 못하고, 어깨의 기능장애를 일으킨다.[88,89] 재활순서에서 회선근 근력강화 이전에 어깨뼈 재활 강조가 중요하다. Kibler[90]는 어깨뼈의 정상적인 운동 점화 패턴 재수립에 가장 생리학적인 방법은 닫힌 사슬 운동 활동들이라고 강조하였다. 닫힌 사슬 운동은 커다란 압착력, 관절 일치, 변형감소, 고유수용기의 자극과 역동적 안정의 강화 등과 연관되어왔다.[91]

어깨뼈 안정화의 네 가지 핵심운동의 통합은 초기 재활기에서 운동 프로그램으로 강조 될 것이다. 이들은 scaption, rowing, push-ups plus(push-up)의 끝에 전방진출을 포함)을 포함한다.[84,92] 어깨뼈의 안정화를 설명할 때, 열린 사슬 운동, 내측회전, 외측회전 같은 특이한 회선근 운동, PNF 패턴과 plyometric 활동들을 추가할 수 있다.[84,93,94]

도수치료기술 (Manual therapy techniques)

후방캡슐 저가동(posterior capsule hypomobility)은 일반적으로 어깨 기능장애와 GH IR감소를 가져온다. shoulder 기능장애와 연관되고 어깨뼈 기전의 변경의 결과로 GH IR의 부족은 흉부로부터 어깨뼈의 내측면의 상승과 전방진출의 대상을 일으킬 수 있다. 운동지도와 혼합된 도수치료기술은 어깨충돌증후군(shoulder impingement syndrome)의 기능증진과 통증감소, 근력증진의 단독 운동보다 좋은 운동이다. 결과적으로 어깨 재활에 있어 후방캡슐 저가동 설명에 도수치료기술을 포함하는 것은 중요하다.

협응, 의사소통 그리고 기록 COORDINATION, COMMUNICATION, AND DOCUMENTATION

의사소통은 Mr. Spevak과 그녀 남편의 아내를 돌보고

아내의 프로그램을 돕는 모든 요소에서 발생할 수 있다. 이것은 집과 아내의 레져 활동들에서 계속될 수 있다. 환자 관리의 모든 요소들을 기록할 것이다.

환자/고객 관련 교육 PATIENT/CLIENT-RELATED INSTRUCTION

환자는 최근에 손상받은 연부조직 구조에 직면한 스트레스를 피하고 적당히 제한된 활동들을 지시할 것이다. Mrs. Spevak은 가정일의 수행과 레져 활동 동안 신체 기전과 적당한 자세 습관들을 지시받을 것이다. 그녀는 치료 계획과 예후와 어떻게 그들이 진행할 것인가를 평가동안 손상정도에 대한 정보를 제공받을 것이다. 또한 어떤 아픈 동작도 피하는 것에 관한 충고를 포함해서 조직 회복기에 대해 교육 받을 것이다.

치료적 운동 THERAPEUTIC EXERCISE

회선근 손상 회복의 수술 후 처리는 최대, 중간, 최소 보호 단계로 나뉘어진다.[96]

- ♦ 최대 보호 단계(1~8주)의 주요 목적은 고정효과의 불리함을 방지하고 조직 회복을 보호하기 위해서이다. 고정은 치료 횟수에 따라 제외되었다.
  - 신체 기전과 자세 안정화
    - 적당한 체위 정렬의 시각적 인식을 위한 거울 사용
    - FHP를 증가시키기 위한 머리 뒤당김
    - 어깨 움추리기와 하강
    - Chicken wing position(머리 뒤로 양손을 올리고 양 어깨가 수평외전 되도록)
    - 다리(bridging)
    - 골반경사(pelvic tilts)
    - Dead bug(누운자세에서 중립위로 골반을 유지하고, 팔과 다리의 상호교대 동작)
    - 자세 조절을 위한 Ball Exercise
    - 위치 변화동안 좋은 자세의 유지
    - 레져 활동과 기능 수행동안 좋은 자세의 유지
  - 유연성 운동
    - 관절가동범위 유지하며 팔꿈치의 능동관절가동범위(AAROM)
    - ROM관절가동범위 유지하며 손목과 손의 능동관절가동범위(AROM)
    - 안전한 통증없는 범위 안에서 어깨 관절의 수동관절가동범위, 적당할 때 능동관절가동범위로 진행,
    - 시계추 운동(pendulum exercise)
  - 보행과 이동 훈련
    - 적절한 보행의 시각적 입력을 위한 거울의 사용
    - 적절한 보행의 음성 지시와 단서주기
  - 근력, 힘 그리고 지구력 훈련
    - 어깨뼈 근육들의 중등도의 등척성 운동
- ♦ 중간 보호 단계(수술에 따라 4주 초기 혹은 늦은 6주에서 12주에 시작 할 수 있음)적절한 보호기의 목적은 환자의 점진적 능동 및 저항동작으로 정상 관절가동범위를 수행할 수 있게 되어 사지들은 기능적 활동들을 사용할 수 있다.
  - 유산소 능력/지구력 상태
    - 방법: 걷기 혹은 정지된 자전거 프로그램
    - 기간: 20~30분까지 걷기
    - 강도: 60% to 70% 예측된 MHR
    - 빈도: 일주일에 2~3회
  - 신체 기전과 자세 안정화
    - Continue as in Maximun Protective Phase
    - 경추의 뒤당김 증가를 위한 능동운동
  - 유연성 운동
    - 일반적인 경추의 ROM exercise
    - full ROM으로 범위의 증가를 통한 어깨관절의 AROM
  - 근력, 힘 그리고 지구력 훈련
    - 어깨뼈의 안정화를 위한 근력을 위해 교차적인 등척성 및 리듬감있는 안정화와 노젓기(rowing), 엎드려서 수평외전, 전방돌출, 후방 수축과 같은 역동적 운동인 PNF 테크닉이 사용된다.
    - 닫힌 사슬 운동 어깨뼈의 안정화를 위한 다음과 같은 활동들, press-up, push-ups, and push-up plus, 최소 체중지지에서 최대로 점진적 체중 지지(초기에는 벽에 , 점차적으로 네발기기 자세, 그리고 환자가 견딜 수 있다면 전체적인 push-up자세)
    - 회선근의 scaption, 측와위에서 외측 회전, 엎드려서 내측 회전을 포함한 점진적 저항운동
    - 상지와 어깨뼈에 PNF를 포함:
      - ▸ 원하는 동작 패턴의 가능한 범위를 수동적으로

환자의 사지의 능력을 증진하는데 Rhythmic initiation을 사용하고, 환자는 동작 패턴과 익숙해진다.

- ▶ 길항근 패턴의 첫번째 저항에 의해 약한 동작 패턴과 연관된 reversal of antagonists.
- ▶ shoulder girdle 근육들의 협응 수축 동안 안정을 증진함에 따라 관절주변의 변형된 등척성의 증진에 사용하는 Rhythmic stabilization.

■ 전방과 반대방향 둘 다 1분에서 20분 동안 근 지구력 증진에 상지 에르고메타

♦ 최소 보호 단계(손상의 정도와 수술에 따라 3개월 초기부터 5개월 늦게 시작): 이 시기의 목적은 제한을 받지 않는 행동으로 점차적으로 돌아가는데 있다.

- 유산소 능력/지구력 상태
  - ■ 계속 걷거나 정지된 자전거 프로그램을 30분 동안 일주일에 2~3회 사용하면 MHR 60~70% 예견한다.
- 신체 기전과 자세 안정화
  - ■ 모든 활동을 하는 동안 좋은 자세 정렬에 지속적인 스트레스를 준다.
- 유연성 운동
  - ■ 어깨의 전범위 관절가동범위의 유지
- 근력, 힘 그리고 지구력 훈련
  - ■ Isokinetic dynamometers의 사용
  - ■ Piyometric 활동(throwing and catching weighted balls)들
  - ■ 젊은환자를 위한 Marine style push-up(내려가 있는 동안에 손은 마루 위에 있고 올라가 있는 동안에 앞으로 나아감) 사용할 수 있다.
  - ■ 어깨와 신체 기전들이 적합하게 협응하는 동안 pulling, pushing, overhead lifting과 같은 기능 훈련 시행
  - ■ 젊은 환자들의 기능적 overhead lifting, pushing과 pulling은 무거운 물건을 쌓거나 들거나 카트에 무게를 실어 사용할 수 있다.

자가치료와 가정 관리에서의 기능적인 훈련 FUNCTIONAL TRAINING IN SELF-CARE AND HOME MANAGEMENT

♦ Moderate and Minimum Protective Phases

- 자가치료와 가정 관리
  - ■ 자기 스스로 돌보고 가정일을 수행하는데 모든 동작과 과제들과 활동들과 자세정렬을 재조명함
    - ▶ 옷입고 몸치장하고 등 뒤로 손을 돌리고, 머리 위의 동작과 관련된 활동들의 연습
    - ▶ 위쪽에 있는 캐비넷에 식품을 올리고 머리 위 동작과 관련되거나 무거운 것을 들어 청소하기 등의 연습

직장, 지역사회 그리고 여가 통합 또는 재통합에서의 기능적인 훈련 FUNCTIONAL TRAINING IN WORK, COMMUNITY, AND LEISURE INTEGRATION OR REINTEGRATION

♦ Moderate and Minimum Protective Phases

- 여가
  - ■ 여가와 관련된 자세정렬과 모든 동작과 과제들과 활동들의 재조명

도수치료기술 MANUAL THERAPY TECHNIQUES

♦ Maximum Protective Phase

- 수동관절가동범위(PROM)
  - ■ PROM of GH AND ST joints

♦ Moderate and minimum Protective Phases

- 가동술/도수교정
  - ■ 상지의 올림과 내측 회전과 외측회전에 대한 후방, 전방과 내측 글라이드(Grades 3 and 6)
  - ■ 상방향, 하방향, 내측, 바깥측, 외측과 사선 글라이드들을 포함한 어깨뼈 가동은 전반적인 어깨뼈의 동작을 증진시킴
  - ■ 목빗근(흉쇄유돌근, STM)은 어깨뼈의 가동을 증진시키고 후방 경사를 회복시킨다.
    - ▶ 환자의 측와위와 어깨뼈의 내측과 후면의 글라이드의 수행을 포함한 테크닉은 전방진출을 증가시킨다.
    - ▶ 작은가슴근 스트레칭에 대한 테크닉은 전방 경사를 감소시킨다.
  - ■ 경추관절 가동은 부드러운 수기 견인을 포함하여 경추의 가동을 증진시킨다.

보조기구와 장비의 적절한 처방, 적용 그리고 제작
PRESCRIPTION, APPLICATION, AND AS APPROPRIATE, FABRICATION OF DEVICES AND EQUIPMENT

- Maximum Protective Phase
  - 수술의 경과에 따라 슬링이나 스프린트를 1~8주 동안 상지를 특이하게 고정한다.

전기 치료 (Electrotherapeutic modalities)

- Maximum Protective Phase
  - 전기적 자극
    - 통증과 관절 부종과 염증 감소에 오른쪽 어깨에 HVPE적용
    - 심한 통증 목록은 사용되고 아래의 기준에 따라 구성됨
      - 주파수: 100 pps
      - 진폭: 감각 자극
      - 극성: Negative
      - 파동 기간: fixed in HVPC
      - 패드 위치: 손상부위 위에

물리적 요인과 기계 종류 (Physical agents and mechanical modalities)

- Maximum Protective Phase
  - 신체 요인
    - 열치료: 관주와 산소 조직 증진에 습열
    - 한냉치료: 통증, 관절 부종과 염증에 얼음과 냉 팩
  - 기계적 방식
    - 초기 0에서 48시간에 어깨관절에 지속적 수동 운동 기기(CPM)적용

예상 목표와 기대 결과
ANTICIPATED GOALS AND EXPECTED OUTCOMES

- 병리학/병태생리학에 미치는 영향
  - 2~3주 내에 오른쪽 상지에는 부종이 나타나지 않음
  - 조직에 영양공급은 증가됨
  - 통증은 3/10에서 0/10으로 감소되고 4~6주 넘어서는 머리 위의 활동들은 5/10에서 2/10으로 심히 감소 됨
  - 연부조직 회복은 증진됨
  - 연부조직의 부종과 염증은 감소됨
  - 조직 살포와 산화는 향상됨
- 손상에 미치는 영향
  - 유산소 능력은 30분 동안 최대 예상 심박율의 60~70%의 능력을 증명하는 Moderate and Minimum protective phase동안 증가함
  - 걸음걸이는 6~8주 내에 정상적인 팔의 교대 swing을 보여 증가됨
  - 관절 가동은 right GH joint의 하방과 후방의 활주의 최소 저가동을 보여 증가함
  - 관절 안정은 증가됨
  - 운동 기능은 증가됨
  - 근 수행력은 moderate and minimum protective phases 동안 어깨뼈 동작의 조절이 증가되는 양상으로 증가됨
  - 근력과 지구력은 moderate and minimum protectriv phases동안 회복됨
  - 자세 정렬은 전방 머리와 전방 어깨의 감소를 보여 maximum and moderate protective phase동안 수행된다.
  - 통증을 보호하는 어깨의 자세는 제거됨
  - 어깨 상승 150°와 외회전 75°를 이루는 Moderate Protective Phase 동안 pain free ROM을 성취하고 Maximum Protective Phase동안 ROM은 증진된다.
  - 어깨뼈 운동장애는 6~8주 내에 정상화 된다.
- 기능적인 제한에 미치는 영향
  - 재사용의 능력과 독자적인 수행이 물리적인 동작들, 과제들과 스스로 수행하는 ADL and IADL과 연관된 활동들(개인위생, 착의와 머리를 감는 것들이 포함됨), 가정일들의 수행(부엌 캐비넷 안의 품목에 손닿기, 선반에 식품을 올리기, 냉장고에서 물품 꺼내기 등이 포함됨), 사회참여와 여가활동들은 munimum protective phase에 의해 이루어졌다.
  - 증상들의 자가 수행은 증진
  - 위치와 동작의 유지, 과제들과 활동들은 증가
- 위험 감소/예방
  - Spevak 부인은 예방을 촉진할 행동들을 배울 것임
  - 수술 후 합병증은 감소
  - 신체 조직의 압력은 감소

- 신체 부위별 보호는 증가
- 손상 요인들은 감소
- 이차 손상의 위험은 감소
- 안전은 증가
- 스트레스 저하 손상은 감소

♦ 건강, 웰니스, 운동에 미치는 영향
- fitness와 건강 상태는 증진
- 신체적인 용적과 신체적인 기능들은 증가
- Spevak 부인은 건강한 습관과 건강한 상태를 조장할 행동들을 배울 것임

♦ 사회 자원에 대한 영향
- Spevak에게 가능한 자원들을 최대한으로 사용할 것

♦ 환자/고객 만족
- 환자의 수행과 *APTA's Guidelines for Physical Therapy Documentation located in Guide to Physical Therapist Practice*를 통하여 기록됨
- 그녀에 관한 진단, 예후와 매개물과 예상되는 결과와 목표에 참여하여 그들을 이해하는 것에 대한 환자와 가족의 지식과 인식은 증진됨

재검사 REEXAMINATION

재검사는 치료동안 특히 보호 변화의 시기를 통해 수행된다.

퇴원 DISCHARGE

Spevak 부인은 18회의 물리치료를 받고 그녀의 목표와 기대의 성취를 이룬 후 퇴원하였다. 이러한 치료 횟수는 치료의 전체기간을 뜻한다. 그녀는 그녀의 목표와 기대하였던 결과를 이루었기 때문에 퇴원하였다.

사례 연구 #4:

전방십자인대 손상

Anterior cruciate ligament repair

Al Langert는 8일 전 오른쪽 전십자인대 재건수술을 받은 16세의 건강한 남성이다.

물리치료사 검진 PHYSICAL THERAPIST EXAMINATION

병력 HISTORY

♦ 일반적인 인적사항: Al은 영어를 사용하는 16세의 백인 남성이다. 그는 오른손 잡이이며 현재 고등학교를 다니고 있다.

♦ 사회적 병력: 그는 4남매 중 첫째이며 두 분 부모님과 살고 있다.

♦ 고용/일: Al은 비디오 게임점에서 파트타임 일을 하고 있으며, 독자적인 수입은 없고 부모로부터 전체적인 재정 도움을 받는다.

♦ 생활 환경: Al은 2층의 개인 주택에 살고 있다.

♦ 일반적인 건강 상태
- 일반적인 건강 인식: Al은 최고로 건강하다고 기록되어 있다.
- 신체적 기능: 그는 운동에도 뛰어나고 건강도 뛰어나다고 기록되어 있다.
- 심리적 기능: 정상
- 역할 기능: 아들, 형제, 학생
- 사회적 기능: Al은 몇 가지의 학교 운동과 방과 후 학교 활동들을 포함한다.

♦ 사회/건강 습관: 비흡연자이며 신체적인 면을 유지하기 위해 운동을 하고, 자신이 건강한 섭생을 하는 것에 대해 자부심을 가지고 술은 하지 않는다.

♦ 가족력: 특이사항은 없다.

♦ 의학/외과적 병력: 특이사항은 없다.

♦ 입원 경험: 없음

♦ 이전에 있던 의학적 문제나 기타 건강관련질환: 특이사항은 없다.

♦ 현재 상태/주호소: 축구경기 도중 회전하며 감속을 시도하다 전방십자인대(ACL) 파열을 당하였다. 환자는 즉시 응급실로 이송하여 응급처치와 X-ray 검사를 하였다. 응급실 방문에 따르면 Al은 그의 상태와 MRI 소견으로 Grade Ⅲ 전방십자인대 찢김손상 진단을 받고 정형외과적 수술을 제의받았다. Al은 무릎뼈 인대접합사용인 관절내 전방십자인대 재건과 연관된 재건 수술의 스케줄에 앞서 수술 전 물리치료를 3주간 받았다. Al은 최근 통증을 호소하고, ROM의 부족과 오른쪽 다리의 근력감소를 불평하였다. 그는 또한 목발 없이는 이동할

수 없음에 좌절하고 인내력의 부족을 기록하였다.

- 기능적인 상태와 활동 수준: 손상 이전에 Al은 독자적으로 모든 ADL과 IADL을 수행하였다. 스포츠와 방과 후의 활동들에 참여할 수 없었다.
- 약물: Percocet 5 mg PO for pain q 4 to 6 hr as needed.
- 다른 임상적 검사: X-ray negative for bony lesions, MRI positive for Grade Ⅲ 전방십자인대 찢김 손상.

신체계통 조명 SYSTEMS REVIEW

- 심혈관/폐
  - 혈압(BP): 120/70 mmHg
  - 부종: 오른쪽 무릎에 경미한 부종 나타남
  - 심박수(HR): 60 bpm
  - 호흡수(RR): 12 bpm
- 피부계
  - 흉터형성 상태
  - 상처 형성 나타남
    - A 6-cm 잘 회복된 상처, 감염의 증상과 사인은 없고 오른쪽 무릎의 중앙에 위치한다.
    - 작은 상처는 drain site에 위치하고 또한 잘 회복되었다.
  - 피부색: 전체적으로 무릎의 정상범위에 있고 상처 위는 약간의 붉은 기를 나타낸다.
  - 피부 상태: WNL(정상범위내)
- 근육뼈대계
  - 전체적인 관절가동범위:
    - 오른쪽 무릎의 굽힘은 폄과 비례하여 더욱 감소하였다.
    - All other ROM(모든 다른 관절가동범위): WFL(정상범위내)
  - 전체적인 근력
    - 오른쪽 하지는 전체적으로 제한됨
    - 모든 다른 종합 근력: WNL
  - 전체적인 대칭성: 왼쪽과 비교하여 오른쪽 넙다리네갈래근에 위축이 나타난다.
  - 키: 5' 8" (1.73 m)
  - 몸무게: 175 lbs(79.38 kg)
- 신경근육계
  - 균형: 환자는 좋지 않은 정적이고 역동적인 균형을 나타낸다.
  - 보행, 이동 그리고 변화: 환자는 약한 발란스로 인해 의자에서 치료테이블로 이동할 때 최소한의 보조가 요구된다.
- 의사소통, 감정, 인지, 언어, 학습 유형
  - 의사소통, 감정, 그리고 인지: 정상범위
  - 학습 유형: 실험과 연습에 의한 학습

검사와 측정 TESTS AND MEASURES

- 유산소 능력/지구력: 이번에는 측정하지 않았음
- 인체측정학적 특징
  - 신체구성은 랑게 피부 주름 측정의 사용에 의해 구성되었다.
    - 피부 주름 측정은 신체 지방의 의미있는 정보와 구성을 공정하게 제공한다.
    - 적정 나이의 형성은 나이와 함께 변하는 지방침전 패턴을 사용하였다.
    - 다음의 구성은 젊은 남자에 대해 개발되었다:
      - % body fat = 0.43A + 0.58B + 1.47, where A = 세갈래근(삼두근, triceps) 피부 주름(mm), and B = 어깨밑근(견갑하근, subscapular) 피부 주름(mm)
    - 환자 지방의 비율은 본인 나이의 평균 15%로 계산된다.
  - Girth 측정은 넙다리네갈래근에 나타나는 근위축증이 거의 1.5인치 감소되었고, 부종의 결과로 무릎뼈 상부 질환에 거의 1인치 증가를 보였다.
- 보조장비 및 적용장비
  - 보행을 위해 겨드랑이 목발(axillary crutches) 사용을 요구함
- 뇌신경과 말초신경의 통합성
  - 오른쪽의 가벼운 터치 감각: 정상범위, 감각 감소된 작은 지역은 제외
- 인체 공학과 신체 기전
  - 하지와 관련된 다양한 일상생활동작(ADL)과 가정관리, 직장, 지역사회, 여가, 활동, 과제들과 이동 활동들의 어려움을 나타낸다.
- 보행, 이동 그리고 균형
  - 환자는 역동적 균형 감소를 나타내면 감독과 언어적

지시를 필요로 하고 고정한 오른쪽 무릎에 부분 체중 지지를 주고 이동한다.

♦ 피부계의 통합성
  - 상처 위의 약간의 발적을 제외하고 피부색, 온도, 질감과 팽창 등이 무릎에 정상으로 나타났다.
  - 상처는 정상적인 질감을 나타내고 부드럽게 잘 치료되었다.

♦ 관절 통합성과 가동성
  - 수동관절가동평가는 무릎뼈의 상방 미끄러짐과 오른쪽 무릎 캡슐의 후방과 전방 미끄러짐이 현저하게 낮은 가동을 보였음
  - 1기에서(수술전), 전방십자인대(ACL) 상태 평가에 사용된 한쪽면 전방 불안정 검사에서 Lachman test는 긍정적이었다.
    - Lachman test는 전방십자인대의 후방외측밴드의 상태평가에 최고의 검사이며, 검사에 사용된 위치 때문에 전방십자인대 상태의 평가에 가장 실질적인 검사다.[23]
    - Lachman은 환자의 무릎 밑에 6인치의 단단한 받침대를 놓고 수행할 수 있고 위치는 무릎을 25~30° 정도 구부리고 누운 상태에서 검사한다.
    - 검사자는 무릎 관절의 선을 동시에 촉진하는 동안 환자의 허벅지에 손을 놓는다.
    - 먼쪽의 손은 다리의 후면을 잡고전방으로 직접적으로 힘을 준다.
    - 환측과 건측 사이의 전방 이동이 3 mm보다 크다면, 검사는 전방십자인대 찢김 손상에 양성이다.
  - 1기(수술전), Al은 KT 1000 양성의 결과를 나타냈다.
    - KT 1000 무릎 인대 관절측정은 정강뼈 전위 측정과 전방십자인대과 후방십자인대 손상의 의심에 대한 검증에 사용된 압박장치 도구다.
    - 객관적으로 정량화된 인대의 느슨함을 mm로 나타내며 인대 손상의 적용은 3 mm 이내이다.
    - 무릎 인대 관절측정의 초기 진단에 도움을 줄 수 있으나, 수술 후의 결과들을 기록하고 만성 전방십자인대 절단 환자의 평가에 더욱 효과적이다.[23]

♦ 운동 기능
  - 변화된 관절의 생체역학을 나타낸 오른쪽 하지를 제외하고 능력, 협응과 민첩성은 모두 정상 범위 내로 나타났다.
  - 환자는 보행과 이동 동안 약간 굽힘의 보호 자세로 무릎을 유지한다.

♦ 근 수행력
  - 환자는 통증과 약증으로 인해 다리 거상운동 4종 세트를 수행하기 불가능하다.
  - 무릎의 굽힘은 가능한 ROM에서 3/5을 나타낸다.
  - 그 밖에 근력은 처음부터 끝까지 정상으로 나타났다.

♦ 교정, 보호, 그리고 지지 장비
  - 환자는 오른쪽 무릎에 필수적으로 사용한다.

♦ 통증
  - 환자는 동작동안 통증지수는 8/10에서 단계적으로 감소되어 5/10을 나타냈다.

♦ 자세
  - 상지 자세: 정상범위
  - 오른쪽 하지는 무릎을 약간 굽힌 자세로 통증을 보호하여 유지함

♦ 관절가동범위
  - 오른쪽 무릎을 제외하고 전체에 걸쳐 정상범위를 유지한다.
  - 오른쪽 무릎에 대한 능동관절가동범위(AROM)와 수동관절가동범위(PROM)는 같고 다음과 같다.
    - 폄 = 왼쪽 0°, 오른쪽 -5°
    - 굽힘 = 왼쪽 150°, 오른쪽 45°

♦ 반사 통합성: 정상범위

♦ 자가치료와 가정 관리
  - 환자는 이 때는 하지의 옷 입기와 이동과 샤워하기 등의 약간의 어려움이 있다.

♦ 직장, 지역사회 그리고 여가 통합 또는 재통합
  - 환자는 스포츠 활동과 방과 후의 활동들에 참여하기가 더 불가능해졌다.

평가 EVALUATION

Al은 16세 소년으로 앞서 언급한 병력의 특징을 보면 축구 손상의 결과로 전방십자인대 찢김 손상을 입었다. 8일 전에 BPTB 이식을 이용하여 전방십자인대 재건술을 받았다. 현재 이동시 부분 체중지지를 하고 무릎을 고정하고 있다. 이동 때 최소한의 보조가 요구되고 보행 동안 균형의

감소를 나타낸다. 또한 오른쪽 무릎의 부종과 관절가동범위의 감소, 넙다리네갈래근과 뒤넙다리근 기능의 감소를 보인다. 그는 수술 이후 사회적 기능과 학교 참여가 가능하지 않았다.

진단 DIAGNOSIS

Al은 오른쪽 무릎의 통증과 손상의 결과로 전방십자인대 재건술을 받은 환자다. 그는 손상을 받았다: 인체측정학적 특징; 인체 공학과 신체 기전; 보행, 이동 그리고 균형; 관절 통합성과 가동성; 운동 기능; 근 수행력; 자세; 관절가동범위 등을 손상받았다. 그는 자가치료와 가정 관리에서의 기능적인 훈련과 직장, 지역사회 그리고 여가 통합 또는 재통합에서의 기능적인 훈련들을 제한받는다. 이러한 발견들은 패턴 A에서 다룬 것을 고려한다: 뼈 또는 연부조직 수술과 연관된 손상된 관절 가동, 운동기능, 근 수행력과 관절가동범위. 이들 손상과 기능제한은 치료계획과 진행의 결정에서 설명될 것이다.

예후와 치료계획 PROGNOSIS AND PLAN OF CARE

치료과정 동안, 상호간의 수집된 결과들을 다음과 같이 결정하였다.

- 가정일 수행 동작, 과제들과 활동들의 수행 능력이 개선된다.
- 신체적 동작, 과제들과 관절가동범위를 포함한 활동들을 수행하는 능력이 개선된다.
- 부종이 개선된다.
- ADL과 IADL에서 독자적인 기능은 증가한다.
- 걸음걸이와 이동이 개선된다.
- 관절 통합성과 가동성은 개선된다.
- 운동 기능과 근 수행력이 개선된다.
- 통증이 감소한다.
- 관절가동범위가 개선된다.

이러한 결과들 성취하는데는 환자들이 결정하는 적당한 중재물들이다. 이러한 것들은 협응, 의사소통 그리고 기록; 환자/고객 관련 교육; 치료적 운동; 자가치료와 가정 관리에서의 기능적인 훈련; 직장, 지역사회 그리고 여가 통합 또는 재통합; 도수치료기술; 전기 치료; 물리적 요인과 기계 종류 등을 포함한다.

진단과 예후에 기초하여 Al은 16~24주가 필요하다고 예상하였다. Al은 좋은 사회적 지지를 받고, 흥미를 가지고, 그는 심하게 손상받은 것은 아니고 젊고 건강하다.

중재 INTERVENTIONS

선택된 중재에 대한 근거 RATIONAL FOR SELECTED INTERVENTION

넙다리네갈래근 그룹에서의 초기 강조는 기능적 활동이 성공적으로 돌아가는데 중요하다. 열린 사슬 운동 체중지지하지 않은 운동과 닫힌 사슬 운동 체중 지지운동 두 가지의 복합은 성공적이고 안전한 넙다리네갈래근의 재활을 위해 정확한 방식을 수행하기위해 결합해야만 한다고 기록되었다. 그러나, 각각의 활동이 전방십자인대의 효과를 가능하기위해 언제, 어떻게 결합해야 하는지를 아는 것은 중요하다.

치료적 운동 (Therapeutic exercise)

전방십자인대 이식의 회복 또는 전방십자인대 손상을 받은 환자에게 이전에 제정한 치료적 운동 프로그램은 이식에 대한 운동의 효과를 이해하여야만 한다. Paulos와 관련자들[99]은 초기의 연구에서 전방십자인대 strain이 열린 사슬 운동 무릎 폄의 마지막 30° 동안 극적으로 증가하였다고 보고하였다. 유사하게, Arms와 관련자들[100]은 넙다리네갈래근 활동은 무릎이 활동이 의미심장하게 전방십자인대가 0°부터 45°일 때 strain되고, 60°를 넘어서 굽혔을 때 strain이 아니고 정상 혹은 전방십자인대가 재생되었음을 보고하였다. Beynnon은 등장성 넙다리네갈래근 수축은 항상 굽힘 10°에서 48° 사이에서 긍정적인 긴장을 일으키고 굽힘 48°와 110° 사이에서 편안한 상태가 됨을 발표하였다. 부가적으로, 뒤넙다리근의 등척성 수축은 굽힘 15, 30. 60와 90°에서 전방십자인대가 긴장을 받지 않는다고 하였다. 종합해 볼 때 이러한 발견들은 AROM과 열린 사슬 운동 폄 운동들은 굽힘 100°에서 50°가 안전할 것이고 열린 사슬 운동 굽힘 운동들은 재활의 초기에 손상을 입히지 않는다고 주장한다. Beynnon[101]은 또한 무릎의 폄 110°와 전체의 각도 사아에서의 수동동작은 11.5°와 110° 사이의 범위에서 작은 긴장을 산출하였고, 이러한 범위의 CPM 사용은 전방십자인대 이식 수술 후 바로 적용은 안전할 것이라고 발표하였다.

닫힌 사슬 운동 (Closed-kinetic-chain exercises)

전방십자인대 수술 후 넙다리네갈래근 재활에서 닫힌 사슬 운동과 열린 사슬 운동운동의 가치는 증진되었다. Henning과 관련자들에 의해 발표된 고전적 연구는 등척성 무릎 폄 0°에서 22°는 체중지지 운동보다 전방십자인대에서 5~17회를 더욱 긴장을 받는다고 하였다. 이러한 발견은 닫힌 사슬 운동을 사용하는 넙다리네갈래근의 근력에 도움이 된다고 지지하였다. 다른 연구에서, Yack와 관련자들[103]은 무릎의 전십자 결함의 주제와 닫힌 사슬 운동 평행 쪼그리기에 열린 사슬 운동 무릎 폄을 비교하였다. 그것에 대한 결과는 전십자 결함 무릎은 의미심장하게 전방 정강뼈 전위보다 열린 사슬 운동 무릎 폄 운동에서 닫힌 사슬 운동 평행 쪼그리기 운동과 비교하여 64°부터 10°까지 폄 동안 전방 정강뼈 전위가 크다고 발표하였다. 이들 저자들은 닫힌 사슬 운동 사용에 의해 전방십자인대의 긴장은 최소화하였다고 결론지었다.

Palmitier와 관련자들[104]은 닫힌 사슬 운동의 이점을 설명하는 생화학적인 모델은 정강뼈 변환과 전방 변형의 힘은 전방십자인대에서 긴장이 증가되는 결과를 둘 다 포함한다고 주장하였다. 저자들은 이러한 효과들이 정강뼈-넙다리뼈(대퇴골, femoris) 관절압박, 전방으로 정강뼈가 강제로 기울고 강제적 힘에 의해 각도가 기울 것이라고 가정하였다. 다른 연구자들은 닫힌 사슬 운동으로 전방이동이 감소하였다고 증명하였다.[105] 다른 최근의 연구들[101,106]은 전방십자인대 긴장은 열린 사슬 운동과 닫힌 사슬 운동과 다르지 않다고 주장하였다. 이러한 연구는 전방십자인대에서 긴장이 증가하지않고 닫힌 사슬 운동의 양이 증가한다고 기록하였다. 이것은 닫힌 사슬 운동을 수행할 때 이점이 될 것이다.

재활기 (Rehabilitation phases)

전방십자인대 재건의 최근 재활은 4기로 분류된다: 1기, 수술전 단계(3 혹은 5주); 2기, 수술후 즉시 또는 급성기(1주); 3기, 수술 후 중간단계(2~4주)와 4기, 진전된 재활/기능훈련 (5주에서 4~5개월). 이러한 단계들은 전방십자인대 이식의 회복과 일치하도록 개발하였다. 시각표는 수술과 다음 진행된 단계의 목표를 세울 때 다양함을 줄 수 있다. 수술 후 단계와 일치하는 이론적 설명은 환자가 수술의 통증, 부종, 관절가동범위의 제한과 수술 후 결과의 불량으로 불량한 사지기능들을 기록하였다.[23]

협응, 의사소통 그리고 기록 COORDINATION, COMMUNICATION, AND DOCUMENTATION

의사소통은 Al과 부모님들과의 사이에서 발생할 것이다. 이것은 수술후 단계와 학교로 돌아가고, 파트타임 일과 여가 활동들을 통하여 시작된다. 모든 환자의 수행 요소들을 기록하여야 할 것이다.

환자/고객 관련 교육 PATIENT/CLIENT-RELATED INSTRUCTION

교육은 환자에게 수술 후 절차를 설명할 때처럼 그에게 수술 전 Al에게 시작하였다. 수술후, 환자는 최근에 손상받은 연부조직의 구조에 긴장을 피하고 변형된 적당한 활동들을 교육하였다. Al은 가정일의 수행과 학교 활동들 동안 신체의 기전과 적당한 자세습관들을 지시받았다. 손상은 Al에게 재조명된 치료계획과 예후, 평가 동안에 확인하였다. 그는 이식에 지장을 줄 수 있는 어떠한 통증을 일으키는 행동들과 동작들을 피하는것에 관한 충고를 포함하여 조직 회복 단계에 대한 교육을 받았다.

치료적 운동 THERAPEUTIC EXERCISE

전방십자인대 재건의 관리는 네 단계로 나뉘어진다: 1기, 수술전 단계(3~5주); 2기, 수술 후 즉시 혹은 급성기(1주); 3기, 수술후 중간 단계(2~4주); 그리고 4기, 진행된 재활/기능 훈련(5주에서 4~5개월)

- 단계 I : 수술전 단계
  - 유산소 능력/지구력 상태
    - 고정된 자전거
    - 계단 오르기
  - 신체 기전과 자세 안정화
    - 적합한 경추의 전만, 흉추 후만과 요추의 전만을 유지한 중립 정렬의 자세 유지
    - 중립척추의 달성과 유지에 따른 골반 중립 자세의 성취(전방과 후방 골반경사의 중립)

- 거울, 언어 지시과 측연선(수직선)사용으로 정확한 선 자세와 앉은 자세의 지시
- 골반과 척추의 적당한 결합으로 들기, 밀기 기술로 적절한 앉은 상태에서 서기 교육

● 유연성 운동

- 무릎 폄에 대한 중력 보조 자세로 테이블 끝에 하지를 놓고 엎드려 매달리기
  - ▶ 가벼운 무게는 무릎의 전체 폄 수행에 도움을 주는 발목 위에 줄 수 있다.
- Long sitting에서 뒤꿈치를 slide sitting하고 무릎을 굽힘하며 엉덩이 쪽으로 뒤꿈치를 미끄러지게 함

● 보행과 이동 훈련

- 크러치를 사용한 걸음걸이 훈련

● 근력, 힘 그리고 지구력 훈련

- Quad-sets and SLR for quad control
- 닫힌 사슬 운동 근력(다리 밀기, 한 다리 쪼그리기, 계단 내려가기, 고정된 자전거와 계단오르기)

♦ 단계 Ⅱ: 수술 후 즉시 혹은 급성기

● 신체 기전과 자세 안정화

- Ⅰ단계와 같은 활동들
- 치료용 볼에 앉아서 한 쪽 팔을 외측에 닿기, 양 팔 닿기, 옆 발에 닿기를 포함한 체간 안정화 증진(앉아서 팔짱을 끼고 한 쪽 발을 펴기), 외측 골반 미끄러지기(환자는 골반을 중립으로 앉고 골반을 옆에서 옆으로 굴리고 중립으로 돌아가기)와 바운드하기(환자는 골반을 중립으로 앉고 볼 위에서 바운드 하는 동안 이런 자세 유지, 발을 교대로 적용할 수 있다)
- 평행봉에서 무게 이동 시작; 전방에서 후방, 옆에서 옆과 사선으로 한 다리로 진행
- 한다리 지지로 진행
- 팔을 다양한 편으로 앞, 옆과 이동 등을 하는 동안 한 다리 지지수행

● 유연성 운동

- 관절가동범위를 얻는 자전거, 처음에는 앞과 뒤로 가능한 범위로 타다가 완전한 저항을 얻을 수 있는 충분한 범위 시행
- 베개 폄: 환자는 무릎 전체 폄을 얻을 수 있도록 지지하는 중력을 고려해베개를 뒤꿈치에 받침
- 벽 미끄어지기: 골반과 무릎을 90° 굽힘하여 벽에 발을 놓는 누운자세에서 굽힘을 얻기 위해 마루를 향해 발을 미끄러지게 함
- 크러치 없이 부분에서 전체 체중이 동하여, 체중을 견디며, 이동 훈련하기

● 보행과 이동 훈련

- 부분에서 크러치 없이 인내로 전체 체중지지로 이동 훈련

● 근력, 힘 그리고 지구력 훈련

- 능동-보조 무릎 굽힘
- Quad-sets, 뒤넙다리근 세트와 내전근군 세트
- SLRs

♦ 단계 Ⅲ: 수술 후 중간기

● 유산소 능력/지구력 상태

- Aerobic 활동들, 자전거타기, 계단 오르기와 수영 등을 일주일에 적어도 세 번, 20분까지 진행

● 균형, 협조성, 그리고 민첩성 훈련

- 작은 트램펄린, 단단한 고무 매트, 낮은 발란스 목재, BAPS보드와 기구들을 이용한 발란스와 고유수용기 활동들
  - ▶ 이러한 활동들은 처음에는 눈을 뜨고 다음에 눈을 감고 수행하는 활동들에 의해 환자는 무릎의 위치를 공간에서 인식하고, 환자의 중력중심점에 도전하여 발란스를 증진시키는데 사용된다.
  - ▶ 활동들은 특정한 도구에서 균형을 유지하는 동안 Physioball을 잡거나 손에 의한 저항을 제공하여 진전될 수 있다.

● 신체 기전과 자세 안정화

- 환자가 선 자세에서 발란스를 유지하는 동안 서 있는 모든 면에 골반에 등척성 저항을 줌
- 활자가 서있는 발란스를 유지하는 동안 어깨와 골반 등의 다양한 면에 강제적 힘을 교대로 적용하여 선 자세에서 리드믹 안정화(rhythmic stabilization)을 수행하였다.
- 처음에는 두 다리 선자세에서부터 한 다리 선 자세로 수행한다.

● 유연성 운동

- 단계 Ⅱ에서 계속

● 보행과 이동 훈련

- 전체 체중지지 이동 훈련, 어떠한 걸음걸이 이탈에 대한 교정
- 근력, 힘 그리고 지구력 훈련
  - Quad sets
  - 네 방향 SLRs, 골반 굽힘, 외전 내전과 폄에서 SLRs 수행
  - 뒤넙다리근에 PREs
  - 열린 사슬 운동 무릎 폄 90°에서 시작하여 40°
  - 닫힌 사슬 운동 활동이 충분히 조절될 때 가능한 운동을 포함
    - 한쪽 다리 누르기
    - One quarter 쪼그려 앉기
    - reverse lung
    - 한 발작 위로와 아래로
    - 계단 오르기

♦ 단계 Ⅳ: 진전된 재활/기능 훈련

- 유산소 능력/지구력 상태
  - 최고의 속력으로 진전된 달리기 활동
  - 전 단계에서 4~6주 사이에 건측의 60~70%근력을 이루고, 목표를 이루면 달리기 프로그램을 시작할 수 있다.
  - 자전거타기 혹은 느린 조깅으로 구성된 준비운동을 3~5분 한 후, 다음과 같은 기능적 달리기 진행을 수행한다.
    - 평평한 곳에서 최대 스피드의 50%로 1/4 마일 달리기
    - 평평한 곳에서 최대 스피드의 75%로 1/4마일 달리기
    - 평평한 곳에서 최대 스피드의 100%로 1/4 마일 달리기
    - 평평한 곳에서 최대 스피드의 100%로 1/2 마일 달리기
    - 평평한 곳에서 최대 스피드의 100%로 3/4 마일 달리기
    - 평평한 곳에서 최대 스피드의 100%로 1마일 달리기
    - 원하는 거리를 성취할 때까지 1/4 마일씩 증가하여 거리를 점차적으로 증가하고, 경사진 면에서 달리기는 비슷한 진행을 사용하여 결합할 것이다.
    - 일단 성취하면, 달리기의 속도는 반대의 효과가 아니라면 길게 증가할 수 있다.
- 균형, 협조성, 그리고 민첩성 훈련
  - 밧줄 점프, 한쪽 다리 뛰기, 근거리 달리기, 카리오카(옆으로 달리는 동안 다리를 교대로 교차)와 같은 민첩성 훈련
- 신체 기전과 자세 안정화
  - 단계 Ⅲ의 활동들의 계속
  - 환자가 정확하게 걷는 동안 탄력 밴드의 사용 혹은 수기 저항을 적용하여 저항을 받는 걷기 활동들을 시행
  - 등척성 운동과 리드믹 안정화는 작은 탬포린, 라커보드 혹은 BAPS 보드 등의 불안정한 면에서 운동을 하는 동안 체간에 적용한다.
- 유연성 운동
  - 무릎의 전체 가동범위의 성취
  - 견딜 수 있을 만큼의 찌르기와 전체 쪼그려 앉기
- 보행과 이동 훈련
  - 달리기 활동(유산소 능력/지구력 훈련)들은 최대 스피드로 진전됨
- 근력, 힘, 그리고 지구력 훈련
  - 적당한 관절가동범위에서 무릎 닫힌 사슬 운동 굽힘과 폄(Rationale for Therapeutic Exercise 볼 것)
  - 단계 Ⅲ에서의 모든 닫힌 사슬 운동 활동들에 견딜만큼의 Lunge와 full squats 적용
  - 스포츠-특별 활동들,농구공 슈팅, 축구골 몰고가기와 축구공 차단 기술 등
  - 6-9달 안에 등속성 검사를 받은 75~85의 비침범된 면과 3~4달 안에 MMT를 받은 정상 넙다리갈래근과 뒤넙다리근

자가치료와 가정 관리에서의 기능적인 훈련
FUNCTIONAL TRAINING IN SELF-CARE AND HOME MANAGEMENT

♦ 자가치료와 가정 관리

- 자신 돌보기와 가정일 수행에 대한 가상의 모든 동작과 과제들의 재조명
- 에너지 보호 기법들의 재조명

- 계단오르기

직장, 지역사회 그리고 여가 통합 또는 재통합에서의 기능적인 훈련 FUNCTIONAL TRAINING IN WORK, COMMUNITY, AND LEISURE INTEGRATION OR REINTEGRATION

- ♦ 학교와 일
  - 학교에서와 비슷한 가상의 보행 활동
  - 파트타임 업무에서 요구되는 가상의 활동들
- ♦ 여가
  - 적당한 때에 스포츠 활동으로 돌아가는 훈련

도수치료기술 MANUAL THERAPY TECHNIQUES

- ♦ 단계 I 과 II
  - 경비관절의 폄과 굽힘의 증가에 정강뼈의 전면-후변과 내측-외측의 활주(Grades III an IV)
  - 무릎뼈(슬개골, patella) 힘줄(건, tendon)의 후방수축 예방에 무릎뼈 움직임을 상부와 내측으로 활주(Grades III and IV)
  - 폄과 굽힘 증가에 경비관절의 PROM(수동 관절가동각도)

전기 치료 ELECTROTHERAPEUTIC MODALITIES

- ♦ 단계 I 과 II
  - 오른쪽 무릎의 통증, 관절 부종과 염증 감소에 HVPC
    - ■ 심한 통증 목록은 다음의 지침 사용으로 완화됨
      - ▸ 주파수: 100 pps
      - ▸ 크기: 감각 자극
      - ▸ 극성: 음성
      - ▸ 진동기간: HVPC에 고정
      - ▸ 패드 위치: 손상 부위 위[97]
  - 근육 재교육을 위한 다양한 근육 자극(VMS)
    - ■ 요인들은 다음과 같다.
      - ▸ 크기: Motor 레벨 자극
      - ▸ 주파수: 35 PPS
      - ▸ 극성: NA
      - ▸ 진동기간: 300 usec
      - ▸ 패드 위치: 안쪽넓은근(내측광근, vastis medialis) 사선/가쪽넓은근(외측광근, vastis lateralis) 모터

포인트

물리적 요인과 기계 종류 PHYSICAL AGENTS AND MECHANICAL MODALITIES

- ♦ 물리적 요인
  - 단계 I, II, 그리고 III as necessary
    - ■ 냉각치료(cryotherapy)는 치료 후 염증과 관절 부종, 통증 감소에 사용
    - ■ 부종 감소에 사용하는 압박 혹은 복합 상자
- ♦ 기계적인 종류
  - 단계 II
    - ■ CPM은 5-0-40°로 셋팅하여 처음 24시간과 운동을 수행하고 휴식을 취하는 시간을 제외하고 항상 사용함
    - ■ 110°의 굽힘 각도가 얻어질 때까지 하루에 거의 5° ROM을 증가하여 2주 동안 점진적으로 하루에 8시간을 사용한다(CPM 규정은 치료사 재량임).

예상 목표와 기대 결과 ANTICIPATED GOALS AND EXPECTED OUTCOMES

- ♦ 병리학/병태생리학에 미치는 영향
  - 오른쪽 무릎에 2~ 주 내에 삼출물 없음
  - 2~3주의 보행 시 2/10의 통증이 4~6주 내의 보행 시 0/10으로 감소되었음
- ♦ 손상에 미치는 영향
  - 6주 내에 보조기 없이 정상 보행과 계단 오르기를 할 수 있는 전체 AROM을 고려함
  - 7~10일 지연 없이 능동 SLR을 할 수 있는 오른쪽 넙다리네갈래근의 근력 증가
  - 정상 넙다리네갈래근과 뒤넙다리근의 근력 대 3~4개월 내의 MMT
  - 6~9달 안에 등속성 검사 대 손상받지 않은 쪽의 75%~80% 환자는 오른쪽 하지의 협응과 운동 감각의 인식을 나타내고, 2~3개월 안에 1/2마일까지의 평평하지 않은 길을 보행하였다.
- ♦ 기능적인 제한에 미치는 영향
  - 환자는 정상 보행으로 60분 동안 이동하고 4~6개월에는 보조기구 없이 8층 계단을 오르고 내릴 수 있는

능력을 성취할 것이다.

- 환자는 신체적인 동작, 과제등과 같은 독자적인 모든 일상생활동작을 수행하고 6~9개월에는 학교, 공공사회와 레저/스포츠 활동과 학교, 공공사회에서 필요로 하는 활동들을 수행할 능력을 얻을 것이다.

♦ 위험 감소/예방
- 환자는 참석자들의 질문을 받을 때 감염의 증후와 증상들을 말해 줄 수 있을 것이다.

♦ 건강, 웰니스, 운동에 미치는 영향
- 치료기간의 이해를 전개할 것이다.

♦ 사회 자원에 대한 영향
- 재활 과정은 임상적으로 효과와 비용절감의 방법에서 많은 방문자들의 이용하였던 임상적으로 효과와 비용절감의 방법을 수행하는 동안 임상과 기능적 결과에 최대의 중점을 둘 것이다.
- 기록은 *APTA's Guidelines for Physical Therapy Documentation*에 따르고 환자 치료를 통해 기록한다.[1]
- 환자는 지식, 자각과 진단과 예후와 중재와 목표의 참여와 예상된 결과의 이해 등을 발전시킬 것이다.

재검사 REEXAMINATION

재검사는 치료의 기간, 특히 보호기간들의 변화와 치료 변화의 세팅을 통하여 수행된다.

퇴원 DISCHARGE

Al은 21번의 물리치료와 그의 목표와 기대 달성 후에 퇴원하였다. 이러한 회수는 전 치료기간과 급성기 병원 치료의 시작, 집으로 퇴원 후 가정의 치료와 4주 후 외래 물리치료를 말한다. 그는 그의 목표와 기대한 결과들을 이루었기 때문에 퇴원하였다.

감사의 표시 ACKNOWLEDGMENTS

이 장의 뼈 수술 부분의 저자들은 이러한 프로젝트에 참여한 각 개인들에게 감사를 전한다.: Jessoca Palmer, SPT; the library staff at the Franklin Pierce College, Rindge, New Hampshire; the Physical Therapy Staff at Brooke Army Medical Center, Ft. Sam Houston, Texas; and Dr. Liem Mansfield, Department of Radiology, Brooke Army Medica lCenter ,Ft.Sam Houston, Texas.

참고문헌 REFERENCES

1. American Physical Therapy Association. Guide to physical therapist practice. 2nd ed. *Phys Ther.* 2001;81:9-744.
2. Stetson WB, Friedman MJ, Fulkerson JP, Cheng M, Buck D. Fracture of the proximal tibia with immediate weightbearing after a Fulkerson osteotomy. *Am J Sports Med.* 1997;25:570-573.
3. Marti RK, Verhagen RAW, Kerkhoffs GMMJ, Moojen TM. Proximal tibial varus osteotomy. *J Bone Joint Surg.* 2001;83A:164-170.
4. McCarthy JJ, MacEwen GD. Management of leg length inequality. *J South Orthop Assoc.* 2001;10:73-85.
5. Delforge G. Therapeutic implications: fracture healing. In: Delforge G, ed. *Musculoskeletal Trauma: Implications for Sports Injury.* Champaign, Ill: Human Kinetics; 2002:133-154.
6. Bottomley JM. *Quick Reference Dictionary for Physical Therapy.* 2nd ed. Thorofare, NJ: SLACK Incorporated; 2003.
7. Gray FRSH. *Gray's Anatomy.* New York, NY: Barnes & Noble Books; 1995.
8. Moore KL, Dalley AF. *Clinically Oriented Anatomy.* 4th ed. Philadelphia, Pa: Lippincott Williams & Wilkins; 1999.
9. Smith PE. *Bailey's Text-Book of Histology.* 9th ed. Baltimore, Md: William Wood & Co; 1936.
10. McArdle WD, Katch FI, Katch VL. *Exercise Physiology: Energy, Nutrition, and Human Performance.* 5th ed. Philadelphia, Pa: Lippincott Williams & Wilkins; 2001.
11. Baechle TR, Earle RW. *Essentials of Strength Training and Conditioning.* 2nd ed. Champaign, Ill: Human Kinetics; 2000.
12. Fukunaga T, Kawakami Y, Kuno S, Funato K, Fukashiro S. Muscle architecture and function in humans. *J Biomechanics.* 1997;30(5):457-463.
13. Kannus P. Structure of the tendon connective tissue. *Scandinavian Journal of Medicine & Science in Sports.* 2000;10:312-320.
14. Lundon K. *Orthopedic Rehabilitation Science: Principles for Clinical Management of Nonmineralized Connective Tissue.* Boston, Mass: Butterworth-Heinemann; 2003.
15. Jozsa L, Kannus P. *Human Tendons: Anatomy, Physiology, and Pathology.* Champaign, Ill: Human Kinetics; 1997.
16. Woo S, Buckwalter A, eds. *Injury and Repair of the Musculoskeletal Soft Tissues.* Park Ridge, Ill: American Academy of Orthopaedic Surgeons; 1988.
17. Terry GC, Chopp TM. Functional anatomy of the shoulder. *Journal of Athletic Training.* 2000;35(3):248-255.
18. Tovin BJ, Greenfield BH. *Evaluation and Treatment of the Shoulder: An Integration of the Guide to Physical Therapist Practice.* Philadelphia, Pa: FA Davis Co; 2001.
19. Lo IKY, Burkhart SS. Current concepts in arthoscopic rotator cuff repair. *Am J Sports Med.* 2003;31(2):308-324.
20. Blasier RB, Guldberg RE, Rothman ED. Anterior shoulder stability: contributions of rotator cuff forces and the cap-

sular ligaments in a cadaver model. *J Shoulder Elbow Surg.* 1992;140-150.

21. Schenkman M, Rugo de Cartaya V. Kinesiology of the shoulder complex. *J Orthop Sports Phys Ther.* 1987;8(9):439-449.
22. Culham E, Peat M. Functional anatomy of the shoulder complex. *J Orthop Sports Phys Ther.* 1993;18(1):342-350.
23. Ellenbecker TS. *Knee Ligament Rehabilitation.* 1st ed. Philadelphia, Pa: Churchill Livingstone; 2000.
24. Slade JF, Chou KH. Bony tissue repair. *J Hand Ther.* 1998;April-June:118-124.
25. Stern PJ. Fractures of the metacarpals and phalanges. In: Green DP, ed. *Operative Hand Surgery.* 3rd ed. New York, NY: Churchill-Livingstone; 1993:695-758.
26. Roberts JM. Operative treatment of fractures about the knee. *Orthop Clin North Am.* 1990;21:365-379.
27. Furlow B. Bone fracture fixation. *Radiol Technol.* 2000;71:543-561.
28. Marsh D, Einhorn TA, Lane JM. Concepts of fracture union, delayed union, and nonunion. *Clin Orthop.* 1998;355(Suppl): S22-S30.
29. Rosen H. Fracture nonunion in the elderly: principles of management. *Journal of Musculoskeletal Medicine.* 1999;16:364-376.
30. Roman HA, Brighton CT, Esterhai JL, Einhorn TA, Lane JM. Pathophysiology of delayed healing. *Clin Orthop.* 1998;355(Suppl):S31-S40.
31. Sarmiento A, Waddell J, Latta LL. Diaphyseal humeral fractures: treatment options. *J Bone Joint Surg.* 2001;83A:1566-1579.
32. Hoppenfeld S, Murthy VL. *Treatment and Rehabilitation of Fractures.* Philadelphia, Pa: Lipincott Williams & Wilkins; 2000.
33. Perry CR, Elstrom JA. *Handbook of Fractures.* 2nd ed. New York, NY: McGraw-Hill Inc; 2000.
34. Allen GJ. Bone grafting in fracture management. *Surgical Technology.* 1994;26(8):8-13.
35. Einhorn TA. The cell and molecular biology of fracture healing. *Clin Orthop.* 1998;355(Suppl):S7-S21.
36. Engles M. Tissue response. In: Donatelli RA, Wooden MJ, eds. *Orthopaedic Physical Therapy.* 3rd ed. New York, NY: Churchill Livingstone; 2001:1-24.
37. Slatis Par, Paavolainen P, Karaharju E, Holmstrom T. Structural and biomechanical changes in bone after rigid fixation. *Can J Surg.* 1980;23:247-249.
38. Stephan PM. Evolution of the internal fixation of long bone fractures: the scientific basis of biological internal fixation: choosing a new balance between stability and biology. *J Bone Joint Surg (Br).* 2002;84B:1093-1110.
39. Schenck RC. *Athletic Training and Sports Medicine.* 3rd ed. Rosemont, Ill: American Academy of Orthopaedic Surgeons; 1999.
40. Thompson WO, Debski RE, Boardman ND, Taskiran, et al. A biomechanical analysis of rotator cuff deficiency in a cadaveric model. *Am J Sports Med.* 1996;24(3):286-289.
41. Williams GR, Kelley M. Management of rotator cuff and impingement injuries in the athlete. *Journal of Athletic Training.* 2000;35(3):300-315.
42. Fukuda H. Review article: the management of partial-thickness tears of the rotator cuff. *J Bone Joint Surg.* 2003;85(1):3-12.
43. Jobe CM, Coen MJ, Screnar P. Evaluation of impingement syndromes in the overhead-throwing athlete. *Journal of Athletic Training.* 2000;35(3):293-299.
44. Houglum PA. *Therapeutic Exercise for Athletic Injuries.* Champaign, Ill: Human Kinetics; 2001.
45. Brandsson S, et al. A prospective four-to seven-year follow-up after arthroscopic anterior cruciate ligament reconstruction. *Scand J Med Sci Sports.* 2001;11:23-27.
46. Grant JA, Mohtadi NG. ACL reconstruction with autografts weighing performance considerations and postoperative care. *The Physician and Sports Medicine.* 2003;31(4):27-34.
47. Fu FH, Bennett CH, Latterman C, Benjamin CM. Current trends in anterior cruciate ligament reconstruction: part 1: biology and biomechanics of reconstruction. *Am J Sports Med.* 1999;27(6):821-832.
48. Starch DW, et al. Multistranded hamstring tendon graft fixation with a central four-quadrant or a standard tibial interference screw for anterior cruciate ligament reconstruction. *Am J Sports Med.* 2003;31(3):338-345.
49. Canale ST, Cambell WC. *Campbell's Operative Orthopaedics.* 10th ed. St. Louis. Mo: Elsevier; 2002.
50. Anderson AF, Synder RB, Lipscomb AB Jr. Anterior cruciate ligament reconstruction: a prospective study of three surgical methods. *Am J Sports Med.* 2001;29(3):272-279.
51. Faherer H, Rentsch HU, Gerber NJ, Beyellar C, Hess CW, Grunig B. Knee effusion and reflex inhibition of the quadriceps. *J Bone Joint Surg.* 1988;70(4):635-638.
52. Eriksson K, Anderberg P, Hamgreg P, Olerud P, Wredmark T. There are differences in early morbidity after ACL reconstruction when comparing patellar tendon and semitendinosus tendon graft. *Scand J Med Sci Sports.* 2001;11:170-177.
53. McKinnis LN. *Fundamentals of Orthopedic Radiology.* Philadelphia, Pa: FA Davis Co; 1997.
54. Mettler FA. *Essentials of Radiology.* Philadelphia, Pa: WB Saunders Co; 1996.
55. Ciccone CD. *Pharmacology in Rehabilitation.* 2nd ed. Philadelphia, Pa: FA Davis Co; 1996.
56. Kizior RJ, Hodgson BB. *Saunders Drug Handbook for Health Professions.* 2nd ed. Philadelphia, Pa: WB Saunders Co; 2002.
57. Karch AM. *Lippincott's Nursing Drug Guide.* Philadelphia, Pa: Lippincott Williams & Wilkins; 2004.
58. Crotty M, Whitehead CH, Gray S, Finucane PM. Early rehabilitation after hip fracture achieves functional improvements: a randomized controlled trial. *Clin Rehabil.* 2002;16:406-413.
59. Huusko TM, Karappi P, Avikanien V, Kautiainen H, Sulkuva R. Randomised, clinically controlled trial of intensive geriatric rehabilitation in patient with hip fracture: subgroup analysis of patients with dementia. *BMJ.* 2000;321:1107-1111.
60. Jones GR, Miller T, Petrella RJ. Evaluation of rehabilitation outcomes in older patients with hip fractures. *Am J Phys Med Rehabil.* 2002;7:489-497.
61. Ruchlin HS, Elkin EB, Allegrante JP. The economic impact of a multifactorial intervention to improve postoperative rehabilitation of hip fractures. *Arthritis Care and Research.* 2001;45:446-452.
62. Tinetti ME, Baker DL, Gottschalk M, et al. Systematic home-based physical and functional therapy for older persons after hip fracture. *Arch Phys Med Rehabil.* 1997;78:1237-1247.
63. Guccione AA, Fagerson TL, Anderson JJ. Regaining func-

tional independence in the acute care setting following hip fracture. *Phys Ther.* 1996;76:818-826.

64. Mitchell SL, Stott DJ. Randomized controlled trial of quadriceps training after proximal femoral fracture. *Clin Rehabil.* 2001;15:282-290.
65. Lamb SE, Oldham JA, Morse RE, Evans JG. Neuromuscular stimulation of the quadriceps muscle after hip fractures: a randomized controlled trial. *Arch Phys Med Rehabil.* 2002;83:1087-1092.
66. Sherrington C, Stephen LR, Herbert RD. A randomized trial of weight-bearing versus non-weight-bearing exercise for improving physical ability in inpatients after hip fracture. *Aust J Physiother.* 2003;49:15-22.
67. Hauer K, Specht N, Schuler M, Bartsch P, Oster P. Intensive physical training in geriatric patients after severe falls and hip surgery. *Age Ageing.* 2002;31:49-57.
68. Deuesterhaus Minor MA, Deuesterhaus Minor S. *Patient Care Skills.* Norwalk, Conn: Appleton and Lange; 1995:340-399.
69. Eleveru RA, Rothstein JM, Lamb RL. Goniometric reliability in a clinical setting: subtalar and ankle joint measurements. *Phys Ther.* 1988;68:672-677.
70. Dogra AS, Rangan A. Early mobilisation versus immobilization of surgically treated ankle fractures. Prospective randomized control trial. *Injury.* 1999;30:417-419.
71. Duchateau J. Bed rest induces neural and contractile adaptations in triceps surae. *Med Sci Sports Exerc.* 1995;27:1581-1589.
72. Geboers JFM, van Tuijl, Seelen HAM, Drost MR. Effect of immobilization on ankle dorsiflexion strength. *Scand J Rehabil Med.* 2000;32:66-71.
73. Shaffer MA, Okereke E, Esterhai J, et al. Effects of immobilization on plantar-flexion torque, fatigue, resistance, and functional ability following an ankle fracture. *Phys Ther.* 2000;80:769-780.
74. Tropp H, Norlin R. Ankle performance after ankle fracture: a randomized study of early mobilization. *Foot Ankle Int.* 1995;16:7-83.
75. Vandenborne K, Elliott MA, Walter GA, et al. Longitudinal study of skeletal muscle adaptations during immobilization and rehabilitation. *Muscle Nerve.* 1998;21:1006-1012.
76. Rozzi SL, Lephart SM, Sterner R, Kuligowski L. Balance training for persons with functionally unstable ankles. *J Orthop and Sports Phys Ther.* 1999;29:478-486.
77. Wilson FM. Manual therapy versus traditional exercises in mobilization of the ankle post-ankle fracture. *New Zealand Journal of Physiotherapy.* 1991;12:11-16.
78. Olson VL. *Connective Tissue Response to Injury, Immobilization, and Mobilization.* Orthopaedic Section, American Physical Therapy Association, La Crosse, Wisc, 2001.
79. Threlkeld JA. The effects of manual therapy on connective tissue. *Phys Ther.* 1992;72:893-902.
80. Uhl RL, Hartshorn T. Mobilization after fractures of the hand. *Operative Techniques in Orthopaedics.* 1997;7:145-151.
81. Scherer S, Cassady SL. Rating of perceived exertion: development and clinical applications for physical therapy exercise testing and prescription. *Cardiopulmonary Physical Therapy Journal.* 1999;10:143-147.
82. Howley ET, Franks BD. *Health Fitness Instructor's Handbook.* 3rd ed. Champaign, Ill: Human Kinetics; 1997.
83. Cook KF, et al. Reliability by surgical status of self-reported outcomes in patients who have shoulder pathologies. *J Orthop Sports Phys Ther.* 2002;32(7):336-346.
84. DePalma MJ, Johnson EW. Detecting and treating shoulder impingement sydrome: the role of scapulothoracic. *The Physician and Sports Medicine.* 2003;31(7):25.
85. Solem-Bertoft E, Thuomas K, Westerberg C. The influence of scapular retraction and protraction on the width of the subacromial space. *Clinical Orthop.* 1993;Nov(296):99-103.
86. Ludewig PM, Cook TM, Nawoczenski DA. Three-dimensional scapular orientation and muscle activity at selected positions of humeral elevation. *J Orthop Sports Phys Ther.* 1996;24(2):57-65.
87. Ludewig PM, Cook TM. Alterations in shoulder kinematics and associated muscle activity in people with symptoms of shoulder impingement. *Physical Therapy.* 2000;80(3):276-289.
88. Voight ML, Thomson BC. The role of the scapula in the rehabilitation of shoulder injuries. *Journal of Athletic Training.* 2000;35(3):364-372.
89. Chen S, Simonian PT, Wickiewicz TL, Otis JC, Warren RF. Radiograftic evaluation of glenohumeral kinematics: a muscle fatigue model. *J Shoulder Elbow Surg.* 1999;8(1):49-52.
90. Kibler WB. The role of the scapula in athletic shoulder function. *Am J Sports Med.* 1998;26(2):325-337.
91. Lephart SM, Henry TJ. The physiological basis for open and closed kinetic chain rehabilitation for the upper extremity. *Journal of Sport Rehabilitation.* 1996;5:71-87.
92. Moseley JB Jr, Jobe FW, Pink M, et al. EMG analysis of the scapular muscles during a shoulder rehabilitation program. *Am J Sports Med.* 1992;20(2):128-134.
93. Takeda Y, Kashiwaguchi S, Endo K, Matsuura T, Sasa T. The most effective exercise for strengthening the supraspinatus muscle: evaluation by magnetic resonance imaging. *Am J Sports Med.* 2002;30(3):374-382.
94. Ballantyne BT, O'Hare SJ, Paschall JL, et al. Electromyograftic activity of selected shoulder muscles in commonly used therapeutic exercises. *Phys Ther.* 1993;73(10):668-682.
95. Bang MD, Deyle GD. Comparison of supervised exercise with and without manual physical therapy for patients with shoulder impingement syndrome. *J Orthop Sports Phys Ther.* 2000;30(3):126-137.
96. Kisner C, Colby L. *Therapeutic Exercise: Foundations and Techniques.* 4th ed. Philadelphia, Pa: FA Davis Co; 2002.
97. Belanger A. *Evidenced-Based Guide to Therapeutic Physical Agents.* 1st ed. Baltimore, Md: Lippinocott Williams & Wilkins; 2002.
98. Snyder-Mackler L, Delitto A, Stralka SW. Strength of the quadriceps femoris muscle and functional recovery after reconstruction of the anterior cruciate ligament. *J Bone Joint Surg.* 1995;77(8):1166-1173.
99. Paulos L, Noyes FR, Grood E, Butler DL. Knee rehabilitation after anterior cruciate ligament reconstruction and repair. *Am J Sports Med.* 1981;9(3):140-149.
100. Arms SW, Pope MH, Johnson RJ, et al. The biomechanics of anterior cruciate rehabilitation and reconstruction. *Am J Sports Med.* 1984;12(1):8-18.
101. Beynnon BD. Anatomy and biomechanics of the knee. In: Garrett WE, Speer KP, Kirkendall DT, eds. *Principles & Practice of Orthopaedic Sports Medicine.* 1st ed. Philadelpha, Pa: Lippincott Williams & Wilkins; 2000:623-643.

102. Henning CE, Lynch MA, Glick JR. An in vivo strain gauge study: study of elongation of the anterior cruciate ligament. *Am J Sports Med.* 1985;13(1):22-26.
103. Yack JH, Collins CE, Whieldon TJ. Comparison of closed and open kinetic chain exercise in the anterior cruciate ligament-deficient knee. *Am J Sports Med.* 1993;21(1):49-54.
104. Palmitier RA, An K, Scoot SG, Chao E. Kinetic chain exercise in knee rehabilitation. *Sports Med.* 1991;11(6):402-413.
105. Voight M, Bell S, Rhoades D. Instrumented testing of anterior tibial translation in open vs closed chain activity. *Phys Ther.* 1991;71(Suppl):S98.
106. Fleming BC, Ohlen G, Renstrom PA, et al. The effects of compressive load and knee joint torque on peak anterior cruciate ligament strains. *Am J Sports Med.* 2003;31(5):701-711.

제 10 장 절단과 관련된 운동 기능, 근 수행력, 관절가동범위, 보행, 이동과 균형의 손상 (패턴 J)

Impaired Motor Function, Muscle Performance, Range of Motion, Gate, Locomotion, and Balance Associated With Amputation (Pattern J)

해부학 ANATOMY

해부학적으로, 잃어버린 몸의 일부는 환자의 기능에 악영향을 주며 관리를 위해 물리치료적인 접근이 필요하다. 상지와 하지 모두, 그리고 모든 절단 수준(level)에서 감각의 손실과 절단된 부위에서의 감각 입력이 있다. 이것은 균형과 다른 지형과 표면에 적응하는 감각입력이 이루어지는 하지 기능에 영향을 준다. 절단은 촉각이라는 중요한 기능을 하는 상지의 활동에 중요한 영향을 준다.

가장 일반적인 하지(LE)의 절단 위치는 발가락부터 엉덩관절(고관절, hip)까지일 것이다. 하지 절단의 대부분은 정강뼈(경골, tibia)과 넙다리뼈(대퇴골, femur) 레벨이다. 레벨은 아래를 포함한다:

- 발가락 절단은 마디뼈(지골, phalanx) 또는 근위 마디뼈의 기저부를 통한 발가락 한 개의 제거이다.
- 완전 선상 절단은 발가락과 발허리뼈(중족골, metatarsal)을 포함한 제거이다.
- 발허리뼈 절단은 모든 발가락과 발허리뼈의 바깥쪽의 제거이다. 이런 절단인 경우 충전제(filler)가 들어있는 신발과 둥근 바닥창(rocker bottom)이 개별적으로 적용되어진다.
- 발목 관절이단술 또는 syme's 절단은 체중부하를 위해 절단부위에 뒤꿈치 피부를 남기는 것이다.
- 정강뼈 절단 또는 무릎아래 절단은 무릎과 발목 사이, 모든 위치의 절단을 포함한다.
- 무릎 관절 이단술은 무릎 관절을 절단한다. 간혹 무릎뼈를 넙다리뼈의 아랫쪽에 덧붙이기도 한다. 외상성 절단이나 악성 종양에 주로 사용되는 이 수준의 절단은 보조기의 조절에 용이한 긴 지렛대를 제공한다.
- 넙다리뼈 절단 또는 무릎 위 절단은 엉덩관절부터 무릎까지의 모든 부위의 절단을 포함한다.
- 엉덩관절 이단술은 넙다리뼈를 완전히 절제하는 것이다.
- 골반 반절제술은 하지 전체와 골반의 일부분을 절제하는 것이다.

상지(UE) 절단 부위의 레벨은 손가락부터 어깨까지이다. 이러한 레벨은 아래를 포함한다:

- 손가락 절단은 (어떤) 손가락 관절의 제거이다.
- 손목 관절 이단술은 손목부위를 절단하는 것이다.
- 노/자뼈(요/척골, radius/ulna) 절단 또는 팔꿉관절(주관절, elbow) 아래 절단은 팔꿈치와 손목 사이의 절단이다.
- 팔꿉관절 이단술은 팔꿈치 부위를 절단하는 것이다.
- 위팔뼈(상완골, humerus) 절단 또는 팔꿉관절 위 절단은 어깨와 팔꿈치 사이의 절단이다.
- 전 어깨 복합체 또는 견갑 흉곽간 절단(four quarter amputation)은 상지 전체와 어깨뼈(견갑골, scapula)과 빗장뼈(쇄골, clavicle)을 포함한 어깨뼈 부위의 절단이며 기능적으로 빈약한 상태이다.

생리학 PHYSIOLOGY

순환장애(circulatory compromise)는 자주 절단과 연관된다. 이러한 패턴에서 혈액순환의 생리학이 중요하다. 이것은 피부와 관련된 패턴 C: 부분적으로 두꺼워진 피부를 포함한 흉터 형성, 심폐와 관련된 패턴 D: 심혈관의 펌프 기능 장애 및 부전과 연관된 에어로빅 능력/지구력 손상에서 자세히 설명했다. 뼈의 생리학은 패턴 A: 예방/골격의 탈 광물질화에 대한 일차적인 위험 감소, 패턴 G: 골절과 관련된 관절의 운동성, 근육 수행력, 가동범위의 손상에서 자세히 설명했다. 뼈의 암으로 기인하는 병적인 골절들 또한 절단의 요인일 것이다.

병태생리학 PATHOPHYSIOLOGY

하지 절단의 3개의 주요한 원인은 말초동맥폐색증(PAOD), 외상, 암이다. 부가적으로 태어날 때 사지의 일부 또는 전부가 없거나 절단이 필요한 기형을 갖고 태어날 수 있다. 상지에서는 외상이 주요한 원인이고 암이 그 다음이다.[1,2]

환상통과 환상감각은 절단의 경험이 있는 개인에게 있어 병태생리학적인 요소들이다.

말초 폐색증 PERIPHERAL OCCLUSIVE DISEASE

하지의 절단의 주요한 원인은 대개 PAOD라는 혈관 질환이다. PAOD의 차이를 언급하기 위한 많은 정의들이 있다. 일부는 문헌에서 동맥경화증(arteriosclerosis)과 아테롬성 동맥경화증(atheroclerosis : ASO)과 같이 교환적으로 사용되어진다. 둘 다 동맥벽의 두꺼워짐, 딱딱해짐과 좁아짐을 의미한다. 일반적으로, 섬유성 플라그가 혈관을 좁히고, 조직의 원위부에 일시적인 허혈을 가져온다. 얕은넙다리동맥(천대퇴동맥, superficial femoral artery)의 원위부는 연루되는 흔한 부위이다. 빈번히 관련되는 다른 부위는 온넙다리동맥(총대퇴동맥, common femoral artery), 오금동맥(슬와동맥, popliteal artery)의 중간 부위와 정강뼈(경골, tibia) 동맥의 시작점을 포함한다. 일부 상황에서 오금동맥 안의 색전이 하지의 혈액순환을 막아서 생긴 조직괴사에 의해 절단을 불러 올 수 있다. 조직 괴사는 조기 진단과 치료에 의해 흔히 예방되어진다. PAOD의 다른 종류가 있지만 병태생리학적 기본은 먼부위(원위) 조직의 허혈을 가져오는 하나 또는 그 이상의 주요한 동맥의 느리고 점진적인 폐색이다. 일반적으로 큰 동맥은 당뇨병이 없는 개인과 관련되지만, 중간이나 작은 동맥들은 당뇨병이 있는 개인과 더욱 관련된다.

PAOD는 50세 이상의 남자와 60세 이상의 여자 5%에서 발생한다. ASO를 가지고 있는 개인의 대략 25% 정도가 결국 재건술을 받고, 그 중 5% 정도가 하나 또는 그 이상의 하지 절단을 받는 것으로 추정된다.[3] PAOD의 발병율과 절단은 ASO와 당뇨병이 연관되었을 때 증가한다. 현재 미국에서는 시행되는 절단의 50% 이상이 당뇨병이라고 설명한다.[4] 당뇨병은 인슐린의 부족과 손상된 포도당 부하와 관련된 계통적인 대사 질환이다. 미국당뇨협회[5]는 13% 흑인, 10% 라틴계 미국인, 15%의 아메리칸 원주민을 포함하여, 전체 인구의 6.2%가 당뇨병이 있는 것으로 추정한다.

당뇨병에는 2가지 타입이 있지만, 타입 2만 절단과 관련이 있다. PAOD는 미세혈관과 거대 혈관 조직 모두에게 영향을 주는 당뇨병과 관련된다. 폭 넓게 퍼지는 혈관 조직은 신증, 신장병의 말기, 시각이 악화되고 실명 가능성이 있는 망막증, 적절한 혈관 신생의 부족으로 인한 낫지 않는 발의 궤양을 자주 가져오는 먼쪽부위(원위부)의 감각 소실과 기능소실 특히 손과 발에 내재된 근육의 신경장애와 같은 다른 합병증을 일으키는 당뇨병의 영향을 받는다.

외과적인 혈관 신생 시도 이후에 나타나는 혈관 질환에 이차적인 절단이 있다. 성공율에 영향을 주는 많은 요소를 고려하여 초기에 채택되는 다수의 혈관신생 수술법들이 있다. 추적 조사로 밝혀진 바에 의하면, 십만 건의 혈관 신생 수술에 대해 20.7건의 절단이 보고되어지는데, 일반적으로 혈관 신생 수술은 당뇨병이 없는 사람이 당뇨병이 있는 사람보다 더 성공적이다. 국립당뇨위원회는 당뇨가 있는 사람의 5~15%가 일생에 한 번 또는 그 이상의 절단이 필요할 것으로 추정한다. 혈관계 질환을 오랫동안 가지고 사는 사람들의 절단의 비율이 시간이 지날수록 약간 올라간다. 미네소타에서 이루어진 연구에서, 저자들은 절단의 비율은 지난 20년 동안 감소하고는 있지만, 총 절단환자 수는 증가하였다고 보고하였다. 그들은 2030년에는 절단 환자의 수가 2배가 될 것으로 예측하였다.[7] 최근의 연구들은 또한 혈관 질환을 갖고 있는 미국의 흑인에서 다른 인종보다 절단 비율이 상당히 높으며 증가하고 있음을 암시한다.[8]

외상 TRAUMA

병태생리학적 관점에서 외상성 절단은 주요한 뼈와 근육, 혈류 공급과 신경 조직의 손실로 끝난다. 그것은 또한 외상에 의한 이차적인 감염, 실혈로 인한 손상된 부위 아래쪽의 조직 재생력의 손실, 또는 실제 팔다리의 절제의 원인이다.

외상으로 인한 절단 비율에 관한 국가적인 통계는 없다. 이외에 전쟁과 관련된 하지의 손실, 교통사고들도 주요한 원인이며 그 뒤에 총상에 의한 손상과 폭발에 의한 다른 종류들이 있다. 농장과 산업 사고들도 상지 절단의 원인이 된다.[1]

암 CANCER

연부조직과 뼈의 악성종양으로 인한 절단의 비율은 발견과 관리의 절차가 발전됨으로 감소하고 있다. 종양이 잘 싸여져 있을 때 절제되어 질 것이다; 하지를 지키려는 절차는 잃어버린 조직을 되돌리는데 사용되기도 하고, 긴 기간의 생존에 있어 절단과 종양 절제 사이에 통계적으로 차이점은 없다.

환상통과 환상감각 PHANTOM PAIN AND PHANTOM SENSATION

절단 후에 70%의 환자가 팔다리 환상통을 경험하고, 50%의 환자가 수술 후 5년이 자나도 환상통을 경험하는 것으로 추정되어진다.[9] 환자들은 잘린 부위에서 타는, 찌르는, 경련이 일어나는, 욱신거리는 통증을 묘사한다. 절단 전의 통증과 환상통이 관련 있다고 여겨지고 있다.[9] 환상통은 일반적으로 무능을 초래하거나, 그것 자체로 성공적인 보조기 사용에 지장을 주거나 하진 않는다. 그렇지만 환상통은 만성적이 될 수 있고, 경우에 따라서 못 쓰게 하거나, 보조기 사용과 정상적인 생활로의 복귀에 영향을 줄 수 있다. 환상통과 다른 환상감각은 없어진 팔다리에서의 감각을 묘사하는 것이다. 팔다리 전체에 있을 수 있지만 팔다리의 일부분에 더 자주 나타난다.

병리역학 PATHOKINESIOLOGY

한쪽 다리 절단 UNILATERAL LOWER EXTREMITY AMPUTATION

절단을 갖고 있는 사람에 대한 유일한 고려사항은 역학과 관련되어있다. 발가락의 절단 또는 완전 선상 절단은 균형과 체중부하로부터 발의 압력을 발생시키는데 영향을 준다. 연루된 지절은 못의 형성 또는 궤양화를 가져오는 압력의 변화에 달려있다. 몇 가지 예에서, 개별적으로 채워 넣어진 신발은 하나 또는 그 이상의 발가락이 절단된 개인에게 유용하다. 발의 일부분 또는 발허리뼈(중족골, metatarsal) 절단은 입각기 말기의 부재를 가져온다. 보철물의 교환은 양다리의 기능을 위해 요구되진 않지만, 신발 삽입물은 최종 입각기를 크게 강화하고 2차적인 합병증의 가능성을 감소시킬 수 있다. 발목 관절 이단술 또는 Syme's 절단은 매우 기능적인 절단 수준이다. Syme's 절단을 한 환자는 다리 길이의 분명한 차이가 있다고 하더라도, 보조기 없이 독립적인 이동이 가능하다. 이동하는 동안 정상적인 발목과 발의 움직임과 유사한 움직임을 보이는 발목관절 부속 장치가 있는 보조기에 의해 기능은 증진 되어진다.

나이와 상관없이 한 쪽 정강뼈(경골, tibia) 절단 환자는 빠르게 기능적 보조기의 사용자가 될 가능성이 있다. 이런 환자들은 보행기가 완전한 하지가 갖는 충분한 강도와 운동성, 체중부하 능력을 제공하기 위해 모여야 한다.

무릎 관절의 유, 무는 기능적으로 주요한 영향을 준다. 무릎 관절 이단술에서 완전한 넙다리관절융기(대퇴 관절구)를 포함해 남아 있는 부분은 몇몇 보조기의 socket의 적용을 위해 필요하지만, 다축 무릎 관절 역학의 발달로 무릎 관절 이단술을 받은 환자도 많은 기능을 수행할 수 있다. 긴 지렛대는 이동을 더 쉽게 하고 에너지의 요구를 적게 한다. 한쪽 넙다리뼈(대퇴골, femur) 절단을 한 노인은 보조기를 이용한 독립에 더 힘들다.

양쪽 다리 절단 BILATERAL LOWER EXTREMITY AMPUTATION

양쪽 하지의 발의 일부분 위 쪽의 절단을 갖는 환자는 보조기 없이는 이동할 수 없을 것이다. 양측성 정강뼈 절단 환자가 보조기를 착용하고 이동할 수 있느냐 하는 것은 복합 이환 상태(co-morbidity)가 있느냐에 달렸다. 높은 위치에서의 절단은 보조기를 이용한 이동에 있어 더 큰 생리학적인 요구가 필요하다. 한 쪽 정강뼈 절단이든, 한 쪽 넙다리뼈 절단이든 또는 양쪽 넙다리뼈 절단이든 보조기를 기능적으로 사용할 수 있으려면, 근력, 균형, 협응력, 동기, 심폐의 상태, 다른 병리적인 문제의 존재 같은 다른 중요한 요소에 달려있다. 대부분의 양쪽 넙다리뼈 절단 환자들은 기능적 보조기의 사용자가 되지 않았다.

새로운 전산화된 보조기 부품들은 이동하는 동안 에너지 수요가 감소시켜 양측성 넙다리 절단 환자의 기능적 능력을 증진시켰다.

골반 반 절제술을 받았던 환자들은 입각기 전체에 안정된 특별한 보조기가 요구된다. 환자들은 골반을 감싸고 하지를 안정시키는 플라스틱 소켓에 앉는다. 골반의 경사와 추진력에 의해 시작되는 보행 패턴은 속도와 보폭의 작은 변동에 따라 느리다. 이런 절단 수준의 많은 환자들은 휠체어를 이용한다.

한쪽 팔 절단
UNILATERAL UPPER EXTREMITY AMPUTATIONS

모든 상지 절단환자들은 손의 민첩성이 감소하고, 양손을 사용하는 기능이 감소하거나 없어 질 수 있다. 보조기들이 아주 정교해지고, 많은 환자들이 일차적으로 한 손을 사용하는 기능을 선호한다 하더라도, 이러한 환자들은 안정화를 위해 몸의 다른 부분을 이용하거나 한 손을 위한 개조된 장치를 사용하여 많은 양 손 기능을 수행한다.

손가락이나 손의 일부분을 잃어버린 환자들의 대부분은 어떠한 보조기도 사용하지 않는다.

손목 관절이단술을 받은 환자들은 잃어버린 손을 대신하기 위한 의수를 갖는 보조기를 이용하거나 안정화를 위해 절단 부위를 이용하는 것처럼 보조기 없이 기능할 수도 있다.

노/자뼈(요/척골) 절단(팔꿉관절 밑 절단)을 받은 많은 환자들은 남아있는 손이 우세한 손일 경우, 그냥 사용하거나 절단 부위를 사용하기 위해 주로 안정화를 위한 보조적인 도구가 요구되기도 한다.

팔꿉관절(주관절, elbow) 이단술을 받은 환자는 절단부위의 길이와 더 좋은 보조기의 착용을 허용하는 남겨진 위팔뼈(상완골, humerus) 관절융기로부터 이익을 얻는다.

위팔뼈 절단 환자는 의수와 기계적 팔꿉관절이 있는 보조기를 사용할 것이다.

어깨이음구조 전체를 제거하거나 견갑 흉곽간 절단 환자는 보통 기능적으로 예후가 좋지 않다.

양쪽 팔 절단
BILATERAL UPPER EXTREMITY AMPUTATIONS

어떤 수준이든 양쪽 상지를 잃어버린 환자는 일상생활동작을 수행하기 위해 보조기에 의존한다. 선천적으로 상지의 손실을 갖고 태어난 어린이들은 그들의 일생 동안 정상적인 발달을 하도록 맞추어진 보조기와 함께 한다.

약리학 PHARMACOLOGY

절단 그 자체를 가지고 있는 환자의 관리를 위해 사용되는 특별한 약은 없다. 하지만, 절단을 갖고 있는 사람은 약물의 사용이 필요한 다양한 상태를 갖고 있다. 혈관계 질환, 당뇨, 심혈관계 상태 같은 질병을 갖고 있는 환자들은 약물을 사용할 것이다. 이러한 약리학적 약품들은 피부와 관련된 패턴 C: 부분적으로 두꺼워진 피부를 포함한 흉터 형성. 심폐와 관련된 패턴 D: 심혈관의 펌프 기능 장애 및 부전과 연관된 에어로빅 능력/지구력 손상에서 자세히 설명했다.

일반적으로 환상감각과 관련된 통증의 조절은 대개 의사 처방 없이 살 수 있는 약물(OTC medication)에 의해 이루어진다. 여러 해 동안 수술 전 진통 점적액과 마취약을 포함한 온갖 종류의 약물이 만성, 악화된 환상통의 치료를 위해 시도되었다. 약간의 환자에게 몇 몇 치료들은 성공적이었지만, 만성적인 환상통을 위한 일관된 성공적인 치료는 없었다.

보조기 PROSTHETIC DEVICES

오늘날 보조기 시장은 절단 부위, 활동 수준, 경제력, 레저 활동과 나이 등을 고려하는 모든 부품을 위한 수많은 옵션으로 인해 아주 복잡하다. 거기에는 아주 작은 어린이를 위해 어울리지 않는 부품도 있다.

보조기는 3가지 중요한 기준을 충족시켜야 한다: 1) 착용하고 벗을 때 편해야 한다. 2) 착용자가 일상생활의 모든 국면을 만나는 것을 가능하게 해야 하므로 기능적이어야 한다. 3) 보기 좋아야 한다. 미용의 중요성은 사람마다 다르다. 절단을 갖고 있는 많은 사람들의 미용보다 기능이며, 보조기의 커버 없이 보조기를 착용하는 것은 젊은 선수 사이에서 아주 빈번하게 일어난다. 유아와 어린이를 위한 부품들은 기능과 안전을 염려해야 한다.

보조기 부품 — 다리
PROSTHETIC COMPONENTS — LOWER EXTREMITY

정강뼈 절단 보조기 (Transtibial prosthesis)

정강뼈(경골, tibia) 절단 보조기는 발, 파이런 또는 연결 쇠막대, 소켓, 보조기를 매다는 장치를 포함한다. 정강뼈절단 소켓은 정강뼈의 위와 절단 부위 주변의 연부조직에 가해지는 안정화 힘으로 무릎 힘줄의 체중부하를 할 수 있도록 디자인 되어 진다.

점점 소켓 디자인은 정강뼈의 끝 또는 민감한 부위, 종아리뼈머리(비골두, fibular head)의 주변을 싸고 있는 종아리신경(비골신경, fibular nerve)과 같은 뼈의 돌출부를 피하면서 절단 부위의 모든 표면이 체중지지를 하도록 제작된다. 대부분의 정강뼈 절단 소켓은 절단 부위와 소켓 사이의 경계면에 젤을 안감으로 한 가볍고 딱딱한 플라스틱으로 만들어진다. 정강뼈 절단 소켓은 supracondylar cuff, 진공, shuttle lock system, 또는 넙다리의 끝부분까지 당겨 올리는 네오플렌 소매에 의해 고정된다. 이러한 모든 방법들에는 변종들이 있다.

발은 파이런이라 부르는 가벼운 알루미늄 관에 의해 소켓의 끝에 연결되어진다. 파이런은 특히 스포츠에 참여할 예정이거나, 다른 힘든 활동을 하는 환자의 telescoping shock의 흡수를 위해 사용되어진다. 달리기, 뜀뛰기와 다른 활동에 의한 스트레스로부터 절단 부위를 보호하는 것이 목적이다.

대부분의 의족은 어느 정도의 에너지 반응을 전달한다. 다른 것들이 최대의 에너지 순환(<60%)을 위해 제작되는 동안 어떤 것은 오직 최소의 에너지 순환(>20%)을 전달한다.[12] 의족은 또한 단축(우선 앞/뒤 움직임을 대신하는) 또는 다축(안/바깥쪽, 앞/뒤 움직임을 대신하는)을 가진다. 발의 움직임들은 당연히 반응이 좋아야 한다.

기술과 재료의 발달, 그리고 유압식 부가물은 체중지지 사이클 동안 점점 더 부드러운 이행을 제공한다.

넙다리 절단 보조기 (Transfemoral prosthesis)

넙다리 절단 보조기는 위의 모든 요소들과 더해서 무릎 메커니즘이 포함된다. 현재 넙다리 절단 소켓에는 3가지 다른 디자인이 있다. 사변형 소켓은 오랫동안 착용되었고 최신 디자인 과학 기술에 변화를 원치 않는 환자들에게 첫째로 사용되어진 전통적인 디자인이다. 환자는 말 그대로 소켓의 뒤쪽 벽 위에 "앉아서" 궁둥뼈가지(좌골 결절)를 통한 대부분의 체중지지를 한다. 사변형 소켓은 전/후 치수보다 더 큰 내/외 치수를 갖는다.

궁둥뼈(좌골) 억제(IC) 소켓은 다른 디자인을 반영한다. 이것은 얼마간의 체중부하를 소켓안에 담겨진 궁둥뼈 결절로 하고, 소켓 전부에 닿은 연부조직으로 얼마간의 체중부하를 함으로 정강뼈 절단 소켓과 가깝다. 그것은 넙다리뼈(대퇴골, femur)에 대항한 조절 압력을 줌으로써 입각기에서 호전된 안정성을 제공하기 위해 좁은 내/외 치수를 갖는다.

세번째 디자인은 일반적으로 Hanger Comfort Flex Socket이라 불리는 IC 소켓의 다른 모양이다. 많은 IC 소켓은 흔히 탄소 흑연으로 제작된 단단한 틀안에 채워진 유연한 플라스틱 소재로 만들어 진다. 새로운 절단을 가진 대부분의 환자들은 IC 소켓 디자인이 착용된다. Hanger Comfort Flex Socket는 더 활동적인 환자들을 위해 가장 적당하다.

정강뼈 절단 보조기와 마찬가지로, 넙다리뼈 절단 체계도 진공, Silesian band라 불리는 골반 주변의 가죽끈 또는 엉덩관절(고관절, hip) 주변에 착용되는 네오프렌 탄력 밴드에 의해 현수 되어진다.

시장에는 많은 수의 보조기 무릎 기계장치가 있다. 무릎들은 단축 또는 다축; 마찰 메커니즘, 정렬과 환자 제어를 통한 일차적인 기능; 유압 또는 공기압 메커니즘의 결합; 또는 컴퓨터 구동형일 것이다. 무릎 메커니즘은 사람들의 보행 속도에 관하여 정강이의 진행 속도가 변경되는 유각기 제어를 제공할 것이다. 무릎 메커니즘을 착용하고 각 무릎의 속도 변화에 대한 반응은 차이가 있다. 일반적으로, 유압식 무릎 메커니즘은 마찰 메커니즘보다 반응이 좋을 것이고, 컴퓨터 구동형은 가장 반응이 좋을 것이다.무릎 메커니즘은 또한 입각기 조절을 제공할 것이다. 무릎 메커니즘은 또한 초기 접촉시 무릎에 완전히 펴지지 않는다면, 체중 부하에서 무릎 굽힘의 비율 감소로 입각기 조절을 제공한다. 약간의 유압식과 컴퓨터 구동형 무릎들은 입각기와 유각기 조절 모두를 제공한다. 입각기 조절은 발 앞에 발을 내딛는 강한 보행 패턴을 갖지 못하거나 보행 속도를 잘 변화시키지 못하는 환자들을 위해 최선이다. 더 활동적인 환자들은 유각기와 입각기 조절 무릎 메커니즘이 있는 기능 우선이다.

발은 앞서 설명되었으며, 어떠한 LE 보조기와 함께 사용될 것이다.

보조기 부품 — 팔
PROSTHETIC COMPONENTS—UPPER EXTREMITY

상지 절단을 가진 환자의 보조기 재활은 물리치료사들에게 전문가 훈련 후 전문화 될 것을 요구한다. 조기 착용은 바람직하고 절개부가 아물자마자 가능하다.

부품들 (Componets)

UE 보조기의 가능한 부품들의 많은 다양성이 존재한다. 사람 손의 복합적인 능력들을 위한 대신할 수 있는 보조기 부품이 없고, 공급되는 감각 입력을 알 수 있는 보조기 부품이 없다고 할 지라도, 장치들은 양 손 기능을 필요로 하는 환자들을 위해 아주 기능적이 될 수 있는 근 전기적으로 작동한다. 피부 도자들이 기능하는 근육들 위에 접촉하는 소켓 안에 박혀진다. 환자가 근육을 수축할 때, 손인 경우 전기적 신호가 말단 장치의 개폐하라는 신호를 보낸다. 그것은 이 장에 존재하고 논의하는 많은 요소들의 범위를 넘기 때문에 독자는 다른 출처로 보내진다.[13-15]

UE 보조기는 소켓, 현수방법, 만약 위팔뼈(상완골, humerus) 절단이라면 팔꿈치 장치, 손목 장치, 하나 또는 이상의 말단장치로 구성된다. 말단 장치는 갈고리나 의수가 될 것이다. 환자가 요구하는 활동이나 손으로 잡는 요구사항들에 의해 갈고리의 변화는 크다. 갈고리는 손 보다 오래가고 기능적이다; 손은 보다 미용적이다. 보조기사는 부품 선택에 적극적으로 참여해야 한다. 또한 높은 수준의 절단이나 양쪽 절단이 있는 환자를 포함해서 특별한 요구사항이 있는 사람들을 돕기 위한 전문화된 부품들이 많이 있다.

UE 보조기들은 어깨 근육들을 이용한 신체 동력 또는 선택된 절단부위 근육의 수축으로 인해 소켓 안에 박힌 근전기에 의한 조절로 작동한다. 근 전기적 착용을 기대한다면, 프로그램은 기능적인 활동들과 전기적 부위의 전위 근육 조직의 발달에 초점을 맞춘다.

훈련 (Training)

UE 보조기를 사용하는 환자의 훈련은 전문적인 활동이며, 특히 근전기적 장치를 사용하는 환자의 전문적 훈련이 완전해 지기 위해 물리치료사가 UE 보조기 재활에 참여한다. 근 전기적 보조기의 사용을 위한 근육의 선택과 훈련은 근 전기적 장치의 기능 이해가 요구되나 그것은 이 장의 범위를 넘어선다. 일반적으로, 환자는 처음 보조기의 기초 작동 기술을 발전시킨다. 위팔뼈 절단이라면, 말단 장치의 작동과 공시적인 팔꿈치의 잠김 또는 풀림이 포함된다. 말단 장치의 작동 범위는 또한 그것이 수의적인 열림인지 수의적인 닫힘인지 교육되어져야만 한다. 수의적인 열림 장치는 말단 장치가 물건을 잡고 있을 때 절단부위의 근육 수축이 필요하지 않을 때 우선된다. 다음에 한자는 집어 올리기, 다양한 크기와 밀도의 물건을 옮기는 것을 통해 잡는 힘의 조절을 배운다. 마지막으로, 환자에게 세부적인 직장과 여가 활동들의 양쪽 활동들로 적절하게 통합된다.

보조기적 점검 PROSTHETIC CHECK OUT

보조기의 운동성 훈련의 개시 전 보조기는 착용을 위해 평가해야 한다. 점검에는 특별한 부품들에 따른 약간의 확장된 변화들이 있다. 이 초기 훈련기간 동안, 보조기사와 물리치료사의 밀접한 의사소통이 필요하다. 보조기적 문제점들이 확인되었다면, 보조기사는 즉시 알리고 이후의 치료는 절단부위의 가능한 손상을 피하기 위해 문제점들이 교정 되어 질 때 까지 늦춰진다. 오늘 날, 대부분의 보조기 소켓들은 절단 부위의 컴퓨터로 만든 복제품으로부터 제작되어 진다. 실제 소켓 제작 문제점들은 드물다. 더 많은 총체적인 보조기 착용 문제들이 환자가 체중이 늘었거나, 측정이 얻어진 시간과 소켓이 배달된 시간 사이에 절단부위의 부종 관리를 위한 적절한 싸기를 하지 않아서 생긴다. 점검하는 동안과 보조기 재활 중 어떤 시기에 환자는 통증을 호소할 수 있다. 절단 부위 통증과 보조기 자체로 기인하는 통증은 조심스러운 평가와 인터뷰를 통해 환상지 통증과 구별하여야 한다. 절단부위 통증은 잘못된 보조기 착용, 신경종의 발달 또는 심한 운동으로 인한 과사용 또는 움직임의 변화에 따른 스트레스의 결과일 수 있다.

환자가 보조기를 착용하였을 때만 아프거나, 절단 부위의 특정한 부위를 지적할 수 있다면, 보조기 착용 문제 또는 신경종이 고려되어야 한다. 대부분 신경통인 신경종 통증은 절단 부위에서 올라가는 저린 감각이다. 그것은 종종 지정된 부위 위로 손가락으로 두드림에 의해 복제된다. 때때로 신경종은 환자가 배운 부드러운 마사지에 의해 연부 조직 속으로 물러날 수 있다. 때때로 보조기가 벗겨질 수 있다. 심한 신경종 통증은 미래의 치료를 위해 의사에게 돌려 보내는 것이 요구될 수 있다. 보조기적 문제는 적응을 위해 보조기사에게 돌려 보내는 것이 필요하다. 통증이 일반적이고, 특이하지 않고, 보조기를 착용하거나 착용하지 않거나 발생한다면, 환상지 통증이 고려되어야 한다. 게다가, 소켓의 적당한 맞춤과 좋은 피부 내성이 UE 보조기를 착용한 환자의 보조기 점검에 포함되어야 한다. 적절한 미용적 디자인과 보조기 부품의 기능에 대한 초기 평가가 보조기 적용 전에 시행되어져야 한다. ADL과 보조기를 이용한 다른 기능적인 활동 수행이 UE 보조기 점검 동안 평가되어야 한다.

재활 프로그램 REHABILITATION PROGRAM

UE와 LE 절단에 따른 환자의 재활은 대개 3개의 다른 단계로 이루어진다. 이상적으로, 환자는 절단 후 즉시 물리치료로 보내진다; 수술 후 단계인 1단계는 환자가 병원에 있는 동안 시작된다. 합병증이 없으면, 환자는 수술로 인해 며칠 동안만 병원에 있게 되고, 초기 수술 후 프로그램은 퇴원 계획, 배액을 강화하는 기능적인 활동들, 절단 부위의 구축 예방과 절단 부위의 적절한 관리 교육에 맞춰진다. 2단계는 급성기 관리 병원으로부터의 퇴원과 보조기를 착용할지 안 할지를 결정하는 사이의 시간이다. 이 시기는 절단의 원인, 관련 병적상태의 존재, 재활 시설의 유용성, 또는 절단 환자를 위한 지역 진료소, 외과의사의 선호도에 따라 기간이 변화한다. 이 시기 동안 목표들은 근력, 지구력, 기능적 능력들의 증가, 보조기를 위한 절단부위 준비이다. 환자들은 가능한 빨리 수술 후 10에서 12주에 보조기가 맞추어 지거나, 합병증으로 인해 몇 달간 맞춤이 늦춰질 수 있다. 절단과 보조기 맞춤 사이의 기간은 결과에 영향을 줄 것이다. 몇 달간 환자가 병원에서 퇴원 후 지속적인 수술 후 관리를 요구 받지 않았거나, 보조기 평가와 맞춤을 요구 받지 않았다면, 그들은 약해지고 관절 구축들이 발생할 것이다. LE 절단 환자들은 휠체어 생활이 습관이 될 것이다.

이상 없는 다리를 이용해 이동하는데 제한이 있는 LE 절단을 받은 노인 환자들은 특히, 나쁜 후속 점검과 늦은 보조기 착용으로 인한 합병증의 영향을 받기 쉽다. 이것은 물리치료사가 입원기간 초기에 퇴원계획을 제한하는데 중요하다. 모든 LE 절단 환자들이 보조기 착용을 위한 후보자는 아니다. 높은 수준의 절단, 제한되고 이동력과 절단 전 일반적인 운동성 결여, 심혈관/폐 질환 같은 동반 질환 상태들의 존재는 보조기에 대한 결정이 일어나지 않게 할 것이다. Amputee Mobility Predictor[16]는 균형과 운동 능력에 대한 정보를 제공하는 간단한 입증된 도구이고, 성공적인 보조기 재활에 대한 가능성이 관심사일 때 의사결정을 하는데 도움이 되는 도구이다.

3단계는 보조기 착용과 재활 단계이다. 절단 환자와 일하는 진료 팀은 의사, 물리치료사, 보조기사와 작업치료사로 구성된다. 각 단계에서 환자의 상태를 평가하고 목표를 설립하고 치료를 권고한다.[10] 환자의 상태는 치유가 일어나는지 감독되어진다. 진료소가 쉽게 가능하지 않다면, 환자는 실현 가능하자 마자 보조기사에게 보내지는 것이 중요하다. 어떤 지연은 절단 부위의 약화와 성공적인 결과를 누그러뜨리는 일반적인 상태의 저하와 같은 합병증의 원인이 된다.[10] 이 단계 동안, 환자의 보조기 가능성을 최고로 끌어올리기 위해 납세자 위원회들(payer communities)과의 조절과 작업에 대한 이해가 또한 중요하다.

사례 연구 #1:

무릎 아래 절단
Below-knee amputation

Natalie Hooper 부인은 어제 당뇨성 괴저로 인해 왼쪽 정강뼈 절단(뼈길이 14인치)을 받은 63세의 여성이다.

1단계: 입원기
Phase 1: In-Hospital Phase

물리치료사 검진: *1단계*
Physical therapist examination: Phase 1

병력: 1, 2, 3단계 HISTORY: PHASE 1, 2, AND 3

- 일반적인 인적사항: Hooper 부인은 남부 소도시에 살고 있는 63세의 흑인 미국 여성이다. Hooper 부인은 왼손

잡이이다.

- 사회적 병력: Hooper 부인은 고등학교 선생님과 결혼해서 2명의 성장한 자식과 2살 짜리 손녀가 있다.
- 고용/일: 그녀의 발바닥 궤양의 진행으로 양 발로 서있을 수가 없게 된 3개월 전까지 큰 체인 백화점의 판매원으로 일했다. 그녀는 무급 병가지만 매장의 건강 계획에서 지속적으로 관리되고 있다.
- 생활 환경: Hooper 부부는 오른쪽에 난간이 있는 4개의 낮은 계단이 있는 자가에서 산다.
- 일반적인 건강 상태
  - 일반적인 건강 인식: Hooper 부인은 그녀의 건강이 좋다고 말한다.
  - 신체적 기능: 현재의 문제가 발병하기 전에 Hooper 부인은 모든 기능적인 활동과,일, 집을 관리하는 것을 독립적으로 수행했다. 이 일이 있기 전 그녀는 활동적인 사람이었다.
  - 심리적 기능: Hooper 부인은 절단 전에 알려진 정신적인 문제는 없었다. 지금은 절단을 수용하였지만, 나중에 보조기를 사용하는 것에 대해 염려하고 있다. 그녀는 또한 다른 다리를 잃는 것과 이전의 생활로 돌아갈 수 있는가에 대해 염려하고 있다.
  - 역할 기능: 판매원, 부인, 어머니, 할머니
  - 사회적 기능: 그녀는 교회 활동을 한다.
- 사회/건강 습관: Hooper 부인은 담배를 피지 않고 사교적인 행사에 와인을 마신다.
- 가족력: 그녀의 어머니는 당뇨병이 있었고 CAD로 죽었다. 그녀의 아버지는 OA와 말초혈관 질환이 있다.
- 의학/외과적 병력: 약 15년 전 성인기 발증형 당뇨병으로 진단받았다. 당뇨병은 식이요법과 경구투여 약물로 조절하였다. Hooper 부인은 또한 고혈압을 약물로 조절하였고, 당뇨의 결과로 ASO가 있었다. 수년 전부터 양 발에 보호감각을 잃어버렸다. 발의 관리와 신발 삽입물로 인해 아문 몇 개의 조그만 궤양이 오른발에 있었다. 그녀의 오른발의 혈액순환을 증가시키기 위한 시도로 6개월 전 넙다리 오금 두름길 수술(femoral-popliteal bypass)을 받았다. 약 3개월 전에 오른발의 발바닥에 궤양이 시작되었다. 그것은 체중부하를 줄이고 신발을 벗고 습건 드레싱, 항생제로 치료되었지만, 궤양은 치유되지 않았다. 3주전에 선상 절단이 시행되었지만, 치유되지 않았고 발바닥 궤양으로 부터 생긴 당뇨성 괴저로 인해 어제 정강뼈(경골, tibia) 절단이 시행되었다.
- 이전 입원: 그녀는 그녀의 아이들을 낳거나 넙다리 오금 두름길 수술과 선상 절단을 하기 위해 입원했었다.
- 이전에 있던 의학적 문제나 기타 건강관련질환: Hooper 부인은 당뇨병과 ASO 고혈압이 있었다.
- 현재 상태/주호소: Hooper 부인은 절개부위에 통증을 느끼며, NPS는 약을 투여하면 3/10, 약을 투여하지 않으면 6/10 이었다.
- 기능적인 상태와 활동 수준: 검사와 측정으로 결정되어질 것이다.
- 약물: Orinase와 Darvocet(q 4 hrs prn)과 Capoten을 복용하고 있다.
- 다른 임상적 검사: 그녀는 대부분 최근의 혈당이 98이었다. Doppler 검사 도중 비정상적인 동맥음이 들렸다. 왼쪽의 ankle brachial index가 0.65로 감소되었다.

신체계통 조명: 1단계 SYSTEMS REVIEW: PHASE 1

- 심혈관/폐
  - 혈압(BP): 128/78 mmHg
  - 부종: 절단부위에서는 지금 평가할 수 없다. 약간의 부종이 왼쪽 발목에 있다.
  - 심박수(HR): 66 bpm
  - 호흡수(RR): 15 bpm
- 피부계: (주의: 병원에서 초기 절단기에는 물리치료사가 절단면의 봉합부위를 볼 기회가 없을 것이다. 드레싱은 부드러운 가제로 덮고 탄력성의 wrap으로 가제 위로 허벅지 중간까지 감싼다)
  - 흉터형성 상태:
    - 환자는 수술보고서에 따르면, 긴 뒤쪽 피부를 앞쪽으로 닫는 방법으로 봉합받았다.
    - 이런 봉합 타입은 후방의 조직에 혈액 공급을 받는데 보다 유리하다.
    - 절단부위 끝의 앞쪽에 생긴 흉터는 때때로 보조기 안에서 압력에 의한 문제를 가져올 수 있다.
  - 피부색: WNL
  - 피부 상태: 간호 노트에 의하면
    - 배액은 수술부위의 최소 배액법으로 적절하게 하였다(배액은 대게 수술 후 24~48시간 후에 제거

된다).
- 감염의 징후는 없다.
- 건강한 왼쪽 하지의 피부는 건조하지만 만지면 따뜻하다.

♦ 근육뼈대계
- 전체적인 관절가동범위:
  - LLE: WFL
  - 오른쪽 엉덩관절(고관절, hip) 폄: 제한됨
- 전체적인 근력:
  - 양 상지와 LLE: WFL
  - 오른쪽 엉덩관절의 전체적인 강도: 최소한 3/5 범위에 있음.
- 전체적인 대칭성: 왼쪽으로 치우침
- 키: 5' 4" (1.62 m)
- 몸무게: 162 lbs(73.48 kg)

♦ 신경근육계
- 균형
  - 정적인 앉은자세는 독립적이다.
  - 동적인 앉은 자세는 밀접한 감독이 요구된다.
- 보행, 이동 그리고 변화:
  - 침상 운동: 침상에서 절단부를 움직이는데 불안하여 최소의 도움이 요구된다.
  - 침대에서 의자로 옮기기: 한 사람의 최소의 도움으로 옮길 수 있다.
  - Walker를 이용하여 침대 주변에 서기: 부축한 상태로 피곤해 질 때까지 몇 초간 서있을 수 있다.

♦ 의사소통, 감정, 인지, 언어, 학습 유형
- 의사소통과 감정: WNL
- 인지 명확하게 그녀의 상태를 인지하고 있다.
- 학습 유형: 시각을 통해 배우는 사람.

검사와 측정: 1단계 TESTS AND MEASURES: PHASE 1

♦ 유산소 능력/지구력
- 일당 에너지 소모가 증가함에 따는 빈약한(poor) 호기능력

♦ 인체측정학적 특징
- BMI = 27.8 〔질병관리와 예방센터(center of disease control and prevention)의 기준[17] 의하면 과체중으로 여겨진다.〕
- 부종: 드레싱을 교체하는 동안 절개부 주변 절단부위의 끝에서 관찰되었고, 가벼운 부종이 왼쪽 발목에 있다.

♦ 각성, 집중, 그리고 인식
- 지남력(oriented)×3
- Hooper 부인은 나으려는 의지가 있다.

♦ 보조장비 및 적용장비:
- Hooper 부인은 이동을 돕기 위해 standard walker를 사용한다.
- Hooper 부인은 피곤하거나 먼 거리를 갈 때 휠체어를 사용한다.

♦ 순환
- 왼쪽 오금(슬와) 맥박: 3+
- 왼쪽 정강뼈(경골, tibia) 맥박: 3+
- LLE의 온도: 만졌을 때 따뜻함

♦ 뇌신경과 말초신경의 통합성
- 말초신경 이상 없음
- LLE의 원위부에 약한 감각 신경장애
- 왼쪽 발바닥에 보호 감각 소실

♦ 환경, 집과 작업의 장벽
- Hooper 부인은 자가에서 남편과 함께 산다.
- 집에는 오른쪽에 난간이 있는 4개의 낮은 계단이 있다.
- 그녀가 일했던 백화점은 불리한 점이 있다.

♦ 인체 공학과 신체 기전
- 이번에 검사하지 못했다.

♦ 보행, 이동 그리고 균형
- 부축한 상태로 워커를 이용하여 침대 주변에 10초 정도 서 있는다.

♦ 피부계의 통합성
- 쓸리거나 압박을 받은 징후는 없다.
- 반짝이는 피부, 부종, 두껍고 변색된 발톱을 포함한 영양상태의 변화가 왼발에 있다.

♦ 관절 상태와 가동성
- 환자는 왼 발에 당뇨성 신경장애로 인해 약간의 경직을 나타낸다.
- 다른 관절들: WNL

♦ 운동 기능
- 협응된 방법으로 기능적인 움직임들을 수행한다.

♦ 근 수행력

- 그녀의 상지와 왼쪽 하지는 근력과 관련된 MMT에서 WFL(with in functional limit: 기능적 범위안에 든다)
- 그녀의 RLE는 지금 검사되지 않았지만, 외과적 절제와 통증으로 인해 근력이 감소되었으리라 예상된다.

♦ 교정, 보호, 그리고 지지 장비
- 허벅지 중간에 적절한 elastic wrap과 함께 부드러운 드레싱

♦ 통증
- NPS(0=통증 없음 10=심각한 통증)로 약을 투여하면 3/10, 약을 투여하지 않으면 6/10이었다.

♦ 자세
- 앉은 자세에서 앞으로 내민 머리와 흉추의 후만이 보인다.
- 서는 도중 몸통(체간)이 오른쪽으로 기울어지는 것이 보인다.

♦ 보조기 필요조건
- 정강뼈(경골, tibia) 절단 의지는 적당한 발목관절 부속장치, shank, 소켓과 현수장치가 요구될 것이다.

♦ 관절가동범위
- 관절각도계 측정
  - 모든 상지 관절들: WNL
  - 모든 LLE: 발등굽힘(배굴)(=0~5°)을 제외하고 WNL
  - 오른쪽 엉덩관절(고관절, hip) 굽힘 = 뻣뻣함을 보이면서 10~120°
  - 오른쪽 엉덩관절 폄 = -10°
  - 오른쪽 무릎관절(슬관절, knee) 굽힘 = 뻣뻣함을 보이면서 5~105°

♦ 자가치료와 가정 관리
- 침상 활동에 최소의 도움이 필요하다.
- 상지는 몸단장과 옷을 입는데 독립적이다.
- 하지는 몸단장과 옷을 입는데 도움이 필요하다.

♦ 환기와 호흡/가스 교환
- 그녀는 강한 마른 기침을 한다.
- 환자는 자극적 폐활량계를 사용한다.
- 청진을 하는 동안 비정상적인 기관지 음은 없었다.

♦ 직장, 지역사회 그리고 여가 통합 또는 재통합
- 현재 직장을 떠나 쉬고 있다.
- 매우 헌신적인 가족과 친구들

평가: 1단계 EVALUATION: PHASE 1

그녀의 병력은 앞서 63세의 미국 흑인 여성 판매원이고, 비흡연자이며, 비만이라고 소개되었다. 그녀는 고혈압과 ASO, 성인기 발증형 당뇨병을 가지고 있다. 그녀는 막 오른쪽 다리의 정강뼈 절단을 받았다. Hooper 부인은 최근의 문제들이 발생하기에 앞서 정신이 명료하고 활동적이었다. 그녀의 궁극적인 보조기 재활에 대한 잠재력은 우수하게 나타난다. 이것은 치료를 계속하기 위한 계획과 수술 후 재활이 되도록 빨리 시작되는데 매우 중요하다. 그리하여 환자는 입원환자에서 재택 건강관리나 외래 물리치료로 매끄럽게 전환된다.

진단: 1단계 DIAGNOSIS: PHASE 1

Hooper 부인은 당뇨병과 ASO를 가지고 있고 오른쪽 하지의 정강뼈 절단을 받은 환자이다. 그녀는 절단 부위에 통증이 있다. 유산소 능력/지구력; 인체측정학적 특징들; 순환; 말초신경의 통합성; 보행, 이동 그리고 균형; 피부의 통합성; 관절 상태와 가동성; 근 수행력; 자세; 관절가동범위에 손상을 입었다. 그녀는 자가치료와 가정 관리와 직장, 지역사회와 여가, 일과 여러 활동에 대해 기능적으로 제한된다. 그녀는 보조적이고, 부착되며, 보호적이고 지지하는 보조적인 장치와 장비가 필요하다. 이 조사결과들은 패턴 J: 절단과 관련된 운동기능, 근 수행력, 관절 가동범위, 보행, 이동과 균형의 손상의 배치와 일치한다. 이러한 장애, 기능제한과 장치와 장비의 필요성은 예후와 치료계획의 결정에 의해 정해질 것이다.

예후와 치료계획: 1단계 PROGNOSIS AND PLAN OF CARE: PHASE 1

치료과정 동안, 상호간의 수집된 결과들을 다음과 같이 결정하였다.

♦ 자가관리와 관련된 행동들, 신체적 활동과 과제의 수행능력은 호전된다.

♦ 관리는 환자와 가족, 다른 전문가들과 함께 협력된다.

- ♦ 환자는 관리 행위의 처음부터 끝까지 관리되어져야 한다.
- ♦ 서서 돌려 옮기기(stand pivot transfer)에 대한 의존도의 감소
- ♦ 역동적인 앉은자세 균형의 증진
- ♦ 부종의 감소
- ♦ 피부 상태의 호전
- ♦ 건강습관을 촉진하는 행위의 지식 습득
- ♦ 근력의 강화
- ♦ 통증의 감소
- ♦ 배치할 물건들의 결정
- ♦ 위험 요소의 감소
- ♦ 이차적 손상의 위험 감소
- ♦ 관절가동범위의 증가
- ♦ 기립 균형의 호전
- ♦ 기립 내구력의 증가
- ♦ 스트레스의 감소

이러한 결과들에 요약하면, 이런 환자들을 위한 적절한 중재가 결정되어진다. 중재에는 협응, 의사소통 그리고 기록; 환자/고객 관련 교육; 치료적 운동; 자가치료와 가정 관리에서의 기능적인 훈련; 기도 청결 기술을 포함할 것이다.

진단과 예후에 기초해서, Hooper 부인은 5일 이상의 입원 기간 동안 2번에서 8번의 방문이 요구되리라고 예측된다. 이 예에서 물리치료사는 Hooper 부인이 다양한 기관이 침범되었으며, 지구력이 제한되어 있음을 고려해야 한다. 병원에 있는 동안, Hooper 부인은 하루 2번 볼 것이다. 퇴원 하면 그녀는 재택 건강이나 재활 기관에 가는 것을 요구받을 것이다. 퇴원 후에 지속적인 치료가 요구되며, 물리치료사는 적절하게 타 기관에 확실히 요청할 책임을 진다.

중재: 1단계 INTERVENTIONS: PHASE 1

선택된 중재에 대한 근거 RATIONAL FOR SELECTED INTERVENTION

치료적 운동 (Therapeutic exercise)

초기 중재들은 병원에서 퇴원하는 환자의 준비를 위해 적용되어진다. 독립적인 운동성, 절단지와 다른 팔다리(사지)의 관리와 재택 운동 프로그램들이 중요하다. 치료적 운동은 절단부위에 최종 보조기 사용을 준비할 목적으로 구축 감소 또는 구축 예방을 위해 적용되어진다. 자세조절과 능동 운동은 절단에 따른 절단지의 관절 ROM과 근육 유연성을 유지하지 위해 사용되곤 한다.[1,18] 엎드리거나 바로 누운 자세들도 엉덩관절(고관절)과 무릎관절(슬관절)의 구축을 방지하기 위해 요구되어진다. 기능적 훈련도 수술 후 잦은 자세 변경을 증진하기 위한 침상 활동을 포함해야 한다. 나쁜 침상 활동은 지속적이고 변화 없는 압박으로 인한 욕창의 발달을 가져오는 주요한 위험 요소이다.[19] 이동훈련(transfer training)과 앉은 자세 균형운동은 증가된 기능적 독립성을 증진하기 위한 환자의 내성에 따라 진행되어진다. 수술 후 스트레스가 있는 동안 시작된 운동들은 절개부위와 그 밑의 조직을 피한다. 치료적 운동은 근 위축과 몸 컨디션 저하의 예방을 도울 것이다. UEs, LLE와 몸통(체간)의 강화 운동들은 옮기기, 서기와 이동 활동들을 증진하는데 기여한다. 견갑대 내림근(하강근)과 팔꿈치 폄근(신전근)의 힘은 옮기기와 이동 활동을 위해 중요하다.[20]

기도 청결 기술 (Airway clearance techniques)

물리치료의 기도 청결 테크닉들은 환자가 과도한 폐의 분비물들을 시사하는 비정상적인 호흡의 증거가 있는 경우 사용 되어져야 한다. 과도한 폐의 분비물들의 정리는 두드리기, 진동과 깊은 호흡 운동들에 의해 도움이 된다.[21]

다른 기술 (Other techniques)

만성 환상통의 치료는 절단전 진통제 방울(drop) 주입, TENS, 국소 신경차단, 경막 외 주사, 마취제, biofeedback과 심지어 최면술까지 포함한다. 약간의 예에서 몇몇 치료들에 의한 일시적인 성공이 보고되고 있으나, 만성 환상통에 대해 일치하는 성공적인 접근은 없다.[22-24]

협응, 의사소통 그리고 기록 COORDINATION, COMMUNICATION, AND DOCUMENTATION

의사 소통은 후퍼 부인과 이루어 질 것이다. 그녀의 현재 상태, 장애와 기능적 제한점들에 관한 교육이 논의될 것이다. 치료 계획은 환자와 함께 발전되고 논의될 것이다. 환자 관리의 모든 요소들은 문서로 작성될 것이다. 의사와의 조기 의사소통은 퇴원 후 계획과 외래환자 치료, 재활센터, 재택 건강 중 어느 한쪽으로 소개하기 위해 필요하다. 재활

센터와의 협동이 생길 것이다. 환자와 가족은 최선의 일자리 찾기를 위한 퇴원 계획이 포함되어지는 것이 필요하다. 퇴원 계획은 제공되어질 것이다.

환자/고객 관련 교육 PATIENT/CLIENT-RELATED INSTRUCTION

환자는 침상 운동; 침대에서 오른쪽 엉덩관절과 무릎을 바르게 유지하기와 어떤 의자에 앉았을 때 판자나 베개 위에 무릎을 바르게 유기하기를 포함한 침대와 의자에서 RLE의 적절한 위치잡기; 상처 관리; 적절한 절단부위 싸기; 당뇨성 발 관리를 포함한 LLE의 관리에 대해 교육되어질 것이다. 교육은 적절한 신발류, 신발 신기, 발 관리에 대해 제공될 것이다. 위험 요소들은 체중 관리에 관한 토의를 포함하여 논의될 것이다. 영양 소개가 만들어질 것이다. 환자는 적절한 시기에 시작되는 보조기 재활 프로그램의 필요성에 관해 교육을 받을 것이다.

치료적 운동 THERAPEUTIC EXERCISE

- ♦ 유산소 능력/지구력 상태
  - 이동거리의 증가와 시간의 감소
  - 워커를 이용한 서기 지구력의 증가
- ♦ 균형, 협조성, 그리고 민첩성 훈련
  - 침대 주변에서 워커를 사용하여 LLE로 균형
  - 양손에서 한 손을 이용하여 균형
- ♦ 신체 기전과 자세 안정화
  - 거울을 사용하면, 자세 정렬을 할 때 무게 중심점을 바꿀 수 있다.
  - 오른쪽 엉덩관절(고관절, hip)과 무릎을 중립으로 유지하기
  - 몸통(체간)과 골반의 근육조직의 강화와 지구력 증진을 위한 중심 강화 운동
- ♦ 유연성 운동
  - 신장운동은 워밍업 후에 적용되어 진다. 깊은 호흡과 함께 느리고 지속적으로 적용하며, 30에서 60초까지 유지하도록 늘려나간다.
  - 오른쪽 엉덩관절 굽힘근들의 신장은 토마스 테스트 자세와 옆으로 누운 자세에서 능동적인 엉덩관절 폄을 이용한다.
  - 뒤넙다리근(슬괵근, hamstring)의 신장은 long sitting 자세 또는 바로 누운 자세에서 다리를 곧게 들어 올린다.
  - 왼쪽 발목의 발바닥굽힘근을 신장한다.
- ♦ 보행과 이동 훈련
  - 워커를 이용한 서기 지구력
  - 워커 또는 목발을 이용한 보행 훈련
- ♦ 근력, 힘 그리고 지구력 훈련
  - 오른쪽 엉덩관절의 폄근(신전근), 벌림근(외전근)과 안쪽돌림근(내측 회전근)을 위한 능동적인 훈련
  - 왼쪽으로 옆으로 누운 자세에서 능동적인 엉덩관절 폄
  - 왼쪽 하지의 뒤꿈치 들어올리기
  - 봉합부위의 당김이나 통증없이 부드러운 능동적인 무릎 굽힘(굴곡)과 폄(신전)
  - 볼기근(둔근, gluteus), 넙다리네갈래근(대퇴사두근, quadriceps femoris)과 뒤넙다리근을 위한 등척성 운동
  - LLE와 상지를 위한 가능한 정도의 저항 운동
  - 중심 강화운동

자가치료와 가정 관리에서의 기능적인 훈련 FUNCTIONAL TRAINING IN SELF-CARE AND HOME MANAGEMENT

- ♦ 자가치료
  - 침상 운동
  - 침대 안과 밖에서 안전하게 움직이는 법 배우기
  - 보조기를 이용하여 독립적인 움직임
  - 옷입기와 화장실 활동의 교육
  - 절단부위 피부 관찰
  - 절단부위와 LLE의 피부 관리
  - 적절한 절단부위 드레싱 배우기
- ♦ 손상 예방 또는 감소
  - 자가치료시의 안전 예방책의 인지
  - 워커를 사용하는 동안의 손상 예방
- ♦ 자가치료 시의 안전 인식 훈련

기도 청결 기술 AIRWAY CLEARANCE TECHNIQUES

- ♦ 호흡 전략
  - 능동적인 호흡의 주기(호기 강화 테크닉)
  - 기침 보조/씩씩거리는 테크닉

- 자동 배액
- 빠른 호흡
- Pursed lip breathing

♦ 도수/기계적 기술
- 흉곽 두드리기, 떨기, 흔들기

♦ 자세 조정
- 최대의 호흡과 관류를 위한 자세 조정

예상 목표와 기대 결과
ANTICIPATED GOALS AND EXPECTED OUTCOMES

♦ 병리학/병태생리학에 미치는 영향
- 약물로 2/10과 약물없이 3/10으로 통증이 감소
- 산소 요구량의 호전으로 생리학적 반응의 증가
- 연부조직의 염증, 부종, 제한의 감소
- 조직 관류와 산소 결합 강화
- 환기와 호흡/가스 교환의 호전

♦ 손상에 미치는 영향
- 폐가 깨끗해 지듯 기도 청결의 호전
- 감독자의 대기가 요구되는 역동적인 앉은 자세 균형에서 호전된 균형
- 기침이 없어짐
- 지구력의 증가와 워커를 이용해 30초간 서 있을 수 있다.
- 일 당 에너지 소모의 감소
- 20분의 운동을 견뎌낼 수 있는 운동 능력의 증가
- 부축과 함께 워커를 이용하여 10 피트를 이동할 수 있는 보행과 이동의 호전
- 강도, 힘과 지구력을 포함한 근 수행력의 증가: 상지와 LLE는 WFL; RLE 엉덩관절(고관절, hip) 강도는 3+/5, 무릎 강도는 4-/5
- 자세 인지의 증가
- LLE는 WFL이고 오른쪽 엉덩관절(고관절, hip)과 무릎은 끝 범위에서 제한되는 데까지 ROM의 증가
- 감각 인지의 증가
- 호흡에 드는 힘의 감소

♦ 기능적인 제한에 미치는 영향
- 신체적 활동, 과제, 자가치료와 관련된 여러 활동을 수행하는 능력의 호전
- 자가치료를 재개하는 능력의 호전
- 독립적으로 윗옷을 입고, 바지를 입는데 최소의 도움이 요구될 정도의 ADL에서 기능적 독립의 호전
- 과제를 수행하는데 요구되는 감독 수준의 감소
- 휠체어 운동성에서 독립하는 것과 침대에서 휠체어로 옮길 때 요구되는 부축
- 자가관리의 수행 수준의 호전
- 보조기를 이용한 ADL 수행의 증가

♦ 위험 감소/예방
- 위험 요소들과 이차적인 장애들의 위험의 감소
- 안전성의 증가
- 증상에 대한 자가관리의 호전

♦ 건강, 웰니스, 운동에 미치는 영향
- 건강에 좋은 영양섭취를 증진하는 습관, 신체적 활동과 안녕은 호전된다.
- 신체적 능력의 증가
- 신체적 기능의 호전

♦ 사회 자원에 대한 영향
- 문서작성은 환자 관리와 모든 준비 전반에 물리치료 문서작성의 가이드라인[25]을 통하여 되어질 것이다.

♦ 환자/고객 만족
- 관리는 환자와 가족과 다른 전문가들과 함께 협조된다.
- 증례는 치료 동안 일어나는 일을 통해서 관리된다.
- 재활센터에서 협동과 협조가 필요하다.
- 의사결정은 환자의 건강과의 관련과 환자와 가족에 의한 건강관리 보험의 사용으로 강화한다.
- 둘 이상의 분야에 걸치는 협동은 환자 협의를 통하여 일어난다.
- 환자와 가족의 지식과 진단, 예후, 중재, 예상되는 목표, 기대되는 결과에 대한 인식의 증가
- 부착되는 것들의 필요성이 결정되어 진다.

2단계: 퇴원기
Phase1: Post-Hospital Phase

물리치료사 검진: 2단계
PHYSICAL THERAPIST EXAMINATION: PHASE 2

Hooper 부인은 절단 후 5일째 지속적인 치료와 관리를 위해 지역 재활센터로 보내졌다.

신체계통 조명: 2단계 SYSTEMS REVIEW: PHASE 2

- 심혈관/폐
  - 혈압(BP): 130/76mmHg
    - 부종: 절단부위와 왼쪽 발목에 보여짐
  - 심박수(HR): 70bpm
  - 호흡수(RR): 15bpm
- 피부계
  - 흉터형성 상태: 긴 후방 피부의 앞쪽 봉합
  - 피부색: WNL
  - 피부 상태: 절개부위는 잘 치유 됨, 감염의 외관상의 징후는 없음. 적절한 철사 봉합
- 근육뼈대계
  - 전체적인 관절가동범위
    - 양 상지와 LLE: 왼쪽 발목의 배측 굽힘의 제한을 제외하곤 WFL,
    - 오른쪽 엉덩관절(고관절, hip)과 무릎은 끝 범위에서 제한됨
  - 전체적인 근력
    - 양 상지와 LLE: WFL
    - RLE: 감소됨
  - 전체적인 대칭성: 약간 왼쪽으로 치우침
  - 키: 5' 4" (1.62m)
  - 몸무게:162lbs(73.48kg)
- 신경근육계
  - 균형: 독립적인 정적, 동적 앉은 자세
  - 보행, 이동 그리고 변화:
    - 침상 운동: 독립적
    - 침대에서 휠체어로 옮기기: 독립적인 서서 회전해서 옮기기
    - 워커를 이용하여 침대 주변에서 서기
    - 보행: 워커를 이용하여 이동하기
- 의사소통, 감정, 인지, 언어, 학습 유형
  - 의사소통과 감정: WFL
  - 인지: 그녀의 상태에 대해 명료함
  - 학습 유형: 시각을 통해 배우는 사람

검사와 측정: 2단계 TESTS AND MEASURES: PHASE 2

- 유산소 능력/지구력
  - 일 당 에너지 소모의 증가로 빈약한(poor) 호기 능력
  - 낮은 수준의 작업부하의 반응으로 심혈관계 반응의 증가
  - 기능적인 활동들의 감지할 수 있는 노력의 증가
- 인체측정학적 특징
  - BMI: 27.8(이것은 질병 관리와 예방 센터에 의하면 과체중이라 사료된다)[17]
  - 부종: 절단부위의 둘레의 길이를 측정
  - 절단부위의 모양: 원통모양
- 각성, 집중, 그리고 인식
  - 지남력×3
  - Hooper 부인은 나으려는 의지가 있다.
- 보조장비 및 적용장비:
  - Hooper 부인은 이동을 보조하기 위해 표준 워커를 사용한다.
  - Hooper 부인은 피곤하거나 먼 거리를 이동할 때 휠체어를 이용한다.
- 순환
  - 오른쪽 슬와 맥박=3+
  - 왼쪽 뒤정강뼈(PT) 맥박 = 2+
  - 절단부위의 피부는 정상 상태이다.
  - 온도: 만지면 따뜻하다.
  - 절단부위의 부종과 왼 발목의 약간의 부종
- 뇌신경과 말초신경의 통합성
  - 말초신경은 이상없음
  - 원위 LLE의 가벼운 감각 신경 장애
  - 감촉의 양적 평가를 위한 Semmes-Weinstein monofilaments, 1 g, 10 g, 75 g가 가장 흔한 크기이다.
    - 정상 감각은 1 g를 지각하고, 보호 감각은 10 g를 지각한다.
    - 지각하는데 더 높은 힘(higher force)이 필요한 환자는 궤양의 위험이 있다.[26]
    - Hooper 부인은 1 g은 인식하지 못하지만 10 g은 쉽게 인식한다.
- 환경, 집과 작업의 장벽
  - Hooper 부부는 도시 중심의 자기 집에서 사는 중산층이다.
  - 오른쪽에 난간이 있는 4개의 낮은 계단이 있다.
  - 직장/일

- 3개월 전까지 큰 체인 백화점의 판매사원이었다.
- 백화점은 장애에 영향을 줄 수 있다.

♦ 인체 공학과 신체 기전
- 환자는 안전하고 능률적인 방법으로 기능적 활동들을 수행할 수 있다.

♦ 보행, 이동 그리고 균형
- 워커를 이용하여 침대 주변에서 30초간 독립적으로 서 있을 수 있다.
- 부축과 함께 10피트를 워커를 이용하여 이동
- 독립적인 정적, 동적 앉은자세 균형

♦ 피부계의 통합성
- 못 또는 압박 부위의 증거는 없다.
- 발에 영양상태의 변화가 남아있다.
- 긴 후방 피부를 앞쪽으로 봉합했다.
- 절개 부위는 잘 치유되고 있다.
- 감염의 징후는 보이지 않는다.
- 적절한 철사 봉합

♦ 관절 상태와 가동성
- 왼쪽 발에 당뇨병성 신경병증으로 약간의 강직을 나타낸다.
- 다른 관절들: WFL

♦ 운동 기능
- 통합된 방법으로 기능적인 행위들을 수행한다.

♦ 근 수행력
- MMT
  - 양 UEs와 LLE: WFL
  - RLE
    - ▸ 엉덩관절(고관절, hip) 굽힘 = 4/5
    - ▸ 엉덩관절 폄 = 3+/5
    - ▸ 엉덩관절 벌림 = 4/5
    - ▸ 엉덩관절 모음 = 4/5
    - ▸ 엉덩관절 안쪽 돌림 = 3+/5
    - ▸ 엉덩관절 가쪽 돌림 = 3+/5
    - ▸ 무릎관절(슬관절, knee) 굽힘 = 3+/5
    - ▸ 무릎관절 폄 = 3+/5

♦ 교정, 보호, 그리고 지지 장비
- 지절은 탄력붕대로 감싸졌다.
- Hooper 부인은 왼발에 삽입물이 있는 심층화를 신는다.

♦ 통증
- NPS(0=통증 없음 10=심각한 통증)로 약을 투여하면 1/10, 약을 투여하지 않으면 3/10 이었다.
- 오른발에 가끔 타는 듯하고 가려운 환상통이 보고된다.

♦ 자세
- 앉은 자세에서 앞으로 내민 머리와 흉추의 후만이 보인다.
- 서는 도중 몸통(체간)이 오른쪽으로 기울어지는 것이 보인다.

♦ 보조기 필요조건
- 정강뼈(경골, tibia) 절단 의지는 적당한 발목관절 부속장치, shank, 소켓과 현수장치가 요구될 것이다.

♦ 관절가동범위
- 관절각도계 측정
  - 모든 상지 관절들: WNL
  - 모든 LLE 관절들: 발등굽힘(=0~5°)을 제외하고 WNL
- 양쪽 엉덩관절 폄 = 0°
- 오른쪽 무릎관절 굽힘 = 3에서130°

♦ 자가치료와 가정 관리
- 워커를 이용한 짧은 거리의 이동은 부축이 요구된다.
- 상체의 치장과 옷 입기는 독립적
- 하체의 치장과 옷 입기는 최소한의 보조가 요구된다.

♦ 환기와 호흡/가스 교환
- WFL

♦ 직장, 지역사회 그리고 여가 통합 또는 재통합
- 현재 휴가 중이다.
- 가족과 친구들의 절대적인 지지

평가: 2단계 EVALUATION: PHASE 2

그녀의 병력은 이전에 그녀가 63세의 미국 흑인 여성 판매원이고, 담배를 피우지 않으며, 과체중이라고 윤곽이 그려졌었다. 그녀는 높은 BP, ASO, 성인기 발증형 당뇨병을 가지고 있다. 그녀는 5일 전 RLE의 정강뼈 절단을 받은 상태이다. 그녀의 의식은 명료하고, 가장 최근 문제의 발병전까지 활동적이었다. 그녀의 보조기 재활에 대한 가능성은 양호하게 보인다. 이것은 지속적인 치료의 계획이나 가능한 빨리 보조기 배치가 시작되어 재활센터에서 보조기를 이용한 직업으로 환자가 원만히 이행하도록 하는데 특히 중요하다.

진단: 2단계 DIAGNOSIS: PHASE 2

Hooper 부인은 그녀의 RLE에 정강뼈(경골, tibia) 절단을 받았고 타는 듯 하고 가려운 환상통 뿐 아니라, 오른쪽 절단부위에 통증을 가지고 있다. 그녀는 유산소 능력/지구력; 인체측정학적 특징; 순환; 말초신경의 통합성; 보행, 이동 그리고 균형; 피부계의 통합성; 관절 상태와 가동성; 근 수행력; 자세; 관절가동범위에 손상을 입었다. 그녀는 자가치료와 가정 관리와 직장, 지역사회와 여가, 일과 여러 활동에 대해 기능적으로 제한된다. Hooper 부인은 발목관절 부속장치와 shank, 소켓과 현수장치를 포함한 정강뼈 절단 보조기가 필요할 것이다. 그녀는 또한 교정, 보호, 그리고 지지 장비와 장비가 필요할 것이다. 이러한 발견점들은 패턴 J: 절단과 관련된 운동기능, 근 수행력, 관절 가동범위, 보행, 이동과 균형의 손상에 배치되어 있다. 이러한 장애들, 기능적인 제한점들과 장치와 장비의 요구사항들은 예후와 치료계획의 결정에 따라 정해질 것이다.

예후와 치료계획: 2단계 PROGNOSIS AND PLAN OF CARE: PHASE 2

치료과정 동안, 상호간의 수집된 결과들을 다음과 같이 결정하였다.

- 신체적 움직임을 수행하는 능력, 과제와 자가관리와 관련된 활동들의 호전
- 환자의 상태는 치료의 전반에 걸쳐 관리되어진다.
- 환자는 관리(care) 행위를 통해 관리(manage)되어진다.
- 피부계의 통합성이 개선
- 건강 습관을 촉진하는 행위에 대한 지식을 습득.
- 통증 감소
- 보조기 부착의 필요성의 결정
- 절단부위의 부조의 감소
- 위험요소의 감소
- 이차적 손상의 위험 감소
- ROM의 증가
- 서기 균형의 호전
- 스트레스의 감소

이러한 결과들을 요약해서, 이러한 환자를 위한 적절한 중재가 결정 되어진다. 협응, 의사소통 그리고 기록; 환자/고객 관련 교육; 치료적 운동; 자가치료와 가정 관리에서의 기능적인 훈련가 포함될 것이다.

진단과 예후에 기초해서, Hooper 부인은 이동에 독립성, 절단부위 관리, ADL훈련이 이루어질 때까지 재활센터에서 7에서 10일 정도 방문하리라고 예상되어진다. 그녀는 수술 후 약 3에서 4개월 후에 보조기를 착용할 준비가 되면, 홈 프로그램과 함께 퇴원할 것이다. 그녀는 혈관외과의에 의해 지역 절단 클리닉에 보내지거나 직접 보조기사에게 보내질 수도 있다. Hooper 부인은 복합적인 system의 침범과 지구력의 제한을 갖는다.

중재: 2단계 INTERVENTIONS: PHASE 2

선택된 중재에 대한 근거 RATIONAL FOR SELECTED INTERVENTION

치료적 운동 (Therapeutic exercise)

절단된 지절의 강화운동은 보조기를 이용한 이동을 준비하는데 중요하다. 근력과 절단된 하지의 체중부하에 관한 최근 연구 하나는 엉덩관절의 벌림근의 강화와 보조기를 이용한 보행의 안정성간에 긍정적인 상관관계가 있음을 증명하였다.[27-28] 치료적 운동 프로그램은 보조기를 이용한 이동을 위해 근육을 강조하는 것이 필요하다. 앉기와 서기 균형 활동들은 보조기를 이용한 이동에 필수적이다. 한 번 환자가 자가관리와 운동활동에 독립적이고, 집에서의 운동 프로그램과 절단부위의 관리에 유능해지면, 물리치료는 보조기를 처방하기 위해 절단 클리닉에 가야 하는 분명한 날짜를 정해 일시적으로 중단되어질 것이다.

치료 상태에 따라, 환자는 약 10에서 12주간 보조기 착용을 준비할 수 있다. 그렇지만, 더 자주 당뇨와 심장 질환이 있는 환자는 3에서 4개월간 보조기가 착용되어지지 않는다. 조기 보조기 착용은 근력과 발란스를 유지하고 보조기 사용으로의 이행에 긍정적인 확신을 주는데 중요하다.[27] 일시적인 착용은 절단 부위가 잘 치유되고 걱정이 없을 때까지 고려될 수 없다.

도수치료기술 (Manual therapy techniques)

능동 신장 테크닉과 관절 가동술은 절단 부위의 구축을

방지하기 위해 사용될 수 있다. PNF의 유지-이완 기법은 무릎관절(슬관절, knee) 굽힘 구축에 대해 효과적으로 사용 되어진다. 마사지는 부기, 근육 경련, 확실한 외상성 절단들에서의 통증의 감소를 위해 사용되어질 수 있다.[31] 연부 조직 가동술은 적절한 순환 유지와 기능적인 사용의 호전을 위한 근육의 유연성를 도울 수 있다. 필요하다면, 연부 조직 가동술은 흉터의 위와 아래에 적용될 수 있고, 조직 운동성의 적절한 호전과 유착을 방지하기 위해 주변 조직에 적용될 수 있다. 절개 부위가 잘 치유되었을 때, 부드러운 가동술이 흉터 자체에 직접적으로 적용 되어진다.[32]

보조기구와 장비의 적절한 처방, 적용 그리고 제작 (Prescription, application, and as appropriate, fabrication of devices and equipment)

절단 부위 부종의 조절은 이 재활 단계에서 중요하다. 부종은 통증을 증가시키고 절단부위의 봉합선의 치료를 방해한다.[33] 절단부위의 수축기와 ace wrap의 적용은 수술 후 부종의 재흡수 증진과 절단 부위의 모양이 잡히기 시작함을 의미한다.[34] 게다가, 드레싱의 적용은 절단부위의 감염과 외상으로부터 보호하고 보조기의 착용을 준비를 위해 절단부위를 둔감하게 해준다.[34]

협응, 의사소통 그리고 기록 COORDINATION, COMMUNICATION, AND DOCUMENTATION

의사소통은 Hooper 부인과 함께 이루어 질 것이다. 교육에 관해서는 그녀의 현재 상황, 장애와 기능적인 제한점들이 논의될 것이다. 치료 계획은 환자와 함께 발전되고 논의된다. 환자 관리의 모든 요소는 문서로 작성될 것이다. 의사와의 조기 의사소통은 후기 재활 계획과 보조기의 부착의 소개를 위해 필요하다. 보조기 센터와의 협동이 생길 것이다. 환자와 가족은 최선의 일자리 찾기를 위한 퇴원 계획이 포함되어 지는 것이 필요하다. 퇴원 계획은 제공되어질 것이다.

환자/고객 관련 교육 PATIENT/CLIENT-RELATED INSTRUCTION

환자는 상처 관리, 피부 문제의 예방, 절단부위의 적절한 싸기에 대해 교육되어질 것이다. 교육은 적절한 신발류, 신발 신기, LLE를 위한 발 관리에 대해 제공 될 것이다. 위험요소들은 체중 관리에 관한 토의를 포함하여 논의 될 것이다. 영양 소개는 그녀의 당뇨 때문에 만들어 질 것이다. 환자는 적절한 시기에 시작되는 보조기 재활 프로그램의 필요성에 관해 교육을 받을 것이다. 보조기 착용의 준비는 시범 또는 다른 보조기의 그림을 보여주거나 구성 요소들의 용도와 제한에 대한 설명이 포함될 것이다. 절단 크리닉의 역할과 조기 보조기 착용의 연습의 중요성에 관한 논의가 필요하다.

치료적 운동 THERAPEUTIC EXERCISE

- 유산소 능력/지구력 상태
  - 시간이 지날수록 작업부하의 증가
  - 진보하는 휠체어 추진 프로그램
- 균형, 협조성, 그리고 민첩성 훈련
  - 워커를 사용하여 왼쪽 다리의 균형
  - 양손으로 지지한 균형, 다음엔 한 손으로 지지
  - 짧고 길게 앉은 자세에서 공 던지기
  - 견딜 수 있으면 선 자세에서 공 던지기
  - 평행봉에서 닫힌 사슬 운동
  - 절단된 지절의 협응 운동
    - 8자 그리기
    - 숫자 쓰기
- 신체 기전과 자세 안정화
  - 거울 이용하기, 무게 중심점의 변경으로 자세 정렬하기
  - 오른쪽 엉덩관절과 무릎을 중립으로 유지하기
- 유연성 운동
  - 신장운동은 워밍업 후에 깊은 호흡을 동반하여 느리고 지속적으로 적용될 수 있고, 유지하는 것을 30에서 60초 동안 늘려나간다.
  - 왼쪽 발목 발등굽힘을 위한 ROM
  - 오른쪽 무릎 굽힘과 폄을 위한 ROM
  - 오른쪽 엉덩관절 굽힘과 폄을 위한 ROM
- 보행과 이동 훈련
  - 평지에서 보조 기구를 이용한 보행 훈련
  - 계단, 보도와 인도 사이의 턱, 경사로에서 보조 기구를 이용한 보행 훈련
- 근력, 힘 그리고 지구력 훈련
  - 오른쪽 엉덩관절의 폄근, 벌림근과 안 · 가쪽 돌림근, 무릎관절(슬관절, knee) 굽힘근과 폄근의 능동 운동

- 엎드린 자세에서 엉덩관절의 저항 운동
- 볼기근(둔근, gluteus), 넙다리네갈래근(대퇴사두근, quadriceps femoris), 뒤넙다리근(슬괵근, hamstring)의 저항 운동
- 엉덩관절 모음, 폄, 무릎관절 굽힘과 폄을 강조한 역동적인 절단된 하지의 운동
- RLE의 탄력 밴드와 중량을 이용한 저항운동의 감당할 만큼의 진행
- 절단된 하지의 받침 위에서의 변형된 브리징 또는 엉덩관절의 굽힘과 무릎발등굽힘 폄을 결합한 구르기 같은 운동의 결합
- 쿠션, 적절한 높이의 의자/발판 위에서의 무릎꿇기에 의한 절단된 하지의 체중 부하 운동
- 탄력 밴드와 중량을 이용한 LLE와 UEs의 저항 운동
- 앉은자세에서 푸쉬업
- 중심(core) 강화

자가치료와 가정 관리에서의 기능적인 훈련
FUNCTIONAL TRAINING IN SELF-CARE AND HOME MANAGEMENT

♦ 자가치료
- 보조적인 장치를 이용한 독립적인 운동성
- 옷입기와 몸 단장 행위들에대한 교육
- 절단 부위와 LLE의 피부 관찰
- 절단부위와 LLE의 독립적인 피부관리
- 봉합이 제거되기 전의 적절한 절단부위의 붕대 유지 다음엔 수축기를 착용

♦ 손상 예방과 감소
- 안전한 대비책에 대한 인식은 자가관리와 연관된다.
- 워커를 이용하거나 다른 보조장치를 이용하는 동안 손상 보호
- 이상없는 LE의 상처 방지
- 절단 부위 보호

♦ 자가치료 중 안전 인식 훈련

예상 목표와 기대 결과
ANTICIPATED GOALS AND EXPECTED OUTCOMES

♦ 병리학/병태생리학에 미치는 영향
- 약을 먹으면 0/10, 약을 안 먹으면 2/10로 통증 감소
- 참을 수 있는 환상감각 존재
- 보조기의 착용을 위해 연부조직 감염, 부종, 제한들의 감소

♦ 손상에 미치는 영향
- 균형은 워커를 이용한 정적인 서기와 동적인 서기에서 독립적이 된다.
- 지구력은 증가되어 워커를 이용하여 60초 서 있을 수 있다.
- 일당 에너지 소모량은 감소된다.
- 운동 내성은 30분 까지 호전된다.
- 보행과 이동은 호전되고, 독립적으로 100 feet 정도 이동할 수 있고, 올라가는 활동들을 위해 부축이 요구된다.
- 근력, 힘, 지구력을 포함한 근 수행력은 UEs와 LLE는 WFL, RLE는 4-4+/5로 증가된다.
- 자세 인식은 서기에서 왼쪽으로 몸통(체간)이 기울어지는 것이 줄어드는 것으로 호전된다.
- ROM과 유연성은 LLE와 R 무릎은 WFL, R 엉덩관절 폄은 +5까지 증가된다.

♦ 기능적인 제한에 미치는 영향
- 신체적인 활동들, 과제, 자가관리와 관련있는 활동들을 수행하는 능력은 개인위생과 옷 입기에서 독립적이 된다.
- 자가관리 재개 능력은 독립적이 된다.
- 자가관리의 수행 수준은 호전되고, 절단부위와 LLE의 독립적인 자가관리를 수행할 수 있다.
- 장치를 이용한 ADL 수행은 독립적이 된다.

♦ 위험 감소/예방
- 남아있는 LE와 발의 적절한 관리 시연
- 위험 요소와 이차적인 손상의 위험들의 감소: 절단부위는 적절히 감싸지고 모든 행위들 동안 보호되어진다.
- 평지에서의 모든 행동들의 위한 안전장치는 시연되어야 한다.
- 증상들의 자가치료는 호전되어진다.

♦ 건강, 웰니스, 운동에 미치는 영향
- 건강에 좋은 영양섭취를 증진하는 습관, 신체적 활동, wellness는 호전되어 진다.
- 신체적 능력의 증가

- 신체적 기능의 호전
- ♦ 사회 자원에 대한 영향
  - 문서작성은 환자 관리와 모든 준비 전반에 물리치료 문서작성의 가이드라인[25]을 통하여 되어 질 것이다.
- ♦ 환자/고객 만족
  - 관리는 환자와 가족과 다른 전문가들과 함께 협조된다.
  - 증례는 치료 동안 일어나는 일을 통해서 관리된다.
  - 재활센터에서 협동과 협조가 필요하다.
  - 의사결정은 환자의 건강과의 관련과 환자와 가족에 의한 건강관리 보험의 사용으로 강화한다.
  - 둘 이상의 분야에 걸치는 협동은 환자 협의를 통하여 일어난다.
  - 환자와 가족의 지식과 진단, 예후, 중재, 예상되는 목표, 기대되는 결과에 대한 인식의 증가
  - 부착되는 것들의 필요성이 결정되어 진다.

3단계: 보조기의 평가와 훈련
Phase 3: Prosthetic Evaluation and Training

물리치료사 검진: 3단계
PHYSICAL THERAPIST EXAMINATION: PHASE 3

Hooper 부인은 평가와 보조기 착용을 위해 수술 후 약 3개월 후 지역 절단 클리닉에 보내졌다.

신체계통 조명: 3단계 SYSTEMS REVIEW: PHASE 3

- ♦ 심혈관/폐
  - 혈압(BP): 131/76mmHg
  - 심박수(HR): 72bpm
  - 호흡수(RR): 15bpm
- ♦ 피부계
  - 흉터형성 상태: 앞쪽 봉합선으로 폐쇄된 긴 후방 피판
  - 피부색: WNL
  - 피부 상태: 절개부는 잘 치유되었음. 흉터는 잘 움직이고 민감하지 않다.
- ♦ 근육뼈대계
  - 전체적인 관절가동범위:
    - ■ 전체적인 UEs 와 LLE: WFL
    - ■ R 엉덩관절(고관절, hip) 폄: 끝 부위에서 제한
    - ■ R 무릎관절(슬관절, knee): WFL
  - 전체적인 근력:
    - ■ 양 UEs와 LLE: WFL
    - ■ RLE의 전체적인 근력: 최소의 감소
  - 전체적인 대칭성: 앉은 자세에서 대칭이고 서는 동안 약간의 왼쪽으로 치우침
  - 키: 5' 4" (1.62 m)
  - 몸무게: 162 lbs(73.48 kg)
- ♦ 신경근육계
  - 균형: 표준 워커를 사용하여 독립적인 앉기와 서기
  - 보행, 이동 그리고 변화:
    - ■ 독립적인 서서 돌려 옮기기
    - ■ 워커를 이용해 최소한 60초의 서기 가능
    - ■ 워커를 이용해 독립적으로 100feet 이동
    - ■ 오르는 운동에서 부축 필요
- ♦ 의사소통, 감정, 인지, 언어, 학습 유형
  - 의사소통과 감정: WNL
  - 인지: 그녀의 상황에 대해 명료하다.
  - 학습 유형: 시각을 통해 배우는 사람.

검사와 측정: 3단계 TESTS AND MEASURES: PHASE 3

- ♦ 유산소 능력/지구력
  - 일 당 에너지 소모량의 증가에 따른 양호한(fair) 호기능력
- ♦ 인체측정학적 특징
  - BMI = 27.8 〔질병관리센터(center of disease control and prevention)의 기준 의하면 과체중으로 여겨진다.〕
  - 부종: 가벼운 부종이 왼쪽 발목에 있다.
  - 절단부위의 모양: 원통형
- ♦ 각성, 집중, 그리고 인식
  - 지남력(oriented)×3
  - Hooper 부인은 나으려는 의지가 있다.
- ♦ 보조장비 및 적용장비:
  - Hooper 부인은 이동을 위해 표준 워커를 사용한다.
  - Hooper 부인은 피곤하거나 먼 거리를 이동할 때 휠체어를 이용한다.

- ♦ 순환
  - 오른쪽 오금 맥박=3+
  - 왼쪽 후정강뼈(경골, tibia)(PT) 맥박 = 2+
  - LLE는 털이 없고 발목에 약간의 수종이 있고 발에 열적 변화가 있다.
  - 온도: 만지면 따뜻하다.
- ♦ 뇌신경과 말초신경의 통합성
  - 말초신경은 이상없음
  - 원위 LLE의 가벼운 감각 신경 장애
  - 왼쪽 발의 감각은 1 g의 Monofilament에서 감소되었으나, 10 g의 Monofilament에서 좋은 반응을 보인다.
- ♦ 환경, 집과 작업의 장벽
  - Hooper 부부는 도시 중심에 있는 오른쪽에 난간이 있는 4개의 낮은 계단이 있는 자가에서 사는 중산층이다.
  - 6개월 전까지 큰 백화점의 판매사원이었다. 백화점은 장애에 영향을 줄 수 있다.
- ♦ 인체 공학과 신체 기전
  - 환자는 안전하고 능률적인 방법으로 기능적 활동들을 수행할 수 있다.
- ♦ 보행, 이동 그리고 균형
  - 워커를 이용하여 60초간 독립적으로 서있을 수 있다.
  - 워커를 이용하여 100피트를 독립적으로 이동
  - 그녀의 정강뼈(경골, tibia) 절단 상태에서 걷는 동안 관찰을 포함한 보행 평가는 표 10-1에 적었다.
- ♦ 피부계의 통합성
  - 못 또는 압박 부위의 증거는 없다.
  - 긴 후방 피부를 앞쪽으로 봉합했다.
  - 절개부위는 잘 치유되었고, 흉터는 질 움직이고 민감하지 않다.
- ♦ 관절 상태와 가동성
  - 환자는 왼쪽 발에 당뇨병성 신경병증으로 인한 약간의 강직이 있다. 다른 관절은 WNL
- ♦ 운동 기능
  - 협응된 방식으로 기능적인 행위들을 수행한다.
- ♦ 근 수행력
  - MMT 관련
    - ■ 양 UEs 와 LLE: WFL
    - ■ RLE
      - ▶ 엉덩관절(고관절, hip) 굽힘 = 4+/5
      - ▶ 엉덩관절 폄 = 4/5
      - ▶ 엉덩관절 벌림 = 4+/5
      - ▶ 엉덩관절 모음 = 4+/5
      - ▶ 엉덩관절 안쪽 돌림 = 4/5
      - ▶ 엉덩관절 가쪽 돌림 = 4/5
      - ▶ 무릎관절(슬관절, knee) 굽힘 = 4/5
      - ▶ 무릎관절 폄 = 4/5
- ♦ 교정, 보호, 그리고 지지 장비
  - 지절은 수축기 안에 넣어진다.
  - Hooper 부인은 왼발에 삽입물이 있는 심층화를 신는다.
- ♦ 통증
  - NPS(0=통증 없음 10=심각한 통증)로 약을 투여하지 않으면 1/10이었다.
- ♦ 자세
  - FHP와 증가된 흉추의 후만이 보인다.
- ♦ 보조기 필요조건
  - Hooper 부인의 보조기는 아래의 요소들이 포함될 것이다.
    - ■ 소켓: 겔 안감으로 무릎 힘줄 부하
    - ■ 현수장치: 무릎 위 끈
    - ■ 파이런(쇠막대): 표준 경량 접합 연결 파이런
    - ■ 발: 경량 단축 가동 반응 발
  - 정강뼈(경골, tibia) 절단 보조기의 착용에 대한 정적 평가는 처음으로 실행되어진다(표 10-2)
- ♦ 관절가동범위(관절각도계)
  - 모든 상지 관절들: WNL
  - 모든 LLE 관절들: WNL, 발등굽힘(=0~10°)을 제외
  - 양쪽 엉덩관절 폄 = 0~5°
  - 오른쪽 무릎관절 굽힘 = 0~135°
- ♦ 자가치료와 가정 관리
  - 상체와 하체의 치장과 옷 입기는 독립적
  - 샤워 의자를 이용하여 샤워하러 독립적으로 이동한다.
  - 가정 관리에 도움이 필요하다.
- ♦ 직장, 지역사회 그리고 여가 통합 또는 재통합
  - 현재 휴가 중이다.
  - 그녀의 교회에서의 봉사활동에 복귀되었다.

표 10-1 정강뼈 절단 보행의 일탈들

문제	특징	보조기적인 이유	환자로부터의 원인
입각기 동안 무릎 폄	Heel contact부터 foot flat까지 무릎이 폄된다.	너무 긴 발가락 지렛대 너무 부드러운 뒷꿈치 쿠션 (varies with type of foot)	뒷꿈치가 낮은 신발 착용 약한 넙다리네갈래근 나쁜 습관
무릎의 불안정	초기 또는 말기 입각기에서 무릎이 잠기는 경향	초기 입각기 = 뒷꿈치 쿠션이 너무 딱딱함 말기 입각기 = 짧은 발가락 지렛대 만약 환자가 잠기는 힘에 대항하여 무릎을 펴려고 하면 전방 말단 압력과 마모를 가져온다.	초기 계산보다 뒷꿈치가 높은 신발 착용
입각기때 골반 상승	보조기 쪽의 골반이 입각기에서 올라간다, 또한 외측으로 몸통이 기울어진다.	보조기가 너무 길다.	환자가 너무 많은 양말을 착용하거나, 절단 부위가 부어 있으면, 보조기가 긴 것과 비슷하다.
입각기때 골반 하강	보조기 쪽의 골반이 입각기에서 내려간다, 또한 외측으로 몸통이 기울어 진다.	보조기가 너무 짧다.	만약 절단부위의 수축과 환자가 충분한 양말을 착용하지 않으면 보조기가 짧은 것과 비슷하다.
넓은 기저면 걸음	중심선으로부터 2인치보다 더 벌리고 걷는다.	밖으로 향한 의족 안쪽 편향 연결 막대(바닥으로부터)	환자가 입각기에 보조기 위로 체중을 옮기는 것을 두려워한다.
좁은 기저면 걸음(과도한 보조기의 외측 밀림)	복숭아뼈를 붙이면서 걷는다(입각기 때 소켓의 꼭대기가 무릎으로부터 움직이는 것처럼 보일 수 있다)	안으로 향한 의족 바깥쪽 편향 연결 막대 (바닥으로부터)	이러한 변화는 보통 부적절한 소켓 정렬이 원인이다.
유각기때 보조기 빠짐	유각기때 지절로부터 소켓이 떨어진다.	부적당한 현수 장치	환자가 현수 끈을 소켓 위 피부까지 당기지 않았다.
불규칙한 걸음걸이	다른 발에 비해 길거나 짧은 보조기 걸음	체중부하 시 잘 맞지 않는 소켓으로 인한 통증 민감한 절단 부위	환자가 보조기 위로 체중을 싣는 것을 두려워한다.
휘돌림걸음(회선보행)	보조기를 유각기 때 바깥쪽으로 흔들고 입각기 때 중심선으로 돌아온다.	보조기가 너무 길다. 부적당한 현수 장치	환자는 무릎과 엉덩관절을 구부리는게 힘들다.

평가: 3단계 EVALUATION: PHASE 3

그녀의 병력은 이전에 그녀가 63세의 미국 흑인 여성 판매원이고, 담배를 피우지 않으며, 과체중이라고 윤곽이 그려졌었다. 그녀는 높은 BP, ASO, 성인기 발증형 당뇨병을 가지고 있다. 그녀는 3개월 전 RLE의 정강뼈(경골, tibia) 절단을 받은 상태이다. 그녀는 잘 아문 흉터와 원통형의 절단부위를 갖고 있다. 그녀는 순환기적 변화, RLE의 근력

저하, ROM의 감소, 지구력의 감소가 있다. Hooper 부인은 명료하고 가장 최근 문제의 발병 전까지 활동적이었다. 그녀의 보조기 재활에 대한 가능성은 양호하게 보인다.

진단: 3단계 DIAGNOSIS: PHASE 3

Hooper 부인은 3개월 전 그녀의 RLE에 정강뼈(경골, tibia) 절단을 받았고 아직 그녀의 지절에 통증이 있다. 그녀는 유산소 능력/지구력; 인체측정학적 특징; 순환, 말초신경의 통합성; 보행, 이동 그리고 균형; 피부 통합성; 관절의 상태와 가동성; 근 수행력; 자세; 관절가동범위에 손상을 입었다. 그녀는 자가치료와 가정 관리와 일, 지역사회, 여가활동, 과제와 활동들에 관하여 기능적으로 제한된다. Hooper 부인의 보조기 요구사항들은 겔 안감이 있는 무릎뼈(슬개골, patella) 건 부하 보조기, 무릎 위 끈, 표준형 경량 연결 파이런과 경량의 단축 관절 역동적 반응 의족이 포함될 것이다. 이들의 적용은 패턴 J: 절단과 관련된 운동기능, 근 수행력, 관절 가동범위, 보행, 이동과 균형의 손상에 배치된 것과 일치한다. 이러한 장애들, 기능적 제한점들과 보조기 적 필요성들은 예후와 치료 계획 결정에서 설명되어질 것이다.

예후와 치료계획: 3단계
PROGNOSIS AND PLAN OF CARE: PHASE 3

치료과정 동안, 상호간의 수집된 결과들을 다음과 같이 결정하였다.

- 자가관리와 관련된 행동들, 신체적 활동과 과제의 수행능력은 호전된다.
- 관리는 환자와 가족, 다른 전문가들과 함께 협력된다.
- 환자는 관리(care) 행위의 처음부터 끝까지 관리(manage) 되어져야 한다.
- 피부 상태의 호전
- 건강 습관을 촉진하는 행위의 지식 습득
- 배치할 물건들의 결정
- 위험 요소의 감소
- 이차적 손상의 위험 감소
- 관절가동범위의 증가
- 기립 균형의 호전
- 스트레스의 감소

이러한 결과들을 요약해서, 이 환자를 위해 적절한 중재들이 선택 되어진다. 이것은 협응, 의사소통 그리고 기록; 환자/고객 관련 교육; 치료적 운동; 자가치료와 가정 관리에서의 기능적인 훈련; 직장, 지역사회 그리고 여가 통합 또는 재통합에서의 기능적인 훈련이 포함될 것이다.

진단과 예후에 기초해서, Hooper 부인을 매일 보조기 훈련을 위한 10~15일의 방문과 뒤이어 2주 이상 3번에서 5번의 방문 후 절단클리닉을 통한 장기간의 추적 조사가 요구됨을 예상한다.

중재: 3단계 INTERVENTIONS: PHASE 3

선택된 중재에 대한 근거
RATIONAL FOR SELECTED INTERVENTION

치료적 운동 (Therapeutic exercise)

보조기 훈련 프로그램은 안전하고 조절된 환경(평행봉)에서 시작되어야 하며, 환자가 기능적인 활동들을 수행하기 위한 보조기와 통합하길 요구하는 활동들을 포함시켜야 한다.[35] 보조기에 체중을 수용하는 능력은 성공적인 보조기 이동을 위한 중요한 지표로 보여진다.[36] 최초의 훈련은 닫힌 환경에서 시연되어지고, 보조기에서의 균형을 강조한다. 환자가 의지, 균형과 좋은 보조기 조절에 진전되었을 때 열린 환경에서의 이동 활동들이 시작된다. 보조기의 최대 사용과 모든 지면과 높이에서의 조직적인 이동을 증진하기 위해 보조적인 장치들에 지나친 의존은 포기되어 진다. 지속적인 보행 평가와 중재들은 보행의 일탈을 최소화하게 한다. 보행 일탈과 보조기를 이용한 이동 동안의 에너지 소모 사이에 높은 상관관계가 있다.[37]

유산소 운동 프로그램은 운동 내성과 지구력 증진을 도와주고, 환자가 보조기 이동의 에너지 소모에 대한 준비를 위해 설계 되어 져야 한다.[32]

자가치료와 가정 관리에서의 기능적인 훈련/직장, 지역사회 그리고 여가 통합 또는 재통합에서의 기능적인 훈련
(Functional training in self-care and home management/functional training in work, community, and leisure integration or reintegration)

보조기를 이용한 ADL 훈련(ie, 바닥에서 물건 집어올리

표 10-2 고정적 정강뼈 절단 보조기 점검

점검 항목	점검할 것	가능한 문제점들
앉은 자세		
환자는 앉은 자세에서 바닥에 신발바닥을 편안하게 두는가?	절단부위와 소켓아이에 과도한 압력이 있는지 점검	과도한 압력은 피부 마모를 가져올 수 있다.
뒤쪽의 다듬은 선은 뒤넙다리근 건의 수용을 위해 적절히 벌어져 있는가?	앉은 자세에서 뒤넙다리근에 압력이 있는지 점검	앉은 자세에서 압력을 줄이기 위해 환자는 다리를 벌린 채로 둘 것이다.
오금의 피부 말림은 과도한가?	소켓의 뒤쪽 벽을 점검	너무 많은 조직은 부적당한 AP 폭을 의미한다.
절단부위는 과도하게 소켓의 밖으로 나와 있지 않는가?	앉은 자세에서 절단부가 소켓의 밖으로 조금 들릴 것이다.	너무 작은 소켓을 암시한다. 환자가 너무 많은 양말을 신었다. 환자가 체중이 늘었다.
환자가 무릎에 과도한 압력없이 적어도 90°로 무릎을 구부리고 편안하게 앉을 수 있는가?	절단부위는 앉아있을 때 약간 올라가는 경향이 있다. 끈과 안감은 과도한 압력을 방지하기 위해 적절히 늘어나야 한다.	절단 부위가 소켓의 바닥이나 앞쪽으로 과도하게 밀렸을 지 모른다. 압력을 줄이기 위해 환자는 다리를 벌린 채로 둘 것이다.
무릎 높이는?	정강이의 높이는 다른 쪽과 어울려야 한다.	보행의 일탈을 가져올 수 있다.
보조기의 색깔과 윤곽은 건측과 비슷한가?	완성된 보조기는 다른 다리와 맞아야 한다.	보기 싫으면 착용하지 않을 것이다.
선 자세		
환자는 체중을 실었을 때 어떤 통증이나 불편함이 있는가?	지절/소켓 접촉면, 특히 뼈의 두드러짐 점검	과도한 압력은 피부 문제를 가져올 수 있다.
무릎은 안정한가? 환자는 굽힘과 폄 동안 존재하는 힘으로부터 무릎을 보호할 수 있는가?	PTB 소켓은 5~8° 굽힘으로 조정된다.	굽힘이 많으면 무릎의 폄에 대항하고 앞쪽 원위부의 압력을 가져올 것이다. 너무 적은 굽힘은 끝 부분 부하를 가져온다.
체중을 양쪽 발에 고르게 주었을 때 골반의 높이는 어떠한가?	양 발로 고르게 서 있는 환자의 장골릉을 촉진	길거나 짧은 보조기는 보행의 일탈을 가져 올 것이다.
체중을 보조기 위에 실었을 때 파이런은 수직인가?	체중 부하시에, 소켓과 발의 연결을 점검	보행의 일탈에서 안쪽과 바깥쪽으로 기울어진 파이런을 볼 수 있다.
신발 바닥은 지면에 접촉을 유지하는가?	체중 부하시에 발이 바닥에 완전히 닿는지 점검	보행시 과도한 무릎 압력을 가져올 수 있다.
소켓의 다듬은 선 주변이나 현수장치 주변의 피부 말림은 최소한인가?	소켓 선에서의 절단부위의 경계를 점검	과도한 말림은 근위부에서 너무 꼭 끼는 소켓을 의미한다.
소켓의 가장자리에 틈이 있는가?	소켓 선에서 절단부위의 경계변을 점검	틈은 근위부에서 소켓이 너무 큰 것을 의미한다.

(계속)

표 10-2 고정적 정강뼈 절단 보조기 점검 *(계속)*

점검 항목	점검할 것	가능한 문제점들
전체적인 접촉의 증거가 있는가?	환자가 Pelite 안감을 사용한다면, 전체적인 접촉은 소켓의 끝부분의 little ball of playdough의 적용; 환자가 체중을 견디거나 부하하는 것으로 점검되질 것이고, playdough의 교환은 전체적인 접촉의 확장을 의미한다.	너무 적은 접촉은 원의 피부의 문제와 당기는 통증의 원인이다.
젤(gel) 안감을 착용한다면, 적절하고 부드럽게 착용될 것인가?	안감은 물러지고, 주름지고, 낡은 부분 또는 구멍이 생길 것이다.	겔 안감은 유효기간이 있고 주름과 구멍들 또는 닳은 부분이 피부의 찰과상을 만든다.
환자가 다리를 들었을 때 현수가 유지될 것인가?	체중이 제거되었을 때 지절로부터 보조기의 과도한 움직임이 없는지 점검 체중 부하시, 작은 연필로 앞쪽 소켓의 가장자리에 표시를 하거나 끈이나 shuttle lock suspension인 경우 소켓의 가장자리에 손가락을 가볍게 둔다.	절단부위와 소켓 사이에 과도한 움직임은 찰과상을 만들고 유각기에 발가락의 끌림을 가져올 수 있다.
Sleeve는 절단부위 소켓위에 늘어져 있는가(닳았는가)?	Sleeve는 어떠한 소켓일지라도 적어도 2인치 위에서 피부에 직접 접촉되어져야 한다.	Sleeve의 피부 접촉이 안되었을 경우 현수와 pistoning의 손실을 가져온다.

Adapted from May BJ. Amputations and prosthetics: A Case Study Approach. 2nd ed. Philadelpia, Pa: FA Davis Co: 2002

기, 장애물들 위로 걷기, 바닥으로부터 올라가고 내려가기, 커브 극복, 물건 나르기)은 최대의 독립성을 위해 보조기 훈련 프로그램안에 포함되어져야 한다. 모든 지면에서의 이동과 오르기 훈련은 그녀의 절단 전 행위들로 돌아가기 위한 준비로서 필요하다.

보조기구와 장비의 적절한 처방, 적용 그리고 제작 (Prescription, application, and as appropriate, fabrication of devices and equipment)

환자는 겔(gel) 안감이 붙은 표준 경량 연결 파이런을 부착한 슬개건 부하 보조기를 갖는다. 현수장치는 무릎 위 끝이 될 것이다. 발은 앞 뒤 쪽 움직임을 허용하는 경량 단축 움직임 반응 발이 될 것이다.

협응, 의사소통 그리고 기록 COORDINATION, COMMUNICATION, AND DOCUMENTATION

의사소통은 Hooper 부인과 함께 이루어 질 것이다. 교육에 관해서는 그녀의 현재 상황, 장애와 기능적인 제한점들이 논의될 것이다. 치료 계획은 환자와 함께 발전되고 논의된다. 환자 관리의 모든 요소는 문서로 작성될 것이다. 보조기 센터와의 협동이 생길 것이다. 환자와 가족이 보조기와 보조기 훈련에 관한 의사결정에 포함되는 것이 필요하다.

환자/고객 관련 교육 PATIENT/CLIENT-RELATED INSTRUCTION

모든 사전교육 뿐 아니라, 환자는 보조기의 관리방법에 대해 교육되어져야 하고, 체중 또는 절단 부위의 크기 변화에 따른 부적절한 소켓의 착용상태의 경고신호에 주의하도록 한다. 게다가, 또한 그녀의 교육 프로그램에 아래의 것들이 포함되어져야 한다.

- ♦ 보조기 착용 전, 후에 절단부위의 못이나, 문제점들을 점검하는 테크닉
- ♦ 보조기 착용 교육
- ♦ 겔 안감의 주름과 접힘을 예방하는 방법 교육
- ♦ 매일 밤 보조기 소켓과 겔 안감의 청소 기법
- ♦ 절단 부위의 줄어듦에 따라 겔 안감 바깥 쪽에 양말을 이용하여 보조기의 맞게 적용하는 방법
- ♦ 정기적인 보조기 관리를 위해 보조기사와의 만남의 필요성

치료적 운동 THERAPEUTIC EXERCISE

- ♦ 유산소 능력/지구력 상태
  - 보행과 이동 지구력 훈련
  - 시간에 따른 부하의 증가
  - 보행 프로그램의 진전
- ♦ 균형, 협조성, 그리고 민첩성 훈련
  - 닫힌 환경에서 보조기를 이용한 중심 이동하기와 균형 활동들(예, 평행봉)
    - 왼/오른쪽으로 중심 이동
    - 앞, 뒤쪽으로 중심 이동
    - 각기 다른 자세들을 유지하고 물건으로 손 뻗기
    - 부드러운 공을 양 발로 교대로 차기
    - 손을 이용하여 앉았다 서기, 점점 지지하지 않는 방향으로 진행
    - 보조기를 착용하고 수 초간 손을 사용하지 않는 서기 균형
    - 장애물 코스
- ♦ 신체 기전과 자세 안정화
  - 거울을 이용하여 무게 중심을 변화하면서 자세의 정렬을 하는 일
- ♦ 유연성 운동
  - 신장운동은 워밍업 후에 적용되어 진다. 깊은 호흡과 함께 느리고 지속적으로 적용하며, 30에서 60초 까지 유지하도록 늘려나간다.
  - 유연성 증가
    - 왼쪽 발목 발등굽힘근들
    - 오른쪽 엉덩관절과 무릎 굽힘근들
    - 오른쪽 엉덩관절 벌림근들, 모음근들, 안/가쪽 돌림근들
- ♦ 보행과 이동 훈련
  - 평행봉 안팎에서 보조기를 이용한 보행 훈련
    - 앞으로 걷기
    - 뒤로 걷기
    - 양 쪽 옆으로 걷기
    - 지팡이를 이용하여 걷기 훈련
    - 계단과 연석의 극복
    - 다른 지면에서 걷기
    - 바닥으로부터 물건 집기
    - 공 던지고 받기
- ♦ 근력, 힘 그리고 지구력 훈련
  - 홈 프로그램의 구성요소로 탄력 밴드와 하중을 이용하여 양 쪽 상지의 내성을 키우는 저항 훈련
  - 다른 무게들의 물건 나르기
  - 중심(core) 강화
  - 진보된 활동들
    - 바닥에서 물건 집어 올리기
    - 바닥에서 일어서기
    - 공 던지고 잡기
    - 장애물 위로 걷기

자가치료와 가정 관리에서의 기능적인 훈련 FUNCTIONAL TRAINING IN SELF-CARE AND HOME MANAGEMENT

- ♦ 자가치료
  - 보조기를 이용한 독립적인 활동
  - 독립적인 보조기 탈착
  - 절단부위 피부 관찰
  - 독립적인 피부 관리
- ♦ 손상 예방과 감소
  - 안전 대비책의 인식이 포함된 자가치료
  - 자가치료 동안의 안전 인식 훈련

직장, 지역사회 그리고 여가 통합 또는 재통합에서의 기능적인 훈련 FUNCTIONAL TRAINING IN WORK, COMMUNITY, AND LEISURE INTEGRATION OR REINTEGRATION

- ♦ 기능적 훈련 프로그램

♦ 가상 환경과 과제
♦ 과제 적응
♦ 과제 훈련
♦ 근로 조건

보조기구와 장비의 적절한 처방, 적용 그리고 제작 PRESCRIPTION, APPLICATION, AND AS APPROPRIATE, FABRICATION OF DEVICES AND EQUIPMENT

♦ 정강뼈 절단 보조기와 맞춤에 대한 지속적인 관찰과 점검

예상 목표와 기대 결과 ANTICIPATED GOALS AND EXPECTED OUTCOMES

♦ 병리학/병태생리학에 미치는 영향
- 통증은 제거됨

♦ 손상에 미치는 영향
- 호기적 능력의 증가
- 앉기와 서기 균형은 독립적
- 워커를 이용하여 90초 서 있기로 지구력 호전
- 일 당 에너지 소모량의 감소
- 운동 내성의 45분으로 호전
- 워커를 이용하여 200피트까지 이동으로 보행과 이동의 호전
- 보조기를 착용한 다리로의 체중 부하 호전
- 근력, 힘과 지구력을 포함한 근 수행력은 4+-5/5
- 바깥쪽으로 치우침이 제거됨으로 자세 인식의 호전

♦ 기능적인 제한에 미치는 영향
- 신체적 활동들, 과제, 자가관리와 가정 관리와 관련된 활동들을 수행하는 능력의 호전
- 신체적 활동들, 과제, 직장, 지역사회, 여가와 관련된 활동들을 수행하는 능력과 여가 통합과 재통합은 호전된다.
- 보조기와 워커를 이용하여 집 밖에서 올라가기가 포함된 활동들을 독립적으로 이동할 수 있다.
- 보조기의 부착과 관리를 포함한 장치를 이용한 ADL의 성취는 증가된다.
- 장치와 장비를 이용하거나 이용하지 않은 IADL의 독립성과 성취는 증가된다.

♦ 위험 감소/예방
- 위험 요소들과 이차적인 손상의 위험은 감소된다.
- 안전은 모든 활동에서 달성된다.

♦ 건강, 웰니스, 운동에 미치는 영향
- 건강에 좋은 영양섭취를 증진하는 습관, 신체적 활동과 안녕은 호전된다.
- 절단 전 수준 활동 재개

♦ 사회 자원에 대한 영향
- 문서작성은 환자 관리와 모든 준비 전반에 물리치료 문서작성의 가이드라인[25]을 통하여 되어 질 것이다.

♦ 환자/고객 만족
- 관리는 환자와 가족과 다른 전문가들과 함께 협조된다.
- 증례는 치료 동안 일어나는 일을 통해서 관리된다.
- 보조기 센터에서 협동과 협조가 필요하다.
- 의사결정은 환자의 건강과의 관련과 환자와 가족에 의한 건강관리 보험의 사용으로 강화한다.
- 둘 이상의 분야에 걸치는 협동은 환자 협의를 통하여 일어난다.
- 환자와 가족의 지식과 진단, 예후, 중재, 예상되는 목표, 기대되는 결과에 대한 인식의 증가

재검사 REEXAMINATION

재검사는 치료 동안 일어나는 일을 통해 수행되어 진다.

퇴원 DISCHARGE

Hooper 부인은 1단계(5일), 2단계(10일), 3단계(3주)의 물리치료를 완료하고 그녀의 목표들과 기대들을 달성한 뒤 퇴원하였다. 이 기간은 그녀의 완전한 서비스 동안 일어난 일 들에 묻혀있었다. 그녀는 그녀의 목표들과 기대되었던 결과들을 달성하였기 때문에 퇴원하였다.

사례 연구 #2:

무릎 위 절단
Above-knee amputation

Kenneth Jardin씨는 자동차 사고로 왼쪽 넙다리 절단(무릎 위, 14인치 뼈 길이)을 받은 20세의 남자이다.

2단계: 입원기
Phase1: In-Hospital Phase

물리치료사 검진: 2단계
PHYSICAL THERAPIST EXAMINATION: PHASE 2

Jardin씨는 절단 10일 후 외래 환자 재활 센터로 보내졌다(Jardin 씨는 수술 후 입원 단계인 1단계 동안 물리치료를 받지 않았다).

병력: 2, 3단계 HISTORY: PHASE 2, AND 3

- 일반적인 인적사항: Jardin씨는 지방 대학교에 다니는 20살의 백인 남성이다. 그는 야구 장학금으로 공부하는 대학 2학년생이다. Jardin 씨는 오른손잡이이다.
- 사회적 병력: Jardin씨는 독신이다. 그는 3형제 중 맏이다. 그의 아버지는 은행의 선임 부관이고 그녀의 어머니는 변호사이다.
- 고용/일: Jardin씨는 대학 야구팀과 다른 운동들에 속해져 있는 대학생이다.
- 생활 환경: Jardin씨는 2명의 다른 대학생들과 아파트를 빌렸다. 그의 아파트는 2층에 있고, 양쪽에 난간이 있는 13개의 계단에 대한 극복이 요구된다. 그의 가족은 4시간 거리에 산다.
- 일반적인 건강 상태
  - 일반적인 건강 인식: Jardin씨는 사고 전의 건강상태는 훌륭하였다고 보고하였다.
  - 신체적 기능: 현재의 문제가 일어나기 전 Jardin씨는 모든 기능적 활동들을 독립적으로 했다.
  - 심리적 기능: 그는 절단 전에 정신적으로 안정되었다. 그는 지금 절단을 수긍하고 있는 중이지만 그의 보조기 착용을 염려하고 있다. 그는 그의 외관과 그의 미래에 줄 절단의 영향과 이전의 생활로 복귀할 수 있을 지에 대해 염려하고 있다.
  - 역할 기능: 학생, 아들
  - 사회적 기능: 그는 절단 전에 운동들, 특히 야구를 하고 있었다. 그는 대학 사회 생활에서 활동적이었다.
- 사회/건강 습관: Jardin씨는 담배를 피우지 않고 사교적으로 맥주를 마신다. 그는 휘트니스와 운동 활동들에 활동적이다.
- 가족력: 그녀의 어머니는 HTN, 그의 아버지는 척추관협착증이다.
- 의학/외과적 병력: Jardin씨는 만성 발목과 어깨의 염좌가 포함된 오직 운동 관련 손상만을 보고한다.
- 이전 입원: Jardin씨는 입원했던 적이 없다.
- 이전에 있던 의학적 문제나 기타 건강관련질환: 없음.
- 현재 상태/주호소: Jardin씨는 10일 전 오토바이 사고의 결과로 그의 LLE의 넙다리 절단을 받았다. Jardin씨는 주말에 집에서 돌아올 때 고속도로에서 발생한 사고에 대해 보고한다. 그는 다가오는 차를 피하기 위해 오토바이의 조절을 잃고 가드레일을 들이받았다고 한다. Jardin씨는 봉합 부위에 약간의 통증을 호소하며 또한 없어진 지절에 느낌을 호소한다.
- 기능적인 상태와 활동 수준: Jardin씨는 허리 둘레에 Silesian 밴드로 매달린 제거할 수 있는 단단한 드레싱으로 절단부위를 감싸고 목발을 이용해서 독립적으로 이동할 수 있다. 2블록 이상을 걸으면 피곤하다고 한다. Jardin씨는 개인 관리를 독립적으로 한다.
- 약물: 통증을 위해 Darvocet을 먹었었지만, 지금은 OTC 통증 약만을 사용한다. 그는 어떤 다른약도 먹지 않는다.
- 다른 임상적 검사: 전혀 없음.

신체계통 조명: 2단계 SYSTEMS REVIEW: PHASE 2

- 심혈관/폐
  - 혈압(BP): 110/65 mmHg
  - 부종: 단단한 드레싱으로 인해 절단부위에 부종은 보이지 않는다.
  - 심박수(HR): 68 bpm
  - 호흡수(RR): 14 bpm

- ♦ 피부계
  - 절단부위는 잘 치유되고 있다; 절단부위의 끝의 앞 쪽 절개
  - 피부색: WNL
  - 피부 상태: 배액 없음; 절개부는 잘 치유되고 있음.
- ♦ 근육뼈대계
  - 전체적인 관절가동범위
    - RLE와 양쪽 UEs: WFL
    - LLE의 엉덩관절(고관절, hip) 폄에 약간의 제한
  - 전체적인 근력
    - 양 UEs와 RLE: WFL
    - RLE와 비교해서 약간의 제한이 L 엉덩관절 폄에 제한이 있다; 엉덩관절 굽힘, 벌림, 모음은 WNL
  - 전체적인 대칭성: 약간의 비대칭
  - 키: 6' 2" (1.93 m)
  - 몸무게: 188 lbs(82.27 kg)
- ♦ 신경근육계
  - 균형: 독립적인 앉기와 서기
  - 보행, 이동 그리고 변화
    - 서서 돌려 옮기기: 독립적
    - 보행: 모든 지면에서 액와목발을 이용해서 독립적임
- ♦ 의사소통, 감정, 인지, 언어, 학습 유형
  - 의사소통과 감정: WNL
  - 인지: WNL
  - 학습 유형: 복합적인 학습 스타일

검사와 측정: 2단계 TESTS AND MEASURES: PHASE 2

제거가능한 단단한 드레싱의 개인적인 착용은 하루 24시간, 주 7일 유지되어야 한다. 그것은 상처의 관찰과 측정이 필요할 때 간단히 제거될 수 있지만 빨리 다시 적용되어져야 한다.

- ♦ 유산소 능력/지구력
  - 일 당 에너지 소모량의 증가가 보인다.
- ♦ 인체측정학정 특징
  - BMI: 24.1(이것은 질병 관리와 예방 센터에 따르면 WNL로 고려된다)[17]
  - 대전자부터의 뼈와 조직의 길이 측정: 뼈까지 35 cm, 봉합부 까지 37 cm(정상다리의 65%)
  - 부종:
    - 단단한 드레싱이 제거되고 20에서 30분 보다 길어지면 부종이 발전된다.
    - 둘레 측정은 근위부에서 원위부로 일정한 간격을 두고 얻어졌다.
  - 절단부위의 모양: 원뿔모양
- ♦ 각성, 집중, 그리고 인식
  - 지남력(oriented)×3
  - 매우 열의가 있음.
- ♦ 보조장비 및 적용장비:
  - 이동하기 위해 액와 목발 사용
- ♦ 뇌신경과 말초신경의 통합성
  - PNs는 완전하다.
  - 감각 WNL
- ♦ 환경, 집과 작업의 장벽
  - 2명의 다른 대학생들과 아파트 2층에서 산다.
  - 양쪽에 난간이 있는 13개의 계단의 극복이 필요하다.
  - 가족들은 4시간 거리에 산다.
- ♦ 인체 공학과 신체 기전
  - 기능적인 활동들은 안전하고 효율적인 방법으로 수행된다.
- ♦ 보행, 이동 그리고 균형
  - 적어도 2블록까지 모든 지면에서 액와 목발을 이용한 독립적인 이동
  - RLE로 좋은 서기 균형
- ♦ 피부계의 통합성
  - 철사로 적절히 봉합했다.
  - 절개는 닫혀졌고 배액은 보이지 않는다.
  - 온도: 만지면 따뜻하다.
- ♦ 관절 상태와 가동성
  - 오른쪽 발목에 약간의 과운동성
- ♦ 운동 기능
  - 운동기능은 협응된 방법으로 수행된다.
  - 좋은 솜씨와 민첩성
- ♦ 근 수행력
  - MMT
    - UEs와 RLE: WFL
    - LLE
      - ▸ 폄 = 4+/5
      - ▸ 굽힘 = 4+/5

- ▶ 벌림 = 4/5
- ▶ 모음 = 4/5

♦ 교정, 보호, 그리고 지지 장비
- 절단부위의 적절한 단단한 드레싱

♦ 통증
- NPS(0=통증 없음. 10=가장 심각할 수 있는 통증)로 약을 먹으면 1/10, 약을 먹지 않으면 2/10이다.
- 간헐적 왼쪽 발목과 무릎에 타는 듯/가려운 감각이 있다.

♦ 자세
- 요추 전만과 골반의 전방 경사가 약간 증가됨

♦ 보조기 필요조건
- 적절한 발목관절 부속 장치, shank, 무릎 장치, 소켓과 현수장치가 있는 넙다리 절단 보조기

♦ 관절가동범위
- 관절각도계 측정
  - ■ 모든 UE와 RLE 관절들: WNL
  - ■ LLE 엉덩관절 폄 0에서 5°, 다른 모든 LLE 움직임들: WFL

♦ 자가치료와 가정 관리
- 독립적인 침상 운동
- 독립적인 치장과 옷 입기
- 피곤하기 전에 액와 목발을 이용해서 독립적으로 2블록 이동하기

♦ 직장, 지역사회 그리고 여가 통합 또는 재통합
- 대학 2년생으로 파트 타임을 기초로 결국 풀 타임 학습까지 학교로 돌아가기 위한 계획 세우기
- 직업적인 상담의 요청
- 체육관과 어떤 형태의 스포츠 활동으로의 복귀
- 환자의 가족과 친구들은 매우 협조적

평가: 2단계 EVALUATION: PHASE 2

그의 병력은 앞서 MVA의 결과로 그의 LLE의 넙다리 절단을 막 받은 담배를 피우지 않고, 가볍게 술을 가볍게 마시는 대학교 2학년인 20세의 백인 남자라고 대략적으로 소개 되어졌다. 그는 외피의 통합성, 근 수행력, 통증, 자세와 절단부위의 ROM에 장애가 있다. Jardin씨는 명료하고, 가장 큰 현재의 문제가 발생하기 전에는 활동적이었다. 그의 최종 보조기 재활에 대한 가능성은 좋게 나타난다. 이것은 특히 지속적인 치료를 위한 계획과 Jardin씨의 상태가 허락하는 대로 보조기 평가가 시작되는데 중요하다.

진단: 2단계 DIAGNOSIS: PHASE 2

Jardin씨는 MVA의 결과로 왼쪽 넙다리뼈(대퇴골, femur) 절단을 받았고 절단부위에 약간의 통증을 가지고 있다. 그는 유산소 능력/지구력; 인체측정학적 특징; 보행, 이동 그리고 균형; 관절 상태와 가동성; 근 수행력; 자세; 관절가동범위에 최소한의 장애를 가지고 있다. 그는 직장, 지역사회, 여가 활동 과제와 활동들에 기능적인 제한이 있다. 그는 보조기구와 장비의 적절한 처방, 적용 그리고 제작이 필요하다. 이러한 장애들, 기능적인 제한들과 장치와 장비의 필요들은 예후와 치료계획의 결정에 의해 정해질 것이다. 이러한 발견들은 패턴 J: 절단과 관련된 운동기능, 근 수행력, 관절 가동범위, 보행, 이동과 균형의 손상에 있는 것과 일치한다. 이러한 장애들, 기능적인 제한들과 장치와 장비의 필요들은 예후와 치료계획의 결정에 의해 정해질 것이다.

예후와 치료계획: 2단계 PROGNOSIS AND PLAN OF CARE: PHASE 2

치료과정 동안, 상호간의 수집된 결과들을 다음과 같이 결정하였다.

- ♦ 치료는 환자, 가족, 다른 전문가들과 협조된다.
- ♦ 증례는 치료 전반에 걸쳐 관리된다.
- ♦ 지구력은 호전된다.
- ♦ 피부 완전성은 호전된다.
- ♦ 건강 습관을 촉진하는 행위의 지식 습득
- ♦ 근력의 강화
- ♦ 통증의 감소
- ♦ 위험 요소의 감소
- ♦ 이차적 손상의 위험 감소
- ♦ 관절가동범위의 증가
- ♦ 스트레스의 감소

이러한 결과들을 요약하면, 이 환자를 위한 적절한 중재가 결정된다. 이것들은 협응, 의사소통 그리고 기록; 환자/

고객 관련 교육; 치료적 운동; 자가치료와 가정 관리에서의 기능적 훈련; 보조기구와 장비의 적절한 처방, 적용 그리고 제작이 포함할 것이다.

진단과 예후에 기초해서, Jardin씨는 이 단계의 7에서 10일간의 기간동안 6에서 9번의 방문이 요구되리라고 예상된다. Jardin씨는 좋은 신체 건강과 높은 잠재력을 가지고 있다.

중재: 2단계 INTERVENTIONS: PHASE 2

선택된 중재에 대한 근거 RATIONAL FOR SELECTED INTERVENTION

치료적 운동 (Therapeutic exercise)

보통 절단 다리 엉덩관절의 ROM과 근력은 미래의 보조기의 사용을 위해 중요하다. 보조기 보행의 일탈과 에너지 요구의 증가에 중요한 기여 요소는 절단부위의 운동성과 근력의 감소이다.[38] 봉합이 제거되고 절단 부위가 치유되게 됨에 따라, 역동적인 절단치 운동을 포함하여 저항훈련이 지시된다. 게다가, 성공적이고 효율적인 보조기 기능에 더 기여하게 될 몸통(체간)과 RLE를 위한 강화훈련이 또한 포함된다. 자세 조절에 도전하는 훈련도 포함되어야 한다.[32] 호기적 운동 프로그램은 환자가 절단 전 생활의 재개를 돕는 일반적인 지구력 증진을 위해 지시된다. 호기적 운동 프로그램은 운동 내성과 지구력의 호전을 돕고, 환자가 보조기 이동의 에너지 요구에 준비하도록 계획되어야 한다.[32] 일반적인 건강 수준은 지구력과 LE 보조기 기능 사이에 높은 상관관계를 갖는다.[39] 합병증을 제외하고, 환자는 수술 후 8에서 10주 사이에 보조기 맞춤을 준비해야 한다. 절단 부위의 위생, 봉합선 가동술, 모양 만들기를 위한 환자 교육은 보조기 착용을 위한 준비를 돕는 이 시기에 필수적이다.[1]

보조기구와 장비의 적절한 처방, 적용 그리고 제작 (Prescription, application, and as appropriate, fabrication of devices and equipment)

절단 부위의 부종 조절은 이 재활 기간에서 중요하다. 부종은 통증 증가와 절단부위의 봉합선이 아무는 것을 방해한다.[33] 이 환자 보조기를 맞추기 전까지 제거가 가능한 단단한 드레싱을 착용했었다. 단단한 드레싱은 구운 석고나 몇 가지 열가소성 플라스틱으로 제작된다. 드레싱의 타입에 따라, 절단부위가 줄어듦에 따라 새로운 드레싱이 제작되거나, 드레싱은 절단 부위 크기의 변화를 허용하는 가죽끈이 결합된다. 이동을 위한 보조적인 장치들이 환자에게 제공된다.

협응, 의사소통 그리고 기록 COORDINATION, COMMUNICATION, AND DOCUMENTATION

의사소통은 Jardin씨와 이루어진다. 그의 현재 상태, 장애들, 기능적인 제한점들, 장치와 장비의 필요조건들에 관한 교육이 논의될 것이다. 치료 계획은 환자와 함께 논의될 것이다. 환자 관리의 모든 요소가 문서로 작성될 것이다. 초기 의사소통은 의사 그리고 재활센터와의 협동으로 일어날 것이다. 환자와 가족은 보조기 평가를 위한 계획이 포함되기를 바란다.

자금과 미래의 계획이 논의될 것이다. 학생인 Jardin씨는 직업 재활 분과로부터의 지원에 적격일 수 있고 평가를 위해 보내질 것이다. 그의 손상 전 대학 전공에 따라, 직업 목표의 재평가가 필요하거나, 필요하지 않을 수도 있다. 운동 선수이기 때문에, 그는 절단을 가진 사람을 위한 미국 보조기와 의지 협회(www.oandp.org)와 국제 장애인 올림픽 단체(www.paralympic.org)의 운동 프로그램의 인식을 원한다.

환자/고객 관련 교육 PATIENT/CLIENT-RELATED INSTRUCTION

환자는 절개부, 단단한 드레싱과 구축의 예방을 포함한 절단부위의 관리에 대해 교육되어질 것이다. 위험 요소들은 논의 될 것이다. 신체 외형의 변화들과 성적 관심사에 대한 논의가 필요하다면 심리학자 또는 다른 전문 지도교사와의 상담이 이루어질 것이다. 또한 정서적인 지원을 할 수 있는 절단환자 지원 모임도 있다. 미국 절단환자 연합(www.aca.org)는 절단과 함께 인생에 적응하는 환자를 위해 많은 자원을 제공한다. 환자는 시간에 맞춰 시작되는 보조기 재활의 필요성에 관하여 교육을 받을 것이다.

치료적 운동 THERAPEUTIC EXERCISE

◆ 균형, 협조성, 그리고 민첩성 훈련

- 오른 다리로 균형
- 두 손 지지 균형, 다음에 한 손 지지
- 다리 펴고 앉은 자세와 구부리고 앉은 자세에서 공 던지고/받기
- 가능하다면 선 자세로 진행

♦ 신체 기전과 자세 안정화
- 거울을 이용할 수 있다면 무게 중심의 변경과 함께 자세 정렬 훈련
- 오른쪽 엉덩관절을 중립위로 유지

♦ 유연성 운동
- 왼쪽 엉덩관절 굽힘근들

♦ 보행과 이동 훈련
- 평지에서 거리를 증가하면서 목발을 이용한 보행 훈련
- 계단과 비탈 위에서 보행 훈련

♦ 근력, 힘 그리고 지구력 훈련
- 왼쪽 엉덩관절 폄근, 벌림근, 안쪽 돌림근을 위한 능동 운동
- 오른쪽으로 누워서 능동적인 엉덩관절 폄
- 볼기근(둔근, gluteus)의 등척성 운동
- 무릎의 굽힘과 폄의 심상을 이용한 절단 부위의 근육 조직을 위한 등척성 운동
- 역동적인 절단부 운동
  - 옆으로 누워서 높은 의자를 이용한 엉덩관절 모음. 높은 의자(수건을 덮은)위로 모음 방향으로 누름
  - 바로 누운 자세에서 절단 부위 아래 작은 두루마리를 두고 엉덩관절 폄
- 가능하면, 탄력 밴드와 하중을 이용한 RLE와 UEs를 위한 저항운동
- 가능하면, 절단부위에 체중부하 운동
- UEs와 건측 LE에 PNF 운동
- 앉아서 손으로 엉덩이 들기
- Dip 운동
- 중심(core) 강화

자가치료와 가정 관리에서의 기능적인 훈련
FUNCTIONAL TRAINING IN SELF-CARE AND HOME MANAGEMENT

♦ 자가치료
- 절단부위의 피부 관찰
- 단단한 드레싱이 맞는지 감독
- 보조적인 장치를 이용한 독립적인 움직임
- 목욕과 자세잡기에 대한 교육
- 목욕을 위해 단단한 드레싱의 탈착에 관한 교육
- 감염과 연관된 징후와 증상에 관한 교육

♦ 손상 예방과 감소
- 안전 예방책의 인식이 자가관리에 포함된다.
- 목발을 사용하는 동안 손상의 보호
- 자가치료 동안 안전 인식 훈련

보조기구와 장비의 적절한 처방, 적용 그리고 제작
PRESCRIPTION, APPLICATION, AND AS APPROPRIATE, FABRICATION OF DEVICES AND EQUIPMENT

♦ 보조적인 장치: 목발

♦ 지지적인 장치: 분리되는 단단한 드레싱

예상 목표와 기대 결과
ANTICIPATED GOALS AND EXPECTED OUTCOMES

♦ 병리학/병태생리학에 미치는 영향
- 약을 먹으면 1/10. 약을 안 먹으면 2/10으로 통증이 감소된다.

♦ 손상에 미치는 영향
- 앉기와 서기에서 균형은 독립적이다.
- 보행과 이동은 목발을 이용하여 3에서 4블록을 독립적일 정도로 호전된다.
- 근력, 힘과 지구력을 포함한 근 수행력은 L 엉덩관절이 WFL일 정도로 증가된다.
- 자세 인지는 요추 전만과 골반 전방 경사의 감소와 함께 호전된다.

♦ 기능적인 제한에 미치는 영향
- 신체적 활동들, 과제와 자가치료와 가정 관리와 관련된 활동들을 수행하는 능력은 독립적이다.
- 신체적 활동들, 과제와 직장, 지역사회와 여가와 여가의 통합과 재통합과 관련된 활동들을 수행하는 능력은 독립적이다.
- ADL에서 기능적 독립
- 환자가 독립적으로 됨에 따라 과제 수행을 위해 요구되는 감독의 수준이 감소된다.

- 장치를 이용한 ADL의 수행은 독립적이다.

♦ 위험 감소/예방
- 위험요소들과 이차적인 손상의 위험은 감소된다.
- 평지에서 환자가 독립적이 됨에 따라 안전성은 증가된다.
- 증상의 자가치료는 호전된다.

♦ 건강, 웰니스, 운동에 미치는 영향
- 건강에 좋은 영양섭취를 증진하는 습관, 신체적 활동과 안녕은 호전된다.
- 신체적 능력의 증가
- 신체적 기능의 호전

♦ 사회 자원에 대한 영향
- 문서작성은 환자 관리와 모든 준비 전반에 걸쳐 *물리치료 문서작성의 가이드라인*[25]을 통하여 되어질 것이다.

♦ 환자/고객 만족
- 관리는 환자와 가족과 다른 전문가들과 함께 협조된다.
- 증례는 치료 동안 일어나는 일을 통해서 관리된다.
- 재활센터에서 협동과 협조가 필요하다.
- 의사결정은 환자의 건강과의 관련과 환자와 가족에 의한 건강관리 보험의 사용으로 강화한다.
- 둘 이상의 분야에 걸치는 협동은 환자 협의를 통하여 일어난다.
- 환자와 가족의 지식과 진단, 예후, 중재, 예상되는 목표, 기대되는 결과에 대한 인식의 증가
- 부착되는 것들의 필요성이 결정되어 진다.

3단계: 보조기의 평가와 훈련
Phase 3: Prosthetic Evaluation and Training

물리치료사 검진: 3단계
PHYSICAL THERAPIST EXAMINATION: PHASE 3

Jardin씨는 절단 약 10주 후 보조기 착용을 위한 평가를 위해 보조기사에게 보내졌다.

신체계통 조명: 3단계 SYSTEMS REVIEW: PHASE 3

♦ 심혈관/폐
- 혈압(BP): 10/65 mmHg
- 부종: 존재하지 않음
- 심박수(HR): 68 bpm
- 호흡수(RR): 14 bpm

♦ 피부계
- 흉터형성 상태
  - 원위 봉합선에 fishmouth 절개
  - 절개는 잘 치유됨
  - 흉터는 잘 움직이고 민감하지 않다.
- 피부색: WNL
- 피부 상태: 양호함.

♦ 근육뼈대계
- 전체적인 관절가동범위
  - RLE와 양쪽 UEs: WFL
  - L 엉덩관절: WFL
- 양 UEs와 RLE의 전체적인 근력: WFL
- 전체적인 대칭성: 약간의 비대칭
- 키: 6' 2" (1.93 m)
- 몸무게: 188 lbs (82.27 kg)

♦ 신경근육계
- 균형: 독립적인 앉기와 서기
- 보행, 이동 그리고 변화
  - 옮기기는 독립적
  - 보행: 모든 지면에서 목발을 이용해서 독립적임

♦ 의사소통, 감정, 인지, 언어, 학습 유형
- 의사소통과 감정: WNL
- 인지: WNL
- 학습 유형: 복합적인 학습 스타일

검사와 측정: 3단계 TESTS AND MEASURES: PHASE 3

♦ 유산소 능력/지구력
- 일 당 에너지 소모량의 증가가 보인다.

♦ 인체측정학정 특징
- BMI: 24.1 (이것은 질병 관리와 예방 센터에 따르면 WNL로 고려된다.)[17]
- 부종: 관찰된것 없음
- 절단부위의 모양: 원뿔모양

♦ 각성, 집중, 그리고 인식
- 지남력(oriented) ×3

- 매우 열의가 있음.
- ♦ 보조장비 및 적용장비:
  - 이동하기 위해 액와 목발 사용
- ♦ 순환
  - 모든 절단지의 맥박은 WNL
- ♦ 뇌신경과 말초신경의 통합성
  - PNs는 완전하다.
  - 감각: WNL
- ♦ 환경, 집과 작업의 장벽
  - 2명의 다른 대학생들과 아파트 2층에서 산다.
  - 양쪽에 난간이 있는 13개의 계단의 극복이 필요하다.
  - 가족들은 4시간 거리에 산다.
- ♦ 인체 공학과 신체 기전
  - 기능적인 활동들은 안전하고 효율적인 방법으로 수행된다.
- ♦ 보행, 이동 그리고 균형
  - 평지와 계단, 비탈에서 액와 목발을 이용한 독립적인 이동
  - 액와 목발을 이용한 좋은 서기 균형
- ♦ 피부계의 통합성
  - 흉터는 잘 치유되었고 움직인다.
  - 온도: 만지면 따뜻하다.
- ♦ 관절의 상태와 가동성
  - 오른쪽 발목에 약간의 과운동성
- ♦ 운동 기능
  - 운동기능은 협응된 방법으로 수행된다.
  - 좋은 솜씨와 민첩성
- ♦ 근 수행력
  - ▪ MMT
  - ▪ UEs와 LLE: WFL
- ♦ 교정, 보호, 그리고 지지 장비
  - 절단부위의 적절한 단단한 드레싱
- ♦ 통증
  - NPS(0=통증 없음. 10=가장 심각할 수 있는 통증)로 약 없이 0/10이다.
- ♦ 자세
  - 요추 전만과 골반의 전방 경사가 약간 증가됨
- ♦ 보조기 필요조건
  - 보조기는 아마 포함된다:
    - ▪ 소켓: 유연한 소켓안감과 단단한 틀이 있는 IC 소켓
    - ▪ 현수장치: 진공(스포츠 활동들에 속한 환자에게 더 좋다)
    - ▪ 무릎: 다축 표준 무릎이나 유압식 무릎 기계장치 중 하나(전산화된 무릎 기계장치들은 첫 보조기로 항상 사용되지는 않는다)
    - ▪ 발: 다축 역동적 반응 발
- ♦ 관절가동범위(관절각도계)
  - 모든 UE와 LE 관절들: WNL
- ♦ 자가치료와 가정 관리
  - 액와 목발을 이용한 독립적인 이동
  - 독립적인 상체와 하체의 치장과 옷 입기
  - 샤워 의자를 이용한 샤워를 위한 독립적인 이동
- ♦ 직장, 지역사회 그리고 여가 통합 또는 재통합
  - 대학 2년생으로 파트 타임을 기초로 결국 풀 타임 학습까지 학교로 돌아가기 위한 계획 세우기
  - 직업적인 상담의 요청
  - 체육관과 변경된 수준의 스포츠 활동으로의 복귀
  - 자동 변속 자동차의 독립적인 운전
  - 환자의 가족과 친구들은 매우 협조적

평가: 3단계 EVALUATION: PHASE 3

그의 병력은 앞서 그의 LLE의 넙다리 절단을 막 받은 담배를 피우지 않고, 가볍게 술을 가볍게 마시는 대학교 2학년인 20세의 백인 남자라고 대략적으로 소개 되어졌다. 그는 현재 최소한의 장애를 가지고 있다. Jardin씨는 명료하고, 가장 큰 현재의 문제가 발생하기 전에는 활동적이었다. 그의 최종 보조기 재활에 대한 가능성은 좋게 나타난다. 이것은 특히 지속적인 치료를 위한 계획과 그의 상태가 허락하는 대로 Jardin씨의 활동들로 복귀하기 위해 중요하다.

진단: 3단계 DIAGNOSIS: PHASE 3

Jardin씨는 그의 LLE에 외상성 넙다리뼈(대퇴골) 절단을 받았다. 그는 유산소 능력/지구력; 보행, 이동 그리고 균형; 관절 통합성; 그리고 자세가 손상되었다. 그는 직장, 지역사회, 여가 활동 과제와 활동들에 기능적인 제한이 있다. 그는 보조적, 보조기적 장치와 장비들이 필요하다.

Jardin씨의 보조기 요구사항들은 진공현수와 다축 표준 무릎이나 유압식 무릎 중 하나와 다축 역동적 반응 발이 있는 무릎 위 보조기가 포함될 것이다. 이러한 발견들은 패턴 J: 절단과 관련된 운동기능, 근 수행력, 관절 가동범위, 보행, 이동과 균형의 손상에 있는 것과 일치한다. 이러한 장애들, 기능적인 제한들과 장치와 장비의 필요들은 예후와 치료계획의 결정에 의해 정해질 것이다. 이러한 장애들, 기능적인 제한들과 보조적이고 보조기 요구 사항들은 예후와 치료계획의 결정에 의해 정해질 것이다.

예후와 치료계획: 3단계
PROGNOSIS AND PLAN OF CARE: PHASE 3

치료과정 동안, 상호간의 수집된 결과들을 다음과 같이 결정하였다.

- 치료는 환자, 가족, 다른 전문가들과 협조된다.
- 증례는 치료 전반에 걸쳐 관리된다.
- 지구력은 호전된다.
- 건강 습관을 촉진하는 행위의 지식 습득
- 배치 요구사항들의 결정
- 위험 요소의 감소
- 이차적 손상의 위험 감소
- 스트레스의 감소

이러한 결과들을 요약하면, 이 환자를 위한 적절한 중재가 결정된다. 이것들은 협응, 의사소통 그리고 기록; 환자/고객 관련 교육; 치료적 운동; 직장, 지역사회 그리고 여가 통합 또는 재통합에서의 기능적인 훈련; 보조기구와 장비의 적절한 처방, 적용 그리고 제작이 포함할 것이다.

진단과 예후에 기초해서, Jardin씨는 14에서 21일간의 기간 동안 10에서 15번의 방문이 요구되리라고 예상된다. Jardin씨는 좋은 신체 건강과 높은 잠재력을 가지고 있다.

중재: 3단계 INTERVENTIONS: PHASE 3

선택된 중재에 대한 근거
RATIONAL FOR SELECTED INTERVENTION

치료적 운동 (Therapeutic exercise)

보조기적 훈련 프로그램은 안전하고 조절된 환경(평행봉)에서 시작되어야 하고, 기능적인 활동들 속에 보조기의 통합에 필요한 활동들이 조직된다.[35] 보행의 입각기와 유각기에서 보조기 무릎 조절을 증진하기 위한 이동 전 운동들은 안전하고 효율적인 보조기 이동을 호전시키기 위해 이용된다.[40] 절단 부위 엉덩관절을 뻗는 능력과 의족 위에서 골반과 몸통(체간)의 진행은 보행의 유각기 동안 보조기적 무릎의 안정성을 확고히 한다. 보조적인 장치를 사용하지 않고 열린 환경에서 이동 진행은 전체적인 기능의 향상을 의미한다. Yigiter 등[35]은 넙다리뼈(대퇴골, femur) 절단을 받은 환자의 연구에서 PNF를 이용한 보조기적 훈련이 체중부하와 보행의 호전에 다른 전통적인 접근들 보다 더 효과적이라고 제안하였다. 단계적인 속도로 트래드밀 걷기 또한 이동 기능의 호전시키는 것으로 보인다.[41] 보행 일탈을 위한 끊임없는 평가와 중재는 이러한 일탈들의 습관적인 사용을 최소로 하도록 행해진다. 보조기적 이동 중 보행 일탈과 에너지 요구량간에는 높은 상관이 있다.[37]

직장, 지역사회 그리고 여가 통합 또는 재통합에서의 기능적인 훈련
(Functional training in work, community, and leisure integration or reintegration)

보조기를 이용한 ADL 훈련(ie, 바닥에서 물건 집어올리기, 장애물들 위로 걷기, 바닥으로부터 올라가고 내려가기, 커브 극복, 물건 나르기)은 최대의 독립성을 위해 보조기 훈련 프로그램안에 포함되어져야 한다. 모든 지면에서의 이동과 오르기 훈련은 절단 전 활동들로 돌아가기 위한 준비로서 필요하다. 달리기, 뛰어오르기와 스포츠 참여와 같은 진보된 활동들은 필요하다면 도입되어 질 것이다.

보조기구와 장비의 적절한 처방, 적용 그리고 제작
(Prescription, application, and as appropriate, fabrication of devices and equipment)

환자는 더 활동적인 환자들에게 가장 적합한 궁둥뼈(좌골) 억제 소켓인 Hanger Comfort Socket이 있는 무릎 위 보조기를 맞추었다. 현수장치는 진공이다. 무릎은 입각기와 유각기 제어를 제공하는 전산화된 다축 무릎이다. 발은 다축 역동적 반응 발이다.

협응, 의사소통 그리고 기록
COORDINATION, COMMUNICATION, AND DOCUMENTATION

의사소통은 Jardin씨와 이루어진다. 그의 현재 상태, 장애들, 기능적인 제한점들, 장치와 장비의 필요조건들에 관한 교육이 논의될 것이다. 치료 계획은 환자와 함께 논의될 것이다. 환자 관리의 모든 요소가 문서로 작성될 것이다. 보조기사와의 협동이 발생할 것이다. 환자와 가족은 보조기 타입과 보조기 훈련이 포함되기를 바란다.

자금과 미래의 계획이 논의될 것이다. 대학생인 Jardin씨는, Ken이 직업 재활 분과로부터의 지원에 적격일 수 있고 평가를 위해 보내질 것이다. 그의 손상 전 대학 전공에 따라, 직업 목표의 재평가가 필요하거나, 필요하지 않을 수도 있다. 운동 선수이기 때문에, 그는 절단을 가진 사람을 위한 미국 보조기와 의지 협회(www.oandp.org)와 국제 장애인 올림픽 단체(www.paralympic.org)의 운동 프로그램의 인식을 원한다.

환자/고객 관련 교육
PATIENT/CLIENT-RELATED INSTRUCTION

환자는 적절한 절단부위의 싸기와 LLE의 관리에 관한 교육을 받을 것이다. 적절한 신발류, 신발 착용, 발의 관리에 대하 교육이 제공될 것이다. 위험 요소들은 논의 될 것이다. 환자는 보조기의 타입과 보조기 훈련을 고려한 교육을 받게 될 것이다. 다른 교육들도 포함되어질 것이다.

- ♦ 보조기 착용 전, 후 절단부위의 못이나 문제점들 관찰
- ♦ 정기적인 보조기 관리를 위한, 특히 초기 절단부위 수축이 발생했을 때 보조기사와의 접촉
- ♦ 매일 밤 보조기 소켓의 청소

치료적 운동 THERAPEUTIC EXERCISE

- ♦ 균형, 협조성, 그리고 민첩성 훈련
  - 닫힌 환경(예, 평행봉)에서 보조기를 착용하거나 착용하지 않은 채로 중심 이동과 균형 활동들
    - 목표지향적 활동에서 좌, 우로 중심 이동
    - 목표지향적 활동에서 전, 후로 중심 이동
    - 무릎 제어를 얻기 위해 선 자세에서 보조기 무릎 구부리기, 펴기.
    - 중심이동을 촉진하기 위한 각기 다른 자세를 유지하고 물건으로 손 뻗기
    - 양 발 교대로 부드러운 공 차기
    - 머리와 몸통(체간)을 한 쪽에서 다른 쪽으로 돌리는 동안 균형 잡기
    - 손을 이용하여 앉았다 서기, 지지없이 하는 것으로 진행
    - 다른 높이와 표면에서의 앉았다 서기
    - 보조기 위에서 손을 사용하지 않고 수 초 동안 서기 균형
    - 장애물 코스
    - 선자세에서 율동적 안정화
    - 움직이는 지면에서 서기 균형: 쿠션, 폼 롤러
- ♦ 신체 기전과 자세 안정화
  - 거울을 이용할 수 있다면 무게 중심의 변경과 함께 자세 정렬 훈련
- ♦ 유연성 운동
  - ROM 유지
    - 오른쪽 엉덩관절 벌림근, 모음근, 안/가쪽 돌림근
- ♦ 보행과 이동 훈련
  - 평행봉 안과 밖에서의 부조기을 이용한 보행 훈련
    - 앞으로 걷기
    - 뒤로 걷기
    - 양 쪽 방향으로 옆으로 발 옮기기
    - 외적 지지없이 평지에서 이동
    - 계단과 커브의 극복
    - 각기 다른 지면에서 걷기
    - 공 던지고 받기
    - 저항을 이긴 이동
  - 어떤 보행 일탈들이 있는지 감시와 점검 계속 (표 10-3)
  - 진보된 활동들
    - 바닥에서 물건 집어 올리기
    - 각기 다른 무게의 물건 나르기
    - 바닥에서 일어서기
    - 바닥에 있는 장애물 치우기
    - 계단 내려가기
    - 운동 훈련 활동들
    - 각기 다른 지면 위에서 달리기 활동(예, 잔디, 충

격 흡수 바닥이 있는 트레드밀)
- 모든 타입의 높은 곳(elevation)을 극복
- Hop-skip running cycle을 진보를 위한 뛰어오르기, 깡총 뛰기와 뛰어 넘기 활동들

직장, 지역사회 그리고 여가 통합 또는 재통합에서의 기능적인 훈련
FUNCTIONAL TRAINING IN WORK, COMMUNITY, AND LEISURE INTEGRATION OR REINTEGRATION

♦ 직장, 지역사회, 여가
- 보조기를 이용한 독립적인 움직임
- 가상 환경과 과제
- 과제 적응
- 과제 훈련
- 근로 조건
- 기능적 훈련 프로그램

♦ 손상 예방과 감소
- 안전 예방책의 인식이 직장, 지역사회와 여가 활동들, 과제와 활동들에 포함된다.
- 보조적인 장치를 사용하지 않고 이동하는 동안 손상의 보호

♦ 직장, 지역사회와 여가 활동, 과제, 활동들을 하는 동안 안전 인식 훈련

보조기구와 장비의 적절한 처방, 적용 그리고 제작
PRESCRIPTION, APPLICATION, AND AS APPROPRIATE, FABRICATION OF DEVICES AND EQUIPMENT

♦ 넙다리 절단 보조기와 착용에 지속적인 감시와 점검 (표 10-4)

예상 목표와 기대 결과
ANTICIPATED GOALS AND EXPECTED OUTCOMES

♦ 손상에 미치는 영향
- 모든 지면에서의 균형은 독립적이다.
- 지구력은 WFL
- 보행과 이동은 환자가 보조적인 장치를 이용하지 않고 모든 지면에서 독립적으로 이동할 정도로 호전된다.
- 근력, 힘과 지구력을 포함한 근 수행력은 WFL
- 자세 인지는 약간 요추 전만 감소와 함께 호전된다.
- 보조기가 맞추어 졌다.
- 체중지지 상태는 보조기에 모든 체중을 실을 수 있을 정도로 호전되었다.

♦ 기능적인 제한에 미치는 영향
- 신체적 활동들, 과제와 자가치료와 가정 관리와 관련된 활동들을 수행하는 능력은 WNL.
- 신체적 활동들, 과제와 직장, 지역사회와 여가와 여가의 통합과 재통합과 관련된 활동들을 수행하는 능력은 WFL.
- 독립적인 보조기 탈착
- 과제 수행을 위해 요구되는 감독의 수준이 감소된다.
- 운전을 포함한 지역사회 활동에서 환자는 독립적이다.
- ADL과 장치를 이용한 IADL의 수행은 독립적이다. 체육관과 변형된 수준의 스포츠로의 복귀가 가능하다.

♦ 위험 감소/예방
- 체조직의 압력은 감소된다.
- 절단부위는 외상으로부터 보호된다.
- 위험요소들과 이차적인 손상의 위험은 감소된다.
- 안전성은 호전된다.
- 증상의 자가치료는 호전된다.

♦ 건강, 웰니스, 운동에 미치는 영향
- 건강에 좋은 영양섭취를 증진하는 습관, 신체적 활동과 웰빙은 호전된다.
- 신체적 능력의 증가
- 신체적 기능의 호전

♦ 사회 자원에 대한 영향
- 문서작성은 환자 관리와 모든 준비 전반에 걸쳐 *물리치료 문서작성의 가이드라인*[25]을 통하여 되어질 것이다.

♦ 환자/고객 만족
- 관리는 환자와 가족과 다른 전문가들과 함께 협조된다.
- 증례는 치료 동안 일어나는 일을 통해서 관리된다.
- 보조기센터에서 협동과 협조가 필요하다.
- 의사결정은 환자의 건강과의 관련과 환자와 가족에 의한 건강관리 보험의 사용으로 강화한다.
- 둘 이상의 분야에 걸치는 협동은 환자 협의를 통하여 일어난다.
- 환자와 가족의 지식과 진단, 예후, 중재, 예상되는 목표, 기대되는 결과에 대한 인식의 증가
- 부착되는 것들의 필요성이 결정되어 진다.

표 10-3 넙다리뼈 절단 보행의 일탈들

문제	특징	보조기적인 원인	환자의 원인
중간 입각기에서 몸통의 가쪽 굽힘	중심선으로부터 보조기 쪽으로 과도한 외측 구부림 발생	보조기가 너무 짧다. 소켓 안에 부적절한 모음 힘 또는 넙다리뼈에 적당한 지지를 제공하는 정렬의 실패 높은 안쪽 벽은 불편을 최소화하기 위해 환자가 밖으로 기대는 원인이 될 수 있다.	환자가 적당한 균형을 갖추지 못했다. 환자가 벌림 구축을 가지고 있다. 절단부위가 과민하거나 아프다. 매우 짧은 절단부위는 외측 제어를 위한 효율적인 지렛대를 제공하지 못한다.
벌림된 보행	항상 중심선으로부터 보조기를 벌린 채로 넓은 기반 보행	보조기가 너무 길다. 소켓 안에 부적절한 모음 힘 또는 넙다리뼈에 적당한 지지를 제공하는 정렬의 실패 높은 안쪽 벽은 환자가 신경가지의 압박을 피하기 위해 보조기를 멀리 두는 원인이 된다. 환자의 몸으로부터 너무 멀리 떨어진 보조기 밴드(낡거나)	벌림 구축을 가지고 있다. 환자가 유각기에서 무릎을 구부리는 것을 두려워 하는 습관적 패턴에서 기인하는 결점
회선 보행	유각기에서 넓은 범위로 바깥쪽으로 보조기를 돌린다.	보조기가 너무 길다. 정렬 안정성이 지나치거나 유압식 무릎 굽힘 장치가 너무 높은 보조기는 유각기 동안 무릎을 구부리는 것이 어렵게 만든다.	말기 입각기에서 보조기의 발가락 위로 맞지 않는다. 절단부위에 벌림 구축이 있다. 근력의 약화나 발가락이 부딪히는 공포로 인해 보조기 무릎을 구부리는데 믿음 부족으로 기인한다. 습관적 패턴에서 기인하는 결함
뜀	환자가 약간의 무릎 굽힘을 통해 보조기를 진행하는 중 건측 발의 발가락이 들어올려진다.	보조기가 너무 길다. 부적절한 소켓 현수장치 정렬에서 과도한 안정성 또는 무릎 잠김과 같은 무릎 굽힘의 약간의 제한이 이 결손의 원인이다.	뜀은 아주 흔한 습관적 패턴이다. 발가락이 부딪히는 공포는 이 결손의 원인이다. 절단부위의 불편함
고르지 않은 팔 움직임	이동 중 보조기 쪽의 팔이 몸에 붙어 있다.	없음	환자는 좋은 균형을 갖지 못했다. 공포와 불안감 나쁜 습관적 패턴
고르지 않은 타이밍	보조기 쪽의 짧은 입각기와 같지 않은 기간과 길이로 걷는다.	소켓의 적절치 않은 착용은 통증의 원인이다. 부족한 정렬 또는 기계적인 문제로 인한 불안정한 무릎	엉덩관절 굽힘근의 약화 부족한 훈련
고르지 않은 뒤꿈치 들기	입각기의 시작에서 무릎이 구부려 질 때 보조기 뒤꿈치가 아주 두드러지고 빠르게 들린다.	무릎 관절이 너무 작은 편저항을 가지고 있다(유압식이나 전산화된 무릎들에서 드물게 보여진다)	환자는 무릎 굽힘에 필요한 힘보다 더 많은 힘을 사용한다.

(계속)

표 10-3 넙다리뼈 절단 보행의 일탈들 *(계속)*

문제	특징	보조기적인 원인	환자의 원인
말기 유각기 충격	정강이 부분의 빠른 전방 움직임은 뒤꿈치가 닿기 전 너무 많은 힘으로 무릎을 뻗기 위해 최대의 폄을 허용한다.	무릎 마찰이 불충분하다.(유압식이나 전산화된 무릎들에서 드물게 보여진다)	환자는 절단부위를 힘차게 뻗음으로써 무릎이 완전한 폄된다고 스스로 납득하려고 한다.
내측 또는 외측 휘두름	휘두름은 환자가 관찰자로부터 멀리 걸어갔을 때 가장 많이 관찰된다.	외측 휘두름은 보조기 무릎의 과도한 IR의 결과이다. 내측 휘두름은 무릎의 과도한 ER의 결과이다. 소켓이 너무 꽉 끼는 것이 절단 부위의 회전으로 나타난다. 보조기 무릎 속의 과도한 외반 또는 "부딪힘" 이 이러한 결함의 원인이 된다.	환자가 보조기를 IR 또는 ER 해서 착용하였다.
보조기 무릎의 불안정성	체중부하기의 어떤 부분에서 무릎이 무너진다.	무릎이 대전자-무릎-발목 선의 너무 멀리 앞쪽에 있다. 불충분한 소켓 굽힘 정렬	엉덩관절 폄근의 약화 심한 엉덩관절 굽힘 구축은 불안정성의 원인이 된다.
입각기의 마지막에서 떨어짐	보조기 위에서 몸이 전방으로 움직이는 것 처럼 몸통의 아래로 향하는 움직임이 있다.	발과의 관계에서 소켓이 너무 멀리 앞쪽에 위치되어 있다.	없음
긴 보조기 걸음	환자는 정상쪽 보다 보조기의 걸음을 길게 갖는다.	더 이상 줄일 수 없는 굽힘 구축이 있을 때, 소켓 안에서의 초기 굽힘이 불충분하다.	부족한 훈련 나쁜 습관
과도한 몸통 폄	입각기 동안 환자는 능동적인 요추전만을 만든다.	소켓 안에서 불충분한 초기 굽힘을 만든다. 소켓 정렬에 의해 적응되지 않은 엉덩관절 굽힘 구축이 있을 경우	환자는 보조기적으로 적응되어질 수 없는 굽힘 구축을 가지고 있다. 환자는 약한 엉덩관절 폄근을 허리척추 세움근이 대신하고 있다. 배근육이 약하다. 습관적 패턴에서 기인한 결함

- 웰빙에 대한 느낌이 호전된다.

재검사 REEXAMINATION

재검사는 치료 전반에 걸쳐 수행되어진다.

퇴원 DISCHARGE

Jardin씨는 2단계(7에서 10일), 3단계(10에서 15일)의 물리치료를 완료하고 그의 목표들과 기대들을 달성한 뒤 퇴원하였다. 이 기간은 그의 모든 서비스 동안 일어난 일들

표 10-4 고정적인 넙다리 절단 보조기 점검

점검 항목	점검할 것	가능한 문제점
착용 전: 처방받은 보조기인가?	처방과 절단부위를 비교한다.	처방받은 요소들의 변경은 정당해야 한다.
소켓의 내부는 부드럽게 마감되었는가?	소켓의 내부를 느낀다.	피부 자극
모든 관절은 자유롭고 부드럽게 움직이는가?	무릎 관절 점검 무릎을 약간 구부리고 체중을 실었을 때 무릎이 선 자세를 지지하는지 점검	너무 뻣뻣하거나 헐거운 관절들은 보행 일탈의 원인이다. 선 자세 지지의 실패는 넘어짐을 가져온다.
앉은자세: 소켓은 절단부위에서 확고한가?	소켓을 살짝 당긴다.	모든 자세에서 현수장치는 유지되어야 한다.
정강이와 허벅지의 길이는 건측 다리의 정강이와 허벅지와 어울리는가?	양 무릎을 90°로 고정하고 앉아있을 때 무릎의 높이를 점검	높은 보조기의 무릎은 무릎관절의 부정렬과 나쁜 입각기를 가져온다.
쓰리거나 찝히는 느낌 없이 환자가 편안하게 앉아있을 수 있는가?	의자와 절단부위에 거슬리는 뒤쪽 가장자리의 압력에 유의하여 후방 벽을 점검한다.	뾰족한 후방 벽은 궁둥뼈 신경 압박의 원인이 된다.
환자는 앞으로 기대거나 신발을 뻗을 수 있는가?	앉은 자세에서 전방 벽의 높이를 점검한다.	전방 벽은 배 부분에 부딪힐 수 있다.
선자세: 소켓 착용은 적절하고 편안한가?	환자가 편안한지 물어보라	불편한 부분은 보행 일탈, 미착용, 피부 문제의 원인이 된다.
보조기에 체중이 가해졌을 때 무릎은 안정적인가?	무릎관절은 대전자에 무릎까지의 축에서 일직선이거나 바로 뒤쪽으로 처음 정렬되어야 한다. 만약 무릎이 축의 앞쪽에 있다면 불안정할 것이다.	불안정한 무릎은 불안정한 보행을 가져온다.
체중이 양쪽 다리에 고르게 가해졌을 때 골반의 높이는?	양 다리에 체중을 일정하게 분배하고 선 자세에서 양쪽 장골능을 촉진한다.	너무 길거나 짧은 보조기는 보행 일탈을 가져온다.
환자가 체중을 어떤 방향으로 이동해도 소켓은 좋은 접촉을 유지하는가?	환자가 체중을 이동할 때 소켓의 가장자리를 점검한다.	너무 헐겁거나 꼭 끼는 소켓은 피부 자극과 불편함을 가져온다.
모음근 말림이 있는가?	안쪽 벽 주위에 과도한 조직을 보이는 사타구니의 높이를 점검	모음근 말림은 안쪽 벽의 꼭대기가 두덩뼈 가지를 조일 수있어 통증과 벌림 보행을 가져온다.
음부 신경에 압박이 있는가?	환자에게 물어보라	통증은 벌림보행을 가져온다.

Adapted from May BJ. Amputations and prosthetics: A Case Study Approach. 2nd ed. Philadelpia, Pa: FA Davis Co: 2002

로 관리되었다. 그는 그의 목표들과 기대되었던 결과들을 달성하였기 때문에 퇴원하였다.

사례 연구 #3:

팔꿉관절 위 절단
Above-elbow amputation

Anthony Needham씨는 농장 사고로 인해 2일 전 오른쪽 위팔뼈(상완골, humerus) 절단을 받은 45살의 밀을 재배하는 농부이다.

물리치료사 검진: 1 단계
PHYSICAL THERAPIST EXAMINATION: PHASE 1

병력: 1, 2, 3단계 HISTORY: PHASE 1, 2, AND 3

- 일반적인 인적사항: Needham씨는 45살의 밀을 재배하는 농부이다.
- 사회적 병력: Needham씨는 아내와 그의 자녀 4명 중 3명과 함께 산다.
- 고용/일: Needham씨는 밀 농장의 농부로써 사고 전에 그의 농장에서 긴 시간 동안 일했다.
- 성장/발달: Needham은 오른손잡이이고 오른쪽 절단 부위와 다른 지절들에서 정상 운동 기능을 보인다.
- 생활 환경: 그는 네브라스카에 있는 그의 농장에서 그의 부인과 3명의 아이들과 함께 산다.
- 일반적인 건강 상태
  - 일반적인 건강 인식: 그는 사고 전의 건강상태는 훌륭하였다고 보고하였다.
  - 신체적 기능: 현재의 문제가 일어나기 전 Needham씨는 모든 기능적 활동들을 독립적으로 했다.
  - 심리적 기능: 정상
  - 역할 기능: 아버지, 남편, 농부
  - 사회적 기능: 남자 클럽과 교회에서 활동했다.
- 사회/건강 습관: Needham씨는 사교적으로 술을 마시고 담배를 피우지 않는다고 말한다.
- 가족력: 그녀의 아버지는 HTN이고, 그의 어머니는 담낭 질환이 있다.
- 의학/외과적 병력: 양쪽 무릎에 OA가 있고, 가끔 요통이 있다.
- 이전 입원: Needham씨는 입원했던 적이 없다.
- 이전에 있던 의학적 문제나 기타 건강관련질환: 없음.
- 현재 상태/주호소: Needham씨는 2일 전 농장 사고의 결과로 그의 오른쪽 위팔뼈(상완골, humerus) 절단을 받았다. 그는 기계에 끼인 것을 빼내려고 하는 동안 탈곡기가 그의 팔을 잡았다고 보고한다. Needham씨는 그의 손이 "가렵고" "조이는" 것을 느낀다고 보고한다. 그의 오른 팔은 그의 가슴 위와 왼 겨드랑이 아래의 가죽끈이 있는 석고 캐스트로 겨드랑이 까지 싸여졌다.
- 기능적인 상태와 활동 수준: Needham씨는 독립적으로 이동할 수 있다. 그는 현재 자가치료 활동에 어려움을 가지고 있다.
- 약물: Needham씨는 지금 어떠한 약도 복용하지 않는다.
- 다른 임상적 검사
  - 혈액 검사들로 환자는 약간의 빈혈이 있다.

신체계통 조명: 1단계 SYSTEMS REVIEW: PHASE 1

- 심혈관/폐
  - 혈압(BP): 130/65 mmHg
  - 부종: 석고붕대로 인해 확신할 수 없다.
  - 심박수(HR): 60 bpm
  - 호흡수(RR): 15 bpm
- 피부계
  - 흉터형성 상태: 알 수 없다.
  - 피부색: 알 수 없다.
  - 피부 상태: 알 수 없다.
- 근육뼈대계
  - 전체적인 관절가동범위
    - 오른쪽 무릎관절(슬관절, knee)과 목뼈(경추)의 약간의 제한이 보인다.
    - 통증과 절개부위의 당김을 피하기 위해 ROM이 수정되었다.
    - LUE와 양 LEs: WNL
  - 전체적인 근력
    - 단단한 드레싱으로 인해 전체적인 근력 검사는 미루어졌다.

- LUE와 양 LEs: WNL
- 전체적인 대칭성
  - 약간 FHP
  - 오른쪽 어깨가 살짝 올라감
- 키: 5' 11"(1.80 m)
- 몸무게: 195 lbs(88.454 kg)

♦ 신경근육계
- 균형: 앉기와 서기 균형은 좋음.
- 보행, 이동 그리고 변화: WNL

♦ 의사소통, 감정, 인지, 언어, 학습 유형
- 의사소통과 감정: WNL
- 학습 유형: 시각과 청각

검사와 측정: 1단계 TESTS AND MEASURES: PHASE 1

♦ 유산소 능력/지구력
- 일 당 에너지 소모량은 WNL

♦ 인체측정학정 특징
- BMI: 27.3(이것은 질병 관리와 예방 센터에 따르면 과체중으로 고려된다.)[17]
- 오른 팔은 그의 가슴 위와 왼 겨드랑이 아래의 가죽 끈이 있는 석고 캐스트로 겨드랑이까지 싸여졌다.

♦ 각성, 집중, 그리고 인식
- 지남력(oriented)×3

♦ 보조장비 및 적용장비:
- Needham씨의 ADL 독립성을 증가시키기 위해 적당한 장치(예, 한 손으로 사용하는 단지와 깡통 따개)가 제공된다.

♦ 순환
- 왼쪽 상지 말초 맥박 = WNL
- 오른쪽 겨드랑이 맥박은 이번에 측정되지 않았다.

♦ 뇌신경과 말초신경의 통합성
- LUE의 뇌신경과 말초신경은 완전하다, 절단 측의 RUE의 근위부는 완전하다.
- 감각: 지금 RUE가 검사되지 못한 것을 제외하면 WNL

♦ 환경, 집과 작업의 장벽
- 양쪽 UEs의 사용이 요구되는 농장 장비

♦ 인체 공학과 신체 기전
- 기능적인 활동들은 안전하고 효율적인 방법으로 수행된다.

♦ 보행, 이동 그리고 균형
- 서기와 앉기 균형은 양호하다.
- 독립적인 이동

♦ 피부계의 통합성
- 남아있는 부분의 피부 완전성은 완전하다.

♦ 관절 상태와 가동성
- 오른쪽 어깨관절(견관절, shoulder joint)은 정상이고 단단한 드레싱을 하고 있는 동안 운동성이 감소된다.

♦ 운동 기능
- RUE의 기능적인 움직임은 느리고, 부자연스럽고 협응이 감소된다: LUE WNL

♦ 근 수행력
- MMT
  - LUE와 양 LEs: WFL
  - 오른쪽 어깨와 목의 저항 검사는 지금 수행되지 못했다.

♦ 교정, 보호, 그리고 지지 장비
- 절단부위를 보호하기 위해 가슴 위와 왼쪽 겨드랑이 아래 가죽 끈이 있는 석고 캐스트로 겨드랑이 까지 싸여졌다.

♦ 통증
- 아직 그는 환상감각과 환상통에서 기인하는 그의 손에 가렵고 가끔 조이는 것을 느낄 수 있다.

♦ 자세
- FHP
- 오른쪽으로 머리가 기울어짐

♦ 보조기 필요조건
- 적절한 말단 장치, 팔꿉관절 장치, 소켓과 현수장치가 있는 위팔뼈 절단 보조기

♦ 관절가동범위
- 관절각도계로 LUE와 양쪽 LEs: WNL
- 오른쪽 어깨관절 검사는 통증과 절개부위의 당김을 피하기 위해 수정되었지만 WFL로 나타났다.

♦ 자가치료와 가정 관리
- Needham씨는 왼손을 이용해서 스스로 먹기, 이닦기, 세수하기가 막 시작되었다.
- 그는 왼손을 이용한 다른 자가치료 활동을 시도한다.
- 양손을 이용한 자가치료 활동에서 보조가 요구된다.

- 직장, 지역사회 그리고 여가 통합 또는 재통합
  - 농부라는 그의 직업으로 돌아가기 위한 작업적 요구들의 평가
  - 잃어버린 지절을 보상하기 위한 적당한 장치의 제공
  - 환자가 사회와 오락 활동으로 복귀하도록 환자와 가족을 후원하는 봉사단체로 보내는 것

평가: 1단계 EVALUATION: PHASE 1

그의 병력은 앞서 담배를 피우지 않고, 사교적으로 술을 마시는 45세의 밀을 재배하는 농부라고 대략적으로 소개되어졌다. 그의 상태는 2일 전 그의 RUE에 외상성 위팔뼈(상완골, humerus) 절단을 받은 후이다. 그는 과체중이고, 근 수행력이 감소되었고, FHP를 가지고 있다. Needham씨는 가장 최근 문제의 발병까지 활동적이었다. 그의 궁극적인 보조기 재활에 대한 잠재력은 우수하게 나타난다. 이것은 지속적인 치료의 계획이나 가능한 빨리 보조기 부착이 시작되어 병원에서 재활센터로 환자가 원만히 이행하도록 하는데 특히 중요하다.

진단: 1단계 DIAGNOSIS: PHASE 1

Needham씨는 RUE에 외상성 위팔뼈 절단을 받았고 BUE의 기능과 우세한 손의 기능 손실과 환상통을 가지고 있다. 그는 인체측정학적 특징들; 피부 통합성; 운동 기능; 근 수행력과 자세에 손상을 받았다. 그는 자가치료, 가정관리, 직장, 지역사회, 여가 활동, 과제, 활동들에서 기능적으로 제한된다. 그는 보조적 장치가 필요하다. 게다가, 그는 설명 될 필요가 있는 직업에 대한 장벽을 갖는다. 이 조사결과들은 패턴 J: 절단과 관련된 운동기능, 근 수행력, 관절 가동범위, 보행, 이동과 균형의 손상의 배치와 일치한다. 이러한 장애, 기능제한과 장치와 장비의 필요성은 예후와 치료 계획의 결정에 의해 정해질 것이다.

예후와 치료계획: 1단계 PROGNOSIS AND PLAN OF CARE: PHASE 1

치료과정 동안, 상호간의 수집된 결과들을 다음과 같이 결정하였다.

- 자가관리와 관련된 행동들, 신체적 활동과 과제의 수행 능력은 호전된다.
- 치료는 환자, 가족, 다른 전문가들과 협조된다.
- 증례는 치료 전반에 걸쳐 관리된다.
- 피부 완전성은 호전된다.
- 건강 습관을 촉진하는 행위의 지식 습득
- 부착 요구사항들(placement needs)의 결정
- 위험 요소의 감소
- 이차적 손상의 위험 감소
- 스트레스의 감소

이러한 결과들을 요약하면, 이 환자를 위한 적절한 중재가 결정된다. 이것들은 협응, 의사소통 그리고 기록; 환자/고객 관련 교육; 치료적 운동; 직장, 지역사회 그리고 여가 통합 또는 재통합에서의 기능적인 훈련; 보조기구와 장비의 적절한 처방, 적용 그리고 제작이 포함할 것이다.

진단과 예후에 기초해서 Needham씨는 병원에서 2에서 4번의 방문이 요구될 것으로 기대된다. Needham씨는 그의 UEs를 이용한 작업을 요구하는 밀을 재배하는 농부이다.

중재: 1단계 INTERVENTIONS: PHASE 1

선택된 중재에 대한 근거 RATIONAL FOR SELECTED INTERVENTION

치료적 운동 (Therapeutic exercise)

수술 후, UE 절단 환자들은 그들의 절단 부위를 구부리고 보호받는 자세로 고정하여 보호한다.[15] 절단 부위의 유연성과 ROM 운동은 절단 부위의 구축을 예방하기 위해 필수적이다. 자세잡기와 능동과 수동 운동은 절단 후에 관절의 ROM과 근육의 유연성을 유지하는데 이용되곤 한다.[18] 침상 운동, 옮기기 훈련과 이동/오르기 활동들은 필요하다면 치료 중재에 통합 되어져야 한다.[42] 치료적 운동은 근 위축과 몸 컨디션을 망가트리는 것을 예방하는데 도움이 될 것이다. 어깨이음구조(견갑대)와 절단 부위의 근육조직을 위한 강화 운동은 보조기 사용을 준비하는데 필요하다. 자세 운동들은 기능을 유지하고 자기 이미지를 호전시키기 위해 치료적 운동에서 없어서는 안 될 부분일 것이다. 자세 조절을 시도하는 운동도 포함되어져야 한다.[32] 중심 강화 운동은 UEs의 근력과 조절을 촉진한다. 협응과

민첩성 훈련 또한 보조기가 있거나 없이 절단 부위의 움직임의 조절을 촉진하기 위해 필요하다.

보조기구와 장비의 적절한 처방, 적용 그리고 제작 (Prescription, application, and as appropriate, fabrication of devices and equipment)

수술 직 후 목표들은 절단 부위의 통증 감소, 부종, 조직의 치유 촉진이다. 부종 제어는 봉합선의 치요, 통증 감소와 절단부위의 움직임을 더 쉽게 하는 것을 촉진한다. 단단한 드레싱이 착용된 Needham씨는 부종과 연관통으로 인한 어려움이 없을 것이다. 단단한 드레싱이 없다면, 심한 환상지 현상과 통증의 감소, 보조기 착용이 시작되는 시간을 짧게 하기 위해 수축제의 일관된 사용 또는 압박 붕대가 보여질 것이다.[32]

보조적 장치들은 자가치료와 한 손 활동들을 촉진하기 위해 필요하다.

물리적 요인과 기계 종류 (Physical agents and mechanical modalities)

압박 붕대 또는 압박 의류들은 수술 후 부종의 제어와 절단 부위의 모양을 만드는데 도움을 주기위해 사용된다. 부종 제어는 절단과 초기 보조기 착용 사이의 시간을 줄이는데 도움을 준다.[32] 수축기의 착용 또는 탄력 붕대는 또한 수술 후 통증, 환상 감각과 환상통을 제어하는데 도움이 된다.[32] 그렇지만, 이 환자는 수술 후의 제어와 환상통을 위한 단단한 드레싱을 착용하였다.

협응, 의사소통 그리고 기록 COORDINATION, COMMUNICATION, AND DOCUMENTATION

의사소통은 Needham씨와 이루어진다. 그의 현재 상태, 장애들과 기능적인 제한점들에 대한 교육이 논의될 것이다. 치료 계획은 환자와 논의될 것이다. 환자의 관리에 대한 모든 요소는 문서로 작성될 것이다. 의사와의 초기 의사소통은 재활 계획 수립과 보조기 부착을 위한 소개를 위해 필요하다. 보조기 센터와의 협동이 이루어 진다. 환자와 가족은 최고의 직업 배치를 위한 퇴원 계획이 포함되는 것을 원한다. 퇴원 계획은 제공되어질 것이다.

환자/고객 관련 교육 PATIENT/CLIENT-RELATED INSTRUCTION

환자는 침상 운동, 적절한 절단부위 자리잡기와 단단한 드레싱의 관리에 대해 교육받을 것이다.

위험 요소들도 논의 될 것이다. 환자는 보조기 시간에 맞춰 시작되는 재활 프로그램의 필요성에 관련된 교육을 받을 것이다. 보조기 착용을 위한 준비는 시범과 서로 다른 보조기와 부품들의 사진을 보여주고, 그것들의 사용법과 제한점들의 설명을 포함할 것이다. 절단환자 클리닉의 역할과 빠른 보조기 착용을 위한 선행 연습의 중요성에 대한 논의가 이루어 질 것이다.

치료적 운동 THERAPEUTIC EXERCISE

- ♦ 균형, 협응, 민첩성 훈련
  - 필수적인 한 손으로 하는 ADL 활동들
  - 왼손으로 글씨 쓰는 행위들
- ♦ 신체역학과 자세 안정성
  - 거울을 사용할 수 있다면, 시각적 신호와 함께 체중심의 이동을 통해 자세 정렬을 한다.
  - 앞으로 향한 머리를 교정하기 위한 턱 밀어넣기
  - 양 어깨 으쓱하기
  - 양 어깨뼈(견갑골, scapula) 움츠리기
  - 양 어깨뼈 모음과 내림
  - 양 어깨뼈 모음과 아랫쪽 회전
  - 양 어깨뼈 벌림과 위쪽 회전
- ♦ 유연성 운동
  - 워밍업 후에 유연성 운동이 행해져야 한다. 깊은 호흡을 동반한 느리고 지속적인 신장을 이용하고 유지를 30에서 60초까지 느려간다.
  - 작은가슴근(소흉근) 신장
  - 큰가슴근(대흉근) 신장
  - 어깨관절(견관절, shoulder joint) 안/가쪽 돌림근 신장
  - ROM 운동
    - ▪ 경추의 모든 방향
    - ▪ R 어깨관절(견관절, shoulder joint) 모든 방향
    - ▪ R 어깨뼈(견갑골, scapula) 모든 방향
- ♦ 보행과 이동 훈련
  - 보행 중 팔 움직임 장려
- ♦ 근력, 힘 그리고 지구력 훈련

- R 어깨이음구조를 위한 저항 운동
- 허용되는 만큼의 단단한 드레싱을 이용하여 양 UEs를 위한 반복적인 지구력 운동
- 중심 강화

자가치료와 가정 관리에서의 기능적인 훈련
FUNCTIONAL TRAINING IN SELF-CARE AND HOME MANAGEMENT

♦ 자가치료
- 감염과 관련된 징후와 증상에 대한 교육
- 단단한 드레싱 착용 점검
- 한 손 활동들에 관한 교육
- 목욕과 단단한 드레싱의 보호에 관한 교육
- 절단 부위의 자리잡기에 관한 교육
- 치장하는 활동에 대한 교육
- 옷 입기 활동에 관한 교육
- 식사 활동에 관한 교육
- 왼손으로 글씨 쓰는 활동에 관한 교육
- 자가치료 활동들을 위해 필요한 적응되는 장비의 사용법에 관한 교육
- 양손을 이용한 활동의 수행에 관한 교육

♦ 손상 예방과 감소
- 자가치료에 포함된 안전 대비책의 인식

♦ 자가치료 동안 안전 인식 훈련

보조기구와 장비의 적절한 처방, 적용 그리고 제작
PRESCRIPTION, APPLICATION, AND AS APPROPRIATE, FABRICATION OF DEVICES AND EQUIPMENT

♦ 보조적인 장치는 자가치료와 한 손을 이용한 활동들을 촉진하기 위해 요구되어 진다.

예상 목표와 기대 결과
ANTICIPATED GOALS AND EXPECTED OUTCOMES

♦ 손상에 미치는 영향
- 앉기와 서기에서 좋은 균형
- 근력과 힘, 지구력을 포함한 근 수행력은 증가되었다: 어깨뼈는 3/5
- R 머리 기울임이 감소됨으로써 자세 인식은 호전되었다.
- R 어깨관절이 WNL이 되도록 ROM은 증가되었다.

♦ 기능적인 제한에 미치는 영향
- 신체 활동들, 과제 자가치료와 관련된 활동들을 수행하는 능력은 최소의 보조가 필요하다.
- ADL에서 기능적 독립은 최소한의 보조가 필요하다.
- 과제 수행을 위해 요구되는 감독 수준은 감소되었다.

♦ 위험 감소/예방
- 절단 부위는 외상으로부터 보호되었다.
- 위험 요소와 손상으로 인한 2차적인 위험은 감소되었다.
- 안전은 독립적이다.
- 증상들의 자가치료는 호전되었다.

♦ 건강, 웰니스, 운동에 미치는 영향
- 건강에 좋은 영양섭취를 증진하는 습관, 신체적 활동과 웰빙은 호전된다.
- 신체적 능력의 증가
- 신체적 기능의 호전

♦ 사회 자원에 대한 영향
- 문서작성은 환자 관리와 모든 준비 전반에 *물리치료 문서작성의 가이드라인*[25]을 통하여 되어질 것이다.

♦ 환자/고객 만족
- 관리는 환자와 가족과 다른 전문가들과 함께 협조된다.
- 증례는 치료 동안 일어나는 일을 통해서 관리된다.
- 보조기 센터에서 협동과 협조가 필요하다.
- 의사결정은 환자의 건강과의 관련과 환자와 가족에 의한 건강관리 보험의 사용으로 강화한다.
- 둘 이상의 분야에 걸치는 협동은 환자 협의를 통하여 일어난다.
- 환자와 가족의 지식과 진단, 예후, 중재, 예상되는 목표, 기대되는 결과에 대한 인식의 증가
- 부착되는 것들의 필요성이 결정되어 진다.

물리치료사 검진: 2, 3단계
PHYSICAL THERAPIST EXAMINATION: PHASE 2, 3

신체계통 조명: 2, 3단계
SYSTEMS REVIEW: PHASE 2, 3

♦ 심혈관/폐

- 혈압(BP): 130/65 mmHg
- 부종: 절단부위에 최소한의 수술 후 부종
- 심박수(HR): 60 bpm
- 호흡수(RR): 15 bpm

♦ 피부계
- 흉터형성 상태: 봉합선의 둘레 주변에 흉터형성이 보인다.
- 피부색: 봉합선은 잘 아물었다.
- 피부 상태: 절단부위는 이상 없다.

♦ 근육뼈대계
- 전체적인 관절가동범위
  - 오른쪽 무릎관절(슬관절, knee)의 운동범위 끝에서 제한된다.
  - LUE와 양 LEs: WNL
- 전체적인 근력
  - 오른쪽 어깨관절 모든 근육조직에서 감소된 근력이 보인다.
  - LUE와 양쪽 LEs: WFL
- 전체적인 대칭성: 머리의 약간의 기울어짐
- 키: 5' 11" (1.80 m)
- 몸무게: 195 lbs (88.45 kg)

♦ 신경근육계
- 균형: 앉기와 서기 균형은 좋음.
- 보행, 이동 그리고 변화: WNL

♦ 의사소통, 감정, 인지, 언어, 학습 유형
- 의사소통과 감정: WNL
- 학습 유형: 청각

검사와 측정: 2, 3단계
TESTS AND MEASURES: PHASE 2, 3

♦ 유산소 능력/지구력
- 일 당 에너지 소모량: WNL

♦ 인체측정학정 특징
- 부종: 절단부위의 끝 부분에 최소한의 부종이 보인다.
- BMI: 27.3(이것은 질병 관리와 예방 센터에 따르면 과체중으로 고려된다.)

♦ 각성, 집중, 그리고 인식
- 지남력(oriented) ×3

♦ 보조장비 및 적용장비:
- Needham씨의 ADL 독립성을 증가시키기 위해 적당한 장치(예, 한 손으로 사용하는 단지와 깡통 따개)가 제공 된다.

♦ 순환
- BUE의 말초 맥박: WNL

♦ 뇌신경과 말초신경의 통합성
- LUE의 뇌신경과 말초신경은 완전하다.
- 감각: WNL
- RUE는 과민할 지 모른다.

♦ 환경, 집과 작업의 장벽
- 양쪽 UEs의 사용이 요구되는 농장 장비

♦ 인체 공학과 신체 기전
- 기능적인 활동들은 안전하고 효율적인 방법으로 수행된다.

♦ 보행, 이동 그리고 균형
- 서기와 앉기 균형은 양호하다.
- 독립적인 이동

♦ 피부계의 통합성
- 봉합선은 진물없이 잘 아물었다.
- 절단부위의 피부색과 온도는 WNL.

♦ 관절 상태와 가동성
- 오른쪽 어깨관절은 정상에 속한다.

♦ 운동 기능
- RUE의 기능적인 움직임은 느리고, 부자연스럽고 협응이 감소된다; LUE WNL

♦ 근 수행력
- MMT
  - LUE와 양쪽 LEs: WFL
  - R 어깨뼈(견갑골, scapula)
    - 올림/벌림: 4+/5
    - 모음/내림: 4+/5
  - R 어깨관절(견관절, shoulder joint)
    - 굽힘/벌림/폄: 4/5
    - 어깨뼈(견갑골, scapula) 면에서의 운동: 4/5

♦ 교정, 보호, 그리고 지지 장비
- 봉합이 제거되었을 때 새로운 제거가능한 단단한 드레싱이 적용될 것이다.

♦ 통증
- 아직 그는 환상감각과 환상통에서 기인하는 그의 손

에 가렵고 가끔 조이는 것을 느낄수 있다.

- 자세
  - FHP
  - 오른쪽으로 머리가 기울어짐
- 보조기 필요조건
  - 힘든 농장일로 돌아갈 수 있도록 하는 적절한 말단 장치, 팔꿉관절 장치, 소켓과 현수장치가 있는 위팔뼈 절단 보조기는 아래의 내용이 포함된다.
    - 신체동력케이블(body powered cable) 보조기
      - 소켓: 이중 벽이 있는 얇게 자른 플라스틱 소켓
      - 현수장치: 8자 모양 멜빵
      - 이중 케이블 제어(double cable control)
      - 마찰 손목(friction wrist)
      - 내부 잠금 팔꿈치 장치(internal looking elbow unit)
      - 자발적 개방 외팔보 갈라진 갈고리(voluntary opening cantilevered split hook)
    - 사회활동을 위한 미용 손(cosmetic hand)
- 관절가동범위
  - 관절각도계로 LUE와 양 LEs: WNL
  - 오른쪽 어깨관절 검사는 WFL로 나타났다.
- 자가치료와 가정 관리
  - Needham씨는 계속 왼손을 이용해서 스스로 먹고 있다.
  - 현재 다른 자가치료 활동을 위해 최소한의 보조가 요구된다.
- 직장, 지역사회 그리고 여가 통합 또는 재통합
  - 농부라는 그의 직업으로 돌아가기 위한 작업적 요구들의 평가
  - 잃어버린 지절을 보상하기 위한 적당한 장치의 제공
  - 환자가 사회와 오락 활동으로 복귀하도록 환자와 가족을 후원하는 봉사단체로 보내는 것

평가: 2, 3단계 EVALUATION: PHASE 2, 3

그의 병력은 앞서 담배를 피우지 않고, 사교적으로 술을 마시는 45세의 밀을 재배하는 농부라고 대략적으로 소개되어졌다. 그의 상태는 21일 전 그의 RUE에 외상성 위팔뼈(상완골, humerus) 절단을 받은 후이다. 그는 과체중이고, 바뀐 피부 완전성, ROM 감소, 자가관리에 약간의 어려움이 있다. Needham씨는 명료하고, 가장 최근 문제의 발병까지 활동적이었다. 그의 궁극적인 보조기 재활에 대한 잠재력은 우수하게 나타난다. 이것은 지속적인 치료의 계획이나 가능한 빨리 보조기 부착이 시작되어 병원에서 재활센터로 환자가 원만히 이행하도록 하는데 특히 중요하다.

진단: 2, 3단계 DIAGNOSIS: PHASE 2, 3

Needham씨는 RUE에 외상성 위팔뼈 절단을 받았고 BUE의 기능과 우세한 손의 기능 손실과 환상통을 가지고 있다. 그는 인체측정학적 특징들; 피부 통합성; 운동 기능; 근 수행력과 자세에 손상을 받았다. 그는 자가치료, 가정관리, 직장, 지역사회, 여가 활동, 과제, 활동들에서 기능적으로 제한된다. 그는 보조적, 적응적, 보호적, 현수 장치와 장비가 필요하다. Needham씨는 적절한 말단 장치, 팔꿉관절(주관절, elbow) 장치, 소켓과 현수장치가 있는 위팔뼈 절단 보조기가 필요할 것이다. 게다가, 그는 설명 될 필요가 있는 직업에 대한 장벽을 갖는다. 이 조사결과들은 패턴 J: 절단과 관련된 운동기능, 근 수행력, 관절 가동범위, 보행, 이동과 균형의 손상의 배치와 일치한다. 이러한 장애, 기능제한과 장치와 장비의 필요성과 장벽들은 예후와 치료계획의 결정에 의해 정해질 것이다.

예후와 치료계획: 1단계 PROGNOSIS AND PLAN OF CARE: PHASE 1

치료과정 동안, 상호간의 수집된 결과들을 다음과 같이 결정하였다.

- 자가관리와 관련된 행동들, 신체적 활동과 과제의 수행능력은 호전된다.
- 치료는 환자, 가족, 다른 전문가들과 협조된다.
- 증례는 치료 전반에 걸쳐 관리된다.
- 피부 완전성은 호전된다.
- 건강 습관을 촉진하는 행위의 지식 습득
- 부착 이유(placement needs)의 결정
- 위험 요소의 감소
- 이차적 손상의 위험 감소
- 관절가동범위 증가

♦ 스트레스의 감소

이러한 결과들을 요약하면, 이 환자를 위한 적절한 중재가 결정된다. 이것들은 협응, 의사소통 그리고 기록; 환자/고객 관련 교육; 치료적 운동; 직장, 지역사회 그리고 여가 통합 또는 재통합에서의 기능적인 훈련; 보조기구와 장비의 적절한 처방, 적용 그리고 제작이 포함할 것이다.

진단과 예후에 기초해서 Needham씨는 물리치료로 치료한다면 14일 동안 5에서 10번의 방문이 요구될 것으로 기대된다. 그는 보통 작업치료라고 표현하는 더 나아간 치료가 필요할 것이다. Needham씨는 그의 UEs를 이용한 작업을 요구하는 밀을 재배하는 농부이다.

중재: 2, 3단계 INTERVENTIONS: PHASE 2,3

선택된 중재에 대한 근거 RATIONAL FOR SELECTED INTERVENTION

치료적 운동 (Therapeutic exercise)

재활 프로그램은 보조기를 착용하거나 보조기를 착용하지 않거나 둘 다의 기능회복을 위해 지시된다. 자세 운동, 절단 부위 강화와 유연성 운동의 집에서의 운동 프로그램은 근전기성 또는 신체 동력(body powered) 보조기의 효율적인 사용을 위해 필수적이다. 근전기성 보조기의 착용을 기대한다면, 프로그램은 손을 위한 기능적인 활동들과 근전기성 부위들에서 가능한 근육조직의 개발에 초점이 맞춰진다. 조기 중재와 적절한 서비스들로의 소개는 작업적, 휴양적, 사회적 활동들로의 성공적인 복귀를 위한 필수적인 결정물들이다.[144]

자가치료와 가정 관리에서의 기능적인 훈련/직장, 지역사회 그리고 여가 통합 또는 재통합에서의 기능적인 훈련 (Functional training in self-care and home management/Functional training in work, community, and leisure integration or reintegration)

ADL과 작업적이고 휴양적인 활동들의 기능적인 훈련은 그들의 절단 전 생활 스타일로 돌아가는 것을 도울 것이다. 이것은 위팔뼈(상완골, humerus) 절단 환자를 위한 보조기 부착의 제한점으로 한 손을 이용한 기술들의 발달시키는 환자에게 중요하다. 적응되는 장비의 처방은 또한 UE 절단을 가진 환자의 기능적 행위로 쉽게 전이되는 것을 도울 것이다.

보조기구와 장비의 적절한 처방, 적용 그리고 제작 (Prescription, application, and as appropriate, fabrication of devices and equipment)

환자는 얇게 자른 이중 벽 플라스틱 소켓이 있는 위팔뼈(상완골, humerus) 절단 보조기를 8자 모양 멜빵으로 착용하였다. 그것은 내부 잠김 팔꿈치 장치와 마찰 손목을 가진 2중 케이블 보조기이다. 말단 장치는 수의적 개방 외팔보 갈라진 갈고리이다. 그는 또한 사회활동을 위한 미용손이 제공되어질 것이다.

협응, 의사소통 그리고 기록 COORDINATION, COMMUNICATION, AND DOCUMENTATION

의사소통은 Needham씨와 이루어진다. 그의 현재 상태, 장애들과 기능적인 제한점들에 대한 교육이 논의될 것이다. 치료 계획은 환자와 논의될 것이다. 환자의 관리에 대한 모든 요소는 문서로 작성될 것이다. 의사와의 의사소통은 지속될 것이다. 보조기 센터와의 협동이 이루어진다. 퇴원 계획은 제공되어질 것이다.

환자/고객 관련 교육 PATIENT/CLIENT-RELATED INSTRUCTION

환자는 ADL을 강화하기 위해 ROM, 근육 강화와 적응되는 장비의 사용법에 대해 교육받을 것이다. 위험 요소들도 논의 될 것이다. 환자는 서로 다른 보조기 옵션들에 대한 교육을 받을 것이다. 보조기 착용을 위한 준비는 시범과 서로 다른 UE 보조기와 부품들의 사진을 보여주고, 그것들의 사용법과 제한점들의 설명을 포함할 것이다.

치료적 운동 THERAPEUTIC EXERCISE

♦ 균형, 협조성, 그리고 민첩성 훈련
- 무게 중심의 변경을 돕는 축구, 공, 또는 다른 스포츠 활동
- 한 손 ADL 활동들이 요구되어진다.
- L 손으로 글씨 쓰는 행위
- L 손으로 미세한 물건을 잡는 행위들

- 보조기를 이용하여 양손을 이용한 활동들
  - 나이프와 포크로 고기 자르기
  - 못 박기
  - 양말 신기
  - 신발 끈 묶기
- ♦ 신체 기전과 자세 안정화
  - 시각적 피드백을 위해 거울을 사용하여 무게 중심의 변경을 통한 자세 정렬을 한다.
  - 앞으로 향한 머리를 교정하기 위한 턱 밀어넣기
  - 양 어깨 으쓱하기
  - 양 어깨뼈(견갑골, scapula) 움츠리기
  - 벽 서기 자세 운동
- ♦ 유연성 운동
  - 워밍업 후에 유연성 운동이 행해져야 한다. 깊은 호흡을 동반한 느리고 지속적인 신장을 이용하고 유지를 30에서 60초까지 느려간다.
  - 목 뒤 신장
  - 작은가슴근 신장
  - 큰가슴근 신장
  - 어깨관절 안/가쪽 돌림근 신장
  - ROM 운동
    - 목뼈의 모든 방향
    - R 어깨관절 모든 방향
    - R 어깨뼈(견갑골, scapula) 모든 방향
- ♦ 근력, 힘 그리고 지구력 훈련
  - R 어깨이음구조를 위한 저항 운동
  - 양 UEs를 위한 반복적인 지구력 운동
  - 중심 강화

자가치료와 가정 관리에서의 기능적인 훈련
FUNCTIONAL TRAINING IN SELF-CARE AND HOME MANAGEMENT

- ♦ 자가치료
  - 독립적인 보조기를 이용한 운동성
  - 독립적인 보조기 착용
  - 절단부위의 피부 관찰
  - 독립적인 피부 관리
  - 독립적인 글쓰기
  - 독립적인 한 손을 이용한 활동
  - 독립적인 양손을 이용한 활동
- ♦ 손상 예방과 감소
  - 자가치료에 포함된 안전 대비책의 인식
- ♦ 자가치료 동안 안전 인식 훈련

직장, 지역사회 그리고 여가 통합 또는 재통합에서의 기능적인 훈련
FUNCTIONAL TRAINING IN WORK, COMMUNITY, AND LEISURE INTEGRATION OR REINTEGRATION

- ♦ 적응되는 장치를 이용한 운전
- ♦ 기능적 훈련 프로그램
- ♦ 가상 환경과 과제
- ♦ 과제 적응
- ♦ 과제 훈련
- ♦ 직업 조절

보조기구와 장비의 적절한 처방, 적용 그리고 제작
PRESCRIPTION, APPLICATION, AND AS APPROPRIATE, FABRICATION OF DEVICES AND EQUIPMENT

- ♦ 위팔뼈(상완골, humerus) 절단 보조기와 착용에 대한 지속적인 감시와 점검(표 10-5)

예상 목표와 기대 결과
ANTICIPATED GOALS AND EXPECTED OUTCOMES

- ♦ 손상에 미치는 영향
  - 균형은 독립적이다.
  - 근력과 힘, 지구력을 포함한 근 수행력은 증가되었다: 어깨뼈는 5/5, 오른쪽 어깨관절 4+/5
  - 머리가 중심선에 위치함으로써 자세 인식은 호전되었다.
  - 보조기의 착용이 이루어졌다.
  - 체중부하 상태가 WFL까지 호전되었다.
- ♦ 기능적인 제한에 미치는 영향
  - 신체 활동들, 과제 자가치료와 관련된 활동들을 수행하는 능력은 독립적이다.
  - 신체 활동들, 직장, 지역사회, 여가의 통합 또는 재통합과 관련된 활동들을 수행하는 능력은 독립적이다.
  - 독립적인 보조기 탈착

표 10-5 위팔 보조기 점검

점검 항목	점검할 것	가능한 문제점
보조기는 처방 받은 것인가?	처방과 비교한다.	처방받은 요소들의 변경은 정당해야 한다.
소켓의 내부는 부드럽게 마감되었는가?	소켓의 내부를 느낀다.	피부 자극
소켓은 절단부위에서 확고한가?	소켓을 살짝 당긴다.	더 나은 안정성과 회전에 관한제어를 위해 모든 자세에서 현수장치는 유지되어야 한다.
소켓 착용은 적절하고 편안한가?	환자가 편안한지 물어보라	부적절한 착용은 미착용, 피부 문제의 원인이 된다. 부적절한 착용은 보조기 제어의 부족의 원인이 된다.
멜빵 착용은 적절하고 편안한가?	환자가 편안한지 물어보라	부적절한 착용은 제어의 부족과 보조기의 나쁜 현수의 원인이 된다.
마찰 요소들은 적절한가?	너무 꼭 끼거나, 너무 헐거운지 눈으로 점검	너무 많거나 너무 적은 마찰은 보조기의 나쁜 제어의 원인이 된다.
모든 관절들은 자유롭고 부드럽게 움직이는가?	팔꿈치, 손목과 손을 점검한다.	너무 뻣뻣하거나 헐거운 관절들은 보조기 사용을 힘들게 한다.
보조기의 색깔과 윤곽은 건측의 팔과 비슷한가?	완성된 보조기는 건측과 어울려야 한다.	나쁜 미용은 미착용을 가져온다.
보조기의 길이는 건측 팔과 일치하는가?	팔 들의 높이를 눈으로 점검	나쁜 미용은 미착용을 가져온다.

- 과제 수행을 위해 요구되는 감독 수준은 감소되었다.
- 장치를 이용한 ADL 수행은 독립적이다.
- 장치와 장비를 이용하거나 이용하지 않거나 IADL에서 독립적인 수행

♦ 위험 감소/예방
- 절단 부위는 외상으로부터 보호되었다.
- 위험 요소와 손상으로 인한 2차적인 위험은 감소되었다.
- 안전은 독립적이다.
- 증상들의 자가치료는 호전되었다.

♦ 건강, 웰니스, 운동에 미치는 영향
- 건강에 좋은 영양섭취를 증진하는 습관, 신체적 활동과 웰빙은 호전된다.
- 신체적 능력의 증가
- 신체적 기능의 호전

♦ 사회 자원에 대한 영향
- 문서작성은 환자 관리와 모든 준비 전반에 *물리치료 문서작성의 가이드라인*[25]을 통하여 되어질 것이다.

♦ 환자/고객 만족
- 관리는 환자와 가족과 다른 전문가들과 함께 협조된다.
- 증례는 치료 동안 일어나는 일을 통해서 관리된다.
- 보조기사와의 협동과 협조가 필요하다.
- 의사결정은 환자의 건강과의 관련과 환자와 가족에 의한 건강관리 보험의 사용으로 강화한다.
- 둘 이상의 분야에 걸치는 협동은 환자 협의를 통하여 일어난다.
- 환자와 가족의 지식과 진단, 예후, 중재, 예상되는 목표, 기대되는 결과에 대한 인식의 증가
- 부착되는 것들의 필요성이 결정되어 진다.
- 웰빙에 대한 느낌이 호전된다.

재검사 REEXAMINATION

재검사는 치료 전반에 걸쳐 수행되어진다.

퇴원 DISCHARGE

Needham씨는 1단계(5에서 10일), 2, 3단계(10일)의 물리치료를 완료하고 그의 목표들과 기대들을 달성한 뒤 퇴원하였다. 이 기간은 그의 모든 서비스 동안 일어난 일들로 관리되었다. 그는 그의 목표들과 기대되었던 결과들을 달성하였기 때문에 퇴원하였다.

참고문헌 REFERENCES

1. May BJ. *Amputations and Prosthetics: A Case Study Approach.* 2nd ed. Philadelphia, Pa: FA Davis Co; 2002.
2. Krajewski LP, Olin JW. Atherosclerosis of the aorta and lower extremities arteries. In: Young JR, et al, eds. *Peripheral Vascular Diseases.* St. Louis, Mo: Mosby Year Book; 1991.
3. Steinberg FU, et al. Prosthetic rehabilitation of geriatric amputee patients: a follow-up study. *Arch Phys Med Rehabil.* 1985;66:742-745.
4. Reiber GE, et al, eds. Risk factors for amputation in patients with diabetes mellitus: a case-control study. *Ann Intern Med.* 1992;117:97-105.
5. American Diabetes Association Webpage. Available at: http://www.diabetes.org. Accessed June 15, 2003.
6. Feinglass J, et al. Peripheral bypass surgery and amputation. Northern Illinois demographics, 1993-1997. *Arch Surg.* 2000;135(1):75-80.
7. Fletcher DD, Andrews KL, Hallett JW Jr, Butters MA, Rowland CM, Jacobsen SJ. Trends in rehabilitation after amputation for geriatric patients with vascular disease: implications for future health resource allocation. *Arch Phys Med Rehabil.* 2002;83(10):1389-1393.
8. Dillingham TR, Pezzin LE, MacKenzie EJ. Racial differences in the incidence of limb loss secondary to peripheral vascular disease: a population-based study. *Arch Phys Med Rehabil.* 2002;83(9):1252-1257.
9. Bloomquist T. Amputation and phantom limb pain: a pain-prevention model. *AANA J.* 2001;69(3):211-217.
10. May BJ. A statewide amputee rehabilitation programme. *Prosthet Orthot Int.* 1978;2:24-26.
11. Meikle B, Devlin M, Garfinkel S. Interruptions to amputee rehabilitation. *Arch Phys Med Rehabil.* 2002;83(9):1222-1228.
12. Geil MD. Energy loss and stiffness properties of dynamic elastic response prosthetic feet. *Journal of Prosthetics and Orthotics.* 2001;13(3):70-73.
13. Edelstein J. Upper limb amputations. In: May BJ, ed. *Amputations and Prosthetics: A Case Study Approach.* 2nd ed. Philadelphia, Pa: FA Davis Co; 2002:236-254.
14. Bowker JH, Michael JW, eds. *Atlas of Limb Prosthetics: Surgical, Prosthetic and Rehabilitation Principles.* St. Louis, Mo: Mosby Year Book; 1992.
15. Lipschutz RD. Upper extremity amputations and prosthetic management. In: Lusardi MM, Nielsen CC, eds. *Orthotics and Prosthetics in Rehabilitation.* Boston, Mass: Butterworth-Heinemann; 2000:569-588.
16. Gailey RS, Roach KE, et al. The amputee mobility predictor: an instrument to assess determinants of the lower-limb amputee's ability to ambulate. *Arch Phys Med Rehab.* 2002;83:613-627.
17. USDA Center for Nutrition Policy and Promotion. Body mass index and health. *Nutrition Insight.* 2000;March.
18. Cutson TM, Bongiorni D, et al. Early management of elderly dysvascular below knee amputees. *Journal of Prosthetics and Orthotics.* 1994;6:62-66.
19. Calianno C. Assessing and preventing pressure ulcers. *Advances in Skin and Wound Care.* 2000;13:244-246.
20. Oatis CA. Mechanics and pathomechanics of muscle activity at the shoulder complex. In: *Kinesology.* Philadelphia, Pa: Lippincott Williams & Wilkins; 2004:141-176.
21. Ciesla ND. Chest physical therapy for patients in the intensive care unit. *Phys Ther.* 1996;76:609-625.
22. Halbert J, Crotty M, Cameron ID. Evidence for the optimal management of acute and chronic phantom pain: a systematic review. *Clin J Pain.* 2002;18(2):84-92.
23. Oakley DA, Whitman LG, Halligan PW. Hypnotic imagery as a treatment for phantom limb pain: two case reports and a review. *Clin Rehabil.* 2002;16(4):368-377.
24. Gallagher P, Allen D, Maclachlan M. Phantom limb pain and residual limb pain following lower limb amputation: a descriptive analysis. *Disabil Rehabil.* 2001;23(12):522-530.
25. American Physical Therapy Association. Guide to physical therapist practice. 2nd ed. *Phys Ther.* 2001;81:9-744.
26. Dowling JS, May BJ. The diabetic foot. In: May BJ, ed. *Amputations and Prosthetics: A Case Study Approach.* 2nd ed. Philadelphia, Pa: FA Davis Co; 2002.
27. Nadollek H, Brauer S, Isles R. Outcomes after trans-tibial amputation: the relationship between quiet stance ability, strength of hip abductor muscles and gait. *Physiother Res Int.* 2002;7(4):203-214.
28. May BJ. Mobility training for the older adult. *Topics in Geriatric Rehabilitation.* 2003;19(3):191-198.
29. Hubbard WA. Rehabilitation outcomes for elderly lower limb amputees. *Aust J Physiother.* 1989;35:219-224.
30. Gaily RS, Gaily AM. *Stretching and Strengthening for Lower Extremity Amputees.* Miami, Fla: Advanced Rehabilitation Therapy Inc; 1994.
31. Kania A. Integration of massage therapy into amputee rehabilitation and care. *In Motion.* 2004;14(4).
32. Lusardi M, Owens F. Postoperative and preprosthetic care. In: Lusardi M, Nielsen C, eds. *Orthotics and Prosthetics in Rehabilitation.* Woburn, Mass: Butterworth-Heinemann; 2000.
33. Terry M, O'Brien SP, Kerstein MD. Lower-extremity edema: evaluation and diagnosis. *Wounds.* 1998;10(4):118-124.
34. Seymour R. Clinical use of dressings and bandages. In: Seymour R, eds. *Prosthetics and Orthotics.* Baltimore, Md: Williams & Wilkins; 2002.
35. Yigiter K, Sener G, Erbahceci F, Bayar K, Ulger OG,

Akdogan S. A comparison of traditional prosthetic training versus proprioceptive neuromuscular facilitation resistive gait training with trans-femoral amputees. *Prosthet Orthot Int.* 2002;26(3):213-217.

36. Jones ME, Bashford GM, Mann JM. Weight bearing and velocity in trans-tibial and trans-femoral amputees. *Prosthet Orthot Int.* 1997;21(3):183-186.
37. Mattes SJ, Martin PE, Royer TD. Walking symmetry and energy cost in persons with unilateral transtibial amputations: matching prosthetic and intact limb inertial properties. *Arch Phys Med Rehabil.* 2000;81(5):561-568.
38. Powers CM, Boyd LA, Fontaine CA, Perry J. The influence of lower-extremity muscle force on gait characteristics in individuals with below-knee amputations secondary to vascular disease. *Phys Ther.* 1996;76(4):369-377; discussion 378-385.
39. Ward KH, Meyers MC. Exercise performance of lower-extremity amputees. *Sports Med.* 1995;20(4):207-214.
40. Psonak R. Transfemoral prosthetics. In: Lusardi M, ed. *Orthotics and Prosthetics in Rehabilitation.* Woburn, Mass: Butterworth-Heinemann; 2002.
41. Hunter D, Cole E, Murray JM, Murray TD. Energy expenditure of below knee amputees during harness supported treadmill ambulation. *J Orthop Sports Phys Ther.* 1995;21:268-276.
42. Malone JM, Fleming LL, Roberson J. Immediate, early, and late postsurgical management of upper-limb amputation. *J Rehabil Res Dev.* 1984;21:33-41.
43. Pinzur MS, Angelats J, Light TR, Izuierdo R, Pluth T. Functional outcome following traumatic upper limb amputation and prosthetic limb fitting. *Hand Surg (Am).* 1994;19:836-839.
44. Sturup J, Thyregod HC, Jensen JS, et al. Traumatic amputation of the upper limb: the use of body-powered prostheses and employment consequences. *Prosthet Orthot Int.* 1988;12(1):50-52.
45. Gilin M. Above-elbow amputation: a case study in restoring function. *J Hand Ther.* 1998;11:278-283.
46. Petri RP Jr, Aguila E. The military upper extremity amputee. *Phys Med Rehabil Clin N Am.* 2002;13:17-43.

BIBLIOGRAPHY

Shumway-Cook A, Woollacott MH. *Motor Control: Theory and Practical Applications.* 2nd ed. Philadelphia, Pa: Lippincott Williams & Wilkins; 2001.

Sjodahl C, Jarnlo GB, Soderberg B, Persson BM. Kinematic and kinetic gait analysis in the sagittal plane of trans-femoral amputees before and after special gait re-education. *Prosthet Orthot Int.* 2002;26(2):101-112.

WEBSITES OF INTEREST

American Academy of Orthotists and Prosthetists: www.oandp.org
Amputee Coalition of America: www.amputee-coalition.org
Amputee News Service: www.amputee-online.com/amputation
Global Resource for Orthotic and Prosthetic Information: www.oanp.com
International Paralympic Organization: www.paralympic.org

약어

AAMHR=age-adjusted maximum heart rate
AAROM=active-assistive range of motion
AC=acromioclavicular
ACh=acetylcholine
ACL=anterior cruciate ligament
ADL=activities of daily living
AHC=anterior horn cell
ALL=anterior longitudinal ligament
ANS=autonomic nervous system
A/P=anteroposterior
APL=arcuate popliteal ligament
APTA=American Physical Therapy Association
AROM=active range of motion
ASIS=anterior superior iliac spines
ASO=atherosclerosis
ATP=adenosine triphosphate
AVN=avascular necrosis
BAPS=Biomechanical Ankle Platform System
bid=twice a day
BLE=bilateral lower extremities
BMD=bone mineral density
BMI=body mass index
BOSU=Both Sides Up board
BP=blood pressure
BPTB=bone-patellar tendon-bone
BUE=bilateral upper extremities
CABG=coronary artery bypass graft
CAD=coronary artery disease
CAN=cardiac autonomic neuropathy
CFS=chronic fatigue syndrome
CI=confidence interval
CK=creatinine phosphokinase
CKC=closed-kinetic-chain
CMC=carpometacarpal
CNS=central nervous system
CPM=continuous passive motion
CRF=cardiorespiratory fitness
CROM=cervical range of motion device
CRPS=complex regional pain syndrome
CT=computed tomography
C-T=cervico-thoracic
CVA=cerebrovascular accident
D1=diagonal one
D2=diagonal two
DASH=Disability of the Arm, Shoulder, and Hand ques tionnaire
DAN=diabetic autonomic neuropathy
DDD=degenerative disc disease
DEXA=dual energy x-ray absorptiometry
DIP=distal interphalangeal
DKA=diabetic ketoacidosis
DIMS=Diabetes Impact Measurement Scale
DM=diabetes mellitus
DMARDs=disease-modifying antirheumatic drugs
DMD=Duchenne muscular dystrophy
DOMS=delayed onset muscle soreness
DQoLS=Diabetes Quality of Life Scale
DP=dorsalis pedis
DTRs=deep tendon reflexes
DVT=deep vein thrombosis
DXA=dual energy x-ray absorptiometry
ECST=extracorporeal shock wave therapy
ECG=electrocardiogram
EMG=electromyography
EMS=electrical muscle stimulation
ER=external rotation
ESR=erythrocyte sedimentation rate
ET=estrogen therapy
FES=functional electrical stimulation
FG=fast, glycolytic
FHP=forward head posture
FOG=fast twitch, oxidative, glycolytic
FS=fibromyalgia syndrome
GAG=glycosaminoglycan
GH=glenohumeral
HHNS=hyperglycemic nonketotic syndrome
HO=heterotopic ossification
HR=heart rate
HT=hormone therapy
HTN=hypertension
HVPC=high-volt pulsed current
IADL=instrumental activities of daily living
IC=ischial containment
ICC=intraclass correlation coefficient
IEP=individualized educational plan
IP=interphalangeal
IR=internal rotation
ISL=interspinous ligament
ITB=iliotibial band
IU=international units
IV=intravenous
K=Kirschner wires
KAT=Kinesthetic Athletic Trainer

LE=left extremity
LF=ligamentum flavum
LLE=left lower extremity
LRTI=ligament reconstruction tendon interposition
LUE=left upper extremity
MC=metacarpal
MCP=metacarpophalangeal
MCV=motor conduction velocities
MHR=maximum heart rate
MMT=manual muscle testing
MNT=medical nutritional therapy
MRE=manual resistive exercise
MRI=magnetic resonance imaging
MT=metatarsal
MTP=metatarsophalangeal
MU=motor unit
MVA=motor vehicle accident
NAFC=National Association for Continence
NCV=nerve conduction velocity
NIH=National Institutes of Health
NMES=neuromuscular electrical stimulation
NPS=numeric pain rating scale
NSAIDs=nonsteroidal anti-inflammatory drugs
NTX= urine N-telopeptide analysis
OA=osteoarthritis
ODQ=Oswestry Low Back Pain Disability Questionnaire
OEE=Outcome Expectations for Exercise
OKC=open-kinetic-chain
ORIF=open reduction internal fixation
OTC=over-the-counter
P/A=posteroanterior
PAIVM=passive accessory intervertebral mobility
PAOD=peripheral arterial occlusive disease
PCA=patient controlled analgesia
PCL=posterior cruciate ligament
pDXA=peripheral dual energy x-ray absorptiometry
PFM=pelvic floor muscles
PFT=pulmonary function test
PG=proteoglycan
PIP=proximal interphalangeal
PLL=posterior longitudinal ligament
PNF=proprioceptive neuromuscular facilitation
PNS=peripheral nervous system
PO=posteroperative
POD=postoperative day
POL=posterior oblique ligament
PPIVM=passive physiological intervertebral mobility
pQCT=peripheral quantitative computed tomography
PRE=progressive resistive exercise
prn=as needed
PROM=passive range of motion
PSIS=posterior superior iliac spines
PSR=physical self-regulation
PT=posterior tibial
PTH=parathyroid hormone
PVD=peripheral vascular disease
q=every
QCT=quantitative computed tomography
qd=once daily
RA=rheumatoid arthritis
RHR=resting heart rate
RLE=right left extremity
RM=repetition maximum
ROM=range of motion
RR=respiratory rate
RROM=resisted range of motion
RSD=reflex sympathetic dystrophy
RUE=right upper extremity
SAID=specific adaptation to imposed demand
SC=sternoclavicular
SCM=sternocleidomastoid
SD=standard deviation
SDS=simple descriptive scale
sEMG=surface electromyography
SH=scapulohumeral
SITS muscles=supraspinatus, infraspinatus, teres minor, and subscapularis muscles
SLE=systemic lupus erythematosis
SLR=straight leg raise
SNAP=sensory nerve action potentials
SO=slow twitch, oxidative
SP=spinous process
SSR=supraspinous ligament
ST=scapulothoracic
STM=soft tissue mobilization
SUI=stress urinary incontinence
SXA=single energy x-ray absorptiometry
TENS=transcutaneous electrical nerve stimulation
TFCC=triangular fibrocartilage complex
TFL=tensor fascia latae
THA=total hip arthroplasty
THR=target heart rate
tid=three times a day
TJA=total joint arthroplasty
TKA=total knee arthroplasty
TM=trapeziometacarpal
TMJ=temporomandibular joint
TMT=tarsometatarsal
TSA=total shoulder arthroplasty
UE=upper extremity
ULTT 1=upper limb tension test 1
US=ultrasound
VAS=visual analog scale
VMS=variable muscle stimulation
WFL=within functional limits
WHO=World Health Organization
WNL=within normal limits

약 제품과 제조회사

The brand name drugs and products mentioned in this book are listed below, along with their manufacturer information.

Drugs

Actonel (Proctor & Gamble, Cincinnati, Ohio)
Adriamycin (Pfizer Inc, Cambridge, Mass)
Advil (Wyeth Consumer Healthcare, Richmond, Va)
Aleve (Bayer Healthcare LLC, Morristown, NJ)
Allegra (Aventis, Paris, France)
Calciparine (Sanofi Synthelabo, North Ryde, Australia)
Capoten (Bristol-Myers Squibb Co, New York, NY)
Celebrex (Pfizer Inc, Cambridge, Mass)
Climara (Berlex Inc, Montville, NJ)
Darvocet (Eli Lilly & Co, Indianapolis, Ind)
Darvon (Eli Lilly & Co, Indianapolis, Ind)
Demerol (Sanofi Winthrop, Gentilly, France)
Dilantin (Pfizer Inc, Cambridge, Mass)
Dilaudid (Knoll, Mt. Olive, NJ)
Duragesic (Ortho-McNeill Inc, Titusville, NJ)
Elavil (Stuart Pharmaceuticals, Newark, Del)
Estrace (Warner Chilcott, Rockaway, NJ)
Estraderm (Novartis, Dorval, Quebec)
Estratab (Solvay, Marietta, Ga)
Evista (Eli Lilly & Co, Indianapolis, Ind)
Flovent (GlaxoSmithKline, Brentford, Middlesex, UK)
Forteo (Eli Lilly & Co, Indianapolis, Ind)
Fosamax (Merck, Whitehouse Station, NJ)
Glucophage (Bristol-Myers Squibb Co, New York, NY)
Indocin (Merck, Whitehouse Station, NJ)
Lipitor (Pfizer Inc, Cambridge, Mass)
Liquaemin (Organon USA, Roseland, NJ)
Lopressor (Novartis, Dorval, Quebec)
Medrol (Pfizer Inc, Cambridge, Mass)
Miacalcin (Sandoz, Holzkirchen, Germany)
Motrin (Pfizer Inc, Cambridge, Mass)
Naprosyn (Roche, Basel, Switzerland)
Neurontin (Pfizer Inc, Cambridge, Mass)
Nuprin (Bristol-Myers Squibb Co, New York, NY)
Ogen (Pfizer Inc, Cambridge, Mass)
Orinase (Pfizer Inc, Cambridge, Mass)
Ortho-Est (Ortho, Raritan, NJ)
Paxil (SmithKline Beeacham, Philadelphia, Pa)
Percocet (Endo Pharmaceuticals, Chadds Ford, Pa)
Pegonal (Serono Inc, Rockland, Mass)
Premarin (Wyeth, Madison, NJ)
Questran (Bristol-Myers Squibb Co, New York, NY)
Soma (Wallace, Cranbury, NJ)
Synthroid (Abbott Laboratories, Abbott Park, Ill)
Tylenol (McNeil Consumer, Fort Washington, Pa)
Ultracet (McNeil Consumer, Fort Washington, Pa)
Ultram (McNeil Consumer, Fort Washington, Pa)
Valium (Roche, Basel, Switzerland)
Vicodin (Abbott Laboratories, Abbott Park, Ill)
Vivelle (Novartis, Dorval, Quebec)
Zocor (Merck, Whitehouse Station, NJ)

Products

Airdyne bicycle (Pacific Cycle Inc, Madison, Wis)
Airex (SPRI Products, Libertyville, Ill)
Biomechanical Ankle Platform System ([BAPS] CAMP, Jackson, Miss)
Bodyblade (Bodyblade, www.bodyblade.com)
Both Sides Up Balance Trainer ([BOSU] Canton, Ohio)
Cryo Cuff (AirCast, 800-526-8785)
Jamar dynamometer, pinch gauge (Sammons Preston, Bolingbrook, Ill)
Kinesthetic Ability Trainer ([KAT], SportKat, San Diego, Calif)
KT 1000 (MEDMetric Corp, San Diego, Calif)
Metrecom (Faro Technologies Inc, Lake Mary, Fla)
Sportcord (STI, Baton Rouge, La)
Stairmaster (Nautilus, Inc, Vancouver, Wash)

찾아보기

▌하

▌기타